U0134147

中医非物质文化遗产临床经典名著

幼幼新书

南宋·刘昉 著
白极 校注

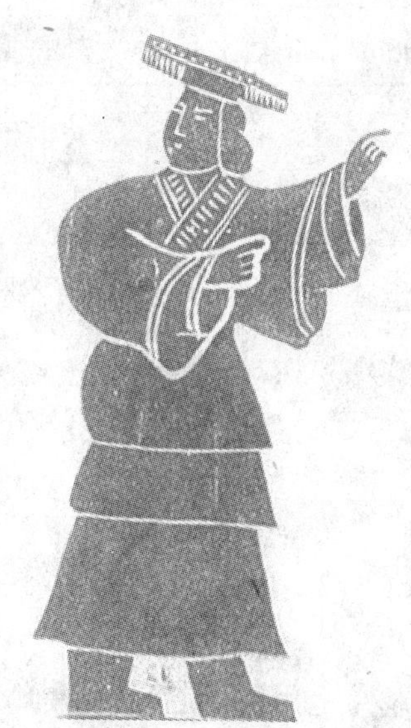

中国医药科技出版社

图书在版编目（CIP）数据

幼幼新书/（南宋）刘昉著；白极校注．—北京：中国医药科技出版社，2011.8

（中医非物质文化遗产临床经典名著/吴少祯主编）

ISBN 978－7－5067－4913－8

Ⅰ.①幼…　Ⅱ.①刘…　Ⅲ.①中医儿科学－中国－南宋　Ⅳ.①R272

中国版本图书馆CIP数据核字（2011）第027043号

版式设计　郭小平

出版　中国医药科技出版社

地址　北京市海淀区文慧园北路甲22号

邮编　100082

电话　发行：010－62227427　邮购：010－62236938

网址　www.cmstp.com

规格　787×1092mm 1/16

印张　57

字数　1052千字

版次　2011年8月第1版

印次　2011年8月第1次印刷

印刷　北京楠萍印刷有限公司

经销　全国各地新华书店

书号　ISBN 978－7－5067－4913－8

定价　138.00元

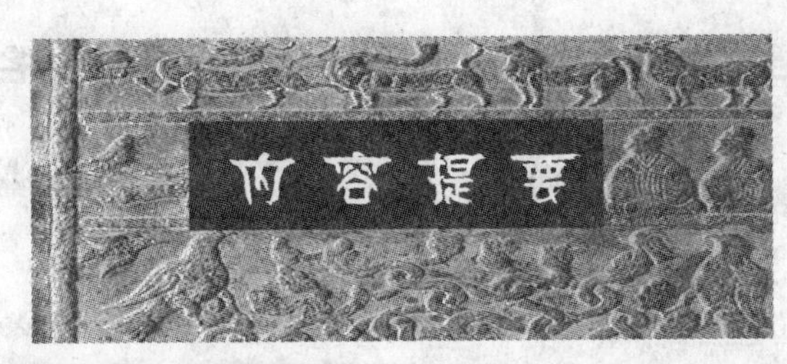

《幼幼新书》为南宋刘昉所著，刘昉（公元1108～1150年），名旦，字方明，南宋海阳县（今广东省潮州市）人，著名的儿科学家。本书共40卷，设667门，计一百数十余万言，是中国古代儿科学中一部巨著。内容包括：儿科总论、病源形色、胎教、调理、摄护、初生疾病、先天疾病、内科杂病。《幼幼新书》首次全面收集整理儿科文献，不仅搜罗广博，而且对所征引儿科古籍文献进行了校注，并保存了大量古医籍佚文。本书荟萃儿科学术精华，诸家并存，是一部内容丰富的幼科全书。

《中医非物质文化遗产临床经典名著》

编 委 会

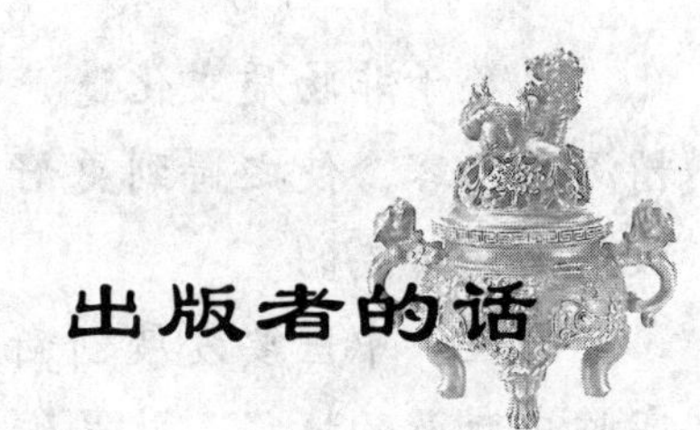

出版者的话

中华医学源远流长，博大精深。早在西汉时期，中医就具备了系统的理论与实践，这种系统性主要体现在中医学自身的完整性及其赖以存续环境的不可分割性。在《史记·扁鹊仓公列传》中就明确记载了理论指导实践的重要作用。在中医学的发展过程中，累积起来的每一类知识如医经、经方、本草、针灸、养生等都是自成系统的。其延续与发展也必须依赖特定的社会人文、生态环境等，特殊的人文文化与生态环境正是构成中医学地域性特征的内在因素，这点突出体现在运用“天人合一”、“阴阳五行”解释生命与疾病现象。

但是，随着经济全球化趋势的加强和现代化进程的加快，我国的文化生态发生了巨大变化，中国的传统医学同许多传统文化一样，正在受到严重冲击。许多传统疗法濒临消亡，大量有历史、文化价值的珍贵医药文物与文献资料由于维护、保管不善，遭到损毁或流失。同时，对传统医药知识随意滥用、过度开发、不当占有的现象时有发生，形势日益严峻。我国政府充分意识到了这种全球化对本民族文化造成的冲击，积极推动非物质文化遗产保护，2005年《国务院办公厅关于加强我国非物质文化遗产保护工作的意见》指出：“我国非物质文化遗产所蕴含的中华民族特有的精神价值、思维方式、想象力和文化意识，是维护我国文化身份和文化主权的基本依据。”

中医药是中华民族优秀传统文化的代表，是国家非物质文化遗产保护的重要内容。中医古籍是中医非物质文化遗产最主要的载体。杨牧之先生在《新中国古籍整理出版工作的回顾与展望》一文中说：“古代典籍是一个民族历史文化的重要载体，传世古籍历经劫难而卓然不灭，必定是文献典籍所蕴含精神足以自传。……我们不能将古籍整理出版事业仅仅局限于一个文化产业的位置，要将它放到继承祖国优秀文化传统、弘扬中华民族精神、建设有中国特色的社会主义的高度来认识，从中华民族的文化传统和社会主义精神文明建设的矛盾统一关系中去理解。”《保护非物质文化遗产公约》指出要“采取措施，确保非物质文化遗产的生命力，包括这种遗产各个方面的确认、立档、研究、保存、保护、宣传、承传和振兴”。因此，立足于非物质文化遗产的保护，确立和展示中医非物质文化遗产博大精深的内容，使之得到更好的保护、传承和利用，对中医古籍进行整理出版是十分必要的。

而且，中医要发展创新，增强其生命力，提高临床疗效是关键。而提高临床疗效的捷径，就是继承前人宝贵的医学理论和丰富的临床经验。在中医学中，经典之所以不朽是因其经过了千百年临床实践的证明。经典所阐述的医学原理和诊疗原则，已成为后世医学的常规和典范，也是学习和研究医学的必由门径，通过熟读经典可以启迪和拓宽治疗疾病的思路，提高临床治疗的效果。纵观古今，大凡著名的临床家，无不是在熟读古籍，继承前人理论和经验的基础上成为一代宗师的。因此，"读经典做临床"具有重要的现实意义。

意识到此种危机与责任，我社于2008年始，组织全国中医权威专家与中医文献研究的权威机构推荐论证，按照"中医非物质文化遗产"分类原则组织整理了本套丛书。本套丛书包括《中医非物质文化遗产临床经典读本》（70种）与《中医非物质文化遗产临床经典名著》（30种）两个系列，共100个品种，所选精当，涵盖了大量为历代医家推崇、尊为必读的经典著作，也包括近年来越来越受关注的，对临床具有很好指导价值的近代经典之作。

本次整理突出了以下特点：①力求准确，每种医籍均由专家遴选精善底本，加以严谨校勘，为读者提供准确的原文；②服务于临床，在书目选择上重点选取了历代对临床具有重要指导价值的作品；③紧密围绕中医非物质文化遗产这一主题，选取和挖掘了很多记载中医独特疗法的作品，尽量保持原文风貌，使读者能够读到原汁原味的中医经典医籍。

期望本套丛书的出版，能够真正起到构筑基础、指导临床的作用，并为中国乃至世界，留下广泛认同，可供交流，便于查阅利用的中医经典文化。

本套丛书在整理过程中，得到了作为本书学术顾问的各位专家学者的指导和帮助，在此表示衷心的感谢。本次整理历经数年，几经修改，然疏漏之处在所难免，敬请指正。

中国医药科技出版社

2011年1月

校注说明

《幼幼新书》为南宋刘昉所著，刘昉（公元1108～1150年），赐名旦，字方明，南宋海阳县（今广东省潮州市）人，宋代著名的儿科学家。所著《幼幼新书》40卷，设667门，计一百数十余万言，是中国古代儿科学中一部巨著。内容包括：儿科总论、病源形色、胎教、调理、摄护、初生疾病、先天疾病、内科杂病。《幼幼新书》首次全面收集整理儿科文献，不仅搜罗广博，而且对所征引儿科古籍文献进行了校注，并保存了大量古医籍佚文。本书荟萃儿科学术精华，不论是先贤古论，还是宋时方论，甚至民间秘诀，凡是儿科的研究成果和临床试验，《幼幼新书》无不兼收并蓄，诸家并存，是一部内容丰富的幼科全书。

《幼幼新书》初刊于绍兴二年（公元1132年），其后历代罕见刊行，现今国内仅见有明代的两种抄本和一种刻本。两种抄本：一为日本官内厅藏明代影抄宋本（简称“日藏本”）。一为上海市图书馆藏明代影抄宋本。一种刻本为中国中医科学院图书馆藏明万历十四年丙戌（公元1586年）陈履端重修本（简称“陈本”）。本次校勘以上海市图书馆藏明代影抄宋本为底本，以日藏本为主校本，并将书中引用频度较高的《太平圣惠方》、《诸病源候论》、《小儿药证直诀》等典籍作为他校。

一、凡底本文字不误，一律不改动原文；校本有异文但无碍文意者，不出校记。

二、凡底本有明显的误字或不规范字，如“胁”、“肋”混用等，径改，不出校记。

三、凡底本有不规范字的药名，一律径改为规范字，如：“白芨”改作“白及”、“白藓皮”改作“白鲜皮”。

四、凡底本文字不误，但校本异文有重要价值，义可兼取者，不改动原文，出校记说明。

五、原文中的异体字、通假字、古今字、俗写字，凡常见者一律径改为通行的简化字，不出校记。

六、原文中以“右”字代表前文者，一律径改为“上”字。

校注者

2011年1月

序

医家方论，其传尚矣。自有书契以来，虽《三坟》之言，世不得见，而《神农本草》、《黄帝内经》，乃与宓牺氏之八卦绵历今古，烂然如日星昭垂。信乎！药石不可阙于人，而医书尤不可废于天下。或者乃谓医特意耳，不庸著书。唐史臣以此剧口称道于许胤宗，殊不知张仲景、孙思邈辈，率千百年而得一人，使其方剂之书不传，则医之道或几于熄矣！是或一偏之论也。

湖南帅潮阳刘公，镇拊之暇，尤喜方书。每患小儿疾苦，不惟世无良医，且无全书。孩抱中物❶，不幸而殒于庸人之手者，其可胜计！因取古圣贤方论，与夫近世闻人家传，下至医工、技士之禁方，闾巷小夫已试之秘诀，无不曲意寻访，兼收并录。命干办公事王历义道主其事，乡贡进士王湜子是编其书。虽其间取方或失之详，立论或失之俗，要之皆因仍旧文，不敢辄加窜定，越一年而书始成。惜乎！公未及见而疾不起。公临终顾谓庚曰：《幼幼新书》未有序引，向来欲自为之，今不皇及矣，子其为我成之。庚曰：谨闻命。呜呼！学士大夫公天下以为心者，几何人哉！

平日处念积虑，无非急己而缓人，先亲而后疏，物我异观，私为町畦，其来盖非一日。昔吾夫子助祭于蜡，出游鲁观之上，喟然发叹，以谓：大道之行，天下为公。故人不独亲其亲，不独子其子。大道既隐，天下为家，各亲其亲，各子其子。夫子之叹，盖叹鲁也。然而天下后世岂止一鲁而已哉！滔滔者皆是也。东汉人物如第五伦❷者，悃愊❸无华，质直好义，似若可喜也。意其设心，必有大过人者。至于或人问之：以有私乎？伦则曰：吾兄之子尝病，一夜十往，退而安寝；吾子有疾，虽不省

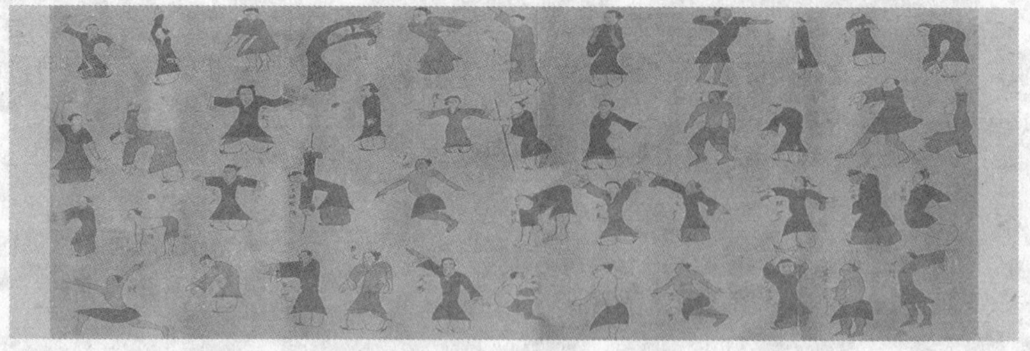

---

❶ 物：指怀抱中幼儿。出《世说新语·伤逝》。

❷ 第五伦：人名，字伯鱼，京兆长陵人。见《后汉书》本传。

❸ 悃愊（kǔn bì）：真心诚意。

视，终夕不寐。自以为不能无私，夫以兄之子尚若尔，况他人之子乎！以第五伦尚若尔，况下伦一等者乎！宜乎，夫子之叹也。

今公之为是书，使天下之为父兄者，举无子弟之戚，少有所养，老有所终。家藏此书，交相授受，庆源无穷，其为利顾不博哉？以此知公之存心，非特无愧于今之人，抑亦无愧于古之人矣。

绍兴二十年九月幾望谨序

门人左迪功郎潭州湘潭县尉主管学事巡捉私茶盐矾李庚

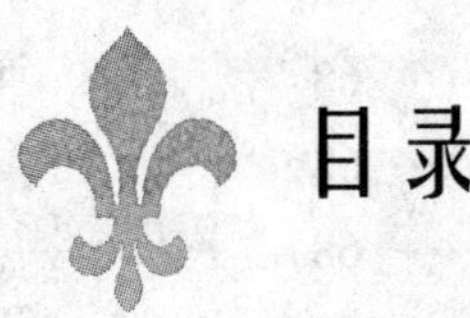

目录

卷第一

求端探本　凡一门

求子方论第一

《诗周南国风》：芣苢，后妃之美也。和平，则妇人乐有子矣。王氏《诗义》以为芣苢，以为药能使人有子。《尔雅》云：芣苢，马舄。马舄，车前也。

《黄帝内经素问·上古天真论》帝日：人年老而无子者，材力尽耶？将天数然也。岐伯曰：女子二七而天癸至，任脉通，太冲脉盛，月事以时下，故有子。癸谓壬癸，北方水干名也。任脉、冲脉皆奇经脉也。肾气全盛，冲任流通，经血渐盈，应时而下。天真之气降，与之从事，故云天癸也。然冲为血海，任主胞胎，二者相资，故能有子。所以谓之月事者，平和之气，常以三旬而一见也，故愆期者谓之有病。

丈夫二八肾气盛，天癸至，精气溢泻，阴阳和，故能有子。男女有阴阳之质不同，天癸则精血之形亦异。阴静海满而去血，阳动应合而泄精；二者通和，故能有子。《易·系辞》曰：男女合精，万物化生，此之谓也。

《千金》论曰：夫欲求子者，当先知夫妻本命五行相生，及与德合并。本命不在子休废死墓中者，则求子必得。若其本命五行相克及与刑杀冲破，并在子休废死墓中者，则求子了不可得，慎无措意。纵或得者，于后终亦累人。若其相生并遇福德者，仍须依法如方，避诸禁忌，则所诞儿子，尽善尽美，难以具陈矣。禁忌法、受胎时日、推王相贵宿日法，并载本门中。

《千金》论曰：凡人无子，当为夫妻俱有五劳七伤，虚羸百病所致，故有绝嗣之殃。夫治之法，男服七子散；女服紫石门冬丸及坐导药、荡胞汤，无不有子也。四方并见本门中。

《千金》论曰：古者求子，多用庆云散、承泽丸。今代人绝不用此，虽未试验，其法可重，故述之。二方并见本门中。

《千金》论曰：阴阳调和，二气相感，阳施阴化，是以有娠。而三阴所会则多生女。但妊娠二月，名曰始膏。精气成于胞里，至于三月，名曰始胎。血脉不流，象形而变，未有定仪，见物而化，是以男女未分，故未满三月者，可服药、方术转之，令生男也。方术并见本门中。

《千金》曰：御女之法，交会者当避丙丁日及弦望晦朔、大风、大雨、大雾、大寒、大暑、雷电霹雳、天地晦冥、日月薄蚀、虹蜺地动。若御女者，则损人神不吉，损男百倍，令女得病，有子必癫痴顽愚，喑哑聋聩，挛跛盲眇，多病短寿，不孝不仁。又避日月星辰、火光之下、神庙佛寺之中、井灶圊厕之侧、冢墓尸柩之傍，皆悉不可。夫交合如法，则有福德大智善人降托胎中，仍令性行调顺，所作和合，家道日隆，祥瑞竞集。若不如法，则有薄德愚痴恶人来托胎中，仍令父母性行凶险，所作不成，家道日否，殃咎屡至。夫祸福之应，有如影响，此乃必然之理，可不再思之。若欲求子者，但待妇人月经绝后一日、三日、五日，择其王相日，及月宿在贵宿日，以生气时夜半后乃施泻，有子皆男，必寿而贤明高爵也。以月经绝后二日、四日、六日施泻，有子必女，过六日后勿得施泻，既不得子，亦不成人。

王相日：

春甲乙　夏丙丁　秋庚辛　冬壬癸

月宿日

正月一日　六日　九日　十日　十一日　十二日　十四日　二十一日　二十四日　二十九日

二月四日　七日　八日　九日　十日　十二日　十四日　十九日　二十二日　二十七日

三月一日　二日　五日　六日　七日　八日　十日　十七日　二十日　二十五日

四月三日　四日　五日　六日　八日　十日　十五日　十八日　二十二日　二十八日

五月一日　二日　三日　四日　五日　六日　十二日　十五日　二十日　二十五日　二十八日　二十九日　三十日

六月一日　三日　十日　十三日　十八日　二十三日　二十六日　二十七日　二十九日

七月一日　八日　十一日　十六日　二十一日　二十四日　二十五日　二十六日　二十七日　二十九日

八月五日　八日　十日　十三日　十八日　二十一日　二十二日　二十三日　二十四日　二十五日　二十六日

九月三日　六日　十一日　十六日　十九日　二十日　二十一日　二十二日　二十三日　二十四日

十月一日　四日　九日　十日　十四日　十七日　十八日　十九日　二十日　二十二日　二十三日　二十九日

十一月一日　六日　十一日　十四日　十五日　十六日　十七日　十九日　二十六日　二十九日

十二月四日　九日　十二日　十三日　十四日　十五日　十七日　二十四日

春甲寅乙卯　夏丙午丁巳　秋庚申辛酉　冬壬子癸亥

若与此上件月宿日相合者尤益。

《千金》黄帝杂禁忌法曰：人有所怒，血气未定，因以交合，令人发痈疽。又不可忍小便交合，使人淋，茎中痛。面失血色，及远行疲乏来入房，为五劳虚损少子。且妇人月事未绝而交合，令人成病得白驳也。

《圣惠》：夫妇人无子者，其事有三也。一者坟墓不嗣，二者夫妇年命相克，三者夫病妇疹，皆使无子。若是坟墓不嗣，年命相克，此二者非药能益。若夫病妇疹，须将药饵，故得有效也。然妇人挟疾无子，皆由劳血，血气生病，或月经涩闭，或崩血带下，致阴阳之气不和，经血之行乖候，故无子也。诊其右手关后尺脉浮则为阳，阳脉绝，无子也。又脉微涩，中年得此为绝产也。少阴脉如浮紧，则绝产。恶寒尺寸俱微弱者，则绝产也。

《圣惠》：夫妇人子脏虚冷无子者，由将摄失宜，饮食不节，乘风取冷，或劳伤过度，致风冷之气乘其经血，结于子脏，子脏则冷，故令久无子也。

《葛氏肘后》妇人崩中漏下青黄赤白，使人无子方。

禹余粮　赤石脂　牡蛎　桂心　乌

贼鱼骨　灶下黄土

上为末，各等分。以粥饮服方寸匕，日三服。

《葛氏肘后》又方

干姜　经墨各一两

上末为丸。酒下，日三丸，神效。

《葛氏肘后》又方

鹿茸　当归各二两　蒲黄半两

上捣筛。酒服一钱匕，稍加至方寸匕。

《葛氏肘后》又方

上好墨末一匕，饮服。

《葛氏肘后》又方

上烧露蜂房末三指撮。酒服之，大神效。

《葛氏肘后》又方

上常炙猪肾脂食之，面裹煮吞之，亦佳。

《葛氏肘后》妇人无病，触禁久不生子，常候月水绝后一日交接为男，二日为女，三日为男，四日为女，五日为男，六日为女。过此则女间闭不成，勿复交接，更时后日，徒然无益，浪辛苦也。方

柏子仁一升　茯苓末二升

上捣，合乳和服十丸，即佳。

《葛氏肘后》又方

大黄七分　黝参五分　皂荚　杏仁　吴茱萸各二两　半夏　前胡各一分

上捣蜜丸，服二十丸，不过半年有子，依前法即定男女也。

《千金》七子散　治丈夫风虚目暗，精气衰少亦无子，补不足方。《千金翼》同。

五味子　牡荆子　菟丝子　车前子　菥蓂子　石斛　薯蓣　干地黄　杜仲　鹿茸　远志各八铢　附子　蛇床子　川芎各六铢　山茱萸　天雄　人参　茯苓　黄芪　牛膝各五铢　桂心十铢　巴戟天十二铢　苁蓉十二铢　钟乳粉八铢

上二十四味治下筛，酒服方寸匕，日二；不知，增至二匕，以知为度。禁如药法。不能酒者，蜜和丸服亦得。一方加覆盆子八铢。求子法一依前篇。

《千金》朴消荡胞汤　治妇人立身已来全不产，及断绪久不产三十年者方。

朴消　牡丹　当归　大黄　桃仁生用各三铢　细辛　厚朴　桔梗　赤芍药　人参　茯苓　桂心　甘草　牛膝　橘皮各二铢　虻虫十枚　水蛭十枚　附子六铢

上十八味㕮咀，以清酒五升，水五升合煮，取三升，分四服，日三夜一。每服相去三时，更服如常。覆被取少汗，汗不出，冬日著火笼之，必下积血，及冷赤脓如赤小豆汁。本为妇人子宫内有此恶物令然，或天阴脐下痛，或月水不调，为有冷血不受胎。若斟酌下尽，气力弱，大困不堪，更服亦可，二三服即止。如大闷不堪，可食酢饭冷浆一口即止。然恐去恶物不尽，不大得药力。若能忍服尽大好，一日后仍著导药。《千金翼》不用桔梗，甘草。

《千金》治全不产及断绪，服前朴消汤，后著坐导药方。

皂荚　山茱萸《千金翼》作苦瓜　当归各一两　细辛　五味子　干姜各二两　大黄　矾石　戎盐　蜀椒各半两

上十味末之，以绢袋盛，大如指，长三寸，盛药令满，内妇人阴中。坐卧任意，勿行走急，小便时去之，更安新者，一日一度，必下青黄冷汁，汁尽止即可。幸御自有子，若未见病出，亦可至十日安之。一本，别有葶苈、砒霜各半两，此药为服朴硝汤恐去冷恶物出不尽，以导药下之，值天阴冷不疼，不须著导药。有著盐为导药者，然不如此药。

其服朴硝汤后即安导药，经一日外服紫石门冬丸。

《千金》紫石门冬丸　治全不产及断绪方。

紫石英　天门冬各三两　当归　川芎　紫葳　卷柏　桂心　乌头　干地黄　牡蒙《千金翼》作牡荆，《外台》作牡蒙　禹余粮　石斛　辛夷各一两　人参　桑寄生　续断　细辛　厚朴　干姜　食茱萸　牡丹　牛膝各三十铢　柏子仁一两　薯蓣　乌贼骨　甘草各一两半

上二十六味末之，蜜和丸，酒服如梧桐子大十丸。日三，渐增至三十丸，以腹中热为度。不禁房室。夫行不在不可服，禁如药法。比来服者，不至尽剂即有娠。

《千金》白薇丸　主令妇人有子方。

白薇　细辛　防风　人参　秦椒　秦艽　桂心　牛膝　白蔹一云白芷　芜荑　沙参　芍药　五味子　白僵蚕　牡丹　蛴螬各一两　干漆　柏子仁　干姜　卷柏　附子　川芎各三十铢　紫石英　桃仁各一两半　钟乳　干地黄　白石英各二两　鼠妇半两　水蛭　虻虫各十五枚　吴茱萸十八铢　麻布叩幞头一尺，烧

上三十二味末之，蜜和丸，酒服如梧子大十五丸。日再，稍加至三十丸，当有所去，小觉有异即停服。

《千金》庆云散　主丈夫阳气不足，不能施化，施化无成方。《千金翼》同

覆盆子　五味子各一升　天雄一两　石斛　白术各三两　桑寄生四两　天门冬九两　菟丝子二升　紫石英二两

上九味治下筛，酒服方寸匕，先食，日三服。素不耐冷者，去寄生加细辛四两；阳气不少而无子者，去石斛加槟榔十五枚。

《千金》承泽丸　主妇人下焦三十六疾不孕绝产方。《千金翼》同

梅核仁　辛夷各一升　葛上亭长七枚　泽兰子五分　溲疏三两　藁本一两

上六味末之，蜜和丸。先食服，如大豆二丸，日三，不知稍增。若腹中无坚癖积聚者，去亭长加通草一两。恶甘者，和药先以苦酒搜散，乃内少蜜和为丸。

《千金》大黄丸　主带下百病无子，服药十日下血，二十日下长虫及清黄汁，三十日病除，五十日肥白方。

大黄破如米豆，熬令黑　柴胡　干姜　朴硝各一两　川芎五两　蜀椒二两　茯苓如鸡子大一枚

上七味末之，蜜和丸如梧桐子大。先食服七丸，米饮下，加至十丸，以知为度，五日微下。

《千金》治女人积年不孕。吉祥丸方

天麻　柳絮　牡丹　茯苓　干地黄　桂心各一两　五味子　桃花　白术　川芎各二两　覆盆子一斗　桃仁一百枚　菟丝子　楮实子各一升

上十四味末之，蜜和丸如豆大。每服空心饮，若酒下五丸，日中一服，晚一服。

《千金》硝石大黄丸　治十二癥瘕及妇人带下绝产无子，并欲服寒食散而腹中有癥瘕实者，当先服大丸下之，乃服寒食散。大丸不下水谷，但下病耳，不令人困方。

硝石六两。朴硝亦得　大黄八两　人参　甘草各二两

上四味末之，以三年苦酒三升置铜器中，以竹箸柱器中，一升作一刻，凡三升作三刻，以置火上。先内大黄，常搅不息，使微沸尽一刻，乃内余药，又尽一刻，有余一刻，极微火，使可丸如鸡子中黄。欲合药当先斋戒一宿，勿令

小儿、女人、奴婢等见之。欲下病者用二丸，若不能服大丸者，可分作小丸，不可过四丸也。欲令大，不欲令细，能不分为善。若人羸者，可少食，强者不须食，二十日五度服，其和调半日乃下。若妇人服之下者，或如鸡肝，或如米汁，正赤黑，或一升，或三升，下后慎风冷；作一杯粥食之，然后作羹臛，自养如产妇法，六月则有子。禁生鱼、猪肉、辛菜。若寒食散者，自如药法，不与此同，日一服。寒食散方未见。

《千金》治月水不利闭塞，绝产十八年，服此药二十八日有子。金城太守白薇丸方。

白薇　细辛各三十铢　人参　杜蘅《古今录验》用牡蛎　牡蒙　厚朴　当归　紫菀　白僵蚕　半夏各十八铢　蜀椒　防风　附子各一两半　沙参　干姜　秦艽　牛膝各半两

上十七味末之，蜜和，先食服如桐子大三丸。不知，稍增至四五丸。此药不长将服，觉有娠则止，用之大验。崔氏有桔梗、丹参十八铢。

《千金》白薇丸　主久无子或断绪，上热下冷，百病皆治之方。《千金翼》同。

白薇　干姜　蜀椒　干地黄　车前子各十八铢　石膏　紫石英　藁本　菴蕳子　卷柏各三十铢　川芎　蛇床子　当归各一两　太一余粮　白龙骨　麦门冬　远志　泽兰　茯苓　赤石脂各二两　覆盆子　白芷　桃仁　人参各一两半　细辛三两　蒲黄　桂心各二两半　橘皮半两

上二十八味末之，蜜和，酒服十五丸，如梧子大。日再渐增，以知为度，亦可至五十丸。慎猪、鸡、生冷、酥、滑、鱼、蒜、驴马牛肉等，觉有娠即停，三月止。择食时，可食牛肝及心。至四月、五月不须，不可故杀，令子短寿，遇得者大良。

《千金》治妇人绝产，生来未产，荡涤腑脏，使玉门受子精。秦椒丸方

秦椒　天雄各十八铢　元参　人参　白蔹　鼠妇　白芷　黄芪　桔梗　露蜂房　白僵蚕　桃仁　蛴螬　白薇　细辛　芜荑各一两　牡蒙　沙参　防风　甘草　牡丹皮　牛膝　卷柏　五味子　芍药　桂心　大黄　石斛　白术各三十铢　柏子仁　茯苓　当归　干姜各一两半　泽兰　干地黄　川芎各一两十八铢　干漆　白石英　紫石英　附子各二两　钟乳二两半　水蛭七十枚　虻虫一百枚　麻布叩複头七寸烧

上四十四味末之，蜜丸。酒服十丸，如梧子。日再，稍加至二十丸。若有所去，如豆汁，鼻涕，此是病出，觉有孕即停。

《千金》治妇人始觉有娠，养胎并转女为男。丹参丸方

丹参　续断　芍药　白胶　白术　柏子仁　甘草各二两　东门上雄鸡头一枚　当归　吴茱萸　橘皮各一两十八铢　白芷　冠缨烧灰。各一两　芜荑十八铢　干地黄一两半　犬卵一具，干　人参　川芎　干姜各三十铢

上十九味末之，蜜和丸。酒服十丸，日再稍加至二十丸，如梧子大。

《千金》又方

取原蚕矢一枚，井花水服之，日三。

《千金》又方

取弓弩弦一枚，绛囊盛带妇人左臂。一法，系腰下，满百日去之。

《千金》又方

取雄黄一两，绛囊盛带之；要女者带雌黄。

《千金》又方

上以斧一柄，于产妇卧床下置之，

仍系刃向下，勿令人知。如不信者，待鸡抱卵时，依此置于窠下，一窠鸡子尽为雄也。

《千金》治劳损产后无子，阴中冷，溢出子门，闭积年不差，身体寒冷方。

防风一两半　桔梗三十铢　人参一两　菖蒲　半夏　丹参　厚朴　干姜　紫菀　杜蘅各十八铢　秦艽　白蔹　牛膝　沙参各半两

上十四味末之，白蜜和丸如小豆。食后服十五丸，日三服。不知增至二十丸，有身止。夫不在勿服之，服药后七日方合阴阳。

《千金》柏子仁丸　治妇人五劳七伤，羸冷瘦削，面无颜色，饮食减少，貌失光泽及产后断绪无子，能久服，令人肥白补益方。

柏子仁　黄芪　干姜　白石英　紫石英　钟乳各二两　赤石脂　厚朴　桂心　白术　茯蓉　细辛　独活　人参　五味子　石斛　白芷　芍药　桔梗各一两　蜀椒一两半　防风　乌头一方作牛膝　干地黄各三十铢　泽兰二两六铢　藁本　芜荑各十八铢　杜仲　当归　甘草　川芎各四十二铢

上三十味末之，蜜和酒服二十丸，如梧子。不知加至三十丸。《千金翼》无乌头，有龙骨、防葵、茯苓、秦艽各半两，为三十三味，并治产后半身枯悴。

《千金》大泽兰丸　治妇人虚损及中风余病，疝瘕，阴中冷痛。或头风入脑，寒痹筋挛缓急，血闭无子，面上游风去来，目泪出，多涕唾，忽忽如醉。或胃中冷逆，胸中呕不止，及泄痢淋沥。或五脏六腑寒热不调，心下痞急，邪气咳逆。或漏下赤白，阴中肿痛，胸胁支满。或身体皮肤中涩如麻痘，苦痒疾癖结气。或四肢拘挛，风行周身，骨节疼痛，目眩无所见。或上气恶寒，洒淅如疟；或喉痹鼻齆，风痫癫疾；或月水不通，魂不定，饮食无味。并产后内衄，无所不治，服之令人有子方。

泽兰三两六铢　藁本　当归　甘草各一两十八铢　川芎　干地黄　柏子仁　五味子各一两半　桂心　石斛　白术各一两六铢　白芷　茯蓉　厚朴　防风　薯蓣　茯苓　干姜　细辛　卷柏各一两　蜀椒　人参　杜仲　牛膝　蛇床子　续断　艾叶　芜荑各十八铢　紫石英三两　赤石脂　石膏各二两　禹余粮一两。一本有枳实十八铢，麦门冬一两半

上三十二味末之，蜜和丸，酒服如梧子大二十丸至四十丸。久赤白痢去干地黄，石膏、麦门冬、柏子仁，加大麦蘖，陈曲，龙骨，阿胶，黄连各一两半。有钟乳加三两良。

《千金》紫石英天门冬丸　主风冷在子宫，有子常堕落，或始为妇便患心痛，仍成心疾，月水都未曾来，服之肥充，令人有子方。

紫石英　禹余粮　天门冬各三两　乌头　茯蓉　桂心　甘草　五味子　柏子仁　石斛　人参　泽泻一作泽兰　远志　芜荑　杜仲各二两　蜀椒　卷柏　寄生　石南　云母　当归一作辛夷　乌贼骨各一两

上二十二味末之，蜜和丸，酒服梧子大二十丸，日二服。加至四十丸。

《千金》鳖甲丸　治女人少腹中积聚，大如七八寸盘面，上下周流痛不可忍，手足苦冷，咳噫腥臭。两胁热如火炙，玉门冷如风吹。经水不通，或在月前，或在月后，服之三十日便瘥、有孕。此是河内太守魏夫人方。

鳖甲　桂心各一两半　蜂房　元参　蜀椒　细辛　人参　苦参　丹参　沙参

吴茱萸各十八铢　䗪虫　干姜　牡丹　附子　水蛭　皂荚　当归　芍药　甘草　防葵各一两　蛴螬二十枚　大黄　虻虫各一两六铢

上二十四味末之，蜜和丸。酒下七丸如梧子大，日三。稍加之，以知为度。

《千金》治妇人产后十二癥病，带下无子，皆是冷风寒气。或产后未满百日，胞络恶血未尽，便利于悬圊上，及久坐，湿寒入胞里，结在少腹牢痛，为之积聚。小如鸡子，大者如拳，按之跳手隐隐然，或如虫啮，或如针刺，气时抢心，两胁支满，不能食饮，食不消化，上下通流。或守胃管，痛连玉门，背膊痛，呕逆短气，汗出，少腹苦寒，胞中创，咳引阴痛，小便自出，子门不正，令人无子。腰胯疼痛，四肢沉重淫跃，一身尽肿，乍来乍去，大便不利，小便淋沥，或月经不通，或下如腐肉，青、黄、赤、白等如豆汁，梦想不祥。牡蒙丸方亦名紫盖丸。

牡蒙　桂心　吴茱萸　川芎　厚朴　硝石　前胡　干姜　䗪虫　牡丹　蜀椒　黄芩　桔梗　茯苓　细辛　葶苈　人参各十八铢　当归半两　大黄二两半　附子一两六铢

上二十味末之，蜜和更捣万杵，丸如梧子大。空心酒服三丸，日三。不知，加之至五、六丸，下赤白青黄物如鱼子者，病根出矣。

《千金》治女人腹中十二疾。一曰经水不时，二曰经来如清水，三曰经水不通，四曰不周时，五曰生不乳，六曰绝无子，七曰阴阳减少，八曰腹苦痛如刺，九曰阴中寒，十曰子门相引痛，十一曰经来冻如葵汁状，十二曰腰急痛。凡此十二病，得之时，因与夫卧起，月经不去；或卧湿冷地，及以冷水洗浴，当时取快，而后生百疾；或疮痍未差，便合阴阳，及起早作劳，衣单席薄，寒从下入方。

半夏　赤石脂各一两六铢　蜀椒　干姜　吴茱萸　当归　桂心　丹参　白蔹　防风各一两　藿卢半两

上十一味末之，蜜和丸。每日空心酒服十丸，梧子大，日三；稍加，以知为度。

《外台》：《广济》疗无子，令子宫内灸丸方。《圣惠方》同

麝香二分研　皂荚十分，涂酥炙，削去黑皮子　蜀椒六分汗

上三味捣筛，蜜丸酸枣仁大。以绵裹，内产宫中，留少绵线出；觉憎寒，不净下多，即抽绵线出却丸。药一日一度换之，无问昼夜，皆内无所忌。

《外台》：《广济》又方《圣惠》本同

蛇床子　石盐　细辛　干姜　土瓜根各四两

上五味捣散，取如枣核大。以绵裹，内子宫中，以指进之，依准前法中门。病未可，必不得近丈夫，余无所忌。

《外台》：《广济》又疗妇人百病，断绝绪产。白薇丸方

白薇　细辛　厚朴炙　椒汗　桔梗　鳖甲炙。各五分　防风　大黄　附子炮　石硫黄研。各六分　牡蒙二分　人参　桑上寄生各四分　半夏洗　白僵蚕　续断　秦艽　紫菀　杜蘅　牛膝　虻虫去翅足，熬　水蛭各三分　紫石英研　朴硝　桂心　钟乳　当归各八分

上二十七味，捣筛，蜜丸。空腹温酒服如梧子十五丸，日二，渐加至三十丸，不吐不利。忌生冷、油腻、饧、生血物、人苋、生葱、生菜，猪肉、冷水、粘食，陈臭。

《外台》：《延年》疗妇人子脏偏僻，

冷结无子。坐药方《圣惠方》同

蛇床子　芫花各三两

上二味捣筛，取枣大，纱袋盛，内产门中，令没指，袋少长，作须去，任意卧着，慎风冷。

《外台》：《广济》疗久无子。白薇丸方

白薇　牡蒙　藁本各五分　当归　姜黄　干地黄各七分　人参　柏子仁　石斛　桂心　附子炮　五味子　防风　吴茱萸　甘草炙　牛膝　川芎　桑寄生各六分　禹余粮八分　秦椒二分，汗

上二十味捣筛，蜜丸如梧桐子，空腹酒下二十丸，加至三十丸，日再服，不利。忌生葱、生菜、热面、荞麦、猪肉、葵菜、芜荑、菘菜、海藻、粘食、陈臭物等。

《外台》：《广济》又疗久无子断绪，少腹冷痛，气不调。地黄汤方

干地黄　牛膝　当归各八两　川芎　卷柏　防风各六分　桂心　牵牛子末。各三分

上八味切，以水六升，煮取二升三合，去滓，分三服。服别和一分牵牛末服。如人行四五里，更进一服，以快利止。忌热面、荞麦、炙肉、生葱、芜荑、蒜、粘食等物。

《外台》：《经心录》茱萸丸疗妇人阴寒十年无子方。《圣惠方》同

蜀椒去目汗，末　吴茱萸各一升

上二味蜜丸如弹子大。绵裹导子肠中，日再易，无所下，但开子脏，令阴温即有子也。

《圣惠》治妇人无子或断绪，上热下冷，百病皆主之。白薇丸方

白薇　川椒去目及闭口者，微炒去汗用　熟干地黄　白龙骨各一两　当归锉碎，微炒　车前子　蛇床子　川芎　干姜炮裂，锉　细辛各半两　藁本　卷柏　桃仁汤浸，去皮尖、双仁，麸炒微黄　白芷　覆盆子　菖蒲　人参去芦头　桂心　远志去心　白茯苓各三分　麦门冬一两半，去心，焙

上件药捣，罗为末，炼蜜和捣五七百杵，丸如梧桐子大。每于空心及晚食前，以温酒下三十丸。

《圣惠》治妇人腹脏久积风冷，血气凝涩，不能宣通，故令无子。宜服杜蘅丸方

杜蘅　防风去芦头　白茯苓　细辛　附子炮，去皮脐。各一两　白薇　牛膝去苗　沙参去芦头　半夏汤洗七遍，去滑，微炒　秦艽去苗　菖蒲　蒿本　蛇床子　桂心各三分　川椒一分，去目及闭口者，微炒去汗

上件药捣，罗为末，炼蜜和捣五七百杵，丸如梧桐子大。每于空心及晚食前，以温酒下三十丸，有子即住服。

《圣惠》治妇人子脏风冷，致令无子，宜用此方。

皂荚去黑皮，涂酥炙令黑，去子　川大黄锉碎，微炒　戎盐　当归锉碎，微炒　白矾烧灰。各一两　五味子　川椒去目及闭口者，微炒去汗　干姜炮裂，锉　细辛各三分

上件药捣，罗为末，用绵裹药末如枣大。内产门中，有恶物下即止，未效再用。《圣惠》治妇人子脏虚冷及五劳七伤，羸瘦面无颜色，不能饮食，产后断绪，无子多时。柏子仁丸方

柏子仁　泽兰　防风去芦头　紫石英　白石英各细研，并水飞过　当归锉碎，微炒　厚朴去粗皮，涂生姜汁，炙令香熟　熟干地黄　杜仲去粗皮，炙微黄，锉　黄芪锉　川芎　干姜炮裂，锉　牛膝去苗。各一两　白术　芜荑　人参去芦头　石斛去根锉　白芷　赤石脂细研　白芍药　桔梗去芦头　五味子　防葵　细辛　秦艽去苗　白茯苓　藁本　龙骨　肉苁蓉酒浸一宿，割去

皱皮，炙令干　桂心　独活以上各半两　钟乳粉二两　甘草炙微赤，锉　川椒三分，去目及闭口，微炒去汗用

上件药捣，罗为末，入研了药，都研令匀，炼蜜和捣五七百杵，丸如梧桐子大。每于空心及晚食前，以温酒下三十丸。

《圣惠》治妇人子脏久积风虚冷气，致阴阳二气不能和合，故令久无子。秦椒丸方

秦椒去目及闭口者，微炒去汗　细辛　芜荑　白石英细研，水飞过　白薇　泽兰　人参去芦头　石斛去根锉　防风去芦头　牡蒙　白芷　桔梗去芦头　牛膝去苗　川大黄锉碎，微炒　甘草炙微赤，锉　白蔹　五味子　桂心　黄芪锉　蛴螬微炒　白僵蚕微炒　白术　元参　桃仁汤浸去皮尖、双仁，麸炒微黄　牡丹　沙参去芦头　卷柏　川芎　干姜炮裂，锉　白芍药　露蜂房微炒。以上各一两　钟乳粉　紫石英细研，水飞过　干漆捣碎，炒令烟出　附子炮裂，去皮脐　熟干地黄以上各二两　天雄三分，炮裂，去皮脐　柏子仁　当归锉碎，微炒　白茯苓以上各一两半　虻虫七枚，去翅足，微炒　水蛭十四枚，炒令黄　麻布七寸，烧灰

上件药捣，罗为末，炼蜜和捣五七百杵，丸如梧桐子大。每于空心，以温酒下三十丸，服稍觉有验，即住服。

《圣惠》治妇人久无子，由子脏久积风冷，阴阳不能施化。宜服紫石英丸方

紫石英二两，细研，水飞过　细辛　厚朴去粗皮，涂生姜汁炙令香熟　桔梗去芦头　川椒去目及闭口者，微炒去汗　防风去芦头　川大黄锉碎，微炒　附子炮裂，去皮脐　硫黄细研　白薇　当归锉碎，微炒　桂心以上各一两　鳖甲一两半，生用　牡蒙　人参去芦头　桑寄生各三分　半夏汤洗七遍，去滑　白僵蚕微炒　续断　紫菀洗去苗土　牛膝去苗　杜蘅以上各半两

上件药捣，罗为末，炼蜜和捣五七百杵，丸如梧桐子大。每于空心及晚食前，以温酒下三十丸。

《圣惠》治妇人子脏冷，久无子，由风寒邪气客于经血。宜服卷柏丸方

卷柏　牡蒙　藁本　当归锉碎，微炒　熟干地黄　柏子仁　干姜炮裂，锉　禹余粮烧醋淬三遍　白薇以上各一两　川芎　人参去芦头　石斛去根，锉　桂心　附子炮裂，去皮脐　五味子　防风去芦头　甘草炙微赤，锉　吴茱萸醋浸七遍，焙干微炒　牛膝去苗　桑寄生　川椒去目及闭口者，微炒去汗。以上各三分

上件药捣，罗为末，炼蜜和捣五七百杵，丸如梧桐子大。每于空心及晚食前，以温酒下三十丸。

《圣惠》治妇人血海久积虚冷，无子。阳起石丸方

阳起石二两，酒浸，煮半日，细研　熟干地黄一两　干姜炮裂，锉　白术　牛膝去苗　吴茱萸汤浸七遍，焙干微炒。以上各三分

上件药捣，罗为末，炼蜜和捣三二百杵，丸如梧桐子大。每于空心及晚食前，温酒下三十丸[1]。

《圣惠》治妇人久无子断绪者，是子脏积冷，血气不调。宜服干熟地黄散方

熟干地黄　牛膝去苗　当归锉细，微炒　柏子仁　白薇以上各一两　桂心半两　防风去芦头　川芎　卷柏各三分

上件药捣，罗为散。每服三钱，以水一中盏，煎至六分去滓。每日空心温服。

---

[1] 三十丸：原脱。据《圣惠》卷70本方补。

《灵苑》治受气虚弱及五劳七伤，脏腑积冷，痃癖癥块，虚胀或经脉不调，痟冷赤白带下，口苦舌干，面色痿黄，黑䵟❶心烦，惊悸头目旋晕，不喜饮食，痰涕黏涎，手足百节热疼，无力，肌肉消瘦，子息断绪。服一月，当妊娠，百病皆愈，大效。内补丸方

萆薢四两　牛膝　白术　五加皮各二两　川乌头炮，去皮脐　丹参　枳实麸炒，去瓤。各一两

上七味捣，罗为细末，炼蜜为丸如梧桐子大。每服二十丸，用暖酒下，空心、日午、日晚各进一服，立有功效。

《灵苑》阿胶煎丸　治妇人血气久虚，孕胎不成，大补益虚损不足，常服滋助血海方。

伏道艾取叶去梗，捣熟，筛去粗皮，只取艾茸，秤取二两米醋，煮一伏时，候干研成膏　阿胶三两，炙　糯米炒　大附子炮，去皮脐　枳壳去瓤，麸炒。各一两

上五味并捣，罗为末，入前膏内杵匀，为丸如梧桐子大。每服三十丸，空心用温酒下，午食前再服。忌藻菜，羊血、腥臊等物。

《千金》妇人绝子灸然谷五十壮，在内踝前直下一寸。妇人绝嗣不生，胞门闭塞，灸关元三十壮报之。

《千金》妇人妊子不成；若堕落，腹痛，漏见赤。灸胞门五十壮，在关元左边二寸是也。右边二寸名子户。

《千金》治妇人绝嗣不生。灸气门穴，在关元旁三寸，各百壮。

《千金》妇人子脏闭塞不受精，疼。灸胞门五十壮。

《千金》妇人绝嗣不生，漏赤白。灸泉门十壮，三报之。穴在横骨当阴上际。

《千金翼》崩中带下，因产恶露不止。中极穴在关元下一寸。妇人断绪最要穴，四度针即有子。若未有，更入八分，留十呼得气，即泻。灸亦佳，但不及针，日灸三七至三百止。

《庄氏腧穴》妇人月水不利，贲豚上下，并无子。灸四满三十壮，穴在丹田两边相去各一寸半。

《庄氏腧穴》妊数堕胎。妊娠三月，灸膝上一寸，七壮。

《庄氏腧穴》关元主断绪，产道冷。针入八分，留三呼，泻五吸。灸亦佳，但不及针。日灸三七壮至一百止。

---

❶ 䵟：原脱。据陈本补。

卷第二

方书叙例 凡十三门

叙初有小儿方第一

《千金》论曰：夫生民之道，莫不以养小为大，若无于小，卒不成大。故《易》称：积小以成大。《诗》有：厥初生民。《传》云：声子生隐公。此之一义，即是从微至著，自少及长，人情共见，不待经史。故今斯方，先妇人小儿，而后丈夫耆老者，则是崇本之义也。然小儿气势微弱，医士欲留心救疗，立功差难。今之学者多不存意，良由婴儿在于繈褓之内，乳气腥臊，医者操行英雄，讵肯瞻视。静而言之，可为太息者矣。《小品方》云：《圣惠》云：《小品》曰黄帝言。凡人年六岁以上为小，十六以上为少，《巢源》、《外台》作十八以上为少。三十以上为壮，《巢源》、《外台》作二十以上为壮。五十以上为老，其六岁以下经所不载。所以乳下婴儿有病难治者，皆为无所承据也。中古有巫妨《巢源》作巫方。者，立小儿《颅囟经》以占夭寿，判疾病死生，世相传授，始有小儿方焉。逮于晋、宋，江左推诸苏家，传习有验，流于人间。齐有徐王者，亦有《小儿方》三卷。故今之学者，颇得传授。然徐氏位望隆重，何暇留心于少小，详其方意，不甚深细，少有可采，未为至秘。今博撰诸家及自经用有效者，以为此篇。凡百居家，皆宜达兹养小之术，则无横夭之祸也。

叙小儿有病与大人不殊第二

《千金》：小儿之病与大人不殊，唯用药有多少为异。其惊痫、客忤、解颅、不行等八九篇，合为一卷。自余下痢等方，并散在诸篇中，可披而得也。

叙小儿方可酌量药品分两第三

葛稚川《肘后方》载鹿鸣山续古序云：观夫古方药品分两，灸穴分寸不类者，盖古今人体大小或异，脏腑血脉亦有差焉，请以意酌量。药品分两，古序已明，取所服多少配之。或一分为两，或一铢为两，以盏当升可也。如中卷末紫丸方，代赭、赤石脂各一两，巴豆四十粒，杏仁五十枚。小儿服一麻子，百日者一小豆且多矣。若两用二铢四絫[1]，巴豆四粒，杏仁五枚，可疗十数小儿，此其类也。灸之分寸，取其人左、右中指中节可也。其使有毒狼虎性药，乃急救性命者也。或遇发毒，急掘地作小坑，以水令满，熟搅稍澄，饮水自解，名为地浆。特加是说于品题之后尔。

叙小儿有病宜早治第四

《外台秘要》：凡人有少病，若似不

---

[1] 絫（lěi）：原作“参”。据文义改。古谓“十黍为絫，十絫为铢”。见《汉书律历志》注。

如平常，则须早道。若隐忍不疗，小儿、女子益以滋甚。

叙调理小儿第五

《婴童宝鉴》云：夫人禀阴阳二气，生疾病于三焦，然冠壮易明，童幼难治。黄帝云：吾不能察其幼小者，为别是一家调理耳。此不在黄帝图经之论也。黄帝与岐伯撰《素问》，只说大人十二经脉，即不说小儿。黄帝云：吾不察其少小，赖国有巫方，虽以不经可知夭寿之要。又云：小儿如水中之泡，草头之露者，以表用药，无令造次焉。为小儿脏腑娇嫩，血气懦弱，肌体不密，精神未备，故称不易医也。或云：初生者曰婴儿，三岁者曰小儿，十岁者曰童子。大小各异，且不可概而用药也。必明消息形候，审定生死，察病患之浅深，知药性之寒温，乃一世之良工矣。

叙修合药第六

《婴童宝鉴》云：凡修合药饵，切要分别州土，深晓好恶，明辨真伪。然后精细洁净，炮、爁、炙、煿，一一都了。乃依方分两，仔细秤定，始可合和。又合和之际，当须用不津器盛药，勿令尝嗅。《太平圣惠方》云：不可众鼻嗅之，众口尝之，恐损药精气，用之无灵效耳。又不可全用古方，恐分两差误。今之与古，风俗尚乃不同，岂得更用古方之分两也。今时医人，修合小儿药物，惟少是妙，故别立主则，以表今时。凡古用一刀圭者，即今用一钱匕。一钱匕者，以钱满抄一钱末也。或云：一钱重者，是等秤之一钱也。明此二说，更无疑焉。夫秤二钱半为一分，四分为一两，但依此修合，必无差误。为小儿脏腑与大人不同，故立此一篇耳。

叙用药第七

《万全方》论小儿用药法：经言：六岁以下为小儿。然小儿与大人异疗者，以有撮口，急、慢惊忤，疳、痫等候，当须别为方论。余病与大人不殊。诸方散在卷中，亦可兼取，详而用之。如吐泻、伤风、伤寒之类，受病一同大人，并取同用之。然小儿纯阳，病则热多冷少，其药宜少冷于大人为得。其有用温药处，当以意减损之。如水泻、白痢、胃冷之类，亦用温药也。若丸散用之，亦在医者裁酌。一月以内可与百日同，周岁可与二岁同，三岁可与四岁同，五岁可与六岁同。同者谓同其多少为一服。虽然大约如此，更详其疾之轻重而增减之。孙思邈言龙胆、调中二汤云：儿生一日至七日，取一合分三服。生八日至十五日，取一合半分三服。生十六日至二十日，取二合分三服。生二十日至三十日，取三合分三服。生三十日至四十日，以五合分三服。恐五合未得，自斟酌。上此二方，准一日以上，四十日以来儿方法具此，后欲处方者，宜一准此为率，乃至五六岁，皆节次加减之，不烦重述。

叙小儿气弱不可容易吐泻第八

《秘要指迷》论贵贱云：天地之性人为贵。气清者贤，气浊者愚。乃受父母胎气，既能成人。初生曰婴儿，周岁曰孩儿，三岁曰小儿。况婴儿之病难晓，用药与大人不同，故婴孩受气血弱，不可吐泻。所谓病轻药重，反受其殃，人命既绝，不可再生。

叙十五岁以下皆可以小方脉治之第九

《惠眼观证》云：凡生下一七至襁褓内及一岁，皆谓之牙儿。二岁曰婴儿。三岁曰奶童。四岁曰奶腥。五岁曰孩儿。六岁曰小儿。自一岁至十五岁，皆以小方脉治。

论初受气第十

《圣济经·原化篇·孕元立本章》曰：有泰初，有泰始。浑沦一判，既见气矣，故曰泰初。既立形矣，故曰泰始。气初形始，天地相因，生生化化，品物彰矣。故曰大哉乾元，万物资始；至哉坤元，万物资生。有生之初虽阳予之正，育而充之必阴为之主。因形移易，日改月化，无非坤道之代终也。谓之妊，阳既受始，阴壬之也。谓之胞，巳为正阳，阴包之也。谓之胚，未成为器，犹之坯也。谓之胎，既食于母，为口以也。若娠则以时动也，若怀则以身依也。天之德，地之气，阴阳之至和，相与流薄于一体。惟能顺时数，谨人事，勿动而伤，则生育之道得矣。观四序之运，生、长、收、藏，贷出万有，仪则咸备。而天地之气未始或亏者，盖阴阳相养以相济也。昧者曾不知此，乃欲拂自然之理，谬为求息之术。方且推生克于五行，蕲补养于药石，以伪胜真，以人助天，虽或有子，孕而不育，育而不寿者众矣。昔人论年老有子者，男不过尽八八、女不尽七七，则知气血在人固自有量，夫岂能逃阴阳之至数哉！

《圣济经·原化篇·藏真赋序章》曰：水、木、火、土、金为序者，以其相生有母子之道也。水、火、金、木、土为序者，以其相克有夫妇之义也。相生所以相继，相克所以相治。维人禀生，命门肇乎。始胎之后，未有不相克以成者。原自乾坤交遇于亥，一阳始壬于西北。壬为阳水，合丁之阴火而生丙。丙为阳火，合辛之阴金而生庚。庚为阳金，合乙之阴木而生甲。甲为阳木，合己之阴土而生戊。戊为阳土，合癸之阴水而生壬。兹夫妇之义，化毓妙理由是出焉。方其壬之兆怀命门，初具有命门，然后生心，心生血，法丁之生丙也。有心，然后生肺，肺生皮毛，法辛之生庚也。有肺，然后生肝，肝生筋，法乙之生甲也。有肝，然后生脾，脾生肉，法己之生戊也。有脾，然后生肾，肾生骨髓，法癸之生壬也。有肾，则与命门合，而二数备矣。壬者，其一水一石之谓欤？此肾于五脏所以独耦。苟徒知在器有权与准，在物有龟与蛇，在色有赤与黑。而六口一水一石之道，是未达生化之妙。夫太一真精兆于水、立于石，故火之悍、金之坚、木之梡、土之和得以赅存诸中。其相克相治者，乃所以相成耶。犯人之形者，讵可一于相生相继，而欲以收成物之功哉！析而推之，一月血凝，二月胚兆，三月阳神为魂，四月阴灵为魄，五月五行分五脏，六月六律定六腑；以之七精开窍，八景神具，宫室罗布，气足象成，靡不有自然之序。观妙之士，两之以九窍之变，参之以九脏之动，了然胸次，无或逆施者，盖得其始生之序如此。

《颅囟经》：夫颅囟者，谓天地阴阳化感颅囟，故受名也。尝览黄帝内传，王母金文，始演四叙二仪阴阳之术，三才一元之道。采御灵机，黄帝得之升天，秘藏金匮，密固内经，百姓莫可见之。后穆王贤士师巫于崆峒洞得而释，叙天地大德，阴阳化功，父母交和，中成胎质。爰自精凝血室，儿感阳兴；血入精宫，女随阴住。故以清气降而肠谷生，浊气升而阴井盛。甚者二仪互换，五气相参。目睹元机，非贤莫趋。谓真阴错杂，使精血叙而成殃。阳发异端，感荣卫，合而有疾，遂使婴儿才养，惊候多生。庸愚不测始末，乱施攻疗，便致枉损婴儿。吁哉！吁哉！遂究古言，寻察端由，叙成疾目，曰《颅囟经》焉。真凭辨证，乃定生死，后学之流，审依济疾。天和太清，降乘赤海，是谓真一，元气乘之，则母情先摇，荡漾炽然，是阳盛发阴，当妊其男也，六脉诸经皆举其阳证，所谓妊衰不胜脏气，则触忤而便伤。妊胜而气劣，则母疾三五月而发，皆随五脏。心脏干，而口苦舌干；肺脏渴，而多涕发寒；肝脏邪，而胑[1]酸多睡；脾脏发，而呕逆恶食；肾脏困，而软弱无力。脏妊气平，则和而无苦，胎若劣而强得脏养，至生亦乃多疾。二仪纯阴之证，升杂真一者，谓阴发阳，则父情博[2]，妊当成女也，六脉诸经皆发阴证。若血盛气衰，则肥而劣气。若气盛血衰，则瘦而壮气。余脏妊之气皆同男说。孩儿子处母腹之内，时受化和之正气，分阴阳之纪纲。天地降灵，日月而化万物以生成。随其时变，大理情纯至一，化成祥瑞之基。全真道一，故生成焉。一月为脉，精血凝也。二月为胎，形兆分也。三月阳神为三魂，动以生也。四月阴灵为七魄，净镇形也。五月五行分，脏安神也。六月六律定，脐姿灵也。七月精开窍，通光明也。八月元神具，降真灵也。九月宫室罗布，以生人也。十月气足，万象成也。太一元真在头曰泥洹，总众神也。得诸百灵，以御邪气。淘异万类，以静为源，是知慎终静远，即以守恬和可以保长生耳。故小儿之瘦疴，盖他人之过也。

《千金》：凡儿在胎，一月胚，二月胎，三月有血脉，四月形体成，五月能动，六月诸骨具；七月毛发生，八月脏腑具，九月谷入胃，十月百神备则生矣。生后六十日瞳子成，能咳笑应和人。百日任脉成《千金翼》云：五十日任脉成，能自反覆。百八十日体骨成，能独坐。二百一十日掌骨成，能扶伏。三百日膑骨成，能独立。三百六十日膝骨成，能行也。《千金翼》云：膝膑成。若不能依期者，必有不平之处《千金翼》与此皆同，异者笺注于下。

张涣论小儿初受气。经曰：阴搏阳别，谓之有子。父母气血和调，阳施阴化而成妊娠。全在其母忌慎调养，则令儿生下少疾易养。若初不忌慎，则儿无由得安。且婴儿在腹亦可辨男女，诊其母脉，左手沉实为男，右手浮大为女。又母若面南行还复呼之，左回首是男，右回首是女。且妊娠一月、两月血脉行涩，其母勿食腥辛之物，居必静处。三四月内形象渐成，无食姜、兔等物。五六月内，勿食诸辛物等。七八月内，勿食瓜果酸物之类。九十月内忌食生冷一切动风痰物等。常须端心清虚，坐无斜席，立无偏倚，行无邪径，目无邪视，耳无邪听，口无邪言，心无邪念，无妄喜怒思虑，每见伛偻丑恶形容之人则避之，及不得往田野之间睹[3]一切禽兽之类。盖母有所动，胎必感之。动、静、听、闻莫不随母。若不依此法，则男女无由智慧聪明，自多疾病难养，徒施汤药。又妊娠常须调适寒温，一切忌慎。才有小不调，便须服药去其疾病，益

---

[1] 胑 zhī：同肢。见《说文》。

[2] 情博：《颅囟经》作“精薄”。

[3] 间睹：二字原倒。据文义乙正。

其气血，扶养胎气，则生儿强盛。切宜慎之。

相寿命第十一

《千金》相小儿寿命长短法：

儿生枕骨不成者，能言而死。尻骨不成者，能倨而死《千金翼》以尻骨为膝骨。掌骨不成者，能扶伏而死。踵骨不成者，能行而死。髌骨不成者，能立而死。生身不收者，死。鱼口者，死。股间无生肉者，死。颐下破者，死。阴不起者，死。囊下白者，死；赤者，死。

相法甚博，略述十数条而已。

儿初生额上有旋毛者，早贵妨父母。儿初生阴大而与身色同者，成人。儿初生叫声连延相属者，寿；声绝而复扬急者，不寿。儿初生汗血者，多危不寿。儿初生目视不正数动者，大非佳人。儿初生自开目者，不成人。儿初生通身软弱如无骨者，不成人。儿初生发稀少者，强不听人。《圣惠》云不听。儿初生脐小者，不寿。儿初生早坐、早行、早语、早齿，生皆恶性，非佳人。儿初生头四破者，不成人。儿初生头毛不周匝者，不成人。啼声散，不成人。啼声深，不成人。汗不流，不成人。小便凝如脂膏，不成人。常摇手足者，不成人。无此状候者，皆成人也。

儿初生脐中无血者，好。卵下缝通达而黑者，寿；鲜白长大者，寿。

论曰：儿三岁以上，十岁以下，观其性气高下，即可知其夭寿。大略儿小时识悟通敏过人者多夭，则项托、颜回之流是也。小儿骨法成就威仪，回转迟舒，稍费人精神雕琢者，寿。其预知人意，回旋敏速者亦夭，则杨修、孔融之流是也。由此观之，夭寿大略可知也。亦犹梅花早发，不睹岁寒；甘菊晚荣，终于年事。是知晚成者，寿之兆也。《千金翼》相小儿寿命并同。

《联珠论》云：凡小儿未满岁以前，五不成医。

掌骨不成而不能匍匐，必死。枕骨不成而不能言语，必死。膝骨不成而不能移步，必死。胯骨不成而不能动坐，必死。尻骨不成而不能行立，必死。

上以上不足之疾，并是父母已过之疾也。

三关锦纹第十二

《仙人水鉴》小儿脉经要诀云：夫小儿托质胎，胎成形，血气诞生之后，三岁之间，十旬之内，荣卫未调，筋骨轻软，肠胃微细，凡于动静，易获惊伤，致于夭亡，得不伤哉？余著书之暇，留心医术，措意诸方，编成小儿疾候之源，成一家径捷之说。三关之脉，取类而歌；五脏之疾，穷太而脉。目曰《小儿脉经要诀》。贻于后代，深可指迷耳。

《脉形论》：夫小儿手之第二指，指有三节，脉之形出其上也。近虎口之位，号曰风关，其次曰气关，在其指端曰命关。凡有疾，当视其三关上之脉形。察其病焉，可以三关断之。指，左手指也。一云：男左女右。按当通看。

脉形图与翰林待诏杨大邺法同，少异者各注于下。

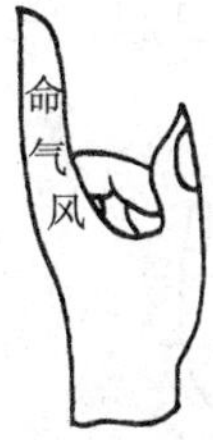

风关脉是惊，传心脏。

气关脉是疳，传肺脏。

命关脉或通度三关，是肺风，慢惊不疗。

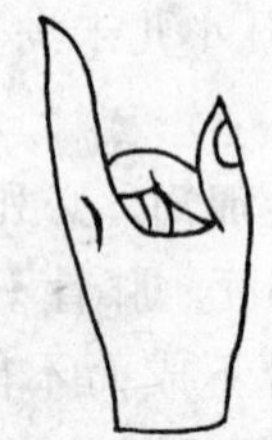

形如鱼刺

风关慢惊，可医。杨大邺云：急惊亦治。

气关心疳，可医。

命关难医。

歌曰：

形如鱼刺物多惊，《庄氏家传》及《朱氏家传》皆作形如鱼刺是初惊。

遍体如汤面色青，或泻或狂宜此断，消癥调气便惺惺。

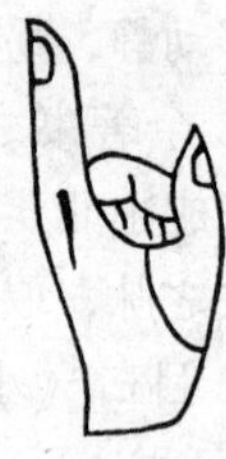

形如悬针

风关水惊，亦医。

气关疳入肺，亦医。杨大邺云：方不治。

命关及三关通度是慢惊形候也。下两关不断者难疗，单关者亦医。杨大邺云：悬针命关疳，过三关不治。

歌曰：

形似悬针泻痢多，水惊急疗便安和，《庄氏家传》云：水惊紫黑候偏和。

受疾只因心脏起，三关通度是沉疴。

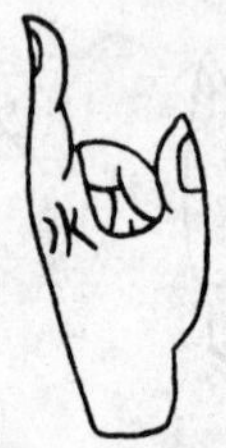

形如水字

风关是肺脏惊。

气关慢惊有虚积，亦医。

命关疳气风，不疗。

歌曰：

形如水字肺家惊，虚积相传面色青，

膈上有食宜便取，杨大邺云：膈上有涎。消癥洗肺得安宁。

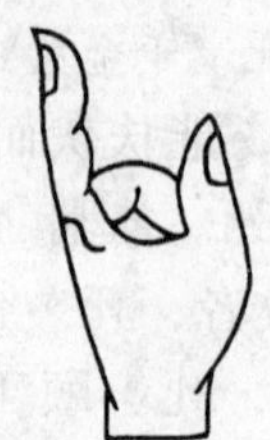

形如乙字

风关肺风，亦医。

气关慢惊风入肺，难疗。

命关若有，不疗。

歌曰：

形如乙字病传肝，眼慢惊啼泪不干，

此病肺风传受得，《庄氏家传》云：此是肝脾传受得。三关观候细详看。

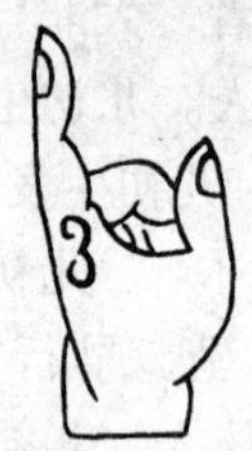

形如曲虫

风关病伤肺，堪治。

气关大肠有积。

命关难治。

歌曰：

形如曲虫疳积深，肺家有病肾乘心，

患子若能医得好，杨大邺云：患儿急与消沉积。良工须是获千金。

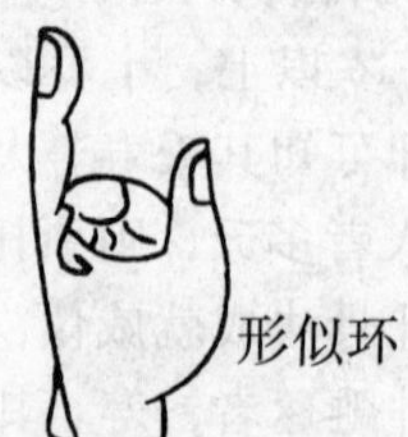

形似环

风关肝疳，亦医。杨大邺于此云：风关

肾有积，可治。

气关肺疳，亦医。杨大鄄云：气关肺积，堪治。

命关不治。杨大鄄同。

歌曰：

形似环来肾受疳，好泥喜土作常餐，

消癥未遇良工药，取动方知体渐安。

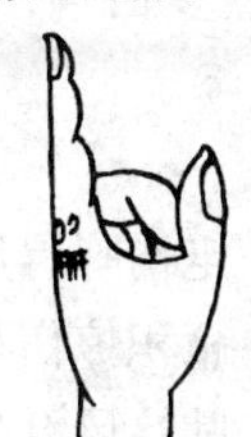

形如乱纹

风关杨大鄄云：风关若有肾有疳。

气关杨大鄄云：气关疳蛔。

命关三关若有乱纹皆虫也。杨大鄄云：命关不治，三关都有纹曲是虫。

歌曰：

纹乱涎横虫在心，悲啼晓夜痛难禁，

求神拜鬼浑无效，吃药安和莫吝金。

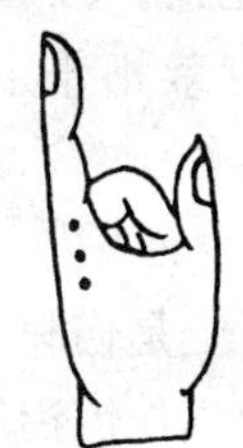

流米形又名流珠形

风关。

气关。

命关三关都过有积，命关独有不治。面上及身上有者便是流米，死候不疗。

歌曰：

流珠死候不须医，更看三关在所推，

风气得之犹可治，命纹有此死何疑。

《仙人水鉴》八脉主病歌：

形如鱼刺物惊差，形似悬针泻痢多，

水字肺惊癥见甚，乙知肝积要调和。

又歌：

形似曲虫疳患久，如环肾积细详看，

逢纹乱后知虫犯，流米通身莫望安。

《仙人水鉴》虎口脉色相应歌：

虎口脉青同面上，心头有热水惊来，

飞禽四足将禽断，禽为火，其色赤。虎口一脉若赤，应面上有赤，是飞禽四足惊也。

脉乱须逢打扑灾。

茅先生论：

小儿如小可患，要看虎口及三关脉时，如丹红色是伤寒及食猛发壮热；如红色夹青色是惊；如紫青色是腹肚不和；如紫黑色是腹中冷，或泻、或痢，此是气关也。如小儿风关受色与前面同，欲丹紫色，若其患甚，即其色如黑必死也。如命关受色被虎口内一带，色去丹红犹通治，若紫色及黑色死也。看茅先生似以第一关为气关，第二关却为风关，与其他名字不同。然断病则一，虽不同何害？大凡小儿三关脉，赤来上风关时甚也，上命关时死也。第一且要看太冲脉，动时即吉，不动即千万死。更看阴阳二部脉，如来沉慢时死，如来猛犹尚通治。

《婴童宝鉴》辨三关锦纹云：

手鱼际白肉上有脉可候：黑脉起者痫，赤者热，青大者寒，青小者平。手第二指间脉可候：青脉为四足惊，黑脉为水惊，或云沐浴着。赤脉为人惊。或云火惊。微见者为风盛，纹曲者为食伤。脉小而短者为平，脉大而长者为重，出节者不治。

翰林待诏杨大鄄看小儿脉法云：

夫小儿脉见红赤色在节内，如细鱼肠大者，即风热盛也。若见脉微红者，即风热也。若见微红半青者，是惊积风热也。若见脉青色在指节内如鱼肠大者，即惊候也。若见脉青色在指节内如练据，两头大中心细者，即急惊痫风候。若见脉如前，青色过节三二分以来，如曲鳝伸缩来去者，即慢惊风候。若见脉前青中当两伴半青红者，即急惊候也。若见脉白色在节，似细鱼肠大者，此伤脾泻也。若见前白色在节内，半白半红、半赤色者，即伤寒候也。若见阴阳候脉息过节二三分以来，如曲鳝缩来缩去者，即是伤寒，被人将药取动，此无辜疾，必死候也。见脉色白色过节二三分以来，即脾泄泻也。若见伤寒候脉息当节中心者，即无辜之疾，此日久也。七、九、十一日以上，如见本伤寒者，只一、三、五月医得。若见前白色、青红色在节内，似细鱼肠大者，脾胃不顺。脉白色在节内，即惊瘸风也。大凡见小儿脉黄色必死，如脉过节者，为死候也。

杨大郸又定小儿生死三关诀：

手上青纹现，情知四足惊，
黑因遭水扑，赤是大人惊，
内隐连风急，纹弯食上寻，
但看叉手处，方始验真形。

又内八片锦：

青色小大曲，水火飞禽扑，
黑花小大曲，人鬼并四足，
赤色小大曲，米面并鱼肉，
若是红丝见，慢脾惊作毒。

又诀：

虎口见纹青，多应四足惊，
赤色水兼扑，黑是外人惊，
脉沉癥宿乳，纹弯食上寻，
浑身虽壮热，耳冷痘还生。

又外八片锦：

孩儿生下月余间，左男右女辨根源，
若有紫纹胎惊气，青色原胎气不全，
赤色有惊因水得，一二三岁两边看。

又诀：

若过一关长一米，二米便是惊扑起，
传到第一中节时，便是惊扑皆一齐，
似出不出纹隐隐，惊传脏内紫微显，
青色惊病方入脾，此是慢脾无可疑。

《飞仙论》小儿指节候云：

凡看小儿指节，从虎口第一节、第二节、第三节。脉见或青或紫，或红或淡、或黑有纹如锦一直者，是奶伤脾及热惊发。左右手指皆有者是惊与积齐发，有三条：或散是肺生风痰，或齁鮯鸣者。青是伤寒主嗽。如红大主泻，有黑相兼主有痢，红多赤痢，黑多白痢，有紫相兼加渴是虚也。

歌曰：

左手三关现锦纹，定伤脾胃热和惊，
右同左样双纹起，食积惊伤是本形，
纹头又着三叉样，肺热风涎夜作声，
有青却是伤寒候，若只纹红泻欲生。

《宝童方》看小儿虎口云：

自虎口一节至二节脉，或青、或黄、或黑，有纹如锦一直者，是奶食伤脾及发惊，左右手是一样。惊与积齐发有三条：成线，是肺生风痰，或似齁鸣。有青是伤风咳嗽。如红主泻，红黑相兼主有痢，黑多主赤痢；有紫相兼主泻，此候虚也。

歌曰：

纹生左手锦纹形，定是伤脾及热惊。
右有双纹如左样，痢伤惊泻一齐生。
纹头有似三叉样，肺热风生哭不停，
有青却是伤寒候，只有通红是泻生。

小儿非时将手摸胫，七日遇心王必死，心王子午时。

虎口纹形：

纹如鱼刺骨者 ﾘ 是因惊着。

歌曰：

纹如鱼刺是初惊，红色须知病在心，
若遇黑时连肾脉，更宜详审究元因。

纹如水字 水 是夹惊伤寒。

歌曰：

纹黑惊传入肾囊，青黄脾脏受灾殃，
夹惊伤寒红赤色，镇心解表要相当。

纹如乙字 ⺄ 是吃食并惊有积候。

歌曰：

纹弯食上有乖时，传受风邪入在脾，
若黑之时休整疗，遥知大命已倾危。

纹如环子 ㄹ 是有惊涎入肺。

歌曰：

惊风入肺少人知，八锦纹中仔细推，
环子作纹如面白，涎声潮响急须医。

纹如曲虫 ⺀ 是惊入肝。

歌曰：

曲虫纹是病传肝，外证分明仔细看，
符药一时交并服，何忧此患不能安。

纹如鱼钩 ⺄ 是惊风在膈上。

歌曰：

膈上惊风入肺中，病人遭热又生风，
凉肌解膈兼开胃，次镇心田病乃通。

纹如悬针 丨 有惊在心。

歌曰：

惊传心脏积因多，壮热通身气不和，
此患却称天瘹病，缓若医持不奈何。

纹如乱字 ⺿ 是脾生疳虫。

歌曰：

虫乱纵横总在脾，泻痢频生更恶啼，
亦有筋皮干卷缩，用心调理莫延迟。

纹如流珠 ● ● ● 是死候，苦风气，不可下药。

歌曰：

流珠忽睹在三关，孩子相辞命已难，
医者返魂求妙药，虽逢扁鹊也应闲。

《宝童方》论三关锦纹歌：

孩子生下才过月，有病如何为人说。
男左女右虎口中，若有紫纹是惊热，
青色成胎气未全，亦本惊生搐有涎。
赤色必然经数日，或惊水火病相连。
孩儿一臈[1]至两臈，虎口更交开掌握。
若生米粒过初关，并是有惊防眼阖。
若过一节至两节，便与积惊同一说。
似出不出隐隐纹，此号应传脾脏结。
若紫之时实难疗，青紫有惊入脾窍。
此时呼作慢脾风，好手医人急医疗。
若逢红色但宽心，下药之时却神妙。
脉出三关连指面，孩儿死候还须见。
不拘颜色赤白红，万死一生休愤怨。

《保生论》三关锦纹：

小儿三岁以前，若有患须看虎口脉，次指表节为命关，次气关，次风关。古人所谓初得风关病，犹可传入气，命定难陈是也。

脉一直者惊，与治惊。曲里者是伤寒，与解汗。曲外者伤食有积。与下积。

小儿生未满五百七十六日须看锦纹：

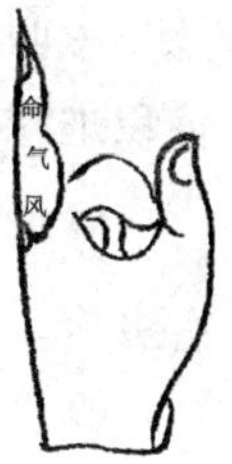

命关三脉过者死。

气关二脉见病渐深。

风关一脉见初得病。

一、风关易治。

二、气关病深。

三、命关死候。

当于第二指三节上辨之。

歌曰：

指上青纹起，情知四足惊，青色主猪、犬、羊、马惊。

黑还因水扑，风雨师巫喷水洗浴惊。赤色是人惊。并撮摸着。

内曲伤寒甚，弯前食上蒸，

紫纹多泻痢，并有热。黄色主雷惊鼓声一同。

但看叉手处，方显病真形。

《庄氏家传》小儿看候外八片锦中云：

气急风还急，纹弯食已停。

又小儿三关候：

---

[1] 臈：通腊。

三关青是四足惊，三关赤是水惊，三关黑是人惊。有此通度三关脉候是极惊之候，必死。余外并可医治。

脉曲向里者（是气疳。

脉曲向外者）是风疳。

脉斜向右者\是伤寒身热不食。

脉斜向左者/是伤寒身热不食。

双勾脉者 ⺅ 是伤寒。

脉三曲如长虫 ⺋ 是伤硬物。

脉两曲如钩 ⺋ 是伤冷。

脉一头如钚又有脚者 ⺋ 是伤冷。

面上有此点子 ●●● 并是再发之候。

头面肚上有大脉并青筋 ⺋ 并是食毒惊积难疗。

脉如乱虫 ⺋ 是常疳，亦有虫疳。

蛔、食、积之疳，治之必差。凡脉不足、细者[1]，并是风气，但消疳，然后取虫，肥孩儿为效。

又三关锦纹云：

风关上有黑纹主痫疾，赤纹主热，青纹紧小微受冷邪，青纹大者主寒邪。气关纹现是疳候，传肺赤青色，紫主疳积。命关脉现者主急慢惊风，难治。三关脉通者死。

y 风关青如鱼刺易治，是初惊候，黑色难治。气关青如鱼刺主疳劳，身热，易治。命关青如鱼刺主虚，风邪传脾，难治。

| 风关青黑色如悬针，青主水惊。气关赤如悬针[2]主疳兼肺脏积热。命关有此凡五色皆是死候。三关通度如悬针者主慢惊风，难治。

⺋ 风关如水字，主惊风入肺，咳嗽面赤。气关如水字，主膈上有涎并虚积停滞。命关如水字，主惊风疳极夹惊候。不拘五色，三关通度者不治。

乙 风关如乙字，主肝脏惊风，易治。气关如乙字，主惊风。命关如乙字，青黑色主慢脾，难治。

⺋ 风关如曲虫者，疳病，积聚胸前如横排算子，肚皮似吹起猪疱。气关如曲虫，主大肠秽积。命关如曲虫，主心脏传肝，难治。

⺋ 风关如环，主脾脏疳有积聚。气关如环。主疳入胃，吐逆不治。命关如环，难治。

⺋ 此纹若在风、气二关易治。若在命关通度，难治。

●●●●●●● 此纹在手上，或在面上，或在左右脸边，皆是死候。

又要括：鱼刺初惊候，悬针泻痢多，水纹惊肺积，乙字是肝讹，虫曲疳将甚，如环肾有蹉，乱纹虫已极，珠现作沉痾。

又别本外八锦纹：

第一 y 指间鱼刺动，隐隐类虫行，此病从心得，先因四足惊。

第二 | 白轮青黑现，手指若悬针，内外皆相应，儿惊病已侵。

第三 ⺋ 虎口团成曲，因惊或感风，热生由病乳，神乱脸仍红。

第四 乙 上吐多频并，翻肠泻若倾，指纹端似乙，有湿在中停。

第五 ⺋ 摇头时拱手，热极意昏沉，赤黑纹如现，因人自外惊。

---

[1] 者：此下原衍“者”字。据文义删。

[2] 针：原脱。据文义补。

第六 𠔁 内隐风还盛，沉痾目不开，都缘因喜怒，到此有迍灾。

第七 ≢ 赤脉过三节，仍加囟似痫，纵多神妙药，此病也难攻。

第八 ≢ 频因惊扑着，啼叫没时休，乱纹三节现，无病也堪忧。

又内八锦纹：

丫 鱼刺脉，初惊候。风关惊风，痰积，可治。气关积滞，可治。命关不治。

丨 悬针脉，主泻痢。风关水惊，可治。气关疳在肺，不治。命关肺疳。三关通度，惊风不治。

川 水字脉，肺家有惊积。风关肺脏惊积，气关惊，命关慢惊，疳风，不治。

乙 乙字脉，肝气有伤。风关肺风不治。气关惊风入肺不治。命关不治。

ξ 曲虫脉，疳盛有积。风关肝疳伤脾。气关大肠受积，脉粗不可治。命关不直者，可治。

ɛ 如环脉，肾家有积。风关疳病有积。气关大肠受积。命关不治。

乱纹脉，虫在心，其脉乱三关，虫咬心肺。初因热，赤脚连连，赤紫定为惊。更加赤色，食软硬，睡里惊。乱纹三关可治，小儿肾有积也。

oooooo 流珠脉，死或沉痾，指上有黑点子，伏积在命关死。若是赤点，或在风关，可与下涎取积。

又歌曰：

曲内惊风紧，曲外是食癥，

因此多般吐，乳食不相应。

长沙医者毛彬传惊八片锦：

虎口开时赤星现，双睛翻后卒难辨，

定是人惊风入心，手足抽牵无定限。

虎口开时见黑星，囟门肿起及成坑，

定知四足曾惊着，面上时扪手不停。

虎口开时带白色，小儿病是水惊得，

口眼同开鼻作声，身上汗珠益流出。

虎口开时青色交，唇青相应又胸高，

只缘飞鸟来惊着，小腹膨脝[1]气转牢。

虎口开时赤色长，看天仰面牙齿当，

小儿高处曾经扑，面黑还兼手带黄。

虎口开时带黄色，孩儿两处曾惊吓，

作声开口汗常干，项黑须防被灾厄。

虎口中心色带红，儿惊因水遂生风，

鼻中出气多开口，目直身强劲似弓。

虎口纹生出外停，若逢此候号胎惊，

不论红赤并青黑，逢此之时命必倾。

脉法第十三

《颅囟经》：凡孩子三岁以下呼为纯阳，元气未散，若有脉候即须于一寸取之，不得同大人分寸。其脉候未来，呼之脉来三至；吸之脉亦三至；呼吸定息六至，此为无患矣。所言定息，呼气也出，吸气未入，定息之中又至，此是平和也。得以大人脉五至取之即差矣。如此七至以上即为有气，或脉浮如弓之张弦，此为有风，并可依后方合药治之。或七至以下，此为冷候，亦宜依后方合药疗之。或诊候取平和，或而不见，深浮不定，伏益根平者，此为神鬼之病，且合求祟，续宜使药，或桃、柳枝汤法煎饮子。为使一两颗桃心。

《颅囟经》又云：孩子脉呼吸十五至以上，三至以下皆死矣。

《千金翼》：凡妇人脉，常欲濡弱于丈夫也。小儿四、五岁者，脉自疾快，呼吸八至也。尺寸俱浮直下，此为督脉

---

[1] 膨脝：腹满貌。

腰背强痛不得俯仰，大人癫病，小儿风痫。小儿脉沉者，乳不消也。小儿脉弦急者，客忤气也。

王叔和小儿生死候歌：

小儿乳后辄呕逆，更兼脉乱无忧虑。《病源》小儿啼未定，气息未调，乳母忽遽以乳饮之，其气逆上，乳不得下，停滞胸膈，则胸满气急令儿呕逆。又乳母将息取冷，冷气入乳，乳变坏，不捻除之，仍以饮之，冷乳入腹与胃相逆，则腹胀满痛，气息喘急，亦令呕逆。又解脱换易衣裳及洗浴露儿身体，不避风冷，风冷客于皮肤腠理，传于血气，入于胃则腹胀而吐逆也。凡如此变坏之乳，非有冷吐逆，肠虚入胃则为痢矣。

弦急之时被气缠，脉缓即是不消乳。小儿脉弦主风邪气，脉缓即气不消。

紧数细快亦少苦，虚濡邪气惊风助。小儿脉紧与形相称也，虚濡亦生虚邪惊风也。

痢下宣肠急痛时，浮大之脉归泉路。下痢脉浮大者，死形与脉相反也。

《圣惠》辨小儿脉法：

夫小儿脉，三岁以上五岁以下可看候，然与大人有异，呼吸八至是其常也，九至者病，十至者困。

小儿脉紧者必风痫也。脉沉者乳不消，脉弦急者为客忤。脉沉数者骨间有冷。脉浮而数乳痫风热。脉紧而弦腹痛，脉弦而数乳热五脏壅。脉牢而实大肠秘涩。脉乍短、乍长、乍大、乍小不等者有祟。

小儿变蒸之时，身热而脉乱，汗出，不欲食乳，食乳即吐逆，不可用药，必自差矣。

小儿病困，汗出如珠，着身不流者，不可治。小儿久下病痢，脉浮而腹痛者，不可治。小儿有病，胸陷，口唇干，目直，口中气冷，头低，卧不举身，手足垂软，身体强直，掌中冷，皆不可治。

茅先生辨小儿五脏本脉：肝弦，心洪，脾缓，肺浮，肾沉。

又辨小儿四季受脉：小儿脉数，热病脉洪，泻痢沉细，风疾弦紧，气疾脉洪。头痛，寸急数；水藏急数，小便频滴冷痛；脾浮洪，胃中有气块，不思饮食。

上前件脉法，各有声出看，各受本候浅深。其小儿合阴阳二部脉，将竞骨为中关，前为阳关，后为阴关。阳得阴脉死，阴得阳脉亦如之。六岁以前，第一看太冲脉及看形色，并看虎口及三关脉。六岁以后方可看阴阳二部脉，即依前法。小儿无脉至数，如看前来迟及不动即死候。虎口及三关脉若迭起来黑色，死候不治。太冲脉不动，亦死。

汉东王先生《家宝》小儿一见生死诀：

幼童脉气辨何形，水鉴先生曰：小儿虽受阴阳二气成其形状，气尚未周，何言有脉。直至变蒸候尽，阴阳气足方可看脉。其髫龀之年，方生阴阳二气。圣人云：男七岁曰髫，生其元阳之气。女八岁曰龀，其阴阳方成。故未满髫龀之年呼为淳阳，若髫满后呼为童儿，始可看脉。如身体俱盛，脉至一息六至为常人之脉，一息八至为热，九至风、五至虚、四至损、三至脱、二至死、十至必是疳痨、虚损，形容瘦劣。若或身肥，血色青白，一息十一、二至者，谓之虚，是风病死，是为脉乱。若一息十至六者，为脉不来，其人当令必死。迟若一息十一、二至者必死速，不满二日。何名为一息？一呼、一吸名为一息。呼吸者，即是出一气，入一气，谓之一息。其脉若指下未硬，隐指急大者是有积。若来微细即是冷，若虚轻紧即是热，时复一大即是惊，若大小不匀即是死候也。先生所论浮数为热，伏结为寒，沉细为冷，大小不匀为恶候。数者紧也，浮者轻也，伏者贴也，重手方见。结者乱也，沉者重没谓之沉。细者微也，大小不匀则是。或大或小而不匀是为气不生，其人必死也。

二十五种甚分明。有二十五候，定其生死。

抱着遍身不温暖，是血绝不癃也。

四肢垂軃哭鸦声，四肢垂軃者为胃绝也，胃主四肢，即绝不能管也，鸦声已解在形候门中。

啼哭无泪泻涎清，是肝绝也。

捋眉摘眼爪甲黑，即是筋绝、筋痒，故捋摘其眉眼也。

泥坛肿起或为炕，其囟门或肿或陷也。

将口咬人鱼口急，即是两口角垂如鲫鱼吸水之状。

脚直肚大有青筋，是筋绝不能收，脚肚胀即是气绝也。

上视以觑于高物，目直故上视也。

长嘘出气黑文行，气欲绝出而不回，黑文即血不癃脉。

吃乳不收舌出口，吃乳不收则胃绝，舌出口即是心绝。

唇不盖齿眼坑倾；则是脾绝，脾主肌肉，外应于唇，脾绝则唇缩眼坑，倾亦属脾。

泻痢多变异黵血，则是心绝，心主血，心若绝则下血黑色臭。

偏搐似笑没心情。一边搐也，虚笑不止，颜没其心情，此恶候也。

不论贵贱及男女，救疗十人无一生。诸候并是难医者。

钱乙论小儿脉法：

脉乱不治，气不和弦急，伤食沉缓，虚惊促急，风浮，冷沉细。

《婴童宝鉴》论脉候：指脉内候附。

夫小儿三岁以上，七岁以下，其脉快。一息七八至为平，八至以上至于十至者曰大过，其病为阳盛也。下不及五至六至曰不足。其病为阴盛也。

浮为风。浮者阳，按之不足，轻手乃得，如葱管者，曰浮也。

沉为冷。沉者阴，重手乃得，举指即无，行于骨下，曰沉也。

洪为热。洪者，按之散大满部，状如浮者，曰洪。

微为寒。微脉指下往来细如乱丝，重手即无，轻手乃得也。

紧为实。亦曰痛。紧者如丝而急，按之有力曰紧也。

沉细为乳结。亦为冷。言其脉细小而沉也。

弦数为疟。脉弦如筝，通度带快。

弦急为客忤。弦急，如新上之弦。

大小不匀为中恶。言其脉或大或小，不依其部也。

脉虚病亦虚。虚脉轻手得之，重手即无也。曰虚，只因频下，脏腑即虚，亦因久泻也。

变蒸之脉寸口乱。乱为大小不匀。

伏为气。伏行筋中曰伏也。

左手寸无脉，心下痛，胸中热，时时呕，口中生疮，犹乳母食冷所兼，咳嗽，头有汗，寒热作，喉中哽塞作声。

右手寸无脉者，短气、气逆，喉中咳噫，犹乳母出冲风露所为也。

心脉满大，肝脉小急，并为痫、瘛疭之疾。

凡寸脉但浮，直上直下，督脉连腰脊强不得俯仰。

三部脉紧急，其痫可治。

吐哯，浮者可治。

弦急者气痛，中恶微者可治。

弦紧牢强为癥癖病，脉随其左右上见。

三部脉沉为食乳不消化，缓亦同上。

少阴脉数为疳淋，虚濡者，惊风邪气。

脉如雀啄，若紧者风痫。

伤寒脉洪者易理，微者难理。

脉来浮大者，宜发汗。

一投一止病，假令六投一止，六日病也。

春脉弦，夏脉洪，秋脉浮，冬脉沉。四季脉缓，各推其王相表里。

若浮而见病，在表，属皮肤，在腑而为顺；阳脉沉，见病在里，属脏、骨髓，逆行阴之理也。脉在上，病在上，死生见焉。

又论死脉：伤寒身大热，体黄，脉沉细者死。中恶，脉紧细者死。黄疸，脉沉细，腹满者死。

《惠眼观证》诊候诀：凡疾患既重，次看脉息如何，当以一指在鱼际或太冲看。若是伤寒、急惊、疹痘之候，此为腑病，得浮洪即易安，沉细即难安。且与回阳两日至第三日再诊之，如得阳脉方许调理。然阳脉取之在轻手如捻葱管乃有，满部重按即无是也。若中慢惊、吐泻、疟痢之候，此为脏病，得沉细即易安，浮洪即难安。盖阴病脉行于内，不可行于外。凡一切病觉脉来三点大又三点细，此亦难治。大都小儿脉只看阳脉大，阴脉细，余不可验也。学者宜审详之。

《保生论》：小儿三岁以后或五百七十六日外，皆可诊两手脉，一指定三关。

歌曰：

小儿有病须凭脉，一指三关定其息，

浮洪风盛数因惊，虚冷沉迟实有积。

浮为风。秋得浮曰平和。浮者，轻手来大，重手来细弱如按葱叶之状故曰浮。主小儿中风，伤风咳嗽，嚏喷，烦躁壮热，鼻流清涕，一身头面虚浮，下泄多，小便如粉，可与解表，甚者与出汗即愈。

洪为热。夏得洪曰平和。洪者，轻手脉来大，重手脉来亦大，故曰洪。主小儿痫，发热，身生痈疖及瘰疬，喉闭囟肿，风热面赤，气喘，心脏有热，小便淋沥，频患赤痢。

数因惊。春得数曰平和。数者，脉来小急，过数速疾故曰数。主小儿梦中咬齿惊掷，见人恐怖，夜多盗汗，白日多困，气粗不语，忽泻青粪。若得数脉乃生传膀胱，主小儿有疝偏坠。

沉迟为虚冷。沉迟者，轻手按全不见，重手按至骨，脉来沉弱细小，故曰沉迟。主小儿脾胃虚冷，泄泻无时，呕逆不食。

实有积。冬得实曰平和。实者，轻手脉不见，重手脉来大，故曰实。主小儿脏腑有积腹胀，面黄发立，小便如油，面仆地卧，频频吐食，腹内鸣响。又积不治，即成疳痨、丁奚、哺露候。若孩儿肥实者，宜与稍凉药取积，后补。若孩儿羸瘦，脏腑虚薄，可与性温药取积后补。

凡小儿脉春数、夏洪、秋浮、冬实、脉来八至止者，皆平和之脉也。若脉来急如弓弦，脉来两动而止不见者，皆必死之脉也。

《孔氏家传》王叔和经：小儿脉呼吸八至者平，九至者伤，十至者困。诊小儿脉多雀斗，要以三部脉为主。若紧为风痫，沉者乳不消，弦急者客忤，沉而数者骨间有热。

《宝童方》中指脉法：孩儿五、七岁方诊中指脉。

孩儿五、七岁，五脏脉方现，中指两畔内，于中仔细看。

左男右女专心记，左主脾肝心肾肺，右主热生惊气疳，女子背看各从类，

欲察病源谁得知，脉洪大急来归内，此是伤寒病因热，洪大却慢伤脾气，

迟细脾虚因取极，脉小急来肾虚致，疾在小肠凭药力，到此医人须用意。

诊脉若来三两通，此为死候命须终，吸人指面如弓急，慢脾死候命将毕。

翰林待诏杨大郢中指脉看死候法：

中指中间为动脉，医家莫便怀疑恻，此时风满四肢头，万卷千书医不得。

别一本五指歌曰：

五指指节冷，惊来不可安。忽然中指热，决定是伤寒。

中指独自冷，疹痘有多般。女右男逢左，八片锦中看。

《庄氏集》脉法歌：

小儿脉数多风热，沉伏原因乳食结，
弦长必动肝肠风，弦数惊蛔四肢掣，
洪浮胸中似火烧，若兼肠痛好添愁，
息数和平八九至，此个分明不必忧。

卷第三

病源形色　凡一十门

五脏所主病第一

钱乙论五脏所主：

心主惊，实则叫哭发热，饮水而搐，虚则卧而悸动不安。肝主风，实则目直大叫，呵欠项急顿闷；虚则咬牙多欠，气热则外生，气温则内生。脾主困，实则困睡，身热饮水；虚则吐泻生风。肺主喘，实则闷乱喘促，有饮水者，有不饮水者；虚则哽气，长出气。肾主虚，无实也。惟疮疹肾实则变黑陷，更当别虚实证。假如肺病又见肝证，咬牙多呵欠者易治，肝虚不能胜肺故也。若目直，大叫哭，项急顿闷者难治。盖肺久病则虚冷，肝强实而反胜肺也。视病之新久虚实，虚则补其母，实则泻其子。

钱乙论五脏病：

肝病，哭叫目直，呵欠，顿闷，项急。心病，多叫哭惊悸，手足动摇，发热饮水。脾病，困睡泄泻，不思饮食。肺病，闷乱哽气，长出气，气短急喘。肾病，无精光，畏明，体骨重。

钱乙论肝病胜肺：

肝病秋见一作日晡。肝强胜肺，肺怯不能胜肝，当补脾肺治肝。益脾者，母能令子实故也。补脾，益黄散。治肝，泻青丸主之。益黄散方见胃气不和门中，泻青丸见惊热门中。

钱乙论肺病胜肝：

肺病春见一作早晨，肺胜肝，当补肾肝治肺脏。肝怯者，受病也。补肝肾，地黄丸。治肺，泻白散主之。地黄丸方见虚寒门中，泻白散方见喘咳上气门中。

钱乙论五脏相胜轻重：

肝脏病见秋，木旺肝强胜肺也，宜补肺泻肝。轻者肝病退；重者唇白而死。肺脏病见春，金旺肺胜肝，当泻肺。轻者肺病退；重者目淡青，必发惊。更有赤者当搐，为肝怯。当目淡青色也。心脏病见冬，火旺心强胜肾，当补肾治心。轻者病退；重者下窜不语。肾怯虚也。肾脏病见夏，水胜火，肾胜心也，当治肾。轻者病退；重者悸动当搐也。脾脏病见四旁，皆仿此治之。顺者易治；逆者难治。脾怯当面目赤黄。五脏相反，随证治之。

《惠眼观证》论五脏之气各有所主：

心主于脉，其性动而荣于面，恶于热。因热所伤则脉浊。肺主于皮，其性坚而荣于毛，恶于寒。因寒所伤则皮涩毛立。脾主于肉，其性厚而荣于唇，恶于湿。因湿所伤则唇枯肉肿。肝主于筋，其性曲直而荣于爪，恶于风。凡惊风搐搦，本因风气激肝，至令筋动发搐而指爪青黑。此爪者，筋之余气。肾主于骨，其性流润而荣于发，恶于燥。凡疳劳久泻，下虚上盛，梦中咬齿，须发焦枯。此齿者，骨之余气，而发亦脑之髓海。

《惠眼观证》论五脏受病：

心之受病，既见于面黄脸赤，而又

胸膈烦躁，口鼻干粗及患面疮，或泻、惊、脓，与夫喘息声粗，见水惊怕。肝之受病，既见于摇头揉眼，而又遍身涩痒，毛焦发立，覆地而卧，及眼生斑疮，或腹中气癖，与夫夜睡多汗。肺之受病，既见于脸白，喘粗气急，而又憎寒壮热，大肠冷滑，及鼻下常烂，咯唾脓血，与夫咳喘虚胀。脾之受病，既见于腹上多筋，吃食难化，好吃泥土，粪中虫出，及泻痢频，并多睡，与夫拈眉咬甲。肾之受病，既见于牙龈患疮，而又胸膈焦渴，小便浊水及下部开张，夜中狂叫，与夫弩咽多黑。

五脏病相生刑克第二

汉东王先生《家宝》论五脏相生刑克：

肝属东方木，木生火，金能克之，旺在春三个月，能克于土，见秋而衰。以脾为妇，木为阳。脾为阴也。心属南方火，火生土，水能克之，旺在夏三个月，能克于金，见冬而衰。脾为中宫土，土生金，木能克之，旺在四季月，四立前后各十八日，能克于水。三月、六月、九月、十二月亦是旺也。肺属西方金，金生水，火能克之，旺在秋三个月，见春而衰，能克于木。肾属北方水，水生木，土能克之，旺在冬三个月，见夏而衰，能克于火。

所言肝属木，肺属金。肝却见水沉，肺却见水浮者何也？肝者，谓水所生，又行其阴道，被水土所荫，故见水而沉，及至煮熟还其本性，却又浮也；其肺属金，所谓心之相近，又行其阳道，所以被火抽，见水灌虚浮，及至煮熟复还本性，而却沉矣。

五脏病四时所不宜第三

茅先生论小儿心脏不宜夏：

久泻变为痢，泻血即难当。形瘦不行坐，心绝生口疮。

若逢如此病，端是应南方。若向其中得，何须更忖量。

小儿肝脏不宜春：

眼爱频频涩，浑身似醉人。时时贪睡卧，心烦每好嗔。

唇白眼胞肿，狂言不欲闻。东方应春候，此病不宜春。

小儿脾脏不宜四季：

面爱常黄好，不可见相传。体差增寒热，行难少食餐。

此病忌四季。脚面肿相连。朝来阴肿了，不久在人间。

小儿肺脏不宜秋：

行后气常急，胀满似怀身。项直时时喘，乳食口不侵。

积聚成虚气，惊多癖结成。秋间逢此候，一命定难生。

小儿肾脏不宜冬：

痰汗时时有，尿多夜夜惊。遍身生粟疥，手足冷如冰。

口内虫常出，面黑绝精神。应此北方候，冬得损其身。

胎中滋养第四

《圣济经·原化篇·和调滋育章》曰：食气于母，所以养其形；食味于母，所以养其精。形精滋育，气味为本，岂无时数之宜哉！原四时之化，始于木也；十二经之养，始于肝也。肝之经，足厥阴之脉也。自厥阴次之至于太阳，自一月积至于十月，五行相生之气，天地相合之数，举在于是。然手少阴太阳之经，无所专养者，以君主之官无为而已，是皆母之真气，子之所赖以养形者也。若夫胚膏之始，食必甘美，欲扶其柔脆，味必忌辛惧散。其凝聚既胎之后，食粳、稻、鱼、雁于四月，以通水精之成血；食稻、麦、牛、羊于五月，以助火精之成气，食猛鸷于六月，以强金精之成筋；食秫、稻于七月，以坚木精之成骨；八月九月受土石之精，以成肤革皮毛，则形已备矣。饮醴、食甘辅其中和而已，是皆天地动植之产子之所赖以养精者也。气味之养，和理钟萃，深根固蒂，其道出焉。虽或气有不调，药石以攻而子不受弊者，养之有素故也。或者以妊娠母治，有伤胎破血之论。夫岂知邪气暴戾，正气衰微，苟执方无权，纵而勿药，则母将羸弱，子安能保？上古圣人谓重身毒之，有故无殒，衰其大半而止。盖药之性味本以药疾，诚能处以中庸，以疾适当，且知半而止之，亦何疑于攻治哉！又况胞胎所系，本于生气之原，而食饮与药入于口而聚于胃，胃分气味散于五脏，苟非太毒快剂，岂能递达于胞胎耶？以谓母治则过之矣。

胎中受病第五

《圣济经·原化篇·气质生成章》曰：具天地之性，集万物之灵，水火平均，气形圆备，咸其自尔。然而奇耦异数，有衍有耗，刚柔异用，或强或羸，血荣气卫，不能逃乎消息。盈虚之理则禀贷之初，讵可一概论是？以附赘、垂疣，骈拇、枝指，侏儒、跛蹩，形气所赋有如此者；疮疡、痈肿，聋盲、喑哑，瘦瘠、疲瘵，气形之病有如此者。然则胚胎造化之始，精移气变之后，保卫辅翼，固有道矣。天有五气，各有所凑；地有五味，各有所入。所凑有节适，所入有度量。凡所畏忌，悉知戒慎。资物为养者，理宜然也。寝兴以时，出处以节，可以高明，可以周密，使雾露风邪不得投间而入，因时为养者，理宜然也。以至调喜怒，寡嗜欲，作劳不忘，而气血从之。皆所以保摄妊娠，使诸邪不得干焉。苟为不然，方授受之时一失调养，则内不足以为中之守，外不足以为身之强，气形弗充而疾疢因之。若食兔唇缺，食犬无声，食杂鱼而疮癣之属，皆以食物不戒之过也。心气大惊而痫疾，肾气不足而解颅，脾胃不和而羸瘦，心气虚乏而神不足之属，皆以气血不调之过也。诚能于食饮知所戒，推而达之，五味无所伤；诚能于气血知所调，推而达之，邪气无所乘，兹乃生育相待而成者也。故曰：天不人不因。

《仙人水鉴》小儿在母胎中一十二候：

一者，母睡多是胎劳，阴气衰弱。宜服此饮子：

远志　人参　甘草炙　防风　鳖甲

上各五分，为末，熬饮子服。

睡惊加少桂，且之客热中，心脏逐惊也，有晕带血风，须添防葵子，其疾立能攻。

二者，母多魇是胎癫风，宜服此方：

铁粉最宜良，牛乳和相当，金箔三两片，入口病难伤。

三者，母多好闲静处，不乐人闹。此是血宫劳闷，子不安也。速须救疗，免生不被风痫所临方：

水精并铁精，甘草少难任，犀角研百遍，作饮免疾生。但若如后急，加之白茯苓，麦门冬六分，回意更调停。

上研犀角水同五味药煎作饮子，服之五脏立安。水精　铁器　甘草　茯苓　麦门冬

四者，母食了即饥，此胎中子已脾胃气盛，母即胎热。宜服桑白皮饮子。

人参更须入龙甲，大腹空皮最养神，梨叶入之三两片，作饮须添竹叶真。

五者，母有胎入月后。见丈夫即怒，偏爱闲静处，是胎气阴盛，阳气衰弱，生下是女即安，是儿即死，须宜治之方。

松叶及柏枝，香墨自论之，三般充散吃，不计女兼儿。

上松叶、柏枝、香墨并捣为末。

六者，临产腹痛欲死，即生。宜速治之方。

凡人多爱使飞狌，飞狌虫如啮发，头上有角。吃尽飞狌儿不生；欲免死时牛耳赛，拭取将来自能生。

上飞狌毛烧灰，冷水调一字。

七者，子于胎中，未生，又未足月，闻之作声，兼及鸣言语者，凡人闻之皆是惊疑，无门可治，此是胎鸣，急须服此神方。

胎鸣及作声，人间莫不惊，古鼠穴中土，含之立不鸣。

上取如弹子大一块土含之，立不鸣。

八，子在母胎中未产，母若思胎漏，切须宜服此方：

乌牛角　牛粪

上并为灰，乳调一字，入口即便取定也。

九，子在胎中有风，生下便死，盖缘内风与外风相击遂致儿死。此事最苦，何以验之？仔细看之，母未产时，手指甲青及下至产门，如孩搐痛，此是候也。宜速治之，免丧生命矣。专意须取八月荷，乳煎白蜜每相和，剪取母发三七数，烧灰入口去残疴。

又法：

八月池中莲子枝，烧灰入盏乳调稀，入口似神拈却痛，免生虚死女兼儿。

十，子在母胎中死活未分，忧母性命，庸医不验，虚丧生命，诊候晚，莫知所疗，是以说之后人细验用之矣。

雀毛三七枚烧灰，牛乳煮粳糜；古钱煮一个，入口救孩儿。

又方：冷宜用此方：

狗毛七握枚烧灰，莴苣心七枝，冷水和捣汁，母吃救孩儿。

十一，子在胎中，母胎痛。子若热则母手指甲青黄并渴。子若患冷，令母心烦痛，呕逆。细看症状即知。母病可疗之，兼疗子疾方。

药味讹缺。

十二，子在胎中，旬日分娩不下，此为击着外风。生下多疾，宜急治之。服此神效走马散子。

凡夏结冰寒水石，灯草七枚力相宜，赤龙将用三条尺，赤马尾也。充散寒浆更莫疑。

上以上孩子十二候疾状，具述神方，无不应验矣。

《仙人水鉴》：子倒生宜服此方：

滑石一分将为散，宜蛛二分倒悬虫蜘蛛一个，烧灰，童子小便调与服，须臾顺产效难同。切忌丈夫采药。

《杨氏产乳方》：妊娠不得食鸡子、干鲤鱼，合食则令儿患疮。妊娠不得将鸡肉与糯米合食，令儿多寸白。

《小儿形证》论产母忌食五物：

食蒜无筋，主生下浑身软，或冲上损眼目。食鳖无鳞，主生下儿项短，及患虾背龟胸。食獐无胆，主多惊风涎，独肾疝气。食兔无脾，主缺唇，或生六

指，患脾疾气。食野鸭无髓，主患雀目，鹤膝风得患。

《小儿形证论》：胎内十二患

小儿受胎在腹十月降生，母为食前五物受病，及忌八杀日行房八节日是也，更忌天地交震日行房，每年七月十六日是也。如不慎，即胎内有十二般患如下：

盲，聋，喑哑，膝软，钓肾，虾背，龟胸，缺唇，巴指，鼻齆，舌短，拳挛。

《五关贯真珠囊》小儿五般少病候：

舌长，知心气盛。眼中瞳仁光辉，肝气盛。肌肤肥润，肺气盛。唇红，脾气盛。耳大而丰，肾气盛。

《五关贯真珠囊》小儿胎中带下不治者疾候：

透鼻缺唇，因犯漏胎所致也。杜公儿，因有月信受胎也。头缝解颅，胎气不足故也。骨软酸疼，父母酒醉交合受胎也。手足短小，侧卧受胎。无鼻缺耳，亦侧卧受胎。胎中聋哑，犯天聋地哑日受胎。眼盲，入月多食蒜。天阉石女，父母大小便俱急受胎。无粪门，多食毒物受胎。胎中无发，产前多病，服金石药毒也。囟肿，胎气不足。齆鼻者，脉通于鼻，受风邪，其气不和，津液停结也。胎中体赤，妊娠时其母取热过度，热气入胎生，故赤犹在，虽能消，亦伤儿，轻者三日得消。胎中体黄，父母饱中受胎，生下身黄。

禀赋之殊第六

《圣济经·原化篇·凝形殊禀章》曰：天地者，形之大也；阴阳者，气之大也。惟形与气相资而立，未始偏废，男女合精，万物化生，天地阴阳之形气寓焉。语七八之数，七少阳也，八少阴也，相感而流通。故女子二七天癸至，男子二八天癸至，则以阴阳交合而兆始。语九十之数，九老阳也，十老阴也，相包而赋形。故阴穷于十，男能围之；阳穷于九，女能方之，则以阴阳相生而成终故也。元气孕育，皆始于子。自子推之，男左旋，积岁三十而至巳；女右旋，积岁二十而至巳。巳为正阳，阴实从之。自巳怀妊，男左旋十月，儿生于寅；女右旋十月而生于申。申为三阴，寅为三阳，而生育之时着矣。其禀赋也，体有刚柔，脉有强弱，气有多寡，血有盛衰，皆一定而不易也。以至分野异域，则所产有多寡之宜。吉事有祥，则所梦各应其类。是故荆、扬薄壤多女，雍、翼厚壤多男。熊、罴为男子之祥，虺、蛇为女子之祥，是皆理之可推也。胎化之法，有所谓转女为男者，亦皆理之自然。如食牡鸡，取阳精之全于天产者。带雄黄，取阳精之全于地产者。操弓矢，籍斧斤，取刚物之见于人事者。气类潜通，造化密移，必于三月兆形之先，盖方仪则未具，阳可以胜阴，变女为男，理固然也。

杨大邺《童子秘诀》小儿十月养胎，触忌克罚：

第一月妊娠，胎月本于肝脏，主养魂魄，故此月宜多吃酸物，以助目也，自然一脏强盛也。物味辛辣，缘肺纳辛，主于金克木，恐伤于肝。

第二个月亦然，何也？缘少阳脉养胆也，肝合故也。

第三个月，肺脏主养心之脉，主神，此月宜加辛酸之物，食焦苦也。缘肺主于金，其脏纳辛，以助于金气也。食之苦物，缘心纳苦，主火，火克金故也。

第四个月，心脏主于养肾，此月宜加增于焦，以助火也。缘心主于火，其脏纳焦苦，勿食酸，缘肾脏纳咸，主于水故也。

第五个月，肾脏主养于脾，此月宜增于咸，少吃甘甜之物。缘脾主于土，土缘克于水故也。

第六个月，脾脏主养气，此月加于甜物以助土。土缘主于脾也。

第七个月，筋骨养形而能动转，少食咸物。惟五味相滋，甜淡得所，为此月胎已通，九窍上下相应也。

第八个月，形神俱足成，味俱宜减省，勿食热毒及鸡、兔、狗、猪、牛、马、鸟，雀等物肉，并是伤胎之物，亦作赤瘤，切宜戒之。但只听经，近善，居处静室，所生儿女寿永多贵。切忌嗔怒，频须动作，然用力行住，坐卧不得久也。须要慎之。

第九个月，慎忌吃诸炙爆、腥臭、鳞蛊之物，及壅毒肥滑粘腑之物，直至月初忌之，恐伤孩儿头脑，乃生下多生恶疮壅毒。

第十❶个月婴儿已生血脉，上下循环，化为乳汁，遍信之道，但依月次调护，自然男女无克罚，筋骨丸满，聪惠寿长，为人易养，无夭亡矣。

汉东王先生《家宝》小儿受六气说云：

大凡小儿受其六气。六气者，筋、骨、血、肉、精、气也。

筋实则力多。骨实则早行立。血实则形瘦多发。肉实则少病，其母乳多汁则粗紫色。精实则灵利，多语笑，不怕寒暑。气实则少发而体肥。

得病之源第七

《圣济经·慈幼篇·稽原疾证章》曰：婴孩气专志一，终日号而嗌不嗄，和之至也。然五脏未定，虽微喜怒嗜欲之伤，风雨寒暑，饮食居处，易以生患。故外邪袭虚，入为诸风。肥甘之过，积为疳黄。褪褓不慎，则肤腠受邪而寒热。出处不时，则精神不守而客忤；蕴热而斑毒；积冷而夜啼。皆阴阳之寇甚于刚壮也。况根于中者，与生俱生。如母惊伤胎，生而癫疾。肾气不成，生而解颅。风热伤胎，生而口噤。风冷伤胎，生而躽啼。纳污之为血癖也。胎弱之为诸痫也。率由孕育之初，殆非一朝一夕之故。是人善保赤子，治法尤详吐、下、灸、刺、熨、浴、粉、摩，泛应而机随。若病在胸中，秽汁既吞，必吐而愈❷病在肠中，乳哺不进，必下而愈。重腭、重龂，治以微针。暴痫身直，治以灸焫。熨风池以泄微邪，浴皮肤以散寒热。摩囟以通鼻塞，粉汗以密腠理。至若重舌之膜断之以爪，邪厉之气禳以祝由。盖稚弱感疾，易于滋蔓。惟恻怛之心者，要在防微杜渐，故无所不用其至也。彼拘于无治，或欲如田舍儿任其自然，未免为失病之机。过于救治，或欲不问春夏，荡以快剂，未免有汤液之伤。是皆一偏之蔽，非知治之大体也。

《颅囟经》：初生小儿鹅口、撮噤，并是出胎客风着颅脐致有，可以小灸三壮及烙愈。初生小儿至夜啼者，是有瘀血腹痛，夜乘阴而痛则啼。初生小儿，一月内乳痢如胶，是母寒气伤胃所致也。初生小儿，一月内乳痢如血，是母胸有滞热所作也。初生小儿，一月内两眼赤者，是在胎之时，母吃炙爆热面壅滞，

---

❶ 十：此下原衍“一”。据文义删。

❷ 愈：原作“俞”。据文义改。

气入胎中熏儿脑所致也。

小儿温热皆因从气实而搏胃气，然若下之，气平即愈，气虚则生惊而变痫。小儿惊痫一从虚邪客热相搏而生其候，当用补养安和即愈，加以性冷及太过即死。小儿哕逆、吐，皆胃虚逆气客于脏气而作，当和胃养气，至[1]如下冷即极。小儿霍乱吐逆，皆胃气与阴阳气上下交争而作，当用分和补药调养即愈，余皆死。小儿客忤无辜，皆因客人所触及暴露星月，小儿嫩弱，所以此候多恶。

唐·孙真人《玉关诀》云：夫小儿之病先辨形证。歌曰：

摇头揉目，肝热生风。
眵泪憎明，三焦积热。
鼻生清涕，肺受其寒。
颊赤面黄，风伤腑热。
霍乱吐逆，胃积气伤。
泻痢不常，气攻肠滑。
面青呵欠，惊气传肝。
盗汗频频，脏伏虚热。
伤寒惊搐，风盛发狂。
胃热生斑，气伤冷厥。
长吁啮齿，风盛气生。
上窜摇头，涎高胃结。
肺壅气伤，咳嗽咯血。
涎盛发齁，积伤风热。
小便淋赤，热聚膀胱。
疝气因啼，胎中积结。
奶脾痞癖，因物所伤。
喉闭生疮，肺之受热。
爱吃泥土，脾脏生疳。
呕吐痰涎，蛔虫上出。
脱肛泻血，冷热积伤。
消渴口疮，心家受热。
面黄浮肿，积气所攻。
鹤膝解颅，因风腑热。
行迟语涩，胎积气伤。
项硬肝风，气伤木舌。
医经要略，病源辨别。
审而用之，细详使乐。

杜光庭《指迷赋》：

阴升阳加，四时无差。万物禀天地之一气，男女从精血而两邪？三旬而阴气纯厚，子称繈褓；两月而阳气方生，号曰婴儿。百日之内名曰奶腥；至半晬而为夸乳。童周期而阴阳各半；儿千日而真气方奢。五六岁小儿之誉定，十岁外童子之名华。若论变蒸之候，法主数家。魂自变而目明，魄自变而气加。百日神化而喜笑，胎中有滞而显邪。蒸变而气血自劣，不变兮真本无遮。乳痢兮五日乃有，撮口兮十日以遐。胎惊兮未及蒸变，内瘹兮百日如拿。胎疸因母气之传热，黄病由脾胃之热瘕。热极则咬人啮齿，风盛则面色如花。内热则浑身似火，腹痛则恶哭嗞嗟。于是乎察其形色，辨于邪正。面黄赤而大怕体凉，吐与泄而最嫌热盛。惊痫兮身体宜温，伤寒兮脉洪邪逆。腹胀唯忧足冷膝沉，咳嗽本喜浮滑为病。消渴须身热脉洪，夜啼为逆；霍乱而脉大体温，心疼忧命。相顺则施功用药，相反则与言危病。面黄色赤唇青而吐逆堪论，目赤唇红内热而发潮当脉。唇角微赤而脸黑防惊，指黄足冷而惊热为证。摇头揉目兮肝热多眵，上窜喘粗兮风极涎诤。咳嗽与鼻塞相连，斑疮与伤寒同类。明之则愚化为贤，悟之则超凡出圣。是故小儿之候，难以参详。寒多则皮肤燥涩，热盛则面赤颊黄。热气盛则惊痫须发，千足冷则气厥宜防。热连夜而阴少，寒兼昼而阳伤。积热则壮热不歇，伏寒则乍温乍凉。

[1] 至：原作“止”。据《颅囟经》改。

伤寒热兮鼻冷耳热而喘粗，麻痘热兮两耳角冷而是常。唇黄微青而多睡，乳食欲吐而脾殃。睛急目青而色黔，惊候涎生而胃亡。但能消息而依此，何虑远近而不扬。是知急惊因内热而所蕴，慢脾因中气之虚荒。肝伏热而雀目，秽兼风而脸疮。青盲肝冷，翳膜胆强。盗汗因内虚而起亦虚劳而骨伤，兼惊伏于内痞及冷热而两详。鼻衄连绵，心盛鼻疡。拘挛而筋脉皆冷，口噤而风击胃强。客忤而物忤无异，卒中而中恶同章。欲识丁奚腹大，气聚成积。病在腑而异治，积居阴而难详。始因乳哺不消，三焦难整；渐次结聚成块，一身消历。胃寒而珍馔不餐，脾热而逢粗也吃。疳瘦由中热而胃伤，腹胀是脾衰而气塞。吐本胃虚，泻由寒癖。生恋甜肥而乃生疳虫，疮起脾元而毒之所适。心脾热而口内生疮，二脏极而重舌相击。明之则万举万全，用之则功名不溺。是故邪生则病至，积聚则疳居。皮肤涩而头发作穗，面色赤而渴饮难除。肺气热而鼻疮不止，大肠冷而粪如下泔。心疳则五心烦热，肾疳则面肿骨疏。且脏气主失固，使真气之不疏。三焦不调而形饶丹肿，荣卫不治而频出痈疽。都缘皮肉之沮滞，又详血气之无余。积成因乳食太早，疳瘦由餐甜不除。于是脏气不宣，乃生诸患。泻有八种，惊生急慢。胃逆肠寒而吐泻并兴，脾肺俱虚而泻痢无间。表里冷而水沫俱奔，脾胃寒而泻物成瓣。脾热胃寒而泻水兼黄，脾虚心热而如汤之状。小肠传热而便血，大肠冷极而脓绽。似泻不泻是脾冷心热所蒸，饮水不休盖气盛金火相诤。证频睹则逆顺方明，病数见而智性方惯。是知膀胱受热尿血而必患五淋，膀胱与小肠积冷偏坠而气厥渐深。伤风因当风解脱，鼻塞由母气凶侵。疟疾是暑气之不出，脱肛乃肠冷之泻频。衣安月下抬无辜以为殃，瞳子未成见希物而触忤。风搏血气上攻而结成瘰疬，热壅脏极内冲而丹肿难禁。伤饱则骨软脚弱，失乳则项细少音。解颅盖骨气之不足，鹤膝由肌肉之不任。既晓病源，须识浮沉。惊热兮下之当愈，泻痢兮调胃宜深。风盛兮解之即退，伤冷兮和胃温阴。论脉兮尺寸未定，别病兮虎口纹临。次指而分于三等，青红而在于两寻。穷之则病无不辩，用之则法无不深。要在女寻右手，男看左指。气在下纹，风居中里。过风关名曰命关，此亦以气、风、命为次。定其色青之与紫。先论管气之枝[1]初节为始，若见红紫微微脾气常滞。外有枝青兮风已入脾，或见紫枝兮邪气难止。枝头分开兮黑色相连，气虚为病兮风气将起。但观于初节之间详吉凶而定其病矣，是知中主于风亦须详视。青纹紫枝兮慢惊当耳，紫纹青枝兮似虫不出。虚惊气散，涎盛难治。若见青枝冲命，风盛而搐掣须当；或见枝赤纹红，定知是风来侵气。纹紫枝青，宜防慢惊。及已忽然纹青枝紫，过命关而惊候须来。枝分两头，如线细而涎潮当死，红纹微散而可医，黪黑忽见而将毁。红如米而肺热，喘泄胃而未已。两米青紫而入于命关，病候虽在而去如流水。红紫进甲而命殂，内缠指面而无死。若能在意而精通，假使珠珍而无比。

茅先生小儿受病根源歌：

小儿五脏受诸病，听说根源仔细明。
眼赤肝家壅毒热，怕明肝与心受惊，
肝脾积聚成雀目，嗌气脾家积虚膨，
积热在脾多爱睡，牙疳奶食毒相生。

[1] 枝：通肢。见《说文通训定声》。肢，手足之统称，此处作“指”解。

吐虫大肠有余热，脾疳吃土有风生。

毒食脾家俱积热，或是疟积又还荣。

大伤积食脾热泻，耳聋肾积热毒并。

重舌口疮心极热，奶癣脾积热气行。

脾中有积腹高凸，心虚见水忽然惊。

肺中壅热鼻多塞，木舌心肠积共停。

囟门肿起肾之死，大肠积热有疮生。

脏中有热常合口，有积心胀眼斑成。

五心潮热疳劳盛，疳之余热障虚鸣。

脾脏毒盛奶不化，咬奶风兼入骨惊。

龟背肺中有积热，龟胸客风伤背平。

聤耳元是肾中得，毒因伤肺候分明。

遍身虚肿积不尽，走马疳因肾得名。

天瘹脐风因此得，喉中痰上恶风惊。

小便不利缘何事，积气不散办其形。

要识惊癫痫痴者，肝之候与及脾惊。

或喜或悲人莫测，邪气入脾速疗轻。

肚胀口疮疳会气，逆胸涎隔热交横。

夜多盗汗如汤泼，心热不和人不明。

多笑是惊余热在，不然心热乱心惊。

泻之日久惊食得，冷热相并特为生。

略述因由容易见，免交性命入泉扃❶。

《五关贯真珠囊》小儿受病候：

多烦则面青。涎盛则目转。实极则吐涎。虚极则霍乱。伤乳则面黄。心热则舌重生疮。撮口则属气啮齿兼风。声嘶而哭伤于肺。虚惊面青合地卧伤于脾。摸手则脏腑俱虚。

《五关贯真珠囊》小儿三结候：

上结者多因热及伤寒，麻豆疹子安后方结，病多腮肿，喉塞，咽物不下。中结者多因吐泻不止，被冷气结于脾脏，令上不能下食，渐次气闷，便变成慢惊风。下结者多因医人错认病源，乱下转药，后不曾调气，令大肠受风虚，便结不通，肚中虚鸣，才下转药，泻住，又秘结。

《五关贯真珠囊》论：凡一腊以后，百日以前，怕有两般病起：

一者天瘹。天能盖人，地能载人。天为父，地为母。盖以天瘹惊风自天而得之。二者内瘹。内瘹者，盖因咽于乳母败血，乳入腹中，得冷见发，攻触心胸。其状初发便不食乳，口开不利，手足挛搐，忍其疼痛，谓之内瘹也。

《惠眼观证》论杂病形证源：惊风了后，又癫又痴，由惊气入心未退。患龟背，主因伤寒，客风伤于背。闭口不开，主大肠积热气盛。或惊、或喜、或悲，惊气入脾。怕明爱暗，主心与肝家热。患痢焦渴，主大肠干燥。痢病泽下膏血，主大肠气虚。吐血衄血，主伤寒后气血壅滞，不循故道。阴囊重大为肾气伤冷，流入于中，下患疝气。头面患疮，阳气聚在头面，乘热而生。遍身壮热，口鼻干燥，头发作穗者，主热气冲四肢。鼻下赤烂生疮，时咳嗽，主肺脏疳冲于脑。遍身生疮头，眼赤，小便涩滞，主心肺热极。生下多患聤耳，主脑内热风兼毒气入肾。肚干气痛，主生冷冲胃，或硬物伤脾。小肠急痛，小便黄涩淋沥。一日、两日时时有汗，或一日、两日非时壮热，乃生骨蒸。

《庄氏家传》小儿病源：夫人禀天地之精变化为形。父之精为魂，母之血为魄，积父母之精血以成其胎。怀胎一月如白露，二月似桃花，三月男女分，四月形象足，五月能动手足，至九月而三转身，十月而形满足，子母分解于中。有延月者少病，月不足者病多。生后六十日瞳人就而能识母，二百一十日筋骨成而能坐，三百日掌骨成而能匍匐。骨

❶ 泉扃（jiong）：谓黄泉之门。

木开，脏腑宽，毛发长，齿牙生。或吐，或泻，或热，或惊，作时发歇。岂辩[1]孩子变蒸形状，却呼鬼祟，或即灸烧，致心脏发躁，变作惊风。或作惊痫搐搦，凡人呼作风。或变奶痫，泻痢清水，奶食不消，上热下冷，喘息不调，四肢厥冷，虚汗遍身。若不细观证候，病变多端，不遇妙医，枉死多矣。孩子未满七岁，有一十五种无辜之疾，后有五疳、八痢、二十四候，须明形证。不辨根源，药应无效。所谓无辜者：脐风、撮口、口噤、重舌、木舌、雀舌、乳癞、奶痫、奶霍、龟胸、厥胁、猢狲噤、惊风、天瘹、赤瘤共十五种。所谓五疳者：心脏惊疳，肝脏风疳，肺脏气疳，脾脏食疳，肾脏急疳。

心脏歌：

浑身皆壮热，肢体不能任。
怕冷增重覆，腮红面似金。
口干常鼻燥，渐次病根深。
只因惊扑得，此病本从心。

肝脏歌：

摇头揉口鼻，白膜翳睛瞒。
背痛常生涩，双眸闭不观。
青黄容儿丑，疮癣体消斑。
发立毛焦悴，元因得自肝。

肺脏歌：

咳嗽多啼哭，疮生口鼻傍。
饶声惟啮齿，滑痢瘦尪尪。
肢体无筋力，形容不似常。
吐脓并吐血，此是肺家伤。

脾脏歌：

乳食难消化，惟便在土泥。
腹高青脉现，发薄顶毛稀。
喘息多饶嗽，无欢只爱啼。
痢多酸臭甚，此病本从脾。

肾脏歌：

泻痢多频并，寻常只是惊。
粪中多米出，皮上粟纹生。
身体烘如火，才凉却似水。
急疳何以疗，本自肾家生。

病证形候第八

《颅囟经》：小儿，一、眼青揉痒是肝疳。二、孩子齿焦是骨疳。三、肉色白，鼻中干是肺疳。四、皮干肉裂是筋疳。五、发焦黄是血疳。六、舌上生疮是心疳。七、孩子爱吃泥土是脾疳。

孩子肌肤肥实，皮肤白，无故烦渴，此自小奶猛冲损肺脏，依后方，内用甘草人参合饮子。若气急，其胸胀起，鼻连眼下脸青色，呻吟之声者，此必死矣之兆，不得与药。

孩子痢如泔淀者难效，痢如鹅鸭血者，脾已烂损，不宜与药。

孩子凡有诸色疾苦，但眼脸[2]下垂牵，必定死矣。

孩子疟者皆难效。或发无时，即口噤咬牙作声，此必死矣。呼为沥瘠疳疟，亦名为锁肠疳。

孩子渴吃乳食，夜啼作声，此即是腹肚痛。

孩子无故摇头，此是脑顶风。

孩儿吃乳食皆出，此是脾冷。

孩子无故肚大，项细，四肢消瘦，筋脉骨节起。自是小来少乳，嚼食与吃，早成骨热疳劳。先宜与保童丸吃，续与柴胡鳖甲饮子。保童丸方，见一切疳门中；柴胡饮子方，见行迟门中。

孩子头面胸膊肌厚，臂胫细瘦，行走迟者，是小时抱损。

---

[1] 辩：辩，同辨。

[2] 脸：原作“脸”。下同。

孩子鼻流清涕，或鼻下赤痒，此是脑中鼻中疳极，宜用后方。青黛散吹鼻，兼敷下赤烂处。方见疳疾，吹鼻门中。

以前并诊候孩子疾状，孩子气脉未调，脏腑脆薄，腠理开疏，看脉以时，依方用药。

《华佗九候论》属阴慢疾四般候：

慢脾风，慢惊风，脾困，虚积。

论此四般疾候，其体一般皆瘦弱，无情绪，眼闭慢，脉气微沉细。孩儿病候，审之为妙，切须仔细无令差。

慢脾风候：吐泻虚损脾胃而成。其候面色青，唇色黄，口角有沫，多睡不醒，或时手脚似搐，四肢冷，脉气沉弱。歌曰：

慢脾之候脉微微，昏昏即睡难辨之。
或若摇头并口噤，万中无一可能医。

慢惊风候：惊痰灌心而成。其候唇红目直，手微动如搐，体微热不语，脉气微沉细。歌曰：

慢惊风候要唇红，仔细推求速有功。
囟肿必知无妙药，灵丹与服也成空。

脾困候：吐泻日久而成。其候孩儿多睡眼不开，饶转动，身体温和，四肢冷，脉气微沉细。歌曰：

脾困元因转泻虚，连连只睡不开舒。
倘若饲之虽吃乳，虫生口内死非殊。

虚积候：久积频取不尽而成。一云：因虚而伤，积聚脏腑而成。其候肚热，泻白色，多呀水奶食不化，四肢冷，脉气微沉。又云：腹内热，身体温和。歌曰：

虚积之患事如何，饮水频频不厌多。
若是脐凸并眼肿，丹灵若有不医他。

又歌曰：

或泻或痢又时时，谷道开张不肯肥。
见他饮水多频并，愚者犹将疳渴医。

《华佗九候论》属阳急疾四般候：

急惊风、伤寒、天瘹、斑疹。

论此四般疾候，其体一般。或毒、或涎生，此患须急医。无令慢易，所伤逡巡，死活顷刻。专心用药，审其精微。

急惊风候：惊涎流灌肝、心二脏而成。其候吊上眼，手足拳搐，喉内涎响，浑身掣掷，体热，脉洪大。歌曰：

急惊之候本因涎，积热肝心两所传。
眼赤唇青双手搐，下涎风去是精专。

伤寒候：冷风伤于腠户而成。其候胃气弱，内聚冷风，其形候，面黄颊赤，鼻流清涕，多啼，壮热，其脉洪大，不可频与表药。歌曰：

伤寒患最苦，尤须细审详。
若言频汗表，七日见乖张。
但将凉药解，解晚必生黄。
满口疮难救，都缘纯是阳。

天瘹候：非天瘹人也，因惊热盛而成。其初得之时，频频呵欠，眼中忽然有泪不落，壮热，不时手足微搐，脉浮洪实大。歌曰：

寻常天瘹病，休道小儿娇。
积热心留滞，眸翻涎欲潮。
后仰多因取，仍兼唇口焦。
愚医犹灸烙，必死在三朝。

斑疹候：伤寒毒传胃而成。其候有疹，有麻，有痘，其实一体。时多哭叫，手脉来大，浑身甚热，两耳尖冷，鼻准冷，饮水多吐，宜发出其疮。大为阴，小为阳。歌曰：

胃热成斑疹，须知此病由。
哭多心壅极，舌黑是堪忧。
肿满来双水，红涎谷道流。
变成如此候，一见命须休。

《华佗九候论》小儿杂病候歌：

诸般杂病要须知，不问婴孩女与儿。
多睡只应肝是本，心留积热夜惊啼。

叫呼冷汗因虫痛，寒热于中积在脾。

颊赤口疮心肺壅，虚风搐搦四肢垂。

冷滑伤脾成泻痢，或脓或血下无时。

积多肚大多掀水，气喘腮黄不问医。

眼肿吐涎头摆急，莫教脉息慢微微。

患者求神兼问鬼，不求良药苦求师。

《仙人水鉴》五疳病候歌：

频频饮水心脏疳，目青胁硬走连肝。

肚高唇白脾中起，嗽甚鸣粗肺里干。

好食土泥爱饵酸，肾疳之候细明看。

良医若会通神诀，死候方分有数般。

《仙人水鉴》五疳死候歌：

耳边赤脉起，

舌上黑斑生，斑点也，心疳之候也。

吐甚眼头认，眼头生黑点，吐甚，肝之死候也。

黑点遍身全。点子遍身如黑子，肺之死候。

齿际如同上，牙齿也。同上生点也，疳极。

轮干死必观。耳轮也。肾之死候。

《仙人水鉴》小儿惊候歌：

地上生时睡，惊风本在肝。

夜啼并面白，肺脏与详观。

颜色时时变，心形日日观。

喘微脾脏乏，咬齿骨家看。梦里咬齿，骨家惊风。

又歌：

面白肿虚多吹乳，四肢烦热汗频生。

双腮五色时时见，恶叫元来尽属惊。

《仙人水鉴》有积病证歌：

腹胀时时好覆眠，发黄眼赤吐并宣。小便似油也。

更兼痢下肠鸣甚，去积消症立得痊。

《仙人水鉴》小儿八般伤寒病证歌：

鼻塞眸黄鼻涕流，非时肌热汗无休，

喘鸣吐水并声噎，此是伤寒证有由。

《仙人水鉴》五疳病证歌：

肌肤汤热甚，羸力不能禁。面黄并颊赤，怕冷爱重衾。

口鼻常干涕，根源渐次深。全因惊扑起，此病本从心。

摇头搐眼鼻，白膜上青睛。齿痒多揉嘴，垂眸嗽视亲。

颜貌青碧变，遍体癣涂身。毛发多焦立，此病本从肝。

食物难消化，心中好土泥。肚高青脉见，头发薄离离。

喘息多饶嗽，无欢只爱啼，痢多腥臭甚，此病本从脾。

嗽来多喘息，口鼻上生疮。粪里常堆谷，身如粟密装。

膨膨腹自胀，日日痢非常。呕血并脓甚，全因肺本伤。

泻痢多频并，寻常多爱惊。上焦炎似火，中膈吐如倾。

寒热时时有，疮盛转转盈。急疳难治疗，此病肾家生。

王叔和小儿外证一十五候歌：

眼上赤脉，下观瞳仁。

囟门肿起，兼及作坑。

鼻干黑燥，肚大青筋。

目多直视，都不转睛。

指甲黑色，忽作鸦声。

虚舌出口，啮齿咬人。

鱼口气急，啼不作声。

蛔虫既出，必是死形。

用药急速，十无一生。

茅先生小儿杂病候：

唇红面赤是伤寒候，脸青唇黑是惊风候，鼻青面白是疟子候，面黄如土是有气来攻候。

茅先生辨小儿五绝歌：

项袅肾家绝，目直绝于肝。

喉牵锯脾绝，舌卷向心言。

鼻黑脓绝肺，五绝不须看。

茅先生小儿受诸病死候歌：

小儿有病实难侧，下药喉中涎黏塞。
两眼半开并半闭，灸烙皮肤无血色。
汗出如珠头后嚗，目无光泽鼻干黑。
冲心气筑连双臂，手足如水脚面直。
吐泻无常咳嗽多，混浊脉绝似沉寂。
眼坑陷时热转多，腹中干泄眼浮极。
胸肿心高连掣手，挥手摇头命难得。
是物拈来不奈何，或将口啮难将息。
吃药无效直穿肠，啼哭无泪鸦声极。
喉中牵锯吹花沫，出气长嘘休奶食。
泻痢清脓日转多，千万归冥休费力。

茅先生小儿又受诸病死候歌：

小儿死候要消详，背母摇头搐一厢。
鼻上流汗肚若袋，杨大邺云：兼吐榻。手拿胸膈必须亡。
白睛贯入瞳仁内，四肢不认痛无常。
五干五硬并五软，下气频频亦不祥。
囟门肿气难为疗，鱼口鸦声立见亡。
指甲内有红丝见，手心红赤似生疮。
久患唇红不须治，惊来眼慢不相当。
眼青脸赤耳轮黑，手掌无纹齿白亡。
鼻头浑赤口角垂，昏昏只睡口开张。
发直鸦声干啼叫，归冥休用更思量。

茅先生小儿外有二十四种死候：

太冲无脉，直视看人，鱼口自动，忽作鸦声。《惠眼观证》注云：若时复一声者死，若气急作声不死。满口黏涎，时时恶叫，身生黑片，五心凸肿，舌出虚搐，《惠眼观证》注云：舌出不动者不死[1]。或缩生疮，伏热不退，喉中空响，泻出黑血，面黑狂躁，吐泻不止，两眼半开，惊叫咬人，指甲青黑，走马落齿，囟肿或拓，泻止又泻，丹毒遍身，啼高声咽，鱼际不匀。

上件前项形候是病犯五七候，十无一生。

《惠眼观证》云：凡得此候，所去不远，更看脉息如何。阳病得之，其脉反细；阴病得之，其脉反洪，不出一日死。

汉东王先生《家宝》诸杂病证诀：

慢惊风眼喜张，慢脾风眼喜闭。鱼目定睛夜死，面青唇黑昼亡。啼而不哭是烦，哭而不啼是躁。张口出舌是风，瞑目似睡不思乳食是虚。摇头项硬三焦壅，摇头项软涎在胃，清涕常出肺受寒。舒手长虚，闻言即悲却是实。腹痛盈盈是气壅，翻身卧是脾疾。

汉东王先生《家宝》小儿形证歌：茅先生死候歌与此大同而少异。此又有注，故双存之。

小儿形证卒难测，

满口顽涎喉中塞。此是风痰闭其九窍，顽涎方出口中也。

吐泻无时加咳嗽，此为脾胃俱虚而至不能化其谷食，无时泻也。咳嗽即是胃生风。

身上皮肤无血色。即是血脉不应也。

汗出如油头巇峻，其汗出者，即是阴阳相离，荣卫相别。津液为汗，故如油糠，其头巇峻即是囟门崩，是心绝，即死。

目无光彩鼻中黑。其鼻中黑即是肺绝。鼻是肺之外应，目无光彩即是肾绝。肾主眼之瞳仁，肾绝即目无光彩也。

浮胸心凸牵撮口，凸言垤高也，肺胀脉绝即胸凸。

手足如冰脚面直。胃绝则手足拘直也。

搐搦睛斜连唇口，其筋绝即搐，着其眼睛也。

将手抱头难可救。其筋搐上，故抱头。此大恶候矣。

眼傍青色多焦渴，即是肝绝也。肝主东方甲乙木，其色青，虚即渴矣。

饮水百杯犹未歇。其胃管直，即水不能癃也。

---

[1] 不死：陈本作“死”。长的意思。

睑肿眼浮脉不来，心绝则睑肿。心主血，故血脉不能瘾，故便睑肿矣。

是物拈身将口呷。脾胃绝状如鱼口一般，往往如呷水相似也。

啼哭无泪及鸦声，则是肝绝。肝主于流泪，若绝则无其泪。肺主声。肺欲绝，声只出而无返，谓之鸦声。

喉中牵锯口吹沫。其喉中响是九窍被痰闭绝，气出入不能，故如牵锯之声。其沫即是卫气出而不回。

此疾诚难可疗之，免被时人道医杀。闻是上件诸多恶候，不可下药，若下药，愚人不知脏腑病绝，只道医人医杀矣。

汉东王先生《家宝》小儿诸杂病状：

小儿惊哭，声沉不响者，是病重，用药难差。若声浮者，轻调惊便差。何谓惊哭？正睡忽惊起，啼哭叫不止，谓之惊哭。头皮干枯，筋脉紧急，唇外赤而内白，有疮痍如无津至者，兼惊而难痊。此是热过极矣。何以难差？其皮肤薄则筋脉急出，其唇外赤而内白者，则是脾虚欲绝不能瘾也，久则多死。其生疮痍，则肺虚燥，不能荣于身，故不差，急医防失。赤眼是肝积热。其眼是肝之外应。积者，聚也。其有积，亦眼赤，及其时气归肝，故是积聚亦眼赤也。怕明，心肝有惊。其心属南方火，惊邪所伤心，肝肾，其太阳则相克矣。牙疳，奶食之毒。其牙疳者，即是牙中出血而口臭是也。只因吃食馋了便孵奶与，故令口臭。须与凉药及消食毒矣。吃食不消，是脾积冷。其脾主化，食而久冷，即食不消。宜暖脾也。耳聋，是肾之积。其耳属肾。被积气所攻。即不闻人声。宜将转药入羊肾中煨，服之。胎癣，是肺积风。其胎癣即是长下身上，皮起成癣。只因父母或有其肺不和，或是长下不避风冷也，而浴得之，是积滞为之也。潮热，是因惊而得。其潮热者，只因惊在胸膈；不入脏腑，故发热不时，宜与惊药。喉内如锯，是膈上客风入肺及因惊入大肠而得。肺者，诸脏之上盖也，亦主气。大肠是肺之腑，受外风，大肠受惊，故如此，即是夹惊伤寒耳。或悲或歌，是邪入脾。其邪气入脾，自然无时作歌而哭，故知邪气入脾脏也。口疮，肚胀，疳气逆。其口疮即是气不顺攻心。心主应口舌，上逆则生疮。气逆则肚胀，宜下疳药乃气药服之。吐虫，心与大肠热。其心与大肠俱热则不能安，其虫故不在其大肠，奔上而蛔口出，久则令人黄瘦耳。痃疾，是脾之积其痃疾者，是脾受其宿食在，又被新食来冲，其或常睡而不磨消，则与脾气相冲。脾气为正气，胜则热，为邪气胜则寒。邪正相冲，故发寒热。又云：有时行者，则是夏受其热，气在脾遇凉，被秋风吹着则发，亦是邪正交争，阴阳相交，故发寒热，四季一般也。开口睡是五脏毒盛。其五脏受于毒气则气节，其口开而不合也。多哭是惊风入肺。肺主于声，故多哭也。

爱吃泥土是脾生虫。其脾属土，所生其虫，因甜物及糯米食而生，故使本所好吃泥土也。夜多盗汗是虚热疳气不顺。其气主于肺，肺亦主其毛窍，其气不顺流，溢于毛孔中而津液，尽作疳劳耳。五心热是疳劳。手脚及囟谓之五心。其疳热则疳所也。聤耳是肾积风。其耳属肾，被外风入肾，停滞则化，脓而出于耳，故知是肾积风。腹胀恶心是肺中积。其肺腥而有积，或吐或泻不时，则知肺是中积也。

爱吃布脚是肺生虫。其布是肺之好也。爱吃麸炭是肝生虫。爱吃盐是肾生虫。爱吃茶末是心生虫。爱吃酸物是胆生虫。各是脏腑之所好也。

钱乙杂病证：

目赤兼青者，欲发搐。目直而青，身反折强直者，生惊。咬牙甚者，发惊。口中吐沫水者，后必虫痛。身睡善嚏悸者，将发疮疹。吐泻昏睡露睛者，胃虚热。吐泻昏睡不露睛者，胃实热。吐泻乳不化，伤食也。下之吐沫及痰，或白绿，皆胃虚冷。吐稠涎及血，皆肺热，久则虚。泻黄红赤黑，皆热，赤亦毒。泻青白，谷不化，胃冷。身热不饮水者，热在外。身热饮水者，热在内。先发脓疱，后发斑子者，逆。长大不行，行则脚细。齿久不生，生则不固。发久不生则不黑。血虚怯为冷所乘则唇青。尿深黄色，久则尿血，小便不通，久则胀满，当利小便。洗浴拭脐不干，风入作疮，令儿撮口甚者是脾虚。或云成痫。吐涎痰热者，下之。吐涎痰冷者，温之。口禁不止则失音，迟声亦同。先发脓疱，后发疹子者，顺。先发水疱，后发疹子者，逆。先发脓疱，发后水疱多者顺，少者逆。先水疱，后斑子，多者逆，少者顺。先疹子，后斑子者顺。凡疮疹只出一般者善。胎实，面红目黑睛多者，多喜笑。胎怯，面黄目黑睛少，白睛多者，多哭。凡病先虚，或下之，合下者先实其母，然后下之。假令肺虚而痰实，此可下，先当益脾，后方泻肺也。大喜后食乳食，多成痫惊。大哭后食乳，多成吐泻。心痛吐水者，虫痛。心痛不吐水者，冷心痛。吐水不心痛者，胃冷。病重，面有五色不常不泽者，死。呵欠面赤者，风热。呵欠面青者，惊风。呵欠面黄者，脾虚惊。呵欠多睡者，内热。呵欠气热者，伤风。热证疏利，或解化后无虚证，勿温补，热必随生。

钱乙不治证：

目赤脉贯瞳仁。胸肿及陷。鼻干黑。鱼口气急。吐虫不定。泻不定，精神好。大渴不定，止之又渴。吹鼻不嚏。病重，口干不睡。时气，唇上青黑点。颊深赤，如涂胭脂。鼻开张，喘急不定。

《婴童宝鉴》诸病渡[1]必死候：

汗出如珠不已。汗出黏臭。头軀向后。囟门肿起并陷。胸陷。喘气觉冷。口作鸦声。下药不得，喉内有涎黏塞。指甲青黑色。目直视不转睛。口中虫出不止。

杨大邺《童子秘诀》凡小儿先看在外形证：

一看唇肉不盖齿，二看鼻上紫黑色，三看眼啼哭无泪，四看身上不认痛，五看心胀不啼哭，六看大开双眼睡，七看四肢俱不收。

又七恶候：

一看囟门肿，二看脚心肿，三看手心肿，四看脐内肿，五看心上肿，六看眼角垂，七看抱来脚不缩。

以上十四候并不可治。

《五关贯真珠囊》：凡儿生下七日内谓之一腊以前，忌有三般病起：

一曰锁禁，二曰脐风，三曰胎惊。颂曰：

锁禁目须直，脐风撮口鸣，
胎惊唇青色，三者候同名。

《玉诀》小儿五脏绝伤候歌：

瞪目筋拘肝肾伤，胃虚惊逆面青黄，
心绝不言鱼口噤，喘促长嘘肺受殃。

此看损绝，次别生死，须审详，用药即无误矣。

《玉诀》小儿恶候歌：

啼哭无声不转睛，唇焦鼻黑脸偏青。
涎粘齿啮频鱼口，两脚如钩手似钉。

《玉诀》小儿危困候歌：

目多直视作鸦声，咬齿摇头不转睛。
僵仆面青鱼口噤，遍身针灸疗无因。

《凤髓经》杂病死候歌：

吐泻生风眼上膜，风在掌中抓不觉。

急惊过了喘无休，慢惊项软皮肤薄。

盘肠气痛一本作虫痛胸中抓，嗽吐呕逆心凹恶。

伤寒赤脉却相交，结热面黑皮毛落。疹子入腹眼不开，热泻出虫口干恶。

锁口腰低唇鼻青，秋痫脾毒唇卷缩。

---

[1] 渡：疑为“瘅”之讹。瘅 dān，热病。

此病因惊兼有积，岂无神仙留妙药。

《庄氏家传》小儿诸疾形候：

孩子有六件必死之状，不在用药治疗，其状失时矣。

第一，孩子病重，汗如珠流者，其状必死也。第二，孩子紫点，干气息冷者，其状必死也。第三，孩子病重，卧如绳缠者，四肢不遂必死也。第四，孩子头足相就，四肢无力者，必死也。第五，孩子多食，下痢不止，口唇干焦，妄言如见神鬼，必死也。第六，向阴引声哭不重，良药纵其恶性，必死之状也。

前六般，卢医扁鹊见之亦拱手难言。

察形色治病第九

汉东王先生《家宝》内台秘论：

男女十岁以前，凡有不安，皆观其气色。面上如青纱盖定，从发际至印堂，不以疾状浅深，有者六十日必死。若至鼻柱，一月须亡。更到人中，不过十日。其色满面，即日哭伤。假使卢医亦难救疗。

辨五脏受惊、积、冷、热形证图

肝属东方木

肝惊起发际，肝积在食仓，

肝冷面青白，肝热正眉当。

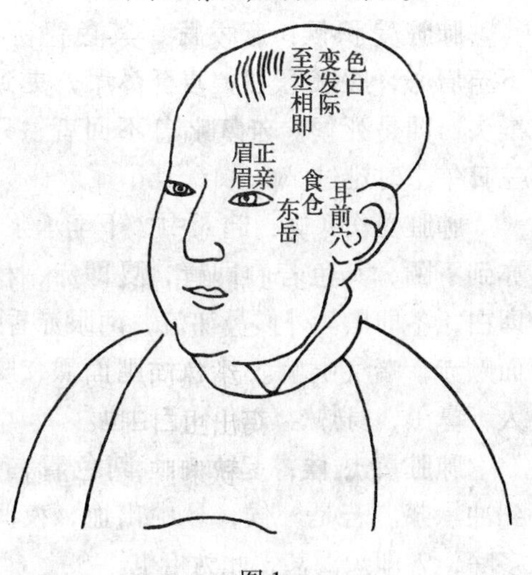

图 1

肝脏受惊候：起发际，其色浅白，若至丞相，即变惊风，浑身发热，夜间多啼，宜下惊风药。若退即可调治，若其色不退，下至东岳即有死候。耳前穴黑，金克于木。若是外候，鼻干燥，眼睛吊上。肝主筋，筋缩则睛无光，即是肾绝。瞳子不转即是肝绝，爪甲黑也。

肝脏受积候：起食仓，其色微黄，下侵衬眉即是受积。黑睛黄赤，早晚发热则多爱睡，乃有死候，啼哭无泪是也。

肝脏受冷候：面青淡白，眼中泪出，齿龈淡白，口中清水，大便酸气，日中多睡，夜间煎迫者是也。

肝脏受热候：起正眉薄薄赤气，即冲丞相。心裹于肝，两眼亦赤，多有眼脂，小者吐奶，大者吐食。有痰生风，早晚发热，多啼少睡。

心属南方火

心悸印堂上，心积额角荒，

心冷太阳位，心热面颊装。

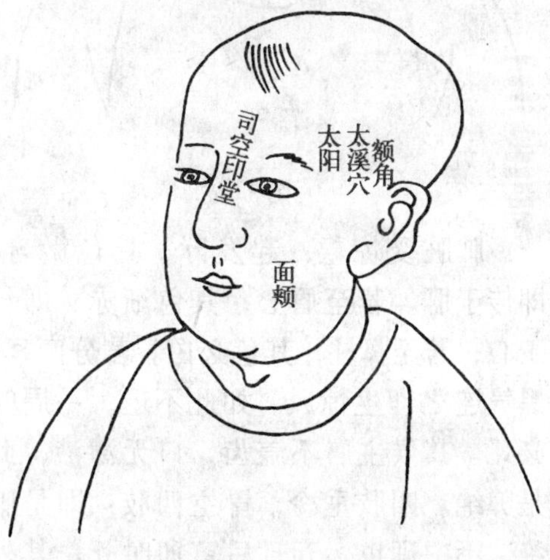

图 2

心脏受惊候：起印堂，其色微黑，下至眉心，赤则生风，若至鼻柱，即有死候。皮无血色，更生黑黡，水克于火，恶即雨日，亥子难过。兼有外候，即多焦渴，吃乳不收，舌出口外是也。

心脏受积候：起额角，太阳穴虚，

两眼白赤，小便如泔，面合地卧，大极即吐热气，此恶候也。

心脏受冷候：起太阳，黑筋脉子来侵印堂，面色淡赤，目即无光，要转奶食，口吐清水，日多烦渴也。

心脏受热候：起面颊，更加赤色，多惊少睡，发干频渴，鼻下赤烂，口气冲人，牙床恶臭，睡卧开口，多有烦躁，外候则吐虫也。

脾属中央土

脾惊正发际，脾积唇应黄，

脾冷眉中岳，脾热穴太阳。

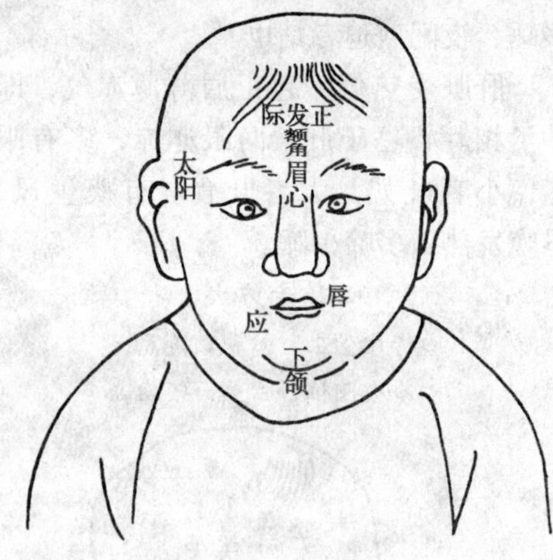

图3

脾脏受惊候：起发际，其色微青，即传于肝。若至眉心，其色渐赤，即传于心；若至鼻柱，其色必白。若分两耳，黑气连之即生惊风。如此不退，一周时必死。其候主唇不盖齿，口无津液，此是脾绝。四肢垂冷，胃主四肢，即是脾绝，不中理也，五日后寅卯时死。其外候则泻黑血也。

脾脏受积候：口唇黄色，两眼沉肿，早晚面浮，太阳穴调。外候头疼，腹胀，大便饮食不消化，频频夜起，伤冷则泻白粪。若脏热则赤；若冷热不调则赤白痢。

脾脏受冷候：起眉心中岳，其色淡白来侵鼻柱，又及元珠即是。外候粪白，食不消化，泄泻无时，下应唇白，乃呕逆，面色黄赤也。

脾脏受热，起太阳穴，白薄皮起如竹托，口唇干燥，兼有口气。外候若起，大便亦赤，夜间烦躁颠叫是也。

肺属西方金

肺惊发鬓赤，肺积发际藏，

肺寒人中见，肺热面脸旁。

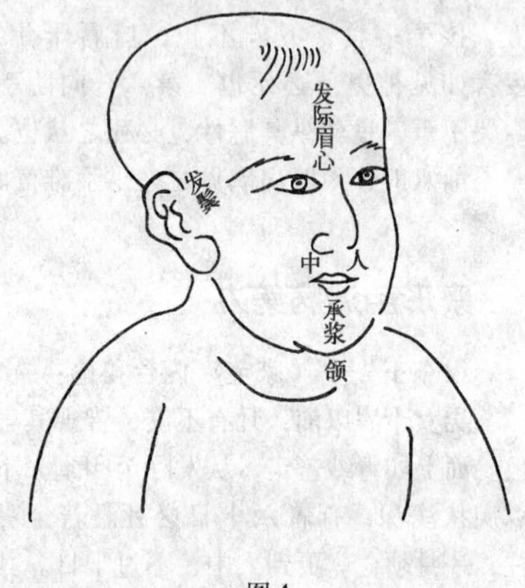

图4

肺脏受惊候：起发鬓，其色微赤，传于司空则生惊风。外候气喘无力，多啼叫。若至印堂即主死候，作鸦声，喉中响，哭无泪，鼻干黑燥者是也。

肺脏受积候：起发际，其色微赤，下至眉心，腹胀恶心。若至鼻梁，更到准头，即是死候。若气喘急不回者，只三日午未时难过。

肺脏受伤寒候：起人中，下至承浆，亦到下颐，其色若春即青，夏即赤，秋即白，冬即黑。外候鼻涕流，两眼赤昏，面颊赤，喘气喉响。其恶候则面黑，咬人，鼻黑，身热，气喘不定是也。

肺脏受热候：起面颊，其色青白，到冲承浆。若是外候，鼻中出血，夜间多啼，人即烦渴甚，此为疳也。

肾属北方水

肾惊耳前穴，肾积眼泡霜，

肾冷额色紫，肾热赤食仓。

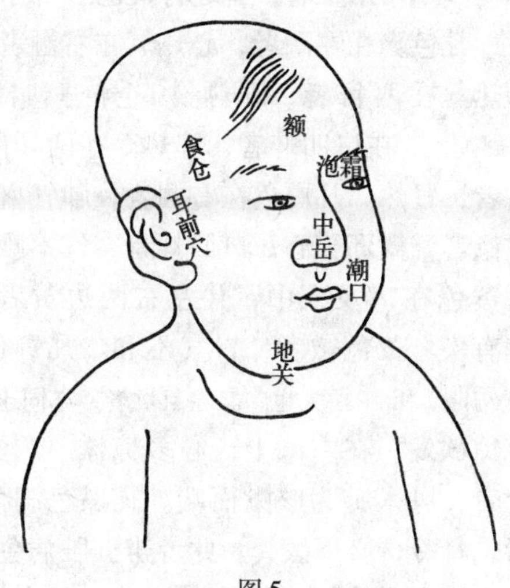

图5

惊入肾脏候：起耳前穴，其色微黄，下侵潮口。若起外候，梦里咬牙，乃侵下阁则生恶候。面黑恶叫，汗出如胶粘❶，其耳前穴黑也。

积入肾脏候：起两眼深沉，其色微黑，眼睛微赤。外候聤耳兼耳聋，头上囟门生疮，较后再发是也。

冷入肾脏候：起额上，色紫而微青，下侵中岳，满面青白，多哯顽涎，哯，吐也。乎典切。亦多睡少精光也。

热入肾脏候：起食仓，其色微赤，下到准头而还，日久两眼延烂。外候耳重，多有眼脂，小便赤色是也。

茅先生辩小儿五脏各受色：

小儿心脏色：左颧应赤色丹系，心属南方火下离。心乱心中有余热。或言风拥莫忧疑。

小儿肺脏色：右颧白应在秋庚，肺属西方金位行。若见颧中如马尾，此名气盛气相腾。

小儿肝脏色：两眼青时旺甲春，在肝属木象东君。忽青胞目如蓝靛，即是惊痫风欲迍。

小儿脾脏色：脾胃四季属中央，戊乙相乘土色黄。外绕四唇如橘水，须因积滞热相当。

小儿肾脏色：北方壬癸肾黑色，浓水随归两耳流。若在耳边垂黑发，肾家有病是因由。

茅先生辨小儿四季受色吉凶：

春青夏赤秋白平，冬黑四季亦同名。此为四季以上色，平也。春黄夏白秋青色，冬赤四季黑为宁。春赤夏黄秋色黑，冬青四季白灾轻子。春黑夏青秋色黄，冬白四季赤同评母。春白夏黑秋色赤，冬黄四季青不羸。此为贼邪。

茅先生辨小儿面部五色：

小儿面带赤色心病。或惊，或壮热，或伤。

小儿面带黄色脾病。或肚膨，或肚痛，或不进食，或脾寒，或呕逆。

小儿面带白色肺病。或咳嗽，或气喘。

小儿面带黑色肾病。夜有虚汗，或夜有虚热，小便先带红色后带白色。

小儿面带青色肝病。身上须发大疮。

茅先生小儿杂病色歌：

白在右颧肺气盛，左颧微白邪干心。

绕唇白色气不顺，左右人中脾积深。

胃气不和黄色淡，睛胞青色只因惊。

心多惊悸言颧左，右肺青风喘嗽声。

满面黑时肾家冷，常抛黑粪不曾停。

茅先生小儿五脏受赤色歌：

左颧右颧心肺热，两眼连箱肝候同。

唯有四唇耳前后，肾脾受热本同宗。

茅先生小儿面部杂色歌：

面黄金色有积余，西方青色号惊呼。

面红身热伤寒候，耳冷疮疡是一徒。此言疹痘，赤言浑身热，面青色，耳尖冷，手

❶ 粘：原作“糨”。据文义改。

足冷即是也。

客忤黑青翻白沫，眼睛黄色积难除。

非时面黑多惊叫，啼哭声频气不苏。

面黄脸赤惊疳积，分明解得病当除。

面青面黄鼻亦痒，目暗风疳是本源。

面黑面青及红热，啼呼中水一主中寒患由偏。

钱乙面上证：与茅先生五部位不同

左腮为肝，右腮为肺，额上为心，鼻为脾，颏为肾。赤者热也，随证治之。

钱乙目内证：

赤者心热，导赤散主之。方见实热门中。淡红者心虚热，生犀散主之。方见虚热门中。青者肝热，泻青丸主之。方见惊热门中。淡浅者，补之。黄者脾热，泻黄散主之。方见胃热门中。无精光者肾虚，地黄丸主之。方见虚寒门中。

《婴童宝鉴》论形色：

凡小儿自期岁以前，犹有变蒸，未及诊脉，唯以形候而知其病矣。看形候之际，医工可安神定思，勿令情意惑乱。其孩子又忌方睡起，哭声始断，如此则色候不正矣。凡形候在辰后巳前者，为夏未酷热，冬乃微和，即外色不盈于面耳，可以向明观也。

《婴童宝鉴》观五脏各部色：与茅先生部位同，与钱乙不同：

心属火，其色赤。南方之应。王在夏，外应于面之左颧，故左颧上赤色如丹丝之乱理者，心有余热，亦言有风热。肺属金，其色白。西方之应。王在秋，外应于面之右颧，故右颧上白色如马尾者，为肺之盛气。肝属木，其色青。东方之应。王在春，外应两目，故目内青色如绽者，谓肝有风，或云惊痫欲发。脾属土，其色黄。中央之应。王在四季，外应于合，故口四畔黄色如橘者，脾之有积热。肾属水，其色黑。北方之应。王在冬，应于两耳前，流转不定，水性也，故耳前黑色如鸟丝垂于水中者，肾之有疾也。

凡色赤在左颧者，心热。在右颧者，肺热。在两目者，肝热。其色在于两目，眼周围也。在口四畔者，脾热。在两耳前后者，肾热。凡白色在右颧者，肺气盛。左颧者，微邪干心；口四畔者，气不顺。凡黄色在口及人中，并左右两边黄者，脾有疾。黄色微者，胃气不和。凡青色在两眼，目中白人也。又在目坑者，亦同也。是惊欲发。在左颧上，心多惊悸。右颧上者，风入肺为咳嗽而喘。凡黑色满面者，肾冷，必下黑粪。此者辨五脏病色，更识春夏秋冬四季，断其病状，须在审详，勿令误矣。

面黄白色，有积。面青白色，有惊。面色赤，身热者，伤寒。面色赤，耳尖冷，身热者，疹痘。面色青黑，或时吐白沫者，客忤。非时面上红赤变易不定者，惊。眼睛黄者，有积。面黄，两颧小赤者，惊疳。面青黄，鼻痒，目昏者，风疳。面青黑，色夭纠，啼呼者，中寒之患。初生，面目上、鼻口左右悉黄为血殂❶。人中鼻下青，乳不消。痢下青者，衣薄中寒。诸阳皆会于面，阳衰本有风邪，夹冷者面❷青。鼻下两边赤者，名赤鼻。面青白，躯身哭者，胎中受邪。面青者，肝痫。面赤者，心痫。面白者，肺痫。面黄者，脾痫。面黑者，肾痫。

心风：唇赤，汗流，面赤。肝风：两目连额并唇青面黄。脾风：腹满，通身黄。肾风：胁有饼米咨，面黑。肺风：胸满，鼻下目下色白。

---

❶ 殂：原作"殖"。据后文"茅先生小儿中胎热歌"中"此是血殂须细审"句改。

❷ 面：原作"而"，据文义改。下同。

面赤或壮热，四肢烦，手足心热，为心腹热痛。面色或青或白，甚者至面黑，唇、口、爪皆青，是心腹冷发痛。鼻上赤色是风疳。

小儿伤寒，鼻燥喘息，鼻气有声者，必衄候。

凡色者，应其春青，夏红，秋白，冬黑，在四季而黄，此五色为平也。

凡春得黄色，夏得白色，秋得青色，冬得赤色为微邪。虽有病，不治而自愈，亦为欲差之候。

凡春得白色，夏黑，秋赤，冬黄，四季青，此五色为恶色，见之虽不患亦大凶。

《婴童宝鉴》面部异色：

青色如横针眼下，死。鼻上色青，腹中痛，死。面青目黑是肝气所伤，荣卫不通，难差。青色连目入耳，死。赤色入口三日死，赤色入眉上，入目，死。黑色从眉绕目者七日死。黑色入口二日死。黑色绕口者死。鼻上黑色患水肿，人中黑色者死。鼻色白为吐血死，亦破伤出血后死。白色绕眉，患肺疾。黄色，鼻上脐中寒极。

《婴童宝鉴》年上色：谓鼻准上，中为年上，上为寿上。

鼻准头上微微高处名曰年上。看年凶吉。更上一位，亦有微起处名曰寿上。看夭寿也。上得青色，白色，黑色，赤色，并不可治。雌黄色如金者平。

又曰：春色白，秋凶。夏色白，冬凶。

《婴童宝鉴》四墓色从两眉间直上至发际，左为父墓，上为母墓，口吻直下为男女墓：

四墓上有四季正色者平。春得青平，白在四墓七日死。夏得赤平，黑在四墓四日死。秋得白平，赤在四墓四日死。冬得黑平，黄在四墓者死。四季黄平。青在四墓者死。

《秘要指迷》形证图

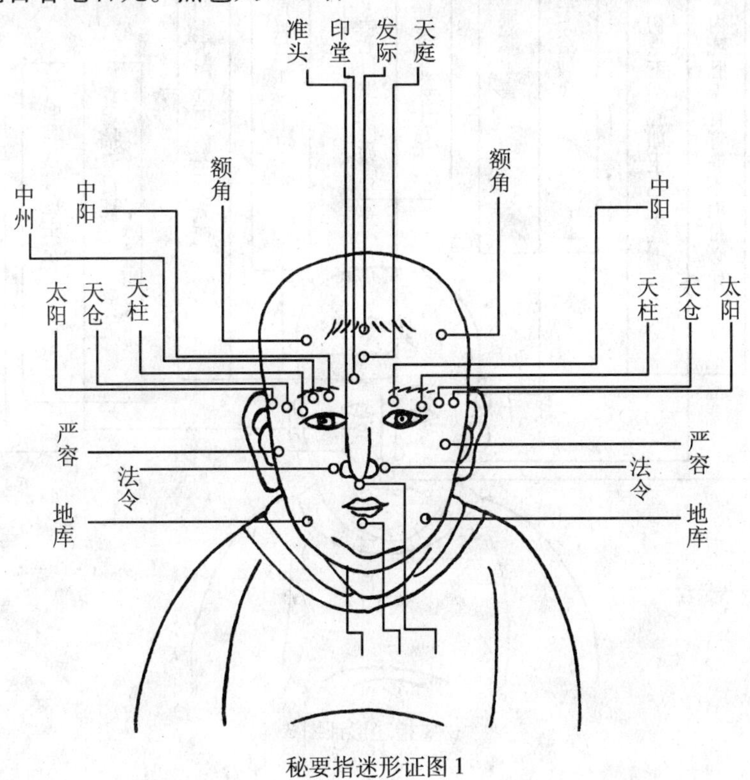

秘要指迷形证图 1

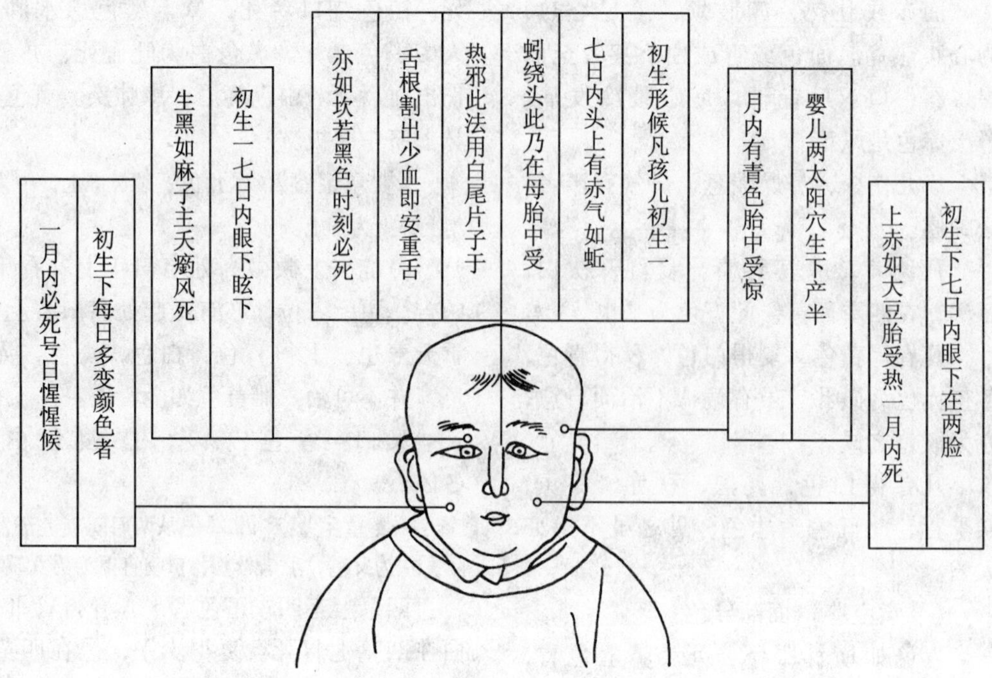

初生下每日多变颜色者
一月内必死号日惺惺候
初生一七日内眼下眩下
生黑如麻子主夭瘸风死
初生形候凡孩儿初生一
七日内头上有赤气如蚯
蚓绕头此乃在母胎中受
热邪此法用白尾片子于
舌根割出少血即安重舌
亦如坎若黑色时刻必死
婴儿两太阳穴生下产半
月内有青色胎中受惊
初生下七日内眼下在两脸
上赤如大豆胎受热一月内死

秘要指迷形证图 2

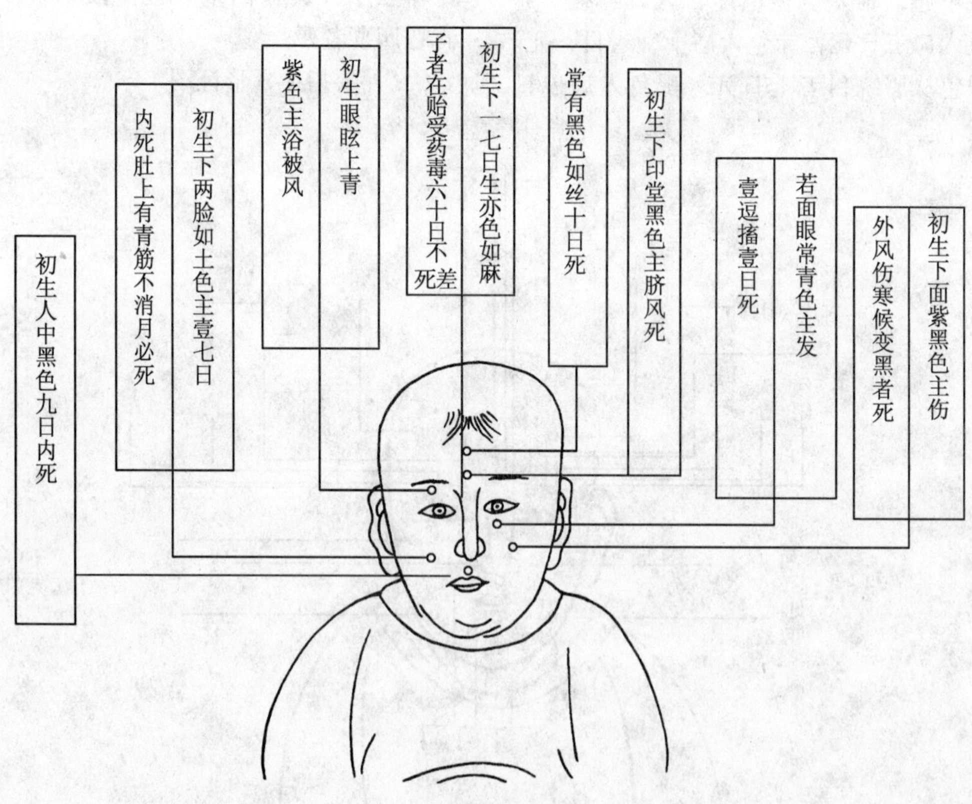

秘要指迷形证图 3

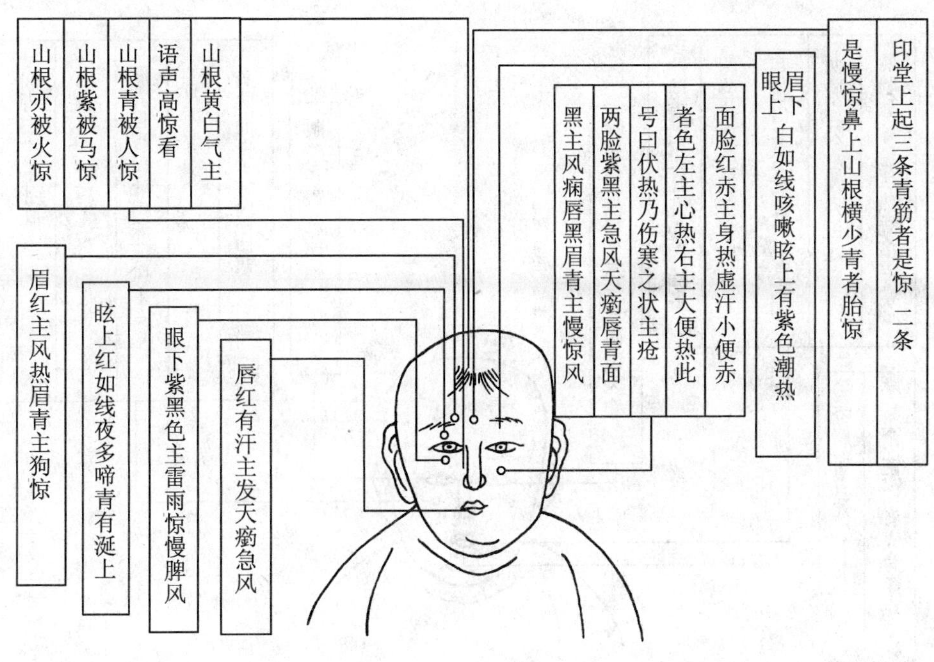
印堂上起三条青筋者是惊 二条
是慢惊鼻上山根横少青者胎惊
眉下眼上白如线咳嗽眩上有紫色潮热
面脸红赤主身热虚汗小便赤
者色左主心热右主大便热此
号曰伏热乃伤寒之状主疮
两脸紫黑主急风天瘸唇青面
黑主风痫唇黑眉青主慢惊风
山根黄白气主
语声高惊看
山根青被人惊
山根紫被马惊
山根亦被火惊
眉红主风热眉青主狗惊
眩上红如线夜多啼青有涎上
眼下紫黑色主雷雨惊慢脾风
唇红有汗主发天瘸急风

秘要指迷形证图 4

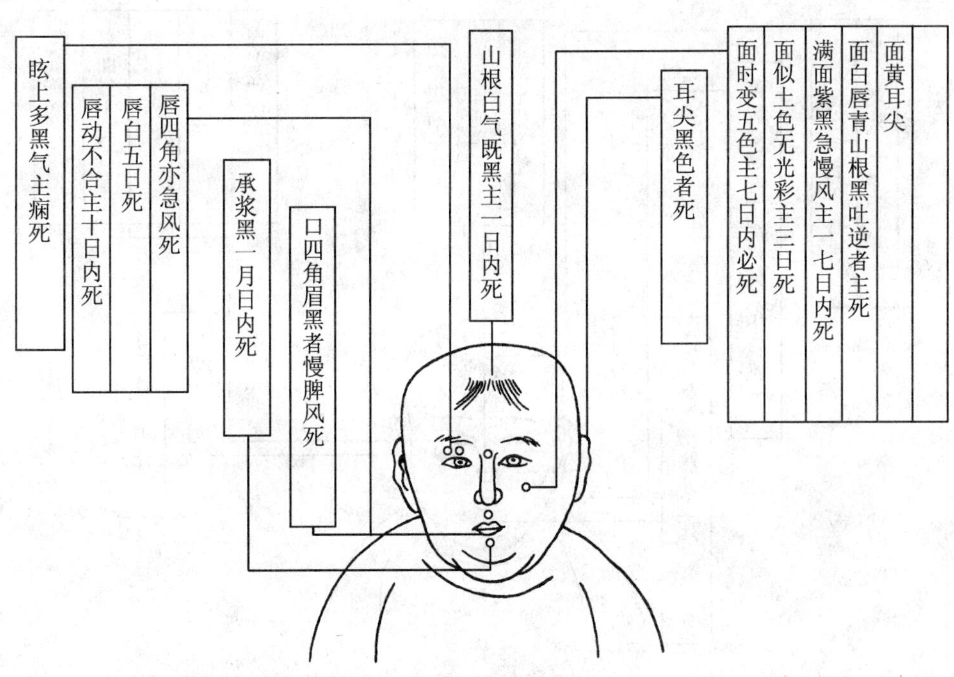
面黄耳尖
面白唇青山根黑吐逆者主死
满面紫黑急慢风主一七日内死
面似土色无光彩主三日死
面时变五色主七日内必死
耳尖黑色者死
山根白气既黑主一日内死
口四角眉黑者慢脾风死
承浆黑一月日内死
唇四角亦急风死
唇白五日死
唇动不合主十日内死
眩上多黑气主痫死

秘要指迷形证图 5

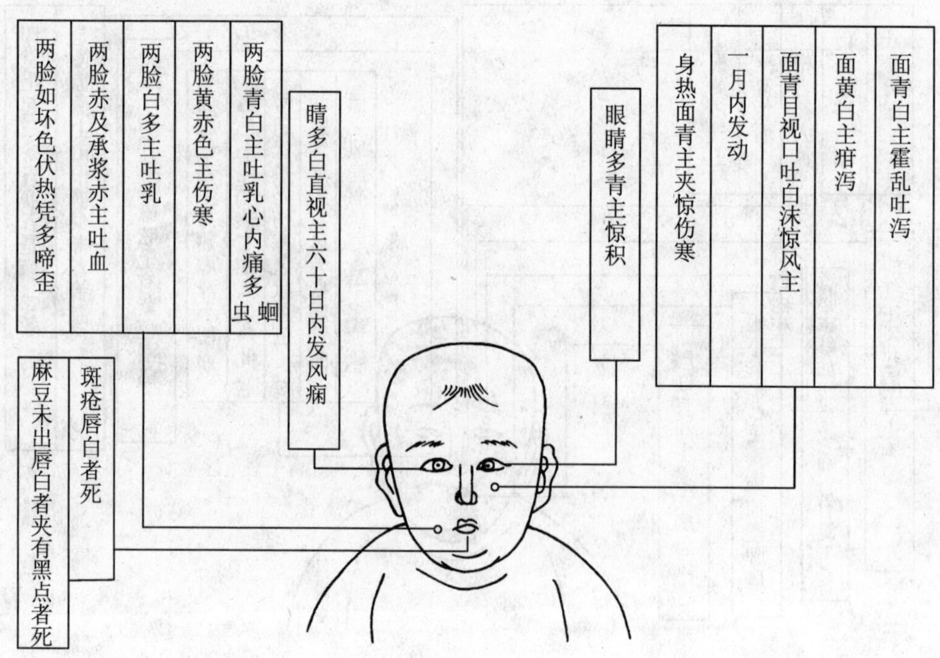

秘要指迷形证图 6

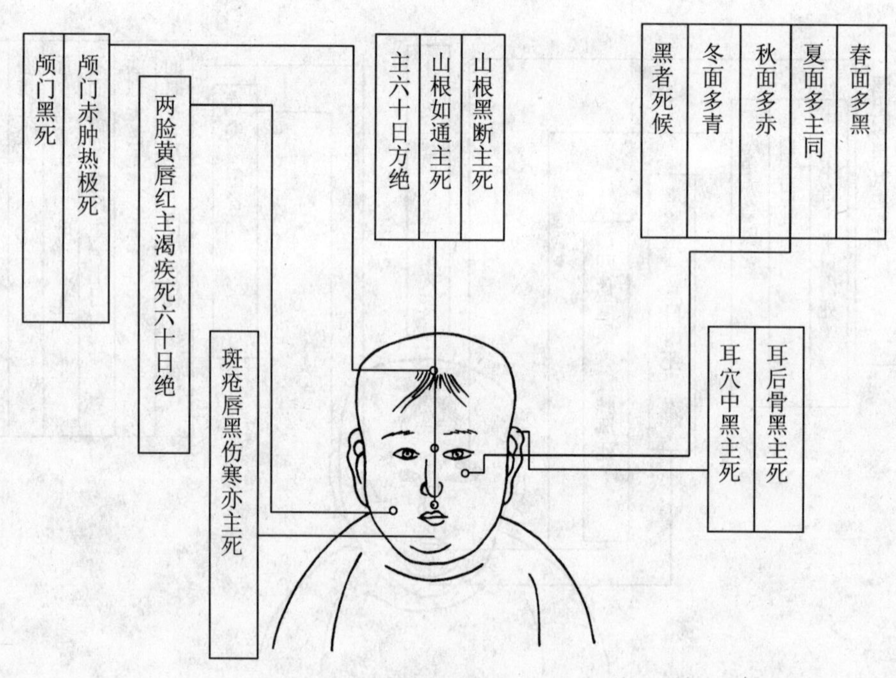

秘要指迷形证图 7

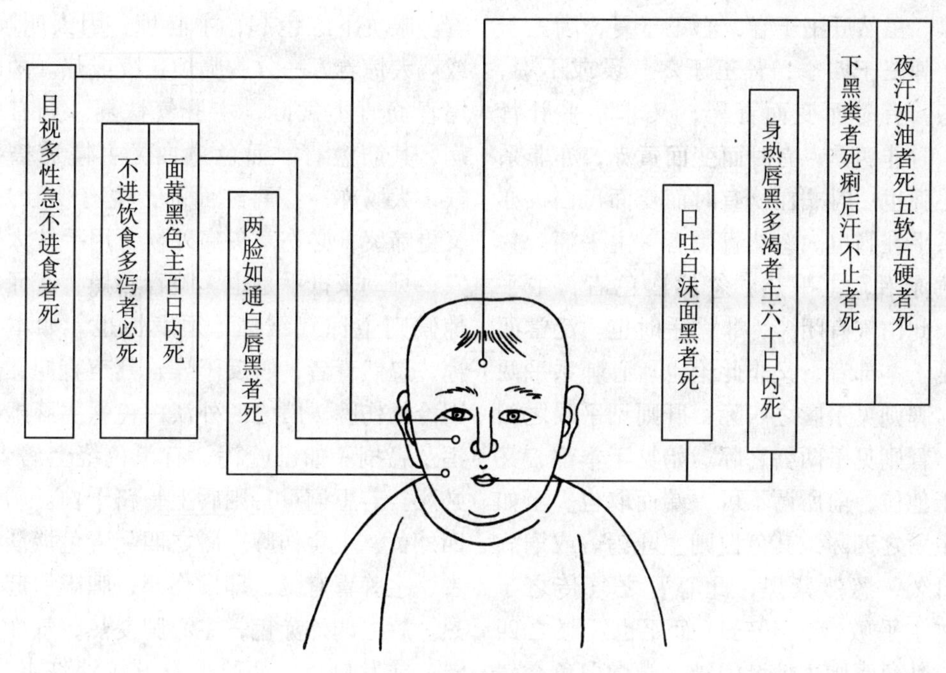

秘要指迷形证图 8

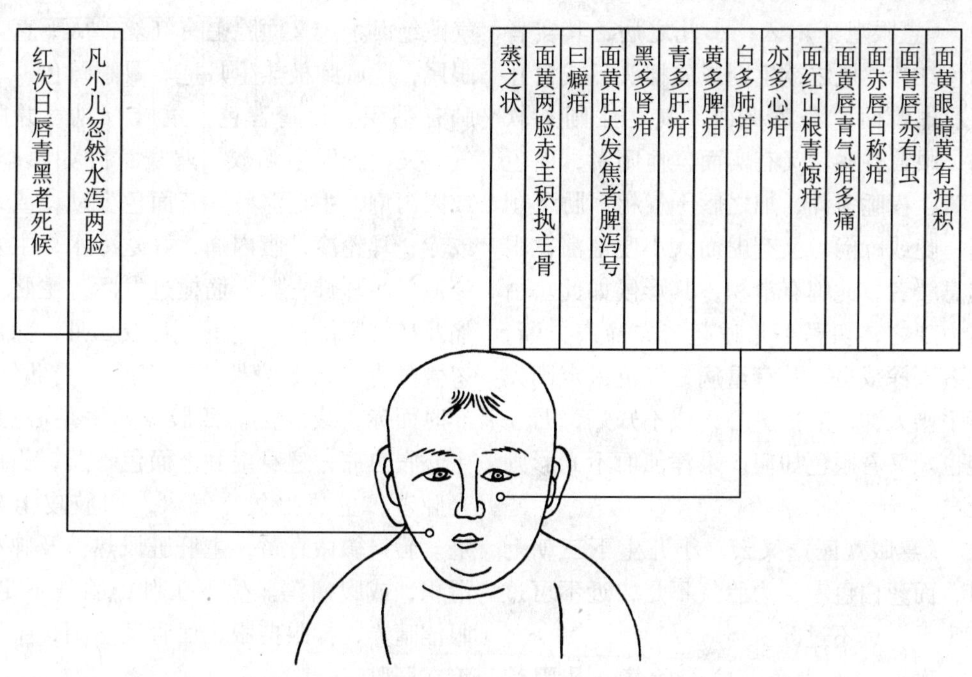

秘要指迷形证图 9

《惠眼观证》云：虚实之状，不拘肥瘠，系乎气色。有肥而气怯，瘠而气壮。怯则色软，壮则色盛。由此观之，五脏之色皆见于面。肝青，心赤，肺白，脾黄，肾黑。虽然肝王于春，心王于夏，肺王于秋，脾王于四季，肾王于冬。设或不春，不冬，有时而变面青黑，又非系乎肝肾也。时非四季，有时而变面黄赤，亦非系乎心脾也。时非在秋有时而变面色白，亦非系乎在肺也。忽然青黑者，主乎痛。忽然黄赤者，主乎热。忽然白色者，主乎冷。此由气有闭滞，非系乎时也。泛常而色见于本部者，又非此论也。心肺系乎两脸，脾则见乎唇之四际，肝则见乎眼之四傍，肾则见乎两鬓之际。始见于本部，又形于他位，前所谓不可一端而取也。至如脾主唇之四际，其色白则主吐泻。或痢病之日久，忽然紫黑，此心肾之气传之于脾，主乎败绝，不三日而死也。眼之四傍，其色青则主惊涎闭结，微微白色交侵则肺之克肝，亦死候也。由是推夫五脏之气遍行于面，不可执一而视也。

《惠眼观证》云：小儿之病，其实者面色红赤，风之欲生则或先摇头，或自扎眼。虚者面色淡黄夹白，气之怯则头软弱，眼目昏昏。又有实而气血闭者，面色青黄，夜睡多汗，加之唇干气粗，胁下刺痛，晚或躁闷。又有虚而大小便涩滞，眼迟息缓者，此脾有滑积，其形候如此。由目力观之，切忌小儿睡起与夫啼声方断，此古人深戒也。凡有重病，气色未定则先将手候太冲，兼掐脚心，或不知病，乃一绝也。又看眼色如何，果浑浊而不光彩则死矣。

《惠眼观证》又云：小儿生下三朝七日，面葱白色者，为胎气不足，近不可过六十日，远不过晬。

寿上一点青色，惊着胎气。凡因惊后，两眼皮上筋起，赤则惊积，青则疳积，红则风积。鼻心红色直上此心热，主发痈疮，或夜啼，睡卧不稳，或热，或痢病。两眉心青气起，主着仆，不然被打惊着。眼坑下红色起，主心惊，因人叫唤，或鸡犬惊着万一，胸膈烦，夜或热。两眼尾青筋直上发际，主肝气怯弱。如有疾病，其筋愈青，面色愈白，主慢惊搐搦候，大肠亦冷。唇红面赤，主有伤壮热，又更啼哭，必伤寒头痛外候，用手按太阳穴，见动来抵手是也。脸青唇黑，若元有惊候则主惊气结痛，须发惊也。如本无惊，忽然青者，唇反干燥，其声直叫，此因冷物伤脾。唇之四外淡白色，主脾虚吐泻及患痢。如已吐泻，有黑色绕上唇者，必死。若患痢重，则唇上一路干白。唇之四外黄，主食伤脾。唇之四际青色淡淡起者，主脾胃有涎，即发伤寒，脾虚引起潮热。唇之四外赤色，主心脾受热，气血壅滞，或发口疮。两脸上有丝纹淡红夹赤，此因肺受热，主嗽或血不潮心，梦多惊叫，睡卧不安。眼坑下青黑色绕转，主肝气败绝涎生。又面脸上有红丝，从下直上眼尾，此心肺极热生丹疮。眼睛黄色，主肺有黏积。眼睛青色，主肺有风气并脾气。又白，即主渴候，遍身黄肿如熟李。或因泻痢，手足浮肿。若面色变动，或青或赤，耳轮冷，腹内痛，好吃冷水，主发疹痘。两耳畔青黑，筋横过发际，主脐下痛及疝气肾吊也。生下一月或二月，面色忽微微青白，偃身哭者，主胎中受邪气。非时面赤，或壮热。四肢烦，手足心热，主心腹热痛，遍身虚肿。面色青黄，头皮光肿者，主热疳候。气入，四肢皮上粟疮。唇口微微青黄，主肝脏风热，及脾有滑积，或腹痛泻。生下头肿，胎气不足。眼涩睛赤，揉眼揩眼，面青黄多泪，主风疳在肝脏。

《惠眼观证》：小儿气色言之难矣。在视之精熟，方知子细。全黄色中有黄而色似乎黯者，唇似微白，主乎疳气。或淡淡黄而青者，主肝脾皆虚，或有潮热，或患泻痢。

小儿疾患须先看脾气，此一脏生病最多，何哉？吃物无度，冷热无节，因而伤损。或泻，或滞，或痢，以致肌肉羸瘦，往往传变于丁奚、哺露。虽二候一同，肚高脚细，头发干枯。但丁奚者，有虫。哺露者，腹高青筋，吃物不变是也。

《惠眼观证》辨形色：大抵气色各随其时而言之，至如淡淡青黄，脾胃虚怯而致。此在春与冬末看之，多患伤寒、疹痘。在秋于夏末观之，多患吐泻、疟痢。盖病有阴阳，各以时候击触而成。此则言其大概无所出也，

宜常记之。

又唇之上一路白，主吐。唇棱上一道白，及唇尖微骞，主痢。唇四际青，主泻。唇下一抹黄，主伤。唇上黑色者，胃气绝，必死。眼下脸赤，主睡不稳，多啼叫。眼白及青，主惊。

《保生论》辨小儿生死形色法：

两眉属木：青色吉，黄色主霍乱。

两眼左太阳，右太阴：黑睛黄主伤寒，白睛黄有积。

两风池气也❶：青色主风候，红色主发热，紫色主吐逆。

印堂：红色主夜啼，青色主溺泻。

寿上、年上：青色主第二次受惊，赤色主泻后发躁，微黄平。

山根：青色主发热生惊，黑色及黄色甚者主死。

人中：黑色主蛔虫咬心，患久，人中缩者主死。

承浆地阁：黄色主霍乱，黑色主风雨惊，赤色主痢血。

正口：红黄色平，白色脾绝，黑色绕口主死。

两颐：黑色主滞颐疾，赤色主斑疮眼。

两颊：赤色主伤寒，右赤色肺脏热，主生喘，左赤色心脏热，口生疮。

两金匮：青色第三次惊，主生风候。

两耳前：青色主惊。

两太阳穴：青色第一次惊。红色主血淋。

两颧：赤色主五脏皆有热，赤色连耳入目，七日亡。

黑色绕口者，二日亡。黑色从眉入目者，当日亡。鼻干黑色者，二日亡。

眉青目黄者，必亡。面黑唇红者，必亡。眉青唇黑不食者，必亡。

《庄氏家传》察小儿气色候：

凡察小儿气色，先安定自己神色，勿令散乱，兼忌孩儿初睡起及啼哭声未绝，并未可察视。

面青，肝病。赤色，心病。白色，肺病。黄色，脾病。黑色，肾病。两目青色，主肝风惊痫。两耳前后黑，主肾热，风虚多啼，不得睡。两目赤色，主肝脏积热。左额上有丹丝红纹，心积热。右额上白色，肺邪干心。右额上白色，肺脏邪热。左颊上赤者，肝热。右颊赤者，肾积热。口四畔黄如橘，脾积热。口四畔青色，兼有青筋，主惊。口四畔白色，荣卫气滞。两目黄，主积食不化、疳、蛔。人中左右两傍黄，主胃逆。面青，愁思客忤觉惊。人中青者，主下痢。面赤红，主伤寒。面赤头热清涕，伤寒疹痘疮。面青，两鼻下赤，主盗汗，伏冷，阴证。面非时红，或红，或赤变移者，主时中受邪惊。面黄，两额微赤，主惊疳。面青黄，鼻痒，目昏者，风疳。眼上赤色，啼叫用力，吐乳不受，手足冷者，死。眼下青色，如横针者，死。黑色从眉绕目者，七日死。

长沙医者毛彬传面部察色：

黑色发于年寿，惊气伏脾。或射风

---

❶ 气也：原作大字正文，当系传写之讹。

池，肝生风逆。或连气池，大肠冷滑。印堂黑，耳花黑，皆死候也。余部皆心不调，但顺荣卫，别观所定处。

赤色发于颧上，心脏伏热。或连气池，伤寒之候。风池上作轮，急惊将起。或于年寿上见赤，是心脾极热，口内生疮。或脸上赤，胃热，或生干逆，或吐蛔虫。或上冲印堂，下达颐门，皆不好也。

青色发于风池者，肝虚风候。下绕气池，吐痢日久。或当年寿，上冲印堂上下，伤寒夹惊之候。当文武之台入眼，慢惊风起。颐门久见者，皆久积痞气。

黄色发于颐门，脾虚疳积。年寿上黄，大肠冷。有黄到准头，脱肛。风池黄，脾风将起。气池黄，胃弱困重生蛔。脸堂上下黄，脾困之候。或年寿、印堂黄，皆吐泻脾虚也。黄绕金匮、承浆，脾毒积痢候。

白色发人中，或如缣素之垂雪，当人中止者，初变蒸也。当风气二池，皆肺壅咳嗽。或文武二台上气滞，多成积泻。或人中直上到寿上，肺疳将甚也。

面部皆青，肝绝。皆赤，心绝。皆黄，脾绝。皆白，肺绝。皆黑，肾绝。

心绝，舌缩，鱼口。肾绝，筋拘，逆冷。脾绝，胃逆，谷不化。肺绝，喘促，脱肛。肝绝，搐搦，生涎。并死候也。

治病[1]要法第十

唐孙真人《玉关要诀》：

风盛之脉须与解之。惊热之脉须与利之。伤冷之脉须与温之。积聚之脉一云积热。须与下之。或虚中有积热，先与利热，后与治虚。热里有虚，先与补虚，然后退热，次调胃气，即无误矣。

《惠眼观证》论治病：

夫惊啼者，皆因滞，风热在心，恐生其涎，必当取下。夫惊热，但治脾惊，化心下涎，必自安也。夫疳热者，皆伤脾胃，受积传邪心肾，必先解邪热，次服疳药。夫惊泻者，必当匀气。夫伤寒者，微微用汤解表里。夫疳有五种，在意消息。

若麻痘已出，不可冷药过多，或成泻痢，或使毒气不出，杀人。若麻痘未出，则宜解之。若霍乱，皆因胃气不顺。若三岁，目忽然而闭，乃成肝疳，煮肝散子服之。

凡小儿取积药，便下匀气汤随之，乃不损小儿。

《惠眼观证》又云：调治小儿之法，当须慎护肾胃气也。缘小儿未有天癸之旺而常依四时也。胃气一虚，病皆滋长，轻者至重，重者必死，此决然之理也。观今医者，不深念虑，而云小儿纯阳之气。凡有疾病须当疏下，是以世之为医者执此而妄资疏泄，因此而死毙者不可胜纪，良可叹也。虽然疏下在乎审谛而不可过，调理小儿之要也。今夫五脏生病自有阴阳，在脏为阴，在腑为阳。为阴者，为阴邪所中，慢惊、吐泻、疟、痢之病是也。为阳者，为阳邪所中，急风、伤寒、疹痘之病是也。然阴阳之气相感而动，以阳感阳，以阴感阴。阳或未动，待阴而动。阴或未动，待阳而动者有之矣。冬末春初，多患伤寒疹痘，是其阳病感阳而动也。夏末秋初，多患吐泻、疟痢，是其阴病感阴而动也。误或冬末春初，患一惊候，与之化涎，未与之下，迁延至秋，其发则慢，是阳病积之为阴，是感阴而动也。秋末冬初，患一惊候，不与下涎，至春气之盛激触而发，是其阴病待阳而动也。由此推之，调理小儿在乎壮阴阳，识虚实。凡有一病，知之于未然之前，能审知实则生风，虚则气怯，乃善矣。

---

[1] 治病：二字原倒。据本书目录乙正。

《联珠》论小儿五虚不治：谓病久而虚，五者或肿也。

手心肿、脐中肿、脚心肿、肾阴肿、舌头肿。

小儿五硬不治：

心硬啼无泪、头硬、手硬、脚硬、背硬。

小儿五软不治：

手软、项软、脚软、腰软、背软。

又歌曰：

小儿不与大人同，得病多由惊热风。

先治心神次除热，脉宜紧数及浮洪。

长沙医者毛彬集入室生死候：

有候小儿定脉部，左臂为肝上为肺。

对面为心并晓然，脾病只看见勾睡。

肾病夜间不发作，急死之候将口约。

忽然吐出冷顽涎，如此徒劳下良药。

声细声嘶气血衰，昏昏不语太难医。

狂言不认人形状，气满胸中也可悲。

久患唇红不可医，惊来眼慢勿相窥。

睛青颊赤耳花黑，发直鸦声怕乱啼。

手若无纹舌须黑，鼻头浑黑口双垂。

昏昏只睡不开眼，便是神仙难救之。

卷第四

形初保者　凡二十二门

小儿胎教第一

《圣济经·原化篇·扶真翼正章》曰：泥在钧，金在熔，惟陶冶所成。子之在母，岂无待而然耶？盖专精孕气，大钧赋形，有人之形，不能无人之情。彼其视听言动，好憎欲恶，虽冥于隐默之中，而美恶特未定也。善母道者，引而发之。若为之训迪，若为之挑达，彼将因物而迁，因形而革。有不期然而然者，故示以贤人君子，使之知所以好德，示以礼法度数，使之知所以制心。扬之以声音之和，则若琴瑟钟鼓者，欲其厌足于耳。作之以刚毅之气，则若犀象军旅者，欲其感动于目。观圭璧珠玉则取。夫阴阳之至精，诵诗书箴诫则取。夫言语之至正，以至调心神，和情性，戒喜怒，节嗜欲，是皆因物随感，有益于得者也。若乃人有残废，物有丑恶，鸟兽之有毒怪者，则欲其勿见。若形有不全，割有不正，味有异常者，则欲其勿食。是又防闲忌慎，无所不用其至。夫其在母也如此，则居然而生明智，面忠厚端庄而好德，美好而寿考，无足怪矣！是谓外象而内感也。昔大任之妊文王，目不视恶色，耳不听淫声，口不出傲言，而世传胎教者以此。《圣惠》论曰：至精才遇，一气方凝，始受胞胎，渐成形质。子在胎内，随母听闻，所以圣贤传乎胎教。凡妊娠之后，才及月余，则须行坐端严，性情和乐，常处静室，多听美言。令人讲读诗书，陈说礼乐，玩弄珠玉，按习丝篁。耳不入其非言，目不观于恶事，如此则男女福寿，敦厚忠孝自全。若亏此仪，则男女或多狼戾及寿不长。斯乃圣人胎教之道。为人父母，可不行乎？

小儿初生将护法第二

《圣济经·慈幼篇·保卫鞠育章》曰：五行孕秀，有春夏秋冬异宜者，五形有殊相也。阴阳委和，有筋骨气血不同者，五态有殊气也。夫始生而蒙冲和均，禀五行阴阳形态潜异。盖母气胎育，有盛衰虚实，其在子也，因有刚柔勇怯之异。是以婴儿初举，污秽欲其荡涤，不足欲其辅翼，冲和欲其保全。如恶血未纳，拭以绵指，吞而在胸膈者，吐以甘草。入而在腹中者，利以黄连、汞粉。皆所以革污秽也。啼声不发，呵脐以温之，甚者灸焫以攻之，皆所以助不足也。卫颅囟之天，杜风池之邪，浴之以通血脉，哺之以助谷神，皆所以养冲和也。三者保子之常法。然同为吐利，而吐利有轻重。同为灸焫，而灸焫有多寡。或先吐利，必使污秽毕除。或先灸焫，必使疾疢不作。然后真气自育。彼其缓急先后之序，随时变通，不可泥于一曲也。前世之书，执小儿气盛之论者，不知阳中有阴而专于吐利。执河北关中地寒之论者，不知南北之异而专于灸焫。或以谓六岁为儿，而婴孺之病无承据，不知荣卫血气有生皆全也。或以谓小儿脉候多端，与老壮有殊，不知脏腑呼吸有形皆同也。通识之士，必察刚柔勇怯之所以异，视其污秽，无惮于吐利。视其虚弱，无惮于灸焫。审乎五形，适以寒温之宜。审乎五态，导以阴阳之平。病之轻重缓急，随证以治之，不必蔽于难治也。脉之长短迟速。因形以别之，不必拘于至数也。明乎此，则慈幼之道其庶乎！

《巢氏病源》：小儿始生，肌肤未成，不可暖衣，暖衣则令筋骨缓弱。宜时见风日，若都不见风日，则令肌肤脆软，便易损伤。皆当以故絮著衣、莫用新绵也。天和暖无风之时，令母将抱日中嬉戏，数见风日则血凝气刚，肌肉硬密，堪耐风寒，不致疾病。若常藏在帏帐之内，重衣温暖，譬如阴地之草木，不见风日，软脆不任风寒。又当薄衣，薄衣之法，当从秋习之，不可以春夏卒减其衣，不则令中风寒。从秋习之，以渐稍寒，如此则必耐寒，冬月但当着两薄襦一复裳耳。非不忍见其寒，适当佳耳；爱而暖之，适所以害也。又当消息无令汗出，汗出则致虚损，便受风寒。昼夜寤寐，皆当慎之。其饮食哺乳不能无痰癖，常当节适乳哺。若微不进，切当将护之。凡不能进乳哺，则宜下之，如此则终不致寒热也。又小儿始生，生气尚盛，无有虚劳，微恶则须下之。所损不足言，及其愈病则致深益。若不时下则成大疾，疾成则难治矣。其冬月下之难将护，然有疾者不可不下。夏月下之后，腹中常当小胀满，故当节哺乳将护之。数日间又哺，哺之当令多少有常剂。儿稍大，食哺亦当稍增。若减少者，此是腹中已有小不调也，便当微将药，勿复哺之。但当乳之，甚者十许日，轻者五六日，自当如常。若都不肯食哺，而但饮乳者，此是有癖，为疾重，要当下之。不可不下，不下则致寒热，或吐而发痫，或致下痢，此皆病重，不早下之所为也，则难治。先治其轻时，儿不耗损而病速除矣。小儿所以少病痫者，其母怀娠时时劳役，运动骨血则气强，胎养盛故也。若侍御多，血气微，胎养弱，则儿软脆易伤，故多病痫。儿皆须着帽，项衣取燥，菊花为枕枕之。儿母乳儿三时摸儿项风池，若壮热者，即须熨，使微汗。微汗不差，便灸两风池及背第三椎、第五椎、第七椎、第九椎两边各二壮，与风池凡为十壮。一岁儿七壮，儿大者以意节度，增壮数可至三十壮。惟风池特令多，十岁以上可百壮。小儿常须慎护风池。谚云：戒养小儿，慎护风池。风池在颈项筋两辕之边，有病乃治之。疾微，慎不欲妄针灸，亦不用辄吐下。《圣惠》乃云：立夏后疾，慎不欲妄针灸，亦不欲辄吐下。所以然者，针灸伤经络，吐下动腑脏故也。但当以除热汤浴之，除热散粉之，除热赤膏摩之，又以脐中膏涂之，令儿在凉处。勿禁水浆，常以新水洗。新生无疾，慎不可逆针灸。逆针灸则忍痛动经脉，因喜成痫。河洛间土地多寒，儿喜病痉。其俗生儿三日，喜逆灸以防之，又灸颊以防噤。有噤者，舌下脉急，牙车筋急。其土地寒，皆决舌下去血，灸颊以治噤。江东地温，无此疾。古方既传有逆针灸之法，今人不详南北之殊，便按方用之，多害于小儿。是以田舍小儿，任自然皆得无此夭。又云：春夏决定不得下，小儿所以尔者，小儿腑脏之气软弱，易虚易实。下则下焦必虚益，上焦则热，热则增痰，痰则成病，自非当病不可不下也。《千金翼》、

《圣惠》及诸家方书皆以此为宗本，其议论略，有不同者皆见于后。

《千金》论：生儿宜用其父故衣裹之，生女宜以其母故衣，皆勿用新帛为善。《圣惠》云：新绫绢衣。不可令衣过厚。《千金翼》又于厚字下有一热字。令儿伤皮肤，害血脉，发杂疮而黄。儿衣绵帛特忌厚热，慎之慎之。

《圣惠》论：凡小儿一期之内，造儿衣裳，皆须用故绵及故帛为之，不得以绵衣盖于头面。冬天可以木合衣盖头，夏日宜用单衣，皆不得著面，及乳母口鼻吹着儿囟。凡绵衣不得太厚及用新绵，令儿壮热，或即发痫，特宜慎之也。

《圣惠》论：凡儿匍匐以后。逢物即吃，奶母虽至细意，必亦不能尽觉。春夏必饮滞水冷物，至秋初便皆疾作。初则多啼不食，或好伏地，面色青黄，或时腹痛，既不解说，惟反拗多啼。或逢水浆便吃，不可制止。或睡中惊啼，或大便秘涩。常人惟知与红雪钩藤饮子，此二药终日在口，然自不见其效。况腹中滞结已多，冷热冲击颇久，二药何能排去？所以得秋气风吹着背心脚心，便成疟痢。庸医与冷药则伤滑不禁，与涩药则气壅不行。伤损脏腑，益令不食，遂使虚热冲上，面黄发焦，滞恶在内，手足如火，自然风水横溢，四肢便肿。如此将养，十无一存。但每经春夏，不问有病无病，便须与四味饮子，多不三四剂，即康强也。《葛氏肘后》同，方见温壮门。

《婴孺》论：凡儿所以风者，衣暖汗出，风因而入也。

张涣论：婴儿生后两满月，即目瞳子成，能笑识人。乳母不得令生人抱之，及不令见非常之物。百晬任脉生，能反复，乳母当存节喜怒，适其寒温。半晬尻骨已成，乳母当教儿学坐。二百日外掌骨成，乳母当教儿地上匍匐。三百日膑骨成，乳母当教儿独立。周晬膝骨已成，乳母当教儿行步。上件并是定法，盖世之人不能如法存节，往往抱儿过时，损伤筋骨，切宜慎之为吉。

张涣论：婴儿冬月，但当着夹衣及衲衣之类，极寒即渐加以旧绵。人家多爱子，乃以绵衣过厚，适所以为害也。

张涣论：婴儿须看禀受，南北之殊，用药盖地土寒温不同，此古人之最为慎也。

《婴童宝鉴》论：孩子春勿覆顶裹足，致阳气亡出，故多发热。衣物夜露，多生天瘹。三岁之中，勿太饱，勿太饥，卧须覆肚，食须饮水浆。若能如此者，则子少患而无夭伤矣。

《万全方》论：田舍妇人产育，皆不知小儿初生将护之法，所养有绝无他疾者。譬之凡草凡木生于深山大泽之中，容易合抱。至于奇材异果，纵加倍壅，间有不秀实者，此岂贵贱之理有异哉？盖天之于物，出于自然。古人亦云：小儿始生，肌肉未成，不可暖衣，即令筋骨缓弱。宜见风日，若都不见风日，即令肌肤脆软，便易伤损。皆以絮著衣，内勿用新绵。天气和暖无风之时，令乳母抱儿日中嬉戏，数见风日，即血凝气刚，肌肉硬密，堪耐风寒。以田舍小儿较之，此说尤长。

《颅囟经》治小儿初生日。与平和饮子

人参　茯苓　甘草炙　升麻以上各一分

上以水一白盏，煎至一合半。已来时时与之，乳母忌油腻。满月及百晬已来加之。临时冷，加白术，热加硝，各半钱。

《海药》按：《仙传》小儿方

上烧降真香，或引鹤降，醮星辰烧此香，甚为第一度箓烧之，功力极验。小儿带之能辟邪恶之气也。

《别说》小儿方

上柳絮贴灸疮良，飞入浴水，于阴暗处为浮萍，尝以器盛水置絮其中，数日覆之。即或又多积，可以捍作毡，以代羊毛，极柔软，宜与小儿卧益佳，以性凉也。

《本草》小儿方

上白油麻与乳母食，其孩子永不病生。若久热，可作饮汁服之。停久者，发霍乱客食，抽人肌肉。

《秘要指迷》：婴儿初生三日，乃令母服顺气药及煎人参汤方。

上用人参、甘草煎汤与母服，随奶乳下与婴儿饮，先洗尽胎肠恶物。如母服药乃须温暖，味不可冷热相反，则令儿有病生。又凡婴儿初生，尝以句[1]气汤散服一匕，日外但服无虑。

《千金》灸法：凡新生儿七日以上，周年以还，灸不过七壮，炷如雀屎大。

择乳母法第三 下乳、吹奶附

《千金》论：乳母者，其血气为乳汁也。五情善恶，悉是血气所生也。其乳儿者，皆宜慎于喜怒，夫乳母形色所宜，其候甚多，不可求备。但取不胡臭、瘿瘘、气嗽、㾦疥、痴癃、白秃、疬疡、沈唇、耳聋、齆鼻、癫痫无此等疾者，便可饮儿也。师见其故灸瘢，便知其先疾之源也。

《千金》治乳无汁方

石钟乳四两　漏芦三两　通草　栝楼根各五两　甘草二两，炙。一方不用

上五味㕮咀，以水一斗，煮取三升，分三服。一云：用瓜蒌实一枚。

《千金》又方

右母猪蹄一具粗切，以水二斗煮熟，得五六升，汁饮之。不出更作。

《千金》又方

猪蹄二枚，熟炙，槌碎　通草八两，细切

上二味，以清酒一斗浸之，稍稍饮尽，不出更作。《外台》：猪蹄不炙，以水一斗，煮取四升，入酒四升更煮，饮之佳

《千金》又方

上栝楼根切一升，酒四升煮三沸，去滓，分三服。

《千金》又方

上栝楼取子，尚青色大者一枚，熟捣，以白酒一斗，煮取四升，去滓，温服一升，日三。黄色小者，用二枚亦好。

《千金》又方

石钟乳　通草各一两　漏芦半两　桂心　甘草炙　栝蒌根各六铢

上六味治下筛，酒服方寸匕，日三，最验。

《千金》又方

石钟乳　漏芦各二两

上二味治下筛，饮服方寸匕，即下。

《千金》又方

上烧鲤鱼头末，酒服三指撮。

《千金》又方

上烧死鼠作屑，酒服方寸匕，日三立下。勿令知。

《千金》又方

上用土瓜根治下筛，服半钱匕，日三。乳如流水。

《千金翼》治妇人乳无汁。钟乳汤方

钟乳　白石脂　硝石各一分　通草　生桔梗各半分

---

[1] 句：疑当作“匀”。

上五味㕮咀，以水五升，煮三上三下，余一升，去滓，内硝石烊，绞，服无多少。若小儿不能乳，大人嗍之。

《千金翼》治妇人乳无汁。漏芦汤方

漏芦　通草各二两　钟乳一两　黍米一升

上四味㕮咀，黍米宿渍，揩挞取汁三升，煮药三沸，去滓饮之，日三服。

《千金翼》治妇人下乳汁。鲫鱼汤方

鲫鱼长七寸　猪肪半斤　漏芦　钟乳各二两

上四味㕮咀，药切，猪肪、鱼不须洗，清酒一斗二升合煮，鱼熟药成，去滓，适寒温，分五服即乳下，良。饮其间相去须臾一饮，令药力相及。

《千金翼》又方

通草　钟乳　瓜蒌实　漏芦各三两

上四味㕮咀，以水一斗，煮取三升，去滓，饮一升，日三服。

《千金翼》又方

通草　钟乳各四两

上二味切，以酒五升渍一宿，明旦煮沸，去滓，服一升，日三服。夏冷服，冬温服之。

《千金翼》又方

上用石膏四两，碎，以水二升煮三沸，稍稍服，一日令尽。

《千金翼》又方

上用鬼箭五两，切，以水六升，煮取四升，一服八合，日三服。亦可烧灰，水服方寸匕。

《千金翼》治妇人乳无汁。鼠肉臛方

鼠肉五两　羊肉四两　獐肉半斤

上三味作臛，勿令疾者知之。

《千金翼》治妇人产后下乳。鲍鱼大麻子羹方

鲍鱼肉三斤　麻子仁一升

上二味，与盐、豉、葱作羹，任意食之。

《千金翼》又方

通草　钟乳

上二味等分，捣，筛作面。粥服方寸匕，日三服。百日后，可兼养两儿。通草横心白者是，勿取羊桃根、色黄者无益。

《千金翼》又方

麦门冬去心　钟乳　瓜蒌理石

上四味等分，捣、筛。空腹酒服方寸匕，日三服。

《千金翼》又方

漏芦三分　钟乳　栝楼根各五分　蛴螬三合

上四味捣、筛。先食糖水，服方寸匕，日三服。

《千金翼》方

栝楼根三两　钟乳四两　漏芦　滑石　通草各二两　白头翁一两

上六味捣、筛为散。酒服方寸匕，日再服。

《千金翼》又方

钟乳　通草各五分　云母二两半　甘草一两，炙　屋上败草二把，烧作灰

上五味捣，筛为散。食后，以温漏芦水服方寸匕，日三服，乳下为度。

《千金翼》又方

麦门冬去心　钟乳　通草　理石　干地黄　土瓜根　蛴螬并等份

七味捣，筛为散。食后酒服方寸匕，日三服。

《张氏家传》通奶方

上以木通为散，葱酒调下。

《张氏家传》黄金散　治妇人一切奶疾。中年者为胃虚血衰所致。年少者多因产后卧失将息，喜怒，食物所致。或因小儿食乳吹哑，令痛痒无时，未破者曰痈，既破者曰漏，甚非小疾。若误

用药，便成大患，急须治之方。

上用陈橘皮不以多少，汤浸，洗拣净，用黄明者于新瓦上慢慢磨去白，令薄，后用水净洗，沥干切细，用麦麸拌和，入铫子内炒。火须文武火，候香熟黄色，于地上摊出火毒，筛去麸，碾为细末，入好麝香少许，以薄纸裹于男子怀中，贴一复时，童男尤佳。每服二钱至三钱，无灰酒调下。就患处一壁卧，令睡良久，再一服。候燥痒生瘾疹便散破者，便合极患者，不过三服。

乳儿法第四

《颅囟经》：孩子或夏中热时，因乳母沐浴多使冷水，奶得冷气，血脉皆伏，见孩子气未定便与奶，使孩子多胃毒及赤白两般恶痢，此乃是奶母之过也。凡浴后可令定息良久，候气定熟揉与之，即令无患。

《千金》论：凡乳儿不欲太饱，饱则呕吐，每候儿吐者，乳太饱也。以空乳乳之即消，日四乳儿。若脐未愈，乳儿太饱，令风中脐也。夏不去热乳，令儿呕逆。冬不去寒乳，令儿咳痢。母新房以乳儿，令儿羸瘦，交胫不能行。母有热以乳儿，《千金翼》云：母患热以乳儿。令变黄不能食。母怒以乳儿，令喜惊发气疝，又令上气癫狂。母新吐下以乳儿，令虚羸。母醉以乳儿，令身热腹满。凡乳母乳儿，当先极挼，散其热气，勿令汁奔出令儿噎，辄夺其乳，令得息息，已复乳之。如是十返五返，视儿饥饱节度，知一日中儿乳而足以为常，又常捉去宿乳。儿若卧，乳母当以臂枕之，令乳与儿头平乃乳之，令儿不噎。母欲寐则夺其乳，恐填口鼻，又不知饥饱也。

《圣惠》论：凡为乳母，皆有节度。如不禁忌，即令孩子百病并生。如是自晓摄调，可致孩子无疾长寿。是以春夏切不得冲热哺孩子，必发热疳并呕逆。秋冬勿以冷乳哺孩子，必令腹胀羸瘦。乳母嗔怒次[1]不得哺孩子，必患狂邪。乳母醉后，不得哺孩子，必患惊痫、天瘹、急风等病。如母有娠，不得哺孩子，必患胎黄及脊疳。乳母有疾，不得哺孩子，必患癫痫风病。乳母吐后，不得哺孩子，必令呕逆羸瘦。乳母伤饱，不得哺孩子，必致多热喘急。诸书并取此三书以为说，别无异论。

《婴孺》云：凡儿生一日至七日，取乳一合，分作三服。二十日至三十日，以三合为三服。生八日至十五日，取一合半为三服。生三十日至四十日，以至五合为三服。生十六日至二十日，取二合为三服。四十日以上，方法准此为率，节级加减。

《婴童宝鉴》云：凡乳母饮酒淫泆，勿饲儿乳，令发霍不治。

钱乙乌药散　治乳母冷热不和，及心腹时痛，或水泻、或乳不好。

天台乌药　香附子破，用白者　高良姜　赤芍药各等分

上为末。每服一大钱，水一盏，同煎六分温服。如心腹疼痛，入酒煎。水泻，米饮调下，无时。

《庄氏家传》治乳母体热，令小儿黄瘦。姜黄散方：

姜黄　人参去芦头　陈橘皮

上件等分为粗末。每服一钱，水一盏，煎至六分，去滓温服，日只一服。

乳母杂忌慎法第五

《圣济经·慈幼篇·乳哺襁褓章》

[1] 次：疑作“后”。

曰：人之初生，胃气未固，肤革未成，乳饮易伤，风邪易入。乳哺欲其有节，襁褓欲其有宜，则达其饥饱，察其强弱，适其襛薄，循其寒燠者，盖有道矣。是以论乳者，夏不欲热，热则致呕逆。冬不欲寒，寒则致咳痢。母不欲怒，怒则令上气癫狂。母不欲醉，醉则令身热腹满。母方吐下而乳，则致虚羸。母有积热而乳，则变黄不能食。新房而乳，则瘦悴交胫不能行。论襁褓者，衣欲旧帛，绵欲故絮，非惟恶于新袄❶也，亦资父母之余气，以致养焉。重衣温厚，帏帐周密，则减损之。苟为不然，伤皮肤，害血脉，疮疡发黄，是生多疾，皆不可不察也。然论乳者，又有用哺之法，盖哺所以赖谷气也。始生三日用饮，过三日用哺，哺之多少，量日以为则，如是则五脏得所养而胃气壮矣。论襁褓者，又有去寒就温之法，方大和无风之时，携持保抱嬉戏日中，如是则血凝气刚，骨骼成就。观夫阴地草木，以其不历风日，故盛夏柔脆，未秋摇落而鲜克有立，况于人乎！圣人论：食饮有节，起居有常。矧婴儿者，其肉脆，其血少，其气弱，乳哺襁褓，庸可忽诸。

《颅囟经》：师巫烧钱，乳母须预祝之。勿令着水喷儿，皆令惊热入心，转成患害，切细慎之。

《葛氏肘后》：小儿新生十岁，衣被不可露，慎之慎之。大方具说其事，畏鸟获，鸟取儿。

《圣惠》论：乳母忌食诸豆及酱、热面、韭、蒜、萝卜等。可与宿煮羊肉、鹿肉、野鸡，雁、鸭、鲫鱼、葱、韭、蔓菁、莴苣、菠薐、青麦、莙达、冬瓜等食。若儿患痟，即不得食羊肉及鱼，又不得油腻手绷裹及抱儿，又不得以火炙襁褓，热时便与儿着，令孩子染热病，始终须慎。大底冬中切宜戒之。若天大寒，以火炙衣被，且抛向地上良久，热挼之冷热得所，即与孩子绷之无妨。如乳母有夫，不能谨卓者，切须防备。傥新有过犯，气息未定，便即乳儿者，必能杀儿。未满月内，所驱使人，亦不得令有所犯到于儿前，恶气触儿，儿若得疾，必难救疗也。

哺儿法第六

《葛氏肘后》：小儿新生三日，应开腹助谷神。碎米浓作汁，饮如乳酪，与儿大豆许数令咽之，频与三豆许，三、七日可与哺，慎不得取。次与杂药红雪少少得也。《千金》亦有此说。又云：止日三与之，满七日，可与哺也。

《千金》云：儿生十日始哺如枣核，二十日倍之，五十日如弹丸，《圣惠》云：二十日。百日如枣，若乳汁少，不得从此法，当用意小增之。若二十日而哺者，令儿无疾。儿哺早者，儿不胜谷气，令生病，头面身体喜生疮，愈而复发，令儿尫弱难养。三十日后，虽哺勿多。若不嗜食，勿强与之。强与之不消，复生疾病。哺乳不进者，腹中皆有痰癖也。当以四物紫丸微下之。方见变蒸门。节哺乳，数日便自愈。小儿微寒热，亦当尔利之，要当下之，然后乃差。

《千金翼》：凡小儿不能哺乳，当服紫丸下之。

《千金翼》：小儿生满三十日，乃当哺之。若早哺之，儿不胜谷气，令儿多肉耗。

姚和众云：小儿初生七日，助谷神以导达肠胃，研粟米煮粥饮，厚薄如乳，

---

❶ 袄：原作“燠”。据文义改。

每日研与半粟谷。

《婴孺》论云：婴儿二十日乃哺，令儿无病。儿早哺而多头面身体生疮，愈则复发，令儿尩弱难养也。又孙氏《翼》云：生满三日，乃当哺。若不胜谷气，令儿病。若不嗜食，勿强与之。与之则不消，成病而乳不进，令腹中有痰癖也。当以四物双丸微下之即乳。数日自愈。

《婴童宝鉴》云：小儿五十日可哺，哺如枣核许。百日加之如弹丸，早晚二哺，其后莫抱于檐下，澡浴当风解衣，哭未断而乳，胃冷而哺。又不可在神佛前及驴马之畔，各房异户之亲，诸色物器并不可触犯，切宜慎之。犯之即害子性命，乃为惊痫。经云：未三岁勿食鸡肉，子腹中生虫。

钱乙云：小儿多因爱惜过当，往三两岁犹未与饮食，致脾胃虚弱，平生多病。自半年以后，宜煎陈米稀粥，取粥面时时与之。十月以后，渐与稠粥烂饭，以助中气，自然易养少病。惟忌生冷、油腻、甜物等。

初哺日第七

《外台》：崔氏初哺儿良日：以平定成日大吉，其哺不得令咸。

《外台》：崔氏又方：寅、丑、辰、巳、酉日良。

《外台》：崔氏又方：男戊、己日不得哺，女丙、丁日不得哺。

《婴孺》：哺儿初吉日：壬寅、壬辰、己酉日吉。

浴儿法第八

《千金》论：凡浴小儿，汤极须令冷热调和。冷热失所令儿惊，亦致五脏疾也。凡儿冬不可久浴，浴久则伤寒，夏不可久浴，浴久则伤热。数浴背冷则发痫，若不浴又令儿毛落。新生浴儿者，以猪胆一枚，取汁投汤中以浴儿，终身不患疮疥，勿以杂水浴之。儿生三日，宜用桃根汤浴。桃根、李根、梅根各三两，枝亦得。㕮咀之，以水三斗煮二十沸，去滓，浴儿良。去不祥，令儿终身无疮疥。治小儿惊辟恶气，以金虎汤浴。金一斤，虎头骨一枚，以水三斗煮为汤浴，但须浴即煮用之。

《外台》崔氏又浴儿虎头骨汤　主辟除恶气兼令儿不惊，不患诸疮疥方。

虎头骨五大两，无头，身骨，亦得碎　苦参四两　白芷三两。《婴孺集》以为五两

上三味切，以水一斗煮为汤，内猪胆汁少许，适寒温以浴儿良。

《本草注》主小儿身热，食不生肌方：

上楮叶可作浴汤，又主恶疮生肉。

《简要济众》新生小儿浴方

上以益母草一大把，锉，水一斗，煎十沸，温浴而不生疮疥。益母草，茺蔚苗也，俗名郁臭。

《子母秘录》小儿辟恶气。

上以水煮虎皮骨汤，浴儿数数作。

《食疗方》：小儿初生，取虎骨煎汤浴，其孩子长大无病。

《斗门方》浴小儿胎秽。

白僵蚕　黑牵牛　细辛

上等分为末如澡豆，用之良。

《元和纪用经》庆浴吉庆法：谓三日、五日或七日洗儿也

当取寅、卯、酉日为大吉良，宜避壬、午、丁、未并凶，癸、巳亦凶。今不能合上三日者，但勿犯下三日凶恶之日，皆平安浴法。

《圣惠》治新生儿卒寒热，不能服药，宜用荠草汤浴方

荠草　丹参　蛇床子　桂心　菖蒲各一两

上件药锉碎，以水五斗，煮一、二十沸，去滓，适寒温以浴之，避风。

《圣惠》浴儿辟温恶气、疗百病，去皮肤沙粟方

桃根　梅根　李根各一把　细辛　蛇床子各一两

上件药都锉，以水二斗，煎至一斗，澄滤，候冷暖得所，浴儿佳。

《圣惠》治小儿壮热浴方

上以李子叶切半升，用水一斗，煎至七升，去滓，看冷暖得所浴之。

《圣惠》又方

白芷二两　苦参三两

上都锉，以水一斗，煎至七升，去滓，加少盐及少浆水浴之。浴了以粉摩之，即不畏风。又大引散诸风也。

《婴孺》治儿生一月至五月，乍寒乍热。柳枝汤浴方

上以柳枝，不限多少，煮汤浴之。若渴，取冬瓜汁饮之。

《婴孺》凡常浴儿不疗病，只取桃柳心各七个，并水少许，清浆水、盐各少许，浴之大良。浴了以粉粉之，不怕风，又散气除邪。惟不用频浴，频浴引冷发痫。

《婴童宝鉴》诸小儿浴法：

凡浴汤用猪胆则疮疥不生。用金银、虎头骨、麝香、丹砂煎汤则避恶气。客忤惊痫，用李叶、桃叶、楮叶、梅叶根等煎汤，则解体热温壮之患。

《婴童宝鉴》浴汤方

金银　虎头骨　桃奴　丹砂　雄黄

上煎浴儿，退惊辟邪气。煎汤沐发，则令润黑无垢。

《婴童宝鉴》煎汤浴儿退热。

蒴藋　葱　胡麻叶　白芷　藁本　蛇床子

《婴童宝鉴》煎汤浴儿退风。

猪胆　苦参　防己　黄连　甘草　白及　藁本　杉　柏　枫叶

《婴童宝鉴》煎汤浴儿治疮。

大麻仁　零陵香　丁香　桑椹　藁本

《庄氏家传》浴小儿五根汤

桃根　柳根　楝根　桑根　槐根

上等分锉，或各以枝亦得，加豉为汤浴儿妙。仍以光粉和蚌粉扑身，辟邪，吉。

《庄氏家传》云：寻常浴汤煎熟，入少许清浆水、盐一捻。浴讫以粉磨，既不畏风，又引散诸药。

拭儿口法第九

《千金》论曰：小儿初生，先以绵裹指，拭儿口中及舌上青泥恶血，此谓之玉衡。一作衔。若不急拭，啼声一发，即入腹成百病矣。《千金翼》云：成痞病死。

《圣惠》论：凡儿初饮乳后，以发缠指，沾清水点拭了，看齿根上有黄筋两条，便以苇刀子割断，点猪乳便差。如儿口难开，但先点猪乳自开。

《小儿集验方》云：小儿初生，每日以井华水或微温水，将洁净旧软帕子裹乳母手指，蘸水撩拭小儿口中，因而捺舌及两颊，令稍宽舒，即不生口噤、积热、风疾等病。京畿与山东人多能之，谓之捺儿口。拭毕，仍用少研细入麝者，干坯子胭脂涂口中，令儿美乳食。

《小儿集验方》云：东平有一老妪，善与小儿拭口，使不生炼银。云：小儿

上下唇与齿断相连处，皆有一筋牵引，若上唇筋紧，即生上炼；下唇筋紧，即生下炼。上炼生疮满头，或生眉间，如有癣状。瘙痒不已，时复流出黄汁，汁至处又生疮。若下炼则起腰背，渐至四肢，亦如癣状，亦瘙痒黄汁不已。若疾盛不治，或头面上下相通，累年不较。又咬折，或成大疾。惟是每日早晨取温水一盏，令其乳母以故软洁净帕子包手第一指，蘸温水拭儿口，水中渲下。又拭又捺，使儿口中净，及捺上下筋，令宽舒，即小儿自美乳食，诸疾不生。亦云：永无炼银，惟使筋宽舒是法。京畿见小儿失捺，变为口噤不吃奶，或不解捺而生炼银者，不可胜数。

断脐法第十

《千金》论曰：凡断脐不得以刀子割之，须令人隔单衣物咬断，兼以暖气呵七遍，然后缠结所留脐带，令至儿足趺上，短则中寒，令儿腹中不调常下痢。若先断脐然后浴者，则脐中水，脐中水则发腹痛。其脐断讫，连脐带中多有虫，宜急剔拨去之，不尔，入儿腹成疾。断儿脐者，当令长六寸，长则伤肌，短则伤脏。若不以时断及挼汁不尽，则令暖气渐微，即自生寒，令儿脐风。《千金翼》《圣惠》与古来方书断脐裹脐语皆同。

《婴童宝鉴》论小儿断脐云：凡小儿生下可先浴而后断脐，及可以衣衬而口啮之，不然则刀断。如刀断者，则以剪刀先于怀中厌令暖方用。又断之则脐带不可令长，只如子足长短，短即中寒而伤脏，长即伤肤。先断而后洗，即令水入脐中，孩子多夭瘹痛苦，啼叫面青黑，为中水患也。脐若短即腹中不调常下痢，有中寒之患。其脐不可伤动，伤动即令久不干，如不干即伤外风，伤外风即口噤，小儿不可救也。

《秘要指迷》论曰：婴儿初生剪去脐带，切令剪刀暖，不可伤冷及外风所侵。

《庄氏家传》烙脐丸：

豆豉　黄蜡各一分　麝香少许

上同捣，令烂熟捻作饼子，断脐讫安脐上，灸三壮，艾炷如小麦大。若不啼，灸至五七壮，灸了以封脐散封之。不得湿着，恐令脐肿。封脐散方在裹脐门中。

灸脐法第十一

《圣惠》云：小儿生下一宿，抱近明无风处，看脐上有赤脉直上者，当时于脉尽头灸三壮，赤散无患矣。

湖南检法王时发传：吾家虽大族，独有本房儿女，自来少虚弱、腹痛、下痢之人，往往气壮无病。盖数世以来，男女初生方断脐时，于所留脐带上常当灸处，灸大艾炷三十余壮，所以强盛如此。

裹脐法第十二封脐法附

《千金》论：凡裹脐法，椎治白练令柔软方四寸，新绵厚半寸，与帛等合之，调其缓急，急则令儿吐哯。儿生二十日，乃解视脐。若十许日儿怒啼似衣中有刺者，此脐燥。还刺其腹，当解之，易衣更裹。裹脐时，闭户下帐燃火，令帐中温暖，换衣亦然。仍以温粉粉之，此谓冬时寒也。若脐不愈，烧绛帛末粉之。若过一月，脐有汁不愈，烧蛤蟆灰粉之，日三四度。《千金翼》云：烧蛤蟆灰治末粉脐中。又云：若脐未愈，乳儿太饱，令儿风脐也。若脐中水及中冷，则令儿腹绞痛，夭纠啼呼，面目青黑，此是中水之过。当灸粉絮以熨之，不时治护。脐至肿者，当随轻重，重者便灸之，乃可至八九十壮。轻者脐不大肿，但出汁时时啼呼者，捣当归末和胡粉敷之，灸絮日熨之，至百日愈，以啼呼止为候。若儿粪青者，冷也。与脐中水同。诸方书法皆同，稍不同者见于后。

《婴孺》裹脐法：当捶白布令软，方四寸，新绵厚半寸，与布等合之，穿中央脐贯孔中于表辟之，复以絮裹在上带之。余说皆同。

张涣：婴儿初生断脐之后，宜着熟艾厚裹爱护。若乳母不慎，或因洗浴水入脐中；或儿尿在绷袍之内，湿气伤于脐中，或解脱，风冷邪气所乘，令儿脐肿多啼，不能哺乳，即成脐风。先宜急用裹脐法。封脐散方

好川当归半两，洗、焙干　天浆子三个，微炒　乱发一钱，烧灰存性

上件同捣，罗为细末，入麝香一字拌匀。用药一字至半钱，敷脐中时时用。

《外台》：刘氏疗小儿初生至七日者，脐欲落封药方：

雄鼠屎七颗　干姜枣许大　胡粉三分，熬　麝香少许　绯帛灰一钱匕

上五味捣、研为粉，看脐欲落不落即取药以敷之，是以不令风入故也。用干姜恐痛，不用亦得。

《庄氏家传》封脐散

雄鼠屎七枚，两头尖者是　干姜枣许大　甑带鸡子大。以上并烧作灰　绯帛灰半分　胡粉三钱，令黄　麝香少许

上和，研令细，看脐欲落不落，取药半钱至一钱封脐便差，永不患脐肿湿。烧药时。勿令灰入。

甘草法第十三

《葛氏肘后》方　小儿新产出，未可与朱蜜，取甘草如中指节，炙碎，以水一合，煮取一合，以缠绵点儿口中，可得一蚬壳止，儿当便吐胸中恶汁，儿智惠无病。

《千金》方　洗浴断脐竟，绷袍毕，与甘草汤。方与葛氏同。指以绵缠沾取，与儿吮之，得一蚬壳入腹止，儿当快吐。如得吐则余药更不须与，若不得吐，可消息计。如饥渴，须臾更与之，若前所服及更与并不得吐者，但稍稍与之，令尽此一合止。如得吐去恶汁，令儿心神智惠无病也。

《千金》方　饮甘草汤一合尽都不吐者，是儿不含恶血耳。勿复与甘草汤，仍可与朱蜜，以镇心神、安魂魄也。

黄连法第十四

《小儿集验方》云：凡小儿初生，必有恶汁留于胸。次若不消去，即胸膈壅塞，易生蕴热。惊痫、疮疖，皆由此也。故小儿才生一腊之内，用好肥黄连数块捶碎，每少许厚，以绵包裹如奶头状，汤内浸成黄汁，时复拈摭一二点在小儿口内，即恶汁自下，乳食便美。其后，或间以朱蜜与之。若见恶汁已下即已，有只用空绵包，别浸黄连蘸苦汁与之者。

韭汁法第十五

《大观证类本草》注萧炳云：小儿初生，与韭根汁灌之，即吐出恶水，令无病。

《本草食疗》：初生孩子可捣韭根汁灌之，即吐出胸中恶血，永无病。

《圣惠》：凡绷袍儿吃生甘草后，暖水浸少韭子汁涂儿口唇上，干又涂，十

数度止，不得令入口中。

朱蜜法第十六

《葛氏肘后》方　甘草吐恶汁后，更与朱蜜，主镇安魂魄。炼真朱砂如大豆，以蜜一蚬壳和，一日与一豆许，三日与之，大宜小儿矣。

《千金》：法与葛氏同，而多与则病。葛氏所不言，故又载其说。儿新生三日中与朱蜜者，不宜多，多则令儿脾胃冷，腹胀喜阴，痫气急变，噤痉而死。新生与朱蜜法，与《葛氏肘后》同。以绵缠箸头沾取与儿吮之。得三沾止。一日令尽一豆许，可三日与之，则用三豆许也。勿过此，过者则伤儿也。

姚和众：姚和众无三日连服之法，又生六日后乃服，仍云温肠胃。《千金》乃言：多则令儿脾胃冷。小儿初生六日。温肠胃，壮血气。取炼成朱砂如一大豆许细研，以蜜一枣大熟调，以绵搵取，令小儿吮之，一日令尽。

牛黄法第十七

《葛氏肘后》方　与朱蜜，后与牛黄，益肝胆除热，定惊辟恶气，与之如朱蜜多少。

《千金》方　与朱蜜竟，与牛黄不独益肝胆除热，定精神止惊辟恶气，又除小儿百病。

张涣牛黄法：

上以真牛黄一块许，用好蜜炼熟和成膏。每服一豆大，乳汁化，时时滴口中。形色不实者，不宜多服。若婴儿胎热，或身体黄色，宜多服之。

汞粉法第十八

张涣：婴儿初生第一日才断脐，绷袍讫，看儿形色，若面红润色赤，啼声响快者，宜用汞粉半钱，旋旋令儿吮之，良久有脐粪下为佳。

《婴童宝鉴》云：凡小儿初生下，速去口中恶物，仍以银粉抹其口舌上下左右两颊，然后始可饲朱蜜饮奶，令腹中物下尽，其子易长少患也。

猪乳法第十九

《千金》论曰：凡新生小儿一月内，常饮猪乳大佳。

《圣惠》法：凡取猪乳，须令猪儿饮母，次便提猪儿后脚起离乳，急捋之即得，空捋无由得汁。

张涣：婴儿初生满月内，常时时旋取猪乳滴口中，最为佳矣。

藏衣法第二十

《外台》：崔氏凡藏儿衣法，儿衣先以清水洗之，勿令沙土草污。又以清酒洗之，仍内钱一文在衣中，盛于新瓶内，以青绵裹其瓶口上，仍密盖头，且置便宜处，待满三日，然后依月吉地向阳高燥之处，入地三尺埋之，瓶上土厚一尺七寸，唯须牢筑，令儿长寿有智惠。若藏衣不谨，为猪狗所食者，令儿癫狂。虫蚁食者，令儿病恶疮。犬鸟食之，令儿兵死。近社庙傍者，令儿见鬼。近深水洿池，令儿溺死。近故灶傍，令儿惊惕。近井傍者，令儿病聋盲。弃道路街巷者，令儿绝嗣无子。当门户者，令儿声不出，耳聋。着水流下者，令儿青盲。

弃于火里，令儿生烂疮。着林木头者，令儿自绞死。如此之忌，皆须一慎之。

《外台》：崔氏又安产妇及藏衣天德月空法：

正月天德在丁，月空在丙壬。

二月天德在坤，月空在甲庚。

三月天德在壬，月空在丙壬。

四月天德在辛，月空在甲庚。

五月天德在乾，月空在丙壬。

六月天德在甲，月空在甲庚。

七月天德在癸，月空在丙壬。

八月天德在艮，月空在甲庚。

九月天德在丙，月空在丙壬。

十月天德在乙，月空在甲庚。

十一月天德在巽，月空在丙壬。

十二月天德在庚，月空在甲庚。

凡藏儿衣皆依此法，天德月空处埋之。若有遇反支者，宜以衣内新瓶盛，密封塞口挂于宅外福德之上，向阳高燥之处。待过月，然后依法埋藏之，大吉。

《外台》崔氏又法：甲寅旬日，十日不得藏埋儿衣，以瓶盛密封，安置空处，度十日即藏埋之。

《外台》崔氏又法：甲辰、乙巳、丙午、丁未、戊申，此五日亦不藏儿衣。还盛瓶中密塞，勿令气通，挂着儿生处，过此五日即埋之，亦不得更过此日。

《外台》崔氏又法：甲乙日生儿，丙丁日藏衣吉。丙丁日生儿，戊已日藏衣吉。戊已日生儿，庚辛日藏衣吉。庚辛日生儿，壬癸日藏衣吉。

《子母秘录》藏衣法：先用一罐盛儿衣，先以清水洗，次以清酒洗，次入大豆一合，次小豆一合，次城门土、市门土、狱门土、葱园中土、韭园土各一合，重重复之，上用五色绵各一尺五寸重重系罐口上，用铁券朱书云：大豆某胡去无辜，小豆历历去子癖，城门土见公卿，市门土足人行，狱门土辟盗兵，葱韭园土剪复生。与儿青，令儿寿命得长生。与儿赤，令儿身命皆清吉。与儿白，令儿寿禄皆千百。与儿皂，令儿长寿不衰老。与儿黄，令儿清净去百殃。急急如律令。将此令于一尺二寸铁栗上，先用净墨涂遍，上以朱砂写此语，令在上，置在罐口上，且放便处。待满三日，然后于月吉向阳高燥之处，入地三尺埋之，罐上令土一尺七寸，唯须牢筑，使儿长寿有智慧。

剃头法第二十一

《外台》崔氏初剃儿头良日：寅、丑日吉，丁、未日凶。

《集验方》：京畿[1]初剃头不择日，皆于满月日剃之。盖风俗所尚。前此产妇未得出房，满月即与儿俱出，以谓胎发秽恶，多触神灶，小儿不安，故此日必剃头而出。剃头于温暖避风处剃之。剃后须以生油、杏仁、腻粉头上捺之，以避风邪。其后小儿剃头，亦宜用此。

禳谢法第二十二

《外台》崔氏禳谢法：

轩辕者，乾神，天丞相使者。风伯犯之，令儿惊吐，可取梨枝六寸埋生处，大吉。

雷公者，震神，太阴使者。天马犯之，令儿烦闷腹满，解之以三屠家肉为饼，于产处谢之，大吉。

咸池者，坎神，天之雨师使者。犯之令儿啼不止，用羊脯酒于生处谢之，吉。

---

[1] 京畿：指京城及其附近地区。

丰隆者，艮神，天之东明使者，天仆也。害气犯之，令儿乍寒乍热，大腹，以白鱼二枚于生处谢之。又大豆一升投井中亦大吉。

招摇者，坤神，天上使者。犯之令儿惊，空嚼不止，以酒饼生处谢之，即愈。

天候者，巽神，天一执法使者。犯之令儿腹胀，张眼，以白鱼二枚于生处谢之，吉。

吴时者，离神，天一将军游击使者。犯之令儿惊，腹痛，用马脯五寸于生处谢之，吉。又以白鱼五枚并枣饼埋其生处，吉。

大时者，兑神，小时北斗使者。犯之令儿腹胀下痢，解之以酒脯于生处谢之。又以大豆一升投井中，吉。

犯月杀者，令儿惊啼。用丹雄鸡血于生处谢之，吉。

犯白虎者，用稻米一升，鸡子三枚于生处谢之，吉。黍米亦得。

犯大夫者，用羊肝三枚及稻米一升于生处谢之，吉。又用鸡羝、羊脾、黍米亦得。

犯日游者，令儿口噤，色变欲死者。用三屠家肉，麦饭于生处谢之，吉。

卷第五

初生有病　凡十七门

初生不作声第一

《千金》论云：儿生落地不作声者，取暖水一器灌之，须臾当啼。又云：儿生不作声者，此由难产少气故也。可取儿脐带向身却捋之，令气入腹，仍呵之至百度，啼声自发。亦可以葱白徐徐鞭之，即啼。儿始生即当举之，迟晚则令中寒，腹内雷鸣，乃先浴之，然后断脐。

《婴孺》云：凡小儿落地不作声，便取冷水一器灌浴之，须臾作声也。《千金》用暖水，此用冷水既❶。《千金》云：由难产少气，恐不宜用冷水也。

《仙人水鉴》：子初生七日以前不作声者方。

胎风生下不能啼，须使园中小叶葵，
捣取汁调熊胆末，才交入口免倾危。

上用葵菜叶捣取自然汁，调熊胆末，滴三两滴入口，立便能作声，神妙。

初生眼不开第二

《秘要指迷》论：凡小儿生下才一七，目不开，此乃在母胎中受热，食面毒，致令受患。用药令母服，方可愈。

《惠眼观证》：凡小儿生下，中胎热，眼闭口开，常作呻吟声，因受胎中热，只用凉五脏药，天竺黄散方见重舌门中及与母吃，后以竹筒煎汤洗眼。

《惠眼观证》洗眼方：

黄连　秦皮　灯心　大枣等份

上用竹筒煎汤洗之，治小儿胎热，眼不开。

初生辄死第三

《千金》论小儿初生辄死治之法，当候视儿口中悬痈前上腭，上有胞者《千金翼》云：赤胞。以指取头决，令溃去血。《千金翼》云：以绵拭血净。勿令血入咽，入咽杀儿，急急慎之！

初生不吃奶第四

《巢氏病源》小儿难乳候：凡小儿初生，看产人见儿出，急以手料拭儿口，无令恶血得入儿口，则儿腹内调和，无有病疾。若料拭不及时，则恶血秽露儿咽入腹，令心腹痞满短气，儿不能饮乳，谓之难乳。又儿在胎之时，母取冷过度，冷气入胞，令儿着冷，至儿生出，则喜腹痛，不肯饮乳，此则胎寒，亦名难乳也。

《仙人水鉴》：子初生七日内不❷开口，滴乳不下，宜服此方：

土虫三个水研之，少许牙硝力莫欺。雄黄少使须宜上，一片金箔分四时。用一角半。不论四季调冷水，一滴入口命能追。此方自有仙人力，偏能立救小新儿。

---

❶ 既：疑当作“溉”。
❷ 不：原作“下”。据文义改。

《外台》刘氏又疗小儿初生不吃奶方

上以乳两合，葱白一寸，和煎一两沸，去葱与吃，即能吃乳，立效。以蛤蛹灌之。

《圣惠》治小儿壮热肚胀，不饮乳。龙胆散方

龙胆去芦头　川升麻各半两　犀角屑　槟榔　川大黄锉碎，微炒　甘草炙微赤，锉　鳖甲涂醋，炙令黄，去裙襕。各一分

上件药捣，粗罗为散。每服一钱，以水一小盏，煎至五分去滓，放温，分减渐渐与服之。

《圣惠》治小儿腹痛不食乳。人参丸方

人参　龙胆各去芦头　黄连去须　马牙硝　甘草炙微赤，锉　枳实麸炒微黄。以上各半两

上件药捣、罗为末，炼蜜和丸如梧桐子大。每服以乳汁研二丸，灌口中，日四五服差。

《圣惠》治小儿三岁以下，胃口闭，不吃乳。朱砂丸方。

朱砂　牛黄　麝香并细研　丁香　甘草炙微赤，锉　人参去芦头。各一分　犀角屑　黄芪锉　石膏细研，水飞过　五灵脂以上各半两

上件药捣、罗为末，入研了药，都研令匀，炼蜜和丸如绿豆大。每服以熟水下三丸，日四五服。

《圣惠》治小儿腹胀，不吃乳方。

赤茯苓　黄连去须　枳壳麸炒微黄，去瓤。以上各半两

上件药捣、罗为末，炼蜜和丸如梧桐子大。三岁以下儿，以乳汁化三丸灌之，日四、五服。

《圣惠》治小儿腹痛，不肯哺乳方。

赤茯苓　甘草炙微黄，锉　黄连去须。各一分

上件药捣、罗为末，炼蜜和丸如梧桐子大。每一丸研破，着奶头上令儿吮奶，或研点口中亦得。

《孔氏家传》：新生小儿牙关紧，不食乳。

上以麝香一字，研细，乳汁下。

《圣惠》灸法：小儿初生二、七日内着噤，不吮奶，多啼者。是客风中于脐，循流至心脾二脏之经，遂使舌强，唇痉，嚼奶不得。此疾若施方药，不望十全尔，大抵以去客风无过。灸承浆一穴七壮，在下唇棱下宛宛中是也。次灸颊车二穴各七壮，在耳下曲颊骨后，炷并如雀屎大。

《圣惠》又灸法：小儿喉中鸣，咽乳不利。灸璇玑一穴三壮，在天突下一寸陷者中，炷如小麦大。

《庄氏集》俞穴灸法：小儿喉中鸣，咽乳不利。灸璇玑三壮，在天突下一寸陷者中。

初生吐不止第五

钱乙论：初生下拭掠儿口中，秽恶不尽，咽入喉中故吐。凡初生儿急须拭掠口中令净，若啼声一发则咽下，多生诸病。

《外台》刘氏疗小儿初生吐不止方。

人乳二合　籧篨篾少许　盐两粟米大

上三味，煎三两沸，牛黄两米许，研和与服，即差止。

《仙人水鉴》：小儿不能饮乳，气喘，乳入口便吐，神效。

桃花　人参务二分　干枣　栀子　当门子各一枝　白芷　元精　黄牙各少许。黄牙即金牙也　黄盐少许。陶隐居云：北海

黄盐草粒粗，以作鱼鲊[1]及咸菹[2]

上件同研令细匀，蜜丸如麻子大。煎生姜汤下二丸，神效。

《仙人水鉴》：小儿百日内，多爱吐不止，兼不饮乳方。

乳鲋鱼一滴　大腹头七个，用蒂头　干姜　香茂各烧成灰　黄盐以上各少许。陶隐居云：北海黄盐草粒粗，以作鱼鲊及咸菹

上同研令细，空心一捻，水服之效。

《圣惠》治小儿生下十日至半月，呕逆不止。藿香散方

藿香　紫菀洗去苗土。各一分　甘草炙微赤，锉，半两　麦门冬三分，去心，焙　桂心半分

上件药捣，粗罗为散。每服一钱，以水一小盏，煎至五分，去滓；放温，以绵点取滴口中，一日次第取尽。

钱乙治初生吐不止。木瓜丸方

木瓜　木香　槟榔各末　麝香　腻粉各一字

上同研，面糊为丸小黄米大。每服一、二丸，甘草水下，无时。

初生不小便第六初生不大便附

《惠眼观证》：小儿生下中脐风，撮口。此因受胎后母食鸡、猪、酒、面、姜、醋之毒，热气流入胎中，儿因饮血，是以生下肚膨胀，脐肾肿。所治以豆豉膏贴脐，方见本门中。及服牛黄丸。方见风热门中。如觉脐四边青黑，口撮即死矣，不须用药。豆豉膏亦名葱涎膏贴初生儿脐下，治大小便不通。

《外台》刘氏治小儿初生不小便方《圣惠》兼治初生不饮乳。云：服此即小便通及饮乳也。

人乳四合　葱白一寸

上二味相和煎，分为四服，即小便利，神效。

《婴孺》治未满十日不小便方。

上以蒲黄一升，以水和，封横骨上立通。

《惠眼观证》豆豉膏亦名葱涎膏

黑豆一匀　田螺十九个　葱一大把

上捣烂，用芭蕉汁调，贴脐下。

《吉氏家传》治小儿生下三、五日，脏腑不通，并六十日内诸患。粉蜜膏

轻粉一钱

上用蜜少许，熟水解开。调粉时点在儿口中极少许，令泻下一、二行，不可再服。

初生有悬痈病第七

《千金》论曰：小儿出腹六、七日后，其血气收敛成肉，则口舌喉颊里清净也。若喉里舌上有物，如芦箨盛水状者，名悬痈。有胀起者，可以绵缠长针，留刃处如粟米许大，以刺决之，令气泻，去青黄赤血汁也。一刺之止消息，一日未消者，来日又刺之，不过三刺自消尽。余小小未消，三刺亦止，自然得消也。有着舌下，如此者名重舌。有着颊里及上腭。如此者名重腭。有着齿龈上者，名重龈，皆刺去血汁也。

初生有重舌第八

《巢氏病源》小儿重舌候：小儿重舌者，心脾热故也。心候于舌，而主于血，脾之络脉，又出舌下。心火脾土二脏，母子也。有热即血气俱盛，其状附舌下，进舌根，生形如舌而短，故谓之

[1] 鲊（zhǎ）：一种用盐和红曲腌的鱼。
[2] 菹 zū：腌菜。

重舌。

《千金》论曰：小儿出腹六七日后，其血气收敛成肉，则口舌喉颊里清净也。若喉里舌上有物，如芦箨盛水状，有肿起着舌下，如此者名重舌，皆刺去血汁也。

《惠眼观证》：凡生下中鹅口、重舌、重腭、口疮，皆上焦热所致。此亦受胎时，大受极热。急以鸡内金为末，干掺口内，及以朱砂膏方见惊热门中。地黄膏方见本门中。轮流掺之，仍以天竺黄散服之。方见本门中。

《惠眼观证》地黄膏　治初生儿鹅口、重舌、重腭方。

郁金皂荚水煮干，切细，焙干用　豆粉各半两　甘草一分，炙　马牙硝研，一钱

上用生地黄汁及蜂糖对合，入盏内约二分许，熬成膏，和成药。每服两皂子大，香熟水含化；或鹅翎扫涂口内亦得。

《惠眼观证》金朱饮子　治惊、壮热，伤寒伏热，上焦虚热；重舌，口鼻生疮疹，致赤眼方。本名天竺黄散。

川郁金锉碎，皂荚水煮干，细者如胆肚极佳　天竺黄　甘草炙　牙硝别研。各半两　朱砂一分，研　蝉壳十四个，水浸去土　麝香少许

上为末。每服半钱至一钱，以蜂糖熟水调下，此药除烦退热。

《葛氏肘后》治卒重舌方。

上烧蛇蜕皮为末，唾和，涂舌上差。姚和众方同。只干敷。《婴孺》方同，用醋调，沾舌下。

葛氏又法

上用釜下土，苦酒和，涂舌下。《千金》、《婴孺》皆云：釜丹下土。

《千金》治小儿重舌方。

上用田中蜂房烧灰，酒和涂喉下愈。

《千金》又方

上以衣鱼涂舌上。《千金翼》及《婴孺》方皆烧灰，研，敷。

《千金》又方

上用三家屠肉，切令如指大，摩舌上，儿立能啼。《婴孺》首用此方。

《千金》又方

上用赤小豆末，醋和涂舌上。

《千金》又方

上烧簸箕灰，敷舌上。《圣惠》簸箕尖烧灰，细研。

《千金》又方

上用黄柏，以竹沥渍取，细细点舌上良。

《千金翼》治重舌，舌强不能收乳方。

上取鹿角末如大豆许，安舌上，日三即差。

《千金翼》治小儿重舌，舌生疮涎出方。

上以蒲黄敷舌上，不过三度愈。

《外台》《古今录验》疗小儿重舌欲死方。

上以乱发烧灰，末之，敷舌上甚佳。张涣用猪脂和，涂之。

姚和众治小儿重舌方。

上用马牙硝涂舌下，日三度。

《子母秘录》治小儿重舌方。

上用黄丹如豆大，内管中以安舌下。

《子母秘录》治小儿重舌方。

上用乌贼鱼骨烧灰，和鸡子黄，敷喉及舌上。

《子母秘录》治小儿童舌方。

上用蜣螂烧，研末，和唾，敷舌上。

孟诜治小儿重舌方。

上用小豆煮汁，和鹿角灰，安重舌下，日三度。

日华子治小儿重舌、鹅口疮方。

上用鹿角炙，熨之。

《圣惠》治小儿重舌，及口中生疮涎出方。

上用白羊尿，涂少许口中，差。

《圣惠》又方

上用桑根上取汁，涂口中，差。

《圣惠》又方

桂心一分　白矾半两

上件药捣，罗为末。每用少许，干敷舌下，日三上。

《圣惠》治小儿重舌、口中生疮涎出。蒲黄散方

蒲黄　露蜂房微炙。各一分　白鱼一钱

上件药都研令匀。用少许酒调，敷重舌、口中疮上，日三用之。

《圣惠》治小儿重舌、舌肿方。

上取牯牛乳，少许与饮之。

《圣惠》治小儿重舌方。

上以桂心半两为末，生姜汁相和令匀。每用少许涂舌下，日再涂之。

《圣惠》又方

上用甑带，烧灰细研，敷舌下。

《圣惠》又方

上用桑根白皮一两，细锉，以水一大盏，煎至五分去滓，渐渐以匙子抄少许，令儿吮之。

《圣惠》又方

上用釜底墨，水调，涂舌下。

《婴孺》治重舌方。

上取木兰皮一尺，广四寸，去皮皴，切细，以苦酒一升煮半升。适寒温浸两手，食久小歇，须臾干，复渍两足，干，复渍之，大良。《子母秘录》用醋一升煮木兰皮取汁，注重舌上。

《婴孺》治小儿心极热，口中生疮、重舌、鹅口方。

上用柘根枝叶五升，以水一斗煮二升，去滓；煎五合，细细敷疮上。无根柘弓材亦可。

张涣乌鱼散方　治重舌病。

乌鱼骨一两，烧灰　干蜣螂烧灰　蒲黄研。各半两　枯白矾一分，研

上件同研为粉。每服半钱，以鸡子黄调，涂舌下，咽津无妨。

《千金》灸法：治重舌。灸行间，随年壮穴，在足大指歧中。

《千金》又灸法：两足外踝上三壮。

《千金翼》：小儿重舌，灸左足踝七壮。《婴孺》方灸三壮。

《外台》《古今录验》疗儿重舌欲死。灸右足踝三壮，立愈。又灸左右并良。《千金》云：灸两足外踝。

《婴孺》治重舌。以儿置其内，东向门中，灸其舌三炷。

初生有重腭重龈第九

《千金》论曰：小儿出腹六七日后，其血气收敛成肉，则口舌喉颊里清净也。若喉里、舌上有物，如芦箨盛水状，有肿起着颊里及上腭，如此者名重腭。有着齿龈上者名重龈，皆刺去血汁也。

茅先生：小儿生下有中重腭、重舌形候。重腭为上腭肉厚者是，重舌为舌上更加一重白。满口生疮，此为心热。此候乃心家大热壅滞，遂如此。所治者先用朱砂膏方见惊积门中涂舌上，然用牛黄膏方见膈热门中奶上吮下，一日下三服牛黄膏，如此调理，二日即愈。

张涣：婴儿初生六七日间，胎毒上攻，血气不敛。重腭、重龈、喉舌上有物、如芦箨盛水状者名垂痈。有气胀起者，急以绵缠长针，留刃处如粟米许以刺之，令儿气泻，出青黄血水。用盐汤洗拭，急用如圣散。方与《圣惠》牛黄散

同。见本门中。

《圣惠》治小儿重腭，重龈肿痛，口中涎出，宜服牛黄散。张涣名如圣散。

牛黄　白龙脑　朱砂各一分　太阴元精石一两　铅霜半两

上件药同细研为散，每度用药半钱。先于肿起处以铍针铍破出血，用盐汤洗拭口，然后掺药于口中，神效。

《圣惠》又方

上用驴乳、猪乳各一合，相和，煎至一合，时时与儿服之。

《圣惠》又方

元明粉　太阴元精石各一分　铅霜半分

上件药同研令细，少少敷之。

《万全方》小儿初生，口中有物胀起，有着颊里及上腭者名重腭。有着齿龈上者名重龈，皆刺去血汁。

上用蛇蜕皮烧灰，细研，敷之。

《万全》又方

上用田中蜂房烧灰，细研，敷之。

《万全》又方

上用炲煤，水调涂之。三方皆与《圣惠》同。

初生口中有虫第十

《外台秘要》刘氏疗小儿吃奶不稳，三日至七日以来，觉壮热，颜色赤，及鼻孔黄，即恐作撮口。及孩子牙关里有虫似蜗牛，亦似黄头白蚌螺者方。

上烧竹取沥半合，少许牛黄，与吃即便差。

《外台》：刘氏又方

上取猪肉少许拭口，即引虫出或自消，便差。

初生着噤第十一犯风噤附

《巢氏病源》小儿噤候：小儿初生，口里忽结聚，生于舌上如黍粟大，令儿不能取乳，名之曰噤。此由在胎时，热入儿脏，心气偏受热故也。

《圣惠》论：凡初生儿，须防三病。一曰撮口，二曰着噤，三曰脐风，皆是急病。就中撮口、着噤尤甚，过一腊方免此厄。但看面赤喘急，啼声不出者，是撮口状候已重，善救疗者十不得四五。若牙关紧急，吃乳不稳，啼声渐小，口吐涎沫，是着噤。常人见大小便皆通，以为冷热所得，殊不知病在喉舌之间。据状亦极重矣，善救疗者十不得三四。但依将护法，防于事先，则必无此患。

《圣惠》又云：夫小儿初生口噤，此由在胎之时，热入儿心脾，心脾偏受于热，故令口噤者也。

《千金》治噤，赤者心噤，白者肺噤方。

上用鸡屎白枣大，绵裹，以水一合煮二沸，分再服。《圣惠》治口噤方同用，如豆大三枚，以水下。

《千金》治小儿口噤方。

鹿角粉　大豆末

上二味等分，和乳涂上饮儿。

《千金》又方

上用驴乳、猪乳各二升，合煎，得一升五合。服如杏仁许，三四服差。

《千金》治小儿口噤，不能乳方。

上用雀屎四枚末之，着乳头上饮儿，儿大十枚。

《外台》治小儿初生，口噤不开，不收乳方。

上用赤足蜈蚣半枚，去足，炙令焦，末研之，绢筛，以猪乳二合和之。三四服，分与之差。《圣惠》及《图经》同。

《外台》崔氏又儿着口噤体热者方。

上暖竹沥二合，分四五服之。《兵部手集》、《圣惠》同。

《外台》:《古今录验》疗小儿着噤，其病在咽中如麻豆许，令儿吐沫，不能乳哺方。

上取水银如黍米大，与服，觉病无早晚，水银下咽便愈。以意量之，不过小麻子许。《圣惠》同。

《食疗》治孩子口噤方。

上以蛇莓研取汁，灌口中，死亦再活。蛇莓生下湿处，茎端三叶，花黄子赤，似覆盆子。

《简要济众》治小儿口噤方。

上以晚蚕蛾二枚，炙令黄，为末，蜜和，敷儿口唇内。

《圣惠》治小儿着口噤方。

上刮却上腭白㸅了，取雀儿饭瓮子并虫细研，和奶汁绵滤，点口中及涂两颊、齿龈、上腭、舌上下。

《圣惠》又方

上用新乌驴粪捩取汁，涂口中，咽亦无妨。

《圣惠》又方

上用川椒一大两，搜面裹为三角𪉖[1]样，烧令黄熟，以绵盖儿口，掏去尖如箸头许大，使椒气入口即效。如未觉，即可作两三枚，时用一角，气力即盛。

《圣惠》又方

看儿上腭有白点子，火急以指甲刮却，仍烧胡粉，纸烛子㸅之，差。

《圣惠》治初生儿口噤不开，舌不能吮乳方。

蜘蛛一枚，去足及口，炙令焦，细研 猪乳一合

上以猪乳和上件散，为三服。徐徐灌之，神妙。

《圣惠》又方

上用牛口齝草，取绞汁，涂上差。

《圣惠》又方

上用白牛尿，取涂口中差。

《圣惠》又方

上用东行牛口沫，取涂儿口及额上，即便效。

《圣惠》又方

上用葛蔓烧灰细研，以一字和乳汁，点口中即差。

张涣治小儿口噤，立圣散方

干蝎梢七个，为末 腻粉末，一钱 干蜘蛛一个，去口足，先以新竹于火上炙，取竹油一蚬壳许，乃竹沥也。浸蜘蛛一宿，炙令焦，取末

上件并同研令极细，每服一字。用乳汁调，时时滴口中。

《万全方》治小儿着口噤。

上凡遇儿初饮乳后，以发缠指沾清水点拭了，看齿根上有黄筋两条，便以苇刀子割断，点猪乳便差。如儿口难开，但先点猪乳自开。

《秘要指迷》治小儿生下一月日内，牙关紧急，不能饮乳，口噤方。

上用木梳先于怀内令暖，却于耳门尖下腌一七次，其病即安。

《张氏家传》治新生儿口噤方。

蜈蚣全，一枚 蝎梢七个 硼砂 朱砂各三铢 梅花脑 麝香各一铢

上件入乳钵研，婴儿口噤以乳母唾调，涂口唇四畔并牙关后，小儿以舌搅药即是安。如有一切急惊，生姜蜜水调一字服。

附：犯风噤方

茅先生：小儿生下一百二十日内，有犯风噤候。口噤眼开，啼声渐小，吃

[1] 𪉖 zhé：切成小块的肉。

奶不便，吐出白沫。此候为儿在胎未见日月先受此病，本因母受胎有疾，故受毒气。生来血气未调，又被风邪所击，故有如此候。所治者，先下夺命散与吐风涎；方见急慢惊风门中。后下醒脾散，有二方。一方见胃气不和门中，一方见慢脾风门中。夹匀气散与服；方见胃气不和门中。又下雄朱散，方见惊痫门中。夹朱砂膏，方见惊积门中常服即愈。如见手捉拳，噤口不开，死之候。

初生有鹅口第十二

《巢氏病源》小儿鹅口候：小儿初生，口里白屑起，乃至舌上生疮如鹅之口里，谓之鹅口。此由在胎时受谷气盛，心脾热气熏发于口故也。

《千金》论曰：凡小儿初出腹，有鹅口者，其舌上有白屑如米，剧者鼻外外，一作中。亦有之。此由儿在胞胎中，受谷气盛故也。或妊娠时嗜糯米使之。

茅先生论：小儿生下有喉痹、木舌、鹅口候。喉中忽壅一块肉瘤闭却喉，此为喉痹。及身大热，舌硬都不转得，为木舌。口更开殊不合，满口都黄如膏，此名鹅口。此三个候，皆因热甚生风，风盛壅热毒，至此为实积实热。得此候所治者，先用积实牛黄丸方见实热门中微与通；吐恶涎后，用匀气散；方见胃气不和门中。然用天竺黄散方见实热门中夹牛黄膏方见膈热门中与服即愈。如见喉内加空响似锯，及眼视面青黑，不下奶食，死候。

《葛氏肘后》治新生出腹鹅口方。

上以发缠箸，沾井华水拭之，三日一如此便脱去。不脱可煮粟茭汁令浓，以绵缠箸拭之。如春夏无粟茭，粟木皮亦得。

用井华水法《千金》作粟茯，治法皆与葛氏同。

后徐王神效方　治小儿鹅口噤。

矾石　朱砂末。各半分

右二物合研极细，敷舌上。药烈，唯薄薄敷之，日三。以冷水洗舌，以发拭白垢也。《外台秘要》方同。

《千金》治小儿鹅口，不能饮乳方。

上用鹅屎汁沥儿口中。《圣惠》取白鹅粪，以水绞取汁。

《千金》又方

上用黍米汁涂之。《子母秘录》用黍米汁。

《千金》又方

上用取小儿父母乱发，净洗缠桃枝，沾取井华水，东向向日以发拭口中。得口中白乳以置水中，七过沥洗，三朝作之。《圣惠》云：以指缠乱发，蘸温水拣之，三日勿绝，效矣。

《简要济众》治小儿鹅口方。

上用马牙硝细研，于舌上掺之，日三五度。《圣惠》云：调于舌下涂之。

《子母秘录》：小儿鹅口方。

上用桑白皮汁和胡粉敷之。

《子母秘录》：小儿鹅口不乳方。

上用鸡胵黄皮烧末，乳和服。

《千金》治小儿鹅口方。

上用柘根净洗，细锉五升。无根，只以弓材亦佳。水一斗，煮取二升去滓，更煎取五合。频频拭齿口即差。

张涣：婴儿初生七日内胎毒者，其舌上有白屑如米连舌上，下有膜如石榴子大，令儿语不发如鹅口状，名曰鹅口。保命散方

朱砂研细，水飞，令干　白矾烧灰。各一分　马牙硝半两，细研

上同再研细，每服一字。取白鹅粪以水搅取汁，调涂舌上、颔颊内。未用

药时，先以手指缠乱发揩拭舌上垢，然后使药敷之。

《孔氏家传》治小儿鹅口方。

上以桑汁，用新绵惹之。日华子用桑东行根研汁。

初生有木舌第十三

《圣惠》论：夫脾脉络于舌，舌者，心之候。若脏腑壅滞，心脾积热，邪热之气随脉上冲于舌本，则令舌肿胀，渐渐粗大。若不早疗，满塞口中，故谓之木舌。小儿尤多斯疾也。

《千金》论云：夫小儿木舌，其状舌渐粗大，若舌大满口，当塞杀儿也。

《仙人水鉴》小儿百日内，口中有木舌方。

木舌要可待黄葵，更入铅牙两相知，黄丹也。点之七遍立便可，神方不暇药多期。

《圣惠》治小儿木舌方。

上以鲤鱼切作片子，贴于舌上，效。

《圣惠》又方

上用炲煤，醋和，涂舌上。当脱涎膜，又涂之，以涎膜尽，舌如故，即止。

《圣惠》又方

紫雪一分　竹沥半合

上研紫雪为末，用竹沥调下一字，日三五服。

《圣惠》又方

衣中白鱼五枚　川朴硝一分　盐少许

上件药捣，细罗为散。少少敷之。

《圣惠》治心脾热毒，生木舌，肿满妨闷。宜服大黄散方

川大黄一两，锉，微炒　犀角屑　射干　川升麻　玄参　大青　络石　木通锉　甘草炙微赤，锉。以上各三分

上件药捣，筛为散。每服五钱，以水一大盏，煎至五分去滓，不计时候温服。

《圣惠》治心脾壅热，生木舌肿胀。宜服元参散方

元参　川升麻　川大黄锉碎，微炒　犀角屑各三分　甘草炙微赤，锉，半两

上件药捣，筛为散。每服三钱，以水一大中盏，煎至五分去滓，不计时候温服。

《圣惠》治木舌热肿，渐大满口。宜含马牙硝丸方

马牙硝三分，细研　川大黄锉碎，微炒　大阴元精石　铅霜　麝香各细研　寒水石各半两　甘草一分，炙微赤，锉　白矾半分，烧灰

上件药捣，罗为末，入研了药令匀，炼蜜和丸如小弹子大。常含一丸咽津。

《圣惠》治热毒攻心脾，致生木舌肿痛，兼咽喉不利。射干散方

射干　川升麻　木通锉　马蔺微炒　甘草炙微赤，锉　漏芦以上各三分　当归　川大黄锉碎，微炒　桂心各半两

上件药捣，筛为散。每服五钱，以水一大盏，煎至五分去滓，不计时候温服。

《圣惠》又方

犀角屑　黄芩　木通锉。各一两半　漏芦　川升麻　麦门冬去心　羚羊角屑各一两

上件药捣，筛为散。每服五钱，以水一大盏，煎至五分去滓，不计时候温服。

《养生必用》治木舌方。

大青患鱼胆北方谓之青患，亦云谓厚鱼，似鲤鱼，头尖，鳞青黑，身狭长。用胆一枚，入五铢。钱乙文：在胆内线扎定，外面墨涂三次，挂梁上阴干。

上每用少许，冷水化开服。

张涣川消散：治小儿木舌方。

川朴硝半两　紫雪一分　盐半分

上件研匀细。每服半钱，入竹沥三两点，白汤调，涂舌上，咽津无妨。

初生有撮口第十四

《千金》论曰：小儿初出腹，骨肉未敛，肌肉犹是血也。血凝乃坚，成肌肉耳。其血沮败，不荣肌肉，则使面目绕鼻口左右悉黄而啼。闭目聚口撮面，口中干燥，四肢不能伸缩者，皆是血脉不敛也。喜不育，若有如此者，皆宜与龙胆汤也。

《圣惠》论：凡初生儿，须防三病。一曰撮口，二曰着噤，三曰脐风，皆是急病。就中撮口尤甚，过一腊方免此厄。但看面赤喘急，啼声不出者是也。撮口状候已重，善救疗者十不得四五。但依将护法，防于事先，则必无此患矣。

《圣惠》又云：小儿撮口者，由在母胞中挟于风热。儿生之后，气血未调，或洗浴当风，绷袍失度，一腊之内，遂有斯疾。但看面赤，啼声不出，哺乳艰难，即是撮口。若过一腊，方免此厄，最为急疾，宜速疗之。

茅先生：小儿中撮口候。一来因在胞中受热毒，又因在母胞挟于风热，又因儿生之后，气血未就，洗浴当风，有贼风吹着。故受此症，是为恶候。

汉东王先生《家宝》脐风证候云：孩儿生下三四日之间，有脐风、撮口者。盖因生下之时，坐婆不谙看，掌剪脐带不定，伤动脐带，外风入脐，故有脐风、撮口。下乳不得，其候面青，啼声不出，唇青撮口。若口出白沫，四肢逆冷，此是恶候。

张涣云：婴孩胎气挟热，亦因母有邪热传染，或生下洗浴当风，襁褓失度，致令婴儿啼声不出，乳哺艰难，名曰撮口不开。病七日之内尤甚。

《飞仙》论小儿生下有脐风、撮口者，多是剪脐带有所伤动，被贼风入脐，撮口不开，下乳不得。其候面青，哭声不出，多撮唇口。若是吐出白沫，四肢觉冷必死。

小儿宫气方　治小儿撮口。

上用白僵蚕二枚为末，以蜜和，敷于小儿口内即差。

《子母秘录》治小儿撮口病，但看舌上有疮如粟米大是也。

上用蜈蚣取汁，刮破指甲研，敷两颊内。如无生者，干者亦得。

陈藏器治小儿撮口方。

上先嫠小儿口傍令见血，碎雀瓮，取汁涂之。又产育时，若开诸物，口不令闭，多使儿患撮口。

《圣惠》治小儿新生发噤撮口候。宜服钩藤散方

钩藤　川升麻　黄芩各半两　蜣螂二枚，去翅足，微炒

上件药捣，细罗为散。每服一钱，以水一盏，入芦根一分，煎至四分去滓，徐徐温喂之。

《圣惠》治孩子风热，撮口。神效方

白米五十粒　朴硝半钱　豉三十粒　甘草生切　葱白各一寸

上以童子小便一中盏，煎取三合。儿初生未吃奶前，便以绵濡，点药口中二、七滴，逡巡儿腹中转，即利出脐粪，然后与奶吃。至七日以来，每日滴三、七滴，永无撮口。极经效方。

《圣惠》治撮口。当两乳中高下，平以线量。灸之三壮，起死。仍用后方。

乌驴乳一二合　东引槐枝十枚，各长三寸

上以煻火煨槐枝，入火一半，看不煨头津出，即取拭却；内于乳中浸，须臾，便以槐枝点乳于口中，大验。

《圣惠》治小儿胎热撮口方。

牛黄细研，一钱　竹沥一合

上件药调令匀。时时与少许服之。

《圣惠》又方

蜗牛子十枚，去壳，细研如泥　莳萝末半分

上件药同研令匀，用奶汁和，涂于口畔立差。

《圣惠》又方

麝香　朱砂各一分，研　蛇蜕一尺，细切，微炒

上件药都细研如粉。每用半字，以津粘儿口唇上，日五、七上用之。

《圣惠》治小儿撮口及发噤方。

上用生甘草一分，细锉，以水一小盏，煎至六分去滓，微温与儿服之。令吐出痰涎，后以猪乳点口中即差。

《圣惠》又方

上用壁鱼子细研作末，每服少许，令儿吮之。

《圣惠》又方

上用鼠蝜虫绞取汁，与儿少许服之。

《圣惠》又方

赤足蜈蚣一枚　雀儿饭瓮子不开口者五个

上和烧为末，细研。每服以粥饮调下二字。

《圣惠》又方

上用初生豆芽烂研，以乳汁调与儿吃。或生研绞取汁，少许与服亦得。

《圣惠》又方

上用晚蚕蛾三枚，炙黄研为末，和蜜涂口即效。若凡儿患毒，必须防吐。用油麻一小升，去皮研，绞汁二合以来，用甘草半寸炙为末，和油微暖，日为五服。《婴孺方》与《圣惠》壁鱼方，以下诸方皆同治撮口。

《圣惠》又方

上用蜗牛子五枚，去壳，取汁涂口上，以差即止。

《圣惠》又方

上用棘科上雀儿饭瓮子未开口者，取瓮子内物和奶汁研灌之。

《圣惠》又方

上用柏白皮穿作小孔子，安于脐上，以艾炷入柏皮孔中，灸之即差。

汉东王先生《家宝》：治婴儿因剪脐伤于外风，致唇青撮口，口出白沫。神妙定命散方

赤脚蜈蚣半条，酒炙令干　麝香少许，别研　川乌头尖三个，生

上为末，同麝香研极细。每服半字。煎金银薄荷汤调下。

张涣急风散方：治撮口。

蛇蜕皮微炒　干蝎梢　钩藤各一分

以上捣，罗为细末。次用：

朱砂一分，细研、水飞　好麝香　牛黄各半钱。并研极细

上件都拌匀，再研为细末。每服一字。取竹沥一、两点，同乳汁调下。

初生中脐风第十五

《圣惠》论：夫小儿脐风者，由断脐后为水湿所伤。或水在绷袍之中，乳母不觉，湿气伤于脐中。亦因其解脱，风冷所乘，遂令儿四肢不利，脐肿多啼，不能乳哺。若不急疗，遂致危殆者也。

茅先生：小儿生下三腊，有中脐风候。腹脐肿满，口撮身热，不太故[1]乳哺。此候因母受胎时，好吃猪、鸡、酒、

[1] 故：通顾。

面，恣情餐啜，遂流热毒聚在胞中，牙儿饮母热，血脉五脏未成就，故受风邪而得。若生下腹脐肿满，所治者先以朱砂膏方见惊积门中用蜜化，奶上咣下。然后用豆豉膏方见本门中涂脐下四边。十日之中下六服朱砂膏，其疾方愈。如见脐四边黑，口撮不开，此为内搐，不可治之，不在用药。爪甲黑，当日死。

茅先生：小儿中脐风，本因在胎受风热，又因断脐后水湿所伤，便是恶候。《千金方》：小儿脐病候：古方小儿有脐风候，有脐湿候，有脐疮候，三者皆因断脐之后，为风湿所伤而成疾也。夫风入脐，令儿四肢不利，多啼不能乳哺，谓之脐风。其中湿，令脐肿湿，经久不干，谓之脐湿。其风湿相搏，令脐生疮，久而不差，谓之脐疮。三者有一不已，则入于经脉，多变为痫。其已成痫者，作痫治之。

《圣惠》：小儿初生至七日以来，脐风肿欲落。封脐雄鼠粪散方

雄鼠粪七枚，微炒　胡粉半两　大枣三分，去核　绵帛灰　麝香细研。各一钱

上件药捣，研为散。看脐欲落不落，即用药以敷之，所以不令风入故也。

《圣惠》治孩子才生下，断了脐，便敷此散，冀免一腊内脐风撮口方。

乱发鸡子大，烧令烟，欲断不断即堪用　蜈蚣一寸许，烧灰　羚羊角烧灰，一钱　麝香一小豆大　雀儿饭瓮子三枚

上药相和，细研令匀，割脐了，便用敷之，效。

《圣惠》又方

上以瓜蒂烧灰研，敷之良。

茅先生：小儿贴脐风。豆豉膏方

豆豉　天南星　白蔹　赤小豆各半两

上为末。每服二大钱，用芭蕉自然汁调涂脐四边，一日只一次调涂，两日两次，涂即安乐。注在前。

《良方》治襁中小儿脐风撮口法。每视小儿上下断当口中心处，若有白色如江豆大，此病发之候也。急以指爪正当中掏之，自外达内掏，令匝微血出亦不妨。又于白处两尽头，亦依此掏，令内外断，只掏令气脉断，不必破肉。指甲勿令大銛，恐伤儿甚。予为河北察访使，日到赵郡，有老人来献此法云：笃老惜此法，将不传，愿以济人。询之，赵人云：此翁生平手救千余儿矣，环赵数邑人皆就此翁治，应手皆愈。

《吉氏家传》治脐风锁口。

金头蜈蚣一个　青州蝎梢四个　白僵蚕七个　瞿麦二字

上为末。用一字许吹鼻内，啼时可医。更用薄荷水下一字在口。

初生脐肿湿第十六气脐、脆破脐附

《圣惠》论曰：夫小儿脐湿者，亦由断脐之后，洗浴伤于湿气，水入脐中，致令肿湿，经久不干也。凡断脐后，便多着艾厚裹，不得令儿尿湿着脐，切须慎之。往往中湿致肿，至百日以后，不可差也。

《婴孺》论曰：凡儿尿清者，冷与脐中水同，此当令儿腹中疼痛，夭纠呼啼，面目青黑。此脐令至肿者，当看脐肿轻重。重者，便即灸之八九十壮。轻者，脐不大肿者，但出汗时啼呼者，捣当归、胡粉末敷之。仍灸粉絮，日日熨之，或至一日乃差，以啼呼止为候。

《颅囟》治孩子脐中不干。

白矾一钱，煅过　龙骨一分

上为末，入麝香少许，每使拭脐干，掺之，用帕裹避风。《圣惠》方同，不用

麝香。

《千金》治小儿脐汁出不止，兼赤肿。白石脂散方

上用白石脂细研，熬令微暖，以粉脐疮，日三四度。

《外台》：《古今录验》疗小儿风脐汁出。甘草散方

甘草炙　蝼蛄熬。各三分

上二味捣散，以安脐中差止，甚妙。

《外台》《古今录验》疗小儿脐汁不差。黄柏黑散方

黄柏炙，一两　釜底墨四分

上二味捣，和作散，以粉脐中即差。

《外台》：《古今录验》疗小儿脐着湿。暖盐豉熨方

上用盐、豉等分，捣作饼如钱许。安新瓦上炙令热用，熨脐上差止。亦用黄柏末以粉之，妙。

《外台》：《备急》治小儿脐赤肿方。

杏仁二分，熬令紫色　猪牙车骨中髓

上二味先研杏仁，入此髓和令调，涂之脐上。《千金》同。

《外台》《备急》治儿生过月脐汁出方。

上用绛帛烧灰研，敷脐中。《千金》同。

姚和众治小儿脐肿方。

上用桂心，炙令热熨之，日可四五度。

《子母秘录》小儿脐风湿肿，久不差方。

上用蜂房烧灰，末敷之。

《子母秘录》治小儿脐赤肿方。

上用杏仁杵如脂，掌中相和，敷脐上。

《圣惠》治小儿脐肿湿，久不差。封脐散方

胡粉一分　雄鼠粪七枚，烧灰　甑带一围，烧灰　干姜灰　绵帛灰　白石脂各半两

上件药相和细研，加麝香末一钱。看脐欲落不落，即封脐便差。如未患敷之即终不患。烧药时不得令有别灰也。

《圣惠》治小儿脐湿肿，逾月不止方。

干蛤蟆　皂荚子　白矾并烧灰。各一分

上件药细研令匀，少少敷脐中。

《圣惠》治小儿脐中赤肿，汁出不止方。

蛤蟆　牡蛎各一枚

上件药并烧为灰，细研如粉，每取少许敷脐中。日三两上即差。

《圣惠》治小儿脐湿不干方。

白矾烧灰　龙骨各一分

上件药细研，敷脐中取差为度。《颅囟经》汉东王先生方同，皆有麝香少许。

《圣惠》又方

上用白矾烧灰，细研敷之。

茅先生治小儿脐常湿不干方。

上用蚕蜕烧灰，入轻粉干贴。

钱乙柏墨散：治小儿断脐后，为水湿所伤，或绷袍湿气伤于脐中，或解脱风冷所乘，故令小儿四肢不和，脐肿多啼，不能乳哺，宜速疗之。

黄柏锉　釜下墨煤　乱发烧。各等分

上为细末，每用少许敷之。

汉东王先生《家宝》：治婴儿因剪脐伤于外风，故脐疮不干方。

上以绵不拘多少，烧灰，旧绵亦佳，为末。每用少许，干掺之。

张涣：婴儿脐疮肿湿，经久不差。若至百日，即危急方。

胡粉细研　干姜烧灰，细研　白石脂烧存性，细研。各一钱

上件同再研。用药一字至半钱，敷

脐中，时时用。

《良方》治小儿脐久不干出脓，赤肿及清水出。

上用当归焙干为末，研细，着脐中，频用自差。予家小儿常病脐湿五十余日，贴他药皆不差，《圣惠》有十余方，从上试之，至此方一敷而干。后因尿湿疮复病，又一贴愈。

《庄氏家传》：小儿患气脐，脐大如栗，虚肿而软痛。

上用竹沥涂之，日数上自消。

《庄氏家传》治婴儿绷缚尿湿腌破。

上用屋烂草为末，频掺效。

《圣惠》灸法：小儿脐肿，灸腰后对脐骨节间三壮，炷如小麦大。

初生有脐疮第十七

《巢氏病源》小儿脐疮候：脐疮由初生断脐，洗浴不即拭燥，湿气在脐中，因解脱遇风，风湿相搏，故脐疮久不差也。脐疮不差，风气入伤经脉，则变为痫也。

《葛氏肘后》治风脐及脐疮久不差方。

上用干蛤蟆烧为灰敷之，日三四佳。

《千金》治小儿脐中生疮方。

上用桑汁敷乳上，使儿饮之。

《千金》又方

上用羖羊乳及血令饮之。

《千金》治小儿风脐，遂作恶疮，历年不差，汁出不止方。

上烧苍耳子粉之。

《千金》又方

上用干蛴螬虫末粉之，不过三四度差。

《千金》治小儿脐不合方。

上用大车辖脂烧灰，日二敷之。

《千金》治小儿脐中生疮方。

上用甑带烧灰，和膏敷之。

《子母秘录》小儿脐疮不合方。

上用黄柏末涂之。

《圣惠》治小儿脐疮，久不差方。

干蛤蟆一分，烧灰　白矾一分，烧灰

上件药合研令细，以敷脐中。

《圣惠》又方

黄连末　胡粉各半两

上件药合研令细，以敷脐中。

《圣惠》又方

上用马齿苋，曝干为末敷之。

《圣惠》又方

上用龙骨烧，细研为末敷之。

《圣惠》又方

上用香豉，炒令黄焦，捣、罗为末敷之。

《圣惠》又方

上用伏龙肝，细研敷之。

张涣：婴儿脐疮不差，风气传于经络，变为痫疾者，宜急用金黄散方

川黄连一分，别为末　胡粉别研　龙骨烧灰，别研。各五钱

上件同再研，为细末。每用少许敷脐中，时时用。

卷第六

禀受诸疾　凡十九门

解颅第一

《巢氏病源》小儿解颅候：解颅者，其状：小儿年大囟应合而不合，头缝开解是也。由肾气不成故也。肾主骨髓，而脑为髓海，肾气不成则髓脑不足，不能结成，故头颅开解也。

《婴童宝鉴》：小儿客风伤腑，即颅骨解囟。

《大万全方》小儿头病方论：小儿有解颅候，有囟不合候，有囟陷候，此三者大同而小异也。解颅者，谓小儿年长而头颅开解也。夫肾主骨，今骨不合，头缝开解，此肾气不成故也。其囟不合与囟陷，虽因脏腑有热，热气上冲，致囟或不合或陷，然亦本于肾气不足也。

《玉诀》小儿骨气所伤候歌：

解颅鹤膝腑伤风，囟肿因惊胃气攻。

语涩行迟胎气促，筋拳瞪目是肝风。

此患当先行风气，利膈下涎。次和脏腑，即无误也。

葛氏《肘后方》治小儿解颅。

蟹足骨、白蔹等分，细末，乳汁和涂上，干又敷。

《千金》治小儿解颅方。

熬蛇蜕皮，末之，和猪颊车中髓，敷顶上，日三四度。

《千金》又方

猪牙颊车髓，敷囟上差。

《千金》治小儿脑长解颅不合，羸瘦色黄，至四五岁不能行。半夏熨方

半夏汤洗七遍　生姜　川芎各一两　细辛三两　桂心一尺　乌头去皮脐，十枚

上六味㕮咀，以醇苦酒五升渍之。晬时，煮三沸，绞去滓，以绵一片浸药中，适寒温以熨囟上，冷更温之，复熨如前。朝暮各三四熨乃止，二十日愈。《婴孺方》只五味，无生姜，又不用苦酒。

《千金》治小儿解颅。三物细辛敷方

细辛　桂心各半两　干姜炮十八铢

上末之。以乳汁和敷颅上，干复敷之，儿面赤即愈。

《简要济众》治小儿解颅不合。

驴蹄不许多少，烧灰研，以生油和，敷于头骨缝上，以差为度。

《圣惠》治小儿解颅囟大，身有痼热，头汗出，腹胀咳嗽，上气肩息，胫蹇足交，三岁不行，皆治之。钟乳丸方

钟乳粉　防风去芦头　熟干地黄　牛黄细研　甘草炙　漆花《婴孺方》以此一味为豺漆，盖五加皮也。

上各一分捣，罗为末，入研了药，更研令匀，以犬脑髓和丸如麻子大。每服以粥饮下三丸，早晨、午间。日晚各一服。量儿大小，以意加减。

《圣惠》治小儿颅骨开。宜涂白及散方

白及　细辛　防风去芦头　柏子仁

上各一分捣，细罗为散。以乳汁调涂儿颅骨上，日再用之。

《婴孺方》治小儿脑长喜摇头，解颅。狗脑丸方

狗脑一个　豺漆五加皮也　甘草炙　白术　防风　钟乳石　干地黄各一分　牛黄二分

上以狗脑丸小豆大。一岁饮下二丸，日再，未知加之。又云：儿囟常令暖，冷即病死。

《婴孺方》小儿錮囟药，使脑不长。芍药粉

上取黄雌鸡临儿囟上，刺其冠，以血滴囟上，血上以芍药粉敷之，使血不见，一日立差。

《婴孺方》治小儿解颅囟大，身羸汗出，肺胀咳上气，三五岁不行。狗脑丸方

甘草炙　地黄各三分　防风　白术各二分　钟乳粉　牛黄各二铢

上为末，狗脑丸如小豆大。二岁饮服七丸，日再稍加之。

张涣：婴儿头骨应合而不合，头缝开解，名曰解颅。宜用玉乳丹方

钟乳粉依古法制炼者　柏子仁别研　熟干地黄依法蒸焙者　当归洗焙干。各半两　防风锉　补骨脂净炼炒。各一两　或加黄芪、茯苓

上件除别研者碾为细末，次入钟乳粉等拌匀，炼蜜和如黍米大。每服十粒，煎茴香汤下，乳食前。

《万全方》治小儿解颅囟大，身有痼热，头汗出，腹胀咳嗽，上气肩息，胫蹇足交，三岁不行皆治之。磁石丸方

磁石火煅，醋淬七遍，细研飞过　防风去芦头　熟干地黄　牛黄研入　甘草炙　干漆炒令烟出。以上各一分

上捣，罗为末，入研了药，更同研匀，以犬脑髓和丸如麻子大。每服三丸，粥饮下，早晨、午间、日晚各一服。量儿大小以意加减。

长沙医者丁时发传治小儿解颅。虎骨方

虎骨　败龟板　不灰木　乳香各半两

上为末。用生猪血于手心内调，涂在头缝开处，以旧绵子包裹七日，第八日以葱汤水洗去前药，再用此药涂之。经年者已减一分，又歇三日，方再用药涂之。又服参苓散

人参　茯苓　白附子炮　羌活　甘草炙　芍药　白术水煮。各一分　犀角屑　京芎　藿香后三味减一半

上为末。每服半钱，水一盏，用少金银同薄荷三叶煎至三分，温服，通惊气。

囟不合第二

《圣惠》：夫小儿囟不合者，此乃气血少弱，骨本不荣故也。皆由肾气未成，肝肺有热，壅热之气上冲于脑，遂令头发干枯，骨髓不足，故令囟不合也。

钱乙论：解颅，六年大而囟不合，肾气不成也，长必少笑。更有目白睛多，白色瘦者，多愁少喜也。余见肾虚。

《千金》治小儿囟门不合方。

防风一两半　柏子仁　白及各一两

上三味末之，以乳和敷囟上。十日知，二十日愈。日一。

《婴孺方》狗脑丸　治小儿三岁不行，脑长囟大，头汗出，有热，足燥胫交方。

钟乳石　干地黄　甘草　豺漆五加皮也　防风各等分

上为末，狗脑丸如小豆大。饮下二丸，日进三服，夜二服。

《婴孺方》治小儿囟开不合方。

防风六分　白及四分　栀子三分

上为末。以乳汁蜜和，涂囟上，日一度。

《婴孺方》小儿囟开令合方。

防风六分　白及二分

上为末。乳和涂囟上，日十度，以知为度。二十日当合。

钱乙治囟开不合，鼻塞不通。

天南星大者，微炮去皮，为细末。淡醋调，涂绯帛上，贴囟上，火炙，手频熨之。

张涣：婴儿解颅，囟不合，囟填，囟陷下不平。皆由肾经虚热。宜用封囟散方

蛇蜕皮一两烧灰，细研　防风　川大黄湿纸裹火，煨存性　白及各半两

上件碾为细末，入青黛半两，同研匀。每用半钱，以獖猪胆汁调匀，用一纸囟子摊之，四边回各留少白纸，用淡醋、生面糊贴囟上，不住以温水润动，一伏时换。

《庄氏家传方》治脑缝不合。

山茵陈一两　车前子　百合各半两

上为末，用乌牛乳汁调涂脚及脑缝上，用帛子裹头，三日一换，五上必效。

《王氏手集》封囟散方　治囟开不合，头缝开张；囟开崎陷，咳嗽鼻塞。

柏子仁　防风　天南星各四两

上为细末。每用一钱，以猪胆汁调匀，稀稠得所，摊在绯绢帛上，看囟子大小剪贴。一日一换，不得令干，时时以汤润动。

《圣惠》小儿囟开不合，灸脐上、脐下各五分。二穴各三壮。灸疮未合，囟开先合，炷如小麦大。

囟填第三

《巢氏病源》小儿囟填候：小儿囟填，由乳哺不时，饥饱不节，或热或寒，乘于脾胃，致腑脏不调，其气上冲所为也。其状囟张如物填其上，汗出，毛发黄而短者是也。若寒气上冲即牢鞕音昂，履头也，肿硬如履头叠起。热气上冲即柔软。又小儿胁下有积，又气满而体热，热气乘于脏，脏气上冲于脑囟，亦致囟填。又咳且啼，而气乘脏上冲，亦病之。啼甚久，其气未定，因而乳之，亦令囟填。所以然者，方啼之时，阴阳气逆上冲故也。

《石壁经》三十六种积热囟虚肿候歌：

积聚脾中热不通，致令面赤口唇红。
胸高夜嗽多旗胀，休使流传肺有风。
喉里作声涎上壅，囟门肿起热来冲。
但教凉膈安灵府，能使三朝速有功。

积有冷热皆能作肿。冷则粪白，或酸臭气冲人。亦有虫出，其食物皆不能化，腹胀满而多困，喉中亦鸣也。热则使多渴，其粪赤色，面亦黄赤，口内臭气，亦虫出。各看其证候调治，且须分水谷去积，并调气。冷则温脾胃，热则去其热，化涎止渴。囟隐则冷也，肿则热也。《凤髓经》此候歌括一同。有注云：宜与金华散。

《石壁经》三十六种积热囟虚肿候云：此候宜将时气门中。三十六种除湿散，浓煎，桑白皮汤下。

《小儿形证论》四十八候：积热囟虚肿歌一同。后云：此候肺热生风，涎鸣囟肿，将白丁香膏一二服，或南星丸一二服便退。

《秘要指迷论方》：凡小儿生下一月，日内或囟门肿，此乃受胎热气，即用黄柏膏涂于足心涌泉穴。如陷即用半夏膏涂手心。此乃婴儿肾流受冷气。邪干心，致令病生。黄柏、半夏皆为末，皆冷水调贴

囟陷第四

《巢氏病源》小儿囟陷候：此谓囟陷下不平也。由肠内有热，热气熏脏，脏热即渴引饮。而小儿泄利者，即腑脏血气虚弱不能上冲髓脑，故囟陷也。

《圣惠》治小儿脏腑壅热，气血不荣，致囟陷不平者。生干地黄散方

生干地黄二两　乌鸡骨一两涂，醋炙令黄。

上件药捣，细罗为末。不计时候，以粥饮调下半钱。

《圣惠》治小儿囟陷方。

上取猪牙车骨髓，煎如膏，涂囟上良。

《圣惠》又方

上以狗头骨炙令黄，捣、罗为末。以鸡子清调涂之。

《圣惠》又方

上以天灵盖炙令黄，捣、罗为末。以生油涂调之。

《千金》小儿囟陷，灸脐上、下各半寸，及鸠尾骨端。又足太阴各一壮。

滞颐第五 *小儿口中涎出，渍于颐下*

《巢氏病源》小儿滞颐候：滞颐之病，是小儿多涎唾流出，渍于颐下，此由脾冷液多故也。脾之液为涎，脾气冷，不能收制其津液，故冷涎流出，滞渍于颐也。

《五关贯真珠囊》小儿滞颐疾候：滞颐疾者，涎流口边无时，此即因风冷入脾胃，故令涎水常流。

《惠济方》小儿滞颐候歌：宜葱汤丸，取用银白丸补

滞颐为患本因伤，流出清涎口角傍。
此患脾虚寒胃口，愚夫却道破涎囊。
终朝服药全无效，夜卧流涎亦汗床。
洗肺更宜温胃口，脾元一壮自安康。

《千金》治小儿口中涎出方。

以白羊屎内口中。

《千金》又方

以东行牛口中沫，涂口中及颐上。

《千金》又方

桑白汁涂之差。

张涣：小儿有多涎，常留在两口角，此由脾胃有冷，流出渍于颐下，乃名滞颐之病。宜温脾丹方

半夏一两，用生姜六两同捣，细炒令黄　丁香　木香各一两　干姜　白术　青橘皮各半两

上件捣，罗为末，炼蜜和如黍米大。每服十粒，米饮下。量儿大小加减。

张涣温胃散：治脾冷流涎。

半夏白矾水浸，炒黄　人参去芦头　肉豆蔻　白术　干姜　甘草炙。以上各半两　丁香一两

上件捣，罗为细末。每服一钱，水八分一盏，入生姜二片，煎五分去滓，温服食前。

齿不生第六

《巢氏病源》小儿齿不生候：齿是骨之所终，而为髓之所养也。小儿有禀气不足者，髓即不能充牙齿骨，故齿久不生也。

《千金翼》方

溺坑❶中竹木主小儿齿不生，正旦刮，涂之即生。

《外台》：《小品》又方

❶ 坈 rǒng：同坑。

取雌鼠屎三、七枚，以一枚拭齿根处，尽此止，二十一日齿当生。雌鼠屎，头尖是也。《千金》同。《杨氏产乳方》用三十枚，仍云雌粪，用两头丸者。

《圣惠》治小儿齿不生，或因落不生方

上取牛粪中黑豆二、七枚，小开去头上皮，以此豆头开处，注齿根上，时时用之，当效。

张涣云：禀受肾气不足者，即髓不强。盖骨之所终而为髓，髓不足不能充牙齿，故齿不生。宜香附丹方

大香附子拣净，刮去皮　沉香各一两　槟榔　雌鼠粪烧灰　干蟾烧灰。以上各半两

上件捣，罗为末，用羊髓四两，煮烂和成膏如黍米大。每服十粒，麝香汤下。量儿大小加减。

发不生第七

《巢氏病源》小儿头发不生候：足少阴为肾之经，其华在发。小儿有禀性，少阴之血气不足，即发疏薄不生。亦有因头疮而秃落不生者，皆由伤损其血，血气损少，不能荣于发也。

《千金》治少小头不生发。一物楸叶方

楸叶捣取汁，敷上立生。《千金翼》取楸叶中心，绞汁涂。

《千金》治小儿头不生发方。

烧鲫鱼灰末，以酱汁和敷之。

《千金翼》治发薄不生方。

先以醋泔清洗秃处，以生布揩令火热，腊月猪脂并细研铁，生煎三沸涂之。日三遍。

《外台》深师疗头风乌啄膏，生发令速长而黑光润方，亦治小儿发不生。

乌啄　莽草　石南星草　续断　皂荚去皮子，熬　泽兰　白术各二两　辛夷人一两　柏叶切，半升　猪脂二升

上十味以苦酒渍一宿，以脂煎于东向灶釜中，以苇薪煎之。先置三堆土，每一沸即下置一堆土。候沸定，却上至三沸，共置土堆上，三毕成膏讫去滓，置铜器中。数北向屋溜，从西端至第七溜下埋之，三十日药成。小儿当刮头，日三涂。大人数沐，沐已涂之甚验。

《本草》甑气水，主长毛发。以物于炊饮饭时承取沐头，令发长密黑润。不能多得，朝朝梳。小儿头渐渐觉有，益好。

《图经》曰：小儿白秃，发不生，捣榆皮末，苦酒调涂之。

《圣惠》治小儿脑疳，头发连根作穗子，脱落不生，兼疮白秃，发不生者。并宜用生发神效黑豆膏方

黑豆　苣胜各三分　诃梨勒皮一两

上件药捣，罗为末，以水拌令匀，内于竹筒中；以乱发塞口，用煻灰白煨取油，贮于瓷器中。先以米泔皂荚汤洗头，拭干，涂之，日再用，十日发生。

《圣惠》又方

葛根末　猪脂　羊脂各二两

上件药入铫子内，以慢火熬成膏，收于瓷盒中。每取一钱，涂摩头上，日再用，不过五、七度效。

《圣惠》治小儿白秃，不生发，燥痛。宜用香薷煎方

陈香薷二两　胡粉一两　猪脂半两

上件药，以水一大盏煎香薷，取汁三分去滓，入胡粉、猪脂相和令匀。涂于头上，日再用之。

《圣惠》治小儿头秃不生发，苦痒。蔓菁子散方

上取蔓菁子，捣为末，以猪脂调涂于秃处佳。

《圣惠》又方

上用贯众烧灰，细研。以油调敷之。

《圣惠》又方

上取麻子一升，熬黑，压取脂，敷头上良。

《圣惠》又方

上用盐汤洗之，生油和蒲苇灰敷之。

《圣惠》又方

上用雁脂敷之佳

《婴孺方》治小儿发不生。

熊白，上取涂之。

《婴孺》又方

桃叶，上取汁涂。

《婴孺》又曰：

煮鸡子取七个，剥去白，熬令汁出，取涂之。

张涣云：禀受气血不足，不能荣于发，故头发不生，呼为疳病，非也。宜苣胜丹方

苣胜一合，别研　当归洗，焙干　生干地黄　芍药各一两，以上捣，罗为细末　胡粉半两，细研

上件同研匀，炼蜜和如黍米大。每服十粒，煎黑豆汤下。兼化涂搽头上无妨。量儿大小加减。

发黄第八

《巢氏病源》小儿头发黄候：足少阴为肾之经，其血气华于发。若血气不足，则不能润悦于发，故发黄也。

《千金翼》发黄方

腊月猪膏和羊屎灰、蒲灰等分敷之，三日一为，取黑止。

《千金翼》又方

以醋煮大豆烂，去豆，煎令稠，涂发。

《千金》又方

熊脂涂发梳之，散头床底，伏地一食顷即出。形尽当黑，用之不过一升。

安师传治小儿发黄极妙方。

破故纸不计多少，银石器中慢火炒丸。

上为细末，用地黄汁煎成膏，和为丸绿豆大。每服十五、二十丸，盐汤送下，食前。

虫胞第九 *谓胎中头生疮，其疮有虫*

《巢氏病源》虫胞候：小儿初生，头即患疮，乃至遍身，其疮有虫，故因名虫胞也。

固隄张先生论小儿虫胞：《巢源》徒有其证，而后世不见其方。大抵是小儿初生，头上便即有疮，乍遍侵淫，生至身体。又其疮有虫，似从胞中有虫也，故谓之虫胞。治之之法，服去蛲虫等药，又洗贴头疮药中药虫之药，可以为效矣。

《子母秘录》：小儿头身诸疮有虫，烧鸡卵壳研和猪脂敷之。

《千金》治小儿头疮方。此以下数方，皆能杀虫。

胡粉一两　黄连二两

上二味末之，洗疮去痂，拭干敷之即差。更发，如前敷之。

《千金》又方

胡粉　连翘各一两　水银半两

上三味以水煎连翘，内胡粉、水银和丸敷之。

《千金》又方

胡粉　白松脂各二两　水银一两　猪脂四两

上四味合煎去滓，内水银粉调敷之。

《千金》治小儿头疮。苦参洗汤方

苦参　黄芩　黄连　黄柏　甘草炙

大黄　川芎各一两　蒺藜子三合

上八味㕮咀，以水六升煮取三升，渍布拓疮上，日数遍。

安师传治小儿虫胞药方。

百部　雄黄　黄柏

上三味等分为末，油调涂疮上。

鹤节第十

《巢氏病源》小儿鹤节候：小儿禀生，血气不足，即肌肉不充，肢节柴瘦，骨节皆露，如鹤之脚节也。

《圣惠》论：夫肾脏者，精神之所舍，元气之所系。若其气强盛，则骨髓满溢，故令肌体充盛之。若气血不足，脏腑劳伤，真气不守，邪气所侵，则肾气虚弱，骨髓枯竭，不能荣华，故令骨萎羸瘦也。

《外台秘要》疗小儿羸瘦惙惙。常服不妨乳方

甘草五两，炙

上一件捣，筛，蜜丸如小豆大。一岁儿服十丸，日三，尽即更合。

《集验方》：小儿禀气不足，真元怯弱，肢体柴瘦。补其本气，自然气体充盛，肌肤盈溢。宜补肾地黄丸

熟干地黄八分，焙，秤　山茱萸　干山药各四钱　泽泻　牡丹皮　白茯苓去皮。各三钱

上为末，炼蜜和丸如梧桐子大。三岁以下二三丸，温水空心化下。

手拳不展第十一

《圣惠》论：夫小儿手拳者，由在胞之时，其母脏腑虚为风冷所乘；儿生之后，肝气不足，致筋脉挛缩，不得伸展，故令手拳不展也。

《圣惠》治小儿手拳不展，是肝气不足，内伤风邪。宜服薏苡仁散方

薏苡仁三分　秦艽去苗　防风去芦头　酸枣仁微炒　甘草微炙赤，锉。以上各半两　当归锉，微炒　桂心各一分

上件药捣，粗罗为散。每服一钱，以水一小盏，煎至五分，去滓。量儿大小分减，不计时候服之。

《圣惠》治小儿手不展，是风邪滞气所客，令荣卫不通。宜服羚羊角散方

羚羊角屑　羌活　五加皮　白鲜皮　桂心以上各一分　麻黄半两，去节、根　甘草半分，炙微赤，锉

上件药捣，粗罗为散。每服一钱，以水一小盏，煎至五分去滓。量儿大小分减，不计时候温服。

《圣惠》又方

麻黄半两，去节、根　桂心　赤芍药　羌活　细辛　甘草炙微赤，锉。以上各一分

上件药捣，粗罗为散。每服一钱，以水一小盏，煎至五分去滓，不计时候。量儿大小，分减温服。

张涣治小儿受肝气怯弱，致筋脉挛缩，两手伸展无力。宜薏苡丹方。又治手拳不展。

当归洗，焙干　秦艽去苗　薏苡仁汤浸，去皮研细　酸枣仁　防风　羌活

上件各等分捣，罗为细末，炼蜜和如鸡头大。每服一粒至二粒，麝香荆芥汤化下，不计时候。

脚拳不展第十二

《圣惠》论：夫小儿脚拳者，由在胞之时，其母脏腑内有积冷，为风邪所乘，儿生之后，肾气不足，血气未荣，故令脚指拳缩不展也。

《圣惠》治小儿脚不展，指拳缩。

宜服当归散方

当归锉，微炒　麻黄去根节。各半两　羌活　酸枣仁微炒　人参去芦头　杜仲去粗皮，微炙，锉　桂心

上件药捣，粗罗为散。每服一钱，以水一小盏，入生姜少许，煎至五分，去滓。量儿大小，乳食前分减服之。

《圣惠》治小儿脚拳不展，筋急干细。山茱萸散方

山茱萸　羌活　薏苡仁　桂心　羚羊角屑　当归锉，微炒　甘草炙微赤，锉　黑豆炒熟　白茯苓　防风去芦头。以上各一分　生干地黄　麻黄去根节。各半两

上件药捣，粗罗为散。每服一钱，以水一小盏，煎至五分，去滓。每于乳食前，量儿大小分减温服。

《圣惠》治小儿脚指拳缩。宜服生干地黄丸方

生干地黄　郁李仁汤浸，去皮尖微炒。各半两　牛膝去苗　防风去芦头　桂心　海桐皮　羌活　白茯苓　薏苡仁以上各一分

上件药捣，罗为末，炼蜜和丸如绿豆大。每于乳食前以温酒下七丸。量儿大小加减服之。

《张涣方》小儿禀受肾气不足者，气血未荣，脚指拳缩无力，不能伸展。宜海桐皮散方。治脚拳不展。

海桐皮　牡丹皮　当归汤洗，焙干　熟干地黄　牛膝酒浸焙干。以上各一两　补骨脂　山茱萸

上件捣，罗为细末。每服一钱，水八分一盏，入葱白二寸，煎至五分。去滓温服，食前。

语吃第十三

《千金》论：小儿初出腹有连舌，舌下有膜如石榴子，中膈连其舌下后喜，令儿言语不发不转也。可以摘断之，微有血出无害。若血出不止，可烧发作灰末敷之，血便止。

《小儿集验方》云：小儿语吃，本于心气不足，舌本无力，故欲有言而舌不能运。又有成于积习而然者，是生而不吃，一旦小儿相较而吃，俗谚所谓：学吃三日，改吃三年是也。心气不足而舌本无力，可调之以药。若其积习而成，则初习之时，令详缓而语，急改之为上。

陈藏器《本草》云：鸲鹆主吃，取炙食之，小儿吃不过一枚差也。腊月得者，主老嗽。

《明堂针灸经》灸翳风二穴，在耳后陷中，按之引耳中，手足少阳三会。治耳聋、口眼㖞斜，失欠脱颔，口噤不开，吃不能言，颊肿，牙车急痛。

通睛第十四

《龙木论》论小儿通睛外障，此眼初患时，皆因失误筑打着头面，额角兼倒蹙扑下，令小儿肝受惊风，遂使眼目通睛。宜服牛黄丸、犀角饮子、通顶石南散立效。牛黄丸方

牛黄　白附子　肉桂　干蝎　川芎　石膏各一两　白芷　藿香各半两　朱砂　麝香各少许

上为末，炼蜜为丸梧桐子大。临卧薄荷汤下三丸。乳母忌热面、猪肉等。小儿化服亦得。

又犀角饮子方

犀角一两　射干　草龙胆各半两　钩藤三分　黄芩　人参　茯苓　甘草炙　远志各一分

上为末，水一盏，散一钱，煎至五分。食后去滓温服。

通顶石南散

石南一两　藜芦三分　瓜蒂五、七个

上为末，每用一粳米许，一日两度，通顶为妙。

安师传治小儿通睛眼方。

竹叶四十九片　黑豆四十九粒　石决明研极细，一钱

上三物用水一盏半同煎至半盏，遂旋随儿大小与温服少许。令两日尽，再煎服之。

惛塞第十五

《巢氏病源》小儿惛塞候：人有禀性阴阳不和而心神惛塞者，亦有因病而精采暗纯。皆由阴阳之气不足，致神识不分明也。

葛氏《肘后方》疗人心孔惛塞多忘喜误。

七月七日，取蜘蛛网着领中，勿令人知。

《葛氏肘后》又方

丁酉日，密自至市买远志，着巾角中还，末服之，勿令人知。

《葛氏肘后》又方

丙午日，取鳖甲，着衣带上良。

《葛氏肘后》又方

取牛、马、猪、鸡心肝，干之末，向日酒服方寸匕，日三，问一知十。

《葛氏肘后》：孔子大圣智枕中方

茯苓　人参　茯神各五分　菖蒲二分　远志七分

上为末，水服方寸匕，日三夜一服。

《葛氏肘后》又方

章陆花阴干一百日，捣末，暮水服方寸匕。暮卧思念所欲知事，即于眠中醒悟。

《葛氏肘后》又方

上党人参半斤，七月七日麻谷一升，合捣蒸，候气尽遍服一刀圭，暮卧逆知未然之事。

行迟第十六

《巢氏病源》小儿数岁不能行候：小儿生自变蒸至于能语，随日数血脉骨节备成，其膑骨成即能行。骨是髓之所养，若禀生血气不足者，即髓不充强，故其骨不即成而数岁不能行。

《圣惠》论：夫小儿行迟者，是肝、肾气不足，致骨气虚弱，筋脉无力，故行迟也。

张涣论：凡儿生至周岁，三百六十日膝骨成乃能行。近世小儿多因父母气血虚弱，故令胎气不强，骨气软弱，筋脉无力，不能行步。

《婴童宝鉴》论：小儿骨蒸，肺脉寒，长不能行。

《颅囟经》治小孩子自小伤抱，脚纤细无力，行立不得，或骨热疳劳，肌肉消瘦。柴胡饮子方

柴胡　鳖甲米醋涂，炙　知母　桔梗　枳壳麸炒，去瓤　元参　升麻

上件等份并细锉。每日煎时，三岁以下取药半两，水五合，煎二合去滓，分两服，空心，食前后各一服。忌毒物。饮后用澡浴方。

《颅囟经》澡浴方

苦参　茯苓皮　苍术　桑白皮　白矾各半两　葱白少许

上锉细。每浴时取一两，沸水二升，浸药后通温与儿浴之。避风于温处，妙。

《千金》治小儿数岁不行方。

取葬家未开户，盗食来以哺之，日三便起行。

《千金翼》治小儿数岁不行方。

葬家未开户时，盗取其饭以哺之，不过三日即行，勿令人知之。

《千金翼》：牛脐中毛，主小儿久不行。

《元和纪用经》疗小儿三岁不能行，由虚弱受气不足，腰脊、脚、膝筋骨软躄。

真五加皮

上末之，粥饮滴酒少许，调一粟壳许，日三服。有风骨节不利者尤相宜。经以四味饮、黑散、紫丸、至圣散、蜀脂饮、麝香丸并此五加皮药七方，谓之育婴七宝。紫阳道士一名《保子七圣至宝方》，专为一书者，此方是也。

《圣惠》治小儿十岁以来，血脉不流，筋脉缓弱，脚膝无力，不能行步。宜用生干地黄丸方

生干地黄　当归锉，微炒　防风去芦头　酸枣仁微炒　赤茯苓　黄芪锉　川芎　羚羊角　羌活　甘草炙微赤，锉　桂心

上件药各等分捣，罗为末，炼蜜和丸如绿豆大。食前以温酒下十丸，更量儿大小加减服之。

《圣惠》治小儿五六岁不能行者，骨气虚，筋脉弱。宜服益肝肾脏羚羊角丸方

羚羊角屑　虎胫骨涂醋，炙令黄　生干地黄　酸枣仁微炒　白茯苓以上各半两　桂心　防风去芦头　当归锉，微炒　黄芪以上各一分

上件药捣，罗为末，炼蜜和丸如绿豆大。每于食前，以温酒破研五丸服之。钱乙方同，至服食法则云：每服一皂子大，儿大者加之。仍云：温水化下，日三四，久服取效。

《婴孺方》治小儿不生肌肉，又三岁不能行，往来寒热如大痫，数发不能灸刺。用五参浴汤方

大黄　黄芩　黄连　沙参　元参　紫参　苦参　厚朴炙　附子炮　芍药以上各二两　消石三两　丹参一两　雷丸五十个

上以黍米淘汁三升，同煎令三沸，适寒温浴了。当卧汗出，余汁更浴，煎同上法。甚者加猪蹄一具良，更添水。

《婴孺方》治小儿数岁不行方。

祭米饭

上取墓未闭门时，取米饭就墓门中哺儿，二十日便行，勿令人知。

张涣麝茸丹方：治数岁不能行，曾经大效。

麝香制研　茄茸酥炙黄　生干地黄　当归洗焙干　黄芪锉　虎胫骨锉，涂酥炙黄

上件各一两，捣、罗为细末。用羊髓四两，煮烂成膏如黍米大。每服十粒，摩沉香汤下，乳食前，日三服。

《良方》治小儿筋骨诸疾，手足不随，不能行步运动。左经丸方

草乌头肉白者，生，去皮脐　木鳖去壳，别研　白胶香　五灵脂各三两半　当归一两　斑蝥二百个，去翅足，少醋煮熟

上为末，用黑豆去皮，生杵粉一斤，醋煮糊为丸，鸡头大。每服一丸，酒磨下。筋骨疾但不曾针灸伤筋络者，四五丸必效。予邻里胡生者，一女子膝腕软不能行立已数年。生因游净因佛寺，与僧言。有一僧云：能治。出囊中丸十枚，以四枚与生，曰：服此可差。生如其言与服，女子遂能立。生再求药于院。僧曰：非有爱也，欲留以自备。必欲之，须合一料。生与钱一千，辞不受，止留百钱。后数日得药，并余余十余悉归之。同院僧佐其理药，乃引得此方。予至嘉兴，有一里巷儿年十岁，双足不能行，以一丸分三服，服之尽四五丸，遂得行。自此大为人之所知，其效甚著。此药通荣卫，导经络，专治心肾肝三经，服后

小便少淋涩，乃其验也。

《吉氏家传》：五、六岁不行方。

石斛　牛膝　鹿茸酥炙　茯苓　菟丝子各一分　黄芪二分

上件为末，蜜丸，桐子大。每服四丸，加减，温水下。

长沙医者丁时发传：治大人、小儿锉骨行步艰难，脚足无力，并皆治之。

续命丹　防风　乳香　蔓荆子炒　牛膝　麻黄　羚羊角屑　酸枣仁　草乌头去皮　没药　白术　茯苓各一分　天麻酒煮　胡麻炒　当归　续断各半两　川乌头去皮　黄芪各四钱　蒺藜半分

上件以法制合为细末，炼蜜为丹，小弹子大。每服一粒，用葱酒细嚼，一日三五服。用后洗药，服药三日方洗。

草乌头　当归　地龙　木鳖子　紫贝草　胡桃楸　葱须　荆芥各一两

上为末煎汤，露脚指甲，从上淋洗至下。次用薰法：

柴胡　草乌头　赤小豆　吴茱萸　羌活　晚蚕沙各一两

上为末，黑豆三升，次用热水泡，少倾，去黑豆，入前件药，依旧煮，盆盛，熏锉闪处令出骨中汗，或无力者亦依此。

《食疗》：白鸭卵小儿食之，能使儿脚软不行，行多爱倒。若盐淹食之，即宜人。

《婴童宝鉴》灸法：小儿五岁不能行，灸足两踝，各三壮。

语迟第十七

《巢氏病源》小儿四五岁不能语候：人之五脏有五声，心之声为言。小儿四五岁不能言者，由在胎时其母卒有惊怖，内动于儿脏，邪气乘其心，令心气不和，至四五岁不能言语也。

《千金》：论小儿初出腹有连舌，舌下有膜如石榴子，中隔连其舌下后喜，令儿言语不发不转也。可以爪摘断之，微有血出无害。若出血不止，可烧发作灰末敷之，血便止也。姚和众云：若不摘去，儿哑。

张涣论：心之声为言。若儿稍长，合语而迟语，由妊娠时其母因有惊怖，内动于儿脏，邪气乘于心，使心气不足，舌本无力，故语迟也。

《千金》治小儿四、五岁不语方。

赤小豆酒和敷舌下。

《本草》日华子云：社坛余胙酒，孩儿语迟，以少许令吃。

《圣惠》治小儿心气不足，舌本无力，令儿语迟。芍药散方

赤芍药一两　黄芪三分，锉　犀角屑　槟榔　甘草炙微赤，锉。以上各半两

上件药捣，粗罗为末。每服一钱，以水一小盏，煎至五分去滓。量儿大小，不计时候，分减温服。

《圣惠》治小儿五六岁不语者，为心气不足，舌本无力，发转不得。亦云风冷伤于少阴之经，是以舌难发于五音，故至时不语。菖蒲丸方

菖蒲　人参去芦头　黄连去须。以上各半两　麦门冬去心，焙　天门冬去心焙。各一两　赤石脂　丹参各三分

上件药捣，罗为末，炼蜜和丸如绿豆大。每服以温水研下五丸。量儿大小，不计时候，加减服之。

钱乙治小儿心气不足，五六岁不能言。菖蒲丸方

石菖蒲　丹参各二钱　天门冬去心，焙秤　麦门冬去心，焙秤。各一两　赤石脂三分　人参半两，切去须焙

上同为细末，炼蜜丸绿豆大或麻子

大。温水下五、七丸至一、二十丸。不计时候，日三、四服，久服取效。

又有病后肾虚不语者。宜兼服钱氏地黄丸。方在虚寒门中

张涣菖蒲汤丹方：治数岁不能语。

菖蒲一寸，九节者　远志去心　桂心以上各一两　酸枣仁　黄芪　人参去芦　黄连去须。以上各半两

上件捣，罗为细末，炼蜜和如鸡头大。每服一粒至二粒，煎生姜汤下，不拘时候。

《张氏家传》治小儿不语方。

酸枣仁　柏子仁各半两　郁李仁　人参各一两

上为细末，蜜煮糊为丸如梧桐子大。小儿每服十丸。若是气虚之人，只使郁李仁、人参二件。

《庄氏集》腧穴灸法：四五岁不语，灸两足踝上各三壮。

《庄氏集》腧穴灸法：小儿至五六岁不语，是心气不足，舌无力，发转难故也。灸心腧三壮，在第五椎下两旁各一寸五分。

龟胸第十八

《圣惠》论：小儿龟胸者，缘肺热胀满，致使胸高如龟。又云：多食热乳，亦能致此也。

张涣论：凡乳母乳儿，常捏其宿乳。夏常洗乳净，捏去热乳。若食儿饮热乳，损伤肺气，胸高胀满。令儿胸高如龟，乃名龟胸。

《圣惠》治小儿龟胸，肺热壅滞，心膈满闷。大黄丸方

川大黄三分，锉，微炒　天门冬去心焙　百合　杏仁汤洗去皮、尖、双仁，麸炒微黄　木通　桑白皮　甜葶苈隔纸炒令紫色　川朴硝各半两

上件药捣，罗为末，炼蜜和丸如绿豆大。不计时候，以温水研破五丸服。量儿大小加减服之。

《圣惠》又方

甜葶苈隔纸炒令紫色　杏仁汤浸去皮、尖、双仁，麸炒微黄　麻黄去芦节　川大黄锉，微炒。以上各半两　桂心一分

上件药捣，罗为末，炼蜜和丸如绿豆大。不计时候，以温水研下五丸。量儿大小临时加减。

《圣惠》治小儿龟胸方。

上取龟尿，随多少摩胸骨上，即差。

张涣治龟胸百合丹方

桑根白皮　木通　川朴硝　杏仁汤浸去皮尖　川大黄　天门冬去心。各半两　百合一两

上件捣，罗为细末，炼蜜为丸如黍米大。每服十粒，米饮下。量儿大小加减。

《吉氏家传》龟胸方。

葶苈熬　大黄各三分　桂心一分　麻黄二分，去节

上件为细末，炼蜜为丸如梧桐子大。每服十丸，米饮下。

《圣惠》灸法：龟胸缘肺热胀满攻胸膈所生。又缘乳母食热面、五辛，转更胸起高出。灸两乳前各一寸半，上两行三骨罅间，六处各二壮，炷如小麦大。春夏从下灸上，秋冬从上灸下。若不依此法，则灸十而不能一二愈也。

《庄氏集》腧穴灸龟胸法：取九家灰一料盛簸箕中，令儿合面，印胸迹于上，于龟胸从上当中及两边，令三姓人同下火，各于灰上灸三壮，弃灰于河流或水中。

龟背第十九

《圣惠》论：小儿龟背者，由坐儿稍早，为客风吹着脊骨，风气连于髓，使背高如龟之状也。

钱乙论龟背：龟背者，肺热胀满，攻于胸膈，即成龟胸。又乳母多食五辛亦成。又儿生下，客风入骨，逐于骨髓，即成龟背。治以龟尿点节骨。取尿水法：当莲叶安龟在上，后以镜照之，自尿出，以物盛之。

张涣论：婴儿生后一百八十日，始髇骨成，方能独坐。若强令儿坐，坐之太早，即客风寒，吹着儿背及脊至骨，传入于髓，使背高如龟之状，乃日龟背。宜松蕊丹。方在后

《圣惠》治小儿龟背。麻黄丸方

麻黄三分，去根节　桂心　独活　防风去芦头　赤芍药　川大黄锉，微炒　枳壳麸炒微黄，去瓤　松花以上各半两

上件捣，罗为末，炼蜜和丸如绿豆大。每服以粥饮下五丸，日三服。量儿大小，以意加减。

《圣惠》又方

槟榔　川大黄锉，微炒。各半两　桂心　前胡去芦头　防风去芦头　赤芍药　独活　诃梨勒皮　枳壳麸炒微黄，去瓤　松花干用　麻黄去根节。以上各一分

上件药捣，罗为末，炼蜜丸如麻子大。每服以粥饮下五丸，日三服。量儿大小以意加减。

《圣惠》又方

龟尿摩背上差。

张涣松药丹：治小儿龟背。

松花洗，焙干　枳壳麸炒，去瓤　防风去芦头　独活以上各一两　麻黄去根节　川大黄炮　前胡　桂以上各半两

上件药捣，罗为细末，炼蜜和如黍米大。每服十粒，粥饮下。量儿大小加减。

《吉氏家传》治龟背方：大抵小儿此病，为生时被客风吹拍着背，风透于骨髓，使背高如龟状。独活丸方

独活　防风　桂心　大黄各二分　麻黄去节　枳壳炙　芍药各一分

上件为细末，蜜丸如梧桐子大。每服十丸，米饮下。

《圣惠》灸法：小儿龟背，生时被客风拍着脊骨，风达于髓所致。灸肺腧、心腧、膈腧各三壮，炷如小麦大。肺腧在第三椎下两旁各一寸半。心腧在第五椎下两旁各一寸半。膈腧在第七椎下两旁各一寸半。

卷第七

蒸忤啼哭　凡九门

变蒸第一

《圣济经·慈幼篇·形气变成章》曰：天有精，地有形，形精相感而化生万物。故曰：天地者，万物之父母也。天为阳，地为阴；水为阴，火为阳。阴阳者，血气之男女。水火者，阴阳之征兆。惟水火既济，血气变革，然后刚柔有体而形质立焉。造化炉锤间，不能外，是以成物。兹婴孺始生，有变蒸之理也。原受气之初，由胚胎而有血脉，由血脉而成形体，由形体而能动，由动而筋骨立，以至毛发生而脏腑具，谷气入胃而百神备，是乃具体未形，有常不变之时也。若夫萌区有状，留动而生，血脉未荣，五脏未固，尚资阴阳之气，水火之齐[1]甄陶以成，非道之自然，以变为常者哉。儿生三十二日一变，六十四日再变。变且蒸，变者上气，蒸者体热。上气则以五脏改易，气皆上朝，脏真高于肺，而肺主气故尔。体热则以血脉敷荣，阳方外固。阳在外，为阴之使，故尔积二百八十八日九变，三百二十日十变且蒸，是之谓小蒸。毕后六十四日一大蒸，积二百五十六日大蒸毕。凡五百七十六日变蒸数足，形气成就。每经一变，则情态异常。盖天有五行，御五位，以生寒、暑、燥、湿、风；人有五脏，化五气，以生喜、怒、悲、忧、恐。七情之生得非成于变蒸之候耶。其候有轻重，其时有远近。轻者体热微汗，似有惊候，耳与后阴所会皆冷。重者壮热而脉乱，或汗或否，此其候也。平者五日而衰。远者十日而衰。先期五日，后之五日，为十日之中热乃除，此其时也。当是时务致和平，不欲惊扰，灸刺、汤剂皆非所宜。或先变而热作，或后蒸而未解，则治之当如成法。或变蒸之中加以时行温病，与夫非变而得天行者，其诊大率相类，惟耳及后阴所会皆热为异尔。学者可不审焉！

《巢氏病源》：变蒸者，以长血气也。变者上气，蒸者体热。变蒸有轻有重，其轻者体热而微惊，耳冷，髋亦冷，上唇头白疱起如死鱼目珠子，微汗出，而近者五日而歇，远者八、九日乃歇。其重者体壮热而脉乱，或汗或不汗，不欲食，食辄吐哯，无所苦也。变蒸之时，目白睛微赤，黑睛微白，《千金》又曰：目白者重，赤黑者微。亦无所苦，蒸毕自明了矣。先变五日，后蒸五日，为十日之中热乃除。变蒸之时，不欲惊动，勿令旁边多人，变蒸或早或晚，依时如法者少也。初变之时，或热甚者，违日数不歇。审计日数，必是变蒸，服黑散发汗；热不止者，服紫双丸。如小差便止，勿复服。《千金翼》云：自当有余热，变蒸尽，乃除耳。其变蒸之时，遇寒加之，则寒热交争，腹痛夭矫，啼不止者熨之则愈。

---

[1] 齐：通济。

变蒸与温壮[1]伤寒相似，若非变蒸，身热、耳热、髋亦热，此乃为他病，可为余治；审是变蒸，不得为余治。其变日数，从初生至三十二日一变。六十四日再变，变且蒸。九十六日三变，变者丹孔出而泄也。至一百二十八日四变，变且蒸。一百六十日五变，一百九十二日六变，变且蒸。二百二十四日七变，二百五十六日八变，变且蒸。二百八十八日九变。三百二十日十变，变且蒸。积三百二十日小蒸毕，后六十四日大蒸，蒸后六十四日复大蒸，蒸后一百二十八日复大蒸，积五百七十六日，大小蒸毕也。

《颅囟经》：凡孩子自生，但任阴阳推移，即每六十日一度变蒸，此骨节长来，四肢发热，或不下食乳，遇如此之时，上唇有珠子，如粟粒大，此呼为变蒸珠子，以后方退热饮子疗之，不宜别与方药。《颅囟经》以六十日为一变，《巢氏病源》以三十二日为一变，以有不同，故兼存之。

《葛氏肘后》云：凡小儿自生三十二日一变，再变为一蒸，凡十变五小蒸，又有三大蒸。凡五百七十六日变蒸毕，乃成人。其变蒸之候，身热、脉乱、汗出，崔氏云：脉乱、汗出、目睛不明，微似欲惊及不乳哺。数惊不乳哺，上唇头小白泡起如珠子，耳冷，尻冷，此其证也。单变小微，兼蒸小剧，平蒸五日，或七日、九日，慎不可疗。若或大热不已，则与少紫丸微下。

《葛氏肘后》又云：若于变蒸中，加以时行温病，其证相似，惟耳及尻通热，口上无白泡耳，当先服黑散发汗，汗出以粉敷之差，若不尽除，即以紫丸下之。

《千金》论凡小儿自生三十二日一变，再变为一蒸，凡十变而五小蒸，又三大蒸。积五百七十六日大小蒸都毕，乃成人。小儿所以变蒸者，是荣其血脉，改其五脏，故一变竟，辄觉情态有异。单变小微，兼蒸小剧。凡蒸平者五日而衰，远者十日而衰。先期五日，后之五日，为十日之中热乃除耳。儿生三十二日一变，二十九日先期而热，便治之如法，至三十六、七日蒸乃毕耳。恐不解了，故重说之。变蒸之日，《千金要》、《翼》皆与《葛氏肘后》诸家并同，此其中语有小异者，故又载之。且儿变蒸或早或晚，不如法者多。又初变之时，或热甚者，违日数不歇，审计变蒸之日。当其时有热微惊，慎不可治及灸刺，但和解之。若良久热不可已，少与紫丸微下，热歇便止。若于变蒸之中，加以时行温病，或非变蒸时而得时行者，其诊皆相似。惟耳及尻通热，口上无白泡耳，当先服黑散以发其汗。汗出，温粉粉之，热当歇，便就差。若犹不都除，乃与紫丸下之。

《千金》又法：凡儿生三十二日始变，变者身热也。至六十四日再变，变且蒸，其状卧端正也。至九十六日三变，定者候丹孔出而泄。至一百二十八日四变，变且蒸，以能咳[2]笑也。至一百六十日五变，以成机关也。至一百九十二日六变，变且蒸，五机成也。至二百二十四日七变，以能匍匐语也。至二百五十六日八变，变且蒸，以知欲学语也。至二百八十八日九变，已亭亭然也。凡小儿生至二百八十八日九变、四蒸也。当其变之日，慎不可妄治之，则加其疾。变且蒸者，是儿送迎月也。蒸者，甚热而脉乱，汗出是也。近者五日歇，远者

[1] 温壮：病名。
[2] 咳 hái：此处指小儿笑。

八九日歇。当是蒸上不可灸刺妄治之也。

《千金翼》：儿身壮热而耳冷、髋亦冷者，即是蒸候，慎勿治之。儿身热，髋、耳亦热者病也，乃须治之。《千金》叙变蒸议论皆同，独用紫丸、黑散，叙得甚明。又云：变蒸中病乃须治。

《圣惠》：小儿变蒸都毕，凡五百七十六日乃成人，血脉骨木皆坚牢也。

《茅先生方》：小儿有变蒸伤寒候：身壮热，唇尖上起白珠，或热泻，或呻吟，或虚惊，此候小儿生下便有变蒸而长意志，乃四十九日一变而长骨肉。此候有之，所治者只用镇心丸方见一切惊门中夹匀气散方见胃气不和门中与服，自平和也，不服药也安乐。此又云：四十九日一变，与前亦异。

汉东王先生《家宝》：变蒸候宜用神仙黑散子三二服，并调胃气，观音散三二服。方见胃气不和门中。

钱乙论变蒸云：小儿在母腹中乃生骨气，五脏六腑成而未全。自生之后，即长骨脉、五脏六腑之神智也。变者，易也。《巢源》云：上多变气。又生变蒸者，自内而长，自下而上，又身热，故以生之日后三十二日一变。变每毕，即情性有异于前。何者长生腑脏、智意故也？何谓三十二日长骨添精神？人有三百六十五骨，除手足中四十五碎骨外，有三百二十数。自生下，骨一日十段而上之，十日百段，而三十二日计三百二十段，为一变，亦曰一蒸。骨之余气，自脑分入龈中，作三十二齿，而齿牙有不及三十二数者，由变不足，其常也。或二十八日即至长二十八齿，以下仿此，但不过三十二之数也。凡一周遍乃发虚热诸病，如是十周则小蒸毕也。计三百二十日生骨气，乃全而未壮也。故初三十二日一变，生肾志，六十四日再变，生膀胱。其发耳与骫冷，肾与膀胱俱主于水，水数一，故先变生之。九十六日三变，生心喜；一百二十八日四变，生小肠，其发汗出而微惊。心为火，数二。一百六十日五变，生肝及哭。一百九十二日六变，生胆，其发目不开而赤。肝主木，木数三。二百二十四日七变，生肺声。二百五十六日八变，生大肠，其发肤热而汗，或不汗。肺属金，数四。二百八十八日九变，生脾智。三百二十日十变，生胃，其发不食，肠痛而吐乳。此后乃齿生能言，知喜怒，故云始全也。《太仓》云：气入四肢，长碎骨于十变，后六十四日长其经脉。手足受血，故能持物，足立能行也。经云：变且蒸，谓蒸毕而足一岁之日也。师曰：不汗而热者发其汗，大吐者微泻，不可余治，是以小儿须变蒸脱齿者如花之易苗。所谓不及三十二齿，由变之不及，齿当与变日相合也，年壮而视齿方明。

《秘要指迷》论凡小儿才生变蒸后，多有身热、微泻青黄者，不可用药止住，须温暖药匀气。如药力重，即变成慢脾风也。

《五关贯真珠囊》小儿生下八蒸之候：夫八蒸者，每四十五日一蒸变，变各有所属，重者五日而息也。变蒸日数稍异，故并载之。

一蒸，肝生魂，肝为尚书。未蒸时魂未定，故儿目瞳子昏。蒸后肝生魂定，令目童子光明。

二蒸，肺生魄、肺为丞相。未蒸时魄未定，故儿未能嚏嗽。肺上通于鼻，蒸后能令嚏嗽。

三蒸，心生神，心为帝王。未蒸前神未定，故儿未言语。心通于舌，蒸后令儿能语笑也。

四蒸，脾生智，脾为大夫，藏智，

故未蒸前儿未能举动，蒸后令儿举动任意也。

五蒸，肾生精志，肾为列女。外应于耳，故蒸后能令儿骨髓气通流也。

六蒸，筋脉伸，故蒸后筋脉通行，九窍津液转流，令儿能立也。

七蒸者，骨神定，气力渐加，故蒸后能令儿举脚行也。

八蒸者，呼吸无有停息，以正一万三千五百息也。凡呼出心与肺，吸入肾与肝，故令儿呼吸有数，血脉通流五十周也。

汉东王先生《家宝》小儿变蒸候歌：

变蒸之候若为程，为程者，是有数也。三十二日为一度变矣。一一从头别有名。

第一看儿发毛立，口唇尖上白珠生。头发立而不伏，又唇上有白泡子起也。

三两日间起寒热，忽然发，却自住是也。忽然睡里足虚惊。睡中哭而不觉也。

或则遍身流盗汗，此是气血长不逮，流于毛孔中出。

或然微痢腹中鸣。腹中似泻水之声，此是变实，其肠胃而作声。

或则因闷皮肤急，忽闷，皮肤急及气急，少时却醒。

忽然吐逆气交横。忽然要吐哯气急，盖因长其气血，不觉被气节之，即吐哯，不久自住也。

七日之中惊梦里，生不七日，忽睡中惊叫，人多疑床，非也。此是长其神气，故童子能喜笑矣。

但看蒸变辨其名。变蒸者，则是长其血气。长不逮后相滞，故发热也，或是生筋骨，或是正其五脏也。

智者将心信医药，下愚不晓逐邪行。

虽然变蒸得其候，还须用药保长生。亦须服和气丸散及不可当风洗浴也。

长沙医者毛彬传疗小儿初生变蒸候歌：

变蒸方长是婴儿，一出胎来数可推。

未到期年蒸八变，四十九日一回期。

第一肝蒸生于魂，双眼虽开瞳子昏。

三两日间微壮热，定目看人似欲言。

第二变蒸生于魄，喷嚏咳嗽开胸膈。

见人共语笑喃喃，暗里时时长筋脉。

第三变蒸生于神，渐能识母畏傍人。

血脉初生学及覆，肌肉皮肤渐渐匀。

第四脾蒸生于智，尻骨初成独坐戏。

三焦胃管渐开张，乳哺甘甜不肯离。

第五肾蒸生精志，气候相通转流利。

掌骨初成学匍匐，反覆捉搦能随意。

第六筋骨蒸初成，九窍津液皆相应。

时时放手亭亭立，气力加添日渐胜。

第七膝踝骨初成，颜色红光遍体荣。

举脚抬肩便移步，嘻嘻学语百般声。

第八呼吸定精神，风血气脉自回轮。

八蒸之候细分别，一一从头为列名。

七日之中有乖治，但看外证辩其名。

第一看儿毛发立，口唇尖起白珠生。

三两日中寒热起，忽自发住。

忽然睡里作虚惊。睡中哭而不觉。

或即遍身流盗汗，气血长不逮，流于毛孔出。

或乃微利腹中鸣，变实肠胃作声。

或即脊膂皮肤急，忽闷，皮肤急及气急，少时却醒。

忽乃呕逆气交横，因长气血，不觉被气节之，即哯，不久自住。

或则困闷通身软，忽然啼哭没心情。

重者不过一七日，轻者三朝便得平。

上古圣贤制方论，还须服药觅延生。

《葛氏肘后》黑散方

麻黄二两　大黄一两　杏仁二分

上件并捣为散，将杏仁熬，别研如脂，乃内散同捣令调和，《圣惠》并炒令黑，都研细。汉东王先生并烧灰存性。密盛器中，勿令见风。一月儿服如小豆一枚，乳汁和咽之。拘令得汗，勿使见风。百日儿服如枣核，量大小与之佳。《千金要》、《翼》分两同。《元和纪用经》大黄只半两。《千金要》三味先捣，麻黄、大黄为散，别研杏仁如脂，乃细细内散。又捣令调和，内密器中。又《千金要》、《翼》黑散治小儿蒸变挟时行温病，或非变蒸时而得时行。《元和纪用经》自四味饮以下，黑散、紫丸、至圣散、五加皮治不能行。蜀脂饮、麝香丸七分，谓之育婴七宝。紫阳道士一名《保子七圣至宝方》，专为一书者，此方是也。

《葛氏肘后》紫丸方

代赭　赤石脂各一两　巴豆四十枚　杏仁五十枚

上件代赭、赤石脂先捣细筛，巴豆四十枚去心、皮熬，《千金翼》、《元和纪用经》并三十枚，又《纪用经》以二十枚洗，沙皮制，十个生用。杏仁五十枚去皮，令碎研如脂，《元和纪用经》用四七个。合三物，捣三千杵，自相看，若硬，加少蜜更捣，密器中盛。三十日儿服如麻子一丸，与少乳汁令下，良久复与少乳，勿令多，宜至日中当小下，热若不尽，明旦更服一丸。百日儿如小豆大小，以此加减，若小儿夏月多热，往往发疾，此丸无所不治，三、二十日与一服殊佳。如真代赭不可求，用左顾牡蛎代之。《千金要》、《翼》紫丸治小儿变蒸发热不解，并挟伤寒、温壮，汗后热不歇，及腹中有痰癖，哺乳不进，乳则吐哯、食痫、先寒后热。此亦《元和纪用经》育婴七宝，紫阳道士保子七圣方也。又《千金翼》谓小儿气盛有病，但下之，必无所损，若不时下，则将成病，固难治矣。

《圣惠》治小儿变蒸，经时不止，挟热心烦、啼叫无歇，骨热面黄。柴胡散方

柴胡去苗　甘草炙微赤，锉　人参去芦头　元参各一两　龙胆半两，去芦头　麦门冬一两半，去心焙

上件药捣，罗为散。每服一钱，以水一小盏，煎至五分，去滓，不计时候，温服，量儿大小加减服之。

《婴孺方》治小儿变蒸，壮热不止。

代赭一两半　杏仁三十个，别入研。

上为末，拌和匀，以黄蜡丸之。二十日儿服黑散，汗出后，更服此紫丸子，黍大一丸讫，少乳乳之，令药得下。两食久，复乳之，勿过饱。平旦一服，日中药势尽，日西久时复增丸。至鸡鸣时若不差，复与一丸，若愈即止。三十日儿，胡豆大一丸。若不利，壮热者加半丸，以利下为度。又方云：紫丸服之当利而全出，若不出及不全者，为病未尽，更须服之。有热服紫丸子，无热有寒者，勤服当归散，若黄芪散。变蒸后微热者，可与除热黄芩汤。

汉东王先生服黑散，候有微汗，浑身稍凉，即用香粉散方

蚌粉不拘多少，研令极细，水飞过　麝香少许，研细

上为末，用绵裹掺之。

张涣：治婴儿周晬内，时或体热，眠卧不宁，乳哺不调，目睛不明，或差或作，三十二日一变，六十四日再变，甚者微惊，乃长血气，名曰变蒸候。过周晬渐除，切不可乱投汤药，宜用清心汤方

人参半两，去芦头　麻黄去节　川大黄　麦门冬去心　甘草炙　犀角屑各一分

上件捣，罗为细末。每服一钱，水八分，入杏仁一个，去尖拍破，同煎至四分，去滓，放温，时时与服。

张涣紫砂丹方　治变蒸身热不已。

代赭研细，水浸一宿，澄去清水，焙干　当归洗、焙干。各半两　朱砂细研，水飞　木香　人参去芦头。各一分

上件为细末，与代赭石同研匀，入杏仁十个，去皮尖，巴豆五个，去心膜，出油同研匀，入麝香半钱，拌匀，滴水和如针头大。每服三粒至五粒，煎荆芥汤下，乳后。

《吉氏家传》治伤寒变蒸候方。

当归一钱　大黄炒　北黄芩　川乌头煮。各一分　防风半两

上件为细末。每服一钱，水半盏，入荆芥煎四分，温服。

长沙医者丁时发传治变蒸候方。

变蒸日数甚分明，或泻槐黄又夹惊，发热喜啼多不乳，急须匀气便安宁。匀气散

香附子　甘草炙。各一分　天仙藤　人参　橘皮　藿香各一钱

上件为末。每服半钱，用米饮调下。

中客忤第二

《巢氏病源》小儿中客忤候：小儿中客忤者，是小儿神气软弱，忽有非常之物，或未经识见之人触之，与儿神气相忤而发病，谓之客忤也。亦名中客，又名中人。其状吐下青黄白色、水谷解离，腹痛反倒夭矫，面变易五色，其状似痫，但眼不上摇耳。其脉弦、急、数者是也。若失时不治，久则难治。若乳母饮酒过度，醉及房劳，喘后乳者最剧，能杀儿也。其脉急数者，宜与龙胆汤下之，加人参、当归等分。

《葛氏肘后》论：小儿病发身软、时醒者，谓之痫；身强直反张、不醒者，谓之痓。凡中客忤之病，类皆吐下青黄白色。其候似痫，但眼不上下接耳。其痢水谷解离是也。

《千金》论：少小所以有客忤病者，是外人来气息忤之，一名中人，是为客忤也。虽是家人或别房异户，虽是乳母及父母或从外还，衣服经履鬼神粗恶暴气，或牛马之气，皆为忤也。执作喘息、乳气未定者，皆为客忤。

凡小儿衣、布、帛、绵中不得有头发，履中亦尔也。白衣青带、青衣白带，皆令中忤。凡非常人及诸物从外来，亦惊小儿致病。欲防之法，诸有从外来人及异物入户，当将儿避之，勿令见也。若不避者，烧牛屎，令常有烟气置户前则善。

小儿中客为病者，无时不有此病也。而秋初一切小儿皆病者，岂是一切小儿悉中客邪？夫小儿所以春冬少病，秋夏多病者，秋夏小儿阳气在外，血脉嫩弱，秋初夏末晨夕时有暴冷，小儿嫩弱，其外则易伤，暴冷折其阳，阳结则壮热，胃冷则下痢，是故夏末秋初小儿多壮热而下痢也。未必悉是中客及魃也。若治少小法，夏末秋初常宜候天气温凉也。有暴寒卒冷者，其少小则多患壮热而下痢也。慎不可先下之，皆先杀毒后下之耳。

小儿中客，急视其口中悬痈左右，当有青黑肿脉核如麻豆大，或赤、或白、或青，如此便宜用针速刺溃去之，亦可爪摘决之，并以绵缠钗头[1]拭去血也。少小中客之病，吐下青黄赤白汁，腹中痛及反倒偃侧，喘似痫状，但目不上摇，少睡，耳面变五色，其脉弦急。若失时不治小久则难治矣。欲疗之方，用豉数合，水拌令湿，捣熟，丸如鸡子大，以摩儿囟上、足心各五六遍，毕以丸摩儿心及脐上下，行转摩之。食顷，破视其中，当有细毛，即掷丸道中，痛即止。《肘后》亦收此豉方，作《小品方》。然不若如

[1] 头：原作“额”。据陈本改。

此之详。

茅先生客忤形候：眼翻腾，腰背强直，项硬手足硬，返身归后如角弓，面黑色。此候因儿子生下，都不与出屋，被人相请乳母，有担夫扛兜身带汗气，或有腋气，或牛马气，儿子吸着。且奈儿子五脏血气未就娇嫩，遂吸着其气，乃积在心脏，日往月来，被风乘虚而发此之候。

《婴童宝鉴》小儿客忤歌：

客忤多因人物冲，更遭鬼气亦相同。

青黄吐出并白沫，水谷开张腹又疼。

面色五般时变动，脉弦急数不干风。

一同痫吊多惊证，两目依常异有风。

《千金》治少小中客忤，强项欲死方。

取衣中白鱼十枚为末，以敷母乳头上，令小儿饮之，入咽立愈。一方：二枚，着儿母手掩儿脐中，儿吐下愈。亦以摩儿项及脊强处。

《千金》治少小客忤，二物黄土涂头方。

灶中黄土、蚯蚓屎等分捣合，和水和如鸡子黄大，涂儿头上及五心，良。一方云：鸡子青和如泥。

《千金》又方

吞麝香如豆大[1]许，立愈。《圣惠》研如粉，清水调一字。《广利方》治客忤，用麝香调，涂儿口。

《千金》治少小犯客忤发作有时者方。

以母月衣覆儿上，大良。

《千金翼》治小儿新生客忤中恶，发痫发热，乳哺不消，中风反折，口吐舌并疰忤面青，目上插，腹满癫痫，羸瘦疰及三岁不行。双丸方

上麝香　牛黄　黄连宣州者。各二两　丹砂　特生矾石烧　附子炮，去皮　雄黄　桂心　乌贼鱼骨各一两　巴豆六十枚，去皮、心熬　赤头蜈蚣一枚，熬。《圣惠》与此方同，独麝香、牛黄减半，蜈蚣加半

上一十一味各异捣、筛，别研巴豆如膏，乃纳诸药，炼蜜和捣三千杵，密壅之，勿泄气。生十日、二十日至一月，日服如黍米大二丸，四十日至百日服麻子大二丸，一岁以上以意增加。有儿虽小而病重者，增大其丸，不必依此丸。小儿病客忤，率多耐药，服药当汗出，若汗不出者不差也。一日一夜四五服，以汗出为差。凡候儿中人者，为人乳子未了而有子者，亦使儿客忤。口中衔血，即月客也。若有此者，当寻服此药，即儿可全也。口聚唾，腹起热者，当灸脐中，不过二、七壮，并勤服此药。若喜失子者，产讫，儿堕落地声未绝，便即以手指刮舌上，当得所衔血如韭叶者，便以药二丸如粟米大服之，作七日乃止，无不痊也。若无赤头蜈蚣，赤足者亦得，三枚皆断取前两节，其后分不可用也。

《外台》崔氏又疗儿若卒客忤中人，吐，不下乳哺，面青，脉变弦急者，以浴之方。

取钱七十文，以水三斗，煮令有味，适寒温浴儿，良。《圣惠》用青铜钱一百二十文。

《子母秘录》治小儿卒客忤死。

烧桔梗末三钱匕饮服。

《集验》主小儿客忤。

墨捣、筛，和水温服半钱匕。好墨入药，粗者不堪。

《食疗》治小儿客忤。

熊骨煮汤浴之。

日华子治小儿客忤。

乌雌鸡粪炒服。

---

[1] 豆大：《千金》卷五上作“大豆”。

《元和纪用经》疗小儿客忤。

捣菖蒲汁内口中。

又生艾汁内口中。

又磨刀水三四滴，妙。

《圣惠》治小儿血脉盛实，寒热作时，四肢惊掣，发热大吐。儿若已能进哺，中食不消，壮热及变蒸不解，中客忤，人、鬼气并诸痫等。并宜服龙胆散方

龙胆去芦头　钩藤　柴胡去苗　甘草炙微赤，锉　赤茯苓　黄芩　桔梗去芦头　赤芍药　川大黄锉碎微炒。各一分　蜣螂三枚，去翅、足，微炒

上件药捣，粗罗为散。每服一钱，以水一小盏，煎至五分，去滓，量儿大小分减温服，日四五服。

《圣惠》辟小儿诸般惊叫，颤瘛疭，从初养下便与乳母带，辟诸惊忤之气。雄黄丸方

雄黄　煎香　白胶香　降真香末　鬼臼去毛，为末。各一两　虎头骨微炙　猴孙头骨微炙。各三分　麝香　白龙脑　乳香各一分　大蛇头一枚，炙

上件药都研令细，用熟枣肉和丸如弹子大。初长儿前先烧一丸，次用丝绢袋子带一丸于身上，辟一切惊忤之气。

《圣惠》治小儿中客忤体热方。

白龙骨　葛根锉。各一分　牛黄细研，半两

上件药捣，细罗为散。每服以温水调下半钱，日三四服。

《圣惠》治小儿客忤，惊啼壮热。犀角散方

犀角屑　麦门冬去心，焙　钩藤　朱砂细研。以上各一分　牛黄细研，半分　麝香三豆大，细研

上件药捣，细罗为散，入研了药令匀。每服不计时候，以金银温汤调下半钱。

《圣惠》治小儿客忤，惊啼叫方。

灶中黄土二两　鸡子一枚，去壳

上件药相和，入少许水调。先以桃柳汤浴儿，后将此药涂五心及顶门上。

《圣惠》又方

猪乳一粟壳　牛黄末一字

上件药相和，渐渐滴儿中口佳。

《圣惠》治小儿卒客忤，躯啼、腹坚满。雀粪丸方

雀粪一两　当归半两，锉，微炒

上件药捣，罗为末，炼蜜和丸如麻子大。五十日儿每服一丸，以乳汁下，日三四服，更量儿大小，以意加减服之。

《圣惠》治小儿中客忤，欲死、心腹痛。雄黄散方

雄黄　麝香

上件各等分，都研细为散。周晬[1]儿每服一字，用刺鸡冠血调灌之，空心，午后各一服。更随儿大小临时以意加减。《婴孺方》云：无麝香，以牛黄代之。

《圣惠》治小儿卒中客忤方。

铜照子鼻

上烧令赤，着少许酒中淬过，少少与儿服之。

《圣惠》治小儿客忤壮热，浴方。

白芷根苗　苦参

上件药等分，粗捣为散。用清浆水煎，入盐少许以浴儿，浴了用粉摩之，佳。

《圣惠》又方

上取李叶煎汤，去滓，温洗浴儿，差。

《圣惠》又方

新马粪一枚

上水绞取汁，与儿时时服少许。

---

[1] 晬 zuì：婴儿周岁。

《圣惠》治小儿客忤，欲狼狈方。

上抱儿于厕前，取屎，草烧灰为末，水调服少许即愈。

《圣惠》治小儿卒中客忤。禁符

[illegible]

上件符并朱书，额上贴之。

《谭氏殊圣》治客忤方。

忽尔连连哭不休，浑身壮热脉如钩。

惊啼不得冤神鬼，客忤伤心不自由。

犀角雄黄相共捣，桃符煎水看稀稠。

人参茯苓车前子，丸吃三服请不忧。

安神丸方

生犀末半钱　雄黄研　人参　茯苓　车前子各一分

上为末，取桃白皮一两、桃符一两，二味以水三升，同煎至一升，去滓，更煎成膏，和前药丸如麻子大。每服三丸，芍药汤下。

《谭氏殊圣》又治客忤方。

小儿哽气筑心连，喘息多愁胃口涎。

唯有此疾宜早治，为缘客忤气相煎。

看看病状医难效，取取真珠散半钱。

龙脑生犀香附子，小儿餐了保身安。

真珠散方

真珠末四钱　生犀末二钱　香附子末一钱　龙脑半字

上同研。每服一字，桃仁汤调下。乳母忌生冷、油腻、一切毒物半月。

《婴孺方》治中客忤人，吐下，面青黄，脉弦急者。

上取水三斗，煎令有味，浴儿差。

《婴孺方》治小儿客忤吐痢。白扇汤方

白扇　牡蛎各四分　蜀漆二分　附子一分，炮

上以水二升煮四合，适温冷，晚服一合汤方。

《婴孺方》治小儿少小客忤痛及气满常痛。麝香汤方

麝香大豆大二颗　半夏洗　黄芪各一两　甘草炙　干姜　桂心各半两

上水三升煮八合，下麝香末再煎一小沸，先食服三合。

《婴孺方》治少小儿客忤丸方。

蝇屎秋夏预于蝇多处收，丸之

上小儿一服一黍大，大儿麻子大一丸，大良。

《婴孺方》治小儿中忤。一味饼方

灶黄煻灰火一升

上以醋溲入疏绢袋中，按作饼状，摩儿胸上，灰冷去之。破看灰中有人毛，牛、马、猪、羊等毛，皆有形似，以毛别之。灰置妇人脚上先试之，乃可置儿胸上，仍数摇动，勿令太热。

张涣：婴儿血气未实，皆神气软弱，除父母及乳养之常照管外，不可令见生人及抱往别房异户，及不可见牛马兽畜等。其父母家人之类，自外及寅夜行归家，亦不可见儿，恐经履鬼神粗恶暴气。若犯人令儿吐下青黄赤白，水谷解离。其状似发痫者，但眼不上戴，脉不弦急，名曰客忤，宜用辟邪膏方。凡断乳小儿，亦有中恶卒暴者，亦宜服此药，立至苏省。

降真香锉　白胶香　沉香　虎骨微炙　鬼臼去毛　草龙胆　人参去芦头　白茯苓

上件各半两捣，罗为细末，次入水磨雄黄半两，细研水飞。次研麝香一钱，都拌匀，炼蜜和如鸡头大。每服一粒，煎乳香汤化下。及别丸如弹子大，用丝绢袋子盛，令儿衣服上带之，仍卧内常烧，神妙。

《刘氏家传方》小儿客忤，晓夜啼叫不已。

菩萨退和纸烧通赤，以瓷瓯盖勿失性，研入麝香少许，浓煎金银、薄荷汤调下。或未能饮药，只调涂乳头上，或乳汁调下。

《婴孺方》治小儿客忤惊啼，以爪爪儿手大指甲后肉际，汁出即止。

《婴孺》灸法：治客忤吐不止，灸手心主间使、大都、隐白、三阴交各三炷。

《婴孺》又灸法：大椎下第五节，及灸足跟后黄白肉际，二七炷立差。

《婴孺》载葛氏灸法：小儿中客忤恶气，灸儿脐上下左右各半寸，及灸

儿鸠尾下一寸。凡五处各三十壮，都主儿百疾。

《婴童宝鉴》：小儿客忤灸九角，在耳尖上入发际。又灸阳门，在当阳下入发际。

中人忤第三犯人噤附

《千金》论中客忤与中人、中马忤皆通而为一，治法亦多同，然不能无少异尔。

《葛氏肘后》治小儿中人，吐下黄水，用水一斗煮钱十四文，以浴之。

葛氏又法：取水和粉并熟艾，各为丸，鸡子大。摩小儿五心良久，擘毛出，差。

《葛氏肘后》徐王神效方　治小儿吐乳，四肢皆软，谓之中人忤。

桂心三两，水二升，煮取一升半，分三服。又将浓滓涂五心，常令温之。《婴孺方》治中人忤，桂心二两，水三升，煮一升半。

《千金》治卒中人忤方。

剪取驴前膊胛上旋毛，大如弹子，以乳汁煎之，令毛消药成，着乳头上饮之，下喉即愈。

《千金》又方

烧母衣带三寸，并发合乳汁服之。

《千金》又方

取牛口沫敷乳头饮之。

《千金》又方

取牛鼻津服之。

《千金》治小儿寒热及恶气中人。一物猪蹄散方

猪后脚悬蹄烧末捣、筛，以乳汁饮一撮，立效。

《千金》治少小见人来卒不佳，腹中作声者。二物烧发散方

用向来者人囟上发十茎，断儿衣带少许，合烧灰，细末和乳饮儿，即愈。

《千金》治小儿中人忤，躽啼面青，腹强者。一物猪通浴方

猳猪通二升，以热汤灌之，适寒温浴儿。

《食医心鉴》：小儿寒热，恶气中人，亦以湿豉为丸如客忤法。

《婴孺方》治小儿中人忤方。

上取生肫，暖汤浴肫，取汁浴儿立差。

《婴孺》又方

马通

上烧为灰，酒三升煮沸浴儿。

《婴孺方》治小儿生五六日，卒得口牵不能乳，有候中人者，啼声不出死，不治。觉晚者死，觉早者气未入脏腑。又微引乳者，宜此汤治之。亦治魃，名甘草散。

甘草炙　龙骨　茯苓　牡蛎虾赤　干地黄　黄芩各一分　当归　桂心各半两。以上切之

上取淡竹沥一升，煮取五合绞去滓，下白蜜一合服之，消息节之。

《婴孺》治小儿暴惊啼绝死，或外

人入户邪随来，或病人见，其病名滔，众医不治。千金汤方

蜀漆　左顾牡蛎煅赤。各一分

上以浆水一升煮五合。温服一合，噤不能咽，含之令下，即差。

附《茅先生方》小儿生下犯人噤候：面青黑，合嚌[1]眼闭，吐逆不下乳。此候因生下来不免外人看问，或有腋气，或因妇人月假不净，或外人带邪神触着，小儿气血未就，又被风邪击致此。所治者，先用朱砂膏方见惊积门下乳上吮下，后用镇心丸方见一切惊门中与服即愈。如见不下乳，眼视肚硬，死候。大凡初生下儿子，家中人不见，不可便与外人入房看问，人家各有神祇。又恐妇人腋气及月假不净触着，恐中客忤，此即是养儿之法。

中马忤第四

《千金》论曰：凡诸乘马行，得马汗气臭，未盥洗易衣装，而便向儿边，令儿中马客忤。儿卒见马来，及闻马鸣惊，及马上衣物、马气，皆令小儿中马客忤。慎护之，特重一岁儿也。

《圣惠》：凡人乘马到人家，人身有马汗不暇汤浴，则须换衣服。不暇换衣服即食顷间歇定，方得亲近小儿。若不如此，则小儿中马毒客忤。或初卸马，马气未歇，将鞍辔等物逼近小儿，儿闻马嘶便惊，皆因中马毒客忤。其状腹痛，吐下青黄白色，水谷解离，甚者致夭也。

《千金》治小儿中马客忤法：中客、中人皆可用。

用粉为丸如豉法，摩儿手足心及心头脐上下，行转摩之。咒曰：摩家公摩家母，摩家子儿苦客忤，从我始，扁鹊虽良不如善唾良。咒讫，弃丸道中。

《千金》又法：

取一刀横着灶上，解儿衣，发其心腹讫《千金翼》以发字作拨。取刀持向儿吮之唾，辄以刀拟向心腹，啡啡曰：音非，出唾貌。煌煌日，出东方，背阴向阳。葛公、葛公，不知何公《千金翼》云：葛公、葛母，不知何公。子来不视，去不顾，过与生人忤。梁上尘，天之神。户下土，鬼所经。大刀镮犀对灶君，二七唾客愈儿惊。唾啡啡，如此二七啡啡。每唾以刀拟之咒。当三遍乃毕。用豉丸亦如上法，五六遍讫。取此丸破视，其中有毛，弃丸道中，人马客忤即愈矣。

《简要济众》治小儿中马毒客忤，取马尾于儿面前烧，令儿咽烟气，日烧之，差为度。

《圣惠》又方

上取马口角沫，涂儿口中效。

被魃第五继病附

《巢氏病源》小儿被魃候：小儿所以有魃病者，妇人怀妊，有恶神导其腹中胎，妬嫉而制伏他，小儿令病也。妊娠妇人，不必悉能致魃，人时有此耳。魃之为疾，喜微微下，寒热有去来，毫毛、鬓发、鬇鬡不悦是其证也。

《千金》论曰：魃者，小鬼也。音奇。宜服龙胆汤。方见痫门中。凡妇人先有小儿，未能行而母更有娠，使儿饮此乳亦作魃也。令儿黄瘦骨立，发落壮热是其证也。今继病是此证。

《婴童宝鉴》：小儿微痢腹胀，寒热去来，毛发鬇鬡曰魃疾。魃音奇是小儿鬼也。盖母腹有妊娠，即腹中子之灵识之嫉妬也，非母之魃乎。缘百灵娠妇身

---

[1] 嚌 jì：通齐。形容声音又急又乱。

外，其婴儿眼净即畏之，致此患也。

《千金》治魃方。

炙伏翼，热嚼哺之。

《千金》治少小客魃挟实。白鲜皮汤方

白鲜皮　大黄　甘草炙。各一两　芍药　茯苓　细辛　桂心各十八铢

上七味㕮咀，以水二升，煮取九合，分三服。

《千金翼》：白马眼主小儿魃，母带之。

《圣惠》治小儿中魃，面色白赤而复变青者。如醉色，故复发作面赤。若青黑色绕口，不治。觉病候晚者，死。觉之早者，所中邪气未入脏腑。又微引乳者，可服此甘草散方与中客忤门中方同，而分两不同，又此不用竹沥煎。

甘草炙微赤，锉　龙骨　赤茯苓　牡蛎烧为粉　生干地黄　黄芩　桂心各一分　当归半两锉，微炒

上件药捣，精罗为散。每服一钱，以水一小盏，入淡竹叶七片，煎至五分，去滓，入白蜜一钱，更煎一两沸，量儿大小以意分减。温服，日三四服。

《圣惠》治小儿中魃挟实。宜服大黄丸方

川大黄锉碎，微炒　白鲜皮　甘草炙微赤，锉。各半两　犀角屑　黄芩　赤茯苓　赤芍药以上各一分

上件药捣，粗罗为散。每服一钱，以水一小盏，煎至五分，去滓，量儿大小加减服，日三四服。

《圣惠》治小儿生十余月后，母又有娠，令儿精神不爽，身骨萎瘁，名为魃病。宜服伏翼散方

上取伏翼烧为灰，细研，以粥饮调下半钱，日四五服效。若炙令香熟嚼之，哺儿亦效。《千金》以此方治魃，亦治继病，大抵二病不相远。

《圣惠》又方

冬瓜切　萹竹锉

上件各四两，以水三升煎作汤，放温，以洗浴儿效。《千金》亦以治魃。

《圣惠》又方

龙胆半两，去芦头

上以水一中盏煎至六分，去滓，量儿大小，渐渐分减服之。

张涣虎骨丹方　治被魃病。

虎头骨微炙　鬼臼去毛　草龙胆　鬼箭以上各一分　琥珀　白胶香以上各半两

上件捣，罗为细末，炼蜜和如黍米大。每服十粒，乳香汤下，量儿大小加减。

继病：《本草》伯劳毛，主小儿继病。继病者，母有娠乳儿，儿有病如疟、痢，他日亦相继腹大，或差或发。他人相近，亦能相继。北人未识此病，怀妊者取毛带之。

喜啼第六

《葛氏肘后》：小儿汗出，舌上白、爱惊者，衣厚过热也。鼻上青及下痢青、乳不消、喜啼者，衣薄过冷也。小儿多患胎寒好啼，昼夜不止，因此成痫，宜急与当归散。方见本门中。

钱乙论胃啼云：小儿筋骨、血脉未成，多哭者，至小所有也。

《婴童宝鉴》：小儿玉衔，为生下时，口内恶血取之不尽，致随声入腹，令腹急口噤，下青黑粪，不乳而啼也。

《葛氏肘后》当归散　治小儿喜啼方。

当归末之，取小豆大，以乳汁与咽之，日夜三四度即差。若不差，当归半两，小胠卵一具，并切之，以酒一升二

合同煮，取八合，服半合至一合，随儿大小，日三夜四，神验。

《外台》：《备急》或常好啼方。

取犬颈下毛，以绛囊盛，系儿两手立效。

《婴孺》治小儿啼日夜不止，胸满气胀，膈中逆，哯呕，腹痛方。

芍药　桂心各三分　川芎　黄芩　薯蓣各一分

上同炒色变，为末，米汁下一刀圭。日进三服，夜再服，知为度。

惊啼第七

《巢氏病源》小儿惊啼候：小儿惊啼者，是于眠睡里忽然啼而惊觉也。由风热邪气乘于心，则心脏生热，精神不定，故卧不安则惊而啼也。

钱乙论：惊啼者，邪热乘心也。当安心，安神丸主之。方见本门。

《万全方》小儿啼叫方论：小儿有惊啼，有夜啼、有躽啼。夫惊啼者，由风邪乘心，脏腑生热，热则精神不定，睡卧不安，故惊啼。夜啼者，脏冷也。夜则阴盛，阴盛相感，痛甚于昼，故令夜啼。一云：有犯触禁忌，亦令儿夜啼，可作法术断之。其躽啼者，由腹中痛甚，儿身躽，张气，蹙而啼也。又有胎寒而啼者，此儿在胎时以受病也。其状肠胃虚冷，不消乳哺，腹胀、下痢颜色青白，而时或啼叫是也。

《五关贯真珠囊》论小儿惊啼者，睡里惊啼，因风热而得。邪气在心生热，精神不定，故不安而惊也。

翰林待诏杨大邺问：小儿夜啼、惊热、搐搦者为何？答曰：自奶母不慎口恣，餐诸毒之物壅入奶堂，或即变蒸未解，客忤受惊。但是小儿神气虚怯，脉息微细，奶壅而成。惊则有热，热则生病，惊热共触于心。心为帝主，心不受触，是五脏之主。心既受触，是致夜啼惊叫，睡里搐搦，惑人迷徒。早不寻医，直得目滞[1]上翻，手脚痹疭，挥发虚霍，而求神拜鬼，荒忙书符，皆是助疾为痾[2]。须是药饵良医，人之性命不可轻耳。

《颅囟经》治小孩儿风痫惊啼，不吃奶。虎睛丸方

虎睛一双　犀角　子芩各六分　栀子仁　大黄各十分

上五味为细末，炼蜜丸如梧桐子大。惊啼不吃奶，乳汁下，一服七丸。风痫，米饮下五丸至七丸。儿小减丸，取利为度，忌毒物。若有虚热，加知母六分。

《千金》龙角丸　主小儿五惊夜啼。

龙角六铢　牡蛎煅赤　川大黄各九铢　黄芩半两　蚱蝉二枚　牛黄如小豆五枚，别研

上六味末之，蜜丸如麻子。蓐里儿服二丸，随儿大小以意增减之。崔氏名五惊丸，《婴孺方》易龙角以龙骨，名龙骨丸。

《千金方》千金汤　主小儿暴惊，啼绝死，或有人从外来，邪气所逐，令儿得疾，众医不治方。

蜀椒　左顾牡蛎各六铢，碎

上二味，以酢浆水一升，煮取五合，一服一合。

《千金翼》阿伽佗药　主诸种病。久服益人神色，无诸病，兼治小儿惊啼方。

紫檀　小蘖　茜根　郁金　胡椒各五两

上五味捣碎为末，水和内臼中，更

---

[1] 滞：原作“带”。据上下文改。
[2] 痾 ē：指病。

捣一万杵，丸如小麦大，阴干，用时以水磨而用之。诸小儿惊啼，以水煮牡蒙，取汁半合研一丸如梧桐子，涂乳上令儿饮。乳母慎酒肉、五辛。诸小儿新得风痫，以竹沥半合，研一丸如梧子服之，二服止。慎如前。

《仙人水鉴》：儿生下多惊啼，声噎。庸医云：是气急。此误人命，宜使此方。

收取黄葵四月花，阴干捣散入马牙，黄连四分加黄柏，四味神方力莫加。

上以冷❶水调下一字至一钱，服之立验。

《外台》：《广济》疗小儿五惊夜啼。龙角丸方

龙角　黄芩　大黄各二分　牡丹皮一分　蚱蝉一枚，炙　牛黄小豆大，五枚

上六味捣、筛，蜜和丸如麻子。少小以意增减之，甚良。《千金》牡丹作牡蛎，仍分两不同。崔氏名五惊丸。

《广利方》治小儿惊啼，发歇不定。

川真好麝香研细。每服清水调下一字。日三服，量儿大小服。

《集验方》治小儿五邪惊啼、悲伤。

鲮鲤甲烧之作灰，以酒或水和服方寸匕。出《本草》。

《圣惠》治小儿惊啼。犀角散方

犀角屑　钩藤　川升麻　黄芩　甘草炙微赤、锉。各一分　人参三分。去芦头

上件药捣，粗罗为散。每服一钱，以水一小盏，煎至五分，去滓，量儿大小分减服。

《圣惠》治小儿惊啼。羚羊角散方

羚羊角屑　黄芩　犀角屑　甘草炙微赤，锉　茯苓各一分　麦门冬半两，去心，焙

上件药捣，罗为散。每服一钱，以水一小盏，煎至五分，去滓，量儿大小，分减服之。

《圣惠》治小儿惊啼壮热，心烦不得稳睡，宜服钩藤散方

钩藤　龙胆去芦头　犀角屑　茯苓　黄芩　甘草炙微赤，锉

上件等分捣，细罗为末散。每服一钱，以水一小盏，煎至五分，去滓，量儿大小分减，频服之。

《圣惠》治小儿惊啼烦热，眠卧不安。龙齿散

龙齿　麦门冬去心焙。各半两　赤芍药　川升麻　川大黄锉碎，微炒　甘草炙微赤，锉。各一分

上件药捣，粗罗为末、散。每服一钱，以水一小盏，煎至五分，去滓，量儿大小分减，频服之。

《圣惠》治小儿风热惊啼。牛黄散方

牛黄细研　犀角屑　人参去芦头　茯神　防风去芦头　细辛　蚱蝉去足头炙，微炒　蛜蝌❷醋拌，微炒　朱砂细研　甘草炙微赤，锉

上各等分捣，细罗为散，入研了药，更研令匀。一二岁儿每服一字，用竹沥调服。三四岁儿每服半钱，不计时候服。

《圣惠》治小儿惊啼不止。犀角丸方

犀角屑半两　羌活　胡黄连　龙齿各一分

上件药捣，罗为末，炼蜜和丸如绿豆大。每服煎金银汤研破三丸服之，日三四服。量儿大小，以意加减。

《圣惠》治小儿初生及一年内，儿多惊啼不休，或不得眠卧，时时肚胀，有似鬼神所为。赤芍药散方

赤芍药　桂心　白术　甘草炙微赤，锉　川大黄锉碎，微炒

---

❶ 冷：原作“令”。据上下文义改。下同。
❷ 蛜蝌：全蝎的别名。

上各等分捣，细罗为散。每服一钱，以水一小盏，煎至五分。量儿大小加减温服。

《圣惠》治小儿惊啼烦闷，壮热少得睡。牛黄丸方

牛黄半分　牡蛎烧为粉　川大黄锉碎，微炒　黄芩　龙角各一分

上件药捣，罗为末，炼蜜和丸如绿豆大。满月儿以乳汁研破、服二丸。一岁儿以薄荷汤下五丸。余以意加减服之。

《圣惠》治小儿惊啼，发啼即热，潮夕惕惕，大便或青、或黄、或赤白。雄黄丸方

雄黄细研　牛黄细研　牡蛎烧为粉。各半两　真珠末一分　巴豆三枚，去皮心，研出油

上件药都研为末，炼蜜和丸如黍米粒大。小儿一月或五十日，未发时饮服三丸，母抱卧炊一斗米顷，儿当寐，身体轻，汗出即解。一服不解可再服。若小儿伤乳不安，腹中有痰乳，当微下如鸡子、乌屎、鼻涕，勿怪，便住服药。

《圣惠》治小儿惊啼及夜啼不止。服伏龙肝丸方

伏龙肝　朱砂各一分　麝香半分

上同细研，蜜和丸如绿豆大。候啼即以温水调一丸与服，必效。量儿大小以意加减服之。

《圣惠》治小儿惊啼，状如物刺。柏子仁散方《圣惠》亦收治躯啼

柏子仁一两

上件药捣，细罗为散。一二岁儿每服一字，用粥饮调服。三四岁儿每服半钱，一日三四服。更量儿大小，加减服之。

《圣惠》治小儿寒热，惊啼不安。雷丸浴汤方

雷丸　牡蛎粉　黄芩　细辛各三分　蛇床子一两

上件药以水一斗，煎取七升，去滓，分为两度，看冷暖用。先令浴儿头，勿令水入耳目，次浴背膊，后浴腰以下。浴讫避风，以粉扑之。

《婴孺》治小儿夜睡，忽惊啼不识母，母唤之摇头方。

上小儿忽惊啼不识母者，是梦中见母弃之去，谓母实去故啼。但令人抱坐于暗中，令母从外把大火入来，唤之即止。所以然者，谓母去还来也。此方天下未之知，隐居效方。

《婴孺》治小儿惊啼不安，此腹痛故也。至夜辄极，状如鬼祸。五味汤方

五味子　当归　白术各三两　甘草炙　桂心各二两

上以水二升，煮一升，为服三，量与之。

《婴孺》治少小喜惊啼，脏气不足，或邪气所动。金匮银屑镇心丸方

银屑　虎骨　城门上鸡头炙黄　细辛　雄黄以上各一分　独活　磁石飞。各半分

上为末，蜜丸。儿生百日，丸梧子大，绛纱袋盛系，男左女右。十日以上儿惊者，左、右臂及两足俱系之，亦可涂手足心，合时面东。忌鸡犬、妇人见之。

《婴孺》治少小惊啼，怕怖寒热。细辛膏方

细辛　桂心　白蔹　蜀椒　乌啄各三分　厚朴五分

上以猪脂一斤，煎药三沸，绞去滓，火炙，手摩腹背炊三斗米久，百痛寒热皆可用之。药性稍温，须兼寒热方用之。

钱乙蝉花散　治惊风夜啼，咬牙，咳嗽及疗咽喉壅痛。

蝉花和壳　白僵蚕直者，酒炒熟　甘

草炙。各一分　延胡索半分

上为末。一岁一字，四五岁半钱，蝉壳汤下，食后。

钱乙安神丸

麦门冬去心，焙　马牙硝　白茯苓　干山药　寒水石研　甘草各半两　朱砂一两，研　龙脑一字，研

上末之，炼蜜为丸鸡头大。每服半丸，沙糖水调下，无时。

张涣：婴儿眠睡着，忽啼哭惊觉，面赤口干，状若神祟。即非夜啼，乃风热邪气乘于心脏，名曰惊啼。宜用牛黄膏方常服余胎热

真牛黄别研　牡蛎烧为灰，别研为粉。各一分　人参去芦头　甘草炙。各半两。以上并捣，罗为细末，次用：辰州　朱砂　水磨雄黄并细研，水飞。各一分　龙脑研，半钱

上件诸药一处研细匀，炼蜜和成膏如鸡头大。每服半粒至一粒，薄荷汤化下，乳食后。

《刘氏家传方》：小儿惊啼。

写天心二字于囟门上，写泥丸二字于丹田上。

长沙医者丁时发传治惊啼方。

孩儿咬齿即因惊，唇赤饶干面色青。梦里有时频叫唤，青云散子早惺惺。青云散

石莲心一分　天南星炮　僵蚕取直者　蝎　郁金皂角煮。各一钱半　雄黄一钱　粉霜半钱

上件为末。每服一字、半钱，看大、小，蜜汤调下。

躽啼第八

《巢氏病源》小儿躽啼候：小儿在胎时，其母将养伤于风冷，邪气入胞，伤儿脏腑。故儿生之后，邪犹在儿腹内，邪动与正气相搏则腹痛，故儿躽张蹙气而啼。

《婴童宝鉴》小儿躽啼歌：

小儿胎里受风寒，生下啼呼不得安，

腹痛躽张常蹙气，良工明候细寻看。

《千金》治小儿胎寒躽啼，腹中痛，舌上黑，青涎下。当归丸，一名黑丸方。

当归　狼毒各九铢　吴茱萸一作杏仁　蜀椒各半两　细辛　干姜炮　附子炮，去皮脐。各十八铢　豉七合　巴豆去皮膜，十枚

上九味捣七种，下筛，秤药末令足，研巴、豉如膏，稍稍内末捣，令相密和，桑躽盛，蒸五升米饭下出，捣一千杵。一月儿服如黍米一丸，日一夜二，不知稍加，以知为度。亦治水癖。

《千金》马齿矾丸　治小儿胎寒，躽啼惊痫，腹胀不嗜食，大便青黄，并大人虚冷、内冷，或有实不可吐下方。

马齿矾一斤，烧半日，以枣膏和。大人服如梧子二丸，日三。小儿意减之，以腹内温为度，有实实去，为妙。

《千金》治小儿忽患腹痛，夭矫汗出，名曰胎寒方。

煮梨叶浓汁七合，可三四度饮之。

《外台》：《千金》小儿因宿乳不消，腹痛躽啼。牛黄丸方

大附子二枚，炮去皮　牛黄三铢　巴豆去心皮，熬　杏仁去皮尖，熬，别捣　真珠各一两，研

上五味捣附子、真珠下筛，别捣巴豆、杏仁令如膏，内附子及牛黄捣一千二百杵，若干，入少蜜成之。百日儿服如粟米一丸，三岁儿服如麻子一丸，五六岁儿服如胡豆一丸，日二，先乳哺了服之。膈上下悉当微转，药全出者病愈，散出者更服。

《圣惠》治小儿躽啼，腹胀胸满。牡蛎散方

牡蛎烧为粉　伏龙肝细研　甘草炙令微赤　苍术锉，炒熟。各一分　麝香半分，细研

上件药于木臼内捣，细罗为散。每服半钱，研陈米泔澄清，煎竹茹汤调服。量儿大小增减服之。

《圣惠》治小儿躽啼不止。牛黄丸方

牛黄一分，细研　代赭石　牡丹各三分　麝香一钱，细研

上件药捣，罗为末，都研令匀，炼蜜和丸如绿豆大。每服以温水下两丸。

《圣惠》又方

烧猪粪，以沸汤淋取汁，看冷暖浴儿，并与少许服之。

《圣惠》又方

上以新马粪一块，绞取汁与服之。

《圣惠》治小儿胎寒躽啼，温中止痛。雀粪丸方

雄雀粪一分　牛黄细研　赤芍药　川芎各半两　当归一两，锉，微炒

上件药捣，罗为末，炼蜜和丸如麻子大。百日儿每服以乳汁下一丸，日三服。量儿大小以意加减服之。

《圣惠》治小儿胎寒，虚胀满，不嗜食，大便青夹白脓及欲发痫。宜服调中丸方

当归半两，锉，微炒　细辛　川椒去目及闭口者，微炒去汗。各一分　附子一枚，炮裂，去皮脐　狼毒半分，炒黄　巴豆二十枚，去皮心，出油尽　杏仁十二枚，汤浸，去皮尖，炒微黄　豉四合，炒微焦

上件药捣，罗为末，炼蜜和捣三五百杵，以器盛之。未满百日儿以温水下一丸如麻子大。一二岁儿服两丸。量儿大小以意加减服之，以利为度。

《圣惠》治小儿五十日以来胎寒腹痛，微热而惊，聚唾弄舌，躽啼上视。此痫之候，宜服此方。

猪肾一具，薄切，去脂膜　当归一两，锉，微炒

上只当归一味粗捣，二味相和，以清酒一升，煮至七合，去滓。每服取如杏仁大令儿嚥之，日三服，夜一服。量儿大小以意加减良。

《圣惠》又方

衣中白鱼二七枚

上以薄熟绢包裹，于儿腹上回转摩之，以差为度。

《婴孺》治少小胎寒，腹痛躽啼。黄芪散方

黄芪　当归　川芎　干姜各四分　甘草三分　黄芩六铢

上为末，二十日儿用乳汁和一胡豆大，日三夜一。五十日一小豆大，百日二小豆大。药温中无毒，若无黄芪，可缺也。儿生便服，使寒气不得生，亦不吐，服之期年止服，妙。若寒气疠痛，啼不可忍，以水煮饮之，如服理中丸法。服药补益之，可数十倍，节度无苦。

《婴孺》治少小儿啼，夜不安欲惊，腹中风痛如中风，发有时，夜则甚，如有鬼祸方。

当归　芍药各一两　甘草半两，炙　桂心　白术各二两

上切，以水二升煮八合，服一合，日进三服，量与服之。一方无芍药，有五味子二两。

《婴孺》治少小躽啼，掣缩吐哺。当归丸方

当归　干姜　细辛　附子各六铢　狼毒二铢　吴茱萸半合　豉三合，炒　杏仁二十枚，去皮炒

上为末，蜜丸黍米大。小儿一丸，日进三服。大儿二丸，量与之。亦治

胎寒。

《婴孺》治小儿胎寒聚唾，弄舌躽啼，反张怒惊。当归散方

黄芪　细辛　当归　黄芩　龙骨　桂心各二分　芍药四分

上为末，乳汁调服一大豆许。日进三服，夜一服。

张涣：婴儿在胎之时，其母将养，一切不如法；及取凉饮冷过度，冷气入儿腹胃，使胎气不强，致生下羸弱多病，俛仰多啼，名曰躽啼。宜用养脏汤方

川当归一两　沉香　丁香　白术　桂心　川芎各半两

上件捣，罗为细末。每服一钱，水八分，入生姜二片，煎至四分，去滓，放温时时滴口中。

《刘氏家传》治小儿胎气弱，阴阳不调，昼夜躽啼不已。

好乳香水中坐，乳钵研细，秤　没药别研　木香　姜黄各四钱　木鳖子仁二十枚

上先将后三味同为细末，次研入上二味，炼蜜和成剂收之。每一岁儿可服半皂子大，余以意加减，煎钩藤汤化下，无时，次用魏香散。

《刘氏家传》魏香散

蓬莪术半两，湿纸裹煨　真阿魏一钱

上先用温水化阿魏，浸蓬莪术一昼夜，切、焙干，为末。每服半钱，煎紫苏米饮空心调下。躽啼稍愈，服开胃丸。

《刘氏家传》开胃丸方

白术　木香　蓬莪术　人参　当归细锉，炒。各半两　白芍药一分

上为细末，汤浸炊饼，为丸如黍米大。每服五七丸，空心、食前，煎麝香汤下。

《王氏手集》白术当归煎丸方　治胎寒腹痛，遇夜啼叫。身体躽张，有如痫状。吐哯不止，大便酸臭。乳食虽多不生肌肤。

白术　当归　木香

上等分为细末，炼蜜为丸梧子大。每服一丸，煎木香汤化下。

夜啼第九

《巢氏病源》小儿夜啼候：小儿夜啼者，脏冷故也。夜阴气盛，与冷相搏则冷动。冷动与脏气相并，或烦或痛，故令小儿夜啼也。然亦有犯触禁忌，亦令儿夜啼，则可法术断之也。

《茅先生方》：小儿生下三腊以前，有中夜啼，其候属阴。遇起灯前后发啼，至天明不住，如见此候用抹唇膏。方见本门中。遇夜抹上下两唇，更用朱砂膏。方见惊积门中。夜更无啼，止。

汉东王先生《家宝》小儿夜啼候：诸书皆以惊啼为热，夜啼为寒。独汉东王先生以夜啼为热，必以诸啼通言之也。孩儿夜啼者，非是鬼神为祟，盖因胎热伏心。其母怀妊时或值热月，或好吃热食，流入胞中，养后入于心脏，故使热入心而夜啼。阴则与阳相刑，热则与阳相合。腹中躁闷，所以夜啼。日属阳，夜属阴。日中不哭，夜便多啼。

《水鉴》先生论云：天苍苍，天者上也。人以心为帝王，一身之主，故呼为于苍苍者，被外风所伤，故云：苍苍生其别物。地王王，地者土也。脾属中央戊己土，故云地也。王王者是盛也，王音旺也。此是脾脏热盛。小儿夜啼疏客堂。心是神之舍，亦呼为客堂。疏者即是转泻。

钱乙论夜啼云：脾脏冷而痛也，当与温中之药及以法禳[1]之，花火膏主之。方见本门中。

---

[1] 禳：通"禳"。禳，祈祷消除灾殃、驱邪除恶之祭。

《婴童宝鉴》论小儿夜啼，为腹有痛处并有神祟，故阴盛于夜而发也。或惊亦夜啼。

《惠眼观证》：凡小儿生下一七至一百二十日，或至三五岁才遇阴气，即便啼叫。大种夜啼，自有三说。一：心热者夜啼，只用朱砂膏及天竺黄散服之方并见重舌门中，兼以灯花涂乳上与吃。三五岁者，宜以鲊汤丸疗之方见急慢惊风门中。二：脐下痛者夜啼，乃气血所滞，因而躁闷，以乌梅散方见一切疳门中及槐角丸服之。候有见灯愈啼者，乃心气热极。见灯不啼者，乃脐下痛，聊有所适，亦外作验也。三：无故而啼，夜中面目青色不识人，此邪气所畜，宜以符法及惊药相兼服食。有形证实者，以鲊汤丸通利。

《婴童宝鉴》小儿夜啼惊啼歌：

小儿生下有三啼，一一从头为说之。
邪热在心心内躁，忽然惊哭没休时。
或因脏冷阴寒搏，或是神祇鬼物随。
夜里不眠啼至晓，夜啼根本各须知。

《千金》治小儿夜啼，至明即安寐。川芎散方

川芎　白术炮　防己各半两

上三味治下筛，以乳和与儿服之，量多少。又以儿母手掩脐中，亦以摩儿头及脊。若二十日儿未能服散者，以乳汁和之，服如麻子一丸。儿大能服散者，以意斟酌之。

《千金》治少小夜啼，一物前胡丸方

前胡随多少捣末，以蜜和丸如大豆。服一丸，日三服，稍加至五六丸，以差差为度。

《千金》又方

交道中土　伏龙肝各一把

上二味治下筛，水和少许饮之。陈藏器云：灶中土乃四交道土。

《千金》又方

取马骨烧灰，敷乳上饮儿，啼即止。

《千金》治小儿夜啼不以，医所不治者方。

取狼屎中骨烧作灰末，水服如黍米粒大二枚，即定。《外台》云一枚。

《仙人水鉴》：孩子夜啼方。上取小孩儿头发三七寸，烧灰汤调灌。

丁钉屋角并没彻，不如来取铅中金，
黄丹少许熬令熟，剪取发毛烧灌灵。

《外台》文仲、隐居效方。小儿夜啼不安，此腹痛故，至夜辄剧，状似鬼祸。五味汤方

五味子　当归　芍药　白术各四分　甘草炙　桂心各二分

上六味切，以水一升，煎取五合。分服之，增减量之。

《外台》：《古今录验》小儿夜啼如腹痛方。

䗪虫熬令烟出　芍药炙　川芎熬。各等分

上三味捣末。服如刀圭，日三，以乳服之。《婴孺方》以酒服。

《外台》：《古今录验》又疗小儿夜啼不止，腹中痛，宜以乳头散方

黄芪　甘草炙　当归　芍药　附子炮　干姜各等分

上六味为散。以乳头饮儿，丸可胡豆三丸，大小量之。《婴孺方》以乳汁蜜丸。

《子母秘录》：小儿夜啼，胡粉水调三豆大，日三服。

《经验方》治小儿夜啼。

灯心烧灰，涂乳与吃。

姚和众治小儿夜啼。

取大虫眼睛一只为散，以竹沥调少许与吃。

《圣惠》治小儿夜啼，不可禁止。人参散方

人参去芦头　茯神　甘草生锉　川大黄锉碎，微炒　蛇黄　牛黄细研　犀角屑　白芥子微炒

上各等分捣，细罗为散。每服用水煎柳枝、桃枝汤调下半钱，频服效。量儿大小加减服之。

《圣惠》治小儿夜多啼不止，胸满气胀，膈中气逆，吐呕，腹痛。芍药散方

赤芍药　桂心　川芎　黄芩　薯蓣

上各等分捣，细罗为散。一月及百日儿每服一字，粥饮调下。半年至一岁儿服半钱，连夜三五服。随儿大小，以意加减服之，神效。

《圣惠》治小儿夜啼，壮热惊惧。石膏散方

石膏一两　人参　龙骨各半两

上件药捣，细罗为散。每服一钱，水一小盏，煎至五分，去滓。量儿大小分减，温温服之。者

《圣惠》治小儿夜啼不止，腹中痛。宜以乳头散方

黄芪锉　甘草炙微赤，锉　当归锉，微炒　赤芍药　木香

上各等分捣，细罗为散。每服取少许着乳头上，因儿吃乳服之。

《圣惠》治小儿腹痛夜啼。牡丹丸方

牡丹三分　代赭石　赤芍药各半两　麝香一分，细研

上件药捣，罗为末，都研令匀，炼蜜和丸如麻子大。每服以蜜汤研下三丸，连夜四五服。

《圣惠》又方

上以牛黄如小豆大，乳汁化破服之。

《博济方》消积滞，顺三焦，利胸膈，定气刺、攻疰。胁腹胀痛，女人血气，小儿夜啼，多涎。并宜服万金丸

舶上硫黄一分　巴豆去皮，秤半两。二味同以生绢袋子盛，于浆水内，用文武火煮一伏时，令别研，令细　附子炮　桔梗　当归　陈橘去白。各一分　柴胡去苗　青黛　干姜各半两

上为末，以面糊丸如小豆大。每服二丸至三丸，温水下。血气，醋汤下。小儿夜啼，温水下一丸。水泻，生熟水下。血痢，地榆汤下。白痢，干姜汤下。化涎，生姜汤下。一切气，煎生姜橘皮汤下。

《茅先生方》：小儿夜啼。抹唇膏

蝉壳一个，去足　灯花两朵　朱砂少许

上为末。如小儿夜啼，遇夜用鸡冠血调药，抹儿子上下两唇即止，夹朱砂膏与服。钱乙治夜啼花火膏方

灯花一颗上取下涂乳上，令儿吮乳。

钱乙当归丸　凡小儿夜啼者，脏冷而腹痛也。面青手冷，不吮乳是也，宜此方。

当归去芦头，切、焙，秤　白芍药　人参切去顶。各一分　甘草炙，半分　桔梗　陈橘皮不去白。各一钱

上为细末，水煎半钱，时时少与服。又有热痛，亦啼叫不止，夜发面赤唇焦，小便黄赤与三黄丸，人参汤下。三黄丸方见实热门中。

张涣：婴儿脏寒，禀气怯弱，或多囟解，面色青白，遇夜多啼，甚者烦闷，状若神祟，亦由触犯禁忌所致，此名曰夜啼。宜用万全散方

沉香锉　丁香　人参去芦头　五味子　当归洗，焙干。各一两　赤芍药　白术锉。各半两　桂心一分

上件捣，罗为细末。每服一钱，用淡温浆水一小盏，煎至五分，放温，时时滴儿口中，立效。

《婴童宝鉴》治小儿体热夜啼，不乳食。红桃散方

天南星二个，中心作蜗，内入朱砂令满，用不咸之水调中心，末涂缝上。握地作坑，安天南星在坑内，灰盖定以火烧，色变取出为末 全蝎半分，末 白附子大者二个 腻粉一钱

上件研令匀。每服一字，用薄荷金银汤下。

《万全方》治小儿夜啼及多肠痛，至夜辄剧，状似鬼祟。五味子散

五味子 当归微炒 赤芍药 白术以上各半两 茯神 陈橘皮去瓤 桂心 甘草炙微赤。各一分

上件捣，罗为散。每服一钱，用水一小盏，煎至五分，量儿大小分减，去滓温服之。

《刘氏家传方》小儿夜啼。

鬼箭末半钱 朱砂一字

上末之，薄荷自然汁调下。

《刘氏家传》又方

生姜自然汁，临时涂背上、心头，愈。

《孔氏家传》治小儿夜啼。归魂散

当归不以多少为末。一钱，水六分，煎四分，温服。

《吉氏家传》诸惊啼、夜啼。朱砂膏

朱砂 人参 白茯苓 甘草各一钱 脑麝各少许

上末，蜜为丸。每服一块如皂子大，金银薄荷汤下。

《吉氏家传》治夜啼安神散 应惊啼皆治。

犀角 雄黄 人参 车前子各半两 茯苓一两

上五味为末。每服一钱，桃仁汤下。

《吉氏家传方》睡洪散 治小儿夜啼不住。

佛花三朵，又名蔓陀罗花 乳香 朱砂各一分 麝香

上为细末。每服半钱或一字，红酒调下。

禳厌法：

《千金》治夜啼方。

以妊娠时食饮偏所思者物，哺儿即愈。

《外台》《必效》小儿夜啼方。

以日未出时及日午时仰卧，于脐上横纹中，屏气以朱书作“血”字，其夜即断声，效。陈藏器余云：井口边草主小儿夜啼，着母卧席下，勿令母知。

《子母秘录》治小儿夜啼。

甑带悬户上。

孟诜：小儿夜啼。

取干牛粪如手大，安卧席下，勿令母知，子母俱吉。

《集验方》仙人杖，小儿惊痫及夜啼，安身伴睡良吉。

日华子云：猪窠内有草治小儿夜啼，安席下，勿令母知。

日华子云：乌雌鸡翼治小儿夜啼，安席下，勿令母知。

《圣惠》方

上脐下书田字，差。

《圣惠》又方

上取树孔中草着户上，立止。

《圣惠》又方

上以车辋，盗安母卧床下，勿令母知。

《圣惠》又方

上取荒废井中败草悬户上，良。

《圣惠》又方

上取牛粪灰，安母卧床下，勿令母知。

《圣惠》治小儿夜啼，符法三道。

此符左、右手贴

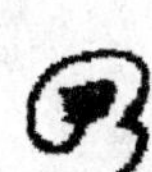
此符脐中贴之

贴房门上

《婴孺》治小儿夜啼法：

上令母脱去上衣，只着中衣，跪宅四角曰：西方白帝，东方青帝，南方赤帝，北方黑帝，中央黄帝。乞断某甲夜啼，荷恩之日，奉还酒哺，随意所用。还法安五畔，置中庭四角，故四角四畔，中央一畔，启颡[1]瞻五帝说曰：今日奉还，随意所吮愿之。

《刘氏家传方》小儿夜啼。写："若以色见我，以音声求我，是人行邪道，不能见如来。"烧灰吞之，男左一本，女右一本。

《婴童宝鉴》灸法：小儿夜啼，灸幼宫三壮，又灸中指甲后一分。

《万全方》灸小儿夜啼，上灯啼，鸡鸣止者。灸中指甲后一分，中冲穴一壮，炷如小麦大。

[1] 启颡 Sǎng：指磕头。

卷第八

惊疾潮发　凡九门

惊候第一

《巢氏病源》惊候：小儿惊者，由血气不和，热实在内，心神不定。所以发惊甚者，掣缩变成痫。又小儿变蒸亦微惊，所以然者，亦由热气所为。但须微发惊以长血脉，不欲大惊，大惊乃灸惊脉。若五六十日灸者，惊复更甚。生百日后，灸惊脉乃善耳。

《小儿形证论》五脏惊传候：肝脏惊风，令小儿非时窜上眼睛，手脚冷。肾脏惊风，令儿啮齿，面色赤。脾脏惊风，令儿夜啼，白日多睡。心脏惊风，令儿发心热，四肢逆冷。肺脏惊风，令儿口内热喘，出气细微。五脏惊邪，皆因惊风传受。缘初惊有涎，涎在膈上不发，或即涎潮脏腑入惊邪也。日久不医，致传邪气入于心、肺，或传肝、脾、肾等也。却被巫师皆言有祟妖祸，求神渐加深重，即令小儿枉丧性命。虽有名方千道，须晓病源，今具传入五脏于下：

惊邪入脾。郑冲虚云：令儿非时喷乳，呕逆翻吐，不思饮乳，故成慢惊也。惊邪入心。周奇云：令儿非时面上赤红，恶叫，四肢缓慢，故成慢惊也。惊邪入肝。郑冲虚云：令儿眼目上翻，眼多白，睛上窜，引饮，故惊痫也。惊邪入肾。赵氏云：令儿忽然面上黑色，恶叫咬人，故惊啼也。惊邪入肺。崔氏云：令儿夜多虚汗，狂言乱叫，或传下利，是虚惊也。

《惠眼观证》论小儿惊候：急惊者，本内有风热，面色红赤。又因乳母不自调摄，酒食过度；或涌乳饮儿；或涎停膈中；或风感身内，故中此疾。遍身壮热，吊上眼睛，四肢搐搦，牙关不开。胎惊者，在母胎内八九月时，母曾中惊，胎纳邪气，传之心脏，发时亦壮热吐涎，眼带翻张。此候生一月日或半月后发。慢惊者，荣卫皆受邪气，面无血色，脏腑久冷，或泻或吐，或自惊扑因而成之。

《惠眼观证》论小儿元有惊候：白日多睡，遍身虚汗，是惊气纳脾；喘气微细，是惊气传肺，无故咬奶，是惊气传肾；非时忽然眼睛吊上，是惊气在脾；梦里多咬牙，是惊气在骨；夜啼至晓，是惊气传心；面色非时红赤，是惊气在心；上喘吃水，是惊气在肝；恶声啼叫，是惊气在肾；前后心及四肢热，是惊气传脾，欲吐泻。凡小儿惊风，切忌爪甲青黑及吐出白虫有血，泻下啼叫无泪。与夫眼直，半开半闭，兼亦咬人时复鸦声，皆不可用药。

《婴童宝鉴》惊痫死候：项软无力，鱼口开，气粗喉中如锯，头不直，面红如妆，目陷无光，啮衣并咬人，两目似开不开，泻下如瘀血，身体若无筋骨。

胎惊第二

张涣论：婴儿在母胎中之时，腑脏未具，神气微弱，动静喘息，莫不随母。

母有所动，胎必感之。母若调摄失宜，食饮不节，喜怒不常，坐卧当风，遇酒房劳，一切禁忌，致生下儿形多怯弱，头颅开解；或乳食失理，洗浴当风，则令儿壮热吐哯，心神不宁，手足抽掣，身体强直，眼目张反，此乃胎惊风病也。

《石壁经》三十六种胎惊候歌：

未出胎中一月来，母惊成患子临胎。

腰直哭时先口撮，面青拳搐缩双腮。

眼闭咬牙筋脉急，《凤髓经》云：眼闭胶生。注云：眼有眵，此是受气之时，若阴气弱，则胎易惊而落也；阳气弱，则胎难惊而落也。阳弱则手足细，肌肉瘦；阴弱则肉消甚，然皆不能尽其天年。若日月满，因惊而落者，使口撮腮，脸起如拳，鼻多塞，口噤不开，甚不可作惊风医，先当微发汗，次治惊调气，乳母当服调气药，孩儿贴囟门去邪。任唤千声眼不开。

医者见形须问母，方知此患所从来。

退却风涎为治疗，涎去惊邪自不回。失次则目瞑不开，若先治惊则作吐或泻，在秋夏必作脾风。始初见之，亦不可作脾风治，恐汗不出，而作别候也。《凤髓经》云歌括一同。仍注云：与乌犀膏，次与生银丸。二方与《玉诀》同，并见急慢惊风门中。

《小儿形证论》四十八候胎惊歌一同，后说云：此患在胎中时母受惊，生下后二十五日发是也。若不定或三十五日、别日者不是胎惊。医人不识，多作惊风误矣。目闭腰直，腮缩拳握，只与蜘蛛丸下涎方见一切痫门中，或下半丸大青丹方见急、慢惊风门中。

《飞仙论》胎惊候说云：凡母怀胎之日，曾受惊气传入胎中，致孩儿生下青红色，口唇时动，梦里多惊，五心常热，囟门不合，动多惊叫，身体壮热，此胎惊候也。

《颅囟经》治小儿胎惊及痫，或心热。牛黄丸

牛黄　龙齿　马牙硝　铁焰粉各一分

上为细末，炼蜜丸如梧桐子大。每日乳食前，热水调破一丸灌下。令母忌口。

张涣治胎惊圣星丹方　凡诸痫皆宜服之，曾经大效。

天南星拣四十九个一般大者，五月五日取活蝎四十九个，用瓦器内盛之，以盐泥固济吊于静室中，至腊日取出。拣天南星蝎螫着处有小窍子者，其余不用。只将蝎螫天南星，以酒浸一宿，焙干，研为细末，次用：

好辰砂一分，细研、水飞　真牛黄　麝香　龙脑各一分，细研

上件再一处研，拌匀，用生姜汁和如梧桐子大。每服一粒至二粒，煎人参薄荷汤化下，神验。

张涣治胎惊白金散方　又治诸痫，潮发不醒者。

好白僵蚕半两，拣净，汤洗，炒微黄色，捣、罗为细末，次用：

真牛黄一钱　麝香　龙脑各半钱，并细研　天竺黄一分，细研

上件同拌匀。每服半钱，用生姜自然汁调，放温灌。

张涣治胎惊乌金膏　又治胎痫，潮发频并。

乌梢蛇一条，水浸，去皮骨，酒浸一宿，焙干　蚕纸一张，烧灰　蝉壳　全蝎各半两

以上为细末，次用：

好朱砂半两，细研，水飞　金箔二十片，细研　龙脑麝香细研。各半钱

上件一处研匀，炼蜜和成膏如皂皂大。每服一粒，煎人参薄荷汤化下。

张涣治胎惊太一散方　凡病差亦宜常服。

天浆子干者微炒　干蝎梢各二十一个　防风锉　天麻各半两

以上捣，罗为细末，次用：

朱砂半两，细研，水飞　麝香一钱，细研

上件再细研。每服半钱，乳汁调下。

张涣治胎惊天南星煎方　又治胎痫，潮发迟省。

天南星微炮　白附子　白花蛇酒浸，洗去皮骨，炙令黄。各一两　干蝎炒　天麻各半两

以上捣，罗为末，用好酒两大盏，搅令匀，于慢火上熬，不住手搅，以酒尽为度，次用：

朱砂半两，细研，水飞　腻粉一分　牛黄　麝香　龙脑各半钱，并细研

上件都入膏子内一处和，看硬软成膏如皂皂大。每服一粒，取竹沥化下，不计时候。

张涣治胎惊祛风散方　又治胎痫多啼叫。

胡黄连半两取末　全蝎取细末　犀角屑取末　天竺黄别研　麻黄各一分，去节

上件都研令匀细末。每服半钱，研入麝香一字，乳汁调下。

张涣治胎惊铁粉散方　若惊风，或多面赤口干，大便不利尤宜服

铁粉半两，研　郁金研　牛黄研　真珠末别研　胡黄连取末。各一分

上件拌匀，研细。每服一字，温蜜汤调下。

张涣治胎惊羌活方　又治胎痫昏困不省。

羌活　独活各一两　天麻　全蝎　人参去芦头　白僵蚕微炒。各半两　乌蛇肉一两，酒浸一宿，焙干

上件捣，罗为细末，炼蜜和成膏。每服一皂子大，用麝香荆芥汤化下。

张涣治胎惊麝香膏方　又治胎痫不得安卧。

麝香研　牛黄研　白附子取末　蚕蛾微炒取末　白僵蚕微炒取末。各一分　全蝎二十一个，取末

上件都拌匀，研细，炼蜜和膏如皂子大。每服一粒，煎人参荆芥汤化下。

张涣治胎惊银朱丹方　又治胎痫昏困涎盛。

干蝎微炒　天浆子微炒　露蜂房各一分，微炒

以上三味捣，罗为细末，次用：

朱砂半两，细研，水飞　水银一分，用黑铅一分同结为砂子，细研　牛黄细研　麝香细研。各一钱

上件都一处拌匀，研细，用白面糊和如黍米大。每服五粒，煎金银薄荷汤化下。

乳后三十六种治胎惊。朱砂膏

朱砂　粉霜　轻粉　水银砂子各一钱　乳香　牙硝各半钱

上为末，入麝香少许，枣肉为膏如皂角子大。前胡汤化下。

《孔氏家传》治小儿胎惊，涎盛不饮乳。

半夏一枚，炭火内炮令黄色，研令细，生姜自然汁取为丸如粟大。乳汁下一丸，无时服之。

《王氏手集》如圣消惊丸方　治新生儿在胎中之时，其母宿挟惊、忧、喜、怒，举动惊胎，致生儿后常饶惊悸，眼睡不稳，精神恍惚，摇头上视，温壮多睡，反折啼叫，口眼相引。

羚羊角屑　犀角末　麝香各一分　牛胆囊　天南星四两　天麻　人参　白茯苓各一两　白僵蚕炒　全蝎炒。各半两　朱砂一两三钱半　龙脑一钱

上件为细末，炼蜜为丸，一两作八十丸。一方加朱砂一两，牛黄一分。每服一丸，麝香汤化下。儿小涂乳上，令

吮之。常服消磨一切惊痫。

惊热第三

《圣惠》论：夫小儿惊热者，由血气不和，热实在内，心神不定，所以发惊，甚者掣缩变成痫也。又小儿变蒸亦微惊。所以然者，亦热气盛所为者也。

《颅囟经》治孩子惊热入心，拟成痫疾，面色不定，啼哭不出，潮热无度，不吃乳食，大假眼翻露白，手足逆冷，呼唤不应。牛黄丸

牛黄研　大黄　独活各一分　升麻　琥珀炙，别研　绿豆粉　大麻仁别研。各半两

上为末，蜜丸如梧子大。空心熟水下一丸，顿服之，食后再服一丸。至十岁加金银箔各五片。忌煿炙毒物。

《外台》刘氏疗小儿眠睡不安，惊啼不吃乳。虎睛丸方小儿热甚效

犀角十二分。屑。《圣惠》用一两　子芩二分。《圣惠》用半两　栀子仁十分。《圣惠》用半两　大黄十分。《圣惠》用半两　虎睛一枚。《圣惠》用二枚

上五味捣、筛，蜜和如梧桐子大。每服七丸，大小量之。乳母忌热面。小儿热风痫，以乳汁或竹沥，研三丸服之。渐增，以差为度。小儿百日以下，蓐内壮热，以奶汁研四丸与服即差。

陶隐居治小儿惊热，时气烦闷，止渴。

瓦屋上青苔衣，名屋游，剥取煮服之。

陶隐居《本草》疗小儿惊热。

取鸡子煎，用发杂熬，良久得汁，与儿服。

陈藏器《本草》治小儿心热惊痫，止消渴，除痰唾。

荆木取茎截，于火上烧，以物盛取沥，饮之良。

《食疗》治小儿惊热。

犀牛角可以水磨取汁，与小儿服。

《圣惠》治小儿夜啼，多惊烦热。牛黄丸方

牛黄细研入　朱砂细研入　芦荟细研　麝香细研　龙齿细研　当归锉，微炒　赤芍药　钩藤　蜗牛麸炒令黄　代赭　牡蛎烧为粉。各一分　白僵蚕半两，细研

上件药捣，罗为末，入研了药令匀，炼蜜和丸如麻子大。一月及百日儿，每服用薄荷汤下三丸。半年至一岁儿，每服五丸，连夜三服。量儿大小加减服之。

《圣惠》治小儿惊热，睡卧不安，筋脉抽掣。宜服犀角散方

犀角屑　人参去芦头　茯苓　黄芩　甘草炙微赤，锉。各半两　龙齿　麦门冬去心，焙。各半两

上件药捣粗为散。每服一钱，以水一小盏，煎至五分，去滓，入生地黄汁半合，不计时候。量儿大小分减服之。

《圣惠》治小儿惊热。钩藤散方

钩藤　蝉壳微炒　马牙硝　黄连去须　甘草炙微赤，锉　川大黄锉，微炒　天竺黄细研

以上各等分。上件药捣，细罗为散。每服半钱，以水一小盏，煎至五分，去滓，不计时候，温服。量儿大小，以意加减服。

《圣惠》治小儿惊热，心神烦乱，手足缩掣不定。龙齿散方

龙齿细研　犀角屑　茯神　人参去芦头　赤石脂各一两　牛黄细研　蝉壳微炒。各一分　黄芩　牡蛎粉　川升麻各三分

上件药捣，细罗为散。不计时候，以荆芥薄荷汤调下半钱。量儿大小加减服之。

《圣惠》治小儿惊热烦闷。天竺黄散方

天竺黄细研　甘草炙微赤，锉　川大黄锉碎，微炒　马牙硝各一两　腻粉　藿香各一分　蒲黄半两

上件药捣，细罗为散。不计时候，以熟水调下半钱。量儿大小，加减服之。

《圣惠》治小儿惊热，下泻不定，兼渴。龙齿散方

龙齿　芦荟　朱砂以上各细研　黄连去须　赤石脂　铁粉　牡蛎烧成粉。各一分

上件药捣，细罗为散，都研令匀。不计时候，以温水调一字。

《圣惠》治小儿惊热，心烦不得睡卧。龙脑散方

龙脑细研　麝香细研。各半钱　甘草炙微赤，锉　牛蒡子微炒　栀子仁　马牙硝细研　郁金各一分　牛黄细研，半分

上件药捣，细罗为散。不计时候，以温薄荷汤调下半钱。量儿大小以意加减。

《圣惠》治小儿惊热，烦躁不得眠卧。虎睛散方

虎睛一对，酒浸，炙令微黄　芦荟细研　朱砂细研　黄连去须　铁粉　赤石脂　牡蛎粉各一分

上件药细罗为散，都研令匀。不计时候，以暖水调下半钱。量儿大小以意加减服之。

《圣惠》治小儿惊热烦躁，手足抽掣，心悸。宜服茯神散方

茯神　龙齿　川升麻　犀角屑各半两　寒水石　石膏细研，水飞过。各一两　牛黄半分，细研

上件药捣，细罗为散。不计时候，以竹沥调下半钱。量儿大小加减服之。

《圣惠》治小儿惊热，心神烦闷。朱砂散方

朱砂细研，水飞过　铁粉各半两　远志去心，为末　马牙硝　腻粉　牛黄各一分　龙脑麝香各半分

上件药都细研如粉。不计时候。以冷水调下半钱。看儿大小以意加减。

《圣惠》治小儿惊热，客忤烦闷。牛黄散方

牛黄一两，细研　麝香半两，细研　雄黄细研　朱砂细研　子芩　栀子仁　人参去芦头　川大黄锉碎，微炒　肉桂去粗皮　甘草炙微赤，锉。各一分　龙脑半分，细研　虎睛仁一对，细研

上件药捣，细罗为散。入研了药，更研令匀。不计时候，以薄荷汤调下半钱。量儿大小，以意加减服之。

《圣惠》治小儿惊热。延龄散方

钩藤一两　硝石半两　甘草一分，炙微赤，锉

上件药捣，细罗为散。每服以温水调下半钱，日三四服。量儿大小加减服之。

《圣惠》治小儿惊热。铁粉丸方

铁粉　猪粪烧灰　麝香细研　地黄以火煅后，着冷水泼三五遍，捣，研细末。各一两　朱砂半两，细研，水飞过　端午日大蝉一枚，生姜汁浸，炙令黄焦，为末

上件药都研为末，用糯米饭和丸如麻子大。一二岁儿每服用金银汤下三丸，人参汤下亦得。三四岁儿每服五丸，每日三四服。量儿大小以意加减。

《圣惠》治小儿从满月至百日以来，五脏多热，夜间惊搐。牛黄丸方

牛黄　白龙脑　干蝎末各一分　乌犀末　朱砂细研，水飞过　黄芩各半两

上件药都研如粉，以粟米饭和丸如麻子大。一二岁儿，每服以温水下三丸。三四岁每服五丸，日三服，夜一服。量儿大小，以意加减。

《圣惠》治小儿惊热，化涎除烦渴。铁粉丸方

铁粉半两，细研　牛黄细研　朱砂细研　黄芩　人参去芦头　川大黄锉碎，微炒　犀角屑　甘草炙微赤，锉。各一分　金箔　银箔细研。各三十片

上件药捣，罗为末，都研令匀，炼蜜和丸如绿豆大。不计时候，以薄荷汤研破三丸服之。量儿大小以意加减。

《圣惠》治小儿惊热，烦躁多渴，少睡。镇心丸方

牛黄细研　麝香细研。各一分　金箔细研，三十片　银箔细研，二十片　龙齿细研，一两　犀角屑　川大黄锉碎，微炒　茯神　子芩　马牙硝细研　朱砂细研，水飞过　天竺黄细研。各半两

上件药捣，罗为末，都研令匀，炼蜜和丸如绿豆大。不计时候，以竹沥研三丸服之。量儿大小以意加减。

《圣惠》治小儿惊热，镇心。犀角丸方

犀角屑　川升麻　子芩　龙齿细研　铁粉细研　麝香细研。各半两　蚺蛇胆　牛黄细研。各一分

上件药捣，罗为末，都研令匀，用软饭和丸如绿豆大。每服以粥饮下五丸。量儿大小以意加减。

《圣惠》治小儿惊热，心神松悸，痰涎壅滞。宜服铅霜丸方

铅霜　巴豆霜各半分　滑石　腻粉　真珠末　麝香　光明砂各一分

上件并都细研，以蒸饼和丸如粟米大。二岁，以薄荷汤下一丸。

《圣惠》治小儿惊热，喘粗，腹胀，有食壅滞不消。青黛丸方

青黛细研　木香　麝香细研　续随子各一分　蛤蟆一个，炙令黄色　槟榔一颗大者

上件药捣，罗为末，入研了药令匀，用糯米饭和丸如绿豆大。每服以温水化破一丸服之。其水于银铫子内煎，不得犯铁器，甚效。

《圣惠》治小儿惊热，口干烦闷，眠卧不安及变蒸诸疾。真珠丸方

真珠末　牛黄　雄黄　龙齿各一分　犀角末　朱砂细研，水飞过。各半两　麝香二钱　金银箔各三十片

上件药同研如粉，以糯米饭和丸如绿豆大。不计时候，煎金银汤下三丸。

《圣惠》治小儿惊热，镇心神。铅霜丸方

铅霜细研　人参去芦头　茯神　朱砂细研，水飞过。各半两　麝香细研，一分

上件药捣、罗为末，都研令匀，炼蜜和丸如绿豆大。不计时候，以薄荷汤下五丸。量儿大小以意加减。

《圣惠》治小儿惊热，乳食积聚不消。朱砂丸方

朱砂　腻粉　麝香　雄黄各半分　巴豆七粒，去皮心，研，以纸裹压去油

上件药都研为末，炼蜜为丸如黍粒大。每服以温荆芥汤下一丸，三岁以上加丸数服之。

《圣惠》治小儿惊热，化积滞乳食，坠涎利大肠，宜服真珠丸方

真珠　天竺黄　朱砂各一分　丁头代赭　雄黄　麝香各半两　杏仁三十粒，汤浸去皮尖、双仁，麸炒微黄　巴豆十粒，去皮，用油煎令黄褐色，与杏仁同研

上件药都细研为末，炼蜜为丸如绿豆大。每服以生姜汤下一丸，二岁以上加丸数服之。

《圣惠》治小儿惊热及疳气。保童丸方

牛黄细研　赤芍药　赤茯苓　甘草炙微赤，锉　牡蛎烧为粉　犀牛角屑　熊胆

细研。各一分　麝香细研　杏仁汤浸，去皮尖、双仁，麸炒微黄。各半分　虎睛一对，微炙　真珠细研　朱砂细研，水飞过。各三分　芦荟细研　胡黄连各半两

上件药捣，罗为末，入研了药更研令匀，炼蜜和丸如绿豆大。每服以温水下三丸。量儿大小加减服之。

《圣惠》治小儿惊热不退。胡黄连❶散方

胡黄连　牛黄细研　犀角屑各一分　麝香半分，细研　朱砂半两，细研，水飞过

上件药捣，细罗为散。不计时候，用乳汁调下一字，二岁以上用温水调下半钱。

《圣惠》治小儿惊热，发歇不定。半黄丸方

牛黄细研　蝉壳微炒。各一分　川大黄　子芩　龙齿细研。各半两

上件药捣，罗为末，炼蜜和丸如麻子大。不计时候，煎金银薄荷汤下三丸。量儿大小，加减服之。

《圣惠》治小儿惊热，心神烦闷，多啼。铁粉丸方

铁粉　青黛细研　茯神　羚羊角屑各三分　朱砂　麝香细研。各半两　蛇蜕皮一条

上件药捣，罗为末，都研令匀，以粟米饭和丸如绿豆大。不计时候，以粥饮下五丸。看儿大小以意加减。

《圣惠》治小儿惊热不退，变为发痫。龙胆丸方

龙胆去芦头　龙齿各三分　牛黄细研，一分

上件药捣，罗为末，入麝香二钱，炼蜜和丸如黄米大。不计时候，荆芥汤下五丸。

《圣惠》治小儿惊热至甚，必效方。

天竺黄　马牙硝　铅霜

上件药等分，同细研为散。不计时候，以熟水调下半钱。量儿大小临时增减。

《圣惠》治小儿惊热。川硝散方

川硝半两

上件药细研为散。每服以鸡子清调下半钱，量儿大小加减服之。

《圣惠》治小儿心热多惊，宜服解心热、止虚惊土瓜丸方

土瓜根五两

上捣、罗为末，以粳米饭和丸如麻子大。每服以薄荷生姜汤下三丸。量儿大小以意加减。

《博济方》治小儿惊涎壅热，睡中惊搐，惊叫。解心脏，安神魂。紫霜散

朱砂一两半，好者　铁粉半两　铅霜　天竺黄各一钱　龙脑半钱。以上五味，并用细研　甘草炙，一钱　人参一分　使君子一钱，面裹煨

上件八味，后三味先捣为末，细罗了，却入前五味，同研令极细，和匀后，以银器或新瓷器内贮之。每服一字，蜜水调下。看儿大小加减用之。

《博济方》治小儿惊热有痰及多温壮，夜卧不稳，吃食过多。真珠丸

天南星末　半夏末　腻粉　滑石末各一钱　巴豆二十四枚，去心膜，以水浸一宿，研细，不出油用

上件五味，先研巴豆令熟，次下众药，以糯米粥为丸如绿豆大。随儿年岁服之。泻痢用饮米下，取食葱汤下。如膈上有食即吐出；如在中脘即泻下。惊悸，薄荷荆芥汤下。

《博济方》治小儿惊热，化痰利膈。金花散

川大黄纸裹煨　干葛　甘草炙　川甜

---

❶ 黄连：原倒误。据文义乙正。

硝别细研。各等分

上件同为细末。每服半钱，水一盏，煎至六分，食后温服。

《灵苑》牛黄膏　退小儿夹惊积热，心闷烦躁，赤眼口疮，遍身壮热，大小便多秘。或生疮癣，咳嗽顽涎，睡卧惊叫，手足搐搦，急慢惊风，渴泻等疾。

牛黄一分，研　朱砂研　雄黄研　黄芩　山栀子仁　栝楼根　白药子　甘草炙　天竺黄研。以上各半两　马牙硝研　川大黄饭上蒸三度　郁金用皂角水浸三宿，煮令软，切作片子，焙干。各一两　麝香研　脑子研。各一钱

上十四味研，捣、罗为细末，拌合令匀，用白沙蜜炼熟，捣为锭子。每服一黑豆许，量儿大小，加减与服，用金银薄荷汤下。

《灵苑》甘遂丸　搜痞取恹食，疏脏腑积滞，风热惊热。

甘遂洗二度　汉防已　槟榔各半两　轻粉二钱　干姜锉碎，微炒令黄色　青橘皮汤浸去瓤　巴豆去壳，水浸，冬五日，夏三日，逐日用两度换水，去心膜，研。各一分

上件七味内，除轻粉、巴豆外，并各细锉相拌和，同焙令干得所，杵、筛为末。先研巴豆如泥，次入软饭再研令极细，次下轻粉并诸药末，搜和，杵合为丸如绿豆大，晒干。如是吃食不着及风热积滞，或大假惊，用煎生姜汤下，空心服。三岁、四岁每服七丸；五岁、六岁九丸；十岁以上十丸；十五岁以上十二丸。取下积伤黏液恶物为度，后更服和气药补之。如未转快，再用三丸至五丸，投之取快为度。膈上有风壅，吐出黏涎物勿疑。如春间要疏转，看风热可甚，临时加减一两粒，勿令嚼破。如有急疾惊热，不拘早晚服用，忌生冷油腻等物。

《灵苑》桃红散　压惊。治风化涎，解伤寒，退惊热方。

半夏四两，用水浸，每一日一度换水，从夏至前五日，浸至立秋后五日即止。待自成粉，曝干，用细罗子罗去粗者不用，细者取二两　龙脑研　朱砂研。各一钱　石膏细研，以水飞过，用一两半

上四件并用，一处拌合，再研令匀。每服用生姜熟水调下一字。

《灵苑》至宝丹方

生犀角　生玳瑁屑　琥珀研　牛黄研　朱砂研，水飞过　雄黄研，水飞。各一两　金银箔各五十片　龙脑研　麝香研。各一分　安息香一两半，去石，酒浸，重汤煮，直候化成水，再滤去滓石，约取净数一两熬成膏

上件药末，同入安息香膏内，研杵为丸如梧桐子大。以新瓷器内盛，据病汤使下。项急中风，阴阳二毒，伤寒，卒中热暍，卒中恶，产后血晕迷闷，卒中疫毒，中诸毒，产后诸疾，山岚毒气，卒暗风，胎死不下，误中水毒，卒气绝，中风不语，中蛊毒，梦中惊厌[1]，以上诸疾以童子小便入生姜汁少许，同暖令温化下。心肺壅热，霍乱吐泻，神梦不安，头目昏眩，不得睡卧，伤寒发狂，积痰痁疟，邪气攻心，小儿惊风，小儿诸痫，小儿心热，卒中客忤，以上诸疾，以人参汤化下。大人三丸至五丸，小儿只一丸至二丸。更量疾状大小服食。

《太医局方》牛黄清心丸　治诸风缓纵不随，语言謇涩，心忪健忘，恍惚去来，头目眩冒，胸中烦郁，痰涎壅塞，精神昏愦。又治心气不足，神志不定，惊恐怕怖，悲忧惨戚，虚烦少睡，喜怒无时，或发狂癫，神情昏乱。

---

[1] 厌：与魇（魘）同，指噩梦。

牛黄研，一两二钱　金箔一千二百片，内四百片为衣　麝香研　龙脑研　羚羊角末各一两　犀角末二两　干山药七两　雄黄八钱，飞研　蒲黄炒　人参去芦头　神曲研。各二两半　桂去粗皮　大豆卷炒香　阿胶炒碎。各一两七钱半　当归去芦头　防风去苗　黄芩　麦门冬去心　白芍药　白术各一两半　甘草锉，炒，五两　柴胡去苗　桔梗　白茯苓去皮　川芎　杏仁去皮尖、双仁，麸炒微黄，别研。各一两二钱半　白蔹　干姜各七钱半　大枣一百枚，蒸热去皮核，研成膏

上除大枣、杏仁、牛黄、脑、麝、金箔、雄黄七味外，为细末，同以研药拌匀，用炼蜜与枣膏为丸，每两作一十丸，用金箔为衣。每服一丸，温水化下，食后服之。小儿惊痫，即酌度多少，用竹叶温汤化服。

《太医局方》五福化毒丹　治小儿蕴积毒热，惊惕狂躁，颊赤咽干，口舌生疮，夜卧不宁，谵语烦渴，头面身体多生疮疖。

元参洗，焙　桔梗各六两　茯苓去皮，五两　人参去芦头　牙硝枯过　青黛研。各二两　甘草锉，炒，一两半　麝香研，半钱　金银箔各八片，为衣

上为细末，入研药拌匀，炼蜜为丸，每两作十二丸。每一岁儿一丸，分四服，用薄荷水化下。及疮疹后，余毒上攻，口齿鲜血宣露致生臭气，以生地黄自然汁化一丸，用鸡翎扫在口内；热疳肌肉黄瘦，雀目夜不见物，陈粟米泔水化下，食后临卧服。

《太医局方》辰砂金箔散　治小儿心膈邪热，神志不宁，惊惕烦渴，恍惚忪悸，夜卧不安，狂语咬齿及痰实咳嗽，咽膈不利。

辰砂水飞过，七十两　桔梗五十两　金箔二百片，入药　人参去芦头　茯苓去皮　牙硝枯，研。各三十两　蛤粉水飞，八十两　甘草炙，锉，二十五两　生脑子二两，研

上为细末。一岁儿每服半钱，薄花汤调下。未满百晬儿，腑脏多热，睡卧不稳，大便不利，用蜜汤调下一字，更量儿大小加减。如大人、小儿咽喉肿痛，口舌生疮，每用少许，掺在患处，咽津立效。大人膈热，每服一钱，新水调下，食后临卧服。

《太医局方》牛黄膏　治惊化涎，凉膈镇心，祛邪热，止痰嗽。

人参去苗，二十五两　甘草爁，五十两　牙硝研，枯过，十两　雄黄水飞，七十五两　蛤粉水飞，二百两　朱砂水飞，十两　生龙脑四两，研　金箔　银箔各二百片，为衣

上为细末，炼蜜搜和，每一两八钱作二十丸，以金箔、银箔为衣。一岁儿每服如绿豆大。薄荷温水化下。量岁数临时加减，服之食后。

《太医局方》虎睛丸　治小儿惊风壮热，痰涎壅滞，精神昏愦，睡多惊啼或发搐搦，目睛直视。

朱砂水飞，二两　麝香研　天南星炮　白附子炮。各三两　天浆子微炒，一百四十个　使君子一百个　胡黄连　天麻去苗，秤　茯神去心木　腻粉研　天竺黄研。各五两　青黛七两，研

上为细末，以面糊为丸如梧桐子大。每一岁儿服一丸，薄荷汤化下，更量虚实加减，乳食后服。

《太医局方》惊风积滞，夜卧惊叫，涎热痰嗽。金箔镇心丸

紫河车二两半　人参　茯苓　甘草锉，爁。各五两　山药十五两　朱砂飞，十两　牙硝一两半　金箔二十片　生脑一两　麝香半两

上为末，炼蜜丸鸡头大，金箔为衣。

每服半丸，薄荷水化下。

《谭氏殊圣方》治小儿痰涎惊热。

寒水石　滑石　甘草炙

上各等分，为末。每服一字，薄荷汤化下。

《婴孺方》治小儿惊热欲发疹。消热定惊煎

柴胡十分　寒水石十二分　升麻　栀子仁　芍药各七分　子芩　知母各八分　竹叶一升，切　杏仁六分，去皮尖，炒　钩藤皮　甘草炙。各二分　生葛汁三合　蜜四分

上以水四升七合，煎取一升半，去滓，纳蜜，葛汁，慢火上煎，勿住手搅，存一升二合。一二岁服二合，日再服，夜一服，冬夏过服。

钱乙治肝外感生风，呵欠烦闷，口中气热，当发散，宜大青膏方

天麻末一分　白附子末一钱半，生　蝎尾去毒，生　乌蛇梢肉酒浸，焙干，取末。各半钱　朱砂研　麝香　天竺黄研匕谓起也。各一字匕　青黛一钱，研

上同再研细，生蜜和成膏。每服半皂子大至一皂子大。月中儿粳米大，同牛黄膏温薄荷水化一处服之。五岁以上同甘露散服之。牛黄方膏见后。

钱乙玉露散一名甘露散

寒水石软而微青黑，中有细纹者是　石膏坚白而有墙壁，手不可折者是好，无，以方解石代之。坚白以石膏敲之段段皆方者是。各半两　甘草生，一钱

上同为细末。每服一字或半钱、一钱，食后温汤调下。

钱乙治惊热，上窜咬牙。导赤散方

生干地黄焙，秤　木通　甘草炙。各等分

上同为末。每服三钱，水一盏，入竹叶同煎至五分，食后温服。一本不用甘草，用黄芩。

钱乙治肝热，手寻衣领及乱捻物，泻青丸主之。壮热饮水喘闷，泻白散主之。泻白散方见喘咳上气门中。泻青丸方

当归去芦头，切，焙，秤　龙胆[1]焙，秤　川芎　山栀子仁　川大黄湿纸裹，煨　羌活　防风去芦头，切，焙，秤

上件等分为末，炼蜜和丸如鸡头大。每服半丸至一丸，煎竹叶汤同沙糖温水化下。

钱乙牛黄膏　治惊热。

雄黄小枣大，用独茎葡萝根水并醋共一大盏煮至尽　甘草末　甜硝各三钱　朱砂半钱匕　龙脑一字匕　寒水石研细，五钱匕

上同研匀，蜜和为剂，食后薄荷汤温化下半皂子大。

钱乙牛黄膏　治惊热及伤风温壮，疳热引饮。

雄黄研　甘草末　川甜硝各一分　寒水石生，飞，研，一两　郁金末　脑子各一钱　绿豆粉半两

上研匀，炼蜜和成膏，薄荷水化下半皂子大，食后。

钱乙五福化毒丹　治惊热，凉心脾。

生熟地黄焙，秤。各五两　元参　天门冬去心　麦门冬去心，焙，秤。各三两　甘草炙　甜硝各二两　青黛一两半

上八味为细末，后研入硝、黛，炼蜜丸如鸡头大。每服半丸或一丸，食后水化下。

钱乙软金丹　治惊热，痰盛壅嗽膈实。

天竺黄　轻粉各二两　青黛一分[2]　黑牵牛一粒，取末　半夏用生姜三分[3]，捣成面，焙干，再为细末。各三分

---

[1] 龙胆：《小儿药证直诀》中本方作“龙脑”。

[2] 一分：《小儿药证直诀》中本方作“一钱”。

[3] 三分：《小儿药证直诀》中本方作“三钱”。

上同研匀，熟蜜剂为膏。薄荷水化下半皂子大至一皂子大，量儿度多少用之，食后。

钱乙镇心丸　凉心经，治惊热痰盛。

甜硝白者　人参切去芦头，取末　朱砂各一两　甘草炙，取末　寒水石烧。各一两半　干山药白者　白茯苓各二两　龙脑　麝香与前脑并研。各一钱

上为细末，熟蜜丸鸡头大。如要红，入坯子胭脂二钱即染胭脂，温水化下半丸至一二丸，食后。

《良方》小儿之病，因惊则心气不行，郁而生涎，逆为大疾。宜常服❶行小肠去心热。儿自少惊涎，惊亦不成疾。寒水石散

寒水石二两　滑石水研如泔，扬取细者，沥干，更研无声及止，二两　甘草末一两

上量儿大小，热月冷水下，寒月温水下。凡被人惊，心热不可安卧，皆与一服，加龙脑更良。

《良方》治小儿惊热，多涎，身热痰疟，久痢，吐乳，或午后发热，惊痫等疾。辰砂丸

辰砂　粉霜　腻粉各一分　生龙脑一钱

上软粳饭为丸绿豆大。一岁一丸，甘草汤下，大人七丸。

《万全方》治小儿血脉盛实，寒热时作，四肢惊掣，发热大吐。儿若以能进哺，中食不消，壮热及变蒸不解，中风，客忤人鬼气并诸痫等。并宜服龙胆散方

龙胆择去芦头　钩藤　柴胡去苗　甘草微炙　赤茯苓　黄芩　桔梗　赤芍药　川大黄锉，炒。以上各一分

上杵，罗为末。每服一钱，以水一小盏，煎五分温服。

《万全方》治小儿惊热至甚。郁金散

郁金　天竺黄　马牙硝　铅霜各半两　龙脑一分

上捣、罗为末。每服半钱，以热水调下。

《惠眼观证》牛黄散　大解惊热。

郁金半两，皂角水浸　牙硝　甘草炙　石膏各一分　雄黄一钱，用米醋煮，别研　龙脑麝香各少许

上为末。每服五分，以熟水调下。

《惠眼观证》朱砂膏　治襁褓内牙儿等，因惊风后，余涎响。及初生下，患鹅口重舌腭，心热夜啼，发病搐搦，项背强直，痰涎壅并目带上翻，进退无时。

朱砂好者，别研　硼砂通飞者，研。各半两　甘草炙，一分　牙硝一两半，煅过，少分生，别研　麝香研　龙脑研。各一字

上先研朱砂四五百转，又别研硼砂同前数，入诸药再研，出，方研脑子，再入诸药末，滚合滴水、研成膏，摊一宿以油纸单内。每服皂子大，更加减吃。若更滚涎，用鸡子清化下，常服甘草汤。

《刘氏家传方》惊热风涎，前后不通。

大黄二钱　甘草　牙硝各一分

上生锉为粗末。每服半钱，水半盏，入蜜少许，煎至五分，去滓，冷服。入脑、麝尤妙。

《刘氏家传方》天竺黄散　治惊风热。

天竺黄　郁金　山栀子　白僵蚕　蝉蜕　甘草

上等分，生用，日干末之。每半钱或一字，冷生水、熟水亦得调下。量儿大小加减。

---

❶ 常服：原倒误。据上下文义乙正。

《刘氏家传方》镇心丸　治惊风热积，惊泻痰涎，壅滞咳嗽，善退壮热，逐恶涎。

朱砂研　雄黄通明者，研。各一钱　干蝎全者，七个，生，末之　脑麝各半字　巴豆七粒，去皮，研，以纸出油尽成霜，同众药和匀，出油了，取十二字

上研匀，白水糊丸粟米大，阴干。一岁一丸，二岁二丸，三岁三丸，随年数。用煎金银薄荷汤下，常服二丸，不拘时候。

《刘氏家传方》阿胶丸　治上焦风壅，咽喉涩痛。镇心脏，去邪气，化痰涎，解伤寒烦热兼小儿惊涎，五般潮热。

阿胶麸炒焦，三分　人参　甘草　朱砂各一两　脑一分

上除砂、脑别研，前三味末之和匀，再砂❶炼蜜丸○大，每服一丸，细嚼麦门冬，温熟水下，食后夜卧服。解烦热，研薄荷，井花水下。小儿一丸分两服，煎荆芥薄荷汤化下。看儿大小加减。

《刘氏家传方》安神丸　治惊镇心脏，退热化涎，小儿常服，永无惊悸之疾。

琥珀如无用茯神　人参　远志去心　天麻　花蛇肉酒浸，去皮骨　白附子　麻黄去节　羌活　大川乌炮，去皮脐　蝉蜕洗去泥土，去内白筋　南木香不见火　真珠末　白僵蚕直者，去丝，净洗　全蝎生姜自然汁炙。各半两　朱砂二钱，研极细　金银箔别研入。各三十片　麝香肉一钱，别研入

上为细末，炼蜜和为丸龙眼大，以朱砂为衣。一丸作四服，用薄荷煎汤化下。

《刘氏家传》睡惊丹　治小儿惊邪，风热痰壅，咽膈不利，夜卧不安，睡中啼哭，惊风搐搦，常服安神镇心，定惊控痰。

铁粉重罗　使君子肉　茯苓　蛇含石炭火烧令红，用米醋淬，凡五遍再捣，醋煮干为度　天南星研为粉，用薄荷汁搜和为饼，炙熟

上五味各半斤，为末。金银箔各一百箔，麝香一两，脑子半两拌匀，糯糊丸，皂子大，朱砂为衣。五岁以下一丸，分二服。三岁以下一丸，分三四服，薄荷汤磨下。

《张氏家传方》治小儿惊热。蛜蝌❷丸

全蝎一两，炒香，熟　地龙去土净，半两，炒香熟

上捣为细末，酒面糊为丸如豌豆大，荆芥汤下。更随儿加减大小丸数。及治大人小儿诸病，发搐无瘸等。丸了朱砂为衣

《庄氏家传方》治小儿惊热。水银丸

水银　黑锡火熔结为沙❸子。各半两　天麻一分　干蝎十个　白附子五个，炮　半夏十个，炮　郁金一个

上为末，烧饭为丸麻子大。每三丸薄荷汤下。

《庄氏家传方》治小儿惊热。娄金丸

牡蛎左顾者　黄芩　龙骨　川大黄各半两　龙脑少许　雄黄一钱，用一半入药中，一半作衣

上件六味，各细为末后一处更研，炼蜜为丸如豌豆大，以雄黄滚作衣。每服一丸，金银薄荷汤化下，服温水下亦得，不拘时候。

《庄氏家传方》治小儿惊风，镇心，退上焦热。生砂膏

朱砂三钱　龙脑　牛黄各一字　大硼砂一钱　甘草　人参　白茯苓各半两

---

❶ 再砂：疑当为“再入砂，脑”。

❷ 蛜蝌：即全蝎的别名。

❸ 沙：原作“妙”。据上下文义改。

上件为末，再研匀，入生蜜和丸如皂子大。每服一丸，新水化下服之。

《庄氏家传方》治小儿惊热，消疳气。牛黄膏

绿豆粉二两　光明雄黄　硼砂　甜硝　甘草末各一分　龙脑　牛黄各少许

上件药同研匀，炼蜜为剂。薄荷水破一鸡头大下。

《孔氏家传方》朱砂丸　治伤寒及小儿热，镇心压惊。

天南星末看牛胆大小，着末酿　牛胆一个，腊月黄牛者

上酿牛胆了，吊往透风处至四十九日取，合时用朱砂三钱、麝香一钱同研细，入前末拌和匀，浸牛胆皮子汤为丸，丸如鸡头大。每五丸用新汲水嚼下，薄荷汤亦可。

《孔氏家传方》小儿辰砂膏　压惊化涎，理嗽利膈，退风热。

天南星炮熟　辰砂研。各一分　蝎梢　僵蚕炒，研　乳香研。各一钱　麝香研，半钱

上六味，并须制讫秤，再同研匀，炼蜜少许，和剂蜜不欲多。每服量度多少，煎金银汤或熟水化下，乳后。

《王氏手集》治风邪惊热燥闷。雄珠丸方

天麻半两　防风　全蝎炒　僵蚕炒。各二钱　甘草炙　牛黄别人　麝香各半钱　雄黄　朱砂各一钱

上末之，炼蜜丸如鸡头大，煎皂儿汤化下半丸。

《王氏手集》治小儿惊风，潮热涎盛，咳嗽吐逆，躁闷烦渴，疮疹不快，心胸不利，睡卧不安，惊怖大啼，虚风目涩，四肢不收。辰砂饼子宋羲叔方

朱砂一分　胆星腊月用牛胆一枚，天南星末填满，于风中悬干　天麻　甘草炙　白附子各半两　蝎梢二十一个　梅花脑子一字

上为末，稀面糊为丸，桐子大，捻作饼子。每服一丸至两丸，薄荷汤化下。量儿大小加减。仍留少朱砂为衣。

《赵氏家传》袖桃丸　镇心安魂魄，散小儿惊热方。

桃奴去毛　辰砂研　人参各半两　真珠　犀角镑　玳瑁各一分　雄黄研，一钱　牛黄研　生脑子各半钱

上为末，外入乳钵同研，生蜜丸，随大小丸。麦门冬或人参汤化下。常服如鸡头肉大，小儿半之。

《吉氏家传》治取诸惊气，风热由末退，脸赤唇红者，蚰蜒散方

蚰蜒生　白僵蚕各半两　白附子生　朱砂各一钱　甘草一分，生　麝香　脑各少许　羌活半钱

上末。每服半钱或一钱，金银薄花汤化下。或有丹毒赤肿，以芸薹菜汤调下。忌猪肉、豉汁动风物。

《吉氏家传》治惊，退风热，解伤寒。佛手散方

川乌头炮　麻黄去节。各一两　大黄煨　甘草炙　天麻生。各一分　全蝎七个

上末。每服半钱，水半盏，坯子两粒，煎温服。

《吉氏家传》治小儿心脏惊热，睡卧不稳，膈实涎盛多惊。红饼子方

朱砂半两，细研　乳香三块，水研令匀，水浸，蒸饼心，同朱砂一处剂成　龙脑　麝香各半钱　牛黄一字

上将龙脑、麝香、牛黄一处研入剂内，和匀，丸如梧桐子大，捻作饼子。每服一二饼子，令薄荷汤下。如痰盛加半夏一分，洗七遍，姜制为末入之。

《吉氏家传》治小儿惊热。

郁金　黄连　甘草炮。各二两　蛤粉

三两　蜜一两生，一两炼

上将蜜和前药，研匀，更入脑麝各一钱，用熟水化开，入纳膏。每服半皂子大，薄荷汤化下。

《吉氏家传》惊热及昼夜俱热，或往来不定者，宜服清凉膏

甘草炙　大黄　红芍药　马牙硝各等分

上末入麝少许，蜜为膏。每服一皂子大，含化，量虚实与服。

《吉氏家传》惊热牛黄丸

人参　茯神各一钱　郁金四钱　雄黄半钱

上末，水化熊胆，煮糊为丸如绿豆大，以薄黄为衣。每服五七丸，淡姜汤下。

《吉氏家传方》郁金散　退小儿一切惊热。

川细郁金半两，皂角水煮，切碎，焙干　白芍药　天竺黄　甘草炒　硼砂各一分　朱砂一钱

上为末。每服半钱至一钱，薄荷蜜水下。

《朱氏家传》治惊退热。牛黄散

郁金半两，皂角半条同煮，俟郁金软去皂角，不用切　大黄蒸三度　山槐　甘草炙　牙硝　朱砂　脑麝各半两

上为末，一字半钱，蜜水调下。

《朱氏家传》治小儿惊热。越桃散

山栀子去皮，炒　石膏生　藿香各一两　甘草炙，三分

上件为末。每服一钱，小儿半钱一字，水一盏，煎七分，麦门冬熟水下亦得。大小便痛涩皆治。

《朱氏家传》治小儿心肺壅盛，口舌生疮，涩壅气促，惊热。牛黄膏

郁金　葛粉各一两　甘草炙，三分　山栀子仁半两　雄黄二钱

上件为末，炼蜜成膏。每服一皂角子大，薄荷汤化下。

长沙医者丘松年传青龙膏　治惊风潮热昏困，涎盛

全蝎七枚，微炒　白附子炮裂　人参　白茯苓　水银砂子各一钱　防风　天麻　独活　螺青各二钱

上除螺青、水银砂子外为细末，次研入一处令匀，炼蜜为丸如梧桐子大。每服一丸，煎金银薄荷汤化下。

长沙医者丘松年传镇心散　镇心安神，压惊涎，凉膈，祛一切风邪客热。

人参　远志去心，秤　白茯苓　甘草炙。以上各一分上为细末，入朱砂一钱，牙硝一分细研匀。每服半钱，金银竹叶汤调下。

长沙医者丁时发传治惊风热方。孩儿惊热或悲哀，咳嗽频频喘上来，奶乳相停胃膈上，转增虚汗用心猜。宜红桃散

天南星一个小者，开坑入朱砂半钱，入在土坑内，盖盖，少火煅存性　滑石　轻粉各半钱　脑麝各少许　全蝎二十一个，全者

上件为末。每服一字或半钱，薄荷汤调下。

长沙医者丁时发传牛黄散　治小儿惊热、潮热、伤风风热，壮热夹惊，伤寒不解，涎潮发搐搦，退诸般热候。

郁金一两，皂角七寸，巴豆二十一粒，用水一升，煮干，去巴豆，焙干　甘草炙　大黄　茯苓　朱砂　人参各一分　牙硝半两　轻粉一钱半　麦门冬去心，焙干，一分

上为细末。每服半钱，麦门冬汤入蜜调下。

长沙医者丁时发传小儿心惊，化涎退热。钩藤散

钩藤　山栀子仁　防风　甘草以上各半分

上件为末。每服一平钱，用水四分，

煎二分与服。

长沙医者王兊传变蒸散　治小儿体性常热及变蒸惊热不解，夹热烦躁，时叫泣无歇。及骨热生疮，面色常黄瘦瘁，不进奶食。

柴胡去芦，洗，锉　甘草炙　人参去芦，洗，锉　元参净洗，锉。各一两　麦门冬子去心，一两半　龙胆草半两，若变蒸或常服只一分，随时加减

上件为末。每服一钱，水一小盏，煎至三五沸，温服，一日三五服。常服去痱。若骨蒸烦热服尤妙。

长沙医者郑愈传治小儿一切惊热，生涎方。

龙骨一钱　龙齿二钱　铅白霜三钱　朱砂半钱

上件为末。每服半钱，煎金银薄荷汤调下。

长沙医者郑愈传压惊退热下涎。牛黄膏

郁金三钱　雄黄　甘草炙　干葛各二钱　轻粉半钱　川消一钱

上为末，炼蜜为膏梧桐子大。每服一粒，薄荷汤化下，加减用之。

长沙医者郑愈传治小儿独体朱砂膏压惊镇心，化风涎，除温壮，益小儿，利荣卫，散膈热。

朱砂　人参　茯苓各二钱　蝎梢七个　硼砂一钱　牛黄　脑麝各少许　金银箔各七片

上件为末，入乳钵研，炼蜜为膏，梧桐子大。每服一饼，食后温薄荷汤化下。

长沙医者郑愈传朱砂膏　治小儿惊热涎潮方。

甘草炙，四钱　蝎生用，一分　脑麝各少许　朱砂半两，一半入药，一半为衣　半夏二两，用皂角水、白矾水浸一伏时久取出，汤洗去滑为度，切作片子，焙草❶

上件为末，炼蜜为丸如皂角子大，朱砂为衣。每服一丸，薄荷汤下。

长沙医者郑愈传牛黄散　治小儿惊热涎作方。

郁金　白药　甘草炙　天南星用浓即皂角水煮干为度。各一两

上为末。每服半钱，薄荷汤下。

长沙医者郑愈传镇心丸　治小儿惊涎盛，发热，目上眼急。

朱砂　铁粉水飞　天竺黄　钩藤各半两　麝香一分

上件为末，生蜜为丸如绿豆大。薄荷汤化下一二丸。

惊积第四

茅先生小儿有惊积候：忽然身热气喘，啼声低，夜睡觉腹里有物跳动，此候因惊久而不安，传此所治者，用牛黄膏方见膈热门中夹朱砂膏方见本门中调理即愈。

《五诀》惊积候歌：先真乌犀膏，取方见急慢惊风门中，次调气，镇心下涎。

小儿惊积每因涎，积热肝心腑脏传，
哽气面青痰愈盛，胃虚频呕利多般。

《石壁经》三十六种内惊风渐热候歌：

渐热多因积在脾，泻如白土又如脂。
朝来发内频生汗，次后多烦渴水啼。
若取转虚其热盛，凉心此患始相宜。
更看耳畔为形候，赤者为风黑热随。

因积聚致深，故使腹肚热，手足心亦热。又发惊候：饮冷水，又多烦躁渴饮，至夜则多啼叫，其泻有如豆沙之状。

---

❶ 草：疑为“炒”之讹。

若失治，则睡重仍加手足发搐搦也。治须分水谷调气，旋旋去其积，次止渴，发汗即愈。《凤髓经》此候歌括一同，仍注云：有风与生银丸，有热与金叶散。生银丸方与《玉诀》同，见急慢惊风门，金叶散方见本门中。

《小儿形证论》四十八候惊风渐热歌一同，后云：此候是惊积相兼潮热，早晨额上有汗便是形证，只与蚱蜢丸方见一切痫门中与服便安。或不退，微似疏泻，次调气。

《仙人水鉴》取小儿惊积，不动脏腑。乳香丸

乳香　轻粉　白丁香　白附子生用　夜明砂各一钱　巴豆二七粒，去油　麝香一字

上为末，研匀，面糊为丸如麻子大。每服三丸，淡姜汤下。

《仙人水鉴》又犀角膏方　取惊积。

犀角一分　天南星一个　干蝎　白僵蚕炒　铁粉各一钱　巴豆三七粒　白附子生用、二个　轻粉　麝香各少许

上为末，研匀，用蜜炼成膏，丸如黑豆大。薄荷汤下。

茅先生治小儿惊积，惊热。朱砂膏

朱砂半两　硼砂　马牙硝各三钱　真珠末一钱　元明粉二钱。以上并别研　脑麝各一字

上件各为末，于一处拌和合，用好单角起，不久其药自成膏。如小儿诸般惊，用药一黄豆大，常用金银薄荷汤少许化开下；如遍身潮热，用甘草煎汤下；狂躁恶叫，用生地龙汁化下。一腊及一月日内小儿不通下药，可用药使乳调涂在奶上，令牙儿吮奶吮下。

《博济方》治小儿惊积，镇心脏，化痰涎。小朱砂丸

朱砂一分，细研　巴豆三十粒，去皮膜，出油尽　杏仁五枚，于熟灰内过汤退皮尖。一本用杏仁五十粒　半夏汤洗七遍，焙为末，二七钱

上件四味，一处同研令细匀，以面糊和为丸如绿豆大。二岁只服一丸，荆芥薄荷汤下。三岁加一丸，五岁服三丸。如有惊伏在内，即行尽仍旧药出；如无惊，药丸更不下，甚妙而复稳。

《博济方》治小儿伏惊积在内，壅并痰涎及奶癖取虚，中积转惊。辰砂丸

辰砂　腻粉各一钱　定粉半两　粉霜一钱半　麝香少许　白丁香半字

上件六味，同研为细末，用粟米饭和为丸如绿豆大，捏作饼子，慢火内微炮令紫色。用粟米饭饮化一丸，微利为度。

《博济方》治小儿惊积壮热。钱汤丸

猪牙皂角烧灰　朱砂　滑石末各一钱　天南星末，半钱　轻粉一分　巴豆二十四粒，去皮尖

上件六味，同研至细，以寒食面为丸如绿豆大。每服一岁一丸，二岁二丸，三岁三丸，煎钱汤下，临卧服。

《灵苑》治脾积气及夹食，结胸伤寒，四肢逆冷，久患冷疾，兼小儿惊积食劳大效。水银丸

水银　硫黄与水银结成沙子　巴豆去心皮，不去油，与前二味沙❶子同研。各一两　礞石　硇砂同研。各半两

上五味，都更研令极细，以好米醋合和得所，先作一地坑如茶盏大，深四指，浮火煅通赤，去灰火，以醋纸衬摊药在内，将碗子盖土培之一宿，取出晾❷干，又再研，用熟水面糊作丸如小豆大。每服二丸或三丸，用生姜枣子汤下。伤

---

❶ 沙：原讹作“炒”。据上下文义改。

❷ 晾：原作“浪”。据上下文义改。

寒用橘皮生姜枣子葱汤下五丸至七丸。或四肢冷及时疾五七日不得汗者，用龙脑，麝香，腻粉、牛黄各少许研末，调冷水吞下五七丸。更看大人小儿虚实加减服。

《灵苑》取小儿急、慢惊风热积大效。虎睛丸方

干蝎　天南星　半夏　腻粉　白附子各一分　滑石末一钱　巴豆二十五粒，去皮膜，细研入

上件七味药，并为末，用粟米饭研合为丸如绿豆大。每一岁一丸。如大肠风热，一岁二丸，并用薄荷冷熟水吞下。

《灵苑》治小儿急、慢惊风，夜啼，虚积痰毒，宜用朱砂丹

巴豆霜　干蝎　天南星　朱砂别研。各一钱　木鳖子一个，炮去壳，研为末

上件并为末，用蒸饼心研合为丸如绿豆大。每一岁二丸，用桃白皮煎汤，令温吞之。

《灵苑》治小儿惊风积，大效。软金丹

白附子大小二枚　蝎尾七个　金汞沙子豌豆大　朱砂　铅白霜　粉霜　青黛各一钱　腻粉一钱　白矾一钱，烧令汁尽　巴豆二十个，细研，新瓦上油出

上件药，并为细末。用天南星劈破，浆水煮令软烂，和前药末研合为丸如梧桐子大。每用荆芥龙脑汤磨下半丸至一丸，便取下惊涎，并不挠人，有患者只一服取效。

《谭氏殊圣》治小儿惊积。青龙丸

青黛　轻粉各一钱　蝎梢三个　麝香少许　巴豆二七粒，去皮膜油

上先将巴豆于钵内细研令如面泥，后入诸药研令极细，用朱砂为衣如粟壳大。看小儿肥瘦，加减五三丸，薄荷汤下。

《三十六种》治惊风，渐热有积。羚羊角汤

子芩　羚羊角屑等分

上件为粗末。每服二钱，水一盏，煎至五分，去滓，分作二服，如未解加煎。

《凤髓经》金华散　退小儿一切惊风，积实潮热方。

郁金　皂角水煮　天竺黄各一钱　牙硝煨　甘草炒。各一分　朱砂一钱半

上为细末。每服半钱或一字，薄荷蜜水调下。

《聚宝方》真珠丸　治小儿惊积、食积，温壮，喘粗痰滞。

真珠末半钱　天南星炮黄　腻粉　白滑石　续菱子[1]去皮　半夏浆水煮软，切、焙。各一钱　巴豆二十一个，去皮膜，水浸一宿，留油

上七味为末，糯米饭为丸如绿豆大。二岁以下一粒，二岁以上二粒，三岁以上五粒，七岁以上七粒。取惊积，葱汤下。只惊，荆芥薄荷汤下，临卧服。

《刘氏家传》香犀丸　治小儿惊积，镇心脏，化涎，一切无辜惊疾。

金银箔各三十片　羌活　远志　使君子炮　京墨烧过　全蝎　白附子　麻黄去根节　犀角各三钱　青黛细研　滴乳别研　熊胆　芦荟各汤化　朱砂别研　陈腊茶第一等好者　天竺黄别研。各二钱　真麝香别研，一钱

上件为细末，炼好蜜丸如小弹子大。一丸分作六服，用薄荷汤化下。

《张氏家传》顺气丸　治小儿惊积及男子、妇人血气脐腹疼痛。大人、小儿或有所伤并宜服之。

甘草爁　芍药洗　官桂去粗皮，秤

---

[1] 续菱子：疑当为“续随子”。

川当归焙　蓬莪术　干姜各炮　陈橘皮去瓤，秤　川大黄湿纸裹，煨，切片子，焙　巴豆去皮，用醋五升，入巴豆在银石器中热，醋尽取出，研令细　宣连

上件等分为末，以糯米粥为丸如麻子大。常服三五丸至十丸，茶汤温水下。如要宣转，量虚实加至十丸或十五丸。食积、气积，生姜橘皮汤下。丈夫元气，炒茴香盐汤下。妇人血气，当归醋汤下。胸膈不快或泻痢，生姜汤下。小便淋沥，灯心汤下。小儿惊积，薄荷汤下。

《庄氏家传》治积惊气。

牛黄　夜明砂各一分　苦楝子十个，去皮　川大黄一两　胡黄连半两

上为末，用蜜丸如桐子大。温水化一丸，取下为度。

《庄氏家传》治小儿五惊积。朱砂丸常服方

朱砂　雄黄各二字　麝香一字　槟榔一分　大南星末　白附子各一字　蝎梢七个　巴豆霜五个，水浸，研出油，瓦上泣尽

上件为末，煮白糊为丸如粟米大。一岁二丸，常服，荆芥汤下。浑身热亦可服三五丸。

《王氏手集》治惊积风涎，潮发不住，手足搐搦，不省人事。一醉膏方

辰砂上等好者　人参好者。各一两　乳香一两半，明者　真珠末　生龙脑各一分　飞罗面秤六分　酸枣仁温汤浸，去皮，二两

上件碾为细末，一处匀和，再研令细，以炼蜜和，新竹筒内盛，用箬叶油纸封定，饭上蒸一时辰，取出丸如小弹子大。每服一丸，以法酒一大盏温化下。更以一盏投之，未愈再服，涎多即吐，小病大便出。小儿潮发搐搦，以薄荷水化皂角大。

《吉氏家传》治惊风取积及慢惊，或才生下三两日后，便宜服桃红散

天南星末　白附子末　朱砂各一钱　全蝎二十个　麝香少许

上同研为细末。每服一字，金银薄荷汤下。

《吉氏家传》治惊积。青金膏

水银　青黛各一钱　蝎四个，全者　轻粉　麝香各少许　巴豆七粒，去油　枣子十个，去皮核，同水银入钵内研如泥

上将枣肉、水银一处为膏，丸如绿豆大。一岁一丸，金银薄荷汤下。

《吉氏家传》治诸般积，或惊怯不通，取积。木香散　此药立取下。

木香一钱　陈皮去白，二钱　巴豆五粒，去皮膜

上三味炒巴豆黄色，只取五片，不用以前药，为末。每服半钱或一字，陈米饮调下。如吐泻，瓦瓶煎香附子汤下，大小加减服。

《吉氏家传》治夹惊伤寒惊悸，食积泻等疾。青金饼子

白附子　天麻　僵蚕　大附子炮。各一钱　全蝎　青黛各半钱　天南星酒浸，煮熟，三钱

上件为末，入水银一钱、轻粉二钱、麝香半字、巴豆十五粒去心膜，同研细为饼子，如此○大。每饼用脑子薄荷汤化下。

《吉氏家传》葱汤丸　取惊积、食积、潮热、烦躁面赤、气喘腹胀。

南星末　白附子末　滑石末　朱砂末各挑二钱匕　全蝎十个　轻粉挑一钱匕　麝香少许　粉霜挑半钱匕　巴豆十四个，去皮心膜，出油若作真珠丸，加朱砂为衣。

上为末，稀面糊为丸如此○大。每服五七丸加减。取积，葱白薄荷汤，临睡时下。

《吉氏家传》乌犀膏　治小儿急惊、

风热、涎积。但是一切热积，宜用此药取。

京墨火煅　水银砂　犀角屑各一分　轻粉　牛皮胶蚌粉炒　粉霜各一钱　朱砂一钱半　滑石末一钱　白附子一钱匕　麝香少许　巴豆三十粒，去壳，针穿，灯烧存性

上为细末，炼蜜为丸。每服一皂子大或半豆大，加减服，食后用薄荷汤化，下涎为效。

《朱氏家传》惊积八宝散

大天南星一个，文武火炮微黄色、存性，勿太过，盖地上出火毒，为末　轻粉三钱　雄黄通明者　脑子研　麝香　蝎焙为末　朱砂各半钱　生犀角末二钱

上件匀研。一月三岁以下一字，以上半钱。看大小加减，用金银薄荷汤下。重者连服，二服了睡，或泻或吐自止，用和气药。

草果子一个，去皮　丁香　木香各一钱　蒸一度　青皮五片，去瓢，炒

上件末。熟水下一字半钱。

长沙医者丁时发传惊积方。孩儿惊积事难明，涎上时时不少停，眼畔山根如碧色，急须与取便醒醒。滚痰丸

青黛　粉霜　水银　滑石各半钱　轻粉一分　蝎十四个　巴豆霜二钱匕　朱砂　乳香　百草霜各一钱　香墨一寸　脑麝各少许

上件为末，蜜丸如此○大。三岁以上五丸，随年岁加减，用金银薄荷汤吞下。

惊虚第五

《小儿形证论》四十八候惊虚候歌：

长虚啮齿面青黄，噎乳涎高胃气伤。

嗞哐饶啼眠不得，上窜气急泻偏黄。

风盛涎多应发搐，变异时时色不常。

退取虚惊无别候，痰涎坠下病何妨。

此候因虚成惊虚，涎上可下变涎丸，次补虚匀气。如咬牙啼哭，微下，数服通心行小肠药即痊，宜服安神散。方见本门。

《四十八候》变涎丸

牙硝一钱　硼砂　南星　粉霜各半钱　半夏十个，去皮脐　朱砂一分，醋面裹　巴豆不拘多少，同半夏、朱砂入水煮，去豆为膏用

上为末，皂角膏丸如绿豆大。每服十粒至七粒，取下惊涎。次补气，凡有涎，皆用此药。

《四十八候》安神散　治惊虚。

人参　茯苓　朱砂各一钱　真珠半钱　甘草炙，三寸　蝉蜕七个　麝香　犀角屑各少许

上为末。薄荷汤下一钱，又解夜啼。

《四十八候》定魂汤　治惊虚。

人参　白术　茯苓各一钱　酸枣仁半两

上为末，饭饮下一钱。如惊，薄荷汤下。

《赵氏家传》治小儿因虚生惊。乌蛇丸

乌蛇肉炙　全蝎　神曲炒　白僵蚕各半两　蝎梢一分　蝼蛄细研，候诸药成末方用

上为末，酒糊丸如黄米大。每服二十丸，米饮下。

搐搦第六

钱乙论肝有风。目连扎不搐，得心热则搐。治肝泻青丸，治心导赤散主之。泻青丸方见惊热门中，导赤散方见实热门中。

钱乙论肝有热。目直视，不搐，得心热则搐。治肝泻青丸，治心导赤散主

之。方见同前。

钱乙论肝有风甚，身反折强直，不搐，心不受热也，当补肾治肝。补肾地黄丸，治肝泻青丸主之。凡病或久皆引肝风，风动而止于头目，目属肝，风入于目，上下左右如风吹，不轻不重，儿不能任，故目连扎也。若热入于目，牵其筋脉，两眼俱紧，不能转视，故目直也。若得心热则搐，以其子母俱有实热，风火相搏故也。治肝泻青丸，治心导赤散主之。方见同前。

钱乙论惊痫发搐。男发搐，目左视无声，右视有声。女发搐，目右视无声，左视有声，相胜故也，更有发时证。

钱乙论早晨发搐。因潮热，寅卯辰时身体壮热，上视，手足动摇，口内生热涎，项颈急，此肝旺，当补肾治肝也。补肾地黄丸，治肝泻青丸主之。地黄丸方见虚寒门中，泻青丸方见惊热门中。

钱乙论日午发搐。因潮热，巳午未时发搐，心神惊悸，目上视，白睛赤色，牙关紧，口内涎，手足动摇，此心旺也，当补肝治心。治心导赤散、凉惊丸，补肝地黄丸主之。导赤散方见实热门中，凉惊丸方见一切惊热门中，地黄丸方见同前。

钱乙论日晚发搐。因潮热，申酉戌时不甚搐而喘，目微斜视，身体似热，睡露睛，手足冷，大便淡黄水，是肺旺，当补脾治心肝。补脾益黄散，治肝泻青丸，治心导赤散主之。益黄散方见胃气不和门中，泻青丸、导赤散方见同前。

钱乙论夜间发搐。因潮热，亥子丑时不甚搐而卧不稳，身体温壮，目睛紧斜视，喉中有痰，大便银褐色，乳食不消，多睡，不纳津液，当补脾治心。补脾益黄散，治心导赤散、凉惊丸主之。方见同前。

钱乙论伤风后发搐。伤风后得之，口中气出热，呵欠顿闷，手足动摇，当发散，大青膏主之。小儿生本怯者，多此病也。大青膏方见惊热门中。

钱乙论伤食后发搐。伤食后得之，身体温，多唾多睡，或吐不思食而发搐，当先定搐。搐退，白饼子下之。后服安神丸。白饼子方见本门中，安神丸方见虚热门中。

钱乙论百日内发搐。真者不过三两次必死，假者发频不为重。真者内生惊痫，假者外伤风冷，盖血气未实，不能胜任乃发搐也。欲知假者，口中气出热也。治之可发散，大青膏主之，及用涂囟浴体法。大青膏方见同上，涂囟及浴体法方见本门中。

钱乙论搐别真假云：李司户孙病生百日，发搐三五次。请众医治，作天瘹或作胎惊痫，皆无应者。后钱乙用大青膏如小豆许，作一服发之，复与涂囟法封之及浴法，三日而愈。何以然？婴儿初生，肌骨嫩怯，被风伤之，子不能任，故发搐。频发者轻也。何者？客气在内，每遇不任即搐。搐稀者，是内脏发病，不可救也。搐频者宜散风冷，故用大青膏，不可多服，盖儿至小易虚易实，多即生热，止一服而以。更当封浴，无不效者。

钱乙论发搐逆顺云：李寺丞子三岁，病搐自卯至巳，数医不治。后召钱氏视之。搐目右视，大叫哭。李曰：何以搐右？钱曰：逆也。李曰：何以逆？曰：男为阳而本发左，女为阴而本发右。若男目左视，发搐时无声，右视有声；女发时右视无声，左视有声。所以然者，左肝右肺，肝木肺金。男目左视，肺胜肝也。金来刑木，二脏相战，故有声也。

治之泻其强而补其弱，心实者亦当泻之。肺虚不可泻，肺虚之候，闷乱哽气，长出气，此病男反女，故男易治于女也。假令女发搐，目左视，肺之胜肝，又病在秋，即肺兼旺位，肝不能任，故哭叫。当大泻其肺，然后治心续肝。所以俱言目反直视者，乃肝主目也。凡搐者，风热相搏于内，风属肝，故引见之于目也。钱用泻肺汤泻之，二日不闷乱，当知肺病退。后下地黄丸补肾三服，后用泻青丸、凉惊丸各二服。凡用泻心肝药，五日方愈，不妄治也。又言肺虚不大泻者，何也？曰：设令男目右视，木反克金，肝旺胜肺，而但泻肝，若更病在春夏，金气极虚，故当补其肺，慎勿泻也。

钱乙论热必惊搐：广亲宅七太尉方七岁，潮热数日欲愈。钱谓其父二大王曰：七使潮热将安，八使预防惊搐。王怒曰：但使七使愈，勿言八使病。钱曰：八使过来日午间即无苦也。次日午前，果作急搐，召钱治之，三日而愈。盖预见目直视而腮赤，必肝心俱热，更坐石杌子，乃欲冷，此热甚也。肌肤素肥盛，脉又急促，故必惊搐。所言语时者，自寅至午，皆心肝所用事时，治之泻心肝补肾，自安矣。

《石壁经》三十六种惊风搐搦候歌：

多啼急搐更无偏，吐泻风传气不宣。

先爱睡中微有汗，《凤髓经》至此乃云：原看眼中微有泪，始见儿家本病源。此因胃气盛，乳食太过，又被物惊，是致作吐或即作泻，失治，即白日睡重至夜哭叫不休，手足或搐搦。

气粗眼急自当然，面红患在非为差，

爱哭心中却聚涎，脸有红筋痫病作。

乱纹生指病应传，《凤髓经》此一句云：指内青纹病又传。

看形定色须明审，灵药除风不在言。气粗发热当微凉胃气，次去惊候，后散其涎。若涎可更看两脸上有青色或紫红丝，如结螺之状者，其疾病未全效，当调气，次去其惊风候。两手第二指乱纹生如鱼刺之状者，亦同前治之也，当调气须去其惊。《凤髓经》惊风搐搦散句颇同。仍又有注云：与乌犀膏下涎，次与生银丸，二方与《玉诀》同，并见急慢惊风门中。

《石壁经》三十六种急惊偏搐候歌：

先看孩儿面脸青，次看背上冷如冰。

阳男搐左无妨事，忽然搐右便惊人。

女搐右相犹可治，搐归左畔不须闻。

更忌手心如水汗，皱眉高腹岂安存。

《四十八候》此末二句乃云：人忌闷涎传入肺，结在心中病转深。

此候因受寒邪所致也。若治则先调胃气，次当发汗。如背上复暖则可治，若依前冷则不可治。更手中汗出或臭气或叫不止，乃内痫也，不治。《凤髓经》此歌并同。但有注云：如顺搐，与生银丸、镇心丸。生银丸方见一切惊门中。

《仙人水鉴》治小儿惊风搐搦。龙脑膏

生白龙脑半钱　腻粉一分　石脑油少许　水银一分，好酥一块如枣大，同研细　白附子一钱，轻炮过　天南星二钱，轻炮过

上为末，面糊少许，研令熟，于磁石器内盛贮，不得透风，丸如绿豆大。一二岁每服一丸，三四岁以来每服二丸，煎金银薄荷汤下，乳香汤亦得。

《博济方》治小儿惊风搐搦，化涎镇心。神效归魂丹

使君子二枚，以面裹于慢火中煨，候面黄为度，去面用之　水银结砂子　香细墨　芦荟　真熊胆　腊茶　龙脑　乳香各一钱　辰砂　天竺黄　青黛各半钱　蝎梢二七枚　轻粉二钱　寒食面一钱半

上件十四味，同研令匀细，滴水和为丸如绿豆大。每服一丸，薄荷蜜水化下。如小儿稍觉惊着，化半丸与吃，若能常服永无惊疾。

《博济方》治小儿惊搐不定，或因惊风以经取下，此病再作，气粗喘促。宜服此延寿散

鸡舌香大者，三枚　朱砂半钱　五灵脂一钱半　黄芪一钱

上件四味，同研为细末。每服半钱，用研糯米泔调下。如孩子小只服一字。

《博济方》治小儿惊风搐搦，痰塞在心，戴眼直视，或眼不开，口噤，四肢或冷或热，大便或秘或泄。神效龙脑膏

生龙脑一钱，用柳木槌子研，以熟脑代亦得　腻粉一钱　水银半两，用腊茶半钱，好酥一块如枣大，以水银一处揩磨，调涂杀研之　天南星二钱，先去皮脐，湿纸裹，热灰内煨、炮，取出为末用，同研　石脑油冬天用半两，夏天用一分将前末同研，候油入和调，硬软得所

上件五味，为丸如绿豆大。一岁、二岁、三四岁一服一丸、二丸，煎乳香汤下，不得化破。服后三五顿食久，取下恶物痰涎，大有奇功。

《灵苑》治小儿惊风搐搦，宜服水银丸方

白附子　天南星各烧黑　天麻　水银　白僵蚕各一两　干蝎　犀角　脑麝研。各一分

上件九味细捣、罗，更研令极细。先用煮枣肉研，杀水银令无星后，却入诸药末同研，合作丸如梧桐子大。

每服一丸，用薄荷汤化下，汗出差。如小可只用半丸，先滴好酒浸开，卧时温酒下，薄荷汤亦得。

《太医局方》太一丹　治小儿诸风惊痫，潮热搐搦，口眼相引，项背强直，精神昏困，痰涎不利及一切虚风，并皆治之。

天南星炮　乌蛇酒浸，取肉。各三钱　干蝎微炒，一钱半　白附子炮，三钱半　天麻去芦头　麻黄去根节　大附子炮，去皮脐。各半两　白僵蚕拣净，碎，炒，四钱

以上为细末，以水一升，调浸三日，以寒食面一斗拌匀，踏作曲，须六月六日以楮叶罨七日取出，逐片用纸袋盛挂当风，十四日可用。每曲末一两入下项：

琥珀研，一钱　辰砂飞，研，六钱　雄黄飞，研，三钱　甘草炙，锉为末，半钱

上合研匀，炼蜜和丸如鸡头大。每服一丸，温水化下，不计时候。

《谭氏殊圣方》：

小儿惊搐众疾先，且用红龙散半钱，
分作三服依使下，十个之中十个痊。
龙珠龙齿铅霜末，天南星水浸七宵，
若获此方神妙理，他年功行满三千。

红龙散

龙脑少许　朱砂半钱　龙齿二钱　天南星五钱，先须水浸七日，逐日换水，日满取出，切作片子，晒干为末　铅白霜三钱

上件并研令极细。每服一字，葱白金银汤下。此善治小儿急慢惊风及四时伤寒，浑身壮热，唇口焦干，两目翻露，手足搐搦宜服之。连吃三两服，候惊汗出为妙，忌一切毒物。

《谭氏殊圣方》：

小儿掣搐似痫风，眼白唾涎向后弓，
聚气拥毒心脏热，看看大命即须终。
雄黄犀角蛇黄等，用枣为丸气必通，
轻粉蜜调倾入口，水银相共立神功。

水银丸

水银一钱　轻粉二钱　蛇黄　雄黄各一大钱，研　生犀末半钱

上同研，令汞星尽，以陈青州枣肉丸如大豆。看小儿大小加减。百日内儿，蜜水研下一丸，忌毒物。

《谭氏殊圣方》：

小儿偏搐一相频，《秘录》分明母

受惊，

忽若发时唇口动，刹那搦撮筑心神。

潮来手脚皆牵动，退后皮肤面色青，

但取茯苓参一分，雄朱和合便惺惺。

宝寿散　一名金砂散

雄黄　茯苓　人参　马牙硝研。各一分　朱砂半两，研，水飞过

上研末。热水下半钱，一岁以下一字。

《谭氏殊圣方》：

小儿头痛目无光，恍惚时便冷水浆，

频吃水来不解渴，看看手足又翻扬。

郁金寒水生犀角，和合沙糖服最良，

更取金箔粳糯米，洗心除热便安康。

罢搐散

寒水石半两　英粉三钱　犀角末，一钱　郁金一个。二味同为末

上为末。沙糖调下半钱，一岁以下一字。

《谭氏殊圣》遗方　治小儿惊搐。

黑狗粪　青狗粪不以多少。二味以火煅白色

上二味同共研为细末，入麝香少许。每服一钱，冷水调下。

《谭氏殊圣》遗方　治小儿惊风及痫疾，手足搐搦，涎潮不定，目睛直视，不醒人事，并宜服之。大惊丸

朱砂三钱　蛤蟆灰一钱半　青礞石一钱半。《局方》用一钱　铁粉一钱。《局方》二钱半　雄黄一钱，好者。《局方》用一钱半　蛇黄一钱，煅碎。《局方》用二钱

上为末，水浸蒸饼为丸如梧桐子大。每服一丸，薄荷磨剪刀水送下。《局方》云：此药治惊化涎，不用银粉。小儿脏腑、口齿、肠胃柔弱，凡用银粉药，切须慎之，则无他苦。

钱乙涂囟法

蜈蚣末　牛黄末　麝香　青黛末各一字匕　蝎尾去毒，为末　薄荷叶各半字匕

上同研匀，熟枣肉剂为膏，新绵上涂匀，贴囟上，四方可出一指许大，上灸，手频熨。百日里外儿，可用此涂浴法。

又浴体法

天麻末二钱　蝎尾去毒，为末　朱砂各半钱匕　麝香一字匕　白矾　青黛　乌蛇肉酒浸，焙为末。各三钱匕

上同研匀。每用三钱，水三碗，桃枝一握，并叶五、七枚，同煎至十沸，温热浴之，勿浴背。

钱乙麝蟾丸　治惊风涎热潮搐。

大干蟾烧灰　朱砂末各二钱匕　龙脑一字匕　麝香别研，一钱匕　铁粉　雄黄末　蛇黄烧淬，取末　青礞石末各三钱匕

上拌研匀，水浸蒸饼心，丸如梧桐子大，朱砂为衣。薄荷水化下半丸至一丸，无时。与《谭氏殊圣》大惊丸方同，但此方有脑、麝，及分两不同尔。

钱乙白饼子　又名玉饼子

巴豆二十四个，去皮、膜。水一升，煮水尽为长　滑石　轻粉　半夏汤浸七次，切、焙秤，为末　天南星同上为末。各一钱

上研匀，巴豆后入，众药以糯米饭为丸小豆大，捏作饼子。三岁以上三五饼子；以下一二饼子，煎葱白汤下。临卧。

《旅舍备用》麝香膏　治小儿诸风惊涎热、发搐。

麝香研　乳香研　青黛各半两　防风末　朱砂研　龙胆各三钱　甘草炙，四两　龙脑　腻粉各一钱匕　天南星炮　墨烧。各半钱

上研匀，蜜剂成膏。每二岁儿服半皂子大，薄荷汤化下。

张涣遗方大黄丸　治惊风潮搐，背脊强直，牙关紧急，发歇无时。

白附子　全蝎炒黄。各三分　乌蛇酒浸，取肉　天麻酒浸，焙干　白僵蚕直者，麸炒黄　朱砂研半日，各一两　麝香与朱砂同研　雄黄　牛黄　真珠末　脑子各一分　金箔三十片　天南星十个，水浸三日，逐日换水。取出慢火煮一复时，切作片子，焙干麸炒黄色，用一两

上件同研，前药一处研一二日许，须要极匀，炼蜜为丸如鸡头大。每服一丸，荆芥茶清化下。

张涣遗方龙脑散　治脾胃虚弱，生风发搐。

全蝎　白附子各二钱半　乌蛇酒浸，肉焙干　天南星各三钱　白僵蚕四钱　天麻半两，酒浸焙干　附子一个半两者，炮去皮脐

上㕮咀一处，用水一升，浸三日，取出焙干，为细末。每服一钱，脑子汤调下。

张涣遗方呼魂丹　治惊风潮搐。

乌蛇一寸，生用　全蝎　白附子末　干蟾各一分　天浆水半分，去壳　青黛二钱　白僵蚕直者，二十一枚❶

上为细末，用猳猪胆汁和丸如绿豆大。每服一丸，冷水化，滴鼻内，候嚏喷是效。然后薄荷汤化下一二丸服之。

《张涣遗方》朱砂丸　治身热涎盛，发惊潮搐。

天浆子一十四个，七个去壳　朱砂半两，细研　脑麝各一钱　胡黄连一分

上为细末，炼蜜为丸如绿豆大。每服一、二丸，薄荷汤化下。

《聚宝方》黑散子　化风涎，定搐，开口噤，利膈，正狂躁。

雄猪指甲白黑二色，各拣取空甲洗浴，各人通泥罐子内放干，旋炙烧通赤，上留小穴子，候烟出才止，去火，用黄土盖一宿，别研三伏时　青礞石好者为末，各入小合子，通泥后，烧通赤，冷各细研水飞，纸隔候干，各收之　金星石末　银星石末

上四味，每料用钱，抄黑白甲末各五匕，三石末各抄一匕，同研。每服二钱匕，浆水半盏许，生油一两滴，打匀调下，入口即差。并不吐泻，自然压下，风涎。小儿亦依此减服，立效。

《惠眼观证》生犀丸　治急惊风，发搐涎壅。

水银砂子半两，用枣四个结之　天麻　犀角屑各一分　脑麝各少许，研　干蝎　天南星烧过　白附子飞过，各一两

上八味为末，用枣砂肉为丸如此○大。若惊颇甚，以酒研下一丸。常服降涎压惊，薄荷汤下半丸。

《三十六种》治惊风搐搦。梨汁丸

水银半两　真蜡茶末半钱

上件研匀，梨汁为丸如粟米大。每服五丸或十丸，薄荷汤吞下，连三服。

《三十六种》治惊搐。蝎梢丸

蝎梢　巴豆各半两　青黛一两　木香一钱　轻粉半分

以铫子炒，仍以物覆，勿令气出，用慢火于铫下，使豆黑裂取出，去壳用。

上五味，先以蝎梢同研轻粉于乳钵内，煞极细入余三味药，末用糊丸如小绿豆大。一岁一丸，薄荷汤下。

《风髓经》玩月散　治小儿惊风搐搦，眼目上视。此药搐鼻，目睛便下，搐搦便定。才搐鼻如嚏喷，可治。不尔死。

独角仙一个，用利刀对中切作二片，轻粉拌和炙令干　大全蝎一个，酒浸软，利刀对中切为二片，轻粉拌和炙令干

上右边蝎共右边角仙同为细末，入细辛末匕半钱，麝一豆大，研匀成药。左边蝎、角仙同前法，却与贴药。

---

❶ 二十一枚：原作"二十枚一"。据上下文义乙正。

上书左右二字，记认男左女右用起。

《刘氏家传》治小儿惊风，眼上搐。金花散

川郁金慢火炮热，打入地内，候冷取出

上末之。二岁以下用半钱，二岁以上用一钱。金银薄荷汤调下，微利。

《刘氏家传》治小儿惊风，定搐搦，去涎喘。

朱砂　腻粉　天麻　白僵蚕炒　白附子炮。各半分　金箔四片　干蝎七个，全者　半夏汤浸，煮洗七遍，焙，半分

上前二味同金箔研，外五味末之，和匀，炼蜜丸绿豆大。每服二丸，荆芥薄荷汤化下。或如饼，以金箔为衣。张涣治慢惊方同，用枣肉为丸。

《张氏家传》治小儿急慢惊，涎潮，热搐不定者。褊银丸

水银铅结砂子　腻粉　牛黄　全蝎　黄明胶　铅白霜　青黛　香细墨各一分　川巴豆一两，去皮、心，用米醋煮令黄色，干为度

上件合和研令匀，以粟米煮饮和为丸，如细小绿豆大，捏褊丸。每服三粒至五七粒。五岁以来三粒。八九岁至十岁五粒。分减虚实用之。如二三岁发之，盛时三五粒，取下涎，正气决效。如小儿常时有虚积，看大小分减用，取惊涎积，乃妙不误尔！薄荷金银汤下。

《张氏家传》治小儿、孩儿肝经壅，目直视，手足拳挛，伸舒立地，不得宽筋。定搐。羌活膏

牛膝　羌活　蝎梢　防风　天麻　人参　干木瓜老者　当归　紫苏根净洗，焙干　真麝香各一分　朱砂　白附子各半钱

上件除麝香外细锉，用酒浸一宿，来日慢火焙干，捣为细末，入麝香令匀，用沙糖和为膏，常服一皂子大。如筋急作搐及疮子瘾疢，每服龙眼大，浓煎荆芥汤化下。先搐鼻，后下药，若不嚏，难医。

《张氏家传》治惊痫风痓，搐搦不知人事，及治小儿惊风，搐搦坠涎。经验灵砂丹

银错末，一分　水银一分，二味研作母砂子，分为七处　真铅丹半钱，为七处

上用净热[1]白绢七片，各[2]包铅丹一分，银母砂子一块，以熟白绢系之，紧慢得所。却于净水中浸少时，候浸透取出，置在一净砖上，各相离甞[3]，小后用熟炭三斤许煅过，令药包子通赤色去火，停冷收之，药自成块子。大人急病，一服一块。小儿分四服，用蛇皮煎汤磨化下。服后便睡勿怪，或痢下恶物更妙。

《张氏家传》把搐膏　治小儿一切惊风方。

藿香叶三钱　天南星　白附子　麻黄去节　天麻各二钱　白僵蚕一钱半　蝎梢十两　脑麝各少许　蜈蚣一枚

上件为末，炼蜜为丸如鸡头大，每服一丸，葱白汤化下。

《庄氏家传》治急慢惊，搐搦。定命丸

全蝎七个　芦荟　熊胆　龙脑各半钱　瓜蒂七个　蟾酥一皂大　腻粉　牛黄各二钱　麝香一钱　朱砂　蛇蜕皮烧灰　雄黄各一钱

上研如粉，用汤浸蟾酥软，用薄面糊同搜丸如黍米大。如有惊，用倒流水化二丸，滴在鼻内，良久嚏则搐搦定。如人行一二里，更化二丸灌。常服一岁一丸，临卧以金银薄荷汤下，不化也。

《孔氏家传》治小儿惊风，四肢搐

---

[1] 热：疑当作“熟”。

[2] 片，各：原倒误。据上下文义乙正。

[3] 甞：疑当作“背”。

搦。五灵脂丸方

五灵脂　白附子生用　天南星生用　干蝎生用　蝉壳各半两

上为末，以醞醋二大盏，药末一两熬成膏，入余药末和匀，丸如绿豆大。未过百晬，乳汁化破一丸。二岁以下二丸。渐大以意加减丸数，并用金银薄荷汤化下。鼻上汗出为效。

《王氏手集》治小儿虚风潮搐。一捻散方

赤足蜈蚣一枚，寻脊分开，各令为末，左右搐入鼻中。左边用左，右边用右。

《王氏手集》治小儿一切惊风夜啼，搐搦潮发。辰砂丹

朱砂　天麻　南星炮　僵蚕　白芷各一分　牛黄　脑麝各少许

上同末，研匀，粳米饭丸，桐子大。每服一粒，金银薄荷汤化下。

《王氏手集》治小儿惊风搐搦。大惊丸方

蛇含一个　天麻半两　乳香一分　犀角屑半钱　真珠末一钱　蝎梢四十九个　白附子二个　莲心四十九个

上为细末，粟米粽为丸小鸡头大，金银箔为衣。薄荷汤磨下，甚者煎乳香汤送下。

《吉氏家传》雄朱丸　治惊风、潮热发搐，睡卧不稳，涎痰滞塞等疾。

干蝎　白僵蚕炒。各半两　天南星炮去皮、脐　天麻　附子炮裂，去皮脐　朱砂　雄黄同朱砂作一处，别研和匀。各一分

上为细末，炼蜜和丸如梧桐子大，以瓷合贮之。每服一丸或二丸，金银薄荷汤化下。量儿大小加减与服。及治感寒咳嗽等疾，或丸如鸡头子大亦得，朱砂为衣。

《朱氏家传》治惊搐鼻。定命散

麝香少许　芦荟　蝉蜕　瓜蒂　蚯蚓　蛤粉　葶苈子

上等分为末，吹入鼻中。

长沙医者丁时发传治搐搦方：孩儿搐搦渐加频，见母摇头转被惊，忽尔发时唇眼动，面还土色救无因。惺惺散

白附子一个，炮　蝎三十个，全者　轻粉二钱匕　僵蚕三个，直者　白姜二块，皂子大　铅白霜一钱匕　蝉蜕七个，全者

上件为末。每服一字或半钱，荆芥汤调下。

长沙医者丁时发传朱砂丹　治小儿惊风。定搐搦，主上喘咳嗽。

朱砂　铁粉　干蝎　天麻酒浸　半夏汤浸十次，炮、焙干　白姜　白附子各一分　金箔十四片

上为细末，蒸枣肉为丹。每服一饼或半饼，荆芥薄荷汤化下。

长沙医者丘松年传乳香丸　治惊风潮搐。

白附子　白僵蚕　天南星姜汁制　半夏姜汁制　琥珀　全蝎薄荷自然汁浸一宿，焙干。各二分　白术　人参各一分　乌蛇酒浸取肉，半两

以上九味为细末，次入：

真珠末半两　朱砂半两，别研　脑麝各一字，别研

上件一处为细末，研令极匀，面糊为丸如梧桐子大。每服一丸，煎人参葱白汤化下，不拘时候服。

长沙医者丘松年传针头丸　治惊风潮搐。

韭菜地上地龙一条，白颈者佳，活，放碟子内用　轻粉炒一钱，掺于地龙上盖定，候地龙死，刮下身上粉，不用地龙　朱砂一钱，细研　全蝎七个，取末

上一处研匀，乳汁为丸如粟米大。每服三五丸，量岁数加减，煎金银灯花

汤送下。

长沙医者毛彬传蝎梢丸　治小儿惊风生涎，时作搐搦，壮热惊掣，夜卧不安，牙关紧急。

麝香研　川芎　羌活各洗　天麻洗　当归去芦　胆酿南星　半夏汤洗七次，姜汁煮一伏时。各半两　蝎梢　白僵蚕　辰砂各一分。研一半入药，一半为衣

上件同为末研，再拌匀，糯米清糊为丸鸡头大。用一丸，荆芥汤化下。如口噤，用药擦牙。

长沙医者毛彬传朱砂丸　治小儿惊风搐搦，涎潮发作，睡中不安，气急喘闷。

朱砂研　僵蚕直者。各一分　干蝎全者　白附子炮　人参各一钱半　南星半个，炮裂，锉　牛黄　麝香研匀。各半字

上件为末研，再拌匀，白面糊为丸如黍米大。每服十五丸或二十丸，薄荷汤送下，无时。

长沙医者毛彬传夺命散　治小儿惊风，涎潮搐搦，眼上不下，喘急，急慢风搐，皆可用。

赤头蜈蚣一条，去足生用　瓜蒂　藜芦去须、葱头者。各一分

上件为细末，每发搐，笔管子抄一字，吹入鼻中极妙。

长沙医者郑愈传　治小儿惊搐，朱砂散

白僵蚕七个　脑麝各一字　天南星一个　朱砂二钱　轻粉抄一钱匕

上为末。每服半钱或一字，以金银薄荷汤调下。小儿常服理惊毒。

狂语第七

《圣惠》论：夫心者，火也。主于血，神之所舍。小儿蕴积邪热，脏腑壅滞，则令气血不和，心神烦乱，故夜卧多狂语也。

《婴童宝鉴》云：小儿心中有客热者，即睡中语也。

姚和众方。小孩夜后狂语。

竹沥，每一岁儿，连夜二合服，令尽之。

《圣惠》治小儿心脏壅热，夜卧狂语，及手足多掣。犀角散方

犀角屑　川升麻　黄芩　柴胡去苗。各三分　茯神　川大黄微炒　钩藤　麦门冬去心，焙　甘草炙微赤，锉。以上各半两

上件药捣，粗罗为散。每服一钱，以水一小盏，煎至五、六分去滓。量儿大小，分减温服。

《圣惠》治小儿心热多惊，睡中狂语，烦闷。赤茯苓散方

赤茯苓　龙齿　黄芩　甘草炙微赤，锉　钩藤　元参　石膏以上各半两　川升麻三分　麦门冬一两，去心焙

上件药捣，粗罗为散。每服一钱，以水一小盏，入竹叶七片，煎至五分去滓。量儿大小以意加减。

《圣惠》治小儿热，夜卧狂语，烦渴。黄连散方

黄连去须　川升麻　黄芩　犀角屑　川大黄锉碎，微炒　麦门冬去心，焙　甘草炙微赤，锉。以上各半两　茯神三分

上件药捣，细罗为散。每服以竹沥调下半钱，日三四服。量儿大小以意加减。

《圣惠》治小儿心热，不睡多惊，狂语。犀角散方

犀角屑　茯神　人参去芦头　天竺黄研　朱砂研　川升麻　麦门冬去心，焙　葛根锉　子芩　黄芪锉　羚羊角屑　赤芍药　甘草炙微赤，锉。以上各一分　柴胡去苗　龙齿细研。以上各半两

上件药捣，细罗为末，入研了药，都研令匀。每服以温水调下半钱。量儿大小临时加减。

《圣惠》治小儿心脏风热，神思恍惚，夜多狂语，不得安眠。牛黄散方

牛黄细研，飞过　白龙脑一钱　金箔五十片。各细研　朱砂细研，飞过　寒水石各半两　真珠末　铅霜细研　犀角屑　甘草炙　防风去芦头　黄芩以上各一分

上件药捣，细罗为散，入研了药，都研令匀。每服以蜜水调下半钱。量儿大小加减服之。

《圣惠》治小儿壮热，心神烦躁，夜卧狂语。龙脑散方

龙脑　牛黄并细研。各一钱　黄连去须，一分　犀角屑　羚羊角屑　琥珀末　甘草炙微赤，锉　真珠末　铁粉细研。各半两

上件药捣，细罗为散。每服用蜜水调下半钱。量儿大小以意加减。

《圣惠》治小儿心肺积热，黄瘦毛焦，睡卧多惊，狂语。朱砂丸方

人参去芦头　马牙硝各半两　脑麝细研。各一钱　牛黄　天竺黄各细研　麦门冬去心，焙　犀角屑　茯神　升麻　子芩　甘草炙赤，锉，以上各一分　朱砂三分，细研，水飞过

上件药捣，罗为末，炼蜜和丸如绿豆大。不计时候，以温水研下五丸。量儿大小以意加减。

《圣惠》又方

铅霜　牛黄各半分　铁粉一分

上件药，用细研令匀。每服以竹沥调下一字。

《圣惠》又方

朱砂半两　牛黄一分

上件药同研如面，每服以水磨犀角调下一字。

惊悸第八

《圣惠》论：夫小儿惊悸者，由心脏壅热，为风邪所乘。邪搏于心，则令多惊不安。惊不以，则悸动不定也。

《外台秘要》钩藤汤　疗小儿壮热，时气，惊悸，并热疮出方。

钩藤　人参　蚱蝉炙　子芩各一分　蛇蜕皮炙，三寸　龙齿四分，碎　防风　泽泻各二分　石膏一两，碎　竹沥三合

上十味切，以水二升，并竹沥煎取七合，细细服之，以差为度。

《外台秘要》又方

茯神　蚱蝉炙。各二分　人参三分　钩藤一分　牛黄两大豆许，研　杏仁十二枚，去皮，研　龙齿碎　麦门冬去心。各四分　蛇蜕皮三寸，炙，末之

上九味切，以水三升，煎取六合，去滓，下牛黄末，分六服。消息服之，令尽差。

《圣惠》治小儿心惊悸、烦乱。茯神散方

茯神　川升麻各三分　龙齿　甘草炙微赤，锉。各半两　寒水石　石膏　麦门冬去心焙。各一两

上件药捣，粗罗为散。每服一钱，以水一小盏，煎至五分，去滓，入竹沥半合，更煎二沸。量儿大小，以意加减。

《圣惠》治小儿惊悸，情思不安。人参散方

人参去芦头　甘草炙微赤，锉　犀角屑各半两　麦门冬去心焙　龙骨各一两　茯神三分

上件药捣，粗罗为散。每服一钱，以水一小盏，煎至五分去滓，入地黄汁半合，更煎一两沸。量儿大小以意加减，温服。

《圣惠》治小儿风热惊悸。蚱蝉散方

龙齿细研 人参去芦头。各三分 钩藤 杏仁汤浸，去皮尖、双仁，麸炒微黄。各二分 牛黄二钱，细研 蛇蜕皮五寸，烧灰 蚱蝉去翅、足，微炒 茯神 麦门冬去心焙。各半两

上件药捣，细罗为散。入研了药都研令匀。每服以新汲水调下半钱。量儿大小加减服之。

《圣惠》治小儿身体壮热，惊悸神不宁。安心神。远志煎方

远志去心 羚羊角屑 茯神 甘草炙微赤，锉 杏仁汤浸，去皮尖、双仁，麸炒微黄 紫菀洗去苗土 龙骨 防风去芦头。各半两 龙胆去芦头 蚱蝉去翅足 百合 牛黄细研 麝香 川升麻三分 川大黄一两，锉，微炒 酥三两 蜜半斤

上件药先研牛黄、麝香二味为粉，除酥、蜜等二味粗捣，用水三升入银锅内煎至半升，以新绵滤去滓，却入锅内，下牛黄、麝香、酥、蜜等，以柳篦不住手搅，慢火熬如稠饧方止，瓷合内盛。每服取两豆许大，用温水调服。量儿大小加减服之。

《圣惠》治小儿热多，惊悸，昼差夜甚，象鬼神所著。铁粉煎方

铁粉一两 牛黄细研，一分 菖蒲三分 酥三两 犀角屑 人参去芦头 茯神 百合 防风去芦头 川大黄锉碎 青黛细研 细辛 远志去心 川芎 麻黄去根节 薯蓣 甘草炙微赤，锉。以上各半两 蜜半斤

上件药先粗捣诸药，用水三升入银锅中，煎至半升，以新绵滤去滓，却入银锅内入搅如稠饧，收瓷合中。每服以温水调二大豆许，日三四服。量儿大小加减服之。

《圣惠》治小儿心热，多惊悸。金泥煎方

金箔七十五片 水银一两半 远志一两，去心 青黛 麝香 牛黄各一分 蚱蝉三枚，去翅足 虎睛一对，微炙 酥四两 蜜半斤 菖蒲 钩藤 龙胆去芦头 龙齿 人参去芦头 赤茯苓 甘草炙微赤，锉。各三分

上件药水银、金箔同研如泥；又别研麝香、虎睛、牛黄、青黛四味如粉，其余药捣、筛为散，入银锅中。先以水二升，慢火煎取半升，以新绵滤去滓，再入锅内，下酥、蜜及金泥并研了药等，慢火煎，不住手以柳篦搅如稠饧，入瓷合内盛。每服取二大豆许，以温水调服。日三四服。量儿大小以意加减服之。

《圣惠》治小儿惊悸，壮热黄瘦，不思乳食。天竺黄丸方

天竺黄细研 黄连去须 柴胡去苗 羚羊角屑 蔓荆子 犀角屑 防风去芦头 子芩 川升麻 麦门冬去心，焙 甘草炙微赤，锉 元参 白蒺藜微炒，去刺 朱砂研 木香以上各一分 脑麝研 牛黄研。各一钱

上件药捣，罗为末，与研了药都研令匀，炼蜜和丸如绿豆大。每服以温水化下五丸。量儿大小，以意加减。

《圣惠》治小儿惊悸壮热，黄瘦发立。牛黄丸方

犀角屑 天竺黄细研 白附子炮裂 茯神 黄连去须 羚羊角屑 防风去芦头 元参 枳壳麸炒微黄，去瓤 甘菊花 人参去芦头 黄芪锉 甘草炙微赤，锉 黄芩以上各一分 牛黄细研，一钱 朱砂细研，水飞过，半两

上件药捣，罗为末，入研了药，都研令匀，炼蜜和丸如绿豆大。每服以淡竹叶汤研下五丸，日三四服。量儿大小以意加减服之。

《圣惠》治小儿壮热惊悸，不得眠睡。天竺黄丸方

天竺黄细研　黄连去须　川大黄锉碎，微炒　牡蛎粉　黄芩　栀子仁　远志去心。以上各半两

上件药捣，罗为末，炼蜜和丸如绿豆大。每服以新汲水下五丸。量儿大小加减服之。

《圣惠》治小儿心热惊悸。竹沥磨犀角饮子方

竹沥二合　犀角

上件药，将犀角于竹沥内磨，令浓。量儿大小分减服之，日三四服。

《灵苑》抱龙丸　解一切热，化风痰。治大人、小儿风痫、惊痫，阳毒狂躁；及心热惊悸，夜卧不安，胸膈壅痰，厥头痛，心神恍惚等疾。翰林院方。

天南星一斤，生　朱砂细研，水飞　紫石英研、飞　白石英研、飞　犀角锉末。各一两　牛黄研　阿胶锉碎，炒如珠子　藿香　麝香研。各半两　金箔五十片　雄黄水磨通明者，四两，研

上件一十一味捣，罗、细研为末，更入乳钵内研如粉，以黄牛胆四十五个，取汁和丸如樱桃大。每服一丸，以盐一捻，和药细嚼，新水吞下。如牛胆少，以煎水相和。诸疾服之，心膈清凉如冰雪，便觉精神爽快也。

《灵苑》辰朱虎睛丸　压惊悸，镇心脏，兼治小儿诸惊痫。此方柏温恭进过，甚有功效

辰锦朱砂　白茯苓　黄芩　山栀子仁　人参各一两　虎睛一对，用人　牛黄　脑麝　犀角屑各一分　钩藤　大黄用湿纸裹，煨熟。各四两

上件一十二味并捣，罗为细末，以炼蜜为丸如鸡头肉子大。每服一丸至二丸，用金银汤下。人参汤亦得。

多困第九

《博济方》治小儿久患，转泻过多，脾胃虚弱，不进饮食，眼涩饶睡。脾困散

天南星末半钱，生用　冬瓜子二十七粒

上件二味，用浆水一盏半，同煎至四分，空心温服。

《谭氏殊圣方》：

小儿多睡患心中，渐困沉沉转疾浓，
乳食昏昏全不吃，四肢无力改形容。
莫怨灶神并家鬼，《秘录》分明内印风，
求取真珠琥珀散，灵方指授急宽通。

琥珀散

琥珀末　真珠末各一分　朱砂　铅白霜各半分　红芍药一分半

上为末。每服一字，金银薄荷汤下。

《保生信效方》兰台散　治小儿骨蒸劳热，骨肉、五心烦躁。又大病后或大下后多睡，或全睡。

乌梅肉一两，焙干　蛇黄二两，醋淬二十遍

上同为末。每服二钱，以齑汁调下。若小儿睡起不了了者，此为神不聚，此能收敛之。

《凤髓经》神白散　治小儿脾困冷泻，多睡不醒，呕逆，心闷乱，喉内生涎。

神曲炙　人参　茯苓　藿香叶　甘草炒　黄芪蜜炙，各一分　白附子炮，一钱　大附子一个，炮去皮、尖

上为细末。每服半钱，紫苏汤调下。

《赵氏家传》六神汤　治小儿因病气弱，或因吐泻，胃虚生风，精神沉困，不思乳食，时时欲吐。养气、补虚、

进食。

人参　白术　白茯苓　干山药　绵黄芪炙，刮去皮，细锉。各一两　甘草炙，半两

上为细末，每服半钱，白汤点服。

《吉氏家传》治泻后脾胃虚，四肢逆冷，眼慢多困，心躁吃水。惺脾散

冬瓜子去壳，一两　桑白皮　硫黄生。各半两　腻粉

上四味同研匀和，每服半钱至一钱，煎冬瓜皮汤调下，日进四服。服后体热可困，良久泻疏且住，却服芦荟丸。方见疳泻门中。

《朱氏家传》治脾积冷多困。醒脾散

天南星一两　大麦蘖❶　白附子　良姜用水煮天南星，煮干尽用南星，去良姜。以水一盏煮干，焙。各一两　草果子去皮，用面裹，煨香，二两

上为末，每服半钱。用冬瓜子煎汤调，不去瓜子服。

长沙医者郑愈传：治小儿惊风耽睡，然后取下惊涎。睡惊丸

龙脑半钱　朱砂二钱　京墨　青黛　芦荟各二钱半　使君子七个　腻粉二钱　牛黄一字　麝香半字　干蝎三个　金银箔各五片为衣

上为末，以寒食面糊丸如梧桐子大，金银箔为衣。二岁、五岁以上二丸，薄荷汤化下。

❶ 蘖 niè：酿酒的曲。

卷第九

惊风急慢 凡三门

急慢惊风第一

《养生必用》论：小儿惊痫，古医经方论但云阴阳痫，而今人乃云急慢惊。今立方一准古圣贤为治。阳痫属腑，于治痫方中去温药。阴痫属脏，于治痫方中用温药。寒温等药皆于治痫方中增损之，则无失。又小儿虫证与痫相类，学者审别之。

钱乙附方论：小儿急慢惊，古书无之，惟曰阴阳痫。所谓急慢惊者，后世名之耳。正如赤白痢之类是也。阳动而速，故阳病曰急惊，阴静而缓，故阴病曰慢惊。此阴阳虚实寒热之别，治之不可误也。急慢由有热，热即生风。又或因惊而发，则目睛上插，涎潮，搐搦，身体与口中气皆热，及其发定或睡起即了了，如此故急惊证也。当其搐势渐减时与镇心治热药一二服，《直诀》中麝香丸、镇心丸、抱龙丸、辰砂丸及至宝丹，紫雪之类。候惊势已定须臾，以药下其痰热。《直诀》中利惊丸、软金丹、桃枝丸之类，或用大黄、朴硝等药。利下痰热，心神安宁即愈。

钱乙论：凡小儿急惊方搐，不用惊扰，此不足畏。慢惊虽静，乃危病也。急惊方搐，但扶持不可擒捉。盖风气方盛，恐流入筋脉或致手足拘挛。

钱乙附方论治急慢惊，世人多用一药有性温、性凉，不可泛用，宜审别之。又治慢惊药，宜去龙脑，纵须合使，必以温药为佐或少用之。

《万全方》小儿诸风并天瘹客忤方论：小儿有急惊候，有慢惊候，又有天瘹候，又有客忤候，此数方大同而小异。夫身体壮热，忽然之间四肢抽掣，痰壅口噤，谓之急惊；身体壮热，心神不安，呕吐痰涎，睡中多惊，乍发乍静，荏苒经日，谓之慢惊。皆由内有积热，外感风邪，候有迟速，因而为名。其曰天瘹者，盖出于惊风之候也，以其手足搐搦，眼目上戴如鱼之着钓，遂以为名。大抵因惊而生热，因热而生风。指病则谓之惊风，指候则谓之天吊，治法亦同。其所谓客忤者，取其触忤之意。小儿未有所识，外人适至，因而惊忤，故曰客忤。古人论说：谓人从外来，衣服经履用气或牛马之气皆为忤也。其状：吐下青黄赤白，腹痛夭矫，面色变易，状貌似痫，眼不戴上，其脉弦急数者是其疾也。故治法有用粉丸并法术者。

《玉诀》小儿惊风候歌：

面青呵欠即因惊，嗞啀饶啼睡不宁。

上鬓喘粗频发热，哯乳肠虚泻痢青。

此患先除惊气，后退惊风，次下惊涎，后调胃气乃安矣。

《玉诀》治惊风候云：此因惊积涎，实加胸膈，宜生银丸、乌犀膏行风下涎。方并见本门中。

《仙人水鉴》治小儿睡惊丸

天南星一枚大者，酒浸，杵为末　乳香　水银结成砂子　琥珀末。各一钱　牛黄

白龙脑各半钱　青黛三钱

上细研，入石脑油和。如有小儿患急慢惊风，丸如红豆大，薄荷汤化破一丸，令小儿服后睡觉，顿安。如大人伤风，亦用薄荷汤茶嚼下一丸，顿安。

古方治小儿急慢惊风方：

一瓮朱砂一瓮雪，一个大虫一个蝎。四味匀研化作尘，和时更用生人血。

上以雀儿饭瓮儿空者一个，量飞过细朱砂一瓮儿、腻粉一瓮儿。雀儿饭瓮儿内取出者，虫子一个，全蝎微炒一个。四味研匀，用乳汁调一字，令儿服之。

王氏《博济方》治小儿急慢惊风，涎潮，发搐不定。常服解心肺痰壅不利。褊银丸

水银二两　黑铅一分，同结砂子　川巴豆去皮、心，醋煮令黄色，研，一两　黄明胶一片，慢火炙令黄　百草霜二两，研　香墨一寸，研　腻粉研　干蝎全整者　铅白霜研　青黛研　牛黄研。各一分

上件十一味，除合研药外，细杵，罗为末，再一处细研千百下，用粟米饭为丸如绿豆大，捻褊[1]。每服五、七丸。干柿汤下，薄荷汤亦得。更酌儿大小、肥瘦、虚实加减与服之。唯利下青黏滑涎为效。

王氏《博济方》治小儿急慢惊风，搐搦不定，中焦壅热，化痰理惊。镇心丸

金银箔各三十片　牛黄研　龙脑研　龙齿各一钱　茯神[2]去皮　人参　防葵　铁粉研　朱砂研。各半两　雄黄研　犀角屑　大黄蒸。各一分

上件一十三味都研匀细，以炼蜜为丸如小鸡头大。每服看儿大小，薄荷汤化下。如大人心神不定及多怔忪，亦宜服之。

《太医局方》定命丹　治小儿急慢惊风，天瘹，撮口，潮发搐搦，奶痫壮热，昏塞不省。

蟾酥一钱，干者，酒浸一宿　干蝎微炒，七枚　天南星炮为末，一分　麝香研，一字　白附子炮为末，半分，刘氏、张氏方并用一分　青黛研，半钱

上件细研，令匀，以粟米饭和丸如绿豆大，别以青黛为衣。每服一丸，荆芥薄荷汤化下，后困睡无疑。但有患者，先化半丸，滴入鼻中，嚏喷者必差。

《太医局方》大天南星丸　治小儿急慢惊风，涎潮发搐，目睛上视，口眼相引，牙关紧急，背脊强直，精神昏塞，连日不省。

天南星牛胆制者，半两　滴乳香研　龙脑研　牛黄研。各半钱　朱砂研极细，一钱　麝香研，一钱半　天麻去芦头　人参去芦头　防风去芦头。各一分　干蝎一十四个，以上杵，米汤浸闷，去腹内土，微炒

上件研杵，令匀，炼蜜和丸如大鸡头大。每服一丸，荆芥薄荷汤化下。量儿大小以意加减，不计时候服。

《谭氏殊圣》治小儿急慢惊风，牙关紧急，眼睛上视，胃中胀，时发气，众药不可治。夺命散

干蝎一个，足、尾、头、甲全用，少皆不妨

上用大薄荷叶包定，上用麻绵缚之，用炭火炙薄荷连蝎香熟，为末，入麝香一字，再合研为末。每服一字，腊茶清调下。如病大吃半钱，更看儿女岁数多少加减。《经验方》不用麝香，用汤调下。《庄氏家传》方不用麝香，入生龙脑少许。如儿虚减脑子，去茶清，用薄荷汤下。《赵氏家传》方用竹沥水下。

---

[1] 褊 biǎn：狭小。

[2] 茯神：日抄本作"茯苓"。

《元和纪用经》名至圣散，治小儿阴阳痫，手足抽掣，病后虚风百种惊生恶证悉主之。仍用紧小干蝎四十九枚，每一蝎以四叶薄荷包合，绵线系之，火炙焦，去绵，末之。金银汤调三豆许大，三岁倍之，量大小加至半匕。以麝香、牛黄少许调服益佳。又以四味饮、黑散、紫丸、五加皮治不能行，蜀脂饮，麝香丸并此至圣散七方谓之育婴七宝。紫阳道士一名《保子七圣至宝方》，转为一书者，此方是也。

《谭氏殊圣》治小儿急慢惊风。麝朱散

麝香一字　朱砂二钱，细研　赤头蜈蚣一条　蝎梢七个　棘冈子七个，须是棘枝上者，炒，焙干，用肉不用壳

上为末。每服半钱，煎金银薄荷汤下。如常服一字。

《谭氏殊圣》治小儿急慢惊风。

真金箔　银箔各十片　辰砂半两　麝香半钱　白僵蚕三十个，炒　赤石脂醋煮　防风　远志去心。各一两

上件四味捣，罗为细末，次入先四味，一处细研，拌和令匀，炼蜜和丸如鸡头子大，朱砂为衣。用蘁竹水吞下，每服一丸。忌死物之肉。

《谭氏殊圣》治小儿急慢惊风。

朱砂一钱　金头蜈蚣不以多少　全蝎不拘多少

上件三味为末。每服半字，鼻内嗃之。

白丁香一钱　腻粉一字，用生姜自然汁和作饼子，慢火炙熟

每五岁以下至三岁，重者，气实用一字以上。三岁以下一字以下。以上各作一帖，临时旋合和。一帖入后药一钱或半钱。

木鳖子仁三钱　密陀僧二钱　水磨雄黄一钱

上三味同为细末。五岁以下至三岁一钱，三岁以下半钱以来。蜜水、米泔调下，临卧服。

《茅先生方》治小儿急慢惊风。夺命散　大人急中用此妙。

铜青　朱砂各二钱　腻粉半钱　蝎尾一十四个，去刺　麝香少许

上件为末。每服一字半钱，用薄荷腊茶清调下。此药治天吊、脐风、客忤、卒死、撮口、鹅口、木舌、喉痹、胙腮、风壅并皆要此药吐下风涎，然后依形证调理。

汉东王先生《家宝》治婴孩、小儿急慢惊风，手足搐搦、目瞪、口眼相引。睡红散方

乌蛇项下七寸用酒浸一宿，去皮、骨，炙黄色，秤一钱　青黛二钱　蝎梢十个，炒　牛黄　硼砂　脑子　水银砂子　真珠末各半钱　麝香一字　金银箔各一十片　乌蛇尾酒浸一宿，去皮、骨，炙黄色　蛇黄入火内烧令红，于米醋浸入，煅，如此三度　京墨烧烟尽　天南星末用生姜汁浸　半夏末用生姜汁浸一宿。各秤一钱

上牛黄、麝香、硼砂、脑子、金银箔先研极匀，次入水银砂子再研，将余药捣，罗为末，一处研匀。每服婴孩半字，半岁一字，一二岁半钱，二三岁一钱，以意加减，金银薄荷汤调下。如一服搐定，即便用调胃气观音散二三服。方见单伤寒门中。如小儿再作气粗发搐，宜进鸡舌香散二三服。方见搐搦门中。

钱乙豆卷散　治小儿慢惊多用性太温及热药治之。有惊未退而别生热证，有病愈而致热证者，有反为急惊者甚多。当问病者几日，因何得之，曾以何药疗之，可用解毒之药，无不效。宜此方：

大豆黄卷水浸黑豆生芽是也，晒干　板

蓝根　贯众　甘草炙。各一两

上四味同为细末。每服半钱至一钱，水煎，去滓服，甚者三钱。浆水内入油数点煎，又治吐虫。服无时。

《良方》治小儿急慢惊风黑神丸

腻粉一钱半　墨　白面　芦荟各一钱　麝香　龙脑　使君子去壳，面裹煨熟　牛黄　青黛各半钱

上面糊丸，梧桐子大。每服半丸，薄荷汤研下，要利即服一丸。楚州小儿医王鉴以此药致厚，《产鉴》神之，未尝传人。予得之，乃常人家睡惊丸，小不同耳。治惊风极效，前后用之，垂死儿一服即差。

《保生信效方》治小儿惊风。

芭蕉自然汁，时时呷一两口，甚者服及五升，必愈。

《旅舍备用》定命丹　治小儿急慢惊风，天瘹，脐风，撮口搐搦，奶痫壮热方。

天麻　青黛各一分半　天南星炮、末　腻粉各一两半　朱砂研　白附子炮。各半两　麝香二字　蝎尾十四个，炮

上捣，研匀，用烧粟米饭为丸如绿豆大。薄荷汤化下一丸，急惊者水化滴入鼻中，嚏即搐定。

《旅舍备用》又方　通治小儿急慢惊风，手足搐搦，日数十发，摇头弄舌，百治不效，垂困方。

蛇蜕皮一分　牛黄一钱，研

上以水一盏，先煎蛇皮至五分，去滓，调牛黄，顿服，五岁以上倍服。

《万全方》治小儿急慢惊风，并诸般风疾。白龙丸

石膏半斤，火煅过如面，分为三停，留一停为衣　川乌头去皮　天南星　甘草各四两，生用　肉桂　甘菊花各二两　防风　白僵蚕　京芎各一两半　牛膝　海桐皮去皮，水浸　麻黄去节用　甘松洗　川白芷　藁本洗。各一两

上件捣，罗为散，研和令匀，用糯米拣择净，煮粥，研烂，旋旋入药和匀，杵为剂，丸如大鸡头大，微干上衣。每服一丸，空心，夜卧用煨葱酒嚼下。如中急风，用两丸，薄荷自然汁半盏，酒半盏磨化灌下，衣被盖出汗。妇人血风，当归酒下；伤寒头痛，葱酒下；常服，茶、酒任下；小儿急慢惊风，量儿大小金银汤磨下。

《万全方》治小儿急慢惊风，化痰镇心。七宝丹方

牛黄研　真珠末研　铅霜各一钱　腻粉　朱砂研入，留一半为衣。各二钱　白附子　天麻　蝎尾炒，三味各一分　巴豆十一粒，去皮、心、膜，纸裹压出油　水银三钱，入黑铅少许，火上熔结砂子入

上为末，研匀，煮枣肉研，和丸如粟米大，以朱砂为衣。荆芥汤下三丸，量儿大小加减服之。

《聚宝方》定命丹

生龙脑　真麝香各二钱半　桃柳心各七个　蟾酥一皂大

上五味，端五日合。不得鸡犬、孝子、妇人、僧尼见。细研，丸如黄粟米大。小儿急惊、天瘹用中指点水四滴，研一丸，注在二鼻窍中，三嚏以上即效。如三嚏以下不在医限。慢惊用浓煎桃柳枝汤浑头洗浴，不得揩干，生衣裹之，用药如前，三嚏以上，一食久，虫子于百孔中出。如三嚏以下，亦不在医限。

《聚宝方》治小儿急慢惊风。金箔膏

金箔二十二片　赤足蜈蚣全者一条　铁粉　白花蛇各三两，醋浸一宿，取肉焙　水银锡结砂子　朱砂研　白附子　轻粉　白僵蚕直者　乳香研。各一分　半夏生姜汁浸一宿，焙干，半两　瓜蒂四十九枚　麝香

一钱，研

上一十三味为末，石脑油为膏。每服绿豆大一粒，煎金银薄荷汤化下。牙关不开增一粒，揩之自开。

《聚宝方》虎睛丸　治小儿急慢惊风，搐搦不安，瘸上睛方。

虎睛一只，酒炙，取仁　青黛三钱　棘冈子肉二十个　朱砂研　粉霜　轻粉各一钱　牛黄一字　香好墨烧，一钱　麝香　熊胆各半钱　半夏七枚，汤洗七度，为末

上一十一味为末，汤浸蟾酥为丸如桐子大。三岁以下一粒。十岁以下至五岁二粒，用金银薄荷汤，剪刀镮左右各研七下灌之。常惊着半粒。

《聚宝方》生姜丸　治小儿虚风，急慢惊风，搐搦，项筋紧强，手足逆冷，腰背拘急方。

蜈蚣一枚，酒浸一宿　干蝎全者，七枚　蚕蛾十枚　白僵蚕直者　朱砂各一分，研　天南星　白附子　麝香当门子。各一枚　薄荷心七个　龙脑研　水银钱❶结砂子。各一钱　棘冈子二十个，炒

上一十二味为细末，研令匀，以石脑油和为膏，单子裹。每服一粒，如黍米大，冷水调下。须发前服，三服必效。

《聚宝方》睡脾散方　治小儿急慢惊风。

桑螵蛸四个　干薄荷叶　干蝎全者　人参　干山药　天南星炮　半夏生姜汁浸，焙。各一分

上七味为细末。每服半钱，麝香粟米饮下。

《聚宝方》玉蕊丸　治小儿急慢惊风。

天南星去皮、脐　半夏去脐　白僵蚕直者。各半两　定粉一钱　腻粉　水银同腻粉各半钱，研了

上六味为末，研匀，糯米粥丸如桐子大。头风、夹脑风、头旋、目晕、涎溢，用薄荷腊茶嚼下二丸，如要利加至五丸。急风，薄荷酒下十丸，以利为度。妇人血风，荆芥酒下二丸。小儿急慢惊风，金银薄荷糯米煎汤化下一丸至二丸，效。

《聚宝方》青金丹　定小儿急慢惊风，神效。

使君子二枚，白面一匙和作饼子，通裹，烧面熟，去面取之　芦荟一分，研　青黛　麝香各一钱　腻粉　白面各三钱　蝎蛸十四个

上七味为末，香墨水和丸，作三十丸。每服一丸，薄荷汤化下。

《玉诀》治急慢惊风。生银丸方

生银半两。如无，以水银半两结砂子　辰砂　铁粉飞过。各半两　全蝎　蝉各十四个　粉霜　巴豆霜各二钱

以上末之，煮枣肉丸，桐子大。每服一丸，用姜枣汤化下。二、三岁者一、二服。如要小，丸黍米大，服三五丸。

又方乌犀角膏　行风下涎。

枣子三枚，去核，每枚入巴豆三粒，针刺火上烧过，存性　硇砂三钱　轻粉一钱匕　朱砂飞过　香墨烧。各一钱　粉霜半钱匕　甘遂半钱，煨　水银砂二钱

以上末之，炼蜜为膏。豆大加减，薄荷水化下。看虚实，非时勿服。

《四十八候》大青丹

天麻　水银只研　朱砂　天南星炮　铁粉　白附子　硇砂　好墨　僵蚕以上各一钱　金箔五片　银箔七片　轻粉半钱　黑附子　全蝎麸炒　粉霜各二钱　半夏生姜汁浸，十八个　脑子　麝香　雄黄酒煮。各三钱　蜈蚣一条，盐汤洗，去头、足

上件末，酒糊丸如桐子大。一服一

❶ 钱：疑为"铅"之讹。

丸，薄荷蜜水磨下。急慢惊痫等疾，量儿大小用。如寻常潮热、惊热、风热、温壮或变蒸，一丸可作二服。伤寒不得用。如惊风、搐搦、上视，以鹤顶丹。

《惠眼观证》鲊汤丸　下涎。治急慢惊风，伤寒呕逆，壮热，大小便闭塞，腹胀，虚膨，渴水、疳虫攒心，赤白滞痢，惊膈，霍乱吐泻，脾风等疾。

龙脑　麝香各一字　青黛炒，末，抄三钱半　白丁香炒，末，抄三钱　水银　轻粉　天南星炒，末　滑石炒，末。各抄二钱　巴豆三十六粒，浸去皮，烂研，用纸裹，去油，再研

上研合和，令匀，入巴豆霜内，一向研三四百下，又倾出，研脑、麝，方入前药，都研，复倾出，研饭少许，如硬，入水数滴令匀烂，方却用药为丸如此○大。一岁下十五丸，二岁二十丸，三岁、四岁下二十五丸，五岁、六岁下三十二丸，余更随大小虚实加减。下疳虫攒心，用皂子二十一个炮，裹槌损，煎汤下；赤白滞痢，小鱼鲊煎汤下；其余候并以葱白煎汤下。一更时吃至天明，通下青白黏涎。候众人食时，先以淡粥补之，次进匀气散。忌生硬食两日，仍进此药。涎末下，次不得吃水。如患急惊，只以此药槌碎下，亦吐涎来。或慢惊至第二日、第三日补实脾气，下此药压涎亦得。不拘时候。

《刘氏家传方》朱砂膏　治小儿急慢惊风，大人风狂，躁热风痫，伤寒中风，舌强风涎。

桃仁汤浸二遍，去皮、尖，麸炒干，一两，研烂　真红花头半两，焙，末之　朱砂研　滴乳研。各三钱

上同研至细，入麝香一钱，又研，炼蜜为丸。每服一丸鸡头大，煎薄荷汤半盏，化破和滓服。人参汤或茶调，或含化。

《刘氏家传方》急慢惊风。葱汤丸

滑石末一钱半　白附子半生半熟，一钱　轻粉挑一钱　天南星半生半熟，用一钱半　巴豆七粒，去油，研烂在纸上，安于石片上，用火爆干　蝎半钱

上末之，蒸饼和丸青麻子大。每服三丸，对岁以上七丸，未出月一丸。热积，金银薄荷汤化下；惊积，葱汤化下，自然取下惊积。

《刘氏家传方》软青膏　治小儿急慢惊风，搐搦，发病并一切惊积，坠涎。

青黛二钱　轻粉挑二大钱匕　天南星炮，末，一钱　麝一大钱匕　乳香三皂子大　蝎梢十四个，全　水银用银结砂子，二皂子大

上同研匀，用石脑油和为膏，以油单子裹。有患，一丸如绿豆大，薄荷水化下。重者，不过再服，与薏苡散间服。

《刘氏家传方》薏苡仁散　治小儿惊痫等疾。

薏苡仁　桑寄生　白僵蚕　蝎梢　人参各一钱　龙麝各少许

上末之。每服一字，煎荆芥汤调下。

《刘氏家传》治小儿急慢惊风，其效如神。保生丹

天南星炮　白附子炮　朱砂别研　麝香别研。各半两　蛇黄四个，辰[1]地上，煅铁色者，用楮叶研、自然汁涂却，火煅全赤，用生甘草水洒出火毒，研令极细

上修事，用端午三家粽子尖为丸如梧桐子大。用淡竹沥磨下一丸。此方神圣，不可慢易，一粒可救一人。兼能治丈夫、妇人一切疾，薄荷酒嚼下二丸。《张氏家传》：竹沥磨下二丸。又《张氏家传方》兼治丈夫、妇人卒中，涎潮不

---

[1] 辰：疑为"陈"。

语，两眼翻上，手足颤拽及瘫痪，手足不随，头旋眼晕，口眼㖞斜，暗风五痫，惟天南星用烧石灰内炮裂，去石灰不用，于水洒地上，盏盖出火毒，一复时，服药后，忌一切动风物，余并同。

《刘氏家传》软红丸　治小儿急慢惊风，惊痫涎潮，搐搦直视，牙关紧，项背强，喘咳多睡，发热不时，可服此方。

朱砂飞研　龙脑别研。各一分　半夏修制如前　黄蜡各三钱　粉霜二钱　水银一钱，入金箔三片，结砂子　牛黄　腻粉各半钱　蝎梢四十九枚，微炒

上件杵，研极细，先炼蜡去滓，入油三五点，离火纳诸药，和搅令匀，成剂。有病旋旋丸黍粒大，半岁儿可服二丸至三丸，荆芥薄荷汤下。大小量力加减，病愈为度。

又《张氏家传》治小儿急慢惊风，不可细说，夺命丹又名通天再造丹

真牛黄　蟾酥　辰砂　天麻　麝香真者　乌蛇真者，以上各一分　青黛　甜葶苈微炒。各半两　独角仙一枚，去足，使羽翼　桑螵蛸　夜行将军蝎也。各十枚　真脑子少许

上为末，细研乳钵内，用豮猪胆汁丸如黄米粒大。急慢惊风，天瘹，用新水煎薄荷金银汤化下一粒。如小儿病极，药不下，以眦小滴向鼻中，喷嚏，立灌下，万不失一，神效。

《张氏家传》治头风，黑神丸兼治小儿惊风。

乌头　草乌并炮，去皮　川芎　香白芷　白僵蚕　羌活　甘草　灵脂净洗

以上各一两，修事洗净，一处焙，碾为末。

好墨一寸，同药为末　麝香一字

上同为细末，用糯米二两碾为末，煮糊为丸如此大○，阴干。药使如后：头风，茶汤嚼下一丸；伤寒，生姜、葱、茶嚼下一丸；身上生疮，蜜酒嚼下一丸；肠风痔疾，煎胡桃酒嚼下一丸；妇人血气、血风，当归汤嚼下一丸；小儿惊风，薄荷水磨下，每一丸为两服；头痛，菊花酒嚼下一丸；老人常服以好酒嚼下一丸。

《张氏家传》治小儿急慢惊风，兼治一百六十种风，身自摇动，半身不遂，积痰昏眩，疮癣瘙痒。

天南星炮，去皮　腻粉用一半拌药末，留一半丸药时过度为衣　半夏去心，皮　南粉各半两　白僵蚕　干蝎　麝香各一分　龙脑一钱

上件八味并生用，无风处捣，罗为末，煮糯米粥放冷和药，丸如梧桐子大。每服二丸，嚼破温酒下。如急风，口不开及口面㖞斜，研药三丸，以薄荷酒调，用葱青筒子灌入鼻内，须臾汗出，口自开。如伤寒，薄荷热酒下二丸，逡巡再服，差。妇人血气、产前、产后、瘫痪、风气，并用当归酒下二丸。小儿急慢惊风，用牛黄汤化下一丸，入口立差。

《张氏家传》治小儿急慢惊风。嚏惊丸

牛黄　芦荟　熊胆各三皂子大　生蟾酥眉间取有，可用十个　朱砂两皂子大　龙、麝各用半皂子大　雄黄五钱　全蝎半两，轻炒　白矾枯过　防风焙　荆芥穗各一两

上除脑、麝外，一处细研匀，然后别研脑、麝，入前药内，再研，用蟾酥，少添数粒粳米饭和匀，丸如芥子大。每服一丸，用倒流水化药。如小儿手足牵搐，灌鼻内，良久，打嚏即愈。如未定，再灌之，三次下嚏，恶候也，别用药治之。如疮疹倒靥及疮平黑色斑出，急用

鸡子壳盛酒半壳，生猪血半壳，合盛一壳，用药两、三丸化在内，火灰内暖热温，时时服之。重午日取酥合药，灵验也。

《张氏家传》矾皂丸　治小儿急慢惊风涎及去风痰，痢胸次[1]，常服永无痰疾。妙方。

北矾一两半，如无北矾，只南矾亦可，使火飞过　半夏姜汁浸一宿，焙　天南星切作片，浓皂角水浸一宿，慢火熬合干，焙　白僵蚕择直者方可用，一半醋浸一宿，一半生用。各半两

上件药并用，碾、罗为末，姜汁煮糊为丸如梧桐子大。每十粒至二十粒淡姜汤吞下，如喉痹热痛，含化，烂嚼，薄荷新汲水冲下。甚者及缠喉风，皂角水一茶脚研一二十粒灌下。小儿急慢风涎皂角水研碎揩齿上。常服，食后临卧姜汤下。不损津液，化涎为水。

《张氏家传》治小儿急慢惊风及治破伤风。走马夺命散

白附子　黑附子　天南星　半夏

上等分为末，并生使。大人每服半钱，小儿半字，葱茶调下。大人中风不语，小儿急慢惊风皆可服。

《张氏家传》治小儿急慢惊风。朱砂饼子方

天南星炮　白附子　白僵蚕洗。各一钱　白花蛇三钱，去皮、骨

上件为末，用天麻末、白面少许煮糊为丸如此○大。每服一饼子，朱砂为衣，用金银薄荷汤化下，不计时候。

《张氏家传》治小儿急慢惊风服药未效。宜用神效贴凹散

石燕二个，醋一钱，烧红焠干为度，细研　艾心叶七个　生朱砂一皂子大，细研　蓖麻子七粒，去壳，细研

上一处和合极匀。每用一钱匕，用薄荷自然汁调成膏子，贴在鼻山根凹中，少时睡着，候鼻尖头汗出，即便好安。

《张氏家传》神仙丸　治小儿急慢惊风。兼治中风瘫痪。

朱砂六钱，用五钱，以一钱为衣　人参　沉香　全蝎微炒　白僵蚕微炒　天麻炙。各半两　天南星一个三两者，炮　川芎一两　附子一个六钱者，炮　五灵脂一两，只用八钱　乳香一钱半　蜈蚣二条，酒浸，和蛇头一处浸　白花蛇头　乌蛇头各一个，连皮骨酒浸三、四宿　花蛇项后由七寸以后一、二两，和皮，骨，取七钱净肉，连蛇头一处浸　牛黄　麝香　脑子　没药　血竭　硇砂细研。各一钱　雄雀一个，去膈胃，内硇砂，用盐泥固济，文武火煅

上各事特净，为末，绝好酒为丸如弹子大。早晨用酒磨下。治中风瘫痪，大人每服半丸。小儿急慢惊风，一丸分四服，薄荷酒磨下。

《庄氏家传》小儿急慢惊风。软金丹

胡黄连　香墨　麝各一钱　使君子三个　天浆子七个，炒　青黛　腻粉各一分　寒食面一匙匕。若是一百五日好

上为末，用上件面为丸小豆大。每服一丸，金银薄荷汤化下。

《庄氏家传》虎睛丸　治小儿急慢惊风涎，实壮、实热。

朱砂一分，别研　铅白霜　白僵蚕末　真珠末各炒一钱　轻粉　牛黄　犀角屑　青黛　乳香　胡黄连　白附子　香墨烧。各一钱秤　脑麝各秤半钱

上件捣，罗为末，研令极细，以糯米饭为丸如梧桐子大。若急惊，以薄荷汤蜜水化下；若慢惊，用乳香薄荷汤化下；心神烦躁，膈实喘粗，用轻粉龙脑水化下；若痫，用薄荷自然汁、金银汤

[1] 痢胸次：疑为“利胸膈”之讹。

化下；天瘹惊，水煎荆芥薄荷汤化下。若有上件患，每服一丸；若常服，一丸分作四丸，薄荷汤化下。

《庄氏家传》四味散惊丸　治急慢惊风。

腻粉　滑石　青黛　乳香各等分

上为细末，滴水丸如麻子大。一岁一丸，金银薄荷汤下。亲见颍昌治曾元矩之子慢惊，立效。

《庄氏家传》治小儿急慢惊。

红心灰藋音桃，所在有之，烧炼家谓之鹤顶草

又取自然汁一茶脚许灌下，取下青黄涎，立效。两时辰以上未动，可再服。

《庄氏家传》治小儿急慢惊，镇心脏。金箔丸

金箔　银箔　蟾各十片　龙脑　川硝　铅霜　腻粉　粉霜　晚蚕蛾　天竺黄　白附子末　朱砂　胡黄连各一分

上件一十三味并捣，罗为末，粳米饭丸如绿豆大。每服三丸至四丸。如有急惊风，化破三丸至五丸，薄荷汤下。

《庄氏家传》治小儿急慢惊。睡惊丸

水银砂子　朱砂水飞　牛黄研　雄黄研　麝香研　脑子研　芦荟研　轻粉研　天麻末　螺青各一钱　天南星末半钱　天竺黄末　川大黄末各三钱　石脑油少许

上件一十四味为末，研匀，炼蜜和丸鸡头大。每服一丸，薄荷汤化下，睡是应。

《王氏手集》钩藤散方　小儿虚风化涎，牙关紧，急慢惊风。

钩藤　人参　白茯苓　川芎　蝎炙　白僵蚕炒　甘草炙。各二钱　羌活　黄芩　天南星姜制　半夏姜制

上件为细末。每服半钱，金银薄荷汤调下。

《王氏手集》治小儿急慢惊风。立效散

藿香　蝎略炒。各二两　麻黄去节，一两　细辛半两

上为末。每一字半钱至一钱，藿香汤调下。或先服至圣丸，次服此药。

《王氏手集》治急慢惊风，天瘹似痫者，并皆神效。黑虎子惊药

天麻　蝎尾　京墨　白附子　脑麝以上各一钱　真珠末半两　金银箔各十片

上件十味碾细，以白面十钱，滴井花水调作薄生糊，为丸如鸡头大或樱桃大。每服一丸，薄荷汤化下。

《吴氏家传》治小儿急慢惊风。神妙[1]丸

蛇蜕皮头、尾全要，纹细者，新瓦上烧成灰，研为细末，用半钱　人参紧实者，一钱　天南星去皮、脐，生用五钱　麝香半钱

上面糊丸如绿豆大。每服二十丸，麝香米饮下，日午夜各一服。

《赵氏家传》赤龙丹　治小儿急慢惊风。

牛黄　龙脑各一钱　犀角末　大黄锦纹者，切作片子，湿纸煨熟，焙干　腊茶　五灵脂水飞，研细，焙干。各半两　麝香一钱半　朱砂一两，研细，一半入药，一半为衣

上为末，滴水为丸如梧桐子大。每服一丸，磨刀水化下。量儿大小加减与服。

《赵氏家传》治小儿急慢惊风，退风温邪热，疗惊悸，筋脉跳掣，精神昏闷，涎不利。天麻防风丸

大天麻　防风　人参各半两　干蝎全者，炒　白僵蚕各二钱半　甘草微炒　朱砂研　雄黄　麝香各一钱钱字　牛黄　天南星切作片子，酒浸三日。各半钱　白附子一钱，炮裂

---

[1] 妙：日抄本作“效”。

上件研，捣为细末，炼蜜为丸如梧桐子大。每服二丸，不计时，薄荷汤化下。

《吉氏家传》治急慢惊风，眼目上视，手足搐搦，牙关不开。通顶散

藜芦不拘多少，为细末。用竹管吹少许入左右鼻，候苏，服三黄散并和气。

《吉氏家传》治急慢惊风，喉中有涎。三黄散

郁金大者三个，以一个破作二边，用巴豆一粒去壳入在郁金内，用线系定。用水一盏，皂角七条截断，同郁金煮干为度，去皂角。又用一个如前入巴豆一粒，只以湿纸裹，入火炮，候纸干取出。又以一个生用，并巴豆一个亦生。通前共生熟三枚。先以郁金焙干为末，后以巴豆三粒入钵内研，入郁金令匀。每服一字，小儿半字，用冷茶调下。

《吉氏家传》治急慢惊风。一字散

雄黄研　朱砂研。各一钱　川乌生　藜芦各半钱

上末，后入朱砂。急慢惊风，磨刀水下一字。

《吉氏家传》生银丸　治小儿急慢惊风，浑身制掷，目睛上视，喉内涎响，手足瘛疭，见人怕怖，宜服：

生银矿半两，次煅七遍，醋淬七遍　京墨煅　全蝎十四个，薄荷叶裹，炙　水银砂生犀屑　真珠末　麝香　板青青黛洗下者　轻粉　朱砂各半钱　龙脑一钱　粉霜半钱　大天南星一枚，取脐为末，一钱

上为末，杵生薄荷自然汁煮糊丸如此○大。每服一丸，金银薄荷汤下。

陶善化治小儿急慢惊风，天瘹。罢搐丸

黑附子　白茯苓　蝎　白附子　僵蚕　天南星各一两　人参二钱　花蛇一钱天麻七钱　乌蛇四钱　朱砂六钱　青黛四两　脑麝各少许　水银与黑铅一处，火上熔结成砂子二物等分，熔一料约用一分。急、入水银砂子。慢、不用水银砂子，又不用龙脑。

上用石脑油为丸如鸡头大。每用一丸，金银薄荷汤下，此急惊风。如慢惊风，烧青竹沥油化下。

长沙胡氏家传治小儿急慢惊风，搐搦，目视上，不省人事，大小肠不通利。铁粉散

铁粉二钱　荆芥穗　薄荷　天南星常法制　全蝎各一钱　脑子　麝香各半钱

上为末了，同细研。每服一字，用鹅梨汁调下。

安师传治小儿急慢惊风药方。

用大天南星一个，剜空，中入干蝎一个、朱砂一豆许在内，却倾上剜下者天南星末在上，以厚面裹，煨黄熟。未得开，留至来日，去面不用，取南星等并刮下面上南星末，同研细。儿小，用冬瓜子二十四个煎汤，调下半钱；儿大，即用水一盏半，药二钱同煎，放温，两次服尽。小儿不入食，每半钱，用冬瓜子汤调下，便进食。人家常服此药，进食。若专治慢惊风，即以乳香代朱砂。二方皆妙。

长沙医者相漹传铁刷散　治小儿急慢惊风，潮搐上视，不省人事。

上用好者黄丹末，不以多少，用花叶纸三重包，以线系，又用生绡两重裹了，紧扎。长江水浸七日，一日一换，数足，漉控稍干，于重五日用炭火三斤一煅，药上有珠子为度，去火，吹去灰，研为末。每服一字或半钱，浓煎薄荷汤化下。其药倾是频用手指研灌方得。

长沙医者丁时发传荆芥丹　治小儿一切惊风，夜卧多啼。急慢风并宜服。

水银　青黛炒。各二钱　铅一钱，同水银结砂子　天南星炮　荆芥各三钱　蝎一钱

半　朱砂　乳香炒，研。各半钱

上为末，细研匀，冷水再研为丸，桐子大。每服一丸，大小加减，熟水化下。

长沙医者丁时发传治小儿急慢惊风，手足眼搐，顽涎，壅聋，耳鸣。

胆矾煎白汤，浸一宿，漉干，细研　石碌细研，水淘泥去及石碌下面者，收干末　白僵蚕炒末。各一钱　雄黄　蝎末各半钱

上并细研如粉。每用一字或半钱，薄荷汤下，大小加减。

长沙医者丁时发传红绵散　治小儿急慢惊风，痫疾，吐泻不安。

天麻炮　麻黄去节。各一分　全蝎　破故纸各一钱

上为末。每用半钱，水六分，红绵少许，煎四分，温服。

长沙医者丁安中传搐鼻散　定小儿急慢惊风，搐搦不醒，用此药搐鼻。

赤脚蜈蚣一条　用温汤浸软，竹刀切，分于两边，各分左右。次用螳螂一枚，亦分左右。各分螳螂、蜈蚣左右，共焙干，研为细末。男发搐，用左边药末，搐于左鼻内；女发搐，用右边药，搐于右鼻内；如两手搐，用左右药，搐左右鼻内。

长沙医者丁安中传垂柳散　治小儿惊风，搐搦，涎潮及风热上壅，咽喉肿痛。

大黄炮熟　郁金皂角水煮五、七沸，焙干　甘草炙　黄芩洗　全蝎去土　白附子炮　防风洗　桔梗洗　白僵蚕直者　雄黄研。各一分　胡黄连一钱

上件依法制，为细末。每服一少半钱，用垂杨柳煎汤，入蜜调下。

长沙医者郑愈传治小儿急慢惊风，搐搦，涎盛，目睛直视，克时取效。救生一字散

干蝎四十九个，脚、手、头全，不用肚，为细末　蜈蚣一条全者，不用中节，为细末　雄黄半钱，细研为末　脑麝各少许，研为细末

上五味为细末。每服一字，用湿生虫七个研汁，薄荷汤少许同调匀与服，不计时候。忌一切毒物。绍兴己巳春，长沙排岸主忠翊幼子忽患慢惊，手足时搐，身冷汗出，四肢皆若绵带。诊其脉极微细。其家以谓必死矣，但胸前微暖，口中微气，为不忍弃尔。其郑愈忽投此药，至午间已少醒，至夜精神渐出，不三日而平矣。

长沙医者郑愈传匀气散　治小儿中急慢惊风，取转了，用补药。丁香白术除疳痢，豆蔻青皮定粉珠，甘草用和添药力，不消三度命重苏。

丁香七七个　白术　青皮　甘草炙。各一分　豆蔻一个

上为末。每服半钱，用白汤点服。

长沙医者郑愈传治小儿急慢惊，一切风，下药不得用。牛黄散

煮巴半分切须真，一分烧矾三郁金，偏治小儿惊疾病，忧心须却喜惺惺。

上三味为末。每服一字，薄荷荆芥汤调下。

长沙医者郑愈传聚宝蛇头丸　治小儿急慢惊风，目睛上视，啮齿弄舌，面青口噤，背强啼叫，咽膈涎声，神昏不语，及内瘹诸痫，腹内泄泻，夜卧时惊，潮热气喘，并宜服之。

蜈蚣姜汁炙干　花蛇头酒浸一宿，焙干，碎。各二十枚　全蝎一十两，净　天南星十个，姜汁煮一宿，焙　铅白霜拣净，四十两　铁粉三十两　蛇黄石八十两，醋煮七次，飞研　腻粉二两，研　脑子细研　真珠末水飞。各五两　麝香研　百草霜研。各三两　朱砂研，飞　血竭细研　芦荟研。各一

两　白附子五十两，炮裂　雄黄一两半，醋煮，水飞，焙干。

上一十七味为末，三家粽子为丸如鸡头大。初生婴孩可服半丸，周晬以上可服一粒，不以时候，并用薄荷汤化下。

班防御治小儿急慢惊风，天瘹，搐搦，痫病，应系风证，悉皆疗之。

用鸱鹗一只，不去皮毛，于肚下小割破，取尽肠胃，却以白矾一斤许填于腹内，以满为度，却以麻线缝合，盐泥浑固济了，用炭火一秤烧通赤，烟尽拨去火，候冷，取去泥，细研成末。凡有前件证候，以温酒调下二钱，儿小量多少服。

长沙医者易忠信传治小儿急慢惊痫，手足掣搐，上视，昏睡不省，角弓，偏喎，手足拘挛，潮搐，不时语涩，行步不能，一切风证。夺命丹

乳香研　琥珀研　天南星　防风　白僵蚕洗，炒　麝香肉别研　茯神各一分　酸枣仁去皮，炒，秤　远志去心，秤。各一两　芸薹子炒，半钱　蝉壳洗净，四钱　全蝎炒，半两　天麻酒浸，八钱　白附子三钱　天浆子二十一个　蜈蚣二条，炙　木鳖子肉二钱，研

上件为细末，水煮，白糊为丸如梧桐子大。每服量大小加减一两丸，金银薄荷汤磨化下。如急惊盛，加龙脑少许同磨；如慢惊，即加附子少许同磨化下。

《王氏手集》灸小儿急慢惊风，于两足大指甲肉间灸三、五壮，须是立灸，即效。

急惊风第二

《巢氏病源》：小儿惊者，由血气不和，热实在内，心神不定，所以发惊，甚者掣缩变成痫。又小儿变蒸，亦微惊，所以然者，亦由热气所为。但须微发惊，以长血脉，不欲大惊，大惊乃灸惊脉。若五六十日以灸者，惊复更甚。生百日后，灸惊脉，乃善耳。

《圣惠》论：夫小儿急惊风者，由气血不和，内有实热，为风邪所乘，干于心络之所致也。心者，神之所舍，主于血脉。若热盛则血乱，血乱则气并于血，气血相并，又被风邪所搏，故惊而不安也。其候：遍身壮热，痰涎壅滞，四肢拘急，筋脉抽掣，项背强直，牙关紧急是也。

茅先生论：小儿生下周岁以上至十岁已来，有中急惊风，客忤，卒死。些三种俱一般调理。各有初受起因：急惊风形候者，涎响双搐，双目直视，面口青黑，不记人事。此候因初生下儿浑阳，或将养剩有，衣被盖覆失理；或因放送儿子大小便被鸡犬触惊；或因人家闹唤，大声小叫惊着遂积，渐次第惊，成积在心，家被风邪虚，乃至此候。

钱乙论：因闻大声或大惊而发搐，发过则如故，此无阴也。当下，利惊丸主之。方见本门中。小儿急惊者，本因热生于心，身热面赤，引饮，口中气热，大小便黄赤，剧则搐也。盖热甚则风生，风属肝，此阳盛阴虚也，故利惊丸主之。以除其痰热，不可与巴豆及温药大下之，恐搐，虚热不消也。小儿客忤，痰热于心胃，因闻声非常，则动而惊搐矣。若热极，虽不因闻声及惊，亦自发搐。

张涣论：小儿心神多不定，胞络多积痰涎，遂生邪热。若热盛，干于心神，兼外伤风邪客搏，使遍身壮热，痰涎壅滞，四肢抽掣，牙关紧急，名曰急惊风病。

《婴童宝鉴》论：小儿急惊风为惊痰灌于心，而眼上、手足瘛疭，身热，

牙关硬，口噤不开者也。

《秘要指迷》论：凡小儿急惊风安痊，又经数日再发又安。如经三四次，如此后发沉重，此乃惺惺形候，不足凭也。

《玉诀》论：小儿急惊风，因风热干心，先遭惊怖，前后惊涎并入于经络之间，其状发搐，眼吊唇黑，口噤难开，手足搐搦。此病但以吐泻镇心调治方愈。若使冷热药相逼，恐损命也。

《石壁经》三十六种内才发急惊风候歌：

才发惊风看握拳，指内指外细须言。《凤髓经》注云：大拇指也。

阴内阳外为顺候，是方始手足搐搦候，掌内红润握手指，男儿大指在外，女儿在内即顺。

男左女右搐宜先。一云：搐令痊。

用药开关双眼下，《凤髓经》云：将药搐鼻。

又将形候再重看。《凤髓经》云：如嚏喷者不妨。

大忌闷涎潮入肺，结向心中不解痊。若男子搐右，女搐左，此为逆候，不治。颁涎如眼黏续续不断也，当利膈去涎。目若开，涎若散，则更当服去惊调气药，即止；若目不开，涎不断者，必死矣。

远与凉心为治疗，解惊下药始求安。《凤髓经》此一句云：解经调气用汤丸。

脉逆阴阳须意用，《凤髓经》此一句云：定搐疾时依用意。

定知无命别人间。男左女右搐搦顺也。《凤髓经》急风自发歌注云：先将睹月散搐鼻，方见搐搦门中，次镇心丸，方见一切惊门中，次生银丸，方见急慢惊风门中。

《石壁经》三十六种内急惊风候歌：

七日归前被物惊，在七日内，因惊作热，发惊也。若婴儿变蒸，亦主惊，慎勿冷药过多。

发直喉干泻又青。发如麻直不润，但婴儿频吃乳，孩儿多饮水，所谓喉干，其泻多则青色也。

但看上唇微有汗，次观印内一云：腹上有青筋。

掌中有似桃花嫩，怕物多涎听有声。

会者镇惊为妙手，莫将风热一般名。

此乃外证候也。若治，先当镇惊药，次定渴化涎，则其疾必痊。虽孩儿气实，亦当调胃气，方下惊药，慎勿过冷也。《凤髓经》弱风急歌，一同云：宜服镇心丸，生银丸。方见同前。

《惠眼观证》急风说云：内有风积热涎，急潮口中，身背强直，双目闭，双手足搐，或目瞪而喉中涎响，不记人事，急以睡惊膏。方见本门中。用蜜、糖、薄荷熟水磨下，须臾吐三、两口涎，眼即转低，即睡。少时，相次即泻三四次青白黏涎，下调气药，次日多睡，只用醒脾散。方见吐利门中。如不思食，乃下安胃药。喉中余涎，乃下化涎汤药。相夹调治，三日安。至第四、第五日再有潮热，即是中风伤寒也。即麦汤散。方未见。平胃丸。方见哕逆门中。两日平复。

《小方脉论》说：急风之候，皆起于心脏也。所是诸般惊疾，累积在心，及至发时，先壮热，次搐搦，体热极，四肢烦闷，浑身壮热，面颊赤色，口干舌躁。皆因惊扑所致也，治之在心。

长沙医者李刚中说云：古书无惊候，阴阳痫而已。故阳受之曰急惊，阴受之曰慢惊。故阳动而躁，阳疾而速；阴静而缓，阴慢而迟。小儿急搐得之于热淫所胜，表里连运，久而不除，肝风心火，因热相合，二脏交争，其气蓄灼，而一肾水不能制二脏者也。又肝上筋及目，热则筋缩急，而风乘之则发搐，手足不能有所制，风相牵引而目上视也。其有左右搐者，各以其偏胜也。医便以乌蛇、蜈蚣等药，是治标而不治本也。故钱用泻青丸主肝风，方见惊热门中。导赤散泻心火。方见实热门中。此医用之上药也。

《圣惠》治小儿急惊风，四肢抽掣，拘急壮热，或则口噤。天麻丸方

天麻　雄黄　天竺黄　麝香此三味各细研　乌蛇肉　蝉壳　干蝎　桂心　天南星　白芷　白附子　腻粉　半夏汤洗七次，去滑。以上各一钱

上件药并生用，捣、罗为末，都研令匀，煮枣肉和丸如绿豆大。不计时候，以薄荷酒下三丸。量儿大小，以意加减。

《圣惠》治小儿急惊风，遍身壮热，心多惊悸，睡卧不安，手足跳掣，胸膈多涎。犀角丸方

犀角屑　牛黄　脑麝　天竺黄并细研　天麻　天南星　白附子炮裂　桂心　蝉壳　乌蛇肉　干蝎　铅霜　水银　硫黄与水银结砂子，细研。以上各一分

上件药并生用，捣、罗为末，入已研药，再研令匀，炼蜜和丸如绿豆大。不计时候，以薄荷汤下三丸。量儿大小临时加减。

《圣惠》治小儿急惊风，遍身壮热，筋脉不利，手足抽掣，口噤面青，痰涎壅滞，及疳气所攻，肌体瘦弱。定生丸方

雀儿饭瓮内有物　蟾头涂酥，炙令焦黄。各一两　乌蛇半两，酒浸者，以去皮、骨、炙令黄　猪牙皂角去皮，涂酥，炙令焦黄，去子　天麻　干蝎微炒　瓜蒂　天南星　青黛　朱砂　脑麝　雄黄　牛黄以上六味细研　蜣螂微炒，去翅，足　腻粉　曲头　棘针　熊胆以上各一分　藜芦去芦头　半夏汤洗七遍，去滑。各半分

上件药捣，罗为末，以猪胆汁和丸如绿豆大。每先以温生姜汤研一丸，灌在鼻内，得嚏后，以生姜薄荷汤下三丸。量儿大小以意加减。

《圣惠》治小儿急惊风，四肢搐搦，多涎沫，身热如火，心神惊悸，发歇不定。救生丹方

龙脑　牛黄　雄黄　朱砂　芦荟　胡黄连末　铅霜　麝香　天竺黄　曾青　真珠　犀角　干蝎末。以上各一钱　金银箔各五十片　雀儿饭瓮三七枚，内有物者

上件药都研为末，五月五日合和，用大活蟾十枚，于眉间各取酥少许，同研令匀，入饭和丸如弹子大。着瓷碗内，用黄梢活蝎四十九枚着碗内，令药弹丸触蝎，毒螫入药内，候毒尽，放蝎，然后重研药弹令匀，丸如绿豆大。不计时候，以薄荷汁先研一丸，滴在鼻内，男左女右，候嚏，即以薄荷酒服两丸。量儿大小以意加减。

《圣惠》治小儿急惊风，四肢抽掣，牙关紧急，头热足寒。雄黄丸方

雄黄　乳香　朱砂　牛黄各一分　麝香　白矾灰　铅霜　熊胆　蝎梢各半分，微炒　蟾酥半钱

上件药都研为末，以糯米饭和丸如绿豆大。不计时候，以温水化三丸服之。量儿大小以意加减。

《圣惠》治小儿急惊风。神效蝎尾散方

蝎尾二十一枚，生用　白附子尖二十七个，生用　腻粉一钱，研入　附子尖二七个，生用　半夏底汤洗，去滑　天南星底生用　乌头尖去皮，生用。各一七枚

上件药捣，细罗为散。每服以薄荷汤调下半字。若儿在百日内者，一字可分为四服分。如要作丸，即以枣肉和丸如绿豆大，以马兰草汤下一丸。临时看儿大小加减。

《圣惠》治小儿急惊风。返魂丸子方

独角仙二枚，去翅、足，于瓷合烧，勿令烟出，研为末　白僵蚕微炒　白附子　天南星　干姜并炮裂　牛黄细研　青黛研　甜葶苈炒令紫色　乌蛇肉炙令黄　朱砂细研，水飞过。各半两

上件药捣，罗为末，用猪胆汁并蟾酥如江豆大，和丸如粟米大。先以酒化一丸，滴在鼻中，即以酒或水下二丸。若不嚏，则不再下药。

《圣惠》治小儿急惊风。定命丹方

独角仙去皮、翅、足，半钱　蟾酥江豆大　桑螵蛸一枚　天浆子七枚　犀角屑　牛黄　雄黄　天竺黄　青黛各细研　朱砂细研，水飞过　天南星　白附子　龙胆去苗。各半两　麝香细研　干蝎梢　腻粉各一分

上件药并生用，捣、罗为末，以豮猪胆汁和丸如黄米粒大。每服先以温水化破一丸，吹鼻内，得嚏五、七声，即以薄荷水下二丸。量儿大小以意加减。

《圣惠》治小儿急惊风，壮热，筋脉拘急，腰背强硬，时发搐搦。牛黄丸方

牛黄　麝香并细研　干蝎　晚蚕蛾并微炒　波斯青黛研入。各一分　蜣螂微炙　蚱蝉微炙，去翅、足。各三枚

上件药捣，罗为末，以糯米饭和丸如麻子大。一二岁儿每服用薄荷汤下三丸。三四岁儿每服五丸，不计时候。量儿大小，以意加减服之。

《圣惠》治小儿急惊风。天浆子丸方

天浆子一七枚，内有物者　牛黄　麝香各细研　白附子炒　犀角屑　半夏汤洗七次，去滑。各一分　蟾酥一钱　猪胆一枚，取汁

上件药捣，罗为末，用面糊入胆汁同和丸如黄米大。不计时候，以薄荷汤下三丸。量儿大小以意加减。此方与慢惊风门中《圣惠》麝香丸味同而分两不同。

《圣惠》又方

白附子　天南星并炮裂　干蝎微炒。各一分　天浆子二七枚，内有物者　乌驴耳塞皂角子大，别研

上件药捣，罗为末，研入驴耳塞，令匀，用糯米饭和丸如绿豆大。不计时候，以热酒研三丸服之。量儿大小以意加减。

《圣惠》治小儿急惊风，化涎镇心。牛黄丸方

牛黄细研　蚱蝉微炒　腻粉　半夏汤洗七次，去滑　天南星炮裂　麝香细研。各一分　朱砂半两，细研，水飞过　天浆子三七枚，内有物者

上件药捣，罗为末，入细研药令匀。用烧粟米饭和丸如黍米大。不计时候，以荆芥汤下五丸。量儿大小以意加减。

《圣惠》治小儿急惊风，手足抽掣。白附子丸方

白附子炮裂　白僵蚕微炒　牛黄　麝香并细研　甜葶苈隔纸炒令紫色　蜣螂微炒，去翅、足。各一分　干蝎微炒　青黛细研。各半两　乌蛇肉三分，酒拌，炙令黄　蟾酥半钱　天浆子二七枚，内有物者　朱砂半两，细研，水飞过

上件药捣，罗为末，以猪胆汁和丸如绿豆大。每先以冷水研一丸，滴入鼻中，候嚏一、两声，便以温水研三丸服之。或吐出黏涎，得睡便差。

《圣惠》治小儿急惊风，身热口噤，四肢挛搐。龙脑丸方

龙脑　雄黄　芦荟　牛黄　铅霜以上各细研　丁香　木香　犀角屑　天浆子　胡黄连　蝎尾　白花蛇酒浸，去皮、骨，炙令黄。以上各一分　蟾酥半分，研入

上件药捣，罗为末，炼蜜和丸如梧桐子大。每服以桃心汤研下三丸。量儿

大小加减服之。

《圣惠》治小儿急惊风，口噤，手足抽掣，眼目直视，多吐涎沫，四肢壮热。鹤寿丹方

天浆子七枚，内有物者，微炒　蝉壳二七枚　牛黄　青黛　麝香各细研　蟾酥研入。各一两　朱砂细研，水飞过　防风去芦头　乌蛇酒浸、去皮、骨，炙令黄。各半两　蚕纸一张，烧灰　地龙三条，微炒

上药捣，罗为末，炼蜜和丸如黍米大。不计时候，以新汲水研下三丸。量儿大小以意加减。

《圣惠》治小儿急惊风，壮热，吐涎。红丸子方

朱砂细研，水飞过　蝎尾微炒。各半两　腻粉一分　巴豆五枚，去皮、心，纸裹，压去油

上件药研为末，用面糊和丸如黍米大。不计时候，以桃仁汤下二丸。量儿大小加减服之。

《圣惠》治小儿急惊风，搐搦不止。抵圣丸方

白附子　白僵蚕　赤箭　半夏　天南星　蚲蛴各一分　腻粉研入　乌蛇肉各半两

上件药并生捣，罗为末，用酒、薄荷汁各半盏，同熬为膏，和丸如绿豆大。不计时候，以温酒下三丸，看儿大小加减服之。

《圣惠》治小儿急惊风，口噤搐搦，多涎闷乱。蟾酥丸方

蟾酥研入　脑麝并细研，半钱　朱砂细研，二钱　青黛细研，一钱　白附子炮裂　干蝎微炒。各一分

上件药捣，罗为末，都研令匀，以猪胆汁和丸如绿豆大。先用奶汁化破一丸，滴在鼻内，良久，如嚏得数声，即便以薄荷汁下一丸。不嚏者，难治。看儿大小临时加减。

《圣惠》治小儿急惊风，痰涎口噤，手足抽掣。朱砂丸方

朱砂细研　犀角屑　铅霜研　天南星　白附子并炮裂　半夏汤浸洗七次，去滑　细辛　桂心　白僵蚕微炒　干蝎微炒。各一分　乌蛇三分，酒浸，去皮、骨，炙令黄　巴豆七枚，去皮、心，研，纸裹压去油

上件药捣，罗为末，一半用无灰酒一中盏熬为膏，入其余药末，同和丸如绿豆大。每服生姜自然汁少许，入竹沥一合，暖令温，下二丸。量儿大小加减服之。

《圣惠》治小儿急惊风，心胸痰涎壅闷，口噤，手足抽掣。水银丸方

水银入少许枣肉，研令星尽　腻粉　天南星炮裂　干蝎微炒。各一分

上件药捣，罗为末，同研令匀。用枣肉和丸如黍米大。不计时候，煎乳香汤下五丸。量儿大小以意加减。

《圣惠》治小儿急惊风，牙关紧急，筋脉抽掣，腰背强硬，口内多涎。雄黄丸方

雄黄　麝香　朱砂　牛黄各细研　水银用枣肉研，令星尽。各一钱　腻粉三钱　巴豆七枚，去皮、心，研，纸裹，压去油　半夏二钱，汤浸洗七遍，去滑　天浆子十枚，内有物者，微炒

上件药都研为末，以水银膏同研令匀，炼蜜和丸如黍米大。不计时候，以温酒下二丸。量儿大小加减服之。

《圣惠》治小儿急惊风，化涎除搐搦。百灵令丸方

黑铅　水银与黑铅二味同结作砂子，细研　天南星　白附子各炮裂　干蝎　蝉壳各微炒　天麻　牛黄细研。各一分　麝香细研，一钱

上件药捣，罗为末，糯米饭为丸如

黍米大。不计时候，温酒下三丸。

《圣惠》治小儿急惊风，多发搐搦，或夹食腹痛，面色变青、或大小便不通。真珠丸方

真珠末　白附子末　天南星末各半两　滑石末　腻粉各一分　巴豆三十粒，去皮，水浸三日，取出曝干，研如膏

上件药都研令匀，以糯米饭和丸如黄米大。百日以上儿以葱白汤下一丸；一岁两丸；三岁、四岁儿三丸。更量儿大小，看病虚实加减服。

《圣惠》治小儿初生及月内急惊风，客忤邪气，发歇搐搦，涎聚上壅。虎睛丸方

虎睛一对，酒浸，炙令干，先捣末　牛黄　青黛各细研　腻粉各一分　麝香细研，半分　干蝎七枚，微炒

上件药都细研令匀，用蟾酥半钱，以新汲水少许浸化如面糊，搜前药末，丸如麻子大。初生及月内即以乳汁化下一丸，百日以上儿二丸，足一岁儿薄荷汤下三丸。更量儿大小，加减服之。

《圣惠》治小儿急惊风甚者，宜服追风丸方

川乌头炮裂，去皮、脐　白僵蚕　干蝎并微炒。各一分　白附子　干姜　天南星并炮裂。各半分

上件药捣，罗为末，煮槐胶和丸如黍米大。不计时候，以温酒下五丸。量儿大小以意加减。

《圣惠》治小儿惊风，头热足冷，口噤面青，筋脉抽掣，多痰涎疾状甚者，宜服宣风丸方张涣名祛风丹

巴豆七枚，去皮、心研，纸裹，压去油，张涣用五个　川乌头一分，炮裂，去皮、脐。张涣用一枚　白附子　天南星并炮裂　腻粉研入。各一分

上件药捣，罗为末，入巴豆、腻粉同研令匀，以枣肉和丸如黍米大。不计时候，以薄荷汤下二丸。量儿大小以意加减。

《圣惠》又方

牛黄　麝香　青黛各一分　硫黄半分　巴豆三枚，去皮、心，研，纸裹压去油

上件药都研为末，以软饭和丸如黍米大。不计时候，以温水下二丸。量儿大小以意加减。

《圣惠》治小儿急惊风，搐搦，口噤。干蝎丸方

干蝎微炒　腊月紫驴护干细切，炒令焦黄　铅霜细研。各一分　真珠末一钱　虎睛一对，酒浸，微炙

上件药捣，罗为末，用鸱枭脑髓和丸如麻子大。不计时候，以乳汁下一丸，神效。二岁以上加丸服之。

《圣惠》治小儿急惊风，化痰涎，定搐搦，利脏腑。青黛丸方

青黛　半夏汤洗七次，焙干，麸炒黄色，为末　蟾酥各一分　甘遂末　腻粉　脑麝各一钱

上件药都细研，用汤化蟾酥和丸如粟米大。每服以薄荷汤化二丸，微泻是效，未泻再服。量儿大小加减服。

《圣惠》治小儿急惊风，痰涎壅毒，壮热腹胀。天南星丸方

天南星炮裂　水银以少枣肉研，令星尽　朱砂细研。各一分　金银箔并细研。各二十片　麝香细研，一钱　巴豆一枚，去皮，心，研纸裹压去油

上件药捣，罗天南星为末，都研令匀，炼蜜和丸如黍米大。一岁儿每服以暖水下一丸，取下恶物为效。二岁以上加丸服。

《圣惠》治小儿急惊风。青黛丸方

青黛一分，细研　蛇头一枚，涂酥，炙令黄　白僵蚕一两，微炒　半夏半两，汤洗

七遍去滑，张涣用一两　蟾酥三片，如柳叶大，铁器上焙

上件药捣，罗为末，以酒煮面糊和丸如绿豆大。不计时候，以薄荷汤化下三丸。量儿大小临时加减。

《圣惠》治小儿急惊风，壮热烦乱，大便结涩。续随子丸方

续随子去皮，别研　青黛　芦荟　胡黄连末　麝香各一分

上件药都细研，以糯米饭和丸如梧桐子大。不计时候，以薄荷汤或温水化破一丸服。未差再服。

《圣惠》治小儿急惊风，兼去心间涎。朱砂丸方

朱砂　砒霜各一分　豉三百粒　皂角一寸，炙黄焦　巴豆十五枚，去皮、心，研，纸裹压去油

上件药先研朱砂、砒霜为粉，次入豉、巴豆，都研令细，以枣肉和丸如黍米大。一、二岁儿每服以温水下一丸服，得吐泻为效。

《圣惠》治小儿急惊风，喉中涎，吐不出，咽不入。坏涎丸方

水银以少枣肉研，令星尽　雄黄　朱砂并细研。各一分　铅霜　甘草各半分

上件药都细末研，以糯米饭和丸如黍米大。每服以梨汁下二丸，化涎尽为度。

《圣惠》治小儿急惊风，化顽涎，利胸膈。水银丸方

水银以少枣肉研，令星尽　天南星生用。各一分　蛜蝌半两，生用，去足

上件药捣，罗为末，以枣肉和丸如绿豆大。不计时候，以薄荷汤下两丸。量儿大小以意加减。

《圣惠》治小儿急惊风。必效碧霞丹方

硫黄半分　腻粉一钱　青黛一分　巴豆七粒，研，去油

上件药都研令细，用软饭和丸如黍米大。不计时候，以薄荷汤下二丸。量儿大小加减服之。

《圣惠》治小儿急惊风，搐搦，坠涎。抵圣丸方

水银半两　麝香半分　天南星一两，生用

上件药捣天南星为末，次入水银，又以石脑油同捣，硬软得所；又以麝香捣三、二百杵，丸如绿豆大。不计时候，以薄荷汤化破一丸服之。量儿大小加减。

《圣惠》又方

天浆子三枚，生用　朱砂末一钱　干蝎七枚，生用

上捣、罗为末，以软饭和丸如粟米大。不计时候，以荆芥汤下二丸。量儿大小加减服。太医局牛黄金虎丹　治小儿急惊风。

牛黄研，二两半　雄黄水飞，一百五十两　天南星为末，用牛胆汁和作饼子，焙干。如无牛胆，即申法酒蒸七昼夜　白矾水飞，细研　天竺黄　腻粉各研，二十五两　天雄炮裂，去皮，脐，一十二两　生龙脑研，五两　金箔八百片，为衣

上为末，炼蜜搜和，每一两半作十丸，以金箔为衣。治急中风，身背强直，口噤失音，筋脉拘急，鼻干面黑，遍身壮热，汗出如油，目瞪唇青，心神迷闷，形体如醉，痰涎壅塞胸膈，喉中如拽锯声。每服一丸，以新汲水化灌之，扶坐，使药行化。良久，续以薄荷自然汁更研化一丸，灌之，立愈。肥盛体虚，多涎有风之人，宜常以此药随身备急，觉眼前暗黑，心膈闷乱，有涎欲倒，化药不及，急嚼一丸，新汲水下。小儿急惊风，一岁儿服绿豆大一丸，薄荷自然汁化，灌之。更量岁数，临时加减。有孕妇人

不得服。

钱乙小惺惺丸　解毒。治急惊风痫，潮热及诸疾虚烦，药毒上攻，躁渴。

腊日取东行母猪粪烧灰存性　辰砂水研，飞　蛇黄西山者，烧赤，醋淬三次，水飞，研，干用。各半两　脑麝各二钱　牛黄一钱。各别研

上以东流水作面糊丸，桐子大，朱砂为衣。每服二三岁两丸，钥匙研破，温水化下。小儿方生便宜服一丸，除胎中百疾，食后。

钱乙利惊丸方　治小儿急惊风。

轻粉　青黛各一分　天竺黄二钱　黑牵牛末生，半两

上同研匀，蜜丸豌豆大。一岁一丸，温薄荷水下，食后。

钱乙金箔丸　治急惊涎盛。

金箔二十片　天南星锉，炒熟　白附子炮　防风去芦头，切、焙　半夏汤浸七次，切，焙干，秤。各半两　雄黄　辰砂各一分　生犀末半分　牛黄　脑麝各半钱。以上六物研

上为细末，姜汁面糊丸麻子大。每服三五丸至一二十丸，人参汤下。如治慢惊，去龙脑，服无时。

钱乙龙脑散方

大黄蒸　半夏汤洗，薄切，用姜汁浸一宿，焙干，炒　甘草　金星石　银星石　寒水石　禹余粮　不灰木　青蛤粉

上各等分，同为细末，研入龙脑一字，再研匀。新水调一字至半钱，量儿大小与之。通解诸毒。本旧方也，仲阳添入甘松三两枝，藿香叶末一钱，金牙石一分，减大黄一半，治药毒吐血。神妙。

张涣已风丹方　祛风退急惊。

白僵蚕　干全蝎　白附子各半两　防风　天竺黄细研　钩藤各一两

上件为细末，炼蜜和丸鸡头大。每服一粒至二粒，点麝香荆芥汤化下。

张涣急风膏方　截急惊风，利胸膈。

好朱砂半两，细研，水飞，焙干　天浆子炒，为末　干全蝎为末。各二七个　腻粉一钱　青黛一钱，别研

上件都拌匀，入脑子半钱，研细，用软饭和成膏如皂子大。每服一粒，煎人参荆芥汤化下。

张涣软红膏方　治急惊潮搐涎盛者。

天南星一两，生用，别捣，罗为细末　朱砂半两，细研，水飞　水银一分，用真石脑油半盏，同研极细　干蝎梢四十九枚，为细末

上件一处拌匀，入脑、麝各一钱，再研枣肉，和于石臼中，捣三、五百下，硬软得所，成膏如皂子大。每服一粒，煎薄荷汤化下。神验。量儿大小加减。

张涣碧霞丹方　治急惊膈实涎盛者。

硫黄　腻粉　青黛各细研　朱砂细研，水飞。各一分　巴豆五粒，去心、膜、出油，别研

上件一处都研令细，滴水和如黍米大。每服五粒，以薄荷汤下，量儿大小加减。

张涣金箔膏方　急治急惊大便不通者。

金箔十片，别研　水银以枣肉少许研，令星尽　铅霜　水磨雄黄细研　干蝎取末　朱砂细研，水飞。各一分

上件都研为细末，取鹅梨汁和如绿豆大。每服二粒至三粒，麝香汤化下。

张涣银箔丹方　治急惊伏热潮发者。

银箔十片，别研　续随子去皮　青黛　芦荟四味各别研　胡黄连末各一分　麝香末一钱

上件同研匀细，以糯米饭和丸如绿豆大。每服一粒至二粒，煎薄荷汤下。

量儿大小加减。张涣虎睛丹方　治急惊心膈挟痰者。

虎睛一对，酒浸一宿，微炙为末　干蝎粉霜细研　青黛研　续随子研　真珠末研。各一分　麝香一钱，研

上件都拌匀，研细，以软粳米饭和丸如黍米大。每服五粒至七粒，薄荷汤下。更量大小加减。

张涣追风丹方　治急惊，潮发至困者。

干姜微炮　白僵蚕微炒黄。各半两　白附子　天南星炮裂。各一分　大川乌头一枚，炮裂，去皮、脐

上件捣，罗为细末，煮槐胶和丸如黍米大。每服十粒，温酒下。量儿大小加减。

《四十八候》牛黄丸　治急惊，风热，夜啼。

朱砂二钱　乳香　酸枣仁各一钱　雄黄二钱，醋煮

上为末，滴水丸如梧桐子大。每服一粒，金银薄荷汤下。

《石壁经》三十六种治急惊风。钩藤散方

钩藤　天竺黄　犀角屑　蝉蜕　甘遂煨　甘草炙黄

上各等分为末。每服半钱，金银薄荷汤调下，日进四服。

《石壁经》三十六种治急惊又方。

钩藤　胡黄连　硝石别研，半钱　甘草炙，一分

上为末。每服半钱，麦门冬熟水下。

《惠眼观证》睡惊膏　大治急惊，凡中惊后涎盛，亦宜服之。

赤脚蜈蚣一条　轻粉四匣子　巴豆七粒，不出油　汞用四个枣结，二钱　白附子尖四十个　蝎梢十四个　青黛抄二钱　麝香少许，研

上为末，于汞枣肉内都研匀。每服一皂大，薄荷汤磨下。如小儿近七岁，气盛涎多，须加倍服之。

《刘氏家传》一星散　治急惊，如伤风亦可服。

天南星一个，炮，水浸一宿　干蝎生，二七个，全　川乌尖炮后取二七个　朱砂一钱

上为末。急惊不问大小，金银薄荷汤下半钱，见吐为验，如胃脘无涎，只见汗出为验，后用熟水洗奶与吃，后吃和气药。

木香生　人参各一钱　丁香七粒　甘草少许，炙

上末之，饭饮调下半钱。

《刘氏家传》小儿急惊，手足抽缩，眼倒，奶不下。定命散

郁金二个大者，生，为末　蝎梢七个　干全蝎一个　腻粉炒，一大钱　朱砂一钱半　麝少许　巴豆七粒，去皮、心、脐，不去油，细研

上为末。急惊、痫疾，未满岁只一字，金银薄荷汤下，冷水调亦得。如初生至三五月，皆可一字以下。服药后良久，有吐涎下来，与拭却口内涎。暖处盖卧，汗出为度，不得当风吹着，良久，泻一两次即安。

《孔氏家传》治小儿急惊风，只用银液丹下之，立效。

黑铅半斤，炼十遍，秤取三两，再于铫子内熔成汁，以水银三两投入汁中，结成砂子，分为块，以母草十两，水煮半日，候冷，取出，入乳钵内，研细为度　上色铁粉五两，于乳钵内研，以浆水飞过，候干，秤取三两　朱砂半两，研　腻粉二两　天南星三两，为末

上件细研令匀，以面糊为丸如绿豆大。每服两丸，如有患，不计时候，薄荷蜜汤下，日可三服。大人丸如桐子，

姜汤亦得。赤白痢，二宜汤下；小便不通，灯心汤下；霍乱，木瓜汤下。

《孔氏家传》治阳证惊风。牛黄丸

牛黄　片白龙脑　熊胆各半钱　水磨雄黄半钱　骐驎竭　朱砂　木香各一钱　真蟾酥　麝香各一字

上一处研为细末，不入瓮，新粟米饭为丸小豆大。常服三丸，急病五丸，男左女右，鼻中灌为效。若五七岁，五七丸灌鼻内；一二岁至三四岁，三四丸灌。先以新汲水量多少化磨破丸为汁，方灌鼻内。

《王氏手集》治小儿急惊风方。豮猪粪

上掘地坑深尺余，以猪粪搅和水，澄清，取一茶脚许，以麝香服之，立醒。慢惊不可用。

《赵氏家传》治小儿急惊。龙齿膏

龙齿半两，水研，飞过　干山药　川甜硝　人参　寒水石炭火烧，水飞　甘草炙。各一两　朱砂二钱　脑麝各一钱

上件为细末。熟蜜和为三剂，三岁儿可服鸡头大，用薄荷汤化下。

《吉氏家传》治小儿急惊。镇心散

白附子　朱砂研。各一钱　全蝎　僵蚕各七个　琥珀半钱，研　天南星一个，水醋同煮令熟烂，焙，一字

上细末，入脑、麝少许。每服半钱，薄荷水调下。

长沙医者李刚中传治小儿因热急搐方。

蛇黄半两，火煅末，入好醋中淬一十四遍，候冷，为细末　雄猪粪南方取者，火煅，候冷，杵，半两　夜明砂秤二钱半，细研

上四味合一处，细研极匀，净器收。周岁以下并用半平钱；两月婴儿一字；周岁已上一平钱，并用麝香汤放温，调灌下。少定，未退，再进一服，立效。

长沙医者郑愈传桃红散　治小儿急惊风。

大天南星一个，去心，入朱砂二钱在南星内，用南星封口，上面再用生姜自然汁和面饼子裹，慢火内烧热，取出　蝎一个，全者　蜈蚣一条，二味用酒少许，煮干，焙

上件为末。每服一字，用金银薄荷汤调下。

长沙医者郑愈传水银丸　治小儿急惊诸药不治者。

水银砂子　黄柏末　黄芩末各半钱　风化朴硝　天南星炮末　青黛各一钱　全蝎十四个，焙干

上件七味同研细，方入砂子令匀，浸，蒸饼和为剂，丸如黄米大。一岁儿服二丸，温薄荷汤下，不计时候服。

长沙医者郑愈传问命散　治小儿急惊发搐。

蜈蚣一条　白僵蚕直者，比蜈蚣长

上件为末，男左女右，鼻内搐一字。

《圣惠》灸法：小儿急惊风，灸前顶一穴，三壮，在百会前一寸。若不愈，须灸两眉头及鼻下人中一穴，炷如小麦大。

慢惊风第三

《圣惠》论：夫小儿慢惊风者，由乳哺不调，脏腑壅滞，内有积热，为风邪所伤，入舍于心之所致也。其候乍静乍发，心神不安，呕吐痰涎，身体壮热，筋脉不利，睡卧多惊，风热不除，变化非一，进退不定，荏苒经时，故名慢惊风也。宜速疗之。

茅先生论：小儿生下有中慢惊风者，双目上视，双手搐搦，上喘，喉中涎响，乍静乍发，心神恍惚，不记人事。此候因惊横心舍而成；有因吐泻而成；有大

患痢而成；有久泻痢后脾虚，风邪所干，乘虚致此者。如见此候，急用小便和酒调睡惊膏方见本门中一服，须臾搐定，即吐两盏以来青沫黏涎，或三五盏以来，方得少苏，急进匀气散两服方见胃气不和门中，喉中由有一二分余涎，即下朱砂膏方见惊积门中，次日下醒脾散三服、有二方：一方见胃气不和门；一方见慢脾风门中。镇心丸两服方见一切惊门中。若伏热不退，即下大附散方见本门中，三日内即安。如见背母，摇头，嘘舌出口，咬奶，眼障泪出，偏搐，死候也，不治。

钱乙论慢惊：因病后或吐泻，脾胃虚损，遍身冷，口鼻气出亦冷，手足时瘛疭，昏睡，睡露睛，此无阳也，瓜蒌汤主之方见本门中。凡急慢惊，阴阳异证，切宜辨而治之，急惊合凉泻，慢惊合温补。世间俗方多不分别，误小儿甚多。又小儿伤于风冷，病吐泻，医谓脾虚，以温补之，不已，复以凉药治之，又不已。谓之本伤风，医乱攻之，因脾气即虚，内不能散，外不能解，至十余日，其证多睡露睛，身温，风在脾胃，故大便不聚而为泻，当去脾间风，风退则利止。宣风散主之方见本门中。后用使君子丸补其胃方未见。亦有诸吐痢久不差者，脾虚生风而成慢惊。

钱乙论阴痫坏病云：东都王氏子吐泻，诸医药下之至虚，变慢惊。其候：睡露睛，手足瘛疭而身冷。钱曰：此慢惊也，与瓜楼汤，其子胃气实，即开目而身温。王疑其子不大小便，令诸医以药利之，医留八正散等，数服不利，而身复冷。令钱氏利小便，钱曰：不当利小便，利之，必身冷。王曰：已身冷矣。因抱出，钱曰：不能食而胃中虚，若利大小便，即死，久即脾肾俱虚，当身冷而闭目，幸胎气实而难衰也。钱用益黄散方见胃气不和门中、使君子丸四服方未见。令微饮食，至日午，果能饮食。所以然者，谓利大小便，脾胃虚寒，当补脾，不可别攻也。后又不语，诸医作失音治之。钱曰：既失音，何开目而能饮食，又牙不噤而口不紧也。诸医不能晓，钱以地黄丸补肾方见虚寒门中。所以然者，用清药利小便致脾肾俱虚，今脾已实，肾尚虚，故补肾必安。治之半月而能言，一月而痊也。

钱乙论：慢惊得于大病之余，吐泻之后，或误取转致脾胃虚损，风邪乘之，凡小儿吐泻不止，即成慢惊，宜速治。似搐而不甚搐此名瘛疭，似睡而精神慢，四肢与口中气皆冷，睡露睛，或胃痛而啼哭如邪声，此证已危。盖脾胃虚损故也。

张涣论：小儿急惊风不除，进退不定，荏苒经时，乍静乍发，呕吐痰涎，潮搐甚者，名慢惊风病，宜速疗之。

《秘要指迷》论：凡小儿初生下，不问日数或忽患慢惊，醒后四肢厥冷，不知人事，但心中微暖。即用侧子汤服。

《五关贯真珠囊》小儿慢惊风候：凡慢惊风，身体不大热，似困而不睡，间惊哭不止，不肯食乳。此为慢惊风之候，因风盛而生也。

茅先生小儿受慢惊风候歌：

眼睛上视是风惊，手足频频搐不定。

喉内涎鸣先取转，化涎不下请量情。

茅先生小儿慢惊死候歌：

慢惊风候实难医，遍体昏沉壮热时，

睡卧多惊心不稳，手牵脚搐喘相随。

荏苒时多为此候，速令下药莫迟疑。

《玉诀》小儿慢惊虚风候歌：

长嘘啮齿面青黄，哯乳涎高胃气伤，

风盛涎高生搐搦，泻痢频频色不常。

此患先调其气，后退惊风，次下涎，调脏腑。即无误也。

《石壁经》三十六种慢惊将发候歌：

未发惊时先好睡，《四十八候》云：未发慢惊先重睡。睡中吐舌又摇头，

面青睹发如针立，《凤髓经》云：惊发面红毛发立。

壮热通身脚似钩。《凤髓经》四十八候云：更加手足一如钩。此候多因伤寒失治或奶母动作不定，是致发热或作吐泻，又复被寒邪苦楚，渐渐多睡，少汗，不食乳，手足软弱，或即曲硬，此当出汗，醒脾去风即愈。

吐乳作腥生气息，额中千颗汗珠流，

通肠表汗儿当差，若取之时泻不休。仍须先汗后下，其下旋旋，下之不可太猛，并两少温药生胃气。

此病冷气伤，腠理不通，蕴结为大患，未发先困，及发面青，头额有汗，吐乳腥臭。若有此疾，先解表，后用蛜蝌丸方见一切痫门中一二服。肥大者，微与下，次调气即安。如此不退，成慢脾风也。

《凤髓经》与此歌亦同，有注云：先与环煎散表方见夹惊伤寒门中，次乌犀膏散方见急慢惊风门中。

《石壁经》三十六种慢惊正发候歌：

恶心才作便生惊，吐泻频频气上侵，

舌赤唇红双眼闭，《凤髓经》此三句云：吐泻才生便恶心，霍乱吐乳汗柑侵，舌出唇绯双目闭。摇头发直一如针。此候亦主困伤，寒气已表发，毒气内淫伤于胃经，内热初感，所以多吐，或泻，渴不止。失治则主多困，困重则发搐，不至大，既紧，只是或时发手足微动，奈半月十日不愈，亦不能绝，多无汗，遍身干燥。当醒脾发汗去惊。

闷生气急搐双胁，口白生疮命不任，

此候未生宜早治，涎潮肺腑更难禁。《凤髓经》此一句乃云：有疮胃闭命沉沉。若气急则两胁微动，动则气短而喘也。更一句，用冷药太甚，逼毒气伤脾胃损，致令口中有疮出，若赤，犹可治。白疮满口如珠子者，目直视，睛不转，满面黑色无光，必死。

《凤髓经》此一篇云：小儿吐泻后成慢惊风，慢脾风。仍注云：如口未生疮，不妨先与白鹤丹，方见本门中次神白散。方见多睡门中

《小儿形证论》四十八候：吐泻传慢惊歌后说云：此候发时先吐逆，医人不识，却将调荣卫药与服，致令口生疮成恶候，先将蛜蝌丸方见一切痫门中下胸膈风涎，不吐后调气。

《惠眼观证》说云：慢惊形候，乍静乍发，或吐或泻、或因着扑，或以患痢，脾胃乘虚而作，若见肉晕，啼声有泪，手足微微掣动，急下慢脾汤药及以鲊[1]汤丸利之。方见急慢惊风门中。至次日，调气，兼进醒脾平胃化涎汤药调理。若先潮热，后口相牵一边，手足只搐一边，喉中作拽锯之声，不啼、无泪，此候不可治，三日中死，死后眼生障膜而五脏绝也。

长沙医者李刚中说云：阴静而缓，阴慢而迟。钱述慢惊得于大病之余，吐泻之后，或误服冷药，取转而肠胃虚弱，风邪乘之，似搐而不甚搐，似睡而露睛，手足瘛疭，或作鸦声者，此证已危，盖脾胃虚损故也。是足太阴脾、足阳明胃表里俱虚，相合受病，风淫所胜也。人皆以胃气为本。胃者，水谷之海，脾之大源，乘纳水谷，清者为荣，浊者为卫，脾气像土而居中洲，气血循环，以灌四傍。令小儿气血未定，五脏方成，复因乳哺不调，冷热相搏而致吐泻，久而不差，脾胃俱虚，风邪内乘，故面青，昏睛睡，口鼻气冷，手足瘛疭。医或以铁粉、水银、龙脑、朱砂之类，是抱薪而投火也。故钱用青州白丸子末、金液丹末量以轻重，参以分数，二物和合，米

[1] 鲊（zhǎ）：一种用盐和红曲腌的鱼。

饮调之，以主脾胃，候手足温即渐减之，复投以醒脾驱风之药。此钱之垂教龟镜也。又有慢脾风，亦与慢惊相似，但分别轻重耳。亦由小儿脾胃俱虚，风邪内乘也。

《圣惠》治小儿慢惊风，壮热，四肢拘急，痰涎壅滞，发歇不定。白僵蚕散方

白僵蚕　蝎尾　蝉壳各微炒　芦荟　朱砂　雄黄各细研　五灵脂　白附子炮裂。以上各一分　蟾头一枚，涂酥，炙令焦黄　牛黄　麝香各细研，半分　辟宫子二枚，涂酥，炙令黄

上件药捣，细罗为末，入研了药，令匀。不计时候，以薄荷汤调下半钱。看儿大小，加减服之。

《圣惠》治小儿慢惊风，心胸痰涎上攻，咽喉如呀，身体壮热，筋脉拘急，或时发歇抽掣。龙脑散方

龙脑细研，半分　雄黄　麝香　芦荟　青黛　牛黄　天竺黄　朱砂七味并细研　胡黄连　木香　丁香　熊胆　犀角屑　干蝎生用　腻粉以上各一分

上件药捣，细罗为散，同研令匀。不计时候，薄荷汤调半钱服之。量儿大小以意加减。

《圣惠》治小儿慢惊风，壮热心烦，发歇搐搦。牛黄散方

牛黄　麝香　雄黄　芦荟　天竺黄　夜明沙微炒　犀角末　胡黄连末　白僵蚕末各一分　干蝎末，一分半　熊胆半分　朱砂半两，细研，水飞

上都细研为散。不计时候，以薄荷汤调半钱服之。量儿大小以意加减，兼用少许吹入鼻中，良。

《圣惠》治小儿慢惊风，心神烦热，多惊，体瘦，四肢抽掣。犀角散方

犀角屑　天麻　白附子炮裂　干蝎微炒　麝香　牛黄细研。各一分　朱砂半两，细研，水飞　腻粉　晚蚕蛾各半分

上件药捣，细罗为散。不计时候，煎龙胆汤，放温，调下半钱。量儿大小以意加减。

《圣惠》治小儿慢惊风，发歇不止。牛黄丸方

牛黄　天竺黄并细研　犀角屑　胡黄连各半两　川芎　人参去芦头　白茯苓　丁香　钩藤　龙齿细研。各一分　龙脑半钱，细研　麝香一钱

上件药捣，罗为末，用木蜜和丸如绿豆大。每服以粥饮下三丸。量儿大小以意加减。

《圣惠》治小儿慢惊风，或发即戴眼向上，手足搐搦。乌犀散方

乌犀角屑　驴胎耳烧灰　干蟾烧灰　白僵蚕微炒　朱砂　雄黄　麝香　牛黄　天竺黄　青黛六味各细研　丁香以上各一分　羌活半两　独角仙三枚，微炙，去翅、足　雀儿饭瓮五枚　蚕纸一片，出子：者，烧灰

上件药捣，细罗为散，都研令匀。不计时候，以温水调下半钱。量儿大小加减服。

《圣惠》治小儿慢惊风及天瘹。麝香散方

麝香　牛黄并细研　腻粉　干蝎　白附子炮裂。各一分

上件药捣，细罗为散。不计时候，以薄荷汁调下一字。量儿大小，加减服之。

《圣惠》治小儿一腊后月内，忽中慢惊风及无辜之候。朱砂散方

朱砂　牛黄　麝香细研。各一分　干蝎十四枚，微炒　雀儿饭瓮二十七枚，麸炒令黄，去壳

上件药细研为散。不计时候，以乳汁调下半钱，薄荷汤调下亦得。更看儿

大小以意加减。

《圣惠》治小儿慢惊风，坠涎。真珠丸方

真珠　牛黄　朱砂　雄黄　腻粉各一分

上件药都细研，用粳米饭和丸如黄米大。一二岁儿，每服以薄荷汤下三丸，日三服。量儿大小以意加减。

《圣惠》治小儿慢惊风，胸膈多涎，迷闷口噤，发歇搐搦，纵睡多惊。比金丸方

牛黄　麝香　雄黄各细研，一钱　乌犀角屑　朱砂细研　乌蛇肉炙令黄　干蝎微炒　水银　天南星　羚羊角屑各一分　雀儿饭瓮三十枚，内有物者，微炒　金银箔各二十一片，与水银三味同研为砂子

上件药捣，罗为末，都研令匀，炼蜜和丸如绿豆大。不计时候，以薄荷汁下三丸。量儿大小加减服之。

《圣惠》治小儿慢惊风，搐搦。天竺黄丸方

天竺黄　牛黄　麝香　朱砂各细研，一分　龙脑　雄黄　芦荟各细研　胡黄连　腻粉　熊胆　丁香　木香　犀角屑各半分　雄蚕蛾十四枚　金箔十四片，细研

上件药捣，罗为末，都研令匀，炼蜜和丸如绿豆大。不计时候，以粥饮下三丸。量儿大小加减服之。

《圣惠》治小儿慢惊风热，筋脉跳掣，精神昏闷，风涎不利，宜服天麻丸方

天麻　干蝎生　防风去芦头　白僵蚕生用　白附子生。各一两　甘草炙微赤，锉　朱砂　雄黄　牛黄　麝香各细研，并一分

上件药捣，罗为末，研入朱砂等四味，令匀、炼蜜和丸如绿豆大。不计时候，以薄荷汤化破三丸服之。看儿大小临时加减。

《圣惠》治小儿慢惊风，体热多涎，发歇搐搦。青黛丸方

青黛　牛黄并细研　蜗牛炒令黄　白附子炮裂　白僵蚕微炒　胡黄连各一分　乌蛇一两，酒浸，去皮、骨，炙令黄　干蝎二七枚，微炒　朱砂半两，细研，水飞过　麝香一钱，细研　蟾酥三片，如柳叶大，铁上焙焦　狗胆二枚，取汁

上件药捣，罗为末，入狗胆汁与糯米饭和丸如黄米粒大。一二岁儿，以薄荷汤下三丸，日三服；三四岁儿服五丸。

《圣惠》治小儿慢惊风及取风涎积聚。牛黄丸方

牛黄细研　甘草炙微赤，锉　黄连去须　陈橘皮汤浸，去白瓤，焙　天南星　白附子并炮裂　黑附子炮裂，去皮、脐　干蝎微炒，半夏汤洗七遍，去滑　硇砂　朱砂各细研　犀角屑各一分　麝香细研，半分　水银烧枣瓤一处，别研，星尽　硫黄细研。各半两　金箔二十片，细研　巴豆十枚，去皮、心、膜，别研，压去油

上件药捣，罗为末，都研令匀，以面糊和丸如黍米大。每服以甘草薄荷汤下三丸至五丸。

《圣惠》治小儿慢惊风，兼有疳气，壮热及乳哺减少。丁香丸方

母丁香半钱　胡黄连　腻粉　芦荟　雄黄　牛黄　铅霜四味并细研。以上各半分　朱砂　麝香　青黛　天竺黄各细研　蝎梢微炒　白附子炮裂。以上各一分

上件药捣，罗为末，取五月五日粽子尖和丸如绿豆大。不计时候，以粥饮下三丸。量儿大小以意加减。

《圣惠》治小儿慢惊风，四肢拘急，心胸痰滞，身体壮热。朱砂丸方

朱砂细研，水飞过　麝香细研　天南星　白附子并炮裂　干姜炮裂、锉　巴豆去皮、心，研，压去油，以上各半两　牛黄一

分，细研　天麻　干蝎微炒。各半两

上件药捣，罗为末，炼蜜和丸如黍米大。每服以乳汁下一丸，荆芥汤下亦得。量儿大小以意加减。

《圣惠》治小儿慢惊风及天瘹、惊热。保命丸方

牛黄　青黛　朱砂　麝香各细研　干蝎　白僵蚕　蝉壳各微炒　白附子　天南星各炮裂　犀角屑　天浆子麸炒令黄，去壳　天麻以上各一分　蟾酥半分，研入

上件药捣，罗为末，用獖猪胆汁和丸如绿豆大。不计时候，用薄荷汤下三丸，又以水化二丸，滴入鼻中，令连连嚏，后再服。更在临时，量儿大小增减。

《圣惠》治小儿慢惊风，搐搦，发歇不定，喉中涎聚，时作声，渐觉虚羸，不下乳食，眼涩多睡。朱砂丸方

朱砂细研，水飞过　雄黄细研　干蝎微炒　水银以铅一分结为砂子。各半两　牛黄　龙脑　硇砂各细研　腻粉以上各一分

上件药，先研水银砂子令细，与诸药同研，入枣肉和丸如绿豆大。百日以上儿以薄荷汤下一丸；一岁儿两丸；二三岁儿三丸。取下黏涎、恶物为效。此药慢善不泻，但是虚困瘦悴，宜与服之，神效。

《圣惠》治小儿慢惊风，精神昏迷，痰涎逆上，咽喉中作声，有时口噤，发歇搐搦。如圣丸方

牛黄二钱　朱砂　龙齿三味，并细研　犀角屑　雄黄　人参去芦头　白茯苓　钩藤　羌活各一分　麝香一钱，细研　蝉壳二七枚，微炒　甘草半分，炙微赤，锉

上件药捣，罗为末，入研了药，同研令匀，以枣肉和丸如绿豆大。不计时候，煎犀角汤化下三丸，量儿大小以意加减。

《圣惠》治小儿慢惊风，面青口噤，四肢拘急。七圣丹方

朱砂　牛黄并细研　羌活各一分　麝香一钱，细研　白僵蚕　蝎尾各七枚，微炒　天南星半两，炮裂

上件药捣，罗为末，用枣肉和丸如绿豆大。不计时候，以薄荷汤下三丸。看儿大小加减服之。

《圣惠》治小儿慢惊风，多涎昏闷，或口噤搐搦，发歇作时。保生丹方

朱砂细研，水飞过　天麻　白附子炮裂　白僵蚕微炒　干蝎头、尾全者，微炒。各半两　干姜炮裂，锉　牛黄　麝香并细研。各一分

上件药捣，罗为末，入研了药，同研令匀，炼蜜和丸如麻子大。不计时候，以金银汤下三丸。量儿大小以意加减。

《圣惠》治小儿慢惊风，搐搦，吐涎。乌犀丸方

乌犀角屑　羚羊角屑　麝香　芦荟　雄黄　朱砂　牛黄五味并细研　胡黄连　丁香　半夏浆水一升，煮尽为度，切破，晒干。各一分　龙脑一钱，细研　天南星一两，用酒一升，煮尽为度，切破，煨干

上件药捣，罗为末，入研了药，更研令匀，铫子内火上化石脑油和丸如绿豆大。不计时候，以温酒化下一丸，金银薄荷汤下亦得。

《圣惠》治小儿慢惊风，四肢搐搦。五灵脂丸方

五灵脂　附子生用，去皮、脐　天南星　干蝎各生用，一两　蝉壳半两，生用

上件药捣，罗为末，以酽醋二大盏，以药末一两同煎成膏，入余药末和丸如绿豆大。未满月儿以乳汁化破一丸服，二岁以下二丸，渐大以意加之。鼻上汗出为效。

《圣惠》治小儿慢惊风，壮热，手足拘急。龙齿丸方

龙齿　朱砂细研　白芥子微炒　水银各一分　金银箔各二十片，与水银三味同结为砂子　麝香细研　阿魏面裹，煨面熟为度。各一钱

上件药捣，罗为末，都研令匀，炼蜜和丸如黍米大。每服以温酒下三丸。量儿大小以意加减。

《圣惠》治小儿慢惊风，多涎，腹胀，发歇搐搦。万灵丹方

牛黄细研，一钱　麝香　熊胆　腻粉并研入　木香各半钱　朱砂一分，细研　干蝎五枚，微炒　巴豆二枚，去皮、心，生研　白附子三枚，炮裂　蝉壳七枚，微炒

上件药捣，罗为末，都令研匀，炼蜜和丸如黍米大。每服以薄荷荆芥汤下三丸。量儿大小加减服之。

《圣惠》治小儿慢惊风，痰涎壅闷，发歇搐搦。回生丹方

白附子　天南星各炮裂　白僵蚕微炒　天麻　桃胶以上各一分

上件药捣，罗为末，以烂饭和丸如黍米大。每服以温薄荷酒下三丸。量儿大小加减服之。

《圣惠》治小儿慢惊风及天瘹、夜啼。返魂丹方

蝙蝠一枚，去翼、肠、肚，炙令焦黄　人中白细研　干蝎微炒。各一分　麝香细研，一钱

上件药捣，细罗为散，入研了药，同研令匀，炼蜜和丸如绿豆大。每服以乳汁研下三丸。量儿大小，加减服之。

《圣惠》治小儿慢惊风及疳热。龙脑丸方

脑麝　朱砂　牛黄　天竺黄　雄黄六钱，并细研　丁香末　犀角末以上各一分　蟾酥半分，研入

上件药都研令匀，用猪胆一枚，别入黄连末一分，入在猪胆内，系却，以浆水一碗入铫子内，煮尽取出，与药末和丸如黍米大。一二岁儿以温水下一丸。欲吃，先用一丸子研破，吹入鼻中，得嚏为效。

《圣惠》治小儿慢惊风及天瘹、热疳、心惊悸等。玉液丹方

白附子　白僵蚕各生用　赤箭　腻粉以上各一分

上件药以三味捣，罗为末，入腻粉同研令匀，炼蜜和丸如麻子大。一二岁儿，每服以熟水下三丸，三四岁每服五丸，日二三服。量儿大小以意加减。

《圣惠》治小儿慢惊风，发歇不定。天浆子丸方

天浆子麸炒令黄，去壳　蝉壳微炒。各二七枚　棘刺三七枚，微炒　蚕纸二张，烧灰　防风一两，去芦头　朱砂　麝香各细研，一分

上件药捣，罗为末，都研令匀，炼蜜和丸如麻子大。一二岁儿每服五丸，连夜三服。量儿大小以意加减。

《圣惠》治小儿慢惊风，搐搦，烦热。犀角丸方

犀角屑　麝香　牛黄　青黛各细研　地龙微炙。各一分　天浆子麸炒，去壳　蝉壳微炙。各二七枚　乌蛇酒浸，去皮、骨，炙令黄　朱砂细研，水飞过　防风去芦头。各半两　蚕纸一张，烧灰　蟾酥半钱，铁器上焙过，研

上件药捣，罗为末，入研了药，都研令匀，炼蜜和丸如黍米大。每服以温薄荷汤下二丸。先研一丸，着新汲水化，滴在鼻中，得嚏为效。量儿大小加减服之。

《圣惠》治小儿慢惊风，上膈多涎，精神昏闷。麝香丸方

麝香细研　半夏汤洗七次，去滑。各一分　白附子炮裂　牛黄细研，各半两　犀

角屑三分　猪胆一枚，干者　蟾酥如柳叶大二片，铁器上焙　天浆子十枚，麸炒令黄，去壳

上件药捣，罗为末，用面糊和丸如黍米大。一二岁儿每服五丸。未差，频服。量儿大小以意加减。与急惊风门中《圣惠》天浆子丸味同，而分两不同。

《圣惠》治小儿慢惊风。天南星煎丸方

天南星细锉，以水二盏，微火煎至半盏，去滓，重煎如膏，元诸药末　天麻各一两　白附子半两，炮裂

上件药捣，罗为末，以天南星煎和丸如绿豆大。三五岁儿，每服以薄荷汤下二丸；五六岁儿每服三丸，日再服。量儿大小，以意加减服。

《圣惠》又方

雀儿饭瓮有虫者　白僵蚕　干蝎二味微炒。各三枚

上件药捣，细罗为末。每服以麻黄汤调下一字，日三服，汗出为效。三岁以上即加之。

《博济方》治小儿慢惊，坠涎、安虫。其状多因久患脾胃虚弱，风邪中人而作此疾。桃红丸

绿矾一两半　赤脚乌半两

上件二味同为细末，作稠面糊为丸如绿豆大。每服用温米饮下三丸，次吃补虚丸。

《博济方》补虚丸

新罗白附子汤洗，去皮　大半夏各一两

上件二味各用白汤浸三日，每日换水三度，取出焙干为末，以生姜自然汁，着两钱姜末煮糊，和为丸如绿豆大。每服三丸，温粟米饮下。

《博济方》治小儿慢惊风、搐搦及天瘹似痫者。牛黄朱砂丸

牛黄半钱　朱砂一钱　蝎梢二七枚　麝香半两　黑附子尖三个　雄黄少许　巴豆一粒好者，灯上烧令皮焦，剥去皮，用肉

上件七味一处研，令匀如粉，以寒食蒸饼和为丸如萝卜子大。浓煎荆芥汤下一丸，以衣被盖，少时汗出。如天瘹、搐搦、开口不得者，便用苦柳蒸蒜，入盐同杵，涂药一丸在儿后心上，以前蒜蒸下饼子，盖之。用手帛子系定。更服一丸化破，入麝香少许，以前汤下之。觉口内蒜气，浑身汗出，立差。须用端午日合。忌鸡、犬，妇人见。

《博济方》治小儿体热，忽发吐逆，夜多惊啼，荏苒不解，或泄或秘，变成慢惊，或为疳疾等状。定搐搦，疗疳病，坠痰涎，镇心神。如圣青金丹

龙脑一钱　麝香　腻粉各一分　香墨一钱半　使君子两个，以白面裹，慢火煨令面熟　白面三钱　青黛二钱　金银箔各一十片，如无少用

上件九味同研令细，滴井花水和丸如鸡头大。患慢惊用冷薄荷水化下一丸，服讫，须臾便睡，睡觉立愈，后更服三两服。如些小惊着及急惊，只服半丸以下。慢惊随大便取下涎一合以来。神效。

《养生必用》治小儿阴痫，多睡，手足冷，时瘛疭，且视乳食不进。钩藤饮子泽方

钩藤钩子三分　白僵蚕去丝、嘴，炒　芎　蝉蜕去头、翅、足，炙　蛇蜕炙　甘草炙。各一分　蜣螂去头、翅、足，炙，三枚

上为末，药二钱，水一盏，姜五片，煎至七分，去滓。量与服，一服作三四次灌。若审是阴痫，即以药二钱，炮过、去皮、脐附子指面大，依前煎，温服，日三夜二。

《养生必用》治小儿阴痫，体热，

虚瘠，多睡方。

乌蛇酒浸软，去皮、骨，取肉焙　蝎梢　白僵蚕去丝、嘴、铿，微炒　白附子　青黛以上各一分　蜣螂五枚，去头、翅、足、炙令焦　蟾酥二皂子大

上为细末，蜜丸，桐子大。汤浸大叶薄荷水化半丸，灌儿鼻中，候嚏，方可医。用金银汤化一丸，温服，日二、三。

古方至圣来复丹　治小儿慢惊云：此药二气配，类阴阳均平，非独阴独阳，有天地中和之气，可热可冷，可缓可急。治人阴阳不调，冷热相制，荣卫差错，心肾不升降，水火不交养；丈夫、女人，老寿、稚婴，危急证候，并可救治。但一点胃气在，无不获安。邪热炎上，烦躁，一服定；冷气攻、注痛，一服定；患膈痞，寒热不可忍，肾邪攻胁，注痛不可转动者，一服定；诸霍乱，吐泻水谷，汤药不住，一服定；大段吐逆，手足逆冷，脚转筋，两服定：暖气复生，着热烦躁，昏塞旋倒，不省人事，一服定苏。以上病证，并不逾时见效。若泻痢，不问赤白冷热，量患浅深。与服非时，吐逆气痞，食饮不下。以上病每服二十粒，并早晨粥饮下；甚者三十粒、轻者十五粒，童稚十粒，婴儿三五粒，新生一二粒，化破。小儿因惊成痫，发歇多日，变成虚风，作慢惊者，三粒、五粒并吃，两服定慢惊。本非气衰也，若已绝者，亦一时暂生，终不救。胃气在，虽困，无不救者，大人亦然。但是脏腑病，一切危急不识证候者，此药非与常药一同，乃灵圣救人之宝，其色随四时变动，深宜宝秘，勿轻妄传，甚妙，不可具述。列方于后：

灵脂　青皮　硫黄　硝石于瓷器内，文武火消，令匀，勿令太过，研细，慢火炒黄色　陈皮不去白。各二两　太阴玄精石一两

上件为末，水煮面糊为丸如梧桐子大；小儿如麻子。看大小加减服之。

茅先生小儿慢惊风睡惊膏方

青黛末好者半钱，次一钱匕　全蝎二七个　川巴豆七片，汤浸，去皮、心、膜；又用冷水浸一宿，纸揩干　轻粉重半钱　水银重一钱

上以枣肉四个，研杀水银星尽，可入前药，都为末，研成膏，用单裹角，周岁用丸如此○大。看儿大小加减用之。用童子小便和酒，磨此药灌下。如儿子牙噤，口不开，却将药三二滴，滴入鼻中，其口自开，便灌下药，不久，通下涎来。便依形候，次看病用药。

茅先生小儿慢惊风，下涎后，伏热不退。回阳大附散　退伏热方。

大附子炮　人参　前胡　桔梗去芦头。各半两　木香一分

上为末。每服半钱，用姜汤调下。

钱乙栝楼汤　治慢惊方。

栝楼根末二钱　白甘遂末一钱

上同于慢火上炒焦黄，研匀。每服一字，煎麝香薄荷汤调下，无时。

钱乙宣风散　治慢惊方。

槟榔二个　橘皮　甘草炙。各半两　牵牛四两，半生用，半炒熟

上为细末。三二岁蜜汤调下半钱以上、一钱，食前。

钱乙温白丸　治小儿脾气虚困，泄泻、瘦弱，冷疳，洞利，及因吐泻，或久病后成慢惊，身冷、瘛疭方

天麻生，半两　白僵蚕炮　白附子生　干蝎去毒　天南星铿、汤浸七次，焙。各一分

上同为末，汤浸寒食面为丸如绿豆大，丸了，仍于寒食面内养七日，取出。末及养七日，合成便服之。每服五七丸至三

二十丸，空心，煎生姜米饮。渐加丸数，多与服。

钱乙治小儿吐泻，或误服冷药，脾虚生风成慢惊方。

大天南星一个，重八、九钱以上者良

上用地坑子一个，深三寸许，用炭火五斤烧通赤，入好酒半盏在内，然后入天南星，却用炭火三、两条，盖却坑子，候天南星微裂，取出，锉碎，再炒匀熟，不可稍生，于冷，为细末。每服半钱或一字，量儿大小，浓煎生姜防风汤，食前调下，无时。

钱乙又方

半夏一钱，汤洗七次，姜汁浸半日，晒❶干 梓州厚朴一两，细锉

上件米泔三升同浸一百刻，水尽为度，如百刻水未尽，少加火熬干，去厚朴，只将半夏研为细末。每服半字、一字，薄荷汤调下。无时。

钱乙钩藤饮子 治吐利、脾胃虚风、慢惊方。

钩藤三分 蝉壳 防风去芦头，切，焙 人参切去须，焙 麻黄去节，秤 白僵蚕炒黄 天麻 蝎尾去毒，炒。各半两 甘草炙 川芎各一分 麝香一钱，别研入

上同为细末。每服二钱，水一盏煎至六分，温服。量多少与之。寒多者加附子末半钱，无时。

钱乙羌活膏 治脾胃虚，肝气热盛生风，或取转过，或吐泻后为慢惊者。亦治伤寒，用无不效。

羌活去芦头 川芎 人参切去须 赤茯苓去皮 白附子炮。各半两 天麻一两 白僵蚕酒浸，炒黄 干蝎去毒炒 白花蛇酒浸，取肉，焙干。各一钱 川附子炮，去皮脐 防风去芦头，切焙 麻黄去节，秤。各三钱 豆蔻肉 鸡舌香母丁香也 藿香叶 沉香 木香各二钱 轻粉一字 珍珠末 麝香 牛黄各一钱半 龙脑半字 雄黄 辰砂各一分。以上七味各别研入

上同为细末，熟蜜丸剂，旋丸大豆大。每服一二丸，食前，薄荷汤或麦门冬汤温化下。实热、急惊勿服，性温故也。服无时。古今论鸡舌香者，同异纷纷，或以为番枣核，或以为母丁香，互相排抵，竟无定说。孝❷忠以谓最为易辨，所以久无定说者，惑于其名耳。古人命药，多以其形似者名之，如乌头、狗脊、鹤虱之类是也。番枣核、母丁香本二物，以其皆似鸡舌，故❸名适同。凡药物名同实异，如金樱、地锦之类，不足怪也。如鸡舌香二种，各有主疗。番枣核者，得于乳香中，今治伤折药多用之。母丁香，即丁香之老者，极芳烈，古人含鸡舌香乃此类也，今治气、温中药多用之。所谓最为易辨者，如此。

张涣麝香饼子方 治慢惊，因吐痢生风，及心肺中风，尤宜服之。

川乌头炮，去皮、脐 天南星炮 干蝎梢 白花蛇酒浸一宿，去皮、骨，焙干。各半两 干赤头蜈蚣二条，酒浸酥，炙黄

以上并捣，罗为细末，次用：

朱砂细研，水飞 铁粉 乳香 牛黄并细研。各一分 好真麝香半两，另研

上件都一处研细，拌匀，酒煮白面糊，候冷，和为饼子如鸡头大。每服一粒至二粒，煎人参薄荷汤化下。量儿大小加减。

张涣乌梢丹方 治慢惊因吐利后生风，及心肺中风尤宜服之。

乌梢蛇二两，水浸，去皮、骨 天麻 白附子 干全蝎 人参去芦头 半夏汤洗

---

❶ 晒：原作“腔”。据《小儿药证直诀》卷下本方改。

❷ 孝：《小儿药证直诀》卷下作“季”。

❸ 故：原作“散”。据《小儿药证直诀》卷下改。

七次　川附子炮裂，去皮、脐　天南星微炮　防风锉。各一两　天浆子二十一个，微炒

上件十味一处用好酒浸二宿，取出，焙干，捣、罗为细末，次用水磨雄黄、辰州朱砂各一两，同细研，水飞焙干，同上件药十味一处拌匀，入麝香二钱、生龙脑一钱研匀细，糯米饭和丸如黍米大。每服七粒至十粒，或十五粒，煎金银薄荷汤下。神验。量儿大小加减。张涣螵蛸膏方　治慢惊，久不差。

真桑螵蛸七个，炒微黄　天麻半两　白僵蚕拣直者，微炒　蝎梢　麻黄去根、节。各一分

以上捣、罗为细末。次用：

朱砂半两，细研，水飞　乳香一分，研　硼砂研　麝香各一钱　龙脑半钱

上件都一处拌匀，炼蜜和成膏如鸡头大，用金箔裹之。每服一粒，煎荆芥薄荷汤化下。张涣青金膏方　治吐利生风，变成慢惊。

白附子　乌蛇梢肉酒浸一宿，焙干　干蝎梢　天麻　青黛研。各一分　川附子一枚，炮，去皮、脐　麝香　天竺黄各研一钱

上件先将乌蛇梢肉等五味先捣为细末，次入青黛、麝香、天竺黄三味，拌匀，炼蜜成膏如皂子大。煎人参薄荷汤化下。

张涣大青丹方　治慢惊潮发，荏苒不差。

蝎蛸　白附子　白僵蚕炒炙　木香　槟榔各一分　干蛤蟆二个，烧灰

以上捣、罗为细末，次入：

青黛　续随子各研一分

上件同诸药一处拌匀，用糯米饭和丸如黍米大。每服十粒，点麝香薄荷汤下。量儿大小加减。

张涣宁眠散方　治慢惊潮搐，不得安卧。

天南星炮裂　人参去芦头　白附子各半两　干蝎二十一个　干赤头蜈蚣一条，酒浸，酥炙微黄

以上捣、罗为细末。次用：

乳香　血竭各研一分

上件同诸药拌匀。每服一字至半钱，用好酒少许浸薄荷煎汤调下，每儿潮搐服之，得眠睡是验。次用辰砂膏相兼服之。

张涣辰砂膏方　治慢惊潮搐昏困甚者。

大附子一个重六、七钱以上者，炮，去皮、脐，去顶，刻一孔窍子，入粉霜、硇砂霜各半钱入孔窍中，却用取下附子末填满窍子，用木炭火烧存性，次用　天南星半两，炮裂　蝎梢　羌活各一分

上件同捣，罗为细末。次用好朱砂半两，细研、水飞，入诸药内，同拌匀，炼蜜成膏，和如鸡头大。每服一粒至二粒，点麝香薄荷汤入酒三二点同化下。

张涣寸金散方　吐痢后生慢惊风及心肺中风，尤宜服之。

蛇头一个，酒浸，焙干　干全蝎　麻黄去根节。各一钱　赤头蜈蚣一条，酥炙　草乌头一枚，炮，削去皮

上件捣，细罗为末。每服一字，入龙脑半字，同温酒调下。量儿大小加减。

张涣妙圣散　治小儿慢惊风久不差，两手搐搦不定。

干赤头蜈蚣一条，葱汁浸一日一夜，焙干　草乌头尖二七个，薄荷生姜自然汁浸一日一夜，焙干，同捣、罗为末　麝香一钱　龙脑半钱以上，二味各研细，入前药拌匀

上件都为末，拌匀。每用半字，以笔管吹入儿两鼻中，候两手定，方可兼服诸惊风药。

《九籥卫生》薰陆香丸　疗小儿虚

风、慢惊、潮搐、瘛疭，安神魂，益心气方。

血竭半两　乳香一分

上件同研细，火上炙为丸，干时，滴水丸如酸枣大。每服一丸，薄荷酒化下。兼理妇人产后血晕，不省人事。

《旅舍备用》钩藤饮　治小儿吐痢后，脏虚，慢惊，手足时瘛疭，多睡，眼上视，乳食不进方。

钩藤钩子三分　川芎　白僵蚕去嘴、炒　蝉蜕去足。各半两　蛇皮　甘草各炙一分　蜣螂五枚，炙，去头、翅、足　附子炮，去皮、脐，半两

上为末。每服二钱，水一盏煎至六分，去滓，温分三服。急惊有热证，去附子不用。

《万全方》治小儿慢惊风及天瘹、惊热。保命丸方

牛黄　脑麝　青黛　朱砂各研　干蝎　白僵蚕　蝉壳各微炒　天麻　白附子炮　犀角屑　天南星炮裂　浆子麸炒令黄，去瓤。各一分　蟾酥半分，研入

上件捣、罗为末，用猪猪胆汁和丸如绿豆大。每服三丸，薄荷汤下。又以水化二丸，滴入鼻中，令连连嚏后再服。更临时量儿大小以意加减。

《万全方》治小儿慢惊风，四肢搐搦。熊胆丸

熊胆　五灵脂别研，杵为末，飞过　附子　天南星　干蝎三味生用。以上各半两　蝉壳去头、足，生用，一分

上件捣，罗为末，以百沸汤化熊胆、五灵脂二味，入银器中熬成膏，和入余药末，丸如绿豆大。未满月儿以乳汁化破一丸，二岁以下二丸，渐大以意加之，汗出为效。

《石壁经》三十六种治慢惊，先宜用解表散方。

荆芥　杏仁去皮、尖，或炒黄色，别研。各半两　京芎二钱　麻黄去节　防风　甘草炙。各半两　赤茯苓半两或三钱半

上为末。每服一钱，葱白三寸，姜三片，水一盏，煎三、五沸，连进二服。汗出避风，或煎此汤调下。如常服，葱汤下半钱。慢惊用平凉药，便宜审细。

《石壁经》三十六种慢惊将发，用白术麻黄散方。

白术炮　干葛各一分　麻黄半两，去节

上件为末。每服半钱，荆芥汤下。服后忌冲风，须有汗如水出，再进一二服。如困睡不省，即宜下琥珀散。

又琥珀散方

上色朱砂　真珠末　芍药　铅白霜

上等分为末。每服半钱，薄荷汤调下。

《石壁经》三十六种慢惊风正发，用治心烦、哕恶方。

人参　甘草炙　木香　沉香　藿香叶　白术各一分

上件为末。每服一钱，饭饮调下。

《凤髓经》白鹤丹　治小儿慢脾风不醒，四肢冷，不食，呕逆，渐生风疾。

白花蛇肉半两，酒浸，去皮、骨，炙黄焦　白附子生用两个　白僵蚕去丝　天南星去皮，红酒煮　天麻　轻粉各一分

上为末，法酒煮面糊为丸如此〇大。薄荷汤入酒一滴化下。慢惊用银粉药，宜审用之。

《惠眼观证》甘乳散　定慢惊风搐搦，先用乳香，甘遂药压涎，定搐。凡慢惊风，未敢下涎，且用此二药煎服，待涎不声、不搐，方通利。其方在搐搦门。

白附子　川乌头并烧存性。各一钱，先各以一两，可烧得二钱　朱砂　硼砂各一钱　脑麝各少许

上为末。薄荷汤调下一钱至二钱。

国医李安仁传酒煎附子四神丹　治小儿慢惊；又治一切虚冷之疾。升降阴阳，顺正祛邪，消风冷痰涎，散结伏滞气，通利关节，破瘀败凝涩，奔冲矢经之血，接助真气，生续脉息，补肾经不足，利膀胱小肠秘积，固气定喘，止逆，压烦躁，养胃气，疗五脏亏损，下虚上壅，胸中痰饮，脐腹冷积，奔豚气冲上下，循环攻刺疼痛，脾寒冷汗，中风痿痹，精神昏乱，霍乱吐泻，手足逆冷，阴毒伤寒，四肢厥逆，形寒恶风，响暗睡卧，乍静乍乱。妇人产后诸血气逆潮，迷闷欲绝，赤白带下，崩漏不止，应久新诸病未能辨别虚实、冷热证候，用药未效，悉宜此药。分匀阴阳，气正，便遂安和。至不得已详证乃服。

水窟雄黄　雌黄　辰砂　透明硫黄

上四物各半斤，并别研，水飞过，渗干，再同研匀。用烧药合子一个，看大小用。临时先以牡丹根皮烧烟熏合子，令酽烟气黑黄色，入前四物在内，约留离合子口下及一指，以醋调腊茶作饼子盖定，与合子口缝平，用赤石脂泥固济合子，用合盖之令严，却用纸筋、盐、泥通裹合子，固济约厚一指，放令极干，初用炭火烧热，次加少火，烧令通赤。常约令火五斤以来，渐渐添，火气小却添至五斤以来，照顾勿令炭厚薄不一，可添至三秤，得济，去火，渐令冷，入在地坑内，深一尺以上，用好黄土盖之，候三日取出，打破合子，取药，细研，约三十两。别入：

胡椒末　荜茇末各七两　真赤石脂末三两　好官桂心末六两　附子及六钱以上者，炮去皮、脐，取末十二两，以好法酒一斗熬至三升，然后入附子末为糊，和前药

上丸如鸡头肉大，留少酒膏，恐药干。候干，轻病每服一粒，重病二粒至三粒，米饮汤下，空心食前，温酒、盐汤亦得。小儿吐泻，慢惊，研一粒，米饮灌下。如有固冷陈寒，宜常久服饵；如病安愈，不得多服；如觉热渴，即加木香、桂末一钱，同和服之。赵丞相云：此方得之国医李安仁。安仁云：此药比之四神丹尤为有造化也。

《张氏家传》治小儿慢惊方。

活大马闸❶一条，明底，经三伏者中使　直者蜈蚣一条，只用上截半条，活死皆可

上二味用藏瓶一个盛在内，泥固济，火烧存性，杀研细，用麝香、薄荷、米泔水只作一服，立效。小儿量多少加减。

《张氏家传》治中风及脚气痹弱，不能转侧，兼治小儿慢惊。小续命汤方

麻黄汤炮三次，焙干　桂枝　甘草炙。各半两　防风一分半　赤芍药　白术　人参　川芎　附子炮裂，去皮脐　防己　黄芩各一分

上锉如麻豆大。每服五钱，以水一盏半煎至一盏，去滓，取八分清汁入生姜汁再煎两沸。温服，日二服，夜二服。若柔痓、自汗者，去麻黄；夏间及病有热者，减桂枝一半；冬及始春，去黄芩。

《张氏家传》小儿慢惊、虚风。羌活膏方

羌活　独活　人参　茯苓　防风　官桂　干蝎全　硫黄　水银以上各半两　麝香少许

上件八味为末，后将硫黄于铫子内熔汁，入水银拌和匀，研为细末，再研细，炼蜜为膏。每服皂子大，荆芥汤化下。

《庄氏家传》治小儿慢惊风，有虚积。软金丹方

---

❶ 马闸：疑为“蚂蚱”之讹。

胡黄连末　青黛　芦荟　香墨并研。各一钱　腻粉半钱　使君子末，五个　天浆子末，三个　麝香一字

上件为末，同研如粉，炼蜜为丸如鸡头大。每服一丸，薄荷汤化下。

《孔氏家传》睡惊丸　治慢惊。方中有睡惊丸甚多，此所犯之，药迥不同。

白附子末　蝉壳末各挑一钱匕　天麻末　朱砂末　大附子炮裂，去皮、脐，为末　青黛末　天南星以白矾汤浸一宿，焙干为末　雄黄末　全蝎去尖毒，为末。各挑半钱匕　麝香别研，半字匕　脑子一字匕，别研，入药

上件一十一味同研令匀，入飞罗面少许，滴冷水为丸如此○大。每服一丸，以薄荷汤磨破化下。

《孔氏家传》硫黄丸　治阴痫。有二等小儿：小便涩，则硫黄丸入一分茯苓；若小便不涩，只一味硫黄也。

《孔氏家传》解小儿一切伤风及慢惊。脾风膏方

天麻酒浸一宿，切、焙、为末　朱砂别研　人参末　川芎末各一钱　干蝎梢炒，为末　白僵蚕直者，炒，为末。各三七个　牛黄　龙脑各别研，一字　麝香别研，半钱

上件九味一处又研匀，炼蜜为膏。每服半皂子大，荆芥葱汤化下。神妙。

《孔氏家传》小儿慢惊，脾风。取涎。

上用天南星不拘多少，为末，用竹沥油调下，喉涎自出。

《赵氏家传》治小儿慢惊方。

上用天南星一个，酒浸四十九日，取出。用活蝎四十九个，逐个将天南星令蝎螫，至蝎困，即以候遍，切作片子，慢火焙干，研成末。每服一字，薄荷汤化下。

《赵氏家传》羌活膏　治小儿胃虚生风，变成阴痫，忧齿肉蠕，目涩饶睡。又疗伤风壮热，寒壅风热，鼻塞呵欠，精神不爽。

羌活　独活　天麻炙　川芎　人参　茯苓各一两　干家薄荷　直僵蚕炒。各半两　全蝎一分　防风一两半

上为细末，炼蜜和成膏。每服一皂子大，用荆芥、乳香煎汤化下。荆南太医钱祐方。

《赵氏家传》温惊丸　治小儿阴痫诸证方。

天南星一个，炮　香白芷如天南星，炙　京墨天南星三分之一，烧过　麝少许

上为末，糊丸作小饼如○大，薄荷汤化下。丸了，外以银箔或金箔裹之。

《吉氏家传》治慢惊风。牛黄膏方

牛黄半字　棘冈子七十个，去壳　生朱砂半钱　轻粉一钱匕

上末用棘冈子肉研为膏，丸如芥子大。每服三丸，芥菜汤下。

《吉氏家传》治小儿慢惊，饶睡，眼不开方。

钩藤　防风去芦。各一钱　蝉壳半两　蝎梢　朱砂各半钱　麻黄一分、去节　麝少许

上件末。每服一字或半钱，煎薄荷汤调下。大小加减。

《吉氏家传》治慢惊风，喉内有涎。辰砂散方

蛇黄一个，火内煅，醋淬，用一钱，为末　白鸡粪　鼠屎　白丁香各一钱，烧为末

上都入乳钵内，研匀。每服半钱，麝香汤调下，三岁以上麝香酒调下。不过三服，涎必下，若涎不下，难治。

《吉氏家传》治慢惊风，化涎。牛黄散方

牛黄二钱　朱砂　雄黄各一钱　南星

一个，水二盏、生姜一块，槌碎，同煮，去姜

金银箔各五片　轻粉抄一钱匕　麝香半字

上为细末。每服一字，薄荷汤调下。

《吉氏家传》治吐泻传成慢惊。醒脾散方

厚朴一两，细锉，用水一盏，硇砂一豆许，用水煮，取出焙干，秤一钱　草果子一个，面裹煨，去皮及面　人参　茯苓各一钱　甘草炙　陈皮去白。各半钱　白豆蔻一个

上末。每服半钱，冬瓜子煎汤调下，枣汤亦得。

陶善化传治小儿慢惊方。

上用猫粪少许，烧为末，以麝少许，米饮下。

《赵氏家传》治小儿慢惊。万安散方亦治慢脾风。

全蝎七个，以生姜自然汁浸　好朱砂半钱，别研　麻黄一钱，拣细直者，生姜自然汁浸　薄荷原生者，以生姜汁浸开，每蝎一个，以薄荷七叶裹遍，以麻黄经系竹筋夹，炙令黄色　厚朴二钱，去芦头、皮，生姜自然汁制　白术一钱，用水七分，一盏银石器熬尽水，片开，焙干

上各持制了，为细末，再入朱砂，研细。新生儿半钱，周晬以上一钱，量儿大小加减。日三服，并用金银薄荷汤下。

安师传治小儿慢惊风药方。

上先研腊茶一夸，入生脑子半钱，以汤点八分一盏，用铁杓一枚盛定，将蛇黄一个于火边顷放，候炙极热入杓内茶中，淬再三，至茶尽，研为细末。金银薄荷汤调下，一岁以下半字，一岁以上一字。

长沙医者丁时发传：治脾风方并歌：

孩儿惊久积涎生，传入脾家事不轻。
忽发如雷风雨势，去涎方可得安宁。

粉霜丸慢惊用银粉，须审用。

粉霜　真珠末各半钱　朱砂　半夏生姜汁浸。各一分　白附子一个，炒　蝎十四个，全者　水银一钱，结砂　脑麝各少许

上件为末，蒸饼心为丸如此○大。每服三丸，淡姜汤吞下，大小加减。

长沙医者丁时发传治慢惊方：夜啼多热无精彩，口沫涎生病不消，除病莫过灵药治，睡惊丸子镇三焦。睡惊丸

青黛三钱　僵蚕　乳香　天南星各半钱　蝎十四个　硼砂　芦荟各一钱半　使君子七个　轻粉　朱砂各一钱　龙脑　薄荷一分　京墨少许　巴豆三个　脑麝各少许

上件为末，蜜丸□。看大小，金银[1]煎汤化下。

长沙医者丘松年传醒脾散　治小儿慢惊，脾困，及大患后全不进乳食方。

大天南星一两，每一个锉作五、六块，用生姜一两，切作片，厚朴一两，锉碎，水三升煮，令南星透，拣去厚朴、生姜，只用南星，薄切、焙干　冬瓜子一百二十粒，郑愈方用三十粒　白茯苓半两

上为细末。每服一钱，水半盏，生姜一片，煎三分，温服。或用蝉壳煎汤调下亦得。

长沙医者李刚中传治小儿因虚阴证慢惊，或慢脾风药方。

附子一个重六钱以上或六钱者方可用，顶上剜一窍，入：硇砂半钱，在窍中，覆以附子末填窍令实，不去皮、脐、于净地上取一窍如附子大，入附子在地窍中，以土筑实，上以灰火一碗许盖之，次以炭火三、五茎于灰火上，盘饭间，量附子得处为度，候地冷方取出附子，去皮，同硇砂一处为细末　防风二钱半，为末　全蝎为末　白僵蚕直者，去丝、土，微炒，为末。各四十九个　明净乳香一钱半，

---

[1] 金银：银后疑脱“箔”字。

别研，为末

上六味细末，和合作一处，入乳钵中，细细研极匀。周岁以下服半平钱；半岁以下婴孩服一字；周岁以上者，服半平钱以上或一小平钱。量轻重加减与服。并用乳香汤调下。

长沙医者郑愈传安心丸　治小儿慢惊方。

附子一两，炮裂，去皮，脐　全蝎半两，炒

上件为末，面糊为丸如黄米大，朱砂为衣。每服二十丸，米饮下。

长沙医者郑愈传治小儿慢惊方：

附子炮，去皮、脐　白附子生　全蝎炙熟。各一个　蜈蚣一条，炙熟

上件为末，用麻黄不计多少，去节，为末，酒煮麻黄成膏，和药为丸如鸡头大。一岁一丸，二岁二丸，用温酒化下。

长沙医者郑愈传治小儿慢惊。睡红散方

赤头蜈蚣一条，去足　蔓陀罗子一个　天南星二个，只取心，如指头大两块　乳香一块，如指头大　土狗子去头、足　全蝎各七个　朱砂一钱　脑麝各少许

上件为末。每服一大钱，分二百服，用金银薄荷汤调下。

长沙医者郑愈传救生散　治小儿吐痢成慢惊风方。

全蝎七个，用薄荷七叶，逐个裹了，以生姜自然汁浸，麻黄七条，候稍干，系叶上、串上，炙令焦黄色　白术涂蜜，炙黄，一钱　厚朴一片，用草三寸，水一盏，煮七沸，取厚朴一钱　人参　附子炮，去皮、脐。各一钱

上件为末。每服半钱至一钱，煎青水茄汤调下，或蜜丸如黄米大，饮汤下。

长沙医者郑愈传治小儿慢惊风。虚风汤方

黑附子炮，去皮、脐　天南星大者，生，去皮。各一个　白附子七个

上件为末。每服半钱，水一盏，入蝎梢一个，同煎至六分，微热服。

《圣惠》灸法：小儿缓惊风，灸尺泽，各一壮，在肘中横纹约上动脉中，炷如小麦大。

卷第十

惊痫嗽病　凡十二门

一切惊第一

汉东王先生论小儿惊风可医者十一：

非时窵[1]眼，惊入肝。何以知在肝？肝主筋，肝受邪，故搐于眼。若眼赤，是肝之外应，故非时窵眼，必粪青也。梦里咬牙，惊入肾。何以知在肾？肾主骨、齿也。其齿痒，及夜属阴，乃咬牙，故知惊入肾也。夜啼至晓，惊入肠。何以知在小肠？小肠，是心之腑。心属南方丙丁火，阴阳相克，故入小肠，至晓乃歇。日属阳，夜属阴，乃相克，故啼尔。面青下白，惊入胆。何以知在胆？肝属木，其色青，胆是肝腑，故面青下白而知在胆，必须吐奶也。下白，尿、粪白也。大抵面青概是寒候，则二便矣。气喘吃水，惊入肺。何以知在肺？肺主气，被惊所折其气，即喘。要吃水者，则是肺虚热，故知在肺，要吃水也。面脸红赤，惊入心。何以知入心？其心属火，又主血，外应脸，故令面赤，是知入心也。喘气微细，惊入肝。何以知入肝？其喘即是肺也。肝属木，肺属金，故知阴伤阳也。其人当粪青，睡时手脚俱搐不定。如治惊，宜下洗肝丸散矣。前后五心热，惊入脾。何以知入脾？胃与脾俱像土，胃主四肢，故知入脾也。胃者，是脾之腑。其人必当吐后发热不时是也。喉内如锯，惊入大肠。何以知入大肠？大肠是肺之腑。肺为诸脏之上盖，又主于气，入大肠则上冲咽喉，作声而响。如无痰，故知入大肠。宜下，取惊积药。无时干呕，惊入胃。何以知入胃？其胃在咽喉下，主化谷。食被惊，风入其中则痒，而时时干呕，故知在胃也。宜谓胃气后下惊风药耳。睡中惊哭，渴在三焦。何以知在三焦？其三焦无形状，只是脂膜。睡着时，上焦被惊邪所干，即乃惊起而哭，故知此患在于三焦。发后日久自差。只宜下惊药也。

汉东王先生又论小儿惊风不可医者七：

惊风爪甲黑不医。其爪甲主肝，肝绝则不荫。其爪甲黑者不医，亦为血绝，血不荫则爪甲黑，十无一存也。惊风泻黑血不医，此为心绝。心主血，心绝则不能荣于血，此人不得一周时也。何以知之？心是五脏之主。主若绝，故只得一日而死也。惊风日多盗汗不医。何以不医？汗者主于气，气是卫之所系，卫绝则不管于气，故令汗出不止，数日而死耳。惊风忽作邪声不医。此为肺绝声，只有出而不回。肺亦主声，肺绝则声一去而无回。其人三日必死也。惊风咬人不医。其咬人者，是骨绝。主在齿。其骨若绝，故令齿痒，便则咬人。约七日死。为从里损出则迟，故在七日矣。惊风眼半开半闭不医，此谓之肾绝。肾是五脏之根本，外应其眼，其眼黑肿，其肾绝则无光、无力、不能开闭其眼，四

---

[1] 窵 diào：深远。

日而死。何以知？其肾属北方而首末，其病从下上，故知只四日而必死。惊风口鼻干黑不医，此为脾绝。何以知其脾绝？脾主津液，脾绝则津液俱无，乃知是脾绝，两日死，死时须寅卯时，木克土也。凡是惊风者，则身体壮热，卧则惊叫不时。脾风多因吐而得，必有风痰。急惊风者，只是中外邪也。慢惊风者，是虚积生、胎惊、胎热之所为也。

钱乙论病误用巫云：王驸马子五岁，病目直视而不食。或言有神祟所使，请巫师祝神烧纸钱，不愈。召钱至，曰：脏腑之疾，何用求神。钱与泻肝丸，愈。方见惊热门中。

《婴童宝鉴》论：小儿惊风，但身热，惊哭不止，睡眠不静，手足微微瘛疭，不食乳，或如伤寒候也。

翰林待诏杨大邺论：小儿生下百日内难养者，为胃肠未整，神气微怯，举动多惊。此盖由在胎之时，母多吃动风及黏滑肥腻之物，炙爆诸般肉等，兼嗔怒不常，言话高声交合阴阳之时，摇动百脉；或生时坐婆疏拙，使口中不净；或带风入四肢；或浴当风包裹失度，被浮热引恶物于脾胃之间，渐流散于五脏六腑，毒气既得，荣卫差牙。初即频频吐哯，腹胀是常，时时呵来喷去，往往睡里虚惊；或即手足缓怠，目带上翻，寻究病源，岂是卒然。

《保生论》小儿惊候：其脉急数。惊者，乃肾受惊也。惊热之气，流灌于心，心为帝王，不受触搦，既受触搦，便生风候。《素问》云：肾主恐，小儿才受触搦，便有面青呵欠候。孩儿面青色，是惊。若一次受惊，看太阳左侧，青脉朝眼是也。男左女右。第二次受惊，山根上青脉是也。第三次受惊，眼下睑连金匮有青见是也。三处皆有青者，皆是受惊极候。主小儿睡中惊掷，见人恐怖，咬齿无时，喉内有涎，浑身抽掣，手足瘛疭，吐食，非时吐舌，将手拿人，多哭不住，凡有此者，皆是惊候。若小儿风热盛，乃惊痰流灌肝心二脏，令小儿忽然眼目上视，手足急搐，恶叫，暴绝闷死，此名急风疾候，宜与压涎乳香散二服方见本门，次与生银丸三服方与《吉氏家传》方同，见急慢惊风门中下惊涎。若小儿脏腑虚薄，惊涎灌心胞络，令儿眼目缓慢，手足微动，喉内涎响，浑身不热，此慢惊风候，宜与生银丸，次与镇心丸。镇心丸方与《凤髓经》同，见本门中。若惊风死候，则其脉弦大，鱼口开，气粗，喉中如牵锯，项软无力，脚面直，囟肿囟陷，目似开不开，泻如痢血，身体软无力，以上并是死候，不可用药医救。

《飞仙论》小儿病候：小儿非时吊上眼，是肝惊。小儿非时梦里咬牙，是骨惊。小儿夜啼至晓，是肝惊入肺。小儿非时要咬奶，是惊带邪气。小儿面上青白色，是惊风。小儿前后心热及四肢热，是惊。小儿非时是面红赤，是惊入心。小儿上黑色要叫，是惊风面。小儿口内微喘细，是惊。小儿夜卧有盗汗，是惊风。小儿白日多睡，是惊风。

《茅先生方》小儿初受惊风候歌：

惊风之候有多般，说出根源见易难。
梦里咬牙惊入骨，非时眼上病归肝。
夜啼到晓声无息，面黑兼青候一般。
前后心烦四肢热，面红如血向心间，
夜啼盗汗日多困，气粗吃水肺邪干。
恶声频叫形多黑，非时咬奶肾邪端。
口中气喘眼直视，此是惊风仔细观。

又小儿惊风死候歌：

小儿如得惊风候，指甲青兼黑似烟，
口吐白虫便黑血，眼开不闭半抬肩，

咬人白日多惊汗，忽作鸦声不可看。

又小儿惊风死候歌：

项软都无力，喉中似锯枋，
面红妆色见，目暗杳无光，
鱼口开粗气，脚项直偏长，
啮衣胡乱咬，瘀血泻于床，
睛开还又闭，浑身硬似僵。
十般惊疾病，休用更思量。

《惠济》小儿惊风日久肝脏绝候歌：

壮热头旋不举头，目黄眼涩也堪忧，
有时哯奶兼翻食，四体如冰痛入喉。
须信本因惊患得，连绵日久更何求。
只因命尽归泉壤，脉乱薄洪却似钩。

《养生必用》说：诸蛇骨牙皆有大毒，取之特慎，伤人多损性命。僵蚕去丝嘴，锉碎，炒赤色。蛇蜕炙。黄蝉蜕洗去土，去头、翅、足，焙，蛇酒浸，去皮骨，取肉，焙干。蜣螂去头、翅、足，炙令焦。蛇黄烧令赤，醋淬五次。蜣螂勿用伤水者。惊药内多用之，故载其说于此。

《本草》治小儿夜惊，大人因惊失心方。

上取震肉作脯，与食之。此畜为之天雷所霹雳者是。

《仙人水鉴》牛黄散　压惊镇心，治风，退一切病。

郁金二个，裹炮　甘草二钱　巴豆三七粒，出油尽　半夏七个，姜汁煮干　白附子去皮，生用　雄黄　朱砂各细研　犀角末　干蝎炙。各一钱

上为末，研匀，入麝香少许。每服一字，薄荷汤调下。

《仙人水鉴》治惊风。水银膏

水银半两，用石脑油研如泥　白天南星生，末　白附子生，末。各抄一钱　白龙脑生　腻粉各一钱　蝎梢二十一个，研

上为末，研如泥，候次日于乳钵内取出，丸如绿豆大。一丸至两丸薄荷汤下。

《斗门方》治小儿未满月惊着，似中风欲死者。

上用朱砂，以新汲水浓磨汁，涂五心上，立差，最有神效。

日华子治惊邪癫痫，小儿客忤，消食及冷气方。

上并煎铁屑汁服之。

陶隐居作小儿浴汤，主惊忤。

上以升麻取叶，挼汁作汤，浴之。

陶隐居治小儿惊邪方。

上取燕窠与燕屎同多少，以作汤，浴儿，疗惊邪也。

《圣惠》治小儿不吃乳，眼目不开，手足牵挽，此是惊风。朱砂散方

朱砂　龙齿　硝石各一分

上件药，都细研为散。每服，煎竹叶汤，放温，调下一字。如二岁以上儿，每服半钱。

《圣惠》治小儿胎风，惊风，搐搦，状如天瘹。宜服蛜蝌散方

蛜蝌微炒　白胶香各一分　白芥子三十粒　阿魏半分，研入　白僵蚕十五枚，微炒

上件药捣，细罗为散。不计时候，以薄荷酒调下一字。量儿大小加减，服之良久，微汗出差。

《圣惠》治小儿被惊风。

雄鸡冠血

上件药一二岁每服用少许滴在口中，三四岁儿每服取一小橡斗子许滴在口中，一日二服。

《博济方》治小儿惊食哽气。青黛丸

青黛　木香　豆蔻　槟榔各一分　麝香一钱　续随子一两，去皮　蛤蟆三个，烧存性

上件七味，同为细末，炼蜜和丸如

绿豆大。每服五丸，薄荷汤下。

《灵苑》雄朱丹　治小儿惊风方。

雄黄　朱砂　麝香各研　腻粉各半两　白附子　半夏汤洗七遍　天南星炮　川乌头　附子各生，去皮脐　干蝎　羌活　天麻　川芎　肉桂去粗皮　白僵蚕　木香　白鲜皮　乌蛇　花蛇并酒浸，去皮骨，取肉，炙用。以上各一两　巴豆半两，去心、膜，薄荷汁煮五、七十沸，净洗，纸裹压出油用

上二十味为末，令匀，粟米粥为丸如绿豆大，常服，茶酒下三丸；冷气，生姜汤下；宿食不消，橘皮汤下；大小便不通，甘草豆淋酒下；急风，薄荷酒下，瘫缓。豆淋酒下；酒食伤，生姜汤下；元气，茴香酒下；血气，荆芥酒下，或醋汤下，大肠秘涩，生姜汤下；白痢，椒汤下；风眼，淡竹叶汤下；坐间便退头风，槐枝汤下；风疹，蜜酒下；赤白痢，二宜汤下；头痛伤寒，盐汤下；赤痢，甘草汤下；小儿疳，米饮下；治风眼，古井水下；小儿风眼，古井水煎淡竹叶汤下；小儿惊风，薄荷乳汁下。

《灵苑》化风涎，治积年心恙，诸痫，风癫，谬忘昏乱及小儿惊风。益精神，开心志，镇惊消痰。牛黄散方

牛黄　犀角屑　羚羊角屑　雄黄　人参　硼砂　铁粉　铅霜　郁金　腻粉　辰砂以上各一分　北矾一两半　脑麝各半分　金箔五十片　天南星去皮心，锉如骰子大。入良煞黄牛胆内，悬东北方上百日令干，取三两，未干则曝，令干。如急要用，捣天南星末，胆汁和为饼子，曝干用。

上为末。常服一字，小儿半字，薄荷汤调下。中风涎甚及心疾，每服一钱，小儿一字，薄荷自然汁调下。如中风吐涎，临时加腻粉半钱同服。

《灵苑》治卒中，感厥，诸痫，小儿惊风，涎满口噤，立效。透关散

朱砂　水银同朱砂研如铁色，无星为度　龙脑　腻粉以上各一钱　牛黄少许

上五味同研为细末。分作三服，同煎薄荷汤调下。取出恶物，五七日后更一服，一月更一服。小儿每服一字，薄荷汤下。口噤者，拗开灌下，甚妙。

《灵苑》朱砂散　压惊，安魂定魄，镇心脏，退风热、一切惊风。

朱砂拣去石，研　白附子各二钱　附子一个，去皮脐　天南星去脐　天麻　干蝎全者　半夏汤洗七遍，去滑为度。各一分

上件药七味各细研锉碎，日晒干，杵、罗为极细散。次入朱砂末，再研合令匀，以瓷罐收之。二岁以下每服半字，四五岁以下每服一字，强六七岁半钱，十二、十五加至一钱。如是退一切惊热、风热、咳嗽、喉中壅隘，并宜食后用蜜和热水调下。一切风不问急慢，咬齿、拗项、翻眼、气粗、手足搐搦，并用冷茶清调下。服良久，膈上有风涎则吐之，不尔汗出立差，亦有寻时便定也。有猛发一上者，良久再进一服，痰定后更加牛黄少许，和前药用薄荷、蜜、熟水调下，日进三服。若要为丸子，用薄荷、生姜汁、蜜、酒煮面糊，杵合丸如绿豆大。每服用薄荷汤下五丸，更量儿大小岁数临时加减，忌动风毒物。

太医局润体丸　治诸风手足不随，神志昏愦，语言謇涩，口眼㖞僻，筋脉挛急，骨节烦疼，头旋眩晕，恍惚不宁，健忘怔忪，痰涎壅满及皮肤顽厚，麻痹不仁，小儿惊风诸痫。

雄黄　辰砂各水飞　牛黄　乳香　生犀末　羚羊角末　麝香七味各别研如粉　白龙脑别研极细　沉香　木香　丁香　藿香叶　槟榔　肉豆蔻仁　白僵蚕微炒　蒺藜子微炒　蔓荆子去白皮　黑附子炮裂，

去皮、脐、尖　防风去芦头枝　麻黄去根节。以上各一两　人参　羌活各去芦头　白茯苓去黑皮　白附子　桂去粗皮　晚蛾蚕微炒　川芎以上各一两半　干蝎微炒　半夏水煮三十沸，薄切，焙干，入生姜汁炒　川乌头炮裂，去皮、脐、尖，捣碎，炒黄。以上各二两　白花蛇酒浸炙，去皮骨取肉　天麻去苗。各三两　白豆蔻仁　南番琥珀别研如粉　腻粉研。各半两　真珠末别研如粉　独活去芦头。各三分　金箔六十片为衣

上为细末，入研药令匀，炼蜜搜和丸如鸡头大。每服一丸，细嚼温酒下，荆芥茶下亦得，加至二丸。如破伤中风，脊强手搐，口噤发痫，即以热豆淋酒化破三丸，斡口开灌下，少时再服，汗出乃愈。若小儿惊风、诸痫，每服半丸，薄荷汤化下。不拘时候服。

太医局天麻防风丸　治一切惊风，身体壮热，多睡惊悸，手足抽掣，精神昏愦，痰涎不利及风温邪热，并宜服之。

天麻　防风　人参并去芦。各一两　干蝎　白僵蚕各半两，炒　朱砂研，水飞　雄黄研　麝香研　甘草炙。各一分　牛黄研，一钱

上为细末，炼蜜和丸如桐子大。每服一丸至二丸，薄荷汤下。不拘时候。

太医局八珍丹　治小儿惊风，壮热，精神昏愦，呕吐痰涎，惊悸恍惚，或发瘛疭，目睛上视。

天麻去芦头　甘草锉，炒　朱砂研飞　制天南星以上各五两　牛黄研，一分　天浆子微炒，三百五十个　银箔七十片，为衣　雄黄飞研　腻粉研。二味各一两一分

上为细末，入研药匀，炼蜜为丸如豌豆大，以银箔为衣。每服一岁儿服一丸，薄荷汤化下，疾证未退，可再服之。更量儿大小加减，奶食后服。

太医局太一银朱丹　治小儿惊风，壮热，涎盛发痫，手足搐搦，目睛上视及风壅痰实，心膈满闷，呕吐痰涎，大便秘涩。

黑铅炼十遍，秤三两，与水银三两结砂子，分为小块，同甘草十两，水煮半日，候冷取出，研　铁粉三两　朱砂飞研，半两　腻粉研，一两　天南星炮，为末，三分

上研匀，面糊丸麻子大。一岁儿一丸，薄荷蜜水下，微利为度，未利再服，乳食后。

太医局软金丹　治小儿惊风，壮热，多睡惊掣，精神昏愦，痰涎壅塞，手足搐搦，目睛上视，项背强硬，牙关紧急。

青黛　麝香各细研　兖墨烧淬，研　腻粉　胡黄连末　使君子末各一分　寒食面七钱半　天浆子七个，炒，为末

上合研匀，以白面糊为丸如小豆大。每服一丸，煎金银薄荷汤化下。五岁以上可服二丸，更量大小虚实加减，不计时候服。

《谭氏殊圣》治小儿惊风，手足动摇，精神不爽，一切惊邪，狂叫不宁。辰砂膏

辰砂光明有墙壁者，研极细，一两　酸枣仁微炒，为末　乳香光莹者，细研。各半两

上同研成膏。每服两大豆许，煎人参汤化下，不以时候。

《谭氏殊圣》治小儿惊风，化涎。青黛丸

青黛一钱　巴豆五粒，去皮心，纸内去尽油　龙脑三钱　水银一大豆　硫黄半钱，细研

上研为末，用粟米饮为丸如黍米大。三岁以上五丸，三岁以下三丸，煎金银薄荷汤下。

《养生必用》大惊丸　宣利小儿热毒涎，并治潮搐搦等疾。

雄黄　青礞石　辰砂　蛇黄并末。各一钱匕　铁华粉三钱匕

上研匀，水浸蒸饼，和丸，桐子大。薄荷煎汤磨剪刀水化一丸，利即止药，未知再服。

茅先生小儿诸惊，镇心丸方

朱砂别研　白附子　白僵蚕酒洗　蝉蜕去翅足，净洗，秤　茯神去皮。各半两　全蝎一分，去尾　脑麝随意研入

上件为末，拌合薄荷自然汁为丸〇大，用银朱拌脑、麝为衣。每服一丸，用金银薄荷煎汤，磨下。

《婴孺》治少小五惊及身热。龙角丸方

龙角《圣惠》用龙骨　远志　牡蛎煅　大黄各二分　黄芩四分

上为末，蜜丸。二岁儿小豆大五丸，日再。一岁麻子大。成痫者，入牛黄一分。

《婴孺》治少小儿生七日后，忽患口鼻青，微惊，胸中冷，视物高。生金汤方

生金黑豆大十粒，无生者用熟　茯神　干姜各一分　甘草二分，炙

上四味，水一升煮五合。一服一枣大，日五，夜三。

《婴孺》治少小惊，手足皆动摇，每物惊，周身及面目皆青，已如故，休作往来。十二味人参汤方

人参　当归　甘草炙　桂心各二分　黄芩　龙骨各四分　蛇蜕皮一寸，炙　雌黄六铢　蜣螂七个，炙，白死者　桑螵蛸　雀瓮各五个，炙　露蜂房一个，炙

上水五升煮取一升，去滓服。若捣下筛，服半方寸匕。不吐下，内牛黄。儿不能服，以乳汁和丸，日四五服。

《婴孺》治少小儿七日以后患惊，吐哯，眼中笑。黄芪汤方

黄芪　芍药　川芎　黄芩　当归各一分　细辛半分

上六物，水八合煮取三合，用牛黄一小豆大，分为四服。若生二七日以上热多者，加一分；生三七日而胸上恶聚唾、口青、热甚者，加黄芩、黄芪各三分，益水二合煮四合。一岁以上恣意增水药服之。

《婴孺》治少小生下便喜惊风。

上剪父母指甲烧作灰，井花水调一麻子大，日进三服，夜一。亦治客忤。

《婴孺》治小儿温壮，服细辛汤得下后，热不差，口中疮兼惊。黄芩汤方

黄芩五分　钩藤三分　蛇蜕皮一寸，炙　甘草二分，炙　芒硝一分　大黄四分　牛黄大豆大三粒，汤成内之

上以水二升三合煮取一升二合，去滓，下硝令烊，为三服。

钱乙凉惊丸方

龙胆　防风各末　青黛研。各三钱匕　钩藤末二钱匕　牛黄　麝香各一字匕　黄连末五钱匕　龙脑一钱匕，研

上同研，面糊为丸粟米大。每服三五丸至一二十丸，煎金银汤送下，温服。

钱乙粉红丸方又名温惊丸

天南星腊月酿牛胆中百日，阴干，取末四两，别研，如酿者只锉炒熟用　朱砂一钱半，研　天竺黄一两，研　龙脑半字，别研　坯子胭脂一钱，研，乃染胭脂

上用牛胆汁和丸鸡头大。每服一丸，小者半丸，沙糖温水化下。

钱乙麝香丸　治小儿一切惊疳等病。

草龙胆　胡黄连各半两　木香　蝉壳去剑为末，干秤　芦荟去砂，秤　熊胆　青黛各一分钱　轻粉　脑麝　牛黄各一钱，并别研　瓜蒂二十一个，为末

上猪胆丸如桐子及绿豆大。惊疳、脏腑或秘或泻清，米饮或温水下小丸五

七粒至一二十粒。疳眼，猪肝汤下。疳渴，焊猪汤下亦得，猪肉汤下亦得。惊风，发搐眼上，薄荷汤化下一丸，更水研一丸，滴鼻中。牙疳疮、口疮，研贴。虫痛，苦楝根或白芜荑汤送下。百日内小儿大小便不通，水研封脐中。虫候，加干漆、好麝香各少许，并入生油一两，点温水化下。大凡病急则研碎，缓则浸化。小儿虚极慢惊者勿服，尤治急惊痰热。

钱乙大惺惺丸　治惊疳百病及诸诸坏病不可具述。

辰砂研　青礞石　金牙石各一钱半　雄黄一钱　蟾灰二钱　牛黄　龙脑各一字，别研　麝香半字，别研　蛇黄三钱，醋淬五次

上研匀细，水煮蒸饼为丸，朱砂为衣如绿豆大。百日儿每服一丸，一岁儿二丸，薄荷温汤化下，食后。

钱乙剪刀股丸　治小儿一切惊风，久经宣利，虚而生惊者。

朱砂　天竺黄各研　白僵蚕去头足，炒　蝎去毒，炒　干蟾去四足并肠，洗，炙焦黄，为末　蝉壳去剑　五灵脂去黄者，为末。各一分　牛黄　龙脑并研。各一字　麝香研，半钱　蛇黄半两，烧赤，醋淬三、五遍，放水研飞

上药末共二两四钱，东流水煮白面糊丸梧桐子大。每服一丸，剪刀镮头研，食后薄荷汤化下。如治慢惊，即去龙脑。

张涣琥珀丹　安心神，镇一切惊邪。

琥珀　南星腊月牛胆酿者　天麻　朱砂细研，水飞。各一两　白僵蚕　白附子　香白芷各半两，为细末　龙脑研，一钱

上件同拌匀，研细，炼蜜和丸如鸡头大。每服一粒，煎人参薄荷汤化下。

《凤髓经》镇心丸　治小儿惊风，心神恍惚，精神不定，浑身掣掷，手足瘛疭，喉内涎响。

木猪苓一分，烧存性　人参　茯苓　朱砂　真珠末各一钱　石菖蒲末二钱　金银箔各三片　水银砂一钱半　脑麝各少许

上为末，汤煎，蒸饼心为丸如〇大。每服七丸、十丸至十五丸，远志薄荷汤下。

《惠眼观证》大惊丸　治惊气狂躁及涎牵响，一切惊疾。

白附子二钱　朱砂一分，研　脑麝各半字　白僵蚕半两与附子并用，麦麸炒，麸黄赤，去麸不用　金银箔各五片

上分出一半，朱砂入前二味，同金银箔研匀，入面糊为丸如〇大，将所留出朱砂为衣。一丸分作两服，蜂糖薄荷熟水磨下。如大段惊疾发作，一丸只作一服。

《惠眼观证》虎眼丸　镇心化涎，夜卧不稳，梦中惊叫，或多虚汗，并宜服之。

朱砂　白僵蚕　天南星生。各一分

上为末，面糊为丸如〇大。每服五丸至七丸，薄荷汤吞下。

《惠眼观证》大黄散　治惊风，贴囟。

大黄　芍药各等分

上为末，猪胆汁调贴之。

《保生论》乳香散　治小儿惊风，涎溢，闷绝暴死宜用。亦不吐出涎，只此压。

甘遂　乳香各末，一钱匕

上为细末。每服半钱或一字，童子小便下妙。

《刘氏家传》睡惊丸　治小儿一切惊。

使君子五个，灯上烧成灰　金箔五片，一方十片　银箔三片，一方十片　脑麝各少许，一方各半钱　腻粉约用挑半钱，一方抄二

钱　香京墨似枣尖大

上研如粉，生面糊丸豌豆大。每服一丸，温熟水化破下，一方薄荷水下。或膈上有涎即吐出，腹中有积滞即泻出，如蛤蟆青苔之类。大假惊风，一切不须三服，必效。如小儿有疾即灌，良久便睡。如睡惊常服，一丸分两服，小儿则间日可服半丸，极妙。

《刘氏家传》小儿惊热和气。朱砂散

朱砂　白茯苓　人参　山药各等分　甘草减半，半生半熟

上末之。惊，金银薄荷汤下；和气，米饮下；热，竹茹煎汤下。量大小下一字，或半钱或三字。

《刘氏家传》治惊和气，止泻痢。

白术一钱，切薄片，蜜略涂，纸衬铫慢火，炒　甘草半钱，半生半熟　蝎二个，全。用龙脑薄荷叶裹，线系定，竹夹炙，候薄荷焦去之，只用蝎。如无生，薄荷用干者同炒，令焦用

上末之。惊，金银薄荷汤下；和气止泻痢，米饮汤下。

《刘氏家传》睡惊丸　大治小儿惊，浑身壮热，但染着惊便与服。

粉霜　京墨烧过　芦荟各半钱　天南星一钱，汤浸去皮脐　巴豆二粒，去油　使君子四个，去尖，麸炒黄

上入脑、麝少许，滴水丸，桐子大。一岁半丸。量儿大小，金银薄荷汤化下。三岁以上一丸。

《刘氏家传》惊风，上吐下泻，吐痰涎方。

朱砂二钱　麝香少许　蝎一个

上先碾蝎为末，后研朱、麝极细。每服半字，茶调下，或奶汁下亦得。

《刘氏家传》小童子一百二十般难惊。

天南星　青黛并为末。各挑三大钱　麝香少许　水银一粒，赤豆大　轻粉挑一大钱　巴豆七粒，去油

上为末，一处用煮面糊为丸如○大。十岁以下至一岁以上每服十丸，用生葱汤吞下，早晨、日午至晚连宵空心各进一服。子母皆忌生冷、觅菜、炙爆，淹藏、花色、酒肉。又云：十五岁以下至七岁十五丸，七岁以下至周岁十丸，周岁以下至百晬七丸，皆葱白汤下。乳母依前。百晬以下至满月五丸，用荆芥汤下。满月至三朝三丸，用蜜、姜汁少许调下。以上日各空心，日进三服。但是不安，看轻重加减与服。

《刘氏家传》睡惊十宝丹

朱砂　轻粉　芦荟　青黛　京墨　寒食面　脑麝各等分　使君子比等分者一倍，煨　金箔十片

上为末，以寒食面煮糊为丸如虎睛丸大。薄荷汤化下，临卧后量大小与之。金箔只为衣。

《刘氏家传》调理诸般惊。睡应丹

京墨　天南星　白附子　朱砂　雄黄各末，抄一钱　金箔二片　脑麝各少许　青黛末抄半钱　全蝎一枚　轻粉抄三钱

上为末，煮糊为丸如○许。大小儿小，壮热，金银薄荷汤化下。微微吐逆，手足冷，吃食进退，睡中忽叫两三声，此乃心脏惊气不散，金箔汤下三五丸，临时更煎人参汤下一服。或时时泻青物，煎木瓜汤下五七丸。

《刘氏家传》起死轻骨丹　主中风瘫痪，四肢不随，风痹等疾及小儿惊风。

麻黄去根节，秤五斤，锉，以河水二石熬之，去滓成膏　桑根白皮须上下者，自采锉　白芷　苍术去皮　甘松只用腿　川芎各二两　苦参一两，末

上末之，滚研极细，以前麻黄膏和丸如弹子大。每服一丸，温酒一碗研化，

顿服之，临卧取汁，五七日间再服，手足当即轻快。小儿惊风量与之。卒中涎潮分利，涎后用之。其效不可具述。

《刘氏家传》红散子　治小儿壮热发惊，痰壅，脚手心烦躁，夜啼，常服压惊，如是天瘸风亦可常服。

川天南星二两，以面裹炮，面熟为度，此间者修制须犯生姜，恐小儿难吃　桔梗　大防风　白芷　干蝎使糯米炒焦为度。各半两　麝香半铢　灵砂一分　脑子一铢　甘草一两，生熟各半

上件捣为细末，次入麝香、脑子、灵砂，乳钵内细研拌匀。每服一钱，食后临卧银汤点吃。

《刘氏家传》白附丸　治小儿因惊，或风涎盛，手足欲动之疾。《张氏家传》治惊风，天瘸眼睛，搐掣手脚，名真珠膏。又治涎潮心舍，叫唤不应并夹惊伤寒、惊痫，名人参丸三个。

白附子两个大者，生用　天南星半两炮　全蝎三七个　白僵蚕二七个，直者，麸炒赤色，去麸　人参二钱　朱砂一钱　脑麝　乳香各少许

上件为末，炼蜜作丸如此○大。每服一丸，煎金银薄荷汤化下，临卧。

《刘氏家传》金箔镇心丸　治小儿一切惊气，夜睡不稳，喉中涎声，梦中狂叫，精神躁闷，并宜服之。此药不凉，兼醒脾，过一百日后，四五日间服半丸，甚妙。如睡不稳，便宜服之。

白附子一分　白僵蚕直者半两，用麸炒赤色，去麸　朱砂一钱研　脑麝各少许　金银箔各十片　牛黄半钱

上件为细末，水面糊为丸如此○大，留朱砂一半为衣，服一丸或半丸，煎薄荷汤化下，临卧服。

《张氏家传》睡惊丸　孩子惊风，服药后须睡一向晌，然后取下惊涎立差。

白龙脑　朱砂　香墨　青黛　芦荟各一钱重　腻粉一钱　使君子两个，麸裹煨，为末

上件同研令细，以寒食面作丸如梧桐子大。每服一岁半丸，二岁以上一丸，五岁以上两丸，薄荷水化下。

《张氏家传》琥珀丸　治惊风温壮，咳嗽涎壅，一切惊热。孔氏亦治邪热多睡，惊悸

天麻　人参　防风各一两　甘草半两，炙，孔氏用一两　干蝎全者，炒　僵蚕各半两　牛黄一钱　朱砂　麝香　雄黄各二钱半。二味孔氏各用一两

上为细末，蜜丸，桐子大。二三岁每服一丸，薄荷汤化下。

《张氏家传》治小儿注唇膏　常服永不生风疾，正心无惊，多红润，唇脸如丹。常服无疳积、诸癖疾患。

白僵蚕一两，去头足直者，生为末，以姜汁和为饼子，于火上炙干。又再为末，复以汁为饼子，干为度　朱砂二钱，细研，用水一碗浸淘三遍，去黄色，倾纸上，候干研如粉细

上同合和，研匀，炼蜜为膏，入瓷合子内贮，每用如鸡头大，三岁只可一丸，如三岁以上更分用之，饮汤熟水化下。

《张氏家传》治小儿镇心压惊坠涎。朱砂丸

朱砂细研，急水飞过，熟灰池渗干尤佳　白僵蚕择去丝，取直者，洗过，焙干　新罗白附子以湿纸煨裹，候令纸干，取出油，切成片子，焙干　天南星炮裂，去粗皮脐，切成片子。各半两　麝香半钱，研入，和匀　干蝎一两，铫子内慢火炒，令极热，不可太过

上六味各为末，煮白面糊为丸如粟米大。每服十丸，用煎金银薄荷汤吞下，如遇惊取下后，且以此药服一二服，无不效。或有虚汗，用麻黄根煎汤下。

《张氏家传》黑神丸　治一切左瘫右缓，小儿惊风，妇人产后中风，心神恍惚，头目昏晕晖眩，常服活血驻颜及治伤风鼻塞头痛，善治山岚瘴气，其效如神。

桔梗　麻黄去节　川芎　防风　香白芷　木贼　桂心去皮　红豆　缩砂仁　釜墨以上各四两　大川乌头汤洗，取皮脐，一斤　天南星灰炒黄裂为度，半斤　天台乌药　沉香各一两　麝香一钱

上件为末，炼蜜为丸如龙眼大。每服半丸，葱白一寸同嚼，茶酒任下，不计时候。

《庄氏家传》治小儿、退惊化涎。七宝散

朱砂　生犀末　牛黄　真珠末　脑麝各一钱　金箔五片

上件药研如粉。每服半钱，薄荷水调下。

《孔氏家传》神曲饼子　治小儿诸疾，丙日作曲，丁日治，药亦名丙丁膏。

天南星　乌蛇各三钱　天麻　麻黄去节。各半两　蝎一分半　白附子二钱半　白僵蚕四两　大附子一枚，炮裂，去皮脐

上为末，水一升浸三日，布裂去滓，寒食面一斗和匀，踏作片子，用楮叶罨七日，取出用纸袋吊起，十四日可用。治小儿吐泻过后，精神困顿多睡，不吃乳食，四肢逆冷，欲变惊，以神曲四两，龙麝少许，每服量多少，以温水调。若已变痫，哭声如鸦，面色青黄，手足瘛疭，咽中不利，朱砂、龙、麝并曲服之。变痫滑利，即以蜜丸曲末鸡头大，温水化下。又面末一两，研入雄黄、朱砂少许，琥珀、甘草二钱匕，蜜丸鸡头大，即名太一丹，治小儿百疾。

《王氏手集》主胜丸　治小儿一切惊。

蜈蚣三条　饮瓮儿虫　全蝎各七个　粉霜　朱砂　硫黄　水银各一钱　白面三钱

上件研细，炼蜜为丸如梧桐子大。每服一丸，看虚实加减。

《王氏手集》睡惊丸　治大人小儿一切惊。

牛黄　犀角　龙脑　铅白霜　白附子　蝎梢　人参　茯苓　真珠末　腻粉以上各半两　朱砂一钱　金银箔各五片　麝香一字

上件为细末，汤浸蒸饼为丸如绿豆大。每服二丸，小儿每服一丸，以人参茯苓煎汤吞下。

《王氏手集》远志茯苓丸　治小儿惊怖大啼及见非常之物，干动神志，恍惚不宁，狂妄惊悸，睡眠不稳，多汗心忪，精神暗钝，寒热咽干，手足烦热。

人参　茯神各三两　远志　菖蒲各二两

上件为末，二两加桂二钱半，为远志茯神丸，白面糊为丸绿豆大。每服十五丸，食后煎荆芥汤下，日二服。

《王氏手集》治小儿诸惊瑞红散

朱砂一分　蝎梢三十条　僵蚕三十个，直者

上为末。每服一字、半钱，薄荷金银汤调下，逐日可常服之。

《吴氏家传》蛇头丸　镇心安神，治惊，退风痫，定搐搦，化痰。

花蛇头连身长一尺，酒浸一宿，去骨　铅白霜　朱砂　铁熠粉　乳香各一分，研　天麻　白附子各一分，末　脑麝各半钱　蛇含二两，火煅通赤，淬于蜜中，令细碎，捣罗为末，水淘去黑汁、土，取一两再研，令极细

上件为末，端正陈年小半夏糊为丸如鸡头大。每服半丸，薄荷汤化下。

《吉氏家传》惊风天麻神砂丸

天麻　僵蚕各酒浸一宿　蝎炒　轻粉　白附子米泔水浸一宿。以上各等分

上为末，炼蜜丸如绿豆大，入朱砂、麝为衣。每服一丸，薄荷汤下。

《吉氏家传》镇心惊人参丸

人参　芍药　甘草炙。各一钱　大黄二钱，蒸

上为末，炼蜜丸如麻子大。每服一丸，米饮下。

《吉氏家传》镇心惊白霜丸

铅白霜　人参　茯苓各半钱　麝香少许

上为末，炼蜜丸如青豆大。薄荷汤下五丸。

《吉氏家传》治惊风镇心真珠丸

北寒水石硬尖者细研如粉，以雪水浸三宿，又研，以水登下脚为度，再研取五钱上为细末，倾出纸上摊一宿，收入瓷合内收。每服一字，以鸡子青为丸，仍以鸡子清磨下，大热方可服。

《吉氏家传》治惊圣饼子

天南星去皮生用　白附子　五灵脂　全蝎并生。各半两　蝉蜕生　青黛各一钱　麝半钱

上为末，用好醋一大盏煮煎成膏，入药末拌和，丸如梧桐子大，成饼子。如未满月一饼，二岁以下二饼。看大小加减，煎金银薄荷汤化下。被盖，鼻上汗出方效。

《吉氏家传》诸惊桃红丸

石燕一分　燕白粪　白附子　朱砂各一钱　轻粉半钱　黄连半两　巴豆八粒，油煎

上为末，粟米饭为丸如○大。一岁一丸。惊风薄荷汤下，惊积腻粉汤下，齁鼻合蜜陁僧酒煎下。

《吉氏家传》治惊朱砂膏

朱砂　马牙硝　甜硝　甘草炙。各一钱　硼砂半钱　脑麝各少许

上为末，炼蜜为丸如桐子大。看大小，薄荷汤化下一丸、半丸。

《吉氏家传》治惊镇心，坠涎。镇心散

半夏十个大者　硼砂　朱砂各一钱，为末

上件半夏以刀切开中心，却将硼砂等末纳在内，用好瓦一片安半夏，却将好醋滴在硼砂等内，久炙取干，研烂，用粟米糊和丸如○大。每服五七丸，金银薄荷汤下。

《吉氏家传》治惊镇心丸

朱砂　犀角末　升麻　大黄各半两

上为细末，蜜为丸如绿豆大。每服三丸，薄荷水下。

《吉氏家传》治四足惊风大效分金散

硼砂　马牙硝各半钱　脑麝各一字　人参　甘草炙。各半两

上为细末。每服一字。四足惊风发动如羊眼，喉内无涎，添用脑、麝，冷水下一字。

《吉氏家传》治惊风紫霜丸

紫霜　天竺黄　甘草炙　茯苓　朱砂各半分　龙脑少许

上为细末，炼蜜丸如皂子大。一岁半丸，用薄荷汤化下。

《吉氏家传》治惊风牛黄膏

雄黄　天竺黄　甘草炙　白茯苓　龙脑　郁金　朱砂各等分

上为末，生蜜丸如皂子大。一岁一丸，看大小，薄荷汤化下。

《吉氏家传》治惊镇心牛黄丸

牛黄　雄黄　银粉　朱砂各一钱　全蝎一个　巴豆三粒

上为细末，用蒸饼心丸如○大。每服三丸，薄荷汤下。惊叫夜啼，煎灯心

石连心汤下。《吉氏家传》治惊万病。太一归魂散

五灵脂生　木鳖肉　粉霜　朱砂以上各一分　腻粉一钱　巴豆二十五个，生　川乌取心一小块如枣大

上细末。每服一字，蛤粉冷水调下。但是久积、惊痫诸疾，皆治。

《吉氏家传》朱砂膏　治一切惊风，诸痫，暗风，破伤，惊涎，心气不足，或久伏惊气，尸厥发即昏昧，涎壅及因惊亡魂失魄，举动惊怕，梦魇，或歌哭不避亲疏，狂走不宁，中风缓弱顽痹等疾，小儿慢惊风悉主之。

附子重五钱半，平正紧实一个，生，去皮脐，取半两拌，不须用太大者　天南星去皮脐，取净一个，不得用小者　半夏取中形丸正好者，汤洗七次，去滑，焙干，生用　天麻明净好者去两头取中心切　琥珀研。各二钱半　全蝎一分，生　赤足蜈蚣去头尾足，炙，取二寸　白僵蚕　朱砂光明者。各半两，研如粉　麝香一分，净研

上为细末，入研者朱砂、琥珀、麝香同研匀，炼蜜放冷为膏，密器收。每患，用少许生姜自然汁化药一皂大，次用温酒调下，小儿生姜薄荷汤化下豆大。看儿大小加减服之。

《朱氏家传》治小儿诸惊。天麻丸

天麻　全蝎炒　天南星炮去皮　白僵蚕直者，炒。各等分

上为末，酒糊丸如大麻子大。每服一岁十丸，加至十五丸，荆芥汤下。药性温，可以常服，永除诸风。

《朱氏家传》治小儿惊。醉惊丸

青黛　脑子　香墨烧过。各半钱　芦荟　轻粉　麝　面各一钱　麻糖三个或二个　使君子二枚，面裹煨，去皮，切焙

上件为末，水为丸如绿豆大。每服一丸，薄荷汤化破或吞下。良久睡着，取下恶毒物。

《朱氏家传》治小儿急慢惊风，诸般惊，五心热。桃花散

朱砂一分　蝎梢四十九个　腻粉一钱　天竺黄　马牙硝各一两　脑麝各少许

上为末。每服半钱，用金银薄荷汤调下。

长沙医者丁时发传圣枣丸　治小儿惊风、痫疾。

木香　丁香　硇砂　粉霜　轻粉　干漆　羌花　青橘皮　朱砂　巴豆霜各二钱

上为末，枣肉为丸如此○大。每服三丸，用枣汤吞下。

长沙医者郑愈传茯神膏　治小儿惊风。

蝎梢　茯神各半两　白僵蚕一两　朱砂一钱

上件四味为末，用蜜为膏。每服一皂子大，煎金银薄荷汤化下。

长沙医者郑愈传：治惊风痫病，咽喉有涎，四肢壮热，大小便秘涩，兼心神乱者。神圣当归散

当归　甘草　滑石　通草各一分　大黄　芍药各二钱

上为细末。每服二钱，水一盏，生姜三片，薄荷五叶，灯心少许，同煎至五分，小儿分数服，大人作一服。

长沙医者郑愈传蝎梢丸　治小儿惊风，生涎时发壮热，手足搐动，夜卧不安，牙关紧急。

蝎梢　朱砂飞过，留一半为衣　白僵蚕各一分　天麻　川芎　羌活　半夏汤洗七次，切作片子，姜汁制　当归洗　牛胆制天南星　麝香以上各半两

上为末，糯米粥和丸鸡头大，朱砂为衣。荆芥汤化下一丸，如口已噤，先用药擦牙。长沙医者郑愈传珍珠丸　治

小儿惊风又名白元子。

脑麝各一字　粉霜　腻粉各一钱

上研为细末，用糯米汁为丸如芥子大。每服三丸，糯米汤下。

长沙医者郑愈传琥珀散　治小儿惊风、瘛疭、搐搦等病。

琥珀　真珠末　朱砂　天麻　黑附子　酸枣仁　藿香叶　天南星各一分，用生姜汁和饼子，炙黄色　蝎一十四个，去毒

上件为末。每服一字至半钱，金银薄荷汤调下。

长沙医者郑愈传抚惊丸　治小儿一切惊。

青黛　茯神各二两　天麻四两　蝎半两

上为末，蜜丸鸡头大。薄荷汤化下。

长沙医者郑愈传治惊风吊眼。回命散

蜈蚣一条赤者，中分为两处　蝎一个，亦中分为两处。各纪左右。

上二味，左者与左，右者与右，各作两处为末，左右吊眼，各将药吹入左右鼻中，立效。

长沙医者郑愈传神仙夺命散

人中白一两　麝香一钱　蜈蚣全者一条　盆消二钱

上件为细末。每用少许鼻内搐。

《千金翼》小儿灸法：曲泽主心下澹澹，喜惊。阴交、气海、大巨主惊不得卧。阴跷主卧惊，视如见星。大钟、郄门主惊恐畏人，神气不足。然谷、阳陵泉主心中悚惕，恐人将补之。解谿主瘛疭而惊。少冲主太息烦满，少气悲惊。行间主心痛数惊，心悲不乐。阳谷主风眩惊，手卷。厉兑主多卧好惊。腋门主喜惊妄言，面赤。神门主数噫、恐悸少气。间使主喜惊，喑不能言。二间、合谷主喜惊。阳谿主惊瘛。通里主心下悸。大陵主心中澹澹惊恐。手少阴阴郄主气惊心痛。天井主惊瘛。后谿主泪出而惊。腕骨主烦满惊。

《圣惠》灸法：小儿睡中惊，目不合，灸屈肘横文中上三分，各一壮，炷如小麦。小儿睡中惊，灸足大指次指之端，去爪甲如韭叶，各一壮，炷如小麦大，名厉兑穴。

《万全方》灸法：小儿身强，角弓反张，灸鼻上入发际三分三壮，次灸大椎下节间三壮，炷如小麦大。小儿但是风病，诸般医治不差，灸耳上入发际一寸五分，嚼而取之，率谷穴也。

慢脾风第二

茅先生小儿生下有中慢脾风候：时时吐呕，频频咬齿，手足掣疭，舌卷头低，两眼上视，先头低而次第高。此候久泻痢而下冷药，只止泻痢，不活得脾，是以脾虚弱，脏腑乘虚。故此所治先用匀气散方见胃气不和门中调一日后，便下一醉膏通下方见本门中，后用治脾散方见本门夹镇心丸方见一切惊门中、建脾散常服之即愈。方见胃气不和门中若更喘吐、五哽、如角弓风，死候不治。

《玉诀》小儿慢脾风候：是伤寒疹子，庸医未明表里，使即宣利脏腑，更使冷热药相通，故小儿发搐眼不倒，脾困极不醒，手足不收，此病但回阳醒脾调治方愈。若更吐泻，必定损命也。

茅先生小儿受脾风歌：

四肢逆冷体沉迷，因宣吐泻补还迟。

脾胃伏际涎壅肺，心生毒热面青时。

如此唾为慢脾候，更加喘嗽不通医。

《小儿形证论》四十八候慢惊传慢脾歌：

慢脾只因伤取转，吐泻虚涎脾胃存，

四肢逆冷频频呕，沉困难醒岂易明，
唇红目开手微搐，病行心脏及脾神。
医者镇心为上法，更开关窍细详论，
莫令加喘头先软，眼白矇矇命不存。

此病是惊风传入胃，胃兼有虚涎，下大青丹一二服，更将搐鼻散开关，大青丹方见急惊风门，搐鼻散方见本门。次用醒脾散。方见本门中

又《四十八候》慢脾将死候歌：

惊入风痫转在脾，直眼不动卧如尸。
搐搦已休牵掣定，为他安好不生疑。
便通大小难收乳，遍体如冰汗若泥。
眼目不明常似睡，睡中不觉赴幽期。

又《四十八候》慢脾侵肺歌：

慢脾多睡重重取，吐泻传脾胃转虚。
逆冷四肢多重困，虚涎脾伏盛难除。
生风肺脏添邪拥，任唤千声气不舒。
莫使目瞑兼项软，十中难保一人苏。

茅先生小儿慢脾惊风，活脾散

羊粪三十一个，焙　丁香一百粒　胡椒五十粒

上为末。每服半钱，用六年东日照处壁土煎汤调下。

茅先生小儿慢脾风。醒脾散

马蔺子　白僵蚕　丁香

上三味等分为末。每服一钱，用炙橘皮汤调下。

茅先生小儿慢脾风候。一醉膏

花蛇鼻　蝎尾　天南星心　川乌脐　大附子侧　白附子耳　蜈蚣虫肚

上七味各半钱，生用，使枣肉五十个，和前药研成一块子，以脑、麝滴水和丸○如此大。每服一丸，用薄荷自然汁磨化下，后通下一服。依形候，用串药子调理。

《四十八候》醒脾散方

天南星一个，去皮脐，用朱砂入在南星脐内令满，以面裹煨，火炮令黄，作散　白术一分

上为末。每服半钱，更入麝少许，煎冬瓜子汤调下。如为丸，以生葱涎丸如粟米大。每服十丸，硼砂汤下，后与调胃散。方见积热门中

《四十八候》搐鼻散

瓜蒂一钱　细辛半钱

上为末，用半字吹入鼻中，打喷嚏，候眼开，便将大青丹取下积热，并下惊涎后调气。大青丹方见急慢惊门中

《惠眼观证》没石散　慢脾候此药醒脾。

没石子二个　朱砂三钱　滑石研　白矾　丁香各二钱　半夏一两　生姜三两，槌烂同浸水一碗，将半夏擘碎，又以水同煮干取出，以面一钱乳钵内捶烂，搜作饼子，炙熟为末

上为末。每服半钱，以冬瓜子煎汤调下，不拘时候。

《刘氏家传》治小儿慢脾，初生者皆可服。其状困睡不醒，或啼不已。

全蝎两个，以竹针穿微火炙香熟，末之　麝少许　朱砂　西壁土西照久年者壁泥。各半钱，细研

上和匀，乳汁调下一字。二三岁以上，量添至半钱，或三字亦得。又浓煎金银汤调下，又蜜汤亦得❶。

《刘氏家传》治小儿吐泻后生风，慢脾者多效，久泻者亦治。胃虚饼子

丁香五十粒　藿香叶秤一分　木香　韶粉　大附子炮。各一棋子大。一方各二钱

上为末，搅匀，生姜自然汁搜作饼子○，用粗灯盏内水煮，软化开服，或要急用作散子，入枣子一枚煎。

《刘氏家传》羌活膏　治小儿急慢惊风，或因吐泻后脾胃虚，传作慢脾

---

❶ 得：原脱。据文义补。

之疾。

羌活　独活　人参　白茯苓　肉桂　木香　防风以上各三钱　水银　硫黄　全蝎各二钱　金银箔各三十片　真麝香一钱

上为细末，蜜和为膏。每服一黄豆大，薄荷汤化下。

《张氏家传》醒脾去虚风。

大附子一钱，去皮脐，炮　大全蝎七个　大白附子三个，炮　天麻二钱

上件为细末。每服半钱，浓煎冬瓜子汤调下。

《张氏家传》治小儿、孩子，因吐或泻，体虚发搐作慢脾、鱼口，目直视，睡不醒，目不开。钩藤饮子

钩藤　防风　麝香　麻黄各一分，去节用　蝎梢　蝉壳各半分

上为细末。每服一字、半钱、一钱，大小加减，薄荷汤调入醋一滴，调匀服。如四梢厥逆，入附子三两片，同水五分、薄荷一叶煎二分，热服，连进三二服。或吐泻、体冷、多睡，用附子半钱，炮去皮脐为末，或作锉散，白术一钱，肉豆蔻一个，甘草炙一寸，枣一个，水六分，慢火煎至三分，温温服，作两服，体便暖，只煎使君子汤，如沉香、橘皮吃五六分，更吃暖惊药三两服。乳母忌口，不得再惊。

《庄氏家传》治慢脾风。小续命丸

附子尖一枚　硫黄枣许大　蝎梢七枚

上为末，生姜、面糊丸黄米大。量儿加减，十丸至百丸。治小儿久泻尫羸尤妙。

《庄氏家传》治慢脾风极妙。黑散子

干姜半两　甘草一分

上同于一瓷合子内，用火煅存性，为末。煅须恰好，过则力太慢，不及则性大烈。每服一钱或半钱，浓煎乌梅汤调下。

临时更看男女、大小加减服之。须是目垂、面白慢脾形候即与吃。

《孔氏家传》治小儿慢脾惊风。

上以代赭石，不拘多少，细研，水飞过，研冬瓜仁汤调下，量儿大小与半钱或一钱。小儿因转泻后眼戴上，三日不乳，目精通黄如金色，气将消绝，止服三服，全愈。

《王氏手集》治小儿慢脾风。万安散方

厚朴去粗皮，以水一盏，煮尽后细切，焙干　白术汤浸半日，切片子，用蜜涂，炙香黄色　朱砂各一分，研　麻黄半分，长直者以熟汤浸软，用姜汁浸半日　干蝎七个尾梢全者，每个用大叶薄荷裹上，用浸者麻黄，缠子微，以姜汁再浸，以竹箸上炙，令表里焦黄色

上并捣，罗极细，再入乳钵内与朱砂研千百遍。每服半钱或一字，煎金银薄荷汤调下。但小儿服药后，微汗出是效。凡小儿欲作慢惊，必先壮热，多睡，频吐。若吐止，即惊止，吐不定，作慢惊，号为难治。有此吐证，以金液丹主之。此方传与人必不信，但只与药。金液丹研开令细，以滴水为丸黄米大，用朱砂、青黛为衣。每服五十丸以上，以下不济事，用米饮下。定吐救生丹亦甚佳，然十有三四不能止者。此方百无一失。若有虽止已成慢脾者，万安散救之，亦无失者，但费心力耳，不然十有八九不救。此二方不可具述，千万秘之，非至诚好事者，不可妄传。

《吉氏家传》治慢脾风。朱砂散

朱砂　天麻各一钱　僵蚕七个　天南星一个　白花蛇项下肉皂子大一块　麝少许　蜈蚣一条

上为细末。每服一字，薄荷汤下。

《吉氏家传》活脾散　治小儿脾困成慢脾风。

天南星去皮　半夏　白附子各半分

上为末。每服半钱或一钱，小者一字，用冬瓜子七粒、薄荷一片、酒少许，或入水少许，同煎。

《朱氏家传》治小儿久病后，或吐泻生惊，转成慢脾后。蝎梢膏

蝎梢不以多少为细末一两，用新好者

上用石榴一枚，开作瓮子，去子，以无灰酒半盏调蝎末，入石榴，以盖子盖定，坐文武火上，时时搅动，熬成膏子，取出于放冷。每服一钱，用金银薄荷汤调下。急惊勿服。

《朱氏家传》治小儿慢脾风，吐奶，霍乱，吐泻。

丁香一钱　藿香三分

上为末，炼蜜为丸如绿豆大。每服三丸；或大假吐泻，米饮下半钱。

安师传治小儿慢脾风药方，小儿众医不效，用此药痊好。

附子炮裂，去皮脐　木香不见火，怀干　肉豆蔻洗　生硫黄用浆水黄者，赤者不用，其间夹石者须去

上等分，为细末。每用冬瓜子四十九粒，水六合煎至三合，入药一钱，再煎至一合，为一服。治身冷汗出至虚缓搐者。

长沙医者毛彬传银白散　治小儿胃虚，吐泻烦渴，成慢脾者。

干葛　人参去芦　白茯苓　山药　白扁豆各半两　半夏一分，汤洗去滑，姜制成饼，炒黄　糯米一合，淘洗，姜汁浸一宿，炒黄

上件同为细末，每服二钱，水八分、生姜二片同六分，温服。

长沙医者郑愈传醒脾散　治小儿吐泻，脾胃生风。

藿香叶　人参　白茯苓各一钱　天南星一个重七钱者，去心，入缩砂一钱、丁香一钱，在南星内上面，却用南星心末封口，慢火焙熟，切碎

上件为细末。每服半钱，入冬瓜子少许，同煎至三五沸，温服。

慢肝风第三

《小儿形证论》四十八候慢肝风歌：

孩儿眼涩羞明目，春不宜兮夏不通，

秋被毒风伤肺得，次传肝肾别寻踪。

先调五脏患方退，退得肝风便有功。

盖为小儿元气壮，此名立号慢肝风。

此病肺与肝相克，见日眼不开，未出月有，有目肿者，或出血者。

《四十八候》慢肝风，羞日，目[1]肿出血，宜甘胆汤方

甘草一截，以猪胆涂炙

上为末。每服半钱，米泔调下。

《四十八候》云：又欲去血，目涩不开方。

苍术不以多少入在胆中，线缚定，煮熟，将药气冲眼后，更嚼药，以汁咽，吐滓，尤妙。

惊退而哑第四

汉东王先生《家宝》治婴孩小儿惊风并退，只是声哑不能言。通关散方

上以天南星炮为末。每服婴孩半字或一字，三五岁半钱，八九岁一钱，豮猪胆汁调下，令孩儿吃，咽入喉中便能言语。

《集验方》治小儿惊退而哑，不能言语方。

木通锉　防风去芦　川升麻　羚羊角屑　桂心以上各半两　甘草一分，炙

上件药捣为粗散。每服一钱，水一

---

[1] 日，目：原倒误。据文义乙正。

小盏，煎至五分，去滓，入竹沥少许，更煎一两沸，不计时候，量儿大小加减服之。

《集验》又方

腊月牛胆酿天南星不拘多少

上研细。每服半字，薄荷汤调下，临卧服。儿大者，服一字至半钱。

惊退而筋脉不舒第五

汉东王先生《家宝》治婴孩、小儿惊风并退而汗不溜，筋脉不舒，不能行步。天茄散方

茄种见霜者，细切，焙　附子炮，去皮脐。各半两　羌活一分，焙

上为末。每服五七岁半钱，八九岁一钱。麝香酒调下，一日三服，疾愈即止。

《赵氏家传》治小儿惊退后，手足挛屈，不能舒展方。

羌活　川芎　防风去芦　天麻　当归微炒　甘草炙。以上各三分　白附子炮，一分

上为细末。每服一钱，以薄荷酒调下，日三，量大小加减。

天瘹第六

《圣惠》论：夫小儿天瘹者，由脏腑风热，脾胃生涎，痰涎既生，心膈壅滞，邪热蕴积，不得宣通之所致也。此皆乳母食饮无常，酒肉过度，烦毒之气流入乳中，便即乳儿，遂令宿滞不消，心肺生热。热毒既盛，风邪所乘。风热相兼，触于心脏，则令心神惊悸、眼目翻腾、壮热不休、四肢抽掣，故谓之天瘹也。

茅先生论：小儿生下有中天瘹者，心神不安，浑身壮热，手足抽掣，惊悸，眼目翻腾。此候因母饮食不常，酒肉过度，毒气入乳，宿气滞不消，心肺相搏，风热触于心脏，故有此候。治者，急进夺命散与吐下风涎方见急慢惊风门中，然后用匀气散方见胃气不和门中醒脾，与调匀气后，常服雄朱散方见惊痫门中夹镇心丸方见一切惊门中、健脾散方见胃气不和门中与服安乐[1]。如见眼视、鱼口、鸦声、眼黑无光、指甲黑者，死候不治。

张涣论小儿心膈壅滞邪热，痰涎蕴积不得宣通；或乳母饮酒食肉无度，烦毒之气流入乳中，令儿宿滞不消，邪热毒气乘于心神，致使惊悸、眼目翻腾、壮热不休、四肢瘛疭。其病名曰天瘹，甚者爪甲皆青状，若神祟。

《圣惠》治小儿天瘹，手脚掣动，眼目不定；有时笑啼或嗔怒，爪甲皆青，状似鬼祟，宜服龙齿[2]散方

龙齿细研　钩藤　白茯苓各半两　黄丹　甘草炙微赤，锉　铁粉　朱砂各细研　川大黄锉，微炒。各一分　蝉壳二七枚，微炒

上件药捣，罗为末，入研了药令匀。每服一钱，以水一小盏，煎至六分，不计时候，量儿大小分减服之。

《圣惠》治小儿天瘹，四肢拘急，时复搐搦，喉内多涎，夜即惊厥，宜服一字散方

天南星炮裂　荞面研入。各一分　辟鱼儿十枚　半夏七枚，生用　醋石榴壳一颗

上件药都捣，罗为末，入在石榴壳内，以盐泥封裹，于灶下慢火烧，以泥干燥为度，取出去壳，焙干，捣，细罗

---

[1] 安乐：日抄本作“安药”。律上下文义，似当作“安神药”。

[2] 龙齿：原脱。据《圣惠》卷85本方补。

为散。如孩儿小即用钱上一字，以乳汁调灌之。一岁以上即用酒调一字服之，当时汗出为效矣。

《圣惠》治小儿天瘹，眼目㖞斜，手足惊掣，发歇不定。牛黄散方

牛黄细研　干蝎生用。各半分　木香一分　羌活　独活　白僵蚕生用　朱砂细研，水飞过。各半两　乳香一颗，如粟米大

上件药捣，细罗为散，都研令匀。不计时候，以干槐枝煎汤调下一字。量儿大小加减服之。

《圣惠》治小儿天瘹，牙关急硬，筋脉搐掣，宜服此方。

干蝎七枚，生用　朱砂一分，细研　麝香　牛黄各细研　猢狲头骨涂酥，炙黄。各半分

上件药捣，细罗为散。不计时候，用新汲水调下半钱，极者不过三服差。量儿大小，以意加减。

《圣惠》治小儿天瘹及惊风，发歇不常方。

鹳鹊粪微炒　牛黄细研。各半分　干蝎五枚，微炒　麝香一钱

上件药同研为末。不计时候，新汲水调下半钱。量儿大小加减服之。

《圣惠》治小儿天瘹，眼目搐上，筋脉急。蚱蝉散方

蚱蝉微炒　牛黄　雄黄并细研。各一分　干蝎七枚，生用

上件药细研为散。不计时候，以薄荷汤调下一字。量儿大小加减服之。

《圣惠》治小儿天瘹，多惊搐搦，眼忽戴上，吐逆夜啼，遍身如火，面色青黄，不食乳哺，并无情绪。水银丸方

水银一两，煮青州枣肉二十颗，同研水银星尽　南星炮，使半生，使半熟❶　白僵蚕　白附子并生用　铅霜各半两　干蝎生用　牛黄　麝香各一分

上件药除水银膏，牛黄、麝香、铅霜三味研令匀如粉，余四味捣罗为末，都研令匀，用水银膏和丸如黍米大。一二岁儿每服用薄荷汤下三丸，三四岁儿每服五丸。不计时候，量儿大小，以意加减服之。

《圣惠》治小儿天瘹。牛黄丸方

牛黄　朱砂　钩藤各一分，末　蟾酥　麝香各半分　蜗牛十枚，去壳

上件药都研令细，以糯米饭和丸如黍米大。不计时候，先以水化破二丸，滴在鼻中，相次即以温水更下三丸。量儿大小加减服之。

《圣惠》治小儿天瘹，四肢抽掣，眼目戴上，精神恍惚，皮肤干燥，身体似火，夜卧不安，心中烦躁，热渴不止，宜服保生定命丹方

光明砂研，水飞过　水银煮枣肉，研令星尽。各一两　腻粉　牛黄　脑麝各一分　金箔四十片

上件药都研如粉，入水银更都研令匀，用粟米饭和丸如麻子大。一二岁儿，每服用新汲水研破三丸服之；三四岁儿，每服五丸。不计时候，量儿大小以意加减服之。

《圣惠》治小儿天瘹，心胸痰壅，攻咽喉作呀声。发歇多惊，不得眠卧，保命丹方

干蝎　蝉壳　白僵蚕各微炒　天麻　犀角屑　天浆子内有物者　白附子　天南星各炮裂　牛黄　青黛　朱砂并细研。以上各一分　蟾酥研入　麝香细研。各半两

上件药捣罗为末，入研了药，同研令匀，用獖猪胆汁和丸如绿豆大。每服用水少许化二丸，滴三五点入鼻中，令嚏数声后，即令水服一丸，日三四服。

---

❶ 熟：原脱。据文义补。

量儿大小以意加减服之。

《圣惠》治小儿天瘹，身体壮热，筋脉拘急，时抽掣。钩藤丸方

钩藤　胡黄连各半两　麝香细研，半分　天竺黄　牛黄　朱砂各细研　天麻　白附子炮裂　干蝎微炒　朱粉以上各一分

上件药捣罗为末，都研令匀，用槐胶和丸如绿豆大。于囟门上津调摩一丸，荆芥汤下一丸，立效。二岁以上，消详加之。

《圣惠》治小儿天瘹，眼目翻上，手足抽掣，发歇不定。天麻丸方

天麻末　朱砂　龙齿　铅霜　天竺黄以上各一分　麝香半分。五味并细研　白芥子微炒，一分　天浆子二七枚

上件捣，罗为末，炼蜜和丸如黄米大。不计时候，以薄荷酒研下一丸，稍急加至二丸或五丸，立效。

《圣惠》治小儿天瘹，身体发热，口内多涎，筋脉拘急，时发惊掣。蝉壳丸方

蝉壳　白僵蚕　白附子　蚰蜒并微炒　蜣螂三枚，微炒　乌蛇一两，酒浸，去皮骨，炙令黄　青黛　麝香并细研。各一分　蟾酥一钱　豮猪胆一枚

上件药捣，罗为末，以软饭入猪胆汁，同和丸如黍米大。先将一丸用奶汁研破，滴在鼻中，候嚏，即以薄荷汤下三丸。三岁以上，加丸服之。

《圣惠》治小儿天瘹，心神烦乱，搐搦不定，宜服朱砂丸方

朱砂细研　白僵蚕微炒　胡黄连　熊胆各一分　牛黄　麝香并细研。各半分　干蝎二七枚，微炒

上件药捣，罗为末，同研令匀，以粟米饭和丸如绿豆大。不计时候，以金银汤下三丸。量儿大小增减服之。

《圣惠》治小儿天瘹，多涎及搐搦不定。抵圣归命丹方

水银一分，以少枣穰研合星尽　牛黄　麝香各半分　锡吝脂一两，细研，水淘黑水令尽

上件药都细研，用软粳米饭和丸如黍米大。不计时候，以新汲水下二丸。量儿大小增减服之。

《圣惠》治小儿天瘹，多涎搐搦，发歇不定方。

干蝎微炒　羌活　铅霜细研。各半两　麝香细研，一钱　蟾酥研入半钱

上件药捣，罗为末，同研令匀，炼蜜和丸如绿豆大。不计时候，以乳汁研破两丸服之。更量儿大小以意加减。

《圣惠》又方

天竺黄　朱砂各细研　干蝎微炒　白附子炮裂。各一分

上件药捣，罗为末，同研令匀，以炼蜜和丸如绿豆大。不计时候，以淡竹沥研下二丸。量儿大小临时加减。

《圣惠》治小儿天瘹，惊风搐搦，牙关急，闭目，吐涎。元参丸方

元参　水银各半两　干蝎一分，微炒

上件药捣，罗为末，以枣瓤研水银星尽，纳少炼了蜜，入药末，和丸如绿豆大。三岁以下，用薄荷汤研破三丸服之。三岁以上，即加丸数服之。

《圣惠》又方

天竺黄　雄黄　胭脂各一分　阿魏半分

上件药同研为末，以醋一茶瓯煎成膏，入蚰蜒、天麻、乌蛇末各半分，和丸如米粒大。不计时候，以温酒下三丸，乳汁下亦得。量儿大小加减服之。

《圣惠》治小儿天瘹，口噤戴目，手足搐搦不定。

天南星丸方

天南星　天雄　白附子　水银于铫子

内，先熔黑锡半分，后下水银结为砂子，细研 半夏汤洗七遍，去滑。各一分

上件药生捣，罗为末，用槐胶和丸如黄米大。一岁一丸，三岁三丸，不计时候，以温薄荷酒化下。

《圣惠》治小儿天瘹，脏腑风热壅滞，四肢抽掣，大小便不利。腻粉丸方

腻粉 巴豆霜 麝香各半分，细研 郁金 地龙 马牙硝各一分，末

上件药都研令细，以糯米饭和丸如绿豆大。一岁一丸，以薄荷汤下，三岁以上即服二丸。

《圣惠》又方

巴豆霜一分 干蝎微炒 藿香 白僵蚕微炒。各半两

上件药捣，罗为末，以面糊和丸如绿豆大。三岁儿以金银犀角煎汤下一丸，如无动静，更服两丸，下恶物炱煤及瓜汁相似，便差。量儿大小加减服之。

《圣惠》治小儿天瘹及急惊风搐搦。白僵蚕散方

白僵蚕二枚，微炒 蛜蝌一枚，微炒 莨菪子十粒，炒令微黄

上件药捣，细罗为散，用温酒调，注入口中令睡，汗出即差。如睡多，不用惊起。如一二岁儿患急，即顿服之；稍慢，即分为三服。

《圣惠》治小儿天瘹，脏腑壅滞，壮热搐搦，宜服保生丸方

巴豆七枚，生用，去皮心 天南星一枚，炮裂 蛜蝌五枚，生用

上件药晴[1]明时初夜于北极下露之一宿，明旦捣、罗为末，取豉四十九粒，口内含不语，脱却皮，烂研，和丸黍米大。随年丸数，以温水下。

《圣惠》又方

五灵脂一两 白附子生用 南星生用。各一分

上件药捣，罗为末，以头醋一升熬成膏，后入蜗牛末二钱、麝香末一钱，和丸如绿豆大。每一岁一丸，以奶汁研破服之。如无奶汁，即以金银汤下，入口差。

《圣惠》治小儿天瘹，眼目搐上，并口手掣动，宜服此方。

辟鱼儿一十五枚：干者十枚，湿者五枚

上以奶汁相和，研烂，更入奶汁，同灌入口，立效。

《圣惠》治小儿天瘹。备急涂顶膏方

川乌头末一钱 芸薹子末三钱

上件药取新汲水调，涂贴在顶上，立效。

《博济方》治众疾及小儿瘹风。灵砂丹

朱砂半两 大附子炮 青橘去白 杏仁去皮尖。各一两 巴豆春冬用一百个，秋夏用五十枚，以水五升，慢火煮三二十沸

上先将巴豆以水五升煮，令油出水尽为度，细研，与众药末和匀，以粳米饭和丸如豌豆大。小儿瘹风，桃柳枝一握煎下；小儿肚胀，石榴汤下。小儿及患人，相度虚实加减服。一方用面姜一两，炮。

《灵苑》归命丹 治感厥急风，心邪痫疾，小儿天瘹惊风及疳热等疾。

蛇黄四两，紫色者佳，用火煅令通赤，取出以纸衬地上，出火毒一宿，杵罗为末，更入乳钵研如面 朱砂半两 铁粉一两 豮猪粪二两，野放小硬干者，用饼子固济烧，才烟尽为度，勿令白过，恐药少力，候冷研令细 麝香一钱，研

上五味都入乳钵内，同研极细，以糯米粥为丸如鸡头大。一切风，用薄荷酒磨下一丸，小儿半丸。疳热，用冷水

---

[1] 晴：原作“睛”。据《圣惠》卷85本方改。

磨下一丸，分作四服。修合时，忌妇人、鸡犬见。如是大人小儿中风、口噤、反张、涎满者，灌下一服，立醒。小儿被惊及发热，并以薄荷磨少许便安。此药又名神穴丹，合了，排漆盘于日内晒之，及干翻看，每丸下有一小穴通丸内，其药中空也。旧法须用端午及甲午日合，急即不须。

张涣一字散方　治天瘹，醒风，爽精神。

天南星半两，微炮裂　蝉壳一钱，微炒　白僵蚕　干蝎各一分

上件捣，罗为细末，次入荞麦面一分，用醋石榴壳一枚，将诸药入在石榴壳内，以盐泥封裹，于灶下慢火上烧之，泥干燥为度，取出再研匀。每服一字，温酒调下。

张涣双金散方　治天瘹惊风，目久不下。

蜈蚣去头足尾，用真酥涂，慢火炙令黄，置砧子上向南立，用竹刀子当脊缝中停，离作两半个，左边者入一贴子，内写左字，右边者亦入一贴子，内写右字，不得交错❶　麝香一钱，细研，先将左边者，同于乳钵内，研作细末，即入左字贴内，收起，别用乳钵，将右边字入麝香，同研极细，却入右字贴内，收不得相犯，每有病者，眼睛吊上只见白睛，兼角弓反张，更不能出声者

上用细苇筒子，取左字贴，纳药少许，吹在左边鼻里，右亦如之，用药不可多。若眼未全下更添，眦小以意量度，其眼随手便下，即止。

张涣牛黄散　治天瘹，清心截风。

牛黄半两，细研　朱砂细研，水飞　麝香细研　钩藤　蝎梢各为末　天竺黄研。各一分

上件一处研匀。每服一字，新汲水调下。

张涣白银丹　治天瘹涎潮。

白附子　全蝎各一分　粉霜　牛黄　麝香各半分，并研　白僵蚕　天南星一两，一半炮，一半生用

以上捣，罗为细末，次用牛黄等研匀，用水银半两，煮青州枣肉二十枚，同研，水银星尽成膏。

上都和，上件药石臼内捣一、二百下，如黍米大。每服五粒至七粒，薄荷汤下。

张涣抵圣丹　治天瘹，胸膈不利，乳食不下。

锡吝脂一两，细研，水飞，淘去黑水，令尽　牛黄　铅霜　熊胆各一分，并细研　麝香半分，研　蟾酥一钱，研

上件同研匀，粳米饭和如黍米大。每服五粒至七粒，新汲水下。

《万全方》治小儿天瘹，多惊搐搦，眼忽戴上，吐逆，夜啼，遍身如火，面色青黄，不食乳哺，并无情绪。银朱丸方

水银一两，煮青州枣二十枚，同研，水银星尽　朱砂研，作衣　干蝎生　牛黄研入　麝香研。以上各一分　天南星半炮半生　白僵蚕　白附子各生用　铅霜研入。以上各半两

上件除水银膏，牛黄、麝香、铅霜三味，研令如粉，余四味捣，罗为末，都研令匀，用水银膏和丸如黍米大。一、二岁儿每服三丸，用薄荷汤下；至三、四岁每服五丸，服之。

《刘氏家传》天瘹翻眼向上。

朱砂通明者三绿豆大　干蝎一枚全者，铫内炒过

上末之，饭少许丸绿豆大。患者，用朱砂少许细研，入酒内，化下一丸，

❶ 错：原作"醋"。据文义改。

顿愈。

《吉氏家传》治小儿天瘹，急惊风，盛热，宜取方。

郁金一块，蒸　巴豆一个，不去皮

上件二味，面北门限上杵一千杵。每服一字，薄荷汤下。

《吉氏家传》治惊风天瘹。牛黄膏

白附子　蝎　郁金　雄黄各一分　蝉蜕六十个　腻粉半钱　巴豆肉一分，水浸一宿

上捣研极细，蜜丸，入脑、麝各少许。每服皂子大，薄荷冷水下。

惊风内瘹第七

汉东王先生《家宝》论：凡婴孩小儿惊风内瘹、盘肠气瘹及虫痛三者发作一般。惊风内瘹，眼尾有细碎红脉现者，是也。盘肠气瘹发动，腰先曲，空啼无泪，上唇干，额上有汗者，是也。虫痛则吐涎，唇口紫色者，是也。如得惊风内瘹即用桃符丸，服后却进乳香丸方并见本门中并大七宝散。可见霍乱、吐痢门中如得盘肠气瘹即用钩藤膏二三服及魏香散二三服方见盘肠气瘹门中亦须大七宝散二三服。如得疳蛔虫痛，腹肚瘹痛，即用干漆散二三服，并化虫丸三五服方见蛔疳门中，亦间与大七宝散服之。后云：蛔蚘痛者便是蛔疳。

《石壁经》三十六种内惊风内瘹候歌：

内瘹多啼子细看，莫将虫痛一舦❶言。

唇涎鼻紫为虫痛，一云：虫痛吐涎唇口紫。内瘹还须黑色观。

但觑红筋生眼尾，

便知风候本根源。《四十八候》云：只看眼畔红筋见，有血相和点点斑。

镇心使药方为妙，始觉良工按古贤。

其候寒热内薄，气血凝滞，蕴结不散，腹中痛，但调气，去其积热积冷，调毒退愈。

《凤髓经》歌括一同，有注云：宜与生银丸、越桃散。生银丸方见急慢惊风门，越桃散方见盘肠气瘹门中。

又三十六种内惊风、内瘹候云：此候宜下蝎梢丸，未安，即微下。方见搐搦门中。《小儿形证论》四十八候惊风内瘹歌一同，后云：此候与蛔虫候一般，唇口紫黑是虫候，目有红筋，手在后，胸高是内瘹也。

汉东王先生《家宝》治婴孩、小儿惊风内瘹。桃符丸

银朱　乳香各一钱，研　大蒜一子，煨，研

上先研乳香极细，后入银朱再研，后又同大蒜研，看软硬得所，丸如此○大。每服半岁五丸，一岁七丸，二三岁十丸，以意加减，薄荷汤化下。

汉东王先生《家宝》治小儿惊风内瘹痛不可忍者，乳香丸

乳香一钱　蝎梢二七枚　没药半钱　沉香一钱半

上为末，炼蜜丸如黍米大。每服婴孩三丸，一岁五丸，三岁七丸，以意加减，乳香汤吞下。

《聚宝方》辰砂散　治小儿伤冷聚积惊风，日久变成内瘹时，人不识，呼为祟。

硇砂半分　红芍药　铅白霜各一分半　琥珀研　真珠不钻者为末。各一分

上五味为末。每服一字，金银薄荷汤调下。

《张氏家传》：小儿、婴儿、孩儿内

---

❶ 舦：疑为“舦”之讹。舦 tài，大船行驶。

瘸，止痛丸。

木鳖子肉　胡椒各等分

上为细末，用黑豆末醋作糊，丸如绿豆大。每服三四粒，荆芥汤下。

《吉氏家传》治小儿惊积内瘸，时发肚疼，夜啼惊叫。斩邪丹

乳香　没药　钩藤　木香取见火　舶上茴香炒。各一钱

上为末，先将乳香、没药二味乳钵中研细，然后匀诸药，切大蒜白三片，研红，和前药如梧桐子大。每服十丸、十五丸，钩藤，茴香汤吞下，无时。

《朱氏家传》治小儿惊风内瘸，腹痛不可忍。没石子丸

木香　螺粉烧　草乌头生用，去皮尖

上件等分，为末，用醋煮糊为丸如黍米大。每服十丸，淡醋吞下。

盘肠气瘸第八

《石壁经》三十六种内盘肠气瘸候歌：

盘肠气发先腰曲，无泪叫啼眼干哭，

口开脚冷上唇乌，《凤髓经》云：上唇干。一云：口干脚冷。额上汗流珠碌碌。

小肠为冷气所薄，致使痛发腰曲，为肠结痛也。当温小肠则痛住，次去其小肠积冷，即痊安也。

《凤髓经》歌括一同，有注云：宜与越桃散。方见本门中

《小儿形证论》四十八候盘气瘸候歌：上四句与前歌同，下四句乃云

直莫吐泻伤荣卫，经络一定痛难屈，

气通微用三两行，却与调和自欢怿。

又歌：

痛来难忍便身黑，体硬如弓一向张，

如妇胎中传邪毒，医人何不用名方。

此候气在小肠，结却不伸，只将宽气槟榔散与服方见烦热门中，并与白丁香膏方未见。兼茴香散，相兼服必愈。方见肚腹瘸门中。不可误吃他药，吐泻伤荣卫，但只和气。

汉东王先生有盘肠气瘸治法在惊风内瘸论中。

汉东王先生《家宝》治婴孩、小儿盘肠气瘸。钩藤膏方

乳香研细　没药　木香炮　姜黄各一钱　木鳖子三个

上为末，炼蜜为膏。每服旋劈[1]如皂子大，煎钩藤汤化下一丸，日三服。

汉东王先生《家宝》魏香散　治盘肠气瘸。

真阿魏一钱　蓬莪术半两

上先用温水化阿魏，浸蓬莪术一昼夜，焙干，为细末。每服一字，或半钱，煎紫苏米饮，空心调下。

三十六种治盘肠气痛。宣连丸方

宣连　雷丸各一分　木香二钱，炒

上为末，用粟米饭和丸如麻子大。每服十丸，饭饮下。

《凤髓经》越桃散　治小儿盘肠气瘸痛。

越桃去壳，半两，入草乌少许，同炒，去草乌　白芷一钱，切

上为细末。每服半钱或一钱，炒茴香、葱白酒下。

《刘氏家传》治小儿盘肠气瘸。槟榔丸

麻逸槟榔　大腹子　红丹香匙煅

上等分，末之，面糊丸大麻子大，三岁以下小麻子大。每服十丸，萝卜煎汤下三日，灯心汤下三日，霹雳汤下三日。其汤用姜钱十片、水一盏，烧秤锤，浸水候沸止，温去锤，将此下药号霹

---

[1] 劈：见《唐韵》。

雳汤。

《庄氏家传》安息香膏　理盘肠气瘹、内瘹、虫痛、外疝，但诸般心腹痛皆治。

安息香　桃仁汤去皮尖，麸炒黄　蓬莪术湿纸裹煨　使君子取肉切，焙干秤。以上各半两　干蝎一分　阿魏一钱　茴香三钱，炒

上七味，除桃仁别研外，次以阿魏并安息香，以酒少许，就汤瓶口上，以盏盛蒸，开土沙，入桃仁中共研，余药同为末，一处炼蜜为膏如皂子大。生姜薄荷汤化下，随儿大小加减。

《孔氏家传》治小儿盘肠气。缘因怀子在腹中时，或则其母吃冷物太多，或因胎中带不净入孩子腹中。每至夜深则阴气盛逼，令小儿腹中住，至令啼哭不止，故为盘肠气也。

大附子尖不可长，半寸，去皮，炮裂，为末　巴豆一粒，去心、膜并壳，将豆内乳钵内烂研成膏，用竹纸一幅，折摞裹之，以竹棒杆，令油在纸上，直至捍得巴豆油极尽为度　斑蝥一个，去嘴及足翼，只用肉，先以麦面炒熟

上三味同研半日，以面糊为丸如粟米大。每服五丸，以少许茴香略借气，切，不可多用也。菖蒲茴香汤吞下，临夜服，只通使一服。新修合者未可用，约修合百日后通用也。此药修合下经年岁转妙，唯小儿盘肠气最佳。

《吉氏家传》治小儿盘肠气方。

萝卜子不拘多少，炒令黄色

上为细末。每服半钱，温酒调下三服止。

腹肚瘹第九

茅先生：小儿生下五个月日以上至七岁，有结癖在腹，成块如梅核大，来去或似卵大，常叫疼痛不住者，亦分数类。在脐下痛者为瘹气，下芸薹散夹茴香散与吃，即愈。如见面黑眼视，泻黑血，鼻口手足冷，不进[1]食者死。芸薹散，方见本门。茴香散，《茅先生方》未得所见，有《四十八候》茴香散，方见本门。

茅先生小儿瘹气。芸薹散

芸薹子炒　蓬莪术炮　茴香炒　青橘皮去白　甘草炙。以上各一两　木香炮，一分

上为末，每服半钱、一钱，用盐酒热调下。

《四十八候》茴香散

茴香炒　芸薹子各半钱　田螺壳二钱　甘草三寸，炙　川楝子一分，用肉

上为末，每服半钱，煎沉香汤调下，木香汤亦得。

灸二十四瘹第十

《庄氏集腧穴》灸小儿二十四种瘹法：

第一瘹，牙关紧，口不开，灸耳门相对一寸，七壮，穴在直耳门近眼。

第二鬼瘹，手脚冷，眼不转睛，口中乱道，灸大拇指后纹，每指七壮，在大指节上。

第三獐瘹，浑身壮热，两手如梳头，啼哭声促，灸两手心及项前一寸，各二七壮。

第四牛瘹，弄唇撮口，灸鬼门穴，在乳下一麦粒地，七壮。

第五瘹，浑身壮热，上[2]气抬肩，喘息不调，头足俱冷，肚胀，灸两肋头并

---

❶ 进：原作“淮”。据陈本改。

❷ 上：原作“止”。据陈本改。

发心，各七壮，两肋是章门穴。

第六虎瘸，目不转睛，两手不开，乍寒乍热，灸百会穴，大拇指节上，各三七壮。

第七猫瘸，连牙欠口，吐舌上唇，灸人中穴，在鼻柱下，玉泉穴在枕骨下一寸，第四椎两边各一寸半，各七壮。

第八风瘸，灸玉枕穴，在脑杓尖头二七壮。

第九螗螂瘸，撮口吐沫，两手在胸前，灸肩上头、脐心各三七壮。

第十蛇瘸，吐舌不住，灸耳垂下七壮。

第十一脾瘸，胸内气结，喘息不匀，灸脐下一寸三七壮，未差，灸胃管、脐上四指，并穴两旁各四指，各七壮，腹中鸣是效。

第十二血瘸，泻血不定，灸大敦穴三壮，在脊骨尽头是。

第十三搜腹瘸，脚冷，泻痢不常，灸脊腧，腰眼上四寸是。又灸穴两旁各一寸半，各三七壮，未差，灸腰眼三七壮。

第十四心瘸，吐逆不定，身体壮热，灸百会穴三七壮，未差，灸后心三七壮。

第十五喑瘸，不语言，灸玉泉穴，在玉枕下一寸。又灸乳上三指，各二七壮。

第十六臈瘸，不热，乳食寻常，多睡眼不开，灸足踝骨上四寸，男内踝，女外踝，各三七壮。又灸发际三七壮。

第十七鸡瘸，手爱抓人，口黑色，灸后心五壮，未差，灸两手心各三七壮。

第十八猴瘸，搐一边眼不住，灸前后心三七壮，或有手如梳头者，灸第六椎两旁各一寸半，各三七壮。

第十九弓瘸，身体壮热，脊梁急如反弓，灸后心三七壮，未差，灸第九椎两旁各一寸半，三七壮。

第二十瘸，干呕不定，四肢无力，灸气腧五十壮，第十三椎两旁各一寸半。

第二十一痫瘸，握两手如弓，不转睛，灸后心五十壮。

第二十二瘸，面青撮口，眼中泪下，此是破军星所作，灸后心五十壮。

第二十三瘸，惊哭不定，咬牙作声，此是兼正星所作，灸第五椎下两旁各一寸半，各三七壮。

第二十四瘸，揉眼咬指甲，此是文曲星所作，灸两手心三七壮，未差，灸中指头七壮。

长沙医者毛彬传小儿惊瘸灸法：

牙关硬，百会上灸三七壮，又灸耳后一寸，当时得效。

舌舐唇，连牙欠口，此名牛星瘸，灸人中三七壮。

爱吐逆，舌不住，名蛇惊，于承浆穴中灸三七壮。

爱咬人，名孤瘸，灸后心一百壮。

下元虚，腹胀，气块排连脐，脐心灸一七壮。

翻眼抬睛，名天瘸，于脚大拇指当节上灸一七壮。

破腹害肚，米谷不消，脚脉不行，是寻腹瘸病，准前之穴灸之。

多睡，瞑目不开，内踝上面正四寸，急灸之。

猢狲噤第十一

茅先生小儿生下有中猢狲噤候：身微热，双手捉拳，按在胸前，口撮不开，缩肩，身体一似活猢狲。此候因受胎六个月日，母见人弄猢狲，开口吸着其气，生来被风邪相击致发此候。若不速治即死。

《经验方》治小儿中猢狲噤。

猫儿粪烧烟，薰之即解。

白虎病第十二

《巢氏病源》小儿白虎候按：堪舆历游年图有白虎神云：太岁在卯，即白虎在寅，准此推之，知其神所在。小儿有居处触犯此神者，便能为病。其状身热，有时啼唤，有时身小冷，屈指如数，似风痫，但手足不瘛疭耳。

张涣顺正集香散　治白虎病。

降真香　沉香　檀香各锉　乳香研　安息香　人参去芦头。各一两　茯神　酸枣仁各半两

上件捣，罗为细末。每服一钱，水八分一盏，入麝香少许，煎至五分，去滓温服，留药滓，卧内烧之。

卷第十一

痫论候法　凡十二门

痫论第一

《千金》论曰：少小所以有痫病及痉病者，皆由脏气不平故也。新生即痫者，是其五脏不收敛、血气不聚、五脉不流、骨怯不成也，多不全育。其一月四十日以上至期岁而痫者，亦山乳养失理，血气不和，风邪所中也。《婴儿方》云：其一月三十日以上至期岁而痫者，皆由五脉不流、骨怯不成，或乳养失所、风邪所中也。病先身热、掣疭、惊啼叫唤而后发痫，脉浮者为阳痫。病在六腑，外在肌肤，犹易治也。病先身冷、不惊掣、不啼呼而病发时，脉沉者为阴痫。病在五脏，内在骨髓，极难治也。病发身软时醒者，谓之痫也。身强直反张如弓、不时醒者，谓之痉也。诸反张，大人脊下容侧手、小儿容三指者，不可复治也。凡脉浮之与沉，以判其病在阴阳表里耳。其浮沉复有大小、滑涩、虚实、迟快诸证，各依脉形为治。《神农本草经》说：小儿惊痫有一百二十种。其证候微异于常，便是痫候也。初出腹，血脉不敛，五脏未成，稍将养失宜，即为病也。时不成人，其经变蒸之后有病，余证并宽，惟中风最暴卒也。小儿四肢不好惊掣，气息小异，欲作痫。及变蒸日满不解者，并宜龙胆汤也。方见一切痫门中。凡小儿之痫有三种：有风痫，有惊痫，有食痫。然风痫、惊痫时时有耳。十人之中未有一二是食痫者。凡是先寒后热发者，皆是食痫也。惊痫当按图灸之。风痫当与猪心汤。食痫当下乃愈，紫丸佳。方见变蒸门中。凡小儿所以得风痫者，缘衣暖汗出，风因入也。风痫者，初得之时，先屈指如数乃发作者，此风痫也。惊痫者，起于惊怖大啼乃发作者，此惊痫也。惊痫微者，急持之，勿复更惊之，或自止也。其先不哺乳，吐而变热，后发痫，此食痫，早下则差。四味紫丸逐癖饮最良，去病速而不虚人。赤丸差快，病重者当用之。本无赤丸方，诸医方并无。按：此服四味紫丸不得下者，当以赤丸。赤丸差快，病重者当用之。今《千金》癖结胀满篇中第一方：八味名紫双丸者，用朱砂色当赤；用巴豆，又用甘遂，此紫丸当快。疑此即赤丸也。凡小儿不能乳哺，当与紫丸下之。小儿始生，生气尚盛，但有微恶，则须下之，必无所损。及其愈病，则致深益。若[1]不时下，则成大疾，疾成则难治矣。凡下四味紫丸最善，虽下不损人，足以去疾。若四味紫丸不得下者，当以赤丸下之。赤丸不下，当倍之。若以下而有余热不尽，当按方作龙胆汤，稍稍服之，并摩赤膏。方见一切痫门中。风痫亦当下之，然当以猪心汤下之。惊痫但按图灸之，及摩生膏方见壮热门中，不可大下也。何者惊痫心气不定一作足，下之内虚，益令甚尔。惊痫甚者，特为难治。故养小儿，常慎惊，勿令闻大声。抱持之间，

---

[1] 若：原作“者”。据《千金》卷五上改。

当安徐，勿令怖也。又天雷时，当塞儿耳，并作余细声以乱之也。凡养小儿，皆微惊以长血脉。但不欲大惊，大惊乃灸惊脉。若五六十日灸者，惊复更甚，生百日后灸惊脉乃善。儿有热，不欲哺乳，卧不安，又数惊，此痫之初也。服紫丸便愈，不愈复与之。儿眠时小惊者，一月辄一以紫丸下之。减其盛气，令儿不病痫也。儿立夏后有病，治之慎勿妄灸。不欲吐下，但以除热汤浴之，除热散粉之二方并见壮热门中，除热赤膏摩之，又以膏涂脐中。令儿在凉处，勿禁水浆，常以新水饮之。小儿衣甚薄，则腹中乳食不消，不消则大便皆醋臭，此欲为癖之渐也。便将紫丸以微消之。服法：先从少起，常令大便稀，勿大下也。稀后便渐减之，不醋臭乃止药也。凡小儿冬月下无所畏，夏月下难差。然有病者，不可不下，下后腹中当小胀满，故当节哺乳数日，不可妄下。又乳哺小儿，常令多少有常剂，儿渐大当稍稍增之。若减少者，此腹中已有小不调也。便微服药，勿复哺之，但当与乳，甚者十许日，微者五六日止，哺自当如常。若都不肯食哺而但欲乳者，此是有癖，为疾重要，当下之，不可不下，不下则致寒热，或吐而发痫，或更致下痢。此皆病重，不早下之所为也。此即难治矣。但先治其轻时，儿不耗损而病速愈矣。凡小儿屎黄而臭者，此腹中有伏热，宜微将服龙胆汤。若白而醋者，此挟宿寒不消也，当服紫丸。微者少与药，令内消；甚者小增药，令小下；皆复节乳哺数日，令胃气平和。若不节乳哺，则病易复。复下之则伤其胃气，令腹胀满。再三下之尚可，过此伤矣。凡小儿有癖，其脉大必发痫。此为食痫，下之便愈。常审候掌中与三指脉，不可令起。而不时下，致于发痫，则难疗矣。若早下之，此脉终不起也。脉在掌中尚可早疗，若至指则病增也。凡小儿腹中有疾生，则身寒热，寒热则血脉动，动则心不定，心不定则易惊，惊则痫发速也。

《婴孺》论小儿惊啼：睡中四肢掣动，变蒸未解，慎勿针灸爪之也，动其百脉，因惊成痫也。唯阴痫噤痉，可针灸爪之尔。

《婴童宝鉴》论病有变痫证：凡小儿如有小疾，早为寻医，勿致稽迟，皆能害命。凡小儿有数疾，久而不医，尽变为痫。壮热久不治为痫；夹惊伤寒不差为痫；痰饮不差为痫；发惊不已为痫；洞泄不止为痫；咳嗽不差为痫；夜啼不差为痫；客忤发不止为痫；霍乱吐泻不止为痫；哯乳不差为痫；脐疮不干，常有青黄水出，久则为痫。以上病状，皆能变为痫疾也。

《惠眼观证》论：夫小儿惊不医者成风，风不医者成痫，痫不医者成痉，既成痉则难以用药。痫亦分数种，有惊风痫，多惊即发；有乳风痫，食乳冲肺即发，发即吐乳急急；有肝风痫，四季多发，发即寒热噤；有肺风痫，冬月多发，发即口噤面黑。大抵痫病不能害命，只邪气在心，须重吐下，常服镇心汤药。如觉发时一边手足动，此不可吐。微觉麻痹不能举手，兼说话亦不分晓，牙齿皆黑，此风涎及邪气闭塞窍内也。

痫候第二

《巢氏病源》痫候：痫者，小儿病也。十岁以上为癫，十岁以下为痫。其发之状，或口眼相引而目睛上摇，或手足掣瘲，或背脊强直，或颈项反折。诸方说痫名证不同，大体其发之源，皆因三种。三种者，风痫、惊痫、食痫是也。风痫者，因衣厚汗出而风入为之。惊痫者，因惊怖大啼乃发。食痫者，因乳哺不节所成。然小儿气血微弱，易为伤动。因此三种，变作诸痫。凡诸痫正发，手足掣缩，慎勿捉持之，捉则令曲戾不随也。

茅先生小儿生下有中惊痫候：瞪目，手双搐搦背脊强直，手足掣缩，壮热，数齿，时常发为惊痫。

茅先生小儿有中风痫候：眼细眅[1]，头项返辄，啼叫瘛疭，肚中膨紧，屈指。此候春夏发或四季发，故为之风痫。惊痫、风痫，凡有此二候，本因母将摄失理；或衣厚而出，腠理开张，风邪乘虚而入。所治者，才见发时，急用睡惊膏方见慢惊风门中一服，半日间通下风涎恶物，便进匀气散方见胃气不和门中、醒脾散有二方，一方见胃气不和门中，一方见慢脾风门中。与调，后常服朱砂膏方见惊积门中、雄朱散方见惊痫门中，与服即愈。

大凡痫病，亦分脏腑。浑身先微热而后发痫，即为腑病。其寸口脉浮，为阳痫，此犹易治。若先体不热，不因惊触不啼不唤，而得脏病，为阴痫。脉证更。目直，不作声，眼生白障，牙关噤，肚胀不进食，下黑血，死候不治。

汉东王先生《家宝》：凡婴孩小儿累受其惊，用药不差，变作惊风。十岁以上为癫，十岁以下为痫。

风痫者，因出汗解脱，因风而入，谓之风痫。食痫者，因乳哺失节，多食硬物，致伤脏腹[2]；或失疏利，结积成块，变成其患。惊痫者，或因惊扑，大人高声叫唤，孩儿血气未成，精神未实，遂发惊痫。如有此三痫，牙关不开，进药不得，宜先用开关散方见一切痫门中揩口两角，口自然开。然后依次第用药，取效。

《婴童宝鉴》痫病死候：手足瘛疭，脉沉，身体软，不时醒，卧久不寤，腹满转鸣，口噤不进乳，反张强直脊，吐痢不止，厥痛时起，下血，身热，痉，直视瞳子不动，汗出发热，不时手足瘛疭，喜惊。

《惠眼观证》小儿痫候云：发痫者，只因惊后，取惊气未尽；或当风坐立；或再惊着。其邪愈传归入心脏，每邪气潮心，故令眼目翻张，非时搐搦。

《秘要指迷》痫候云：凡痫疾有数般，不可尽述，且说五脏表里受风形状。初受惊痫，目反视，踞坐举头，唇支青色，面青黄，此乃病传于肝。若唇黑，眼慢，旬日死。风痫口吐白沫，已传受心脏。放齿咬人，或即口颊手指青黑，或醒而发。若指黑色面青黑，乃五日内死。脐风发痫，面虚肿搐搦，手足摇动，两睑白，病已传肺。面如土色者，七日而死。搐搦，或梦中啼笑，下齿咬人，乃似慢脾形状。若眉带黑色，病传入肾。肾已绝，旬日而死。脾痫之状，喉如锯鸣，多睡不进乳，口干唇赤，眼白多，此病旦夕而死。

惊痫忤是三候第三

汉东王先生论：惊、痫、忤三候，大抵略相似，皆口面青黑，呕吐涎沫，头项强直，手足摇动。但惊即发拳搐；痫即搐搦；忤即掣疭。惊则喉中涎响；痫则口中涎出，亦涎响；忤则口吐青黄白沫。惊则双目直视；痫则口眼相引而目睛上摇；忤则眼不上插；不可得而同

---

[1] 眅 pán：《说文》"眅，多白眼也"。

[2] 腹：疑当作"腑"。

也。然病初治之，亦可一法。

汉东王先生《家宝》：治婴孩小儿惊、痫、忤，手足瘛疭，头项强直，状似角弓。归魂散方

蝎梢一钱半，炒　蜈蚣赤脚者半条，炙　水银粉　麝脑各一字　花蛇肉酒浸，炙黄色，秤一钱　天南星切碎，用生姜自然汁浸一宿，令为末，秤半钱　川乌头尖七个，生

上为末。每服婴孩半字或一字，二、三岁一字以上，四、五岁半钱，金银薄荷汤调下，量儿虚实加减。

候痫法第四

《巢氏病源》欲发痫候：夫小儿未发痫，欲发之候，或温壮连滞；或摇头弄舌；或睡里惊掣，数啮齿。如此，是欲发痫之证也。

《千金》候痫法云：夫痫，小儿之恶病也。或有不及求医而致困者也。然气发于内，必先有候，常宜审察其精神而探其候也。

手白肉鱼际脉黑者，是痫候；鱼际脉赤者，热；脉青大者，寒；脉青细，为平也。鼻口干燥，大小便不利，是痫候。眼不明上视，喜阳，是痫候。耳后完骨上有青络盛，卧不静，是痫候。青脉刺之，令血出也。《婴童宝鉴》云：耳后高骨上有三五路青脉，如线起者，宜为爪破，令其血出也。小儿发逆上，啼笑面暗，色不变，是痫候。鼻口青，时小惊，是痫候。目闭青，时小惊，是痫候。身热，头常汗出，是痫候。身热，吐哯而喘，是痫候。身热，目时直视，是痫候。卧惕惕而惊，手足振摇，是痫候。卧梦笑，手足动摇，是痫候。意气下而妄怒，是痫候。目瞳子卒大，异于常，是痫候。喜欠，目上视，是痫候。咽乳不利，是痫候。身热，小便难，是痫候。身热，目视不精，是痫候。吐痢不止，厥痛时起，是痫候。弄舌摇头，是痫候。

已上诸候二十条，皆痫之初也。见其候，便爪其阳脉所应灸。爪之皆重手，令儿骤啼乃绝，亦依方与汤。《婴孺》云：并服五石紫丸汤。

直视，瞳子动；腹满，转转鸣；下血，身热；口噤不得乳；反张脊强；汗出发热；为卧不寤；手足掣疭，喜惊。

凡八条，痫之剧者也。如有此，非复汤爪所能救，便当时灸之。

《千金》又曰：若病家始发，便来诣师。师可诊候，所解为法，依次序治之，以其节度首尾取差也。病家已经杂治无次序，不得制病，病则变异其本候，后师便不知其前证虚实，直依其后证作治，亦不得差也。要应精问察之，为前师所配依，取其前踪迹以为治，乃无逆耳。前师处汤，本应数剂乃差，而病家服一二剂未效，便谓不验，以后更间他师。师不寻前人为治寒温次序，而更为治，而不次前师治则弊也。或前以下之，后须平和疗以接之，而得差也。或前人未下之；或不去者；或前治寒温失度，后人应调治之。是为治败病，皆须邀射之，然后免耳。不依次第及不审察，必及重弊也。

截痫法第五

《圣惠》论：小儿未发痫之前及欲发痫之后，或壮热连滞，或摇头弄舌，或眼目抽掣，如此是欲发痫，宜早疗之也。

张涣论：小儿惊不已，即变成痫疾。又有不因惊而变成痫者，然初亦有证可验。未发之前，身体壮热连滞不歇，素

有痰涎，咽中呀呷作声；或摇头弄舌，眼目斜视，眠睡惊掣。如此必是欲发痫之证，宜截之。

《外台》：《救急》中军候黑丸　疗诸癖结、痰饮等大良方。治小儿欲发痫方。

桔梗　桂心各四分　巴豆八分，去心皮，熬　芫花十二分，熬　杏仁五分，去皮尖、二仁者，熬

上五味，先捣桔梗、桂心、芫花成末，别捣巴豆、杏仁，如膏合和；又捣一千杵，下蜜；又捣二千杵，丸如胡豆。浆服一丸取利，可至二三丸。儿生十月欲痫发，可与一二丸如黍米大。诸腹不快，体中觉患便服之，得一两行利即好。忌猪肉、生葱、芦笋等物。

《圣惠》治小儿未满百日，聚口吐沫，此欲作痫候，腹内有冷热癖实。宜服牛黄散方

牛黄细研　细辛　黄芩　当归锉，微炒　甘草炙微赤，炒　防风去芦头。各一分　柴胡一分半，去苗　川大黄锉碎，微炒　蜣螂微炙。各三分　蚱蝉三枚，微炙

上件药捣，细罗为散。每服一钱，以水一小盏，煎至五分，去滓。不计时候，量儿大小加减温服。

《圣惠》治小儿心腹结实，身体壮热，四肢不利，心神多惊，欲发痫者。茯神散方

茯神　元参各一两半　川升麻　秦艽去苗　龙胆去芦头，各一两　寒水石二两　川大黄锉碎，微炒　川芒硝各三两

上件药捣，粗罗为散。每服一钱，以水一小盏，煎至五分，去滓。分温二服，早晨、午后各一服。更量儿大小以意加减。

《圣惠》治小儿壮热，欲发痫；或时时四肢抽掣，多吐白沫。宜服钩藤散方

钩藤　甘草炙赤，锉　川升麻　石膏各半两　人参去芦头　子芩　犀角屑　川大黄锉碎，微炒。各一分　蚱蝉三枚，微炙

上件药捣，粗罗为散。每服一钱，以水一小盏，煎至五分，去滓。入竹沥半合、牛黄末一字。看儿大小，分减服之。

《圣惠》治小儿壮热，欲发痫，心神惊悸，多啼，或吐白沫。龙齿散方

龙齿　川芒硝各一两　钩藤　川升麻　子芩　防风去芦头　犀角屑各三分　麦门冬一两，去心，焙

上件药捣，粗罗为散。每服一钱，以水一小盏，入竹叶七片，煎至五分，去滓。分为二服，日四服。量儿大小以意加减。

《圣惠》治小儿壮热，欲发痫。宜服退热清凉散方

白药子　甘草炙微赤，锉　郁金　黄芩　天竺黄细研。各一分　麝香半分，细研　朱砂半两，细研，水飞过

上件药捣，细罗为散，都研令均。不计时候，以温水调下半钱，量儿大小加减服。

《圣惠》治小儿头额体背俱热，大便秘涩，眼赤心闷，乍睡乍惊，精神昏浊，与人不相主，当欲作痫状。蓝叶散方

蓝叶　人参去芦头　知母各半两　钩藤　川升麻　葛根锉。各三分　子芩　犀角屑　射干各一分　元参二分

上件药捣，细罗为散。五岁儿以竹沥半合，调半钱服，日三服。量儿大小以意加减服之。若未辨合，煎药可服，元参、生犀、升麻、葛根、竹沥、生姜汁、大豆汁、地黄汁皆可单服。又取少蚯蚓粪，水调服之，良。

《圣惠》治小儿惊热入心，拟成痫疾，面色不定，啼泪不出，发热作时，不吃乳食，大便秘涩，眼翻露白，手足逆冷。牛黄丸方

牛黄细研　川大黄锉碎，微炒　独活各一分　川升麻　琥珀　绿豆[1]粉　大麻仁各半两

上件药捣，罗为末，炼蜜和丸如梧桐子大。不计时候，以熟水研一丸服之。至五七岁，加金箔、银箔各五片，药两丸，研化下服之。

《圣惠》治小儿欲发痫，极热不已。生葛汁饮子方

生葛根汁　竹沥各一合　牛黄如杏仁，细研

上件药相和，每服半合。量儿大小加减服之。

《圣惠》治小儿欲发痫，壮热如火。洗浴石膏汤方

石膏五两　菖蒲二两　雷丸二两

上件药捣碎，以水煮取三升。适寒温浴儿，并洗头面佳。

《婴孺》治小儿惊热欲发痫。消热定惊煎方

柴胡　升麻　栀子仁　芍药各七分　子芩　知母各八分　寒水石十二分　竹叶切，一升　甘草二分，炙　杏仁六分，去皮尖，炒，别研

上以水四升七合，煮取一升半，绞去滓，内蜜、葛汁，于文武火煎，搅勿住手，至一升二合。一月内及初满月儿，一合为三服，中间进乳。出一月，一服半合。五、六十日儿，一服一合；百日儿亦一合。出一百日，服一合半。一、二岁，二合。日二夜一，冬温服之。

《婴孺》治少小心惊，防病牛黄汤；又治痫发，众医不复治者方。《圣惠》方同

牛黄　芍药　杏仁炒，去皮尖　蜣螂　蜂房　黄芩　人参　葛根　甘草炙　蚱蝉炙　芒硝　川芎　桂心各一分　大黄三分。《圣惠》用半两　当归二分　石膏四分，碎。《圣惠》用半两

上前件药细切，取豚五脏及卵，以水一斗煮脏、卵，得三升，去滓，澄清；纳诸药煮，取一升三合，去滓，下芒硝烊尽。一服一合，日三夜一，临卧末牛黄纳汤中，常用大验。一方，蚱蝉、蜣螂各五个，无芒硝，用生姜三片，水一升，煮取二停。

《婴孺》治少小痫候，夜啼不止。鸡脑丸方

雄鸡脑　丹砂各三分　牛黄　当归各一分

上为末，以鸡脑和，杵七百下，丸麻子大。百日儿服一丸，日二。量儿大小加减。

《婴孺》治少小痫候，胎寒，舌下唾聚，夜啼不止。雀屎丸方

雄雀屎炒　麝香　牛黄研入。各一分

上为末，蜜丸黍米大。一月儿与一丸，日一服，服时极送药着咽中，吮乳，令实时咽喉，不久停口中而散也。后稍加之，百日儿麻子大一丸，日二，临服旋丸，勿先丸。下四十日后，牛黄与麝香可加使多也，为是一岁儿也。

《婴孺》治少小滞实不去，内有热，摇头弄舌，欲作痫，茯苓汤方

茯苓二分。一云：茯神　蚱蝉三个，炙　雀瓮二个，炙　蛇蜕皮半两　铁精　芍药　麻黄去节　黄芪　柴胡　当归　人参各一分

上切，以水三升，先煮麻黄十沸，去沫、纳诸药，煮一升五合。为四服，

---

[1] 绿豆：《圣惠》卷85本方作“豆蔻”。

百日儿一日服尽。大小以意加减。

《婴孺》治少小始满月变蒸，时患惊，欲作痫。已服四味汤及紫丸，已大下热犹不折，腹满胀、目视高者，宜此除热。地黄汁汤方

地黄汁，半合　黄芩三分　大黄　甘草炙。各一分　栀子仁二分

上切，以水八合煮至四合，去滓，下地黄汁。服一合，日进三服，夜一服。

《婴孺》治七日儿生后有热，欲作痫。茯苓汤方

茯苓　黄芩　钩藤　大黄各一分

上切，以水一升煮三合，为三服或五服。热多者加黄芩一分；生三七日以后者，加大黄一分。量儿大小加之。

张涣独活散方　祛风截痫。

独活　羌活　川升麻细锉　酸枣仁拣净　人参去芦头。以上各一两　琥珀　川大黄细锉，微炒。各半两

上件捣，罗为细末。每服一钱，水一小盏，入金银薄荷各少许，煎至五分，去滓。放温服，不拘时候。

张涣定心膏方　安神，治欲发痫。

生葛根取汁半合许。如无生者，只用干葛锉细，水浸一宿，慢火熬取汁　竹沥半合，依法旋取　大麻仁研，一分

已上三味同研匀，次入：

朱砂半两，细研，水飞　牛黄　麝香各一分　绿豆粉一两。以上并研匀

上件同于石臼中捣三二百下，成膏如鸡头大。每服一粒至二粒，煎人参汤化下。

张涣清凉丹方　治壮热连滞，欲作痫。

郁金　黄芩　犀角末各一分　白芍药半两

已上同捣，罗为细末。次用

脑麝各研，一钱　天竺黄一分，细研　好朱砂半两，细研，水飞

上件一处拌匀，炼蜜和如鸡头大。每服一粒至二粒，煎人参汤化下。

张涣知母散　治心热弄舌，欲作痫。

知母一两　钩藤　升麻　葛根锉　黄芩各一分　蓝叶　人参去芦头。各半两

上件捣，罗为细末。每服一钱，水八分，入竹沥三两点，煎五分，去滓。放温服。

张涣洗浴菖蒲汤方　散风截痫。

菖蒲三分，一寸九节者　防风　荆芥穗各二两　石膏　梅根各一两

上件捣，罗为粗末。每用五匙头，水三碗，煎三五沸，适寒温浴儿。先洗头面，次浴身体为佳。

《孔氏家传》治小儿因吐利欲作痫，宜服五苓散。方见伤寒自汗门中

五脏之痫第六

《千金》论五脏之痫：灸法并在后篇也。肝痫之为病，面青，目反视，手足摇。《婴童宝鉴》云：手足瘛疭。心痫之为病，面赤，心下有热，短气息微数。《婴童宝鉴》云：短气微喘。脾痫之为病，面黄腹大，喜痢。肺痫之为病，面目白，口沫出。《婴童宝鉴》云：肺痫，面目反视，如枯骨，口吐涎沫。肾痫之为病，面黑，目正直视不摇，如尸状。膈痫之为病，目反，四肢不举。肠痫之为病，不动摇。《婴童宝鉴》云：肠痫，身体手足并不动摇，但直而不至痉。

上五脏痫证候。

《婴童宝鉴》：五脏痫外，又有异痫，面白啼呼，色有变易。

钱乙论：凡治五痫，皆随脏治之。

每脏各有一兽，并五色丸治其[1]病也。犬痫，反折上窜，犬叫，肝也。羊痫，目瞪吐舌，羊叫，心也。牛痫，目直视，腹满，牛叫，脾也。鸡痫，惊跳反折，手瘈，鸡叫，肺也。猪痫，如尸，吐沫，猪叫，肾也。五痫重者死，病后甚者亦死。

钱乙论五色丸方

朱砂半两，研　水银一分　雄黄二两，熬　真珠末一两，研　铅三两，同水银熬

上炼蜜丸麻子大。每服三四丸，煎金银薄荷汤下。

六畜之痫第七

《千金》论六畜之痫：灸法并在后篇。马痫之为病，张口摇头，马鸣，欲反折。牛痫之为病，目正直视，腹胀。羊痫之为病，喜扬目吐舌。猪痫之为病，喜吐沫。《婴童宝鉴》云：猪痫口吐涎沫，依目视人。犬痫之为病，手屈拳挛。《婴童宝鉴》云：手屈两足拳挛。鸡痫之为病，摇头反折，喜惊自摇。

上六畜痫证候。

《婴童宝鉴》六畜痫外，又有鸟痫，唇口撮，聚目，手俱摇。蛇痫，身软，头举吐舌视人。

《博济方》治小儿五般痫：牛痫，即牛声；马痫，即马声；狗痫，即狗吠；羊痫，即羊鸣；鸡痫，即鸡鸣。

五痫病者，腑脏相引，邪气盈起，寒厥，各识手顾，口吐沫，须臾如苏，复作。神效雄黄丸方与钱氏五色丸同，但《博济》水银用八分耳。钱氏五色丸方见前篇。

一切痫第八

《外台》：《小品》载《元中记》曰：天下有女鸟，一名姑获，又名钓星鬼也。喜以阴雨夜过飞鸣，徘徊人村里，唤得来也。是鸟淳雌无雄，不产，喜落毛羽于中庭，置人儿衣中，便使儿作痫必死，即化为其儿也。是以小儿生至十岁衣裳不可露，七、八月尤忌之。

张涣论小儿痫疾最恶病。自古说痫止有三种，至晋唐间，神仙、名医、诸人方治讲究一切诸痫。

《惠眼观证》痫病形候大抵数类，皆因积惊，过时而发，邪气传归心脏。每发时屈指如数物，良久眼直视，口嚼涎沫，腰背强直，忽然死，良久即苏。一日之中，常三五次发。其候手足逆冷是也。医者只作惊风治之，必难得痊。此病惊，邪气传入筋骨，以睡惊膏重下数口白涎方见急惊风门中，次用朱砂膏方见惊热门中，夹用去风药调理。如吐后或不说话无妨，为吐损心气。至来年此时，又恐再发，复下前件药即差。

《吉氏家传》：痫有八候，前曰仆，后曰僵，昼曰阳，夜曰阴，骂人曰颠，笑人曰邪，一日十数次发曰痫，小年有此患曰呆。

茅先生小儿初受痫病歌：

浑身壮热腰背强，两眼瞪眅是寻常。
四肢抽掣多啼叫，时发时醒仔细详。

又小儿痫病死候歌：

四肢瘛疭脉还沉，身体如绵不暂醒，
紧噤牙关难进乳，更兼腹满转虚鸣。
汗出热来时又至，浑身壮热喜生惊，
直饶便是卢医手，手足踪横也不停。

《石壁经》三十六种惊风三发恶候歌：

搐来三度便成痫，爱哭心中聚毒涎，
曾被医人频为取，散入筋间病益传。

---

[1] 其：原作“小”。据《小儿药证直诀》卷下改。

《风髓经》云：心脉传。

双眼有如羊未睡，四肢软弱不能安，《四十八候》歌同此一句，乃云：口生白沫不堪言。《风髓经》云此一句云：涎如脓白不能安。

涎生光泡无他事，却请医流仔细看。

此始初失治，则便有此候。本法当散其风，须表之类。其目如羊眼，半开半合，手足皆软。若色光明，并睡易觉，即易治；若睡重，面无光泽，其睛不转者不治也。

《风髓经》此歌亦同，仍有注云：与白鹤丹方见慢惊门中、生银方见急慢惊风门中。

《小儿形证论》四十八候、惊风三发恶候歌一同。后云：此病惊风后，医人取散、惊涎入经络为痫。每发口生白沫如水泡光者，医得；若同碎点者难除。若要患痊，宜久服蝉螂丸，此药不吐不泻，只磨经络惊涎。蝉螂丸方见本门中。

《本草》治小儿痫方。

乌鸦一枚，腊月者

上入瓦缶，泥煨烧，为灰饮下。

《子母秘录》治小儿痫方。

鳖甲炙令黄色

上捣为末，取一钱乳服，亦可蜜丸如小豆大服。

《子母秘录》治小儿痫方。

刮青竹茹三两

上以醋三升，煎一升，去滓。服一合。兼治小儿口噤体热病。一方只用竹沥一合，温与儿服之。

孟诜治小儿痫疾方。

牡鼠一枚

上取腹大贪食者可，以黄泥裹烧之，细拣去骨，取肉和五味汁作羹，与食之。勿令食着骨，甚瘦人。

葛氏方治小儿方。

卒得痫，刺取白犬血一枣许，合之，又涂身上。

《葛氏肘后方》治卒得痫。

钩藤　甘草炙

上各二分，水五合，煮取二合。服如小枣大，日五夜三。

《葛氏肘后》又方

水银小豆许

上先将水银安一瓷盏中，沉汤煮之一食久。服时勿大仰儿头，恐入脑。亦可以压切热矣。近世多不煮，只以纸裂过服。

《葛氏肘后方》小儿百日病痫。蛇蜕汤

蛇蜕皮三寸，炙。《圣惠》用五寸　钩藤　黄芪　细辛　甘草炙。各二分　大黄四分　蚱蝉去足，四枚，炙。《圣惠》去头足　牛黄五大豆许

上八味切，以水二升半煮取一升一合。百日小儿一服二合，甚良。

《外台》：《备急》云：疗少小百二十种痫病，胸中病，若穷地无药，可一二味亦合，不可备用，然大黄不得阙。

《葛氏肘后》小儿二十五痫。大黄汤方

大黄　甘草炙　当归各一两　细辛二分

上捣、筛，以一指撮着一升水中，煮取二合。一岁儿温与一合，日二，得下即愈。

《葛氏肘后》江荔万病汤　主小儿痫方。

当归　细辛　矾石烧　甘草炙。各一两

上以水四升，煮取一升，去滓，纳白蜜、鸡子。大分为五服，当日令尽，则大良。

《葛氏肘后》疗小儿痫极方。

茯苓 龙齿各二分 钩藤 芍药 黄芩各一分 甘草半分 蚱蝉二枚，去翅足，炙 牛黄二大豆许

上捣，细研末，入竹沥一合研，候汤欲成下；以东流水二斗，银器煮金银各十两，取五升，入药煎取一升半，间乳细细与服。此疗未出月小儿，若大即加药。此方是张大夫家秘。

《千金》龙胆汤 治婴儿出腹，血脉盛实，寒热温壮，四肢惊掣，发热大吐哯者，若已能进哺，中食实不消，壮热及变蒸不解，中客人鬼气并诸惊痫，方悉主之。十岁以下小儿皆服之。小儿龙胆汤[1]第一，此是新出腹婴儿方。若日月长大者，以次依此为例。若必知客忤及有魃气者，可加人参、当归，各如龙胆多少也。一百日儿加三铢，二百日儿加六铢，一岁儿加半两，余药皆准耳。

龙胆 钩藤皮 柴胡 黄芩 桔梗 芍药 茯苓《千金翼》作茯神 甘草炙。各六铢 蜣螂二枚 大黄一两

上十味㕮咀，以水一升，煮取五合为剂也。服之如后节度：药有虚实，虚药宜减药与水也。儿生一日至七日，分一合为三服。儿生八日至十五日，分一合半为三服。儿生十六日至二十日，分二合为三服。儿生二十日至三十日，分三合为三服。儿生三十日至四十日，尽以五合为三服。皆得下即止，勿复服也。

《千金》治少小痫，心腹热。除热丹参赤膏方

丹参 雷丸 芒硝 戎盐 大黄各二两。《千金翼》各三两

上五味㕮咀，以苦酒半升浸四种一宿，以成炼猪肪一斤煎三上三下，去滓；乃纳芒硝，膏成，以摩心下，冬夏可用。一方但用丹参、雷丸，亦佳。

《千金》：小儿出胎二百许日，头身患小小疮，治护小差，复发。五月中忽小小咳嗽，微温和治之，因变痫，一日二十过发，四肢缩动，背脊䠷䠷，眼反，须臾气绝，良久复苏，已与常。治痫汤得快吐下，经日不间，尔后单与竹沥汁稍进，一日一夕中合进一升许，发时小疏，明日与此竹沥汤，得吐下，发便大折。其间犹稍稍与竹沥汁。竹沥汤方

竹沥五合 黄芩三十铢 羚羊角镑屑 木防已各六铢 大黄二两 茵芋三铢 麻黄去根节 白薇 桑寄生 萆薢 甘草炙。各半两 白术炮，六铢，一方作白鲜

上十二味㕮咀，以水二升半煮取药减半，纳竹沥，煎取一升，分服二合，相去一食久，进一服。一方无萆薢。

《千金翼》治小儿痫方

上将马绊绳煮，洗儿。

《外台》：《备急》又疗少小二十五痫。大黄汤方

大黄 甘草炙 甘皮 当归各一两 细辛半两

上五味捣筛，以三指撮着水一升，煮取二合，一岁儿服一合，日二。

《外台》[2]：《古今录验》赤汤 疗二十五种痫，吐痢，寒热百病，不乳哺方。

大黄五两 当归 芍药 黄芩 栝楼 甘草炙 桂心 人参 赤石脂 牡蛎熬 紫石英 麻黄去节。各二两

上十二味捣筛令调，盛以韦囊。八岁儿以干枣五枚，用水八合煮枣，取五合，两指撮药入汤中，煮取三沸，去滓。与儿服之，取利，微汗自除。十岁用枣十枚，三指撮药，水一升，煮三沸，服之。此汤疗小儿百病及痫，神验。

---

[1] 汤：原作“阳”。据《千金》卷五上改。

[2] 外台：此下原衍“备急”。据《外台》卷35本方删。

《外台》：《备急》又疗百日及过百日儿发痫，连发不醒及胎中带风，体冷面青，反张。宜服麻黄五痫汤方

麻黄去节，二分，《婴孺方》用一分 羌活 干葛各二分 甘草炙，二分。《婴孺》用一分半 枳实曲炒，二分。《婴孺方》用三分 杏仁二十枚，去皮尖，碎。《婴孺方》用四十个 升麻 黄芩 大黄各四分 柴胡 芍药各三分 钩藤皮一分，《婴孺方》用一分半 蛇蜕三寸，炙，《婴孺方》用二分 蚱蝉二枚，炙，去足翅 石膏六分，碎

上十五味切，以水二升并竹沥五合，煎取六合。每服一合佳。《婴孺方》用水二升半、竹沥二合，煮取六合半，为五服。

《圣惠》治小儿五种痫，手足动摇，眼目反视，口吐涎沫，心神喜惊，身体壮热。朱砂散方

朱砂 牛黄并细研 白蔹 露蜂房 杏仁汤浸，去皮尖、双仁，麸炒微黄。各一分 桂心半两

上件药捣，细罗为散，入研了药令匀。每服以乳汁调下一字，日五服。量儿大小，加减服之。

《圣惠》治小儿诸痫，惊惕掣疭及中客忤。宜服牛黄丸方

牛黄细研 人参 防风各去芦头 细辛 赤芍药 栝楼根 当归以上各半两 蚱蝉七枚，去翅足，微炙。《婴孺》用二分 川大黄一两，锉碎，微炙 甘草三分，炙微赤，锉 蛇蜕皮五寸，炙令黄色。《婴孺方》用三分 麝香一分，细研。《婴孺方》用二分 巴豆三十粒，去皮心，研如膏

上件药捣，罗为末，入巴豆研令匀，炼蜜和捣三二百杵，丸如麻子大。初生一月至百日儿，每服一丸；一岁至三岁服两丸；四岁至五岁儿每服三丸；并用薄荷汤下，令快利为度。《婴孺方》云：若儿惕惕惊，及中人温壮发热，腹满有不调，增服，令快利为度。量儿大小、虚实与服。

《圣惠》治小儿未满月及出月，壮热发痫。宜服钩藤散方《婴孺方》用钩藤汤，分两并不同。

钩藤皮一分。《婴孺方》用二分半 蚱蝉二枚，微炒。《婴孺方》用一枚，去头足，炙 柴胡去苗 川升麻 黄芩各半两 甘草一分，炙微赤，锉 石膏一分，细研。《婴孺方》用二分 蛇蜕皮五寸，微炙。《婴孺方》用二寸 川大黄半两，锉碎，微炒，《婴孺方》用三分

上件药捣，粗罗为散。每服一钱，以水一小盏，煎至五分，去滓。入竹沥半合，更煎三、两沸。量儿大小分减温服。《婴孺》云：得利，见汤色出者停。后服至五六十日，儿一服一合。若连发不醒者，加麻黄一分，去节。

《圣惠》治小儿初生百日内发痫。蚱蝉散方

蚱蝉微炙 赤芍药各三分 黄芩 甘草炙微赤，锉 黄芪锉 细辛各半两 钩藤半分。《婴孺方》用二分 蛇蜕皮五寸，炙令黄色。《婴孺方》用二分 牛黄一分，细研 麝香一钱，细研。《婴孺方》用半分 川大黄一钱，锉碎，微炒

上件药捣，粗罗为散。每服一钱，以水一小盏，煎至五分，去滓。量儿大小分减，温温服之。《婴孺方》云：治小儿五十日发痫，诸药不愈者。又云：五十日儿，麝香、牛黄不必两用。十一物者，治百日儿也。

《圣惠》治小儿百日内发痫，连发不醒。及胎中带风，体冷面青，身体反张。麻黄散方

麻黄去根节 甘草炙微赤，锉 钩藤各一分 羌活 柴胡去苗。各三分 川大黄锉碎，微炒 川升麻 子芩各一分 枳

壳麸炒微黄，去瓤　葛根锉。各半两　蛇蜕皮五寸，炙令黄　石膏一两半，细研　蚱蝉二七枚，微炙　杏仁半两，汤浸，去皮尖、双仁，麸炒微黄

上件药捣，粗罗为散。每服一钱，以水一小盏，煎至五分，去滓。更入竹沥半合，煎三二沸。量儿大小分减服之。

《圣惠》治小儿诸痫，宜用固囟大黄膏方。

川大黄三分　雄黄　丹参　黄芩各一分　生商陆一两　猪脂一斤　雷丸　附子去皮脐，生用。各半两

上件药捣碎，以猪脂先入锅中，以文火熬令熔，以绵滤过，然后下药，煎令七上七下，去滓。细研雄黄下膏中，搅令至凝，于瓷器中盛。每用少许，热炙手，摩儿囟及掌中、背胁，皆使遍讫，以蛤粉粉之。

《圣惠》治小儿痫及百病伤寒。雷丸膏方

雷丸一分　甘草一两。《婴孺方》用五分　莽草　川升麻各一两。《婴孺方》用二味各二两　防风一两，去芦头。《婴孺》用五分　桔梗二分，去芦头　白术三分。《婴孺方》用二分

上件药捣，罗为末，以猪膏一片，先入铛，慢火煎令熔，后下药末，以柳篦不住手搅成膏，绵滤，入瓷合盛之。每有患者，摩其顶及背上。《婴孺方》云：东郡濮阳张子良不用针灸，只用此膏。小儿痫及腹中病，热摩腹背令适，待干，粉之立愈。

《灵苑》大金箔丸　治一切风及大人小儿诸痫。解心胸壅热，消痰坠涎。

金银箔各一百片　辰砂一两，研　牛黄研　生犀末　丁香　沉香　真珠末　木香　脑麝　琥珀末　硼砂　乌蛇肉酒浸，炙，去皮骨　天麻酒浸，炙　雄黄研　蝎梢　白僵蚕　附子炮，去脐皮　天南星炮　防风　白附子　甘草炙。以上各一分　香墨半两，烧

上件二十四味杵，罗为细末，入研者药同一处匀合，又将金银箔入水银三分，同研如泥，再同研令匀，炼蜜为丸如绿豆大。每服大人五丸，用薄荷酒下；小儿三丸，薄荷汤下。

《灵苑》治大人小儿一切风及久患痫病。天乌散方一名狐肝散

腊月乌鸦一只，去毛羽及嘴爪肠胃　腊月野狐肝一具，同前物入饼子内，固济，烧为灰　麝香研　天麻　犀角屑各半两　干蝎　白僵蚕　蝉壳　牛黄研，更多益妙　荆芥取穗　藿香　天南星去心　白附子　腻粉研　桑螵蛸须于腊月抓取桑树上者佳。各一两　乌蛇二两，酒浸，炙，去皮骨

上件一十六味并精细杵，罗为末。每服半钱，用煎荆芥汤或豆淋酒调下，空心。小儿用薄荷汤调下一字。

《婴孺》治五岁儿壮热发痫疹，自下痢。五痫汤方

大黄十二分　钩藤皮　蜂房　麻黄去节。各二分　柴胡　栀子仁　知母　芍药　升麻各七分　蚱蝉三个　石膏十分，碎　蛇蜕皮五寸，炙　杏仁六分

上水七升煮二升，去滓，稍稍如人肌暖，以拭身。

《婴孺》治新生儿客忤、中恶、痫发，乳哺不消，中风反折，踧[1]口吐舌，并痓忤面青，目下垂，腹满，丁奚羸瘦胫交，三岁不能行。麝香双丸方

麝香　牛黄　黄连各二两　桂心　雄黄　乌贼鱼骨炙　丹砂　附子炮　巴豆六十粒，去皮，炒　特生礜石烧炼半日。各一钱　蜈蚣一个，去头足

---

[1] 踧 cù：惊惧不安。

上十一味，别研巴豆如脂，和末匀，蜜和，杵三千下，拍合，收勿泄气。十日至一月儿服一米许；百日至三百日儿服二麻子许，以意增减。儿虽小病甚者，增大其丸，不必依此。小儿病率多耐药，服当汗出。若不汗及不觉差，一日一夜四五服，以汗出及差为限。为婴儿中人亦为客忤。妇人月水来未尽了，触儿子亦为客忤。若喜失子产生辄死者，儿落地啼声未绝，便以指刮舌上，当时衔血如蘼叶者，便与二丸米大，一日一服，七日乃止，无不全者。若不全合一剂，当合半剂者，用巴豆三十个。若三分合一者，用巴豆二十七粒，亦不随余药减。其然者，正以此为良尔。若无赤头足蜈蚣者，只取赤者三条，断其头并项后二节用之。其余者，不堪用也。

《婴孺》治小儿痫，时时发作，将成厥。宜服镇心丸方

人参　桂心　蜀椒　茯苓　附子炮。各三分　细辛　干姜　半夏　牛黄各二分　桔梗十分　白薇五分　防葵四分

上为末，蜜丸小豆大，先食服。五岁六岁三丸，日三。往来寒热及虚热者，可作知母丸。若胸上气胀，可作杏仁煎。

《婴孺》黄帝石室紫药神丸　治小儿十二痫方。

丹砂九分，别研　大黄六分　桂心　半夏洗。各四分　牛黄　黄连各五分　云母七分　雄黄二分　特生礜石十二分，炼

上为末，更入：

巴豆二分，心去，炒　雷丸三分　真珠一分　代赭二分　干姜三分

各为末，新绢袋盛，蒸如十斛米熟方取。牛黄、桂、姜、代赭别为末，与前相和匀，以蜜杵丸黍大。一岁儿乳头上下一丸，十岁小豆大一丸，日三服。

《婴孺》治少小百痫。崇命汤方

当归　细辛　龙骨　牡蛎各二分　石膏　大黄　芍药　黄芩　赤石脂　桂心各一分　甘草四分　干姜三分

上十二味㕮咀，五岁儿五指撮，以水七合，大枣五个，去核，煮取三合。日三服，一服一合，若夏天二服。自下者，用赤石脂，量儿大小增减。若有热、若惊，加黄芩二分。以韦囊盛药，大验。

《婴孺》治少小二十五痫，日数百发者，治之无不效。曾青汤方

曾青　甘草炙，二分　当归　细辛　芍药　独活　大黄　麻黄去节，各三分

上八物，水三升，煮取七合。一月儿服如杏核；二月二杏核大小，以此为准。汤讫，要当抱儿令汗出。若先下者，勿令汗出。若自汗出，去麻黄，加麻黄根一分。若腹中急痛，加当归、芍药一分。若缩口聚唾、夭斜者，加细辛一分。若中风身强，戴眼反折者，加独活一分。要当消息，视病所苦，依病增减药，药皆令精新。或分五服，日三夜二。小有痫候便可作服，无病候亦可服，令儿终身不病痫。日中数百发者，此汤治之，无不差者。

《婴孺》治少小众痫，乳哺不时，发温壮，吐利惊掣，胎寒腹痛，一十五痫。四味大黄汤方

大黄四分　芍药　当归　甘草炙。各二分

上四物，以水三升，煮取一升，去滓。一月儿服一杏核许，日三服；百日儿服二杏核大小，以此为率。若发热加麻黄二分，去节，有毒当切之，先煮数沸，去沫，纳诸药。若反折戴眼掣缩者，加细辛四分。若乳哺不消，壮热有实者，增大黄令倍诸药，不尔等分。大黄刀劈破，勿令有碎末，无其疾不须增益。儿有大小强弱，以意增减。一方诸药等分。

儿下痫者，减大黄三分之一。服汤令母抱之，令小汗出；病甚者，令大汗出，毕，温粉粉之。下痫者，勿令出汗也。日夜可四服。儿夜啼，有微热，口衔乳，若不安，皆可服。一方：治下粗筛，盛以韦囊。欲合小剂，用水一升半煮，三指撮药内汤中，更三沸，令得六合，绞去滓，服之。皆当取真新药，方可用也。小儿气弱，恶药不精，非但无益，乃更损儿，可不慎乎？此方屡试有验。王汝南方：又戴眼中风，身体当强，增独活二分，大妙。便是《葛氏肘后》及《元和经》四味饮子，但分两不同及又有加减药尔。《肘后》与《元和经》方已收温壮门中。

《婴孺》治少小痫，手足掣疭，十指颤，舌强。独活汤方

独活　麻黄去节　人参各二分　大黄四分

上四物，水二升，煮麻黄减三合，去沫；内诸药，煎九合，为三服，大有神效。

《婴孺》治少小生七日已后患痫。茯苓钩藤汤方

钩藤　茯苓各二分　甘草炙　大黄煨。各一分

上四味，水一升，煮取三合，为五服，当大验。

《婴孺》治少小发痫，经日不解，诸治不差，口焦，面赤黑，胸中有热。茵陈汤

茵陈　大黄　黄芩各四分　黄连　硝石无，以芒硝代之　甘草炙。各二分

上六物，水三升，煮取一升二合，内硝石烊尽，为三服。

《婴孺》治期岁至四岁儿，壮热，大惊发痫。蚱蝉汤方

蚱蝉二个，去足羽，炙　石膏　柴胡各八分　子芩　升麻　知母　栀子仁各六分　龙齿　蛇蜕皮炙。各半分　麻黄去节　甘草炙。各二分　生葛五分　大黄十分　钩藤皮一分半

上十四物，水三升半，竹沥一升二合，为四服。

《婴孺》治少小痫，众医不能治。神明还命十味牛黄汤方

牛黄三大豆许　白石脂　龙骨各一两半　桂心　寒水石　大黄各二两半　牡蛎　瓜蒌各二两　石膏碎　硝石各三两

上为末，水二升，三指撮末煮五合，为三服，日三。牛黄为末，临时入。

《婴孺》治小儿痫方。

茯苓　牛黄候汤成研入　龙齿各二分　钩藤　芍药　黄芩各一分　甘草半分，炙　蚱蝉二个，炙，去羽足　竹沥一合，煮汤成下之

上九物，东流水二斗，银器中煮金银各十两，分五升汁煎药，取一升半，间乳细细与服。此治未出月儿，若大者加少药。此方是张大夫家用，神验无比。

《婴孺》治小儿诸痫，掣疭吐舌。钩藤汤方

钩藤　当归　石膏碎　独活　桂心　芍药　甘草炙　黄芩　瓜蒌各二分　麻黄四分，去节　蛇蜕皮六寸，炙

上十一物，水三升，煮取一升。百日儿服一合，二岁二合，三岁三合半，一日一夜令尽。乳哺如故。

《婴孺》治小儿痫，瘛疭，呕吐方。

钩藤　独活　黄芩　麻黄去节　桂心　石膏　甘草炙　防风　茯神　大黄汤洗。各二分　蚱蝉二枚，炙　蛇蜕皮三分，炙

上以水三升，煮取一升二合，去滓。一岁服一合，日三服。大小以意加减服之。

《婴孺》治少小腹中有热，有寒在胸上，逆吐，腹中雷鸣而满，惊啼。甚即发痫掣缩，休作有时。十味白术汤方

白术　当归各一两　厚朴炙　半夏洗　甘草炙　人参　川芎　生姜各二两　枳实三十个，炙　食茱萸二合

上十味，水七升煮取二升。温服三合，日三夜二。

《婴孺》治小儿惊热痫，体羸，不堪余治。子母五痫煎方

钩藤皮一钱半　子芩　知母各四分　甘草五分　升麻三分　寒水石六分　蚱蝉二个，炙，去羽足　蜣螂炒，三个　沙参　龙齿　柴胡各二分　蛇蜕皮四寸，炙

上为末，以清蜜和，使流行铜器中，置沸汤中煎，搅成饴糖状，取收之。一月儿取枣核大，一呷二枚，日再，夜五六过，不甚妨食。五十日儿呷三枚、百日儿呷四枚，二百、三百日儿五枚，一岁六枚，三四岁七枚，五岁十枚，兼夜并六七过，不妨食也。

《婴孺》疗卒得痫方。

蚯蚓七个，日死者

上取置新竹筒内，入水一升，并蚯蚓炭火内煨，水沸消尽蚯蚓，去滓澄清。每发即饮之，不服三、两度，立差。余当舍诸儿服之，皆验也。

《婴孺》治百痫。八味固囟膏方

大黄十六铢　定粉十八铢　雄黄　黄芩各六铢　雷丸八铢　附子一两十二铢　生商陆根四两，切

上先煎猪膏三斤为油，去滓，下药沸七上七下，去滓；研雄黄下之，搅至凝，以摩顶、掌中、背胁皆遍讫，治粉粉之。

《婴孺》治少小心气虚，或已发痫及未发。安五脏，定心气。

铁精　黄芩　芍药　芫花炒　人参　甘遂炙　茯神各三分　硝石　牛黄各二钱　蛇蜕皮二寸，炙　甘草一分，炙

上为末，蜜丸小豆大。一服三丸，日再。不知加之，取微利为度，数试神效。

《婴孺》治初得痫，虽时时发，先服铅丹丸，后服此方。铅丹丸方与《圣惠》同，见痫瘥后发门中。

铁精　石膏　甘草炙。各二分　当归三分　麝香半分

上为末，蜜丸小豆大。一服二丸，日三。

《婴孺》治少小痞癖结积，除痫止惊。硝石丸方

硝石三分　柴胡　细辛　当归　茯神　芍药　甘草各二分　大黄十分　黄芩四分　巴豆三十粒，去皮心，炒　牛黄别研　葶苈子炒。各研一分

上为末，蜜丸。一服胡豆大二丸。日一服，以微利为度。

《婴孺》治小儿百二十痫，诸变蒸，腹中宿痞及饮食不节，腹满温壮，朝轻夕甚，大小便不通。胃气弱，脾冷，使之服牛黄雀屎丸方。

牛黄　芍药　甘草炙　巴豆去心皮，炒，别研入。各三分　雀屎白炒　干姜　当归　黄芩各二分　川芎　人参各四分　黄芪一分　面一合，炒　大黄五分

上为末，蜜丸胡豆大。一岁儿未食与二丸，三二岁小豆大二丸，日三。不知稍加之，微利为度，常服大良。初生儿及二日五日以上，腹中满，口急不得取乳，大小便不通，通而胸中作声者，服半黍大一丸。十日儿一黍大一丸。若头身发热，惕惕惊不安，腹胀满；中恶，中客，中人，吐乳皆主之。百日见一丸。及寒热往来，朝夕温壮；或身体发热，利久不断，青黄五色；又已发痫及如欲戴眼，但欲眼上；或通夜转急，不得须

臾息；及伤寒，食饮胀满；丁奚大腹，食不消化，吐逆皆主之。小儿有耐药，有不耐药，不止二丸，量儿大小服之，无不差也。

汉东王先生《家宝》治婴孩小儿惊风痫疾，喉闭，牙关紧急。开关散方

蟾酥一小片　铅白霜一字

上同研令极细，用乌梅肉蘸药于口两角揩之，良久便开。如不开，即用归魄散一字许，吹入鼻中方见惊痫忤是三候门中，候喷嚏，即关开，便下归魂散一服。如惊风痫再发，须进睡红散一二服方见急慢惊风门中，后下调胃气药，看详用之。

张涣三痫丹方　治痫疾潮搐，正发未分。

黑锡一两　蝎梢　半夏汤洗七遍　天南星炮裂　防风　木香　人参去芦头　白僵蚕炒黄，各半两

上件捣，罗为细末，次用水银半两同石脑油[1]半盏，研极细；入麝香一钱、龙脑半钱同研细，与诸药拌匀，枣肉和如黍米大。每服七粒至十粒，煎荆芥薄荷汤下，不拘时候。

张涣铁粉丹方　治诸痫胸膈不利。

铁粉一两，研　干蟾一枚，生姜汁浸少时，炙焦黄为末　干蝎梢七个，为末　朱砂半两，细研，水飞　牛黄一分，研

上件都拌匀，糯米饮和如黍米大。每服三粒至五粒，煎人参汤下。

张涣人参茯神汤方　治诸痫精神不定。

人参　茯神锉　羚羊角屑各一两　天门冬　酸枣仁　白鲜皮各半两　天竺黄　甘草炙。各一钱

上件捣，罗为细末。每服一钱，水八分，入生姜薄荷各少许，煎四分，去滓，温服。

张涣钩藤饮子方　治诸痫啼叫者。

钩藤　蝉壳各半两　黄连拣净　甘草微炙　川大黄微炮　天竺黄各一两

上件捣，罗为细末。每服半钱至一钱，水八分盏，入生姜薄荷各少许，煎至四分，去滓，放温服。

张涣露蜂房散方　治五种痫痰，手足抽掣，口吐涎沫。

露蜂房洗净，焙干　远志去心　人参去芦头。各半两　桂心半两　石菖蒲一寸九节者。各一两

以上捣，罗为细末，次用：

朱砂　牛黄各细研　杏仁汤浸，麸炒，去皮尖，别研。各一分

上件同诸药拌匀。每服半钱，麝香汤调下。

《四十八候》治痫。蜣螂丸方

全蝎　半夏　京墨煅。各半钱　辰砂　铁粉　人参　真珠末各一钱　好茶半钱　春柳芽半钱，干者。或一钱

上为末，酒糊丸菜子大。每服七粒至十粒，薄荷姜汤下，一日三服。一月见效。

《三十六种》治惊风三发成痫。羌活膏

羌活　人参　桂心　防风各半钱　蝎　朱砂　硫黄　茯苓　木香各一钱　脑麝各少许

上为末，炼蜜为膏，入金银箔各十片、衮研，加减多少，用薄荷汤下。

《张氏家传》五痫丸　治小儿五痫，惊悸狂叫，发搐，上盛涎潮等疾，如寻常涎盛，看紧慢并宜服之，不动脏腑。养小之家，宜预合，以应仓卒。其验如神方。

皂角去皮，捶碎，水三、四升浸，取汁

---

[1] 油：原作"抽"。据文义改。

滤过，银器重汤熬成膏　白矾枯过，细研。各四两　半夏洗七次　上等辰砂别研　天南星炮。各一两　蝎梢炒　白僵蚕直者，炒　上等雄黄别研　白附子各半两　麝香别研　乌蛇酒浸，去皮骨，焙干，炒。各一钱　蜈蚣大者一条，去头足，酒浸，炙

上件为末，先用皂角膏子和，未能就；次用生姜汁煮糊为丸，朱砂为衣。小儿六七岁，如绿豆大每服三四十粒，三四岁二三十粒；一二岁，如麻子大一二十粒，并用薄荷汤下，生姜汤亦得。

《孔氏家传》治小儿急慢惊风，天瘹撮口搐搦；奶痫，壮热。定命丹

蟾酥一钱，干者酒洗一宿　干蝎七个　天南星一分　白附子末　青黛各半钱　麝香少许

上件为末，以粟米粥和丸如绿豆大，别以青黛为衣。

湖南路钤陈防御所传扁金丹　治小儿胎风诸痫，手足瘛疭，目睛上视，颈项紧急强直。或摇头弄舌，牙关紧急，口吐痰沫，反拗多啼，精神不宁，睡卧多惊，吐利生风，昏塞如醉方。

白花蛇去骨，酒浸，焙干，秤　防风去芦头，焙干，秤　蜈蚣要赤者，不去头足，全用，炙　乳香研极细。各半两　蝎一扁瘦全者，炙用　朱砂研极细。各一两　天南星火烧存性　大草乌头火烧存性。各一两半　麝香一钱，研细　牛黄半钱、研细

上件十味除研者外并捣，罗为极细末；然后与研者药一处再研匀，用水浸，吹饼，和为丸如梧桐子大，捏扁。每服三饼子，用荆芥汤化如稀糊，抹入口中，渐渐咽下；候一时辰，更进一服，神效。

《吉氏家传》治暗风痫疾，取涎积倒地不知人事。五星丸　此方神妙，取下病积。

白丁香　赤小豆各三十个　乳香一分　轻粉半钱重　巴豆一十四粒，去油用

上末，滴水为丸，分作十一丸。每服一丸，水半盏磨化下，临发时服，取下积涎如青黑色。是应如十年内，此一服便差，更无再作。以上者，半月日再一服，永除。次服朱砂镇心药。

《吉氏家传》治一切惊痫。铁弹丸

五灵脂四两　川乌头二两，炮，去皮脐　生乌犀　乳香　没香各一两　牛黄　麝香各一分

上七味各为细末，腊日重午日，人不得语，打井花水和丸如此○大，合时忌见鸡犬妇人，收起药方得语。用牙隐破，荆芥汤下一丸。

《朱氏家传》治因惊过发痫，但或受风热，积未洗除，心脏积热壅毒。虽设汤散疗治，日久不退。至热过涎生，膈上壅塞，心胸气乱，交横变生痫疾。其候发来一日数次，变候转频吐泻，气弱未曾补治，宜服胜金丸方。

脑麝　芦荟　牛黄　胡黄连末

上等分，研细，熊胆汁为丸绿豆子大。每服三丸，米泔水研下。

东京石鱼儿班防御扁金丹　治小儿胎风诸痫，手足瘛疭，目精上视，摇头弄舌，颈项强直，牙关紧急，口吐痰沫，反拗多啼，精神不宁，睡卧多惊，吐利生风，昏塞如卧之疾。

天南星炮　白花蛇酒浸三日，炙热、去骨　全蝎　麝香并别研　草乌头烧灰存性。各半两　蜈蚣一条，蘸酒炙熟　乳香　朱砂各别研一分

上件为细末，酒浸蒸饼，和作饼子如此○大。每服三两饼，薄荷汤化下，三岁以上服五饼与陈防御方不同。

班防御又方　全蝎散

全蝎半两　白附子　朱砂别研。各三分　白僵蚕二钱　麝香一钱，别研

上件为细末。每服半钱，荆芥汤入酒少许，同调服。

灸痫法第九

《千金》论曰：小儿新生无疾，慎不可逆针灸之。如逆针灸，则忍痛动其五脉，因喜成痫。河洛关中土地多寒，儿喜病痉。其生儿三日，多逆灸以防之。又灸颊以防噤。有噤者，舌下脉急，牙车筋急。其土地寒，皆决舌下去血，灸颊以防噤也。吴蜀地温，无此疾也。古方既传之，今人不详南北之殊，便按方而用之，是以多害于小儿也。所以田舍小儿，任其自然皆得，无有夭横也。小儿惊啼，眠中四肢掣动，变蒸未解，慎不可针灸爪之，动其百脉，仍因惊成痫也。惟阴痫噤痉，可针灸爪之。凡灸痫当先下儿使虚，乃乘虚灸之。未下有实而灸者，气逼前后不通，杀人。痫发平旦者，在足少阳；晨朝发者，在足厥阴；日中发者，在足太阳；黄昏发者，在足太阴；人定发者，在足阳明；夜半发者，在足少阴。

上痫发时，病所在是。视其发早晚灸其所也。

又痫有五脏之痫，六畜之痫。或在四肢，或在腹内，审其候，随病所在灸之。虽少必差。若失其要，则为害也。

《千金》五脏痫灸法：肝脏痫，灸足少阳、厥阴各三壮。心痫，灸心下第一肋端宛宛中，此为巨阙。又灸手心主及少阴各三壮。脾痫，灸胃管三壮，侠胃管旁灸二壮，足阳明、太阴各二壮。肺痫，灸肺俞三壮。又灸手阳明、太阳各二壮。肾痫，灸心下二寸二分三壮。又灸肘中动脉各二壮。又灸足太阳、少阴各二壮。膈痫，灸风府。又灸顶上、鼻人中、下唇承浆，皆随年壮。肠痫，灸两承山。又灸足心、两手、劳宫。又灸两耳后完骨，各随年壮。又灸脐中三十壮。

上灸五脏之痫。

《千金》六畜痫灸法：马痫，灸项风府、脐中三壮，病在腹中，烧马蹄末服之，良。《圣惠》灸仆参各三壮，在足跟骨下白肉际陷中，拱足取之。牛痫，灸鸠尾骨及大椎各三壮。《婴孺方》云：一土烧牛蹄末服之。《圣惠》只灸鸠尾一穴三壮。羊痫，灸大椎上三壮。《圣惠》炙第九椎下节间三壮。猪痫，灸耳后完骨两旁各一寸七壮。《圣惠》灸巨阙三壮，在鸠尾下一寸陷中。犬痫，灸两手心一壮，灸足太阳一壮，灸肋户一壮。《婴孺方》云：犬痫，灸手心一壮，灸足阳明各一壮，肋户一壮，灸脚头两室各一壮。鸡痫，灸足诸阳各三壮。《圣惠》灸手少阴三壮，在掌后去腕半寸阴郄穴陷者中。

上灸六畜之痫。

《千金》暴痫灸法：小儿暴痫，灸两乳头，女儿灸乳下二分。治小儿暴痫者，身躯正直如死人及腹中雷鸣。灸太仓及脐中上下两旁各一寸，凡六处。又灸当腹度取背，以绳绕头下至脐中竭，便转绳向背顺脊下行尽绳头，灸两旁各一寸五壮。若面白，啼声色不变，灸足阳明、太阴。

上灸暴痫。

《千金》头部灸痫法：若目反上视，眸子动，当灸囟中。取之法：横度口尽两吻际，又横度鼻下亦尽两边，折去鼻度半，都合口为度；从额上发际上行度之。灸度头一处，正在囟上未合骨中，随手动者是，此最要处也。次灸当额上入发际二分许，直望鼻为正。《婴孺方》云：次灸额上发际五壮，不言入发二分。次灸其两边，当目瞳子直上入发际二分许。《婴孺方》同止言直上入发际，不言二分。次灸顶上回毛中。次灸客主人穴，在两眉后际动脉是。《婴孺方》云：客主人在眉后发际动脉是。次灸两耳门，当耳开口则骨解开张陷是也。次灸两耳上，卷耳取之，当卷耳上头是也。一法：大人当耳上横三指，小儿各自取其指也。次灸两耳后完骨上青脉，亦可以针刺令血出。《婴孺方》云：至此又有次灸鼻人中口上，灸当令近鼻。又云：次灸承浆。次灸玉枕，玉枕在项上高骨是也。次灸玉枕。次灸两风池，在项后两辕动筋外发际陷中是也。次灸风府，当项中央发际，亦可与风池三处高下相等。次灸头两角，两角当回毛两边起骨是也。《婴孺方》至此又有太极者，可灸两眉头也。

上头部凡十九处，《婴孺方》云：二十三处。儿生十日可灸三壮，三十日可灸五壮，五十日可灸七壮。病重者，具灸之；轻者，惟灸囟中、风池、玉枕也。艾使熟，炷令平正着肉，火势乃至病所也。艾若生，炷不平正，不着肉，徒灸多炷，故无益也。《婴孺方》云：去头部凡二十三处，此亦不可一时下灸，待诸处无效即续次灸之。轻者，囟中、额中、发际、鼻人中、耳门、风池、玉枕可也。凡灸头风，大人多者不过三十壮。此则沉者，不可顿灸，可日日灸之也。又灸口吻各二七壮。

《千金》腹部灸痫法：若腹满短气转鸣，灸肺募，在两乳上第二肋间宛宛中，悬绳取之，当瞳子是。次灸膻中；次灸胸堂；次灸脐中；《婴孺方》于脐中字下独有百壮字。次灸薜息，薜息在两乳下第一肋间宛宛中是也；次灸巨阙，大人去鸠尾下一寸，小儿去脐作六分分之，去鸠尾下一寸是也，并灸两边；《婴孺方》又于此注云：鸠尾在臆前蔽骨下五分是也。次灸胃管；次灸金门，金门在谷道前囊之后，当中央是也。从阴囊下度至大孔前中分之。上腹部十二处，《婴孺方》云：腹部十四处。胸堂、巨阙、胃管，十日儿可灸三壮，儿一月以上可五壮，阴下缝中可三壮。或云随年壮。

《千金》背部灸痫法：若脊强反张，灸大椎，并灸诸脏俞及督脊上当中，从大椎度至穷骨中屈，更从大椎度之，灸度下头是督脊也。

上背部十二处，十日儿可灸三壮，一月以上可灸五壮。

《千金》手部灸痫法：若手足掣疭惊者，灸尺泽。《婴孺方》云：肘中约中动脉。次灸阳明；次灸少商；次灸劳宫；《婴孺方》云：掌中央动脉。次灸心主；次灸合谷；《婴孺方》云：手大指歧骨间。次灸三间；《婴孺方》云：大指次指本节后内侧臼中。次灸少阳。

右手部十六处。其要者，阳明、少商、心主、尺泽、合谷、少阳也。壮数如上。

《千金》足部灸痫法：又灸伏兔。《婴孺方》云：膝上六寸。次灸三里；次灸腓肠；次灸鹿溪；次灸阳明；次灸少阳；次灸然谷。《婴孺方》云：在足二踝前骨下臼中。

上足部十四处，皆要可灸，壮数如上。手足阳明，谓人四指，凡小儿惊痫皆灸之。若风病大动，手足掣疭者，尽灸手足十指端，又灸本节后。《婴孺方》云：诸穴不可悉灸，候诸处无效方灸之。《千金翼》云：灸第二椎及下穷骨两处，以绳度，中折绳端一处，是脊骨中也。凡三处，复断此绳作三折，令各等，参合如厶字，以一角主中央，灸下二角。夹脊两边便灸之，凡五处也。以丹注所灸五处各百壮，削行为度膀绳。《婴孺方》又云：凡灸痫得啼为轻，易治；不得啼为重，难治。小儿生十数日，便得痫者，皆可灸也，可灸一壮。其要极者，三五壮。

诸家灸痫法：

《外台》：《甲乙经》灸本神，在曲

差旁一寸半，在发际。一云：直耳上入发际四分，足少阳阳维之会，灸五壮。主头目眩痛，颈项强急，胸胁相引，不得倾侧，癫疾呕沫，小儿惊痫。

《外台》：《甲乙经》灸临泣，当目上眦直入发际五分陷者中，是少阳太阳之会，灸三壮。主颊青不得视，口沫泣出，两目眉头痛，小儿惊痫反视。

《外台》：《甲乙经》灸筋缩[1]。在第九椎节下间，督脉气所发，俯而取之，灸三壮。主小儿惊痫瘛疭，狂走疾，脊急强，目转上插。

《圣惠》灸长强一穴，在腰俞下，脊体骸端陷者中。灸五壮。主腰脊急强，不可俯仰，癫狂病，大小便难，洞泄不禁，五淋久痔，小儿惊痫病。

《圣惠》灸瘛脉二穴，一名资脉，在耳内鸡足青脉。是穴主头风、耳后痛，小儿惊痫瘛疭，呕吐，泄注，惊恐失精，视瞻不明，眵梦。灸三壮，针入一分。

《圣惠》小儿惊痫，灸鬼禄穴一壮，在唇内中央弦上，炷如小麦大，用钢刀决断更佳。

《圣惠》秦承祖灸小儿胎痫、奶痫、惊痫、狐魅神邪及癫狂病，诸般医治不差者，以并两手大姆指，用软丝绳子缚之，灸三壮。艾炷着四处，半在甲上，半在肉上，四处尽烧。一处不烧，其疾不愈。神效不可量也。诸痫灸一壮，炷如小麦大。

《婴孺方》审是痫候，急灸顶上旋发中。若眼直视，灸两目直瞳子发际各一处，心下一寸宛宛中，脊当兑骨上一处，大颧一处，各灸二七壮。顶上多灸益良。更见有痫候，灸两乳内各一寸七壮，累试大效。

《万全方》：小儿惊痫者，先惊怖啼叫，后乃发也。灸顶上旋毛中三壮及耳后青络脉，炷如小麦大。一法：灸鬼禄穴，在上唇内中央弦上。

小儿风痫者，先屈手指如数物乃发。灸鼻柱上发际宛宛中三壮，炷如麦大。

小儿食痫者，先寒热洒淅乃发也。灸鸠尾上五分三壮。

痫瘥复发第十 成痼疾也

《巢氏病源》小儿患痫瘥后更发候：痫发之状，或口眼相引目睛上摇，或手足瘛疭，或背脊强直，或头项反折，或屈指如数。皆由当风取凉，乳哺失节之所为。其差之后而更发者，是余势未尽。小儿血气软弱，或因乳食不节，或风冷不调，或更惊动，因而重发。如此者，多成常疹。凡痫正发，手足掣缩，慎勿持捉之。捉之则令曲戾不随也。

《婴童宝鉴》：痫瘥后复发者，为热未退，乳食不节，更伤风冷而复发也。

《千金》茵芋丸　治少小有风痫疾至长不除，或遇天阴节变便发动，食饮坚强亦发。百脉挛缩、行步不正、言语不便者，服之永不发方。

茵芋叶　铅丹　秦艽　钩藤皮　石膏　杜蘅　防葵各一两　菖蒲　黄芩各一两半　松萝半两　蜣螂十枚　甘草三两，炙

上十二味末之，蜜丸如小豆大。三岁以下服五丸，三岁以上服七丸，五岁以上服十丸，十岁以上可至十五丸。《圣惠》：《婴孺方》分两少异。

《圣惠》治小儿诸痫复发，不问风之与热，发作多少般数，并宜服紫金散方。

紫金粉一两半。一名赤乌脚　川大黄锉

[1] 筋缩：原倒。据上下文义乙正。

碎，微炒。各三分　牡蛎粉三分　麻黄去根节，三分　石膏细研，水飞过　地骨皮　赤石脂各一两　乌蛇肉炙令黄　防风去芦头　黄芩　赤芍药　葛粉　甘草炙微赤，锉　牛黄细研　秦艽去苗。各半两　羌活　桂心各一分半　当归一分，锉，炒　朴硝一钱半　寒水石一两　虎睛一对，微炙

上件药捣，细罗为散，都研令匀。每服，煎竹叶汤调下半钱，更量儿大小，以意加减服。

《圣惠》治小儿惊痫复发，眩闷倒蹶，或汤火不避及除百病。铅丹丸方

铅丹　朱砂细研，水飞过　铁粉各半两　牛黄　雄黄各细研　细辛　独活　露蜂房炙黄　人参去芦头　汉防已　桂心　甘草炙微赤，锉　川椒去目及闭口者，微炒去油。各一分　蜣螂五枚，微炙　蛇蜕皮五寸，炙黄　鸡头一枚，去毛，炙令黄　赤茯苓一两

上件药捣，罗为末，炼蜜和捣三二百杵，丸如绿豆大。每服以粥饮下五丸。量儿大小以意加减。

《圣惠》治小儿诸痫复发，使断根源。天浆子丸方

天浆子十四个，去壳别研　蛴螬三分，微炒　川芎半两　知母　人参去芦头　生干地黄　桂心各半两　蚱蝉半两，去翅足，微炒。《婴孺》用一分　川大黄一两半，锉碎微炒。《婴孺》用十分　蜣螂三枚，去翅足，微炙　牛黄一分，细研。《婴孺》用三分　虻虫三枚，炒黄。《婴孺》用三分，炙

上件药捣，罗为末。炼蜜和捣三二百杵，丸如绿豆大。每服以粥饮下三丸，日三服。更量儿大小以意加减。

《圣惠》治小儿惊痫，发动经年不断根源。鸱头丸方

鸱头一枚死者，炙令黄色　桂心　赤芍药　茯神　露蜂房炙黄　甘草炙微赤，锉　当归锉，微炙　川芎　丹参　牛黄细研　莨菪子炒令黑。各半两　蜣螂七枚，去翅足，微炙　蛇蜕皮五寸，炙黄　麝香一分，细研

上件药捣，罗为末，炼蜜和捣三二百杵，丸如绿豆大。每服以温水下五丸。看儿大小加减服之。

《婴孺》治痫，三十年患者亦差方。

苦参三大斤　童子小便一斗二升，煎苦参取六升

上以糯米及曲和前汁作酒，十余日当熟，澄清。一服半鸡子许，四五岁儿服一升，永差。非止痫疾，但腹中诸病悉治，神验。曾试，亦治一切气块，宿冷瘕癖、心痛恶病皆治之。放三二年酒不坏，可多作以救人，神妙。

《婴孺》治少小惊痫，发动经年不断根源。鸱头丸方

鸦头一个　桂心六分　茯神五分　蜣螂　蚱蝉各炙十四个　芍药　甘草炙　黄芩　当归　川芎　丹参　麝香各四分　峰房　牛黄各二分　蛇蜕皮五寸，炙　莨菪子八合，酒浸，炮干，蒸之　大黄八分

上为末，蜜丸小豆大。一服七丸，日三服，稍增之。与《圣惠》鸱头丸分两味数皆不同。《婴孺》治发痫虽差，余疾虑动。防疾镇心银屑丸方

银屑　黄芪　大黄　鳖甲炙　甘草炙。各四分　细辛　桂心各二分　茯苓　柴胡　黄芩　人参　芍药各三分　葵子三分　牛黄一分

上为末，蜜丸大豆大。一服五丸，日三服。常服大良。

《婴孺》治发痫虽已差，而根源不断，至长将除疾。银屑丸方

银屑一铢　紫菀　细辛　麻黄去节　黄芩各一分　人参炙　大黄　甘草炙。各二分　牛黄四铢

上为末，蜜丸小豆大。一服二丸，日三。

张涣化痰丹　治胞络痰涎诸痫痓后，皆宜常服。

半夏一两，汤洗七遍　干姜微炮　川黄连去须　桂心　南木香各半两

已上先捣，罗为细末，次用：

牛黄　麝香各研一分　朱砂一两，细研，水飞　巴豆十个，去皮心膜，炒黄，别研

上件都一处拌匀，滴水和如黍米大。每服三粒至五粒，温粥饮下，未周晬婴儿乳汁下，谓如三岁至七岁不过五粒。量儿大小加减。

《庄氏家传》断痫丸　治胎惊痫，疾愈而仍发，证候多端，连绵不除方。

黄芪　钩藤钩子　细辛　甘草炙。各三分　蛇蜕皮三寸，炙　牛黄五大豆许，别研　蝉壳四枚，洗去土，微炒，去足

上七味末之，枣肉和丸如绿豆大。每服，百晬内三两丸，三二岁十丸，四五岁十五丸，十岁二十丸，煎人参汤下，不计时候。

痫痓身面肿第十一

《巢氏病源》小儿发痫痓后身体头面悉肿满候：凡痫发之状，或口眼相引，或目睛上摇，或手足掣疭，或背脊强直，或头项反折，或屈指如数，皆由以儿当风取凉，乳哺失节之所为也。其痫痓后而肿满者，是风痫。因小儿厚衣汗出，因风取凉而得之。初发之状，屈指如数，然后掣疭是也。其痫虽差，气血尚虚而热未尽，在皮肤与气相搏，致令气不宣泄，故停并成肿也。

《集效方》治小儿痫痓后，气血尚虚，而热在皮肤与气相搏，遍身头面皆肿，宜服黄芩汤方

黄芩　泽泻　通草木通也。各八分　木猪苓去皮柴　杏仁汤浸，去皮尖。各六分　柴胡　桑白皮各七分　泽漆叶四分

上为粗末，每服抄三钱，水盏半，煎至五分，去滓。量大小，乳食后放温服。

《集效》又方

龙胆　葵子　葳蕤　茯苓　前胡各一分

上五味为粗末。每服方寸匕，水一大盏煎至五分，小儿乳食后服一合。

痫痓不能语第十二

《巢氏病源》小儿发痫痓后六七岁不能语候：凡痫发之状，口眼相引，或目睛上摇，或手足瘛疭，或脊背强直，或颈项反折，屈指如数。皆由以儿当风取凉，乳哺失节之所为也。而痫发差后不能语者，是风痫。因儿衣厚汗出，以儿乘风取凉太过，为风所伤得之。其初发之状，屈指如数，然后发瘛疭是也。心之声为言，开窍于口。其痫发虽止，风冷之气犹滞心之络脉，使心气不和。其声不发，故不能言也。

《集效方》治小儿痫痓后，风冷留滞于心络，使心气不和语声不发，宜《千金》大补心汤方。

黄芩　附子炮，去皮脐。各一两　甘草　茯苓　桂心各三两　石膏　半夏　远志去心。各四两　生姜六两　大枣二十枚　饴糖一斤　干地黄　阿胶　麦门冬去心。各三两

上十四味㕮咀。每服一大撮，入前饴糖半匙许，水一盏半，煮至半盏。量儿大小分减，空心乳食前服，日二。

卷第十二

凡痫异治　凡五门

风痫第一

《巢氏病源》：小儿风痫者，由乳养失理，血气不和，风邪所中。或衣厚汗出，腠理开张，《圣惠》于此又云：当风解脱。风因而入。如得之时，先屈指如数乃发，掣缩是也，当与豚心汤。又，病先身热，瘛疭，惊啼唤而后发《圣惠》以唤字为笑字。痫。脉浮者为阳痫，内在六腑，外在肌肤，犹得易治。病先身冷，不惊瘛不啼唤，乃成病。《圣惠》亦以唤字为笑字。发时脉沉者为阴痫，内在五脏，外在骨髓，极者难治。病发时身软，时醒者谓之痫；身强直，反张如尸，不时醒者谓之痉。诊其心脉满大，痫瘛筋挛。肝脉小急，亦痫瘛筋挛。尺寸脉俱浮，直上直下，此为督脉，必腰背强直，不得俛仰。小儿风痫，三部脉紧急，其痫可治。小儿脉多似雀斗。《圣惠》云：雀啄。要以三部脉为主，若紧者必风痫。凡诸痫发，手足掣缩，慎勿持捉之，捉之则令曲戾不随也。

《千金》治少小风痫，积聚，腹痛，夭矫，二十五痫。大黄汤方

大黄　人参　细辛　干姜　当归　甘皮各三铢。甘皮，《婴孺方》用甘草

上六味㕮咀，以水一升，煮取四合，服如枣许，日三。

《千金》治小儿风痫，胸中有痰。白羊鲜[1]汤

白羊鲜三铢　蚱蝉二枚　大黄四铢　甘草炙　钩藤皮　细辛各二铢　牛黄如豆大四枚，别研　蛇蜕皮一寸

上八味㕮咀，以水二升半，煮取一升二合，分五服，日三。若服已尽，而痫不断者，可更加大黄、钩藤各一铢，以水渍药半日，然后煮之。此方与《圣惠》分两稍异。

《图经》：《箧中方》治小儿风痫。

上取蝎五枚，以二大石榴割头去子作瓮子，纳蝎其中，以头盖之。纸筋和黄泥封裹，以微火炙干；渐加火烧令通赤，良久去火；待冷去泥，取中焦黑者细研。乳汁调半钱匕，灌之便定。儿稍大，则以防风汤调末服之。

《外台》：《广济》疗大人、小儿风痫，卒倒呕沫，无省觉方。

麻黄去节　大黄　牡蛎熬　黄芩各四两　寒水石　白石脂　石膏研　赤石脂　紫石英　滑石研。各八两　人参　桂心各二两　蛇蜕皮一两，炙　龙齿六两，研　甘草三两，炙

上十五味捣为散。用药八两，以一薄绢袋盛散药，用水一升五合，煮取七合，绞去滓，顿服之，日再服。一方，水二升，煮散方寸匕，取一升，去滓服之。少小百日服一合，热多者日二服，三五日一服亦得。本方无麻黄、龙齿、蛇蜕皮，忌海藻、菘菜、生葱、热面、

[1] 白羊鲜：即“白鲜（藓）”的别名。见《本草纲目》草部第13卷。

荞麦、猪肉、蒜、腻、黏食。

《外台》:《广济》又方

钩藤皮 麻黄去节。各二分 龙齿六分，研，绵裹 银一斤 寒水石二十分 栀子擘❶，二十分 知母二十分 石膏碎，绵裹，二十分 升麻十分 杏仁去皮尖、双仁，研，二十分 子芩十四分 蛇蜕皮七寸，炙 蚱蝉四枚，去足、翅、炙 柴胡十分 芍药 沙参各八分 生葛汁五分 蜜七合 牡牛黄如大豆粒十枚，煎成，研下之

上十九味切，以水六升、淡竹沥二升合煮，取二升四合，绞去滓；内杏仁脂、葛汁、蜜于微火上煎，搅不停手；冷，余二升三合，成。三四岁一服二合，五六岁一服二合半，日再服稍增。儿若大便涩者，加大黄十分，慎热面、炙肉、鱼、蒜、黏食、油腻、冷水。

《圣惠》治小儿风痫，筋脉抽掣，夜卧惊悸，四肢烦躁，皮肤壮热。天竺黄散方

天竺黄 牛黄各细研 知母 赤芍药 犀角屑 钩藤 元参 桔梗去芦头 龙骨 川大黄锉碎，微炒 白僵蚕微炒 茯神以上各一分 蜣螂七枚，去足，微炒 槟榔一枚，纸裹，微煨

上件药捣，细罗为散。每服以薄荷汤调下半钱，一日五服。随儿大小以意加减。

《圣惠》治小儿心脏久积风热，发痫。或遍身壮热，多饶痰涎，睡即惊悸，手足抽掣。水银丸方

水银 黑铅各半两，同水银铫子内慢火结砂子，细研 干蝎二十一枚，头尾全者，微炒 半夏汤浸七遍，去滑 白附子炮裂 天麻 郁金 麝香各一分，细研

上件药捣，罗为末，都研令匀，用糯米饭和丸如麻子大。每服以薄荷汤下三丸。量儿大小以意加减。

《圣惠》治小儿风痫，发动无时，壮热心烦，筋❷脉拘急。牛黄散方

牛黄 朱砂各细研 木香 白僵蚕微炒 乳香各一分 干蝎七枚，微炒 羌活半两

上件药捣，细罗为散。不计时候，以温竹沥半合调下半钱。量儿大小以意加减。

《圣惠》治小儿风痫，并心热多惊。七宝镇心丸方

虎睛一对，酒浸，微炙用 朱砂细研，水飞过 雄黄 琥珀 真珠末各半两 金银箔各五十片 脑麝各一分

上件药都细研如面，以枣肉和丸如绿豆大。每服以井❸华水下三丸。量儿大小以意加减。《圣惠》治小儿风痫，精神昏闷，遍身壮热，不得睡卧。茯神散方

茯神 木通锉 人参去芦头 川升麻 子芩 犀角屑各一分 铁粉 龙齿各三分 蜣螂三枚，微炒，去翅、足

上件药捣，粗罗为散。每服一钱，以水一小盏，煎至五分，去滓，入竹沥半合。不计时候，量儿大小分减温服。

《圣惠》治小儿心脏壅热，变为风痫，身体壮热，惊悸不安，心神烦闷，多啼少睡。犀角散方

犀角屑 羌活 川升麻 柴胡去苗。各三分 茯神 白鲜皮 葛根各半两，锉 甘草炙微赤 蛇蜕皮炙。各一分 蚱蝉三枚，微炒，去翅足 石膏二两，细研 钩藤半两 麦门冬一两半，去心，焙 川大黄锉碎，微炒 子芩各一两

上件药捣，粗罗为散。每服一钱，以水一小盏，煎至五分，去滓。量儿大

❶ 擘 bāi：同"掰"。
❷ 筋：原作"痛"。据《圣惠》卷85本方改。
❸ 井：此下原衍"华"。据上下文删。

小以意加减服之。

《圣惠》治小儿风痫，自三岁以来至十岁不差，发时口中吐白沫，大小便不觉。虎睛丸方

虎睛一对，酒浸，炙令黄　朱砂细研，水飞过　麻黄去根节　钩藤　柴胡去苗　白鲜皮　川升麻　雷丸　沙参去芦头　牛黄细研。各半两　防风去芦头　子芩　川大黄锉、研，微炒　铁粉　银屑细研　栀子仁　羌活各三分　龙齿细研　石膏细研，水飞过。各一两　蚱蝉四枚，微炒炙，去翅足　细辛一分

上件药捣为末，炼蜜和，捣三二百杵，丸如绿豆大。三岁以下以薄荷汤下三丸，日三服；三岁以上以意加丸服之。

《圣惠》治小儿风痫及一切惊热。蛇蜕皮散方

蛇蜕皮五寸，烧灰　细辛　钩藤　黄芪锉　甘草炙微赤　铅霜各半两研　川大黄一两，锉碎，微炒　蚱蝉四枚，微炙，去翅足

上件药捣，粗罗为散。每服一钱，以水一小盏，煎至五分，去滓。入牛黄末一字，放温。量儿大小临时加减服之。

《圣惠》治小儿风痫及天瘹。宜服雄黄散方

雄黄　熊胆各半钱　朱砂　天麻末　铅霜各一分　牛黄　晚蚕蛾　天竺黄各半分　马牙硝半两　麝香一钱

上件药同研如粉，常以不津器贮之。每服用温水调下半钱。量儿大小，以意加减服之。

《圣惠》治小儿风痫，发即迷闷，手足抽掣，口内多涎，良久不醒。牛黄丸方

牛黄　麝香各细研　干蝎　半夏汤洗七遍，去滑　蝉壳各一分　天南星　白附子　白僵蚕　天麻各半两

上件药并生用。捣、罗为末，又以水银一两，煮枣三七枚，去皮核，与水银同研令星尽，入煎，药末和丸如绿豆大。如隔日发者，每服煎黄牛乳汁下三丸，日三服。如惊风即煎荆芥汤下两丸。

《圣惠》治小儿风痫，手脚抽掣，翻眼吐沫，久患不可者。宜服黑金丹方。

黑铅　水银　天南星炮裂，捣，罗为末。各半两

上件药先熔铅为汁，次下水银结为砂子，细研。与天南星末和匀，以糯米饭和丸如绿豆大。每一岁儿，以乳汁研一丸服之。儿稍大以意加之。

《圣惠》治小儿风痫，睡中惊叫，两眼翻露；及脐风，撮口，天瘹，惊风，并服此牛黄散方

牛黄　铅霜各一分　天竺黄半两　马牙硝一两

上件药细研为散。不计时候，以热水调下半钱。量儿大小以意加减。

《圣惠》治小儿心热风痫，发歇不定方。

天灵盖涂酥，炙微黄　黄连去须，一分

上件药捣，粗末为散。每服一钱，水一盏，煎取五分，去滓，温服。量儿大小以意加减。

《圣惠》治小儿风痫，化涎。水银丸方

水银一两　生黑豆末二钱

上以枣瓤同研，令星尽，丸如绿豆大。一岁儿，每服以乳汁下一丸，良久吐出粘涎，神效。儿稍大，加丸服之。

《圣惠》治小儿二十五种风痫，无时发动。宜服天麻散方

天麻　防葵　真珠末　天竺黄细研　威灵仙　蜣螂微炒　川芒硝各三分　牛黄一分，细研

上件药捣，细罗为散，更研，乳入。

每有疾之时，取鸡冠血三两滴子，与新汲水一合，打散令匀，调下半钱。更随儿大小以意加减。

《婴孺》敕赐神验方　治少小热风痫兼失心者。

菖蒲石上一寸九节者　宣连　白术　车前子　生地黄　苦参　地骨皮各一大两

上为末，蜜丸大如黍米。每食了，服十五丸，不拘早晚以饮下。不论治疾，兼令人长寿。忌猪羊肉、血，饴糖，桃、梅果物。药宜常服之。

《婴孺》治少小儿风痫，发无时数已，下虚不足，后治风虚。黄芪汤方

黄芪　麻黄去节　蚱蝉炙　甘草炙　当归　细辛　桂心　芍药　人参各二分　蜣螂四个，炙　牛黄半分　蛇蜕皮一寸，炙

上件十二物，水五升，煮取一升半，一服二合。常用神效，良。

《婴孺》治少小风痫，昼夜数十发。麻黄汤方

麻黄去节　黄芩　黄连　大黄各一分　甘草二分，炙

上五物，水一升，先煮麻黄五沸，去沫；纳诸药，煮五合，为五服，日夜再服。

《婴孺》治少小风痫，屡经发动。独活酒方

独活　甘草　木防己各四分　干姜　细辛各五分　鸱头二个　桂心二两　铁粉一两　人参七分

上九物入绢袋中，酒四升浸五夜。初服半合，日二。

《婴孺》治少小风痫发动，手足不仁。木防己酒方

木防己十四分　铅丹　防风　桂心　龙齿各八分　丹砂　甘草炙。各六分　独活二十分　细辛　当归　干姜各五分　莽草一分

上切入绢袋中，酒五升浸五日，熟取。初服半合，日三。

《婴孺》治小儿风痫掣疭，戴眼，极者日数十发。雷丸膏方

雷丸　莽草各如鸡子黄大　猪脂一斤

上先煎猪脂，去滓下药，微火上煎七沸，去滓。逐痛处摩之。小儿不知痛处，先摩腹背，乃摩余处五十遍，勿近阴及目。一岁儿以帛包膏摩，微炙身。及治大人贼风。

《婴孺》治风痫掣疭，身体汗出而头独不出。灸顶上旋毛中，以小炷勿令大，三炷讫，以白术汤浴之方

白术五两，碎

上取白米泔二升，同煮三沸。适寒温，洗头及身，立差。

《婴孺》又方

菖蒲

上煮为汤，浴儿大良。

《婴孺》治少小风痫，发作言语谬错。紫石酒方

紫石英八分　附子炮，三分　铁精　茯神　独活各五分　远志去心　桂心各六分　牛黄　蜂房炙。各二分　干姜　甘草炙　人参各四分

上以绢袋盛，清酒五升浸五宿。初服一合，日二服。

张涣乌蛇散方　专治一切风痫，角弓反张，潮搐甚者及心肺中风，并宜服之。

乌蛇梢一两，生用　白附子　半夏各一分　天麻　白僵蚕　人参去芦头　全蝎　羌活　石菖蒲一寸九节者。各半两　川附子一枚，重半两，微炮，去皮脐

上件捣，罗为粗末。每服二钱，水两盏，入生姜十片薄荷五叶，同煎至一盏，滤去滓。放温，时时滴口中。

张涣蜣螂方　治诸种风痫。

干蜣螂三分，微炒　威灵仙洗，焙干　天麻　防葵各半两　蝎梢一分

以上捣，罗为末。次用：

川芒硝　天竺黄各一分，同细研

上件与诸药一处拌匀。每服一字至半钱，乳香汤调下。

张涣蚱蝉汤方　治诸风痫，胸中痰盛。

干蚱蝉七枚，微炙　白鲜皮一两　钩藤　细辛去土　川大黄锉，微炒　天麻　牛黄别研。各一分　蛇蜕皮五寸许，炙令黄

上捣、罗为末，同牛黄拌匀。每服一钱，水八分，入人参、薄荷各少许，同煎五分，去滓。稍热服。

张涣茯神汤方　治风痫，身体壮热不除，精神恍惚。

茯神　绵黄芪　独活　防风　羚羊角屑各一两　肉桂　桔梗　甘草微炒　麻黄去根节。各半两

上件捣，罗为细末，每服一钱。水一小盏，入荆芥、乳香各少许，煎五分，去滓。放温服。

张涣芎犀散方　治风痫，多因不省。

川芎　犀角屑　独活各一两　蝎梢　人参　天麻各半两

上件捣，罗为细末。每服一钱，水八分一盏，入生姜两片，薄荷两叶，煎至五分，去滓，温服。

《刘氏家传》治风痫及小儿惊风。

上以芭蕉自然汁，时时呷一两口。甚者服及五升必愈。亦治小儿惊风。邵孚仲通直云：加麝香更佳。予见蒋元明秘校云：风蚛❶牙，颐颊肿痛。以自然汁一碗煎及八分，乘热嗽牙肿处，嗽尽即止。凡是风牙用之必愈。颐颊肿而牙龈痛者，风牙也；颐颊不肿只牙龈肿痛者，蚛牙也。

《吉氏家传》治一切风痫。

木贼半两，为末　腊茶一钱半

上件为末，拌匀。每服一钱，以磨刀清水调下，不计时候。服罢，吃少人参。

《吉氏家传》治热风痫。茯神丸

茯神　铁粉　参各八分　龙齿　栀子仁　子芩　升麻各六分　门冬子三分

上末，炼蜜为丸如麻子大。食前，浆水下二三十丸。

《吉氏家传》治风痫。水银丸

水银　雄黄　蛇黄各一分　轻粉　生犀末各二钱

上细研水银，入肉枣，丸如○此大。蜜水化二丸。

惊痫第二

《巢氏病源》小儿惊痫候：惊痫者，起于惊怖大啼，精神伤动，气脉不定，因惊而发作成痫也。初觉儿欲惊，急持抱之，惊自止。故养小儿常慎惊，勿闻大声。每持抱之间常当安徐，勿令惊怖。又，雷鸣时当塞儿耳，并作余细声以乱之。惊痫当按图灸之、摩膏，不可大下。何者？惊痫心气不足，下之内虚则甚难治。凡诸痫正发，手足掣缩，慎不可捉之，捉之则令曲戾不随也。

《本草》治小儿惊痫方。

上以猪齿烧灰，饮服半钱匕，并治蛇咬。

《本草》治小儿惊痫方。

上以蛇黄，少水煮，研，服汁。

《颅囟经》治小儿、孩子二十四种惊痫，壮热，抽掣脚手，呕吐，夜啼，眼肿。安惊痫。虎睛丸方

虎睛一枚。《圣惠》用一对　栀子仁

---

❶ 蚛 zhòng：虫咬。

茯苓各二分　牛黄少许。《圣惠》用半两　人参一分。《圣惠》用一两　钩藤　大黄各四分　犀角末一分。《圣惠》用二两　黄芩一分。《圣惠》用二两　蛇蜕七寸。《圣惠》用一分，烧灰

上为末，以蜜丸黍大。空心熟水下，随年丸。轻者一服，重者三服，奶汁下亦得。《圣惠》熟水下。奶母忌一切生冷、油腻、毒物。

《广利方》治孩子惊痫，不知迷闷，嚼舌仰目。

上以牛黄一大豆，研，和蜜水服之。

《广利方》治孩子惊痫，不知迷闷，嚼舌仰目者方。

上以犀角末半钱匕，水三大合，服之，立效。

《葛氏肘后》疗小儿惊痫，瘛掣方。

上以大虫眼睛豆许，火炙，和水服，大良。

《婴孺方》用虎睛中水治一切痫。

《葛氏肘后》又方

上取熊胆一两，豆大，和乳汁及竹沥汁服，并良。得去心中涎，至良。高家用效验。

《金匮要略》：风引除热，主癫痫汤。深师云：治大人风引，少小惊痫瘛疭，日数十发，医所不疗，除热方。

大黄　干姜　龙骨各四两　桂枝三两，去皮。《千金方》用五两　甘草炙　牡蛎各二两，熬。《千金》各用五两。《外台》各三两　凝水石　滑石　赤石脂　白石脂　石膏　紫石英各六两。《外台》此六味各八两

上十二味杵，粗筛，以韦囊盛之，取三指撮，井华水三升煮三沸，去滓，温服一升。《巢源》：脚气宜风引汤。《千金》紫石煮散与此方治疮药味皆同。《外台》崔氏紫石汤治疗药味亦同，有分两不同者各注于下。注云：永嘉二年，大小儿频行风痫之病，得发，倒不能言；或发热，半身掣缩；或五六日、或七八日死。张思维合此散，所疗皆愈。此方本仲景《伤寒论》方。

《千金》镇心丸　治小儿惊痫百病，镇心气方。

银屑十一铢　水银二十铢　牛黄六铢　大黄六分　茯苓三分　茯神　远志去心　防己　白蔹　雄黄别研　人参　芍药各二分　防葵　铁精　紫石英　真珠各四分

上十六味，先以水银和银屑如泥，别治诸药和丸。三岁儿，如麻子大二丸。随儿大小增减。一方，无牛黄一味。

《食医心鉴》治小儿惊痫方。

上以青羊肝一具，细起薄切，以水洗，漉出沥干。以五味酱醋食之。

《食医心鉴》治小儿惊痫，发动无时方。

上以猪乳汁三合，以绵缠浸，令儿吮之，惟多尤佳。

《食医心鉴》治小儿壮热，呕吐不住，惊痫方。

上以葛粉二大钱，水二合，调令匀，泻向鏊铎中，倾侧令遍，重汤中煮，令熟。以糜饮相和食之。

《仙人水鉴》天南星丸　治男子、女人上膈痰壅，头目昏眩，喉咙肿痛；小儿惊痫，朝热，一切涎积等患方。

天南星四两，汤洗，去皮脐　齐州半夏二两，同上

上两味焙干，以生薄荷叶五斤已来，捣取自然汁一大椀，入药浸、焙，直候药汁尽。捣、罗为末，炼蜜为丸如梧子大。每服十丸、十五丸，生姜薄荷汤吞下。小儿丸如黍米大，每服七丸至十丸。惊风，金银薄荷汤吞下；心脏壅热，荆芥薄荷汤吞下。食后临卧服。

《仙人水鉴》孩子百日内惊痫神

验方。

黄梨汁和黄梨花，偏治惊痫力更加，牙硝入之一大分，亦须更着少铅华。铅华，黄丹也。

《外台》深师疗大人风引，少小惊痫瘈疭，日数十发，医所不能疗，除热方。

龙骨 大黄 干姜各四两 牡蛎熬 滑石 赤石脂 白石脂 桂心 甘草炙。各三两

上九味捣，下筛，韦囊盛。大人三指撮，以井华水二升煮三沸，药成。适寒温，大人服一升，未满百日儿服一合。未能饮者，绵裹箸头纳汤中，着小儿口中，以当乳汁。热多者，日四服。无毒，以意消息之。忌海藻、菘菜、生葱。一方无大黄、赤石脂、桂心、甘草。

《外台》：崔氏疗暴得惊痫立验方。

钩藤皮 茯神 黄芩 升麻 白鲜皮 沙参各二两 龙齿三两 蚱蝉七枚，去翅，炙，研，汤成内之 石膏八两 寒水石六两，碎研，裹 甘竹沥二升，汤熟内之

上十一味切，以水九升，煮取三升。温，分三服，相去六、七里久。若小儿孩子患，药各减量，取多少细细饮之，立差。忌醋物。

《外台》：《广济》疗小儿惊痫，体羸不堪，疗子母五痫煎方。

钩藤二分 知母 子芩各四分 甘草炙 升麻 沙参各三分 寒水石六分 蚱蝉一枚，去翅，炙 蜣螂三枚，炙

上九味捣、筛。以好蜜和薄泔，着铜钵于沸汤调之，搅不停手，如饴糖。煎成，稍稍别出少许。一日儿，啖之一枚，枣核大，日夜五六过服不妨；五六十日儿，啖之三枚；一百日儿，啖四枚；二百日儿至三百日儿，啖五枚；三岁儿，啖七枚。以意量之。

《药性论》治小儿惊痫、客忤。镇心安神方

麝香当门子一粒 丹砂一块，大小相似

上以细研，熟水灌之下。

《药性论》治小儿惊痫方。

上以羖羊角烧灰，酒服之少许。

《圣惠》治小儿忽得惊痫，壮热口燥。钩藤散方

钩藤 白茯苓 黄芩 川升麻 白鲜皮各三分 龙齿 元参 石膏 寒水石各一两

上件药捣，粗罗为散。每服一钱，以水一小盏，煎至五分，去滓；入竹沥半合，搅令匀，重煎一两沸，分温二服。更量儿大小以意加减。

《圣惠》治小儿惊痫，发作不定。蛇蜕皮散方

蛇蜕皮五寸，炙黄 蚱蝉十枚 蜣螂三枚，各去翅，足，微炙 麻黄去根节 甘草炙微赤，锉 当归锉，微炒 细辛 黄芪锉碎。各半两 人参三分，去芦头 川大黄一两，锉碎，微炒

上件药捣，粗罗为散。每服一钱，以水一小盏，煎至五分，去滓；入牛黄二豆许，搅令匀，温服。更量儿大小以意加减《婴孺方》云：儿体气羸者，以桂心二分代大黄，治百病惊痫。初差后，变成诸疾、风痫悉治之。

《圣惠》治小儿惊痫，仰目嚼舌，精神昏闷。宜服钩藤散方

钩藤 川大黄锉碎，微炒 子芩各半两 龙齿 麦门冬去心，焙 石膏各三分 栀子仁一分

上件药捣，粗罗为散。每服一钱，水一小盏，煎至五分，去滓。量儿大小分减，不计时候，温服。

《圣惠》治小儿惊痫，邪气发即吐

涎，迷闷难醒。白鲜皮散方

白鲜皮 钩藤 龙齿各一两 犀角屑三分 子芩三分 蚱蝉半两，去翅、足，微炒

上件药捣，圣惠卷八十五本方作粗罗为散罗为散。每服一钱，以水一小盏，入淡竹叶七片，煎至五分，去滓。量儿大小加减服之。

《圣惠》治小儿惊痫，壮热心躁，发歇不定。宜服牛黄散子方

牛黄一分 马牙硝 铁粉 龙齿各三分

上件药都细研为散。每于乳食后，以熟水调下半钱。量儿大小以意加减。

《圣惠》治小儿心肺积热，发惊痫，烦闷吐逆，心神昏迷，痰涎壅滞。朱砂丸方

朱砂 牛黄 铅霜各细研 干蝎 蚕蛾并微炒。各一分 腻粉一钱 脑麝各细研，半分 天浆子二七枚，内有物者，微炒

上件药捣，罗为末，都研令匀，炼蜜和丸如黍米大。每服以薄荷汤化五丸服。量儿大小以意加减。

《圣惠》治小儿惊痫，多涎体热。犀角丸方

犀角屑 天麻 白附子炮裂 天竺黄 铅霜并细研。各半两 朱砂一两，细研，水飞过

上件药捣，罗为末，入研了药，更研令匀，以软饭和丸如绿豆大。每服煎竹叶汤下五丸。看儿大小加减丸数服之。

《圣惠》治小儿惊痫。镇心丸方

金银箔各细研，五十片 防葵 水银以少枣瓤研，令星尽 铁粉 紫石英细研，水飞过 真珠末 雄黄细研 人参去芦头 白芍药各半两 牛黄细研 远志去心 汉防己 白蔹各一分 川大黄锉碎，微炒 茯神各三分

上件药捣，罗为末，入研了药，都研令匀，炼蜜和丸如绿豆大。每服以薄荷汤下三丸，日三服。看儿大小以意加减服之。

《圣惠》治小儿惊痫壮热，心神不定。犀角丸方

犀角屑 麝香各半两 朱砂 天竺黄 牛黄并细研 干蝎微炒。各一分 天南星半分，炮裂

上件药捣，罗为末，水浸，蒸饼，和丸如绿豆大。每服以薄荷汤下三丸，日三、四服。量儿大小以意加减。

《圣惠》治小儿惊痫邪气，皮肉壮热，呕吐心烦，不得安睡。虎睛丸方

虎睛一对，细研 牛黄 天竺黄 麝香各细研，一分 川升麻 钩藤 甘草炙微赤，锉 犀角屑 栀子仁各半两 川大黄一两，锉碎，微炒 蚱蝉 蜣螂各去翅足，微炒，三枚 蛇蜕皮五寸，烧灰

上件药捣，罗为末，炼蜜和丸如绿豆大。三岁儿，以粥饮，研三丸服之。量儿大小以意加减。

《圣惠》治小儿惊痫，频发不定。至宝丸方

金银箔各五十片，细研 川升麻 子芩 犀角屑 栀子仁 川大黄锉碎，微炒 朱砂细研，水飞过。各一两 铁粉 龙齿并细研。各二两 麦门冬一两半，去心，焙 蜣螂三枚，去翅足，微炒

上件药捣，罗为末，入研了药，同研令匀，炼蜜和丸如麻子大。每服煎竹叶汤研下五丸。更量儿大小加减服之。

《圣惠》治小儿惊痫烦热，眠卧不安。龙脑丸方

龙脑半分，细研 朱砂一两，细研，水飞过 粉霜半两，细研 铁粉 龙齿各细研，二两 人参三分，去芦头

上件药捣，罗为末，入研了药，同

研令匀，炼蜜和丸如麻子大。不计时候，以粥饮下五丸。更看儿大小以意加减。

《圣惠》治小儿惊痫发热，搐搦不定。铅霜丸方

铅霜细研　马牙硝各半两　朱砂细研，水飞过　铁粉细研。各一两　麝香半分，细研　川大黄锉碎，微炒　人参去芦头。各三分　羌活　川芎　白茯苓　牛黄　干蝎微炒　龙胆去芦头。各一分

上件药捣，罗为末，入研了药，同研令匀，炼蜜和丸如绿豆大。每服不计时候，以荆芥薄荷汤下五丸。量儿大小以意加减服之。

《圣惠》治小儿惊痫。蛇黄丸方

蛇黄三枚大者，细研　麝香半分　郁金三分，为末　金银箔各细研，五十片

上件药同研令匀，以粳米饭和丸如绿豆大。每服用磨刀水煎一、两沸，如人体，下三丸。更量儿大小以意加减。

《圣惠》治小儿惊痫，体热羸瘦。钩藤煎方

钩藤　沙参去芦头。各一分　子芩　甘草炙微赤，锉　川升麻　知母各半两　寒水石三分　蚱蝉二枚，去翅、足，微炙　蜣螂二枚，去翅、足，微炙

上件药捣，罗为末，入蜜五两，以慢火煎，炼为膏。每以熟水调一杏仁大服，日三服。量儿大小以意加减。

《圣惠》治小儿惊痫，频频发动，经久不差，肌体瘦弱。蚱蝉煎方

蚱蝉三枚，去翅足，微炙　麻黄去根节　钩藤各一分　柴胡去苗　白芍药　犀角屑　知母　沙参去芦头　甘草炙微赤，锉　杏仁汤浸，去皮尖、双仁，研作膏。各半两　蛇蜕皮五寸，烧灰　生姜汁一合　牛黄一分，细研　生地黄汁一两　石膏　子芩　蜜龙齿各一两

上件药除姜汁、地黄汁、蜜、杏仁、牛黄外，并细锉。先以水二大盏，煎至一盏，去滓；入竹沥一小盏，又煎五七沸，纳杏仁、蜜、姜汁、地黄汁；以慢火煎，搅不停手，约十余沸，放冷，于瓷合中盛；入牛黄，搅令匀。每一合，分为三服。更量儿大小加减。

《圣惠》治小儿发惊痫，体瘦烦热。犀角煎方

犀角屑　知母　川升麻各一两　子芩　人参去芦头　钩藤各三分　蚱蝉二枚，去翅足，微炒　蛇蜕皮三寸，微炙　甘草炙微赤，锉　柴胡去苗。各半两

上件药捣，罗为末，用水二盏入银锅中，以文火煎取六分，去滓；入蜜二合，竹沥一小盏，再煎如饧。每服抄半钱，以温水调化服之。更量儿大小以意加减。

《圣惠》治小儿惊痫，四肢抽掣及身体反张，目睛上视，色青，大叫声不转者。宜服寒水石散方

寒水石　紫石英　石膏　贝齿各半两　龙齿一两

上件药捣碎，以水二大盏煎至一盏，去滓。量儿大小分减服之。

《圣惠》治小儿惊痫极妙方。

铁粉　石膏　牡蛎粉各一分　黄丹半两

上件药细研为散，以井华水调下半钱。量儿大小加减服之。

《圣惠》治小儿惊痫，连发不醒，体羸反张，不堪服药。麻黄拭体方

麻黄去根节　葛根　雷丸各三两　金一两　石膏五两，末　蛇蜕皮一条

上件药细锉，用水七升，煎取一升，去滓。以软帛浸，拭儿身上，即效。

《圣惠》治小儿二十四种惊痫，壮热，抽掣手足，呕吐，夜啼，睡卧不安。虎睛丸方

虎睛一对，微炙，细研　牛黄细研　川大黄锉碎，微炒　白茯苓各一分　人参半两，去芦头　蛇蜕皮五寸，微炙

上件药捣，罗为末，炼蜜和丸如绿豆大。一二岁儿每服以乳汁化破二丸服，三四岁儿薄荷汤化破五丸服。更看儿大小以意加减服。

《圣惠》治小儿二十四种诸惊痫，眼口牵掣，嚼舌反拗。牛黄散方

牛黄一分，细研　石膏细研　钩藤各一两半　甘草炙微赤，锉　白蔹各一两　蛇蜕皮半分，炙令黄色

上件药捣，罗为散。每服一钱，以水一小盏，煎至五分，去滓，入牛黄一字。不计时候，量儿大小分减温服。

《圣惠》碧雪　治大人、小儿心热惊狂，诸痫热病皆主之方。

川升麻二两　黄芩　钩藤　犀角屑　青黛各一两　虎睛一对取　天竺黄半两　脑麝各一分　川朴硝一斤　竹沥三合

上件药虎睛、天竺黄、脑麝、青黛等别细研，入余药并细锉。用水一斗，煎至三升，滤去滓；澄清，下朴硝，微火更煎，以柳木篦搅令匀，勿住手，候消散，下竹沥并研了药，更搅令匀。候稍凝，即于新瓦盆中盛，经宿即凝，捣、罗为散。每服以金银汤调下二钱，食后并夜临卧时服。老少以意服之。

《圣惠》治小儿百日以来至三四岁肝心风热，发惊痫掣疭，身体如火。犀角散方

犀角屑　钩藤　黄芩　川升麻各一两　龙齿二两　麦门冬一两半，去心，焙

上件药捣，粗罗为散。每服一钱，用水一小盏，入竹叶七片，煎至五分，去滓。量儿大小分减温服。

《圣惠》治小儿一岁至四岁壮热，大惊发痫。石膏散方

石膏细研　子芩　知母　川大黄锉碎，微炒　葛根锉　龙齿各一两　蚱蝉二枚，微炙　柴胡一两半，去苗　川升麻　麻黄去根节　钩藤各三分　栀子仁　赤芍药各半两　甘草一分，炙微赤，锉

上件药捣，粗罗为散。每服一钱，以水一小盏，煎至五分，去滓；入竹沥一合，更煎一两沸。量儿大小加减温服。

《圣惠》治小儿四五岁忽患惊痫。钩藤散方

钩藤　石膏细研，水飞过　栀子仁各半两　犀角屑　牛黄细研　防风　人参各去芦头　独活各一分　虎睛一对　蚱蝉一枚。各微炙

上件药捣，细罗为散。每服一钱，水一中盏，煎至五分，去滓。分为二服，如人行二三里进一服。更量儿大小以意加减。

《圣惠》治中风目眩，羸瘦，小儿惊痫及五劳，手足无力。宜吃蒸羊头肉方

白羊头一枚，洗如法

上蒸令极熟，细切，以五味汁食之；或作鲙[1]，入五辛酱醋食之，亦得。

《博济方》治小儿惊痫及大人卒中恶风，涎潮昏重，口眼㖞斜，四肢瘈拽，口噤不省。大效延寿丹

辰锦砂　腻粉　铁焰粉　白附子各二两　蛇黄用醋浸少时，以大火煅过　大附子炮。各九两　天南星生，净洗　羌活　巴豆槌碎，用新水浸，逐日换水，七日后，以纸裹，压出油用　牛膝去苗，酒浸，焙　蝎梢各三两　生金　生银各别研，一分　麝香　真牛黄各别研，一两一分

上件十五味同研，和为细末，以蜜和粟米饮搜和为丸，如鸡头大。每中恶

[1] 鲙 kuài：同"脍"，细切肉。

风、瘈缓及五般痫疾，薄荷酒磨下一丸，老人半丸。小儿惊痫，十岁以上，一丸分四服；四岁以下，一丸分五服；新生孩儿，一丸分七服，并用蜜水磨下。如中风者，发直，面如桃花色，口眼俱闭，喉中作声，汗出如油及汗出不流，多要下泄；或泻血者并是恶候，更不用服。唯口噤眼开者，药下立差。如缠喉风壅塞，气息不通将绝者，急化一丸，生姜薄荷酒下，必效。

太医局紫雪　疗脚气毒遍内外，烦热不解，口中生疮，狂易叫走；瘴疫，毒疠，卒死，温疟，五尸，五疰，心腹诸疾，㽲[1]刺切痛及解诸热药毒发，邪热卒黄等，并解蛊毒魅，野道热毒。又治小儿惊痫百病。

黄金一百两。《千金翼》用十六两　石膏　寒水石　磁石　滑石各三斤，捣碎。《千金翼》无滑石

以上用水一斛煮至四斗，去滓。入下项：

元参洗，焙，捣碎　升麻各一斤　羚羊角屑　犀角屑　青木香　沉香并捣碎。各五两　丁香一两，捣碎。《千金翼》用四两　甘草炙，锉，八两

以上八味入前药汁，再煮取一斗五升，去滓。入下项：

硝石四升，芒硝亦得，每升重七两七钱半　朴硝精者十斤。《千金翼》用四升

以上二味入前药汁中，微火煎，柳木篦搅不住手，候有七升，投在木盆中，半日欲凝。入下项：

朱砂飞研，三两　麝香当门子一两二钱半。《千金翼》用麝粉半两余，斤两不注者皆同

以上二味入前药汁中，搅调令匀。寒之二日，上件药成霜雪，紫色。每服一钱或二钱，用冷水调下。大人、小儿临时以意加减，食后服。

《养生必用》桃奴丸　治心气虚，有热，恍惚不常，言语错乱，尸疰客忤，魇梦不祥，小儿惊痫，并宜服方。

桃枭七枚，别为末，桃不成实，经冬在枝上不落者是也　桃仁十四枚，去皮尖，炒，别研　安息香一两，以无灰酒斟酌多少，研，飞去砂石，银器中入上二味，慢火熬成膏　生玳瑁镑过，杵为末、要细，一两　琥珀三分，别研　雄黄用桃叶煮，水研飞，取三分　辰砂研飞，半两　黑犀石上以水磨，澄去水，取末，半两　牛黄　脑麝各一分，别研

上细末，和前膏，丸如鸡头，阴干，密器封，安静室。人参汤研服一丸，食后临卧。

《养生必用》鸡舌香丸　治忧恚、逆冲、痞结等气，胸管窒塞、噎闷，脏腑积聚，欲作癥瘕；酒食毒，痃癖，呕逆，有妨食饮。兼治小儿惊痫，客忤，泄利等方。

鸡舌香用母丁香　墨略烧　麝香　牛黄并别研　犀角末　铁铧粉各一分半　枣五枚，烧存性　荆三棱末一钱　乌梅肉焙干，一分　巴豆大者十五枚，去皮心、膜，浆水煮三五十沸，再入麸炒，令赤色，别研

上为末，煮糊和丸如黄米大。每服三五丸，煎人参汤下，渐渐加至七丸至十丸，食后服。

茅先生小儿镇心惊痫雄朱散方

朱砂　雄黄　真珠末　硼砂　水银　铅各半两，先将铅在铫子内煮溶，便放水银泼转成砂子，泻出放冷即用之　全蝎　白附子各三钱　脑麝随意入

上前件药各研，一处为末。每服一字、半钱，用荆芥、薄荷煎汤，入蜜少许，同调下。

---

[1] 㽲（jiǎo）：腹中急也。

《婴孺》治惊痫发热，如无痫但似热，即与服之方。

升麻　子芩　犀角　大黄各六分

上，水二升半，煮一升二合，候温，渐渐与服。微利三两行。切忌面、猪、鱼、醋物。

《婴孺》又方

月候血

上取和青黛，新汲水调。一服一大钱，入口即差。量[1]儿增减，如神。

《婴孺》又方

上以熊胆，水调服少许，妙。

《婴孺》又方

上麻油少少吃之，亦妙。

《婴孺》又方

上以铁粉，水调，常服之。

《婴孺》又方

干姜　凝水石

上敷头，大佳。医云：此病是气不通，常与薏苡仁、紫苏粥食，大良。

《婴孺》治热风常发惊痫，每发或吐沫方。

钩藤　防葵　羚羊角屑　人参　茯苓　远志去心　汉防已各八分　麦门冬去心　龙齿研。各十二分　铁精六分，研　杏仁十分，去皮尖，炒，别研入

上为末，蜜丸大豆大。空心饮下三十丸，渐加至五六十丸，常服大佳。忌猪、牛肉及醋。小儿量多少服。

《婴孺》治少小惊痫，胀满，掣缩，吐哯。百病汤方

黄芪　黄芩　钩藤各一分　蚱蝉炙，三分　甘草二分，炙　蛇蜕皮一寸，炙　牛黄三铢

上，水一升半煮六合。百日儿与半合，二岁三合，取利为度。有汗则以粉粉之。

《婴孺》治少小惊痫，掣缩不止。十二味牛黄豚血汤方

豚血五合，炙　牛黄　当归　大黄　人参各四分　蜣螂　蚱蝉各二十个，炙　川芎　黄芩各八分　葛根十二分　鼠屎四两　蛇蜕皮五寸　蜂房八分

上十三味，入酒五升，煮取四升，去滓。服二合，日三夜二。此论一岁儿耳。三岁儿服三合，神效。

《婴孺》治少小惊痫，壮热中风，四肢掣疭，吐舌出沫。当归汤方

当归二分　豚卵二双，切细

上二物以醇酒三升，煮取一升，为二服。儿小即用一卵一大，枣二十个大者

《婴孺》治少小惊痫经年，小劳辄发。牛黄酒方

牛黄　钟乳研。各八分　麻黄去节　秦艽　人参各六分　桂心七分　龙角　白术　甘草　当归　细辛各五分　杏仁四分　蜀椒三分，汗　蜣螂九枚，炙

上十四味切，入绢袋中，酒五升浸之。随时月数，服半合，日三。

《婴孺》治少小痰实结癖，或腹内坚强，惊痫百病。牛黄丸方

牛黄　元参　干姜各二分　苦参　丹参　桔梗　甘草炙　人参各四分　甘遂炒　沙参炙。各五分　䗪十四个　大黄十二分　蜀椒四分，汗　巴豆一百粒，去皮心，炒，别研入　葶苈一合半，炒

上为末，蜜丸如小豆大。一服二丸，饮下。

《婴孺》治少小癖实，惊痫百病。牛黄丸方

牛黄　芒硝　真珠末　甘遂炒　雄黄各四分　麝香一分　蜀椒三铢，炒汗　蜈蚣一条，去足　蚱蝉十四个，炙　巴豆五分，去皮心，炒，别研入

---

[1] 量：原作“童”。据文义改。

上为末，入巴豆匀，次下真珠末，煎蜜三合令如饴，白蜡一两水煎和熟，下诸药，杵和得所。有病者，一服如麻子大二丸饮下，日一服，快下为度。

《婴孺》治少小惊痫除热，常服蛇蜕皮丸方。

蛇蜕皮炙　细辛　黄芩　蜣螂炙，用自死者　牛黄各一分　大黄五分

上以为末，蜜丸小豆大。服三丸；不知，稍增之。日三。

《婴孺》治少小伤寒，温病，惊痫，以入八味人参浴汤方

人参　牡蛎　雷丸各半升　沙参　苦参　元参　丹参各一升　大黄三升

上以水三斗，作东向灶，以苇薪煮三沸，停后煮小沸留之，度一斗许，去滓。先以三指染药汁，注儿口二七已。大染手，湿吻、额、腹、背以后，如炊物温之；再浴，度尽七升止。一日一浴，甚者三浴。三日无令儿见风，浴时避目及阴也。

《婴孺》又方

露蜂房一个

上以五升水煎令浓赤。浴儿，三、四日一遍。

《婴孺》治少小惊痫掣疭，一日一夜百余发。葛散子方

葛炒　雄黄　甘草炙。各六分　当归三两，好者

上为末，取一小豆乳汁和，令咽咽之，日夜三四服。若不可服，用当归半两、小豚卵一具并切，酒一升二合，煮八合。服半合至一合。量儿大小，日夜三四服，大妙。

张涣截惊痫安神汤方

白茯苓二两　甘草　犀角末各一分　人参去芦头　远志去心　菖蒲一寸九节者　白鲜皮各一两　石膏半两

上件捣，罗为细末。每服一钱，水一盏，入去心麦冬少许，煎五分，去滓。放温，时时与服。

张涣天竺黄散方　治惊痫啼叫。

天竺黄一两，研　牡蛎粉　白芍药　犀角屑　白附子　天麻　干蝎　人参去芦头。各半两

上件捣，罗为细末。每服一钱，水八分，生姜、薄荷各少许，煎四分，去滓。温服。

张涣镇心膏　治惊痫及发痫挟热者，尤宜服之。

远志一两，去心　汉防已　人参去芦头　川大黄微炮　茯神各半两

以上捣，罗为细末。次用：

好朱砂一两，细研，水飞　龙脑一钱，细研　水磨雄黄一分，细研，水飞　金箔三十片　银箔二十片。各细研

上件一处拌匀，炼蜜成膏。每服一皂子大，煎薄荷汤化下，乳后。

张涣犀角丹方　治惊痫闷乱。

犀角屑　天南星微炒。各一两　干蝎半两

以上捣，罗为细末。次用：

朱砂半两，细研，水飞　牛黄一分，研　麝香一钱，研

上件都一处拌匀，水浸、蒸饼，和丸如黍米大。每服十五粒，煎人参汤下。

张涣蛇蜕丹方　治惊痫涎盛。

蛇蜕皮五寸，烧灰　麝香　牛黄　腻粉　天竺黄各细研　钩藤取末。各一分　虎睛一对，炙，研　蜣螂三枚，去翅、足，微炒，取末

上件都拌匀，炼蜜和丸如黍米大。每服七粒至十粒，用麦门冬去心煎汤下。

《婴童宝鉴》治小儿惊痫，搐搦、眼上、身热。蜉虫螂散方

蜉螂　白附子　朱砂各一钱，末　巴

豆四十四粒，研，不去油　腻粉半钱　棘冈子三枚，去壳　麝香一字

上件细研匀如面。每服一字，再研薄荷汤调下。量大小用药。

《婴童宝鉴》治小儿惊痫，手足瘛疭，身热眼上。紫汞膏

汞一钱重，枣肉五个，研汞成泥，然后入诸药　朱砂末，二钱　蝎尾肉七枚，去心、膜　黑附子尖一个　生姜一块，去皮　生天南星心中末，一钱　腻粉五钱匕

上件都研为膏。每服鸡头大，薄荷汤化开服。量大小用，微取下涎，立效。

《万全方》治小儿诸痫惊惕，掣疭及中客忤。宜服牛黄丸

牛黄细研　熊胆　人参　细辛　赤芍药　当归微炒　栝楼根　防风去苗。各半两　川大黄一两，微炒　蚱蝉七枚，去翅足，炒　巴豆三十枚，去皮，心，研如泥　蛇蜕皮五寸，炙黄色　麝香一分，研　甘草三分，炙

上件药捣，罗为末，入巴豆研匀，炼蜜和杵，丸如麻子大。初生一月至百日儿，每服一丸；一岁至三岁服两丸；四岁至五岁服三丸，并用薄荷汤下，快利为度。

《万全方》治小儿惊痫，壮热，心神不定。犀角丸方

犀角屑半两　朱砂　天竺黄　麝香　牛黄各细研　干蝎微炒　天南星炮　人参以上各一两

上件药捣，罗为末，水浸、蒸饼，和丸如绿豆大。每服三丸，以薄荷汤下。量儿大小加减。

《刘氏家传》治小儿惊痫方

青州白丸子半两　阴阳硫黄系生、熟者，各用绿豆大　蝎两个全者，不得用火焙，要晒干。一法，用蝎梢

上同为细末。每一岁至五岁半钱，六岁至十岁一平钱，用无灰好酒下。忌动风物，小儿奶母亦忌口。若惊发作，用无灰酒下一大钱，病深者不过十服。

《王氏手集》辰砂乳香丸　亦名镇惊安神丸方。治惊痫，胎风壮热，瘛疭，弄舌摇头，眠睡不稳，目睛上视，口眼牵引，痰实咳嗽，咬齿谵语。

半夏炮　乳香　朱砂各研

上各等分，为细末，面糊为丸。每服十丸，乳食后，温薄荷汤下。量儿大小增减。

《孔氏家传》治小儿诸风惊痫及诸痢。青金丹方

青黛三分　雄黄研　胡黄连各二分　朱砂　芦荟各研　腻粉　熊胆温水化　白附子各一分　麝香半分　蟾酥　水银各一皂子大　铅霜　龙脑各一字

上同入乳钵，再研令匀，用獖猪胆一枚，取汁熬过，浸，蒸饼少许，为丸黄米大，曝干。一岁可服二丸，量儿大小，增减服之。诸风惊痫，先以温水化，滴鼻中令嚏。戴目者当自下，瘛疭亦定，更用薄荷汤下。诸疳，粥饮下。变蒸寒热，薄荷汤下。诸泻痢，粥米饮下。疳蛔咬心，苦楝子煎汤下。赤烂口齿，疳虫口疮等，乳汁研，涂病处。疳眼雀目，白羊子肝一枚，竹刀子劈开，内药肝中，以麻缕缠，米泔煮，令熟，空腹服。乳母常忌毒鱼、大蒜、鸡、鸭、猪肉。治疳最佳。

《赵氏家传》治小儿因吐泻后虚风，眼涩多睡，潮搐惊痫及丈夫、妇人一切虚风，头旋眼黑，恶心吐逆，筋脉紧缓，手足麻木，身体疼痛，精神不爽。蝉螂丸方

全蝎微炒　白僵蚕　雄黄研　白附子炮　天麻锉碎　朱砂　麝香各细研　天南星湿纸裹，炮，秤用　半夏汤浸五、七次，

去黑脐，生姜三分，取汁煮，令尽焙干。各一分　乌蛇梢尾穿一百足钱者佳，于项后粗处取七寸，酒浸七日，去皮、骨，慢火炙黄

上十味再同研细，生姜汁煮，稀糊为丸如黍米大。每服三岁以下七丸，五岁以下十丸，五岁以上十五丸，荆芥汤下，不计时候。大人丸如绿豆大，每服二十丸，荆芥汤茶下。如急用，即以二十丸研碎，荆芥、生姜浓煎汤化下。

长沙医者郑愈传治惊风痫病，眼目翻视，牙关噤急，口内无气，唇赤，用夺命散方

蜈蚣赤者一条　轻粉　朱砂　麝香　白附子　牛黄以上各一分　水银用枣肉少许研，不见星，秤一钱　蟾酥半钱　天南星一个，去心　真珠末一字　巴豆霜三个，去油

上为末，枣肉和丸。每服三丸，薄荷汤下。口噤不开，研，灌入鼻中。心烦壮热，荆芥汤下。加减服。

食痫第三

《巢氏病源》：食痫者，因乳哺不节所成。

《圣惠》论：夫小儿食痫者，由脏腑壅滞，内有积热，因其哺乳过度，气血不调之所致也。此皆乳母食饮无常，恚怒不节，烦毒之气在于胸中，便即乳儿，致使结滞不消，邪热蕴积，肠胃痞塞，不得宣通，则令壮热多惊，四肢抽掣，故发痫也。

张涣云：每遇伤饱即发，乃名食痫。

《圣惠》治小儿食痫，四肢抽掣，壮热惊悸，乳食不消，痰涎壅滞，发歇不定。宜服代赭丸方

代赭　朱砂各细研　马牙硝　川大黄锉碎，微炒　水银以少枣瓤研，各令星尽。各一分　金银箔各二十片，细研　蟾酥一钱，研入　巴豆七枚，去皮心，研，纸裹压去油　腻粉　麝香各半分，细研　龙脑细研，半钱　蝎梢四十九枚，微炒　天浆子二七枚内有物者，炒

上件药捣，罗为末，炼蜜和丸如黍粒大。每服以薄荷汤下二丸，日三服。量儿大小以意加减。

《圣惠》治小儿食痫及惊风百病。虎睛丸方

虎睛一对，微炒，取仁　牛黄　朱砂各细研　真珠末　甘遂煨黄　赤芍药　赤茯苓　甘草炙微赤，锉　牡蛎炒黄　杏仁汤浸，去皮尖，双仁，麸炒微黄。各一分　麝香半分，细研　犀角屑　巴豆去皮心，纸裹去油。各半两

上件药捣，罗为末，用糯米饭和丸如绿豆大。每服以荆芥汤下二丸。量儿大小以意加减。

《圣惠》治小儿食痫。朱砂丸方

朱砂一两，细研，水飞过　川大黄锉碎，微炒　礜石细研，半两　牛黄　雄黄并细研　桂心　云母粉　半夏汤洗七次，去滑　黄连去须　雷丸　代赭　真珠末　干姜炮裂，锉　巴豆去皮心、膜，炒黄。各一分

上件药捣，罗为末，炼蜜和丸如黍米大。百日内儿，以乳汁下二丸；三岁至七岁，以粥饮下五丸。量儿大小加减服之。

《圣惠》治小儿食痫，喘息粗。真珠丸方

真珠末　天竺黄　雄黄　巴豆去皮心，压去油　麝香　丁头代赭捣、罗为末　杏仁汤浸，去皮尖，双仁，研如膏。各一分

上件药都细研令匀，炼蜜和丸如黄米大。一岁、二岁，每服以温水下五丸。量儿大小以意加减。

《圣惠》治小儿食痫，乳癖、积聚、

壮热，心神多惊。牛黄丸方

牛黄　朱砂　铅霜各细研　真珠末　犀角屑　牡蛎粉　甘草炙微赤，锉　杏仁汤浸，去皮尖、双仁，研如膏。各一分　麝香半两，细研　巴豆十粒，去皮心，研，纸裹压去油

上件药捣，罗为末，入研了药，同研令匀，炼蜜和丸如麻子大。三岁儿以金银薄荷汤下二丸。量儿大小以意加减。

《圣惠》治小儿七岁以下食痫壮热，无辜痃癖等。雄黄丸方

雄黄　麝香　牛黄各细研　朱砂　石膏各细研，水飞过　蕤仁汤浸，去赤皮　牡蛎粉　巴豆去皮心、膜，压出油。各半两　甘遂一分，煨微黄

上件药捣，罗为末，炼蜜和丸如黍米大。每服以粥饮下三丸，如利三、两度勿怪。更随儿大小加减服之。

《圣惠》治小儿食痫，化聚滞奶食，坠涎，利大肠。真珠丸方

真珠末　天竺黄　朱砂并细研。各一分　雄黄　麝香各细研　代赭　蜣螂微炙　杏仁汤浸，去皮尖、双仁，麸炒微黄。各半两　巴豆十粒，用油煎，令褐色，与杏仁研

上件药都研为末，炼蜜和丸如绿豆大。每服以生姜汤下二丸。量儿大小以意加减。

《圣惠》治小儿食痫，心胸痰滞，大小便常多秘涩。防葵丸方

防葵末　滑石各半两　牛黄　麝香各半分　巴豆二十粒，取霜　腻粉　朱砂各一分　蛇蜕皮一条，烧灰

上件药同细研，以糯米饭和丸如黍米大。每服以粥饮下二丸。量儿大小增减服之。

《圣惠》治小儿食痫，乳食不消，心腹壅滞，四肢惊掣，宜服此方。

朱砂　五灵脂各一分　巴豆五枚，去皮心，研，纸裹压出油

上件药细研如粉，用烧粟米饭和丸如黄米大。一二岁儿，每服用温水下二丸，以吐利为妙。量儿大小以意加减。

《圣惠》治小儿乳食不消，心腹结实，壮热烦闷，摇头反目，口吐涎沫，名为食痫。铅霜丸方

铅霜　腻粉各一分　巴豆五粒，去皮、心，纸裹压去油

上件药都研为末，以糯米饭和丸如粟米大。每服以通草薄荷汤下一丸，三岁以上加丸服之。

《圣惠》治小儿食痫，坠痰涎。金箔丸方

金箔五片，细研　甘遂一分，煨微黄，捣为末　腻粉三分

上件药拌和，研令匀，以枣瓤和作剂子，以五片金箔裹上，更着湿纸裹煨，灰火煨匀热，候冷取研，丸如绿豆大。每服以人参汤下二丸。量儿大小以意加减。

张涣雄珠膏方　治食痫，快胸膈。

牛黄研　真珠末研　白僵蚕细研　丁头代赭捣为细末　蕤仁汤浸，去赤皮，为细末。各一分　雄黄半两，水磨精明者，细研

上件同拌匀，炼蜜和丸如鸡头大。每服一丸至二丸，人参汤化下。

张涣妙圣丹方　治食痫，利胸膈。

木香　代赭石　马牙硝　川大黄炮。各一分　蝎梢四十九枚，微炒

以上捣，罗为细末。次用：

朱砂半两，细研，水飞　麝香一钱，研　龙脑半钱，研　腻粉半分　巴豆七个，去皮心、膜，纸裹出油细研

上件一处拌匀，滴水和丸如黍粒大。每服三粒至五粒，磨沉香汤下，乳后。量儿大小加减。

张涣蟾酥丹　治食痫毒盛，汤药不

下方。

蟾酥 真珠末各研 甘草慢火煨黄 牡蛎粉研 犀角屑为末 杏仁麸炒，去皮尖，研细。各一分 麝香一钱，研细 巴豆七粒，去皮心、膜，出油，细研

上件一处再研为细末，用糯米饭和如丸黍米大。每服三粒，煎荆芥汤，放温冷下。量儿大小加减。

热痫第四*亦名退痫除热*

《圣惠》论：夫小儿热痫者，由气血不和，内有积热之所致也。凡小儿骨木轻软，肠胃细微，易为伤动。若乳食不常，脏腑壅滞，蕴搐生热，不得宣通，热极甚者则发痫也。其状口眼相牵，手足抽掣，口中吐沫，鼻里作声，颈项反张，腰背强直，身体壮热，或叫或啼者，是热痫之候也。

张涣论：小儿心神多不宁，将养过温，内生邪热，所以多惊，甚者变成诸痫，宜服退痫除热之药。

《外台》《备急》疗未满月儿及出月儿壮热发痫。钩藤汤方

钩藤一分 蚱蝉一枚，去翅，熬，为末，汤成下 柴胡 升麻 黄芩 甘草炙 大黄各二分 蛇蜕皮二寸，炙 竹沥三合 石膏三分，研

上十味切，以水一升，煮三合半，和竹沥服一合，得利，见汤色出，停后服。至五六十日儿，一服一合。乳母忌海藻、菘菜等。崔氏云：若连发不醒，加麻黄一分，去节。

《圣惠》治小儿风壅气盛，心胸痰滞，壮热发痫。钩藤散方

钩藤一分 蚱蝉二枚，微炒，去翅足 川升麻 麦门冬去心，焙 川大黄锉，研，微炒 甘草炙微赤，锉 子芩各半两 蛇蜕皮五寸，烧灰 石膏三两

上件药捣，罗为散。每服一钱，以水一小盏，煎至五分，去滓，入竹沥半合。量儿大小分减服之。

《圣惠》治小儿热痫，皮肉壮热，烦躁头痛。宜服茯神散方

茯神 川升麻 钩藤 甘草炙，锉，微赤 犀角屑各三分 白鲜皮 羚羊角屑各半两 石膏二两 龙齿一两 蚱蝉三枚，微炒，去翅足

上件药捣，粗罗为散。每服一钱，以水一小盏，煎至五分，去滓。量儿大小分减温服。

《圣惠》治小儿百日已来至三、四岁发热痫瘛疭，身体如火。宜服白鲜皮散方

白鲜皮 黄芩 川升麻 地骨皮 钩藤 犀角屑 胡黄连各三分 麦门冬去心，焙 龙齿各一两 甘草一分，炙微赤，锉

上件药捣，粗罗为散。每服一钱，以水一升，煎至五分，去滓，入牛黄末一字。量儿大小分减温服。

《圣惠》治小儿热痫，呕吐逆，烦闷体热。子芩散方

子芩 人参去芦头 犀角屑 甘草炙微赤，锉 钩藤各半两 赤茯苓 川升麻各三分

上件药捣，粗罗为散。每服一钱，水一小盏，煎至五分，去滓。量儿大小分减服。

《圣惠》治小儿热痫，时时戴上眼，吐沫。钩藤散方

钩藤三分 蚱蝉二枚，微炒，去翅足 人参去芦头 子芩 牛黄细研，留零入 川大黄锉碎，微炒。各半两

上件药捣，粗罗为散。每服一钱，以水一小盏，煎至五分，去滓，入牛黄

一字。量儿大小分减温服。

《圣惠》治小儿体热、呕吐、发痫。麦门冬散方

麦门冬一两，去心，焙　钩藤半两　黄芩　赤芍药　川升麻　茯神　川大黄锉碎，微炒。各三分

上件药捣，罗为散。每服一钱，以水一小盏，煎至五分，去滓，温服。更量儿大小加减服之。

《圣惠》治小儿热痫，面赤心躁。犀角散方

犀角屑　钩藤　元参　蚱蝉微炒，去翅足　甘草炙微赤，锉　川升麻　黄芩　栀子仁各半两　麦门冬一两，去心，焙

上件药捣，罗为散。每服一钱，以水一小盏，入苦竹叶七片，煎至五分，去滓，温服。更量儿大小，以意加减。

《圣惠》治小儿热痫，不知人，迷闷，嚼舌仰目。栀子散方

栀子仁半两　子芩　钩藤　吴蓝各一两　龙齿　石膏各二两　川大黄三两，锉碎，微炒

上件药捣，罗为散。每服一钱，以水一小盏，煎至五分，去滓，温服。更量儿大小以意加减

《圣惠》治小儿热过，迷闷，发痫。升麻散方

川升麻　钩藤　使君子　子芩　朴硝各一两　石膏　龙齿各二两。《婴孺》各用四钱　柴胡去苗　赤芍药　川大黄锉碎，微炒。各三分。《婴孺》用大黄八分，别捣，候汤成，和服

上件药捣，罗为散。每服一钱，水一小盏，煎至五分，去滓，温服。更量儿大小加减服之。

《圣惠》治小儿热痫，四肢抽掣，每日数发，宜服此除热镇心。紫石英散方

紫石英　石膏各细研，水飞过　滑石　白石脂　寒水石各一两　川大黄锉碎，微炒　朱砂细研，水飞过　甘草炙微赤，锉　犀角屑各半两　龙齿二两，细研　牡蛎粉一分

上件药捣，罗为散。每服以温薄荷汤调下半钱。量儿大小加减服之。

《圣惠》治小儿热痫，发歇不定，眼目直视，身体壮热，吐沫，心神迷闷。牛黄丸方

牛黄半两，研　蚱蝉三枚，微炒，去翅足　石膏细研，水飞过　龙齿细研。各二两　栀子仁　川升麻　犀角屑　胡黄连　钩藤　龙胆去芦头　川大黄锉碎，微炒　杏仁汤浸，去皮尖、双仁，麸炒微黄。各三钱　金银箔各十五片，细研

上件药捣，罗为末，入研了药，同研令匀，炼蜜和，捣三二百杵，丸如绿豆大。每服，以竹沥汤研五丸服之。量儿大小以意加减。

《圣惠》治小儿热痫，摇头吐舌，四肢抽掣，心神惊悸。虎睛丸方

虎睛一对，酒浸，微炙用　牛黄细研　人参去芦头　钩藤　茯神各半两　麝香一分，细研　犀角屑三分　川大黄锉，微炒　朱砂细研，水飞过。各一两

上件药捣，罗为末，入研了药，同研令匀，炼蜜和丸如绿豆大。一岁儿，以金银汤研化一丸服之，日三服；儿稍大，加丸数服之。

《婴孺》治少小惊痫，除热。二味丹参摩膏方

丹参　雷丸各二两

上煎猪脂并药，七上七下，去滓，摩身上，日再三摩之。

《婴孺》治少小百二十痫。止惊，常服除热疾。芍药丸方

芍药　石膏　当归　铁粉各三分　蚱

蝉四个，自死者　大黄　人参各五分　桂心二分半　银屑　川芎　龙骨　细辛　黄芩各二分　牛黄三铢

上为末，蜜丸麻子大。一服二丸，日三。如不知，稍增，可至四五丸。

《婴孺》治少小痫病，热多者方。

壮荆根十五斤，细锉，洗净　生铁一大半，碎　黑豆一大升半，布袋盛　甘草一大两，碎

上件药以水五大斗，煎取一斗半，去滓，澄清、滤，煎如饧。每食，上取一匙和桑谷汤及酒服之，日再服。重者，一月永差。

张涣蝉壳散方　治诸痫挟热。

蝉壳　人参去芦头。各半两　黄芩　茯神　川升麻各一分

以上捣，罗为细末。次用：

牛黄一分，研　天竺黄研　牡蛎粉研。各一钱

上件同细研匀。每服半钱，煎荆芥薄荷汤调下。

张涣犀角汤方　退痫，镇心神。

犀角屑一两　茯苓细锉　麦门冬去心，焙干　人参去芦头　甘草炙　黄芩各半两

上件捣，罗为细末。每服一钱，水八分，入生地黄汁少许，同煎四分，去滓，温服。

癫痫第五

《黄帝素问》奇病论：帝曰：人生有病癫疾者，病名谓何？安所得之？岐伯曰：病名为胎病。此得之在母腹中时，母有所大惊，气上而不下，精气并居，故令子发为癫也。

《巢氏病源》：痫者，小儿病也。十岁以上为癫，十岁以下为痫。其发之状，或口眼相引而目睛上摇，或手足掣疭，或背脊强直，或颈项反折。诸方说痫，名证不同，大体其发之源皆因三种。三种者，风痫、惊痫、食痫是也。

《圣惠》论：夫小儿癫痫者，由风邪、热毒伤于手少阴之经故也。心为帝王，神之所舍，其脏坚固不受外邪。若风热蕴积于心，则令恍惚不安，精神离散，荣卫气乱，阴阳相并，故发癫痫也。又云：小儿在胎之时，其母卒有大惊，精气并居，则令子癫痫也。

张涣论：小儿五、七岁至十岁以上发痫者，若精神恍惚不定，阴阳相干，霍乱之类，病乃名癫疾。

《颅囟经》治孩子从一岁至大，癫发无时，口出白沫，小便淋沥不利。二十二味虎睛丸

虎睛一双，左眼佳，曝干，酒浸令黄色　真珠　蜂房各三钱　麻黄二分，去节　钩藤三分　铁精　防葵　大黄　子芩　龙齿　银屑　栀子仁　羌活各四分　柴胡　升麻　白鲜皮　雷丸烧令赤　人参各三分　细辛一分半　蛇皮五寸，炙　石膏五分　蚱蝉四枚，去翅足，炙

上件为末，研，炼蜜为丸。四五岁如赤豆大五丸，日再服。大儿十丸，米饮下。忌生、冷、油腻。

《外台》：《古今录验》疗五癫。牛癫则牛鸣，马癫则马嘶，狗癫则狗吠，羊癫则羊鸣，鸡癫则鸡鸣。五癫病者，腑脏相引，盈气起寒，厥不识人，气争掣疭，吐沫，久而得苏。雄黄丸方《千金》名雄雌丸

雄黄研　雌黄一方无，一方用一两　真珠末　水银各一两，熬。《千金》水银使八分

铅丹二两，熬成屑。《千金》此一味是铅丹砂半两，研。《千金》用二两

上六味捣，和以蜜又捣三万杵，为丸。先食，服胡豆大三丸，日再，惊痫

亦愈，良。《千金》、《范汪》同，儿三丸如小豆。忌生、血物。

《圣惠》治小儿心脏积热，时发癫痫，呕吐涎沫，作声迷闷。铁粉丸方

铁粉　龙齿各细研，一两　铅霜　麝香各细研　天南星各一分　天麻三分　朱砂细研，水飞过　水银　黑铅各半两，与水银结为砂子，细研

上件药捣，罗为末，都研令匀。以炼蜜和丸如绿豆大。每服，以竹沥研化五丸服之。量儿大小以意加减。

《圣惠》治小儿癫痫，发动无时，心闷吐沫。雄黄丸方

雄黄　铁粉各细研　朱砂细研，水飞过。各半两　豮猪胆二枚　熊胆一分　鲤鱼胆七枚　乌牛胆半枚　青羊胆二枚　麝一钱，细研

上以诸般胆汁相和令匀，即入诸药末，和丸如绿豆大。每服以金银汤下五丸。量儿大小以意加减。

《圣惠》治小儿五岁至七岁发癫痫，无时发动，口出白沫，遗失大小便不觉。虎睛丸方

虎睛一对，细研　朱砂细研，水飞过，半两　雷丸三分　露蜂房煅炙　麻黄去根节　子芩　甘草炙微赤，锉　天麻　钩藤各半两　防葵　川大黄锉碎，微炒　龙齿细研　栀子仁　石膏细研，水飞过　蚱蝉去翅足，微炙。各一两　银箔三十片，细研　麝香　牛黄各细研　蛇蜕皮锉，微炒。各三分　羌活　柴胡去苗　白鲜皮　川升麻　沙参去芦头。各三分

上件药捣，罗为末，炼蜜和，捣三二百杵，丸如绿豆大。每服以粥饮下五丸。量儿大小加减服之。

《圣惠》治小儿癫痫，瘛疭，发歇无时。地龙散方

干地龙半两，微炒　虎睛一对，微炙　人参一分，去芦头

以上三味同捣，罗为末。

金银箔各三十片　朱砂　雄黄　天竺黄　代赭　铅霜　铁粉各一分

上件药都研细，入前三味研令匀。每服以温水调下半钱。更看儿大小加减。

《圣惠》治小儿癫痫至大不差，或发即口出白沫，并大小便出不知。虎睛丸方

虎睛一对，酒浸一宿，微炒，细研　朱砂　石膏各细研，水飞过　铁粉　龙齿细研。各一两　露蜂房微炙　羌活　钩藤　防葵　麻黄去根节　川升麻各半两　细辛一分　牛黄半分，细研　蚱蝉四枚，去翅足，炙

上件药杵，罗为末，都研令匀，炼蜜和丸如麻子大。每服以温水下五丸。量儿大小加减服之。

《圣惠》治小儿癫痫，连年不差方。

铅　水银各二两　硫黄　铁粉各一两

上先将铅于铛子中令消，即下硫黄，炒不住手，就铛研搅；待硫磺烟气似息，入水银又搅；次下铁粉，以武火烧，少时将出。一夜露地出火毒后，研令极细，即以粟米饭和丸如绿豆大。每于食后，以金银汤下五丸。量儿大小以意加减。

《圣惠》治小儿癫痫等疾方。

光明朱砂二两，颗块者

上以金箔随朱砂颗块大小各裹之，用磁石末入固济了瓶子中，实筑中心留一坑子，即以朱砂置坑子内，上更以磁石末覆之瓶子口，更以铅一片可瓶口大小盖之。以文火养七日，火常令露铅以箸刺得入。养一七日后，去铅，大火煅之，候冷出，于乳钵中细研，即置于通油钵子内；上以马牙硝末遍覆之，即置饭甑中，蒸一炊久，其朱砂化成水。有患者，食后以温水调下半钱。量儿大小

以意加减服之。

《圣惠》治小儿癫痫，欲发即精神不足，眼目不明，瘛疭恶声，嚼舌吐沫。雌雄丸方

雌黄细研，炒令褐色　黄丹炒令褐色。各一两　麝香一分

上件药相和，细研如粉。用牛乳一升，慢火熬成膏，可丸即丸如绿豆大。每服以温水下三丸，日三服。量儿大小，以意加减服之。

《圣惠》治小儿癫痫，发歇不定。朱砂丸方

朱砂细研，水飞过　铅霜　铁粉　马牙硝各一两

上件药细研如面，以枣肉和丸如绿豆大。每于食后，以熟水下三丸。量儿大小以意加减。《婴孺》治小儿一、二岁发痫，至大不差，成癫病，发无时，口出白沫，并大小便不知出。虎睛丸方

虎睛一具，酒浸一宿，炙黄　丹砂　铁粉精　子芩　大黄　龙齿　栀子仁　银屑各四分　蜂房炙　钩藤皮　柴胡　白鲜皮　麻黄去节　雷丸炙。各二分　羌活　沙参　升麻各三分　牛黄半分　蚱蝉四枚，去翅足，自死者　防葵　蛇蜕皮各七分，炙　细辛一分半　石膏五分

上为末，蜜丸。四五岁服大豆大十丸。与《颅囟经》药味同，只多牛黄及分两不同。张涣熊胆丹方　治癫痫，镇心安神。

真熊胆　铁粉各细研　朱砂细研，水飞　生天南星末　雄黄水磨精明者，别研。各半两　粉霜一分，研　脑麝各研一钱

上件同拌匀，用獖猪胆一枚，取汁和诸药，丸如黍米大。每服十粒至二十粒，煎金银薄荷汤下。

张涣天麻散方　祛风，治癫痫。

天麻　防风　麻黄去节根。各一分　甘草炙　川升麻　羌活　黄芩　川大黄炮。各半两

上件捣，罗为末。每服一钱，水一盏，煎至五分，去滓，放温服。

张涣黑锡丹方　治癫痫及诸痫，胞络涎盛。

黑锡二两，同水银半两慢火结砂子　铅霜　铁粉各细研，半两　麝香一分，细研　天南星一两，炮，取末

上件同再研匀，滴水和如黍米大。每服十粒，煎竹叶汤下。

张涣日应丹方　治癫痫连年不差。

黑锡　硫黄　水银细研　铁粉研。各一两　金银箔各三十片

上件将锡于铛子内熔令消，即入硫黄，炒不住手，就铛研搅；候硫黄烟气似息，次入水银、铁粉、金银箔同搅。用紧火烧，少时都倾出，露地一宿，出火毒；再研和匀，用粟米饭和如绿豆大。每于食后，服五粒至七粒，煎人参汤下。量儿大小加减。

卷第十三

胎风中风 凡十门

胎风第一

《圣惠》论：夫小儿在胎中之时，脏腑未具，神气微弱，其母或调适失宜，食饮不节，嗔怒无度，举动惊胎；或坐卧当风，或触冒寒暑，腠理开泄，风邪所伤，入于胎中。儿生之后，邪气在于脏腑，不得宣通；而又洗浴当风，包裹失度，冷触脐带，风伤四肢，乳哺不调，痰热壅积。则令壮热吐哯，睡里饶惊，心神不安，手足抽掣，身体强直，眼目反张，故号胎风。若风热不除，变成痫疾也。

《石壁经》三十六种内胎风候歌：

人间此患太幽微，此患医流必少知。
一百日中同一气，三周天度是胎期。
子生身热如汤泼，胎热还因是母肥。
脑额有疮难得效，必因胎内与夫为。
生疮两脚如穿烂，此去难推五岁期。
一腊未经先撮口，两拳双握背腰齐，
便知脏腑生邪毒。只限三朝骨肉离。
男子握拳指归外，女儿向外不堪医。
须看逆候难行药，更求筋脉在中眉。
眉里有筋红碧色，一云青碧色。《四十八候》云：红兼赤。算来有命莫相疑。
若有黑光千万死，《风髓经》云：眉里赤红。《四十八候》此一句云：黑绿若还兼青色。
此身何处觅良医。

此产母食毒物或多饮酒，便胎气热。孩儿生下，一如汤泼，身赤有溜，气常急者不治。或有白溜者亦然，过三岁则定。妇人八九个月，有身尚未止房事，所以额上并脚上有疮。其疮虽较较而复发甚者，必主脐风、撮口，牙关紧急，受命亦短，不尽天年也。若生下孩儿，手大指握拳时，男子指在外，女子指在内则顺也，逆者必死。若眉中上下青红鲜静者生，若色不快则恶候，须节次看证候调理。

《小儿形证论》四十八候胎风歌同。后云：此候如是头长子，或母身大，或夏天抱惜过度，初生七八日间发后看大拇指，男儿向外，女儿向里，更看赤脉在眉间，形证顺则安，逆则死。多有医人不识，呼作脾风者，误也。可下蛜蝌丸，方见一切痫门中。或大青丹。方见急慢惊风门中。三五岁方进通经散。方见本门。

《圣惠》治小儿胎风搐搦，筋脉拘急，牙关或时紧硬。犀角丸方

犀角屑　天南星炮裂　白附子炮裂　干蝎微炒　天麻　麻黄去根节。各半两　白花蛇一两，酒浸，去皮骨，炙令黄

以上七味捣，罗为末，用无灰酒二大盏搅令匀，于慢火上煎；旋添酒不住手搅，以酒尽为度。次入：

牛黄　腻粉　朱砂　水银以枣肉研令星尽。各一分　麝香半分　虎睛一对，微炙　龙脑一钱

上件药并细研，都入酒煎，膏内看硬软和丸如绿豆大。不计时候，以竹沥下三丸。量儿大小加减服之。

《圣惠》治小儿胎风惊热，手脚急强。天竺黄散方

天竺黄细研　胡黄连　犀角屑　天麻酒浸，焙干　蝉壳微炙。各一分　牛黄半分，细研

上件药捣为散，都研令匀。不计时候，以新汲水调下一字，二岁以上加药服之。

《圣惠》治小儿胎风惊热，搐搦、心神烦乱或渴。牛黄散方

牛黄细研，半分　人参去芦头　甘草炙微赤，锉　郁金　川大黄锉碎，微炒　朱砂细研，水飞过　胡黄连各半两　真珠末一分

上件药捣，罗为细散，都研令匀。不计时候，以蜜水调下半钱。量儿大小以意加减服之。

《圣惠》治小儿胎风，心热惊痫。朱砂散方

朱砂　牛黄　天竺黄　铁粉各一分　麝香半分

上件药都研令细，每服以竹沥调下半钱。不计时候，量儿大小以意加减。

《圣惠》治小儿胎风惊热。牛黄散方

牛黄　朱砂并细研。各一分　天竺黄　铅霜各细研　人参去芦头。各半两　马牙硝一两，细研

上件药捣，罗细为散。每服以薄荷汤调下半钱，量儿大小加减服之。

《圣惠》治小儿胎风及惊风。虎睛丸方

天麻酒浸，焙干　干蝎微炒　乌蛇肉炙微黄　羌活　独活　僵蚕微炒　麝香细研。各一分　虎睛一对，酒浸，炙微黄

上件药捣，罗为末，以面糊和丸如绿豆大。每服三丸，研破，不计时候，以薄荷汤服之。

《圣惠》治小儿胎风发作，抽掣，浑身急强，眼目反张。水银丸方

水银　天麻酒浸，焙干　天南星炮裂　白附子炮裂　白僵蚕　干蝎并微炒。各一两　脑麝细研　藿香各一分

上件药捣，罗为末，先用少许枣泥研水银星尽，与诸药末同研令匀，炼蜜和丸如绿豆大。不计时候，以薄荷酒研三丸服之。量儿大小以意加减，得汗出立效。

《圣惠》治小儿胎风，手足搐搦，遍身壮热。牛黄丸子方

牛黄　朱砂各细研　犀角屑　蝎梢炒　水银用黑铅一分同结砂子，细研　天浆子　天南星炮裂。各一分　麝香一分，细研

上件药捣，罗为末，以糯米饭和丸如绿豆大。不计时候，以薄荷汤化破三丸服之。量儿大小以意加减。

《圣惠》治小儿胎中久积风热，发渴，手足搐搦，多惊不睡。露蜂房丸方

露蜂房炒令黄色　天南星炮裂。各半分　蚕蛾微炒　朱砂细研，水飞过。各半两　天浆子三十枚，微炒　干蝎微炒　腻粉　牛黄细研　水银以枣泥研令星尽。各一分

上件药捣，罗为末，都研令匀，以炼蜜和丸如绿豆大。不计时候，煎槐、柳、薄荷汤下五丸。量儿大小以意加减。

《圣惠》治小儿胎风，搐搦、壮热、多惊。天竺黄丸方

天竺黄细研　天南星炮裂　胡黄连各半两　铅霜　牛黄并研细。各一分

上件药捣，罗为末，研入牛黄等令匀，用枣肉和丸如绿豆大。不计时候，以乳汁研破三丸服之。量儿大小以意加减，如三岁以上用酒及荆芥汤下。

《圣惠》治小儿胎风，手足抽掣。宜服牛黄丸方

牛黄　天竺黄各半两　羌活末　麝香各一分　蝎二枚，头尾全，炒

上件药研，罗为细末，炼蜜和为丸如麻子大。一二岁儿不计时候，以薄荷汤下三丸，三四岁儿每服五丸。量儿大小以意加减。

《圣惠》治小儿胎风，四肢惊掣，痰涎壅滞。宜服水银丸方

水银半两，黑锡半两同结作砂子　天麻酒浸，焙干　干蝎微炒　半夏汤洗七遍去滑　郁金　白附子炮裂。各一分

上件药捣，罗为末，以软饭和丸如绿豆大。不计时候，以薄荷汤下一丸。量儿大小加减服之。

《四十八候》治小儿胎风。通经散方

人参　茯苓　朱砂各一分　当归半两　蝎　牛胶各一钱　蝉蜕七个　红芍药二分　甘草五寸，炙　犀角少许

上为末。每服一钱半，麦门冬汤调下，杏仁汤亦可。

《张氏家传》蝎梢散　治小儿胎风，天瘹，客忤，急慢惊风，往来潮搐，涎盛喘逆，哽气不安。

人参三钱　白僵蚕一分，直者　全蝎一十四个　辰砂　真麝各一分

上件三味为细末外，再入辰砂、麝香同研匀。每服一字，金银薄荷汤调下。如慢惊，即入白附子末一分。

一切风第二

《千金翼》丹参膏　主伤寒时行，贼风恶气。在外肢节痛挛，不得屈伸，项颈咽喉，痹塞噤闭。入腹则心急腹胀，胸中呕逆，药悉主之。病在腹内服之，在外摩之。缓风不遂，湿痹不仁，偏枯拘屈，口面㖞斜，耳聋齿痛，风颈肿痹，脑中风痛，石痈，结核，瘰疬，坚肿未溃，敷之取消；及赤白瘾疹，诸肿无头作痈疽者，摩之令消。风结核在耳后，风水游肿，疼痛瘖瘖，针之黄汁出。时行瘟气，服之如枣大一枚。小儿一切风，以意减之方。

丹参　蒴藋根各四两　秦艽三两　羌活　蜀椒汗，去目，闭口者　牛膝　乌头去皮　连翘　白术各二两　踯躅花　菊花　莽草各一两

上十二味切，以苦酒五升、麻油七升合煎，苦酒尽，去滓，用猪脂煎成膏。凡风冷者用酒服。热毒单服，齿痛绵沾嚼之。

《仙人水鉴》黄盐方　治小儿百日内患风，不计名目好恶，悉皆主之。

黄盐一斤，研。陶隐居云：北海盐黄草粒粗，以作鱼鲊及咸菹　薄荷一斤，捣取汁　水银一两，入二味中同煅一复时，通赤水成霜，去盐取之，然后入药　桃花　菊花　黄蜀葵花　薄荷花　牛蒡子各二分　寒水石一分

上并生捣如粉，入水银霜同研令匀，以蜜为丸如麻子大。若是患风者，不计好恶病状，服之神妙。

《外台》张文仲疗一切风，及偏风发四肢，口目㖞戾，言语謇涩。其汤不虚人胜于续命汤，故录传之，特宜老小用之方。

羌活　防风各二两　生地黄汁　竹沥　荆沥以上三味汁各取一升五合　蜀附子大者一枚，生用，去皮，八九破。重一两者有神

上六味切，内前三沥汁中，宽火煎取一升五合，去滓，温分二服，服别相去八九里。若风甚，频服五六剂，验不可论，特宜于老小等。无问冬夏，并宜服之，无忌。隔三日服一剂益佳。忌猪肉、芜荑。

《外台》张文仲治小儿一切风。寒水石煮散方

寒水石　石膏　滑石　白石脂　龙

骨各八两　桂心　甘草炙　牡蛎熬。各二两　赤石脂　干姜　大黄各半两　犀角一两，屑

上一十二味捣，以马尾罗筛之，将皮囊盛之，急系头，挂着高凉处。欲服以水一升，煮五六沸，内方寸一匕药，煮七八沸；下火澄清，泻出顿服之。每日服亦得，百无所忌。小儿服之，即以意斟酌多少。忌生葱、海藻、菘菜。

《博济方》治小儿瘫痪，一切风疾；伤寒，小儿惊风等。双丸子

天麻轻炙　蝎梢须是蜂全者　天南星炮过　蚕蛾　生犀镑末　羚羊角镑末　朱砂别研　藿香叶　白檀香　乌蛇酒浸，去皮骨，轻炙　零陵香各一两　天雄尖　麝香各半两　牛黄一分　雄黄一钱　狐肝一具，水煮，薄切、焙干，别杵　乌鸦一只，去嘴、爪、肠肚，于瓦罐内烧为灰，别研，罗入诸药末内

上件一十七味药，并拣择净，分两秤足，依法修制、捣了；然后更细研令匀，炼蜜为块，硬软得所；却于石上捶三百下，用垍器盛。每服二丸，薄荷汤下，大人白豆大，小儿绿豆大丸。卒患并三服。瘫缓、中风，即腻粉三大钱水调，同药化下。小儿惊风，金银薄荷汤下。妇人血风，并产前、产后中风，手足弯曲，当归红花酒下。伤寒，豆淋酒下三五丸。

《博济方》治一切风毒上攻，心胸不利，口舌干涩，风虚痰壅，不思饮食，及风毒下注，腰脚疼痛，脾虚体黄，肾败骨弱。疏痰利膈，治瘫缓等一切风疾，小儿惊风。透水丹

川大黄　益智子去皮　茯苓去皮　茯神去皮木　蔓荆子去花叶　威灵仙去土　天麻　仙灵脾去梗　吴白芷　山栀子七棱小者为上，去皮。各一两　麝香一分，别研　细墨一分，别研，太医局方：烧，用醋淬、研　川乌头四两，生用，去皮脐。太医局方用河水浸半月，三日一换水，切作片，焙干，盐一两，炒黄去盐

上并生为末，入麝香、墨拌和匀，蜜搜和入臼内杵一万下，丸如梧子大。每服薄荷汁、温酒下两丸。如卒中，研四丸，用皂角、白矾温水下立效。瘫缓风，每日服三五丸；常服一丸，茶、酒任下。小儿惊风，入腻粉少许，薄荷汁化半丸灌之。瘰疬，葱、茶清下一丸。忌动风毒物。

《博济方》：大治大人，小儿一切风疾，但服此药，无不应效。神宝丹

自然铜半斤　金星矾　禹余粮石　石膏以上各一两

先将上件四味药，用炭火煅通赤，倾在酽醋内淬，如此凡一、七度了；放干后都捣，罗为末，入在瓷盆内，以汤淘洗二十度，候浮尽上面黑汁，澄净了，只收在底真实药于瓷器内，慢火逼尽水脉，后细研，乃用诸药如后：

蔓荆子　威灵仙　茯苓去皮　天竺黄　天仙藤　白僵蚕　铅白霜　蜥蜴去毒，麸炒　白蒺藜　旋覆花　莽草　犀角镑　半夏汤洗去涎七次，麸炒黄色　藿香以上各一分　桑螵蛸　瓜蒂各二、七个　赤小豆四十九粒　人参　槟榔半生半熟。各半两　剑脊乌蛇酒浸、去皮骨，炙黄，用肉一两　真虎骨一两，酒浸，炙黄　白龙砂以白犬先系定，将粟米喂三日，取其第三日粪，淘取粟米焙干，用一两

上件药修制、捣、罗了，次用下项药：

好朱砂一两飞　牛黄　龙脑各一分　麝香　腻粉　乳香各少许

上以六味药研杀如尘，用前药搅和令匀，用槐胶水煮面糊和得所，入铁臼

捣熟，丸如弹子大，焙干。每一粒豆淋酒磨下，作十服，每五服后浸皂角水磨下服之。小儿患，即酌大小以意加减与服，用薄荷金银汤磨下，神效不可俱迷。

《灵苑》生朱散　治大人、小儿一切风，及惊痫、风痫久不差差者。

铁粉　天南星炮　牛膝　人参　天麻炙　黄丹炒令紫色　青黛　附子炮，去皮脐　干蝎生　雄黄　半夏生姜汁浸一宿，炒。已以上各一两　轻粉　朱砂各一两　麝香半钱，研入

上一十四味同杵，罗为细末。每服一钱，温酒调下。小儿一字，薄荷汤调下。忌动风毒物。

《灵苑》太乙流金火道散　治大人、小儿一切风方。

踯躅花　肉桂去粗皮　干姜刮去皮　附子去皮脐，并生为末。以上各一钱半匕

上九味各须研碾令极细，又同研令匀。凡气厥及厕上中恶，大人小儿卒中感厥诸疾，不醒人事，手足搐搦、戴目，闷绝，及元气、血气上冲、痛闷欲绝者，头风夹脑风，伤寒不解，皆吹鼻内，大人一字，小儿半字，得嚏为效。再用不嚏者，难理也。伤寒仍以葱汁为丸，如绿豆大。每服七丸，用薄荷、姜、腊茶下。伤寒久不解者，葱、酒下十丸，立效。

太医局娄金丸　治诸风，神志不定，恍惚去来，舌强语涩，心忪烦闷，口眼㖞斜，手足亸曳，及风虚眩冒，头目昏痛，或施运僵仆，涎潮搐搦，卒中急风，不省人事，小儿惊风诸痫，并皆治之。

天竺黄　白附子炮　牛黄研　脑麝研。各一两　天麻去苗　防风去芦头　白花蛇酒浸，去皮、骨，焙。各三两　细辛去苗，洗、焙　天南星为末，以牛胆汁和作饼子，阴干　川芎　白芷洗　人参去芦头。各一两半　羌活去苗　黄芪去芦头，锉，秤　白僵蚕爁去丝　羚羊角镑　芍药　甘草爁　麻黄去根，节　茯苓去皮，秤　犀角镑　藁本洗。各二两　甘菊去土，四两　金箔一百片为衣　生地黄汁五升，入蜜一斤、酒二升、酥一两半，慢火熬成膏，放冷

上为细末，以地黄汁膏子搜和，每两作五十丸，以金箔为衣。每服一丸，细嚼温酒下。若中风涎潮、不语昏塞甚者加至三丸，用薄荷自然汁同温酒共半盏化药灌之。常服一丸，浓煎人参汤嚼下，薄荷汤亦得。小儿每服皂子大，薄荷汤化下。

太医局龙虎丹　治丈夫、妇人新得、久患急风缓风，半身不遂，手脚筋衰；及风毒攻疰，遍身疮疥。头风多饶白屑；毒风面上生疮；刺风状如针刺；痫风急倒作声；顽风不认痛痒；疬风颈生斑驳；暗风头旋眼黑；皶风面生赤点；肝风鼻闷眼瞤；偏风口眼㖞斜；节风肢节断续；脾风心多呕逆；酒风行步不前；肺风鼻塞项疼；胆风令人不睡；气风肉似虫行；肾风耳内蝉鸣；阴间湿痒，及小儿惊风方。

大附子炮，去皮脐，秤　天竺黄　牛膝酒浸，去苗，焙干，略焙　川芎洗　川羌活去苗洗，焙，秤　天麻去苗，生制　半夏汤浸七次，用生姜汁制　细辛去苗洗，生　何首乌去粗皮　独活　柴胡务去苗　桔梗生　藿香叶生　黑牵牛爁　硫黄结砂子。各二两　川乌头炮，去皮尖、脐，秤　官桂去粗皮，生用　白僵蚕爁　香白芷生　舶上茴香微爁　甘松香洗去土，焙，秤　缩砂仁　菊花去土，生　五灵脂生。各五两　乌蛇酒浸，去皮骨，焙干，秤半斤　白干姜炮　白蒺藜爁　防风去苗，锉　地龙去土爁　朱砂研水飞。各三两　木香生　雄黄水飞　马牙硝研　水银与硫黄用慢火结成砂子。各

一两　寒水石烧通赤，研飞，一斤　麝香一分，研　龙脑半两，研

上为细末，炼蜜为剂。每服一丸，如鸡头大，用薄荷酒嚼下，日进一服，重即两服。产后惊风，乱道见物，朱砂酒磨下。产后身多虚肿血风，频增昏沉，身如针刺，发随梳落，面黄心逆，并煎当归酒嚼下，日进两服。若治伤寒，炒葱豉酒嚼下一、二服，盖覆出汗立愈。小儿惊风，薄荷酒化下少许。大人急风，口噤失音等，薄荷酒灌之。常服茶、酒任下，不拘时候服。

太医局青州白丸子　治男子妇人半身不遂，手足顽麻、口眼㖞斜，痰涎壅塞，及一切风他药所不能疗者；小儿惊风，大人头风，洗头风，妇人血风，并宜服之。

天南星三两，生用　半夏生用，以水浸洗过，白好者七两　白附子生用，二两　川乌头去皮脐，生用半两

上捣，罗为细末，以生绢袋盛，用井花水摆，未出者更以手揉令出，如有滓更研，再入绢袋摆尽为度；放瓷盆内，日中晒，夜露至晓，弃水，别用井花水搅，又晒至来日早，再换新水搅。如此春五日、夏三日、秋七日、冬十日，去水。晒干后如玉片，碎研，以糯米粉煎粥清，为丸如绿豆大。初服五丸，加至十五丸，生姜汤下，不计时候。如瘫缓风以温酒下二十丸，日三服，至三日后，浴当有汗，便能舒展。服经三五日，呵欠是应。常服十粒已来，永无风痰膈壅之患。小儿惊风，薄荷汤下两三丸。

太医局八风散　治风气上攻，头目昏眩，肢体拘急烦疼，或皮肤风疮痒痛，及治寒壅不调，鼻塞声重，小儿虚风方。

人参去芦头　黄芪去芦头，锉　甘草锉，爁。各二斤　防风去芦头叉枝者　羌活去芦头。各三斤　白芷　前胡去芦头。各一斤　藿香叶去土，半斤

上为细末。每服二钱，水一中盏，入薄荷少许同煎至七分。去滓，食后温服。腊茶清调服一大钱亦得。小儿虚风，乳香、腊茶清调服半钱。更量儿大小临时加减。

太医局消风散　治诸风上攻，头目昏痛，项背拘急，肢体烦疼，肌肉蠕动，目眩旋运，耳啸蝉鸣，眼涩好睡，鼻塞多嚏，皮肤顽麻，瘙痒瘾疹。又治妇人血风，头皮肿痒，眉棱骨痛，旋晕欲倒，痰逆恶心，及小儿虚风，目涩昏困，急慢惊风方。

羌活　人参各去芦头　川芎　白茯苓去皮　白僵蚕炒　藿香叶去土　防风去芦头　荆芥穗　甘草锉，炒　蝉壳以上各二两　厚朴去粗皮，姜汁涂，炙熟　陈橘皮洗净，焙干。各半两

上为细末。每服二钱，茶清调下。如久病偏风，每日三服便觉轻减。如脱着沐浴，暴感风寒，头痛身重，寒热倦疼，用荆芥、清茶调下，温酒调下亦得，可并服之。小儿虚风，目涩昏困，及急慢惊风，用乳香荆芥汤调下半钱，并不计时候服。

太医局返魂丹　治小儿诸风痫瘕，潮发瘛疭，口眼相引，项背强直，牙关紧急，目睛上视；及诸病久虚变生虚风，多睡昏困，荏苒不解，速宜服之。

乌犀镑　当归去芦头，酒浸、细切，焙干，微炒。各二两　蝉壳去土，微炒　附子水浸后炮去皮脐　石斛去根，锉　川芎　肉豆蔻去壳，微炒　龙脑　牛黄各别研　朱砂细研，水飞　雄黄细研，水飞。以上各半两　天麻酒洗，切、焙　槟榔　天南星汤洗，生姜自然汁煮软，切，焙干，炒黄　僵蚕去丝嘴，微炒　白附子微炮　肉桂去粗皮

白花蛇　乌蛇各酒浸一宿，炙令熟，去皮骨、用肉　半夏汤洗七次，姜汁浸三宿后，炒令黄干蝎　萆薢各微炙　细辛去苗　沉香　附胶杵碎，炒如珠子　陈橘皮汤洗去白，微炒防风去芦头及叉枝　槐胶　藿香叶去土羌活　独活各去芦头　麻黄去根节　川乌头烧令通赤，留烟少许入坑内，以盏子覆，用新土围之，食顷取出　羚羊角镑　麝香别研。各一两　天竺黄细研　木香　人参去芦头　干姜炮　茯苓去黑皮　蔓荆子去白皮　晚蚕蛾　桑螵蛸各微炒　何首乌米泔浸一宿，煮过，切、焙　藁本去土　白术米泔浸一宿，切、焙干，微炒　缩砂仁　白芷枳壳麸炒，去瓤，切　败龟　虎骨各酒醋涂，炙令黄　丁香　厚朴去粗皮，姜汁涂炙令熟。以上各三分　腻粉别研，一钱　金箔二十片为衣　乌鸦一只，去嘴、翅、足　狐肝三具。以上二味腊月采取，入新瓦罐内，以瓦盆子盖头，用泥围济；用炭火一秤烧令通赤，待烟尽取出，候冷，研令极细用　水银　硫黄为末。各半两，用瓷盏盛，慢火养成汁，同水银急炒如青泥，成砂细研

上件药五十八味并须如法修事，捣研令细，炼白蜜合和，入酥，再捣三五千下，丸如桐子大。每一岁儿一丸，温薄荷自然汁化，不计时候服。

《婴孺》治少小心气不足，风历五脏，神气错乱，发作有时，梦寐惊恐，结气，口唇干躁。宜服镇心酒方

秦艽　干地黄　柴胡　银屑　麦门冬去心　薯蓣　独活　桂心　茯神　铁精　防风　当归　人参　丹砂　川芎各四分　牛黄　杏仁去皮。各三分　黄芪一分桑螵蛸二分　鸡头一个

上二十味，绢袋中，酒三斗浸，春夏五日、秋冬十日。三岁儿半合，五岁一合。

《婴孺》治小儿体上瘤瘤方

马尿

上取洗之。

《婴孺》又方

牛鼻上津

上取涂之。

《良方》治大人小儿诸风伤寒。通关散

旌德乌头四两，皱皮，旌德有芦头肌白者　藁本　防风　当归　芎　天南星　白芷　干姜　雄黄细研　桂各半两，并生，勿近火

上为细末。煨葱、酒下一字或半钱。瘫缓加牛黄、麝香。小儿减半，薄荷酒下。

《庄氏家传》羌活膏　治小儿虚风及吐泻后，精神昏困，欧行之方。

川羌活　防风各一两　川芎　荆芥穗　蝎梢酒浸三日，焙干　天麻酒浸三日，焙干　人参　白术　白茯苓各半两

上同为末，枣肉或蜜和丸樱桃大，朱砂为衣。每服一丸，薄荷汤化下。枣肉和虽佳，久之大坚硬。寻常多用蜜和，味美小儿易服。

长沙医者丁安中传太乙丹　治小儿诸风，惊痫，潮热发搐，口眼相引，项背强直，精神昏困，痰涎不利，一切虚风宜服。

乌蛇肉酒浸一宿　天南星炮裂　雄黄研。各三钱　白附子炮，三钱半　朱砂研　麻黄去节。各七钱　全蝎　天麻酒浸一宿。各一钱半　琥珀　生地黄末各一钱　甘草半钱，炙

上件为细末，炼蜜为丸如鸡头子大。每服一粒，用薄荷汤调下。

长沙医者丘松年传摩熨法　治小儿虚风瘛疭。

白丁香直者　蝎梢各七个　蜈蚣一条　胡黄连末抄半钱　白附子一个大者，串数

窍，取薄荷汁浸透令软，掘地坑，先用火烧令坑赤，放在坑内；用好醋一盏，浸令气尽为度

上为细末，取葱涎为丸如鸡头大。每服一丸，葱汤化开，填在脐内，常用热手熨摩。候儿作声为效。

《圣惠》灸法：小儿但是风病，诸般医治不差差。灸耳上入发际一寸五分，嚼而取之，率谷穴也。

中风第三

《巢氏病源》小儿中风候：小儿血气未定，肌肤脆弱，若将养乖宜，寒温失度，腠理虚开，即为风所中也。凡中风皆从背诸脏俞入。若中心风，但得偃卧，不得倾侧，汗出唇赤。若汗流者可治，急灸心俞。若唇或青、或白、或黄、或黑，此是心坏为水，面目亭亭时悚动，皆不复可治，五六日而死。若肝中风，踞坐不得低头。若绕两目连额上色微有青，唇色青而面黄可治，急灸肝俞。若大青黑、面一黄一白者，是肝已伤，不可复治，数日而死。若脾中风，踞而腹满，身通黄，吐咸汁出者可治，急灸脾俞。若手足青者，不可复治也。若肾中风，踞而腰痛，视胁左右未有黄色如粝粢大者可治，急灸肾俞。若齿黄赤、鬓发直，面上土色，不可治也。肺中风，偃卧而胸满，短气，冒闷，汗出，视目下，鼻上下两边下行至口，色白可治，急灸肺俞。若黄为肺已伤化为血，不可复治也。其人当要掇空，或自拈衣，如此数日而死。此五脏之中风也。其年长成童者，灸皆百壮，若五六岁以下至于婴儿，灸者以意消息之。凡婴儿若中于风，则的成癫痫也。

茅先生有小儿中风候：大热，牙关紧噤，狂躁。此候因热盛乘虚，被邪风吹着致此。所治者，急用夺命散方见急慢惊风门中与吐下风涎；方醒，次用匀气散方见胃气不和门中、醒脾散有二方：一方见胃气不和门，一方见慢脾风门中相夹与服；三日内下镇心丸方见一切惊门中、朱砂膏方见惊积门中。第四日下青金丹方见积聚门中与通下风涎。再下匀气散、回阳散方见夹惊伤寒门中。醒脾安乐，常服镇心丸即愈。

张涣谨按：小儿气血未定，腠理开疏，若将养乖宜，寒温失度，精神不守，外中风邪。令儿昏困不省，手足抽掣，乃名中风候也，最为紧急。若中风潮发，一向不省，乃名风痉病也。又邪气多中于心肺间，其状胸满短气、冒闷汗出，尤为大矣；及中风不语，口噤，口眼㖞斜、半身不遂。

《婴童宝鉴》小儿五脏中风歌：

小儿心脏中风时，躯卧唇红汗透衣。
但灸心俞三五壮，唇青黄白黑难医。
目瞪此为心已坏，多应性命六朝期。
肝风踞坐举头难，早灸肝俞病即安。
细视眼连唇上色，青黄须道易医看。
黑色只应旬日死，命归泉坏不能还。
脾家若也中风邪，腹满身黄色似瓜。
吐沫此时犹可治，手青足冷命还赊。
腰疼目黑肾家风，两胁和柔病可攻。
急救肾俞方得差，面黄痉发必归空。
肺风躯卧胸中满，短气心烦汗转多，
鼻口两边纯色白，早须医治得安和。

又云：

寻缝面黄人岂在，只尺旬中入逝波。
惟有肺俞堪救疗，后人学者细寻歌。

《本草》治小儿中风，项强背起。

衣鱼于项背上摩之。

《金匮要略》续命汤　治中风痱，

身体不能自收，口不能言，冒昧[1]不知痛处，或拘急不得转侧。姚云：与大续命汤同。兼治妇人产后去血者，及老人小儿方。

麻黄三两，去节　桂枝去皮　当归　人参　石膏碎　干姜　甘草炙。各二两　川芎一两　杏仁四十枚，去皮尖

上九味㕮咀，以水一斗，煮取四升，去滓。温服一升，当小汗。薄覆脊，凭杌坐，汗出则愈。不汗更服，无所禁，勿当风。并治但伏不得卧，咳逆上气，面目洪肿。儿小量度与之。范汪云：是仲景方，欠两味。

《千金》增损续命汤　治小儿卒中风、恶毒及久风，四肢角弓，反张不随；并𨁃痪僻不能行步方。

麻黄去根节　甘草炙　桂心各一两　川芎　葛根　升麻　当归　独活各十八铢　人参　黄芩　石膏各半两　杏仁二十枚，汤浸、去皮尖

上十二味㕮咀，以水六升煮麻黄，去上沫，乃纳诸药，煮取一升二合。三岁儿分四服，一日令尽，少取汗，得汗以粉粉之。

《千金》治少小中风，脉浮、发热、自汗出、项强、鼻鸣、干呕。桂枝汤方

桂心　甘草炙　芍药　生姜各一两　大枣四枚

上五味㕮咀，以水三升煮取一升，三服。此方与伤寒篇中各方相重，然用各异。

《千金》治少小新生中风。二物驴毛散

驴毛一把，取背前交脊上会中，拽取如子拇指大一把　麝香二豆大。《圣惠》用一分

上以乳汁和铜器中，微火煎，令焦熟出，末之。小儿不能饮，以乳汁和之，苇筒贮，泻着咽中，然后饮乳，令入腹。

《千金》治少小中风，状如欲绝汤方：

大黄　牡蛎　龙骨　栝楼根　甘草炙　桂心各十二铢　赤石脂　寒水石各六铢

上八味㕮咀，以水一升，内药重半两，煮再沸，绞去滓。半岁儿服如一鸡子壳，大儿尽服。入口中即愈；汗出粉之。药无毒，可服，日二。热加大黄，不汗加麻黄。无寒水石，朴硝代之。

《千金》治少小新生，肌肤幼弱，喜为风邪所中，身体壮热。或中大风，手足惊掣。五物甘草生摩膏方

甘草炙　防风各一两　雷丸二两半　白术炮　桔梗各二十铢

上㕮咀，以不中水猪肪一斤煎为膏，以煎药，微火上煎之。消息视稠浊膏成，去滓，取如弹丸大一枚，炙手以摩儿百过。寒者更热，热者更寒。小儿虽无病，早起常以膏摩囟上及手足心，甚辟寒风。

《千金》治大人、小儿中风发热。大戟洗汤方

大戟　苦参

上二味等分，末之，以药半升，白酢浆一斗，煮三沸，适寒温洗之。从上下寒乃止，立差差。小儿三指撮，浆水四升煮，洗之。

《仙人水鉴》：子生七日以后，半月以前，手脚抽动者，庸医皆云是天瘹风，此即误儿性命。又云客忤，此是在母胎中，骨节及毛孔中邪风，生后四肢被外风所干，致有此疾。根源在胎，为骨节风，是阴阳不正之气所干。儿子生后，不为天瘹风，治之神妙，莫越此门。又云有孕之后，父母交通，恶气形胎，所

[1] 冒昧：冒，犹眘。俯视，低目谨视。昧 mò，目不明。见《说文》。

以此疾。余治之法，曾验千余家，一一皆应，非志士勿可妄传，号曰水银膏

水银一大两，以青竹筒子贮之，从十二月腊日下厕中，铅为盖，密封闭，勿令秽污入内；五月五日取出，其银并飞上铅盖上如霜雪，取下，即入诸药 青黛 黄蜀葵花各一分 牙硝三分 胡黄连末六分

上研铅霜令极细，取白羊骨中髓，丸之如绿豆大。以水研一丸灌之，立效。

《仙人水鉴》：孩子手脚搐挽，号为骨节风，俗呼为天瘹，已在前说。手与足其理不同，今后重明，以救生命。脚搐手不搐者，宜使此方。

竹沥和黄连，更入一铢铅黄丹是。熬令充作散，涂足不抽牵。

上缘孩子未及百日，骨节未开，宜作此治之。切不得灸也，灸即火气攻心，其风难得可除，依此万不失一也。

《外台》：《千金》排风汤 主大人小儿诸毒风气、邪风所中，口噤闷绝、不识人；身体疼烦，面目暴肿、手足肿方。

犀角末 羚羊角末 贝齿末 升麻末

上四味各一两，和匀，以药四方寸匕、水二升半煮取一升，去滓。服五合，煞药者，以意增之。若肿，和鸡子敷上，日三。老小以意，亦可多合用之，深师同。

《圣惠》治小儿中风，筋脉拘急、项强、腰背硬、手足搐搦，发歇不定。羚羊角散方

羚羊角屑 防风去芦头 麻黄去根节 黄芩 桂心 细辛 甘草炙微赤，锉。以上各半两 羌活三分

上件药捣，粗罗为散。每服一钱，以水一小盏，煎至五分，去滓，入竹沥半合，更煎一两沸。温服。量儿大小加减，频服，汗出效。

《圣惠》治小儿中急风，口眼俱搐，腰背强直，手足拘急。牛黄散方

牛黄三分，细研 天南星一分，生使 麝香细研 腻粉研入。各一钱 桑螵蛸三分，微炒 干蝎半生用，半微炒 白花蛇腰已前者，酒浸，去皮，骨，炙令微黄。各一两半

上件药捣，细罗为散，都研令匀。每服以温酒调下一字。量儿大小以意加减服之。

《圣惠》治小儿中风，四肢拘急、心神闷乱、腰背强硬。天南星丸方

天南星炮裂 腻粉研入 牛黄 麝香并研细。各一分 白附子炮裂 半夏汤洗七次，去滑 麻黄去根节 槐子炒 防风去芦头 朱砂细研，水飞过 犀角屑各半两 五灵脂 干蝎微炒。各一两 金银箔各三十片

上件药捣，罗为末，入研了药，都研令匀；用醋一大盏，入药末一半，以慢火熬成膏，次入余药末，和丸如绿豆大。一岁一丸，二岁二丸，三五岁至三丸。以温酒下，日三四服。

《圣惠》治小儿中风，口眼偏斜，筋脉拘急及胎中疾病。朱砂丸方

朱砂半两，细研，水飞过 干蝎微炒 牛黄 麝香各细研 天麻 白附子炮裂 白僵蚕微炒 干姜炮裂，锉，各一分

上件药捣，罗为散，入研了药令匀，用软粳米饭和丸如黍子大。每服以乳汁化下三丸，日三服。更量儿大小加减服之。

《圣惠》治小儿中风，手足搐搦及惊风。牛黄丸方

牛黄细研 干蝎微炒 防风去芦头 麝香 铅霜各细研 南星炮裂。各一分 犀角屑 天麻 天竺黄细研 白附子炮 乌蛇肉炙令黄 朱砂细研，水飞过。各半两

腻粉一钱

上件药捣，罗为末，入研了药令匀，炼蜜和丸如绿豆大。每服用温薄荷酒研下三丸，更量儿大小加减服之。

《圣惠》治小儿中风，口眼牵急。朱砂丸方

朱砂细研，水飞过　蜥蜴去足，微炒　白僵蚕微炒　天南星炮裂。各半两

上件药捣，罗为末，以面糊和丸如绿豆大。每一岁一丸，以薄荷汤下。

《圣惠》治小儿中破伤风。没心草散方

没心草半两　白附子一分，炮裂

上件药捣，细罗为散。每服以薄荷酒调下一字，量儿大小加减服之。

《圣惠》治小儿汗出中风，身体拘急，壮热苦啼。丹参散方

参半两　鼠粪三、七枚，微炒

上件药捣，细罗为散。每服，以浆水调下半钱。量儿大小加减服之。

《圣惠》治小儿中风，吐涎。郁金散方

郁金末半两　腻粉一钱　巴豆十二颗，以小便浸一宿，去皮出油，研如膏

上件药都研令匀。每服，以橘皮汤调下一字，吐涎出即效。量儿大小加减服之。

太医局和师牛黄丸　治大人小儿卒暴中风，眩晕倒仆，精神昏塞，不省人事，牙关紧急，目睛直视，胸膈、喉中痰涎壅塞，及诸痫潮发，手足瘛疭，口眼相引，项背项直，并皆治之。

牛黄　麝香　轻粉　粉霜并细研。各半两　金箔为衣　银箔研。各一百片　雄黄　辰砂　石碌并研，水飞　蛇黄　磁石　石燕子并火烧，醋淬九次，细研。各一两

上件都研匀细，用酒煮面糊和丸如鸡头大。每服一丸，煎薄荷酒磨下。老人可服半丸，小儿十岁以下分为四服，蜜水磨下。四岁以下分为五服，未满一岁可分七服。如牙关紧急，以物斡开灌之。

谭氏方　治小儿初中风，瘫缓一日内。

胆矾细研如面。每使一字许，用温醋汤下。立吐出涎，渐轻。

谭氏方　治小儿中风，牙关不开。

天南星一个煨熟，纸裹封角未要透气，于细处剪鸡头大一窍子，透气于鼻孔中，牙关立开。

《养生必用》续命汤　治中风痱，身体不能自收，口不能言，冒昧不知痛处，拘急不得转侧，妇人产后去血，老人、小儿并可服。风痱身无痛处，四肢不收，言不变、智不乱，有知可治。

麻黄去节，三两　桂去尽皮　当归切　人参去芦　石膏　干姜　甘草炙。各二两　芎　白芍药各一两　杏仁去皮尖，麸炒黄，半两

上为粗末。每服三钱，水一盏半煎至一盏，去滓。取七分清汁温服，日三，忌如常，春中覆取微汗。

《婴孺》治少小风邪，言语错乱、不知人。鸱头酒方

鸱头一个　秦艽　丹参　石南草　独活　防已　细辛以上各四分　芍药八分

上切，入绢袋，清酒五升浸之，随时日数服半合，日三服。

《婴孺》治小儿卒肩息，上气不得安，恶风入肺。麻黄汤方

麻黄四两，去节　桂心五分　五味子半升　甘草一两，炙　半夏二两，洗　生姜四分

上以水五升，煮三升。百日儿半合，二百日儿一合。以次量大小与之，日进三服。

《婴孺》增损续命汤　治小儿卒中风欲绝。长石汤方

大黄　麻黄去节　滑石　长理石　石膏绵包，碎。各四分　防风　牡蛎煅赤　瓜蒌　甘草炙　赤石脂　桂心各二分　龙骨　白石脂　寒水石各一分。无寒水石，以朴硝代之亦可

上为末，以水一升，用末三钱重，煮二沸，去滓。三岁儿服一鸡子许令尽，大儿尽服，入口则愈；汗出粉之，日进三服。热加大黄，不得汗加麻黄。

《婴孺》治少小中风，脉浮发热，汗不出头，鼻鸣干呕。生姜汤方

生姜　甘草炙　芍药各一两　桂心三两　枣十个，去核

上以水三升煮取一升，为三服。自汗出者，加附子一个小者；如渴，去桂枝，加瓜蒌半两；痫作去芍药、加干姜三分、附子小者一个炮；心下悸去芍药加茯苓三两；表虚里实，去桂加胶饴二两。

《婴孺》治少小中风，往来寒热，胸胁满，默默烦心，喜呕，不欲食。黄芩汤

黄芩　人参　甘草炙　半夏洗　干姜各一两　柴胡三两　枣十个，去核

上切，以水三升煮一升，为三服。烦者去半夏、人参，加瓜蒌子半个、当归二两、龙骨二两、栝楼根二两；腹中痛者去黄芩，加芍药一两、茯苓二两；表证不解者去人参，加桂心二两，微发汗；得病七八日不解，结热在内，往来寒热者，加黄连二两、芒硝半两为常法。大良。

《婴孺》治小儿汗出中风，一日之时，儿头顶腰背热，二日即腹热，手足不举。景天散

景天　丹砂各二分　麻黄去节　白术各一分

上为末。浆水服一刀圭，日进三服，立已。

张涣麻黄汤　治小儿中风，祛风，爽精神。

麻黄　防风　细辛　黄芩各一两　羌活半两　甘草一分，微炙　大川附子一枚，重半两，微炮，去皮脐

上件为粗末。每服一大钱，水一盏，入生姜三片、薄荷两叶，煎五分，去滓，稍热，时时灌之。

张涣螵蛸散　治小儿中风痰盛。

桑螵蛸微炒　天麻各一两　天南星微炮　白僵蚕　干全蝎并微炒。各一分

已以上捣，罗为末。次用：

腻粉　牛黄　麝香并细研。各一钱

上件同拌匀，再细研。每服一字至半钱，温酒调下，量儿大小加减。

张涣白花蛇散　治小儿中风，啼声不出，及心肺中风，尤宜服之。

白花蛇腰以上者，酒浸，去皮骨，炙令黄　桂心　人参去芦头　羚羊角屑　菖蒲一寸九节者。各一两　川乌头半两，炮裂，去皮脐

上件为细末。每服一字至半钱，点麝香、荆芥汤调下，并服。

张涣槐子煎　治小儿中风不省。

防风　白附子　槐子微炒　僵蚕微炒。各一两　麻黄去根节，秤　干姜　半夏汤洗七遍。各半两

已以上捣，罗为细末，用好醋两大盏，慢火熬成膏。次用：

牛黄　麝香各一分，研　朱砂半两，细研，水飞　金箔二十片，研

上件都拌匀，和成膏，丸如绿豆大。每服五粒，温酒下，量儿大小加减。若牙关紧急，即化破灌之。

张涣比圣丹　治小儿心、肺中风，

并宜服之。

干全蝎一两，微炒　天南星生用　羌活　白附子各半两　川附子一枚，重半两，炮，去皮脐

上件捣，罗为细末，入腻粉一钱研匀，炼蜜和丸如绿豆大。每服五粒至七粒，煎荆芥汤下。量儿大小加减服之。

《保生信效方》回生丸　主伤寒八九日汗不出，及日数多沉重，精神不与人相当，汗欲出不出危殆者；又主伤寒坏病，手足筋挛，筋受寒邪而厥冷，及高年人虚劳烦喘；妇人经水不匀，气血虚劣；又主破伤风，痰嗽，肺痿，盗汗，寒热，身痛，小儿郁瞀，昏迷瘛疭，各宜汗者。

麻黄去根节，秤　桑根白皮一斤，锉，须土下者，自采为佳　续随子四两　白药子三两，为粗末

以上四味，用河水五石先浸一宿，于大釜器中旋旋添浸药，慢火熬，以麻黄心黑、水只有二三斗为度；取出滓，用来生绢袋泸过，再入银、石器或砂器内熬成膏。

没药研　透明乳香水中坐乳钵研之　桔梗　白芷　钟乳研五日，极细入内　当归去芦头，汤急洗过，切，焙干。秤各二两　人参　木香各半两　白茯苓去皮，二两　沉香一两　苦参六两

上十一味为末，滚研匀细，以麻黄膏和丸如弹子大，须腊月合。每服一丸，百沸汤半盏化下，觉怔忪肉瞤，汗出是效。小儿量与。常以零陵香、白芷为末养此药。百沸汤，乃火上煎百沸也。

《聚宝方》狐胆丸　治大人小儿中风，神效。

浮萍草紫背者，七月十五日采取，不计多少，阴干　雄狐胆十二月收，阴干

上将浮萍草一味为末，用胆汁丸芥子大。每服大人、小儿三丸，金银薄荷汤下，不计时候服。

《圣惠》灸法：小儿身强，角弓反张，灸鼻上入发际三分三壮。次灸大椎下节间三壮。壮如小麦大。

《婴童宝鉴》灸法：小儿五脏中风，各随脏灸本俞。心风灸心俞，第五椎下两旁各一寸半。肺风灸肺俞，第三椎下两旁各一寸半。肝风灸肝俞，第九椎下两旁各一寸半。脾风灸脾俞，第十一椎下两旁各一寸半。肾风灸肾俞，第十四椎下两旁各一寸半。

中风痉第四

《巢氏病源》小儿风痉候：小儿风痉之病，状如痫而背脊、颈项强直，是风伤太阳之经。小儿解脱或脐疮未合，为风所伤，皆令发痉。

《千金》论曰：温病热入肾中亦为痉，小儿病痫热盛亦为痉。凡风痱、暴尸厥及鬼魇不寤皆相似，宜精察之。故经言：久厥则成痫。是以知似也。

《千金》又论曰：太阳中风，重感于寒湿则变痉也。痉者，口噤不开，背强而直，如发痫之状；摇头马鸣、腰反折。须臾十发，气息如绝，汗出如雨，时有脱。易得之者，新产妇人及余疮血脉虚竭；小儿脐风、大人凉湿，得痉风者皆死。温病热盛入肾，小儿痫热盛皆痉。痉、喑、厥、癫皆相似，故久厥成癫。审察之，其重者，患耳中簌簌痛，皆风入肾经中也，不治流入肾，则喜卒然体痉直如死。皆宜服小续命汤两三剂也。若耳痛肿生汁，作痈疖者，乃无害也，惟风宜防耳。针耳前动脉及风府，神良。

茅先生：小儿有因痫失调而传变候，

双目上视，都不见黑睛，浑身强直。或反张如死尸，或似角弓，五硬下黑血。此候因痫甚却变痉，调理即依痫病。如吐痢不止，死候。大凡此候，十中无一，且图知候也。

《千金翼》疗小儿贼风急痉方。

铁屑炒使极热，投酒中饮之。

《圣惠》治小儿中风痉，项强，腰背硬，四肢拘急，牙关紧，神思昏闷。朱砂散方

朱砂三分　雀儿饭瓮五枚　蝎尾二、七枚　晚蚕蛾十枚　白附子二枚，炮裂，为末

上药件都研令匀细。不计时候，以薄荷酒调下一字。量儿大小加减服之。

《圣惠》治小儿中风痉，牙关紧急，项背强直，及一切惊痫。牛黄丸方

牛黄　天竺黄　雄黄各细研　脑麝研入　犀角屑　干蝎微炒　水银入枣肉，研星尽　附子炮裂，去皮脐。以上各一分　朱砂细研，水飞过　天麻微炙　白僵蚕微炒　蝉壳微炒　桑螵蛸微炒　羚羊角屑　香附子　白附子炮裂　羌活　独活　蔓荆子　麻黄去根节　野狐肝微炙。以上各半两　乌蛇一两，酒浸，去皮骨，炙微黄

上件药捣，罗为末，入研了药，同研令匀，炼蜜和丸如麻子大。不计时候，以薄荷酒研下三丸。量儿大小以意加减。

《圣惠》治小儿中风痉及天瘹，惊痫，一切诸风。乌蛇丸方

乌蛇一两，酒浸，去皮、骨，炙令微黄　天浆子二十枚，去壳　干蝎一分，微炒　黑附子一两，炮裂，去皮脐　天南星　白附子并炮裂　天麻微炙　防风去芦头　半夏泡洗七次，去滑。各半两

以上九味都以酒浸，七日后取出焙干，捣罗为末。

牛黄　脑麝　朱砂　雄黄以上四味同研如粉。各一分

上件药都研令匀，用糯米饭和丸，如黍米大。不计时候，用薄荷汤下三丸。量儿大小以意加减服之。

《圣惠》治小儿中风痉，及惊痫诸风，手足搐搦不定。乌犀丸方

乌犀角屑　天南星　白附子并炮裂　干蝎微炒　天麻各一分　白花蛇半两，酒浸，去皮骨，炙令微黄

已以上六味捣，罗为末，以无灰酒一小盏同入银器内，煎令稠，则入后药：

牛黄　脑麝并研细　腻粉　水银用少枣瓤研令星尽，以上各一分　朱砂半两，细研，水飞过　虎睛一对，酒浸，微炙

上件药七味，都研为末；入前药煎，和丸如麻子大。不计时候，用竹沥下三丸。量儿大小以意加减服之。

《圣惠》治小儿中风痉及天瘹、惊邪、风痫。白僵蚕丸方

白僵蚕微炒　白附子炮裂。各一两　干蝎一分，微炒　乌蛇酒浸，去皮、骨，炙令微黄　天南星炮裂　朱砂细研，水飞过。各半两

上件药捣，罗为末，都研令匀，以粳米饭和丸如麻子大。不计时候，以薄荷温酒下三丸。量儿大小以意加减服之。

张涣通圣散　治小儿中风痉病方。

白附子半两　蝎尾二十一枚　天浆子　晚蚕蛾各一十四枚

以上捣，罗为细末。次入：

朱砂一分，细研，水飞　麝香一钱，研

上件拌匀，细研。每服一字至半钱，薄荷汤调入酒一滴，同调下。

张涣乌犀煎　治小儿痉病，心肺中风并宜服之。

乌犀角屑一两　天南星微炮　天麻　白附子　白花蛇酒浸，去皮骨，炙黄　蝎梢各半两

上件为细末，用无灰酒两大盏，入银器中，慢火熬成膏如皂子大。每服一粒，点麝香汤化下。

张涣又方狐肝膏

桑螵蛸微炒　麻黄去根节，秤　蔓荆子　乌蛇肉酒浸一宿，焙干　羌活　独活各一两

以上捣，罗为细末，次入：

朱砂半两　牛黄　麝香并细研。各一分

上件都拌匀，用野狐肝半具，石臼中同捣三二百下成膏，如皂子大。每服一粒，用薄荷自然汁，入酒三两点同化下。

张涣又方夺命散

麻黄去根节，秤　干全蝎各一分　干蛇头一个，酒浸，炙黄　蜈蚣一条赤头者，酥炙黄　草乌头大者一枚，炮去皮

以上捣，罗为细末。次用：

朱砂一分　牛黄　脑子各一钱，并研细

上件一处拌匀，研极细。每服一字，温酒调下。

张涣又方天南星膏

天南星一两，研为细末，用慢火酒熬成膏　赤头蜈蚣酥炙　乌梢蛇酒浸，焙干　全蝎各半两

以上三味为细末，次用：

朱砂一两，细研，水飞　牛黄　麝香并细研。各一分

上件用天南星膏子通拌匀，于石臼中捣成膏。每服一皂子大，用薄荷自然汁，入酒一滴同化下。

中风口噤第五

《巢氏病源》小儿中风口噤候：小儿中风口噤者，是风入颔颊之筋故也。手三阳之筋入结颔颊，足阳明之筋上夹于口。肤腠虚，受风冷，客于诸阳之筋，筋得寒冷则挛急，故机关不利而口噤也。

《婴童宝鉴》小儿中风口㖞及口噤歌：

三阳连口颊，风伤口必㖞。

诸筋风若中，噤急不能开。

《葛氏肘后》治中风口噤方。

鸡屎白如大豆三枚，末，以水饮之当差。《圣惠》以温酒研下大豆许。

《千金》雀屎丸　主小儿卒中风，口噤不下一物方。

雀屎如麻之大，丸之，饮下即愈。大良。《圣惠》用雄雀粪，以面糊和丸，薄荷汤下麻子大三丸。

《子母秘录》小儿中风口噤，乳不下。

白棘上烧末，水服一钱匕。

《圣惠》治小儿中风，卒口噤不开，昏沉冥冥如醉。防风散方

防风去芦头　川升麻　羚羊角屑　羌活　石膏各半两

上件药捣，粗罗为散。每服一钱，以水一小盏煎至五分，去滓；入竹沥半合更煎一两沸。不计时候，量儿大小以意分减，温服。

《圣惠》治小儿中风口噤，四肢拘急。桂枝散方

桂枝　独活　麻黄去根、节　赤芍药　川大黄锉，微炒　防风去芦头　细辛各一分

上件药捣，细罗为散。不计时候，以薄荷温酒调下半钱。量儿大小以意加减。

《圣惠》治小儿中风口噤，腰背强硬，搐搦。犀角散方

犀角屑　独活　麻黄去根节　白附子炮裂　干蝎微炒　牛黄细研。各一分　天麻半两　天南星炮裂，半两　麝香半分，细研

上件药捣，细罗为散，入研了药，都研令匀。不计时候，以薄荷酒调下半钱，盖覆汗出，立验。量儿大小加减服之。

《圣惠》治小儿中风口噤，不知人事欲死。宜服此神验方

瓜蒂七枚　赤小豆二七粒　干蝎一枚，尾全者，微炒

上件药捣，细罗为散。每服以粥饮调下半钱，服后以吐为效。量儿大小加减服之。

《圣惠》治小儿中风口噤。抵圣丸方

腻粉二钱　羌活　白附子炮裂　干蝎微炒　天南星炮裂。各一分

上件药捣，罗为末，入腻粉都研令匀，炼蜜和丸如绿豆大。不计时候，用薄荷水研破三丸，服后吐出风涎，或泻出如葵汁相似即效。量儿大小以意加减。

《圣惠》治小儿中风口噤，体热，筋脉拘急。乌犀丸方

犀角屑　羚羊角屑　防风去芦头　黄芩各一分　麝香一钱，细研　朱砂半两，研，水飞过

上件药捣，罗为末，都研令匀，炼蜜和丸如绿豆大。不计时候，以薄荷酒研下三丸。量儿大小以意加减。

《圣惠》又方。

上以竹沥半合，微温灌之。

张涣石膏汤　治小儿中风口噤，颔颊挛急，冥冥如醉。

石膏　川升麻　独活各一两　麻黄去根节，秤　赤芍药　防风　细辛　桂枝各半两　甘草炙，一分

上件捣，罗为细末。每服一大钱，水一盏，入薄荷、竹叶各少许，煎五分，去滓，温服。

《王氏手集》治小儿牙关紧，不语，不入乳。开关散方

蜈蚣一条　白僵蚕　天南星炒。各一钱　麝香当门子二个　猪牙皂角二锭，烧灰

上件为末，用生姜汁醮药末少许，擦牙关及舌根下，涎出自开。

《吉氏家传》治口噤不开。吐风散

僵蚕直者　蝎大者，全用。各一个　天南星末一钱

上末。每服一字，腊茶调下。

长沙医者郑愈传　治小儿口噤不开。还魂丹

麝香一字　蝎梢三七个　朱砂二钱，别研　天南星一个，去心

上各细研后，却入乳钵内再研，同重罗面少许，滴水为丸如绿豆大。每遇小儿有此病状，口噤不开，急令水研化一丸，滴入口中令活；后却以金银薄荷汤灌下二三丸，如定后，方将别药调理。

中风涎潮第六

张涣白玉丹　治小儿中风涎潮。

天南星　半夏各生用　白僵蚕　桂心　石菖蒲一寸九节者。各一两

以上捣，罗为细末。次用：

腻粉　龙脑并细研。各一分

上件都拌匀，取生姜汁和如黍米。服十粒，煎人参汤下。

张涣郁金丹　治小儿中风，潮发涎盛。

郁金末　蝎梢　桔梗　天南星微炒。各半两

以上捣，罗为细末。次用：

巴豆五枚，以童子小便浸一宿，去皮心膜，出油，研成膏　腻粉一钱，研

上件都研匀，滴水和丸黍米大。每服五粒，煎荆芥汤令下。量儿大小加减。

《庄氏家传》天麻防风丸　治小儿风壅涎实，中风，痫疾，筋脉紧急，精

神昏塞，或时惊叫，眠睡不稳方。

天麻炙 防风 人参各一两 干蝎全者。炒 白僵蚕各半两 甘草炙 朱砂研 雄黄研。各一分 牛黄一钱，研 麝香一分，研

上十味末之，炼蜜丸如樱桃大。薄荷汤化下一丸，儿小分减。不拘时候。

中风四肢拘挛第七

《巢氏病源》小儿中风四肢拘挛候：肌肉脆弱，易伤于风，风冷中于肤腠，入于经络，搏于筋脉，筋脉得令即急，故使四肢拘挛也。

《千金》治少小中风，手足拘急。二物石膏汤方

石膏如鸡子大一块，淬 真珠一两

上水二升，煮石膏五六沸；内真珠，煮取一升，稍稍分服之。

《圣惠》治小儿中风，四肢拘挛，心神烦乱不得睡。独活散方

独活 黄芪锉 茯神 酸枣仁各一两 防风去芦头 白鲜皮 羚羊角屑各三分 桂心 甘草炙微赤。各半两

上件药捣，细罗为散。每服一钱，以水一小盏煎至三分，去滓。量儿大小，以意分减服之。

《圣惠》治小儿中风，四肢筋脉拘挛。桑根白皮散方

桑根白皮锉 败酱 木通锉。各一两 羚羊角屑 漏芦 茯神 川芎各三分

上件药捣，粗罗为散。每服一钱，以水一小盏，煎至五分，去滓；入生地黄汁半合，更煎一两沸。量儿大小，以意分减服之。

《圣惠》治小儿中风，四肢拘挛，发歇疼痛。羌活散方

羌活 川芎 防风去芦头 天麻 当归锉，微炒 甘草炙微赤，锉。各三分 麻黄半两，去根节 白附子一分，炮裂

上件药捣，细罗为散。每服以薄荷酒调下半钱，日三四服。量儿大小加减服之。

《圣惠》治小儿中风，手足筋脉挛急。一字散

蝉壳 干蝎 白僵蚕各微炒 半夏末用姜汁拌，炒令黄 南星炮裂。各一分 朱砂半两，细研，水飞过

上件药捣，罗为末。每服一字，以荆芥薄荷汤调下。量儿大小加减服之，日三四服，效。

《圣惠》治小儿中风，手足拘挛，身体强直，口噤，壮热。牛黄丸方

牛黄 羚羊角屑 胡黄连 钩藤 干蝎微炒 犀角屑 麝香 朱砂 雄黄 天竺黄并细研 水银用少枣肉研令星尽。各一分 乌蛇半两，酒浸，去皮骨，炙令微黄

上件药捣，罗为末，入研了药令匀，用蒸饼和丸如黄米大。每服以薄荷汤下五丸，立有汗出。量儿大小，以意加减服之。

《圣惠》治小儿中风，四肢挛急，心神烦热。朱砂丸方

朱砂半两，细研，水飞过 蚕蛾 干蝎各微炒 天麻 白附子炮裂 牛黄 脑麝各细研 羌活各一分

上件药捣，罗为散，都研令匀，炼蜜和丸如绿豆大。每服以薄荷汤研下三丸，日三四服。量儿大小，以意加减服之。

《婴孺》治少小风挛，两脚疼痛，镇心止惊。石斛酒方

石斛二分 牛黄 蜀椒汗 白术 细辛各四分 秦艽 紫石英 当归 干姜各八分 防风 杜仲 桂心 人参 黄芪 甘草炮。各六分 独活七分 附子炮 地

黄　防己各五分。一本有白鲜皮六分，无防己　麦门冬七分，去心

上二十味绢袋盛，清酒五升半浸，泥器口。春夏五日，秋冬十日。初服半合为始，日三；稍稍加之，以知为度。

张涣独活黄芪汤　治小儿中风拘挛。

独活　绵黄芪　酸枣仁各一两　羚羊角屑　桑根白皮锉　肉桂　麻黄去根节，秤　川芎各半两

上件都捣，罗为细末。每服一大钱，水一盏，入生姜、薄荷各三片，煎五分，去滓，放温热服。

《刘氏家传》治大人、小儿因惊风或寒湿，手足不举，筋骨不舒，经络诸疾。

延胡索去皮　当归　官桂去粗皮，不见火

上等分，为细末。大人每服二钱，小儿每服一钱，温酒调下，空心临卧，日三服。

中风不随第八瘈拽附

《巢氏病源》小儿中风不随候：夫风邪中于肢节，结于筋脉。若风挟寒气者，即拘急挛痛；若挟于热，即缓纵不随。

《外台》：《备急》疗若身体角弓反张，四肢不随，烦乱欲死者方。

清酒五升　鸡屎白一升，熬

上二味捣筛合和，扬之千遍，乃饮之。大人服一升，小儿服五合，更小者服三合，良。《肘后》同。

《圣惠》治小儿中风，半身不遂，肢节拘急，不能转动。赤箭丸方

赤箭　白僵蚕微炒　白附子炮裂　羌活　桂心各半两　牛黄　麝香并细研，各半分　白花蛇二两，酒浸，去皮、骨，炙令微黄

上件药捣，罗为末，入研了药，同研令匀，炼蜜和丸如麻子大。每服以荆芥、薄荷汤下五丸，日三四服。量儿大小，以意加减服之。

《圣惠》治小儿中风，手足不随，诸药不效。宜服蓖麻子散方

蓖麻子二十枚，去皮，别研　雀儿饭瓮十枚　干蝎三十枚　石榴一颗大者

以上四味，将石榴取却子及七分，盛药三味在内，用泥裹作球，以慢火炙干，烧令通赤，赤后闻药气透出即熟，候冷取出去泥，细研。次入：

干蝎　半夏汤洗七遍，去滑。各一分　天南星　白附子各一分半

上件药四味并生用，都捣，细罗为散，入前烧了药，都研令匀。每服以温酒调下一字，其重者不过三两服。量儿大小加减服之。

《圣惠》治小儿中风，四肢不遂，心神迷闷。宜服牛黄丸方

牛黄以熟绢袋盛于黑豆一升中，炒豆熟为度，别研入　天竺黄细研　犀角屑　天南星　白附子各炮裂　白僵蚕　地龙　干蝎并微炒。各半两　郁金　蜣螂去翅足，微炒　天麻　麝香细研。各一分　朱砂一两，研，水飞过　蝉七枚，去翅足，微炒　乌蛇肉二两，酒浸，炙微黄　乌鸦一枚，去翅足，泥裹烧为灰，用一两

上件药捣，罗为末，入研了药令匀，以糯米饭和丸如黍米大。每服以温酒下五丸。量儿大小，以意加减服之。

张涣漏芦汤方　治小儿中风，半身不遂。

漏芦　木通锉　白茯苓　当归洗，焙干　天麻炙　羌活各一两　甘草微炙　荆芥去枝、梗。各半两

上件药捣，罗为细末。每服一钱，

水一盏，入生姜二片、薄荷三叶，煎五分，去滓，放温热服

张涣又方半金散

白僵蚕炒黄　全蝎炒　天麻炙　乌蛇肉酒浸，去皮、骨，焙干。各一两

以上捣罗为细末。次用：

朱砂半两，细研，水飞　龙脑一钱，研

上件拌匀。每服半钱，温酒调下。

《保生信效方》起死轻骨丹　主大人、小儿中风瘫痪，四肢不随，风痹等疾。

麻黄去根节，秤五斤，锉，河水二石熬之，去滓，成膏　桑根白皮须自采土下者，锉　白芷　苍术去皮　甘松只用腿子，余者不用　川芎各二两　苦参三两半

上六味为末，滚研匀细，以前麻黄膏和丸如弹子大。每服一丸，温酒一盏研化顿服之，临卧取汗。五七日间再服，手足当即轻快。小儿惊风量与之。卒中涎潮，分利涎后用之。余表伯常器之博士，昔时使子弟开药肆。所售回生轻骨丹，皆一千一粒，售者盈门。

《庄氏家传》治小儿风湿，筋脉缓弱，脚膝无力，或手足偏瘘拽，语謇。羚羊角散

羚羊角屑　白鲜皮　防风去苗。各三分　酸枣仁二两，微炒　五加皮刮去粗皮　茯神　官桂去粗皮。各半两　独活　黄芪去芦头。各一两

上件为粗末。每服二钱，水一中盏同煎至六分，去滓温服。不拘时候，日三服。如有热，入竹沥半合同服。兼治语涩舌謇。大人亦可服，加钱数，神验。

《婴童宝鉴》灸法：小儿半身不遂，灸百会。在头中心。次灸风池，次灸曲池。肘横纹上，曲腕取之。次灸膝腿并三里各三壮。

中风口㖞斜僻第九

《巢氏病源》小儿中风口㖞斜僻候：小儿中风，口㖞斜僻，是风入于颔颊之筋故也。足阳明之筋上夹于口，手三阳之脉偏急而口㖞斜僻也。

《圣惠》治小儿中风，口㖞斜僻，手足不遂，风入于脏，或语不得，心神昏闷。防风散方

防风去芦头　川升麻　桂心　羚羊角屑　麻黄去节　羌活　川芎　杏仁汤浸，去皮尖、双仁，麸炒微黄。以上各一分

上件药捣，粗罗为散。每服一钱，以水一小盏煎至五分，去滓；入竹沥半合，更煎两沸，分温两服，如人行十里再服，衣盖令汗出为效。量儿大小以意加减。

《圣惠》治小儿中风，口㖞斜僻。汉防已散方

汉防已　防风去芦头　川升麻　桂心　川芎　羚羊角屑　麻黄去根节。各半两

上件药捣，粗罗为散。每服一钱，以水一小盏煎至五分，去滓，入竹沥半合更煎一、两沸，不计时候。量儿大小分减温服。

《圣惠》治小儿中风，面引口偏，身体拘急，舌不能转。宜服生地黄饮子方

生地黄汁　竹沥各三合　独活末三分

上件药相和，煎至四合，去滓。不计时候，量儿大小分减温服。

《圣惠》治小儿中风，口㖞斜僻。宜涂蝉壳散

蝉壳五月五日采东南枝上者　寒食白面

上件药各等分，都研令细，以酽醋调为糊。如患左斜，右边涂之。右斜，左边涂之。候口正，急以水洗却药。

《圣惠》又方

上用瓜蒌瓤以水绞取汁，和大麦面搜作饼子，炙令热。熨正便止，勿令太过。

《圣惠》治小儿中风，口眼偏斜、身上顽麻方。

蓖麻子别研　樗根皮为末　瓜蒌瓤炒干，为末。各一两

上件药同研令匀，以大麦面饼子掺药末在上，左患贴右，右患贴左，以慢火熁。正，急去之。身上有顽麻，津唾调药摩之。

钱乙附方　治小儿惊风、中风，口眼㖞斜，语不正，手足偏举。全蝎散

全蝎去毒，炒　僵蚕直者，炒　川芎　黄芩去心　大天南星汤浸七次，去皮、脐，切，焙　甘草炙　桂枝不见火　赤芍药　麻黄去节。各三两　天麻六钱

上件药为粗末。每服三钱，水一盏半、姜七片煎至七分，温服无时，量大小与之，日三四服，忌羊肉。

张涣防己汤方　治小儿中风，口眼㖞斜。

汉防己　天麻炙　川芎　川升麻各一两　桂心　羚羊角屑　麻黄去根节秤。各半两

上件捣，罗为细末，用杏仁一分，汤浸去皮尖，研匀同拌。每服一大钱，水一盏，入生姜三片，薄荷两叶，煎至五分，去滓。稍热时时与服。

张涣又方赤箭汤

赤箭一两　白僵蚕　白附子　独活　麻黄去根节，秤　白花蛇酒浸，去皮骨

以上各半两，捣、罗为细末。次入：

杏仁二十个，麸炒，去皮尖，细研

上件同拌匀。每服一钱，水八分，入石榴皮少许，煎五分，去滓温服。

《庄氏家传》治小儿偏窎风，口面㖞斜。

上用赤足蜈蚣一条，以竹刀子平截断，各为末，各贴下。左动用右，右动用左者。入麝香少许同研。

中风失音不语第十

《巢氏病源》小儿卒失音不语候：喉咙者，气之道路；喉厌者，音声之门户。有暴寒气客喉厌，喉厌得寒即不能发声，故卒然失音也。不能语者，语声不出，非牙关噤也。

《婴童宝鉴》小儿中风体缓痛声不出歌：

风冷伤筋脉，四肢全不仁。

痛因冷热气，缓是一边生。

寒客于喉厌，啼声似哑人。

温和汤药进，不尔损精神。

《千金》石膏汤　治小儿中风，恶痱、不能语，口眼了戾，四肢不随方。

石膏一合　麻黄八铢，去根节　甘草炙　射干　桂心　芍药　当归各四铢　细辛二铢

上八味㕮咀，以水三升半，先煮麻黄三沸，去上沫，纳诸药煮取一升。三岁儿分为四服，日三。

《圣惠》治小儿中风，失音不语，四肢壮热。木通散方

木通锉　防风去芦头　川升麻　羚羊角屑　桂心以上各半两　甘草一分，炙微赤，锉

上件药捣，粗罗为散。每服一钱，以水一小盏，煎至五分，去滓；入竹沥半合，更煎一两沸。不计时候，量儿大小加减服之

《圣惠》治小儿中风，失音不语，诸药无效。通神方

乱发烧灰　桂心各一两

上件药捣，罗为末。不计时候，以温酒调下半钱。量儿大小加减服之。

《圣惠》治小儿中风，失音不语，咽中不利，筋脉拘急。乌犀丸方

乌犀角屑　牛黄细研　白附子炮裂　附子炮裂，去皮脐　白僵蚕微炒　干蝎微炒　天南星生用　半夏汤洗七次，去滑。各一分　腻粉一钱，研入

上件药捣，罗为末，用软饭和丸如黍米大。不计时候，以薄荷生姜汤研下三丸。量儿大小加减服。

《圣惠》治小儿中风，失音不能啼。白丸子方

白僵蚕半两，微炒　藿香　干蝎微炒　桑螵蛸微炒。各一分　天南星三分，生用　腻粉一钱，研入

上件药捣，罗为末，炼蜜和丸如黄米大。不计时候，用薄荷汤入酒少许，研五丸服之。量儿大小以意加减。

《圣惠》治小儿中风，失音不语，肢节拘急，腰背强直。羚羊角丸方

羚羊角屑　防风去芦头　羌活　朱砂细研，水飞过　天麻炙　白附子炮裂。各半两　蝎梢微炒　牛黄　麝香并细研。各一分

上件药捣，罗为末，入研了药，都研令匀，炼蜜和丸如绿豆大。不计时候，以薄荷酒研下两丸。量儿大小以意加减。

《圣惠》治小儿中风，失音不语，舌根强硬方。

陈酱汁半合　人乳二合

上件药相和合令匀，少少与儿服之。

《圣惠》治尸厥不语。返魂丹方

生玳瑁　朱砂　雄黄　白芥子　麝香各一分

上件药同研如粉，于瓷器中熔安息香，和丸如绿豆大。或冲恶不语，不计时候，以小便下五丸。孩子热风只一丸。

张涣竹沥膏方　治小儿中风，失音不语，牙关紧急。

竹沥依法旋取　生地黄取汁　蜜各半合，以上搅匀　桂心为末　石菖蒲一寸九节者，取末。各一两

上件都一处调匀，慢火熬成膏，硬软得所，如皂子大。每服一粒，取梨汁化下。

《张氏家传》救生菖阳汤　治小儿中风，昏困及醒后不语。

石菖蒲　天麻　生乌蛇肉　全蝎　白僵蚕　附子炮，去皮脐　羌活　人参　白附子各半两　半夏洗七次，一分

上为粗末。每服三钱。水两盏、生姜五片、薄荷五叶，煎至一盏，滤去滓。温热，时时服。

《张氏家传》醒脾散　治小儿惊搐后不语。

防风　冬瓜子各半两　人参一分　甘草炙，三钱

上件为细末。每服一钱，用水一盏，入竹叶数片，灯心少许，同煎至七分，去滓。食后温服，临睡。

卷第十四

身热等病　凡十一门

温壮第一

《巢氏病源》：小儿温壮者，由腑脏不调，内有伏热，或挟宿寒，皆搏于胃气。足阳明为胃之经，主身之肌肉。其胃不和，则气行壅涩，故蕴积体热，名为温壮。小儿大便，其粪黄而臭，此腹内有伏热，宜将服龙胆汤。若粪白而酢臭，则挟宿寒不消，当服紫双丸。轻者少服，令默除之；甚者小增，令微利。皆当节乳哺数日，令胃气和调。若不节，则病易复。复则伤其胃气，令腹满，再三利尚可，过此则伤小儿矣。《千金》龙胆为方，见一切痫门。紫双丸方，见积聚门中。

《葛氏肘后》治多温壮热实及治诸百病方。

大黄四分　甘草炙　当归　芍药各二分

上水一升六合，煮取八合，分为三服。此古方四味饮，而《元和纪用经》乃有疗小儿百疾加减四味饮法，仍云自四味饮以下紫丸等七方，谓之育婴七宝。紫阳道士一名《保子七圣至宝方》，专为一书者，此方是也。此饮理小儿胎寒腹痛，乳哺不时，温壮发热，吐利不常，诸惊掣缩，二十五痫；肌肤喜疮，遇时而发作口疮、恶核、赤目、黄瘦、大小变蒸。用芍药白者、赤者各半。如宣泄，即用纯赤者，生用二分。疠疫温壮、肺邪不利、寒热发时，加二分，通用四分也。利小便用赤色者。及惊狂、疮疥、赤目、泻血，当归肉多、枝少、气香者，生用二分。欲血脉流畅，不为疮疡恶核者，及止腹中痛，胎寒腹痛啼声不已者加二分，通用四分也。如理寒热、破积、解温壮，加大黄，如牛舌紧硬，用蜀中者；如欲泄利宣荡、推陈去热，即用河西锦纹者，生用二分。葛氏原用四分，紫阳保子方减二分，下利者，又减一分，只用一分也。甘草赤黄断理紧而易折者，炙锉二分，虚热者加一分，通用三分也。及解烦止渴，寒热邪气，大能安神定惊，和而不寒，有国老之尊号也。四味以水三升煮，去滓。月内儿服一杏核量之，日三。百日儿服一粟壳，量之日三。一二岁儿两粟壳量之，为一服，日三。一岁儿以上，随大小增之，兼乳母服尤良。依上法增减正药外，若发惊及温壮，外有冒寒邪。以去节麻黄一分，水三升，煮去沫，去滓，内正药煎。如本方服之，若惊风反折，戴眼，掣缩，加细辛四分，内一料正药，增水至四升，煮取一升五合。若中风身体强、戴眼者，加独活二分，内一料正药中，水如正方，煎服，大神验。

《葛氏肘后》治温壮又方

大黄　黄芩各四分　甘草三分，炙　细辛二分

上水五升，煮取一升二合，分三服。此方小儿数服不痫；若卓卓惊，加钩藤二分。胡洽云：此治小儿有病大效。

《千金》竹叶汤　主五六岁儿温壮，

腹中急满，息不利，或有微肿。亦主极羸，不下饮食，坚瘖，手足逆冷方。

竹叶切，一升　小麦半升　甘草炙　黄芩　栝楼根　泽泻　茯苓　知母　白术　大黄各一两　桂心二铢。《婴孺》用三铢　生姜一两半　人参二两。《千金翼》用一两。《婴孺》用半两　麦门冬　半夏各二两　当归十八铢

上十六味㕮咀，以水七升，煮小麦、竹叶，取四升，去滓，内药煎取一升六合，分四服。

《千金》治小儿夏月患腹中伏热，温壮来往，或患下痢，色或白或黄，三焦不利。竹叶汤方

竹叶切　小麦各五合　黄芩一两六铢　茯苓十八铢　柴胡　人参　麦门冬　甘草炙。各半两

上八味㕮咀，以水四升，煮竹叶、小麦，取三升，去竹叶、小麦，下诸药煮取一升半，分三服。若小儿夏月忽壮热烧人手，洞下黄溏，气力惙然，脉极洪数，用此方加大黄二两，再服得下，即差。

《圣惠》治小儿温壮，或下之后而热不除，舌大不含乳，胸中有痰，口中生疮，兼惊悸。宜服黄芩散方

黄芩　川大黄锉碎，微炒。各一两　钩藤　甘草炙微赤，锉　川芒硝各半两　蛇蜕三寸，炙黄

上件药捣，粗罗为散。每服一钱，以水一小盏，煎至五分，去滓，入牛黄少许，量儿大小分减温服。

《圣惠》治小儿身体温壮，心神不安。犀角散方

犀角屑　钩藤　黄芩　栀子仁　川大黄锉碎，微炒。各半两　甘草一分，炙微赤，锉

上件药捣，粗罗为散。每服一钱，以水一小盏，煎至五分，去滓。看儿大小分减，微温服之。

《圣惠》治小儿温壮，身体常热不止。牛黄散方

牛黄细研　甘草炙微赤，锉。各半分　栀子仁　子芩　柴胡去苗　龙胆去芦头。各一分

上件药捣，细罗为散，入研了药令匀。每服半钱，以金银温水调，不计时候服。量儿大小，临时分减服之。

《圣惠》治小儿温壮，常欲饮水。胡黄连散方

胡黄连　犀角屑　牛黄细研，入　龙胆去芦头　川大黄锉碎，微炒　甘草炙微赤，锉　知母各一两　麦门冬半两，去心，焙

上件药捣，细罗为散。每服，以沙糖水调下半钱，量儿大小以意加减。

《圣惠》治小儿健惊温壮，可吃乳。天竺黄散方

天竺黄细研　钩藤　赤芍药　人参去芦头。各一分　甘草炙微赤，锉　牛黄细研。各半分

上件药捣，细罗为散，入研了药，更研令匀。不计时候，以蜜水调下半钱。量儿大小以意加减。

《圣惠》治小儿温壮及惊热。牛黄丸方

牛黄　天竺黄　脑麝并细研　熊胆各一分　犀角屑　胡黄连末　山栀子仁末　郁李仁汤浸，去皮，研入。各半两

上件药，同研令匀，以糯米粥和丸如麻子大。不计时候，以薄荷汤下三丸。量儿大小以意加减。

《婴孺》治少小病后，腹中不调，饮食不节，腹满温壮，并中人客忤，兼冷乳有所为，将服雀屎丸方。

雀屎　牛黄各一分　川芎　芍药　干

姜　甘草各二分　麝香三分　小麦面三分　大黄　当归　人参各三分

上为末，蜜丸麻子大。一服三丸，日进三服。欲令下五丸，常将三丸乳前后哺之，无妨。可更加黄芪、黄芩各二分，炒。

《婴孺》治小儿多温壮热实。百病饮子方

大黄四分　甘草炙　芍药各二分

上以水一升六合，煮取八合，分为三服。

《婴孺》治小儿胁下实，股惕惕，已发温壮伤寒。柴胡汤方

柴胡　当归　细辛各三分　黄芩　大黄　升麻　五味子　紫菀各二分　牛黄一分　杏仁四十枚，去皮炒

上切，以水五升煮二升。每服二合，日进三服，夜二服。量儿大小、以意用之。无牛黄以麝香代之。

《婴孺》治少小有热，服药大下后，身温壮，胸中有热结。五味汤方

五味子三分　黄芩　柴胡　芒硝　麦门冬去心　石膏末各二分　黄连　甘草炙　当归各一分　大黄四分

上水二升七合，煮一升三合，去滓，内芒硝令烊。二百日儿服三合，日进三服，夜一服，有痰必吐。

张涣治温壮。麝香丹方

人参去芦头　木香各半两　胡黄连　钩藤　赤芍药各一分

上件为细末，次入好麝香一钱、牛黄半钱拌匀，糯米粥和丸如黍米大。每服五粒至七粒，煎陈橘皮汤下，不拘时候。

《吉氏家传》七宝散　治小儿温壮、伏热、伤寒、烦躁、面赤、气喘，夜热晓凉。

当归　芍药　甘草炙　大黄蒸熟。各一分　麻黄去节，三分　白术麸炒　荆芥穗各二钱

上为细末。每服半钱至一钱，水半盏，葱白一寸，薄荷一叶，煎至三分，温温并三服。要泻，热服。

壮热第二

《巢氏病源》壮热候：小儿壮热者，是小儿血气盛，五脏生热，熏发于外，故令身体壮热。大体与温壮相似，而有小异，或挟伏热，或挟宿寒。其挟伏热者，大便黄而臭；挟宿寒者，粪白而有酸气。此二者腑脏不调，冷热之气俱乘肠胃，蕴积渐染而发。温温然热甚盛，是温壮也。其壮热者，是血气盛，熏发于外，其发无渐壮热甚，以此为异。若壮热不歇，则变为惊，极重者，亦变痫也。

钱乙论风温、潮热、壮热相似云：潮热未晚间发热，过时即退，来日依时发热，此欲发惊也。壮热者，一向热而不已，甚则发惊痫也。风热者，身热而口中气热，有风证。温壮者，但温而不热也。

钱乙附方论：小儿壮热昏睡、伤风、风热、疮疹、伤食皆相似。未能辨认间，服升麻葛根汤、惺惺散、方并见本卷伤寒门。小柴胡汤方见伤寒头汗出门中。甚验。盖此数药通治之，不致误也。惟伤食则大便酸臭，不消化，畏食，或吐食，宜以药下之。

张涣谨按：小儿冬末春初温厚之衣，或乳母恣食酒面甘肥等，令儿心肺不和，内蕴邪热。因其解脱，风邪伤于皮毛，传入腑脏，则令胸膈痰滞，身体壮热，心神惊悸，又似伤寒、时气、疮疹之类，乃名风热候。

《庄氏家传》小儿壮热有七候：

伤寒候：浑身壮热，时时舌出缴唇。

斑疮候：咳嗽，嗄声，浑身壮热，唯耳鼻不热，不然哕逆也。

风热候：浑身壮热，鼻两边胞动，吸吸然。甚者，鼻内生疮，手有血纹也。

气积候：浑身壮热，早晨手足冷，晓沉重困闷，晚哺发潮热。

虚积候：浑身壮热，脚冷手不冷，积在左肋，即右腮赤；在右肋，即左腮赤也。

惊热候：亦浑身壮热，爱睡，妄语，睡便仰卧、惊跳、啼叫、摇头、弄舌、上窜也。

喉痹候：亦浑身壮热，时时发嗽，思冷水饮。喉中痛时，复小寒是也。

以上七候，宜在审详用药。

《葛氏肘后》徐王神效方　百日儿患壮热气急，唯得敧眠、眼不开，小便黄赤方。

上服水银如大豆一粒，日十度。三日差止，不差更服。水银太冷，切宜消息用也。

《千金》治小儿肉中久挟宿热，瘦瘠，热进退休作无时。大黄汤方

大黄　甘草炙　芒硝各半两　石膏一两　大枣五枚　桂心八铢

上六味㕮咀，以水三升煮取一升。每服二合。

《千金》治少小有热不汗。二物通汗散方

雷丸四两　粉半斤

上捣和下筛，以粉儿身。

《千金》调中汤　治小儿春秋月晨夕中暴冷，冷气折其四肢，热不得泄，则壮热。冷气入胃变下痢，或欲赤白滞起数去，小腹胀痛极，壮热。气脉洪大，或急数者，服之热便歇，下亦差也。但壮热不吐下者，亦主之方。

葛根　黄芩　茯苓　桔梗　芍药　白术　藁本　大黄　甘草炙。各六铢

上九味㕮咀，以水二升，煮取五合。服如后法：儿生一日至七日，取一合，分三服。生八日至十五日，取一合半，分三服。生十六日至二十日，取二合，分三服。生二十日至三十日，取三合，分三服。生三十日至四十日，取五合，分三服，恐吃五合未得，更斟酌之。其百日至三百日儿，一如龙胆汤加之。

《千金》治小儿腹大短气，热有进退，吃食不安，谷为不化方。

大黄　黄芩　甘草炙　芒硝　麦门冬各半两　石膏一两　桂心八铢

上七味㕮咀，以水三升，煮取一升半，分三服。期岁以下儿，作五服。

《千金》青木香汤　浴小儿壮热羸瘠方。

青木香四两　麻子仁一升　虎骨五两　白芷二两　竹叶一升

上五味㕮咀，以水二斗，煮取一斗，稍稍浴儿。

《千金》治小儿暴有热，得之二三日。李根汤方

李根　桂心　芒硝各十八铢　甘草炙　麦门冬去心。各一两

上五味㕮咀，以水三升，煮取一升，分五服。

《千金》治少小身体壮热，不能服药。十二物寒水石散粉方

寒水石　芒硝　滑石　石膏　赤石脂　青木香　大黄　甘草炙　黄芩　防风　川芎　麻黄根

上各等分，合治下筛，以粉一升，药屑三合相和，复以筛筛之。以粉儿身，日三。《外台》以牡蛎代防风，余并同。

《千金》治少小新生肌肤嫩弱，喜

为风邪所中，身体壮热，或中大风，手足惊掣。五物甘草生摩膏方

甘草 防风各一两 白术 桔梗各二十铢 雷丸二两半

上㕮咀，以不中水猪肪一斤煎为膏，以煎药，微火上煎之，消息视稠浊，膏成去滓。取如弹丸大一枚，炙手，以摩儿百过，寒者更热，热者更寒。小儿虽无病，早起常以膏摩囟上及手足心，甚辟寒风。

《千金》治少小身热。李叶汤浴方

李叶无多少㕮咀，以水煮，去滓，将浴儿良。

《千金翼》治少小身热不去，寒热往来，微惊方。

大黄 黄芩各一两 栝楼根三分 甘草炙 牡蛎熬 人参 白石脂 硝石 龙骨 凝水石各半两 桂心 滑石碎。各二两

上十二味㕮咀，加紫石英半两，以水四升，煮取一升半。分服三合，一日令尽。

《外台》崔氏疗少小身热方

白芷煎汤浴儿佳。根苗皆得。

《外台》崔氏又方

苦参汤浴儿良。

《药性论》治小儿身热。

秦白皮一升，水煎作汤，澄清浴，差。冷洗赤眼亦效。

日华子治小儿壮热，一切疮疥皮肤瘙痒。

梓白皮煎汤洗之，梓枝皮有数般，惟楸梓佳，余即不堪。

日华子治小儿壮热。

枣叶煎汤浴，和葛粉裛之。

《圣惠》治小儿壮热，口干，心烦，不欲乳食。宜服犀角散方

犀角屑 黄芪锉。各一分 黄芩 麦门冬去心，焙 柴胡去苗 川升麻 甘草炙微赤，锉。各半两

上件药捣，粗罗为散。每服一钱，以水一小盏，入淡竹叶七片，煎至五分，去滓。量儿大小，分减温服。

《圣惠》治小儿壮热惊悸，大小便赤涩。钩藤散方

钩藤 天竺黄细研 地骨皮各一分 犀角屑 赤茯苓 龙胆去芦头 川芒硝 甘草炙微赤，锉。各半两 川大黄三分，锉碎，微炒

上件药捣，粗罗为散。每服一钱，以水一小盏，煎至五分，去滓。量儿大小分减温服。

《圣惠》治小儿壮热，心神不安。人参散方

人参去芦头 钩藤 赤茯苓 川升麻各半两 犀角镑 山栀子 甘草炙微赤，锉。各一分

上件药捣，粗罗为散。每服一钱，以水一小盏，煎至五分，去滓。量儿大小分减，不计时候温服。

《圣惠》治小儿期岁至三岁壮热。大黄散方

川大黄锉碎，微炒，一两 石膏一两半 柴胡去苗 川升麻 枳壳麸炒微黄，去瓤 黄芩 赤芍药 栀子仁 知母 杏仁汤浸，去皮尖、双仁，麸炒令黄。各三分

上件药捣，粗罗为散。每服一钱，以水一小盏，入青竹叶七片，煎至五分，去滓。量儿大小，分减服之。

《圣惠》治小儿百日已来，结实、壮热、兼惊。宜服龙齿散方

龙齿 栀子仁 枳壳麸炒微黄，去瓤 甘草炙微赤，锉。各一分 朴硝三分 川大黄半两，锉碎，微炒

上件药捣，粗罗为散。每服一钱，以水一小盏，煎至五分，去滓。量儿大

小分减温服。《圣惠》治八九岁儿，脏腑结实壮热。芒硝散方

川芒硝　川大黄锉碎，微炒　赤茯苓各三分　木通锉，一两　黄芩半两　甘草一分，炙微赤，锉

上件药捣，粗罗为散。每服一钱，以水一小盏，煎至五分，去滓，入生姜少许，葱白二寸在内同煎。随儿大小加减温服。

《圣惠》治小儿卒身体壮热，心肺烦壅。牛黄散方

牛黄细研　甘草炙微赤，锉。各半分　黄芩　栀子仁　龙齿　犀角屑　寒水石各一分　麝香一钱，细研

上件药捣，细罗为散，入牛黄、麝香同研令匀。每服，以竹沥调半钱服。量儿大小，以意临时加减。

《圣惠》治小儿滞结壮热。大黄丸方

川大黄一两，锉碎，微炒　赤茯苓　鳖甲涂醋，炙令黄，去裙襕。各半两

上件药捣，罗为末，炼蜜和丸如麻子大。一二岁儿每服以粥饮下五丸，每日空心、午后各一服。量儿大小以意加减。

《圣惠》治小儿蓐内及百日已来，壮热多惊。虎睛丸方

虎睛一对，酒浸，微炙，取仁　牛黄　麝香　朱砂　雄黄各一分

上件药同研令细，炼蜜和丸如绿豆大。以乳汁研服五丸。随儿大小，以意加减服之。

《圣惠》治小儿壮热，心烦，眠卧不安。生地黄煎方

生地黄汁一升　白蜜　生麦冬汁　酥各三合

上件药于银锅中，以慢火熬如稀饧。每服以温水调下半茶匙。

《圣惠》治小儿壮热不解，宜以寒水石散粉之方。

寒水石　川芒硝　赤石脂　石膏　滑石　甘草　川大黄各一两

上件药捣，细罗为散。每用粉儿身良。

《灵苑》红龙散　治小儿壮热不解及惊风热等疾。

朱砂一钱，研　干蝎七个，微炒　龙脑半钱　牙硝一分，入合子内，固济火煅通赤，先掘一地坑子，先以甘草水沃令湿，纸衬药入坑子内，荫一宿，取出研

上细研。每服半钱或一字，参苓汤调下。惊热用冷水调下。热甚者，冷水研生地龙汁调下。

《谭氏殊圣》治小儿壮热。

天南星　半夏　滑石各二钱　巴豆霜一字

上同为细末，入轻粉半钱，研匀，以面糊为丸如粟米大。每一岁三粒，三岁七粒，用葱汤下。

《婴孺》治五岁儿壮热发疹，已服汤煎丸，尚时时热不消。竹沥葛根汤方

竹沥一升二合　生葛汁五合，洗净　牛黄三大黑豆许大，研末，入汁内，匀

上四五岁儿为四服，六七岁为三服，月内儿与半合，出月与一合，百日儿与三合。

《婴孺》治四岁儿壮热兼气汤方。

大黄五分　麦门冬去心　甘草各三分　细辛二分　甘竹叶一合，切　黄芩四分

上水三升，煮一升二合。一服一合，日再。二三岁儿服量减之。

《婴孺》治小儿心胸壮热、发热者饮子方。

子芩　升麻　龙胆　大黄各三分

上以水二升，煮一升二合。温，一日服尽。利三二行。乳母忌热面、动风物。

《婴孺》治少小暴热，得之二三日。李根汤方

李根　葱芒硝各二分　甘草炙　麦门冬去心。各四分

上以水三升，煮一升半，为三服。

《婴孺》治小儿潮热，及百日儿壮热气急，虽得歇，眠不开，小便黄赤方。

蜀漆　甘草炙　知母　龙骨　牡蛎各半两

上切，以水四升煮一升，去滓。一岁儿半合，日进二服，百日儿以意服。

《婴孺》治少小热。除热龙骨汤方

龙骨　甘草炙　赤石脂　大黄　石膏　桂心　寒水石　瓜蒌各二分

上以酒、水各一小盏，取散一鸡子大，煮三沸，去滓。一岁服尽，不过三服愈。

《万全方》治小儿壮热惊悸，大小便赤涩。钩藤散

钩藤　天竺黄细研　地骨皮各一分　茯神　犀角屑　龙胆去芦头　川芒硝　甘草　赤茯苓各半两　川大黄三分，锉碎，微炒

上件杵罗为末。每服一钱，以水一小盏，煎至五分，去滓。量儿大小分减温服。

《孔氏家传》治小儿心经热，夜发壮热，夜啼，并解伤寒诸病。犀角散方

甘草　牛蒡子　荆芥

上件药各等分，为粗末。每服一钱，水八分，煎五分，温服。临卧、食后服。

孔氏又方

荆芥去枝梗　桔梗苦者。各二两　甘草一两半　牛蒡子二两，略炒

上为末。每服二钱，汤点服，食空时服。

《赵氏家传》人参保童丸　治禀气虚弱，筋骨软，肌肉浅薄，乳食不成，肌肉面黄，体热多汗，久服不热方。

人参　石连肉　使君子去皮　没石子　干山药各半两　木香一分　白术　白芍药　当归各半分　黄连一分，先捣半夏末一分，炒黄连，候半夏末黑色，去半夏末不用。

上件为末，稀糊和丸如麻子大。每服七丸至十丸；三岁以上十五丸，温汤下。

《吉氏家传》治伤寒潮热、鼻塞、头疼。人参散。亦治清涕壮热不解，大妙。

人参　茯苓　羌活　当归　前胡　甘草各一钱　麻黄三钱，去节

上末。每服半钱，水半盏，姜一片同煎三分，温服。

时气第三

《巢氏病源》小儿时气病候：时气病者，是四时之间忽有非节之气。如春时应暖而寒，夏时应热而冷，秋时应凉而热，冬时应寒而温。其气伤人为病，亦头痛壮热，大体与伤寒相似。无问长幼，其病形证略同。言此时通行此气，故名时气。世呼亦为天行。

《巢氏病源》小儿天行病发黄候：四时之间忽有非节之气伤人，谓之天行。其热入于脾胃，停滞则发黄也。脾与胃合俱象土，其色黄，而候于肌肉，热气蕴积，其色蒸发于外，故发黄也。

《巢氏病源》小儿时气腹满候：时气之病，腹满者，是热入腹，与脏气相搏，气痞涩在内，故令腹满。若毒而满者，毒气乘心，烦懊者死。

《巢氏病源》小儿时气病结热候：时气之病，热入腹内，与脏腑之气相结，

谓之结热。热则大小肠否涩[1]，大小便难而苦烦热是也。

《巢氏病源》小儿败时气病候：时气之病，若施治早晚失时，投药不与病相食，致令病连滞不已，乍差乍剧，或寒或热，则败坏之证无常是也。

《巢氏病源》小儿时气病兼疟候：时气之病，又兼疟者，是日数未满。本常壮热而邪不退，或乘于阴，或乘于阳。其乘于阳，阳争则热；其乘于阴，阴争则寒。阴阳之气为邪所并，互相乘加，故发寒热成疟也。

《巢氏病源》小儿时气病得吐下后犹热候：时气之病，得吐下之后，壮热犹不歇者，是肠胃宿虚，而又吐利，则为重虚。其热乘虚而入里，则表里俱热，停滞不歇，故虽吐下而犹热也。

《巢氏病源》小儿病后不嗜食面青候：时气病热歇之后，不嗜食而面青者，是胃内余热未尽，气满，故不嗜食也。诸阳之气俱上荣于面，阳虚未复，本带风邪，风邪挟冷，冷搏于血气，故令面青也。

《巢氏病源》小儿时气病发复候：时气之病发复者，是热退之后，气血未和，腑脏热势未尽，或起早劳动，或饮食不节，故其病重发，谓之复也。然发复多重于初病者，血气已虚，重伤故也。

《伤寒证治》孙思邈云：治小儿时行，节度如大人法。但用药分剂少异，药小冷尔。

《婴童宝鉴》小儿时气歌：

时气皆因节令亏，头疼壮热汗微微。
良工若得看形候，须作伤寒病有归。

《婴童宝鉴》小儿时气后，大小便不通歌：

热毒还从腑气冲，便成结热在肠中。
身体苦烦多躁渴，更兼便溺不能通。

《婴童宝鉴》时气后为败气歌：

时气还须早早医，变为败气切须知。
乍寒乍热无时度，或减或增体渐羸。

《婴童宝鉴》小儿时气躁渴歌：

谁言吐下热无余，只为元因脏腑虚。
热盛更虚皮肉涩，至今烦渴躁难除。

《婴童宝鉴》小儿时气后为疟疾歌：

阴阳邪气两相并，脏腑阴阳力竞争。
发作有期名是疟，宜须疗理莫留停。

《婴童宝鉴》时气后余热并夹冷气歌：

时气虽然差，犹多余热停。
气填须不食，夹冷面皮青。

《石壁经》三十六种内夜热昼凉瘟疫候歌：

夜间遍体有如汤，才到天明又复凉。
非是鬼神为祸祟，都缘脏腑有风伤。
只消将药医脾脏，《四十八候》云：只宜将药除脾热。次使神方泻大肠。
患候但观喉厌动，更看眼急《四十八候》云：眼赤。鼻头光。
此病已传瘟疫候，若能辩别是医王。

此内因伤物、外因伤邪所致也。先当表散其毒邪，次用药去其积。亦主至夜多汗，只在其头额上有之，亦口中涎响也，脾风则然。多言有祸祟，非也。更请细看前后。《凤随经》此候歌括一同，仍注云：宜与七宝散方。见温壮门中。

《小儿形证论》四十八候夜热昼凉温壮歌后云：此患缘饥过后，冷食滞脾胃，气不行于诸经。夜热昼凉先进南生丸方见伤寒变蒸门中。与三五服，后进槟榔散方见烦热门中。相间与服。然后气平和，又须当与白丁香膏方未见取，或只以磨积方调气。只不得便取，动难止，为肚大，恐成瘠疾也。

---

[1] 否涩：通"痞塞"。

《千金》治小儿时气方。

桃叶三两捣，以水五升，煮十沸，取汁，日五六遍淋之。《圣惠》用七两，水五升。若复发，烧雄鼠屎二枚，水调服之。

《外台》：刘氏疗小儿天行头痛壮热方。

青木香六分　白檀香三分

上二味捣散，以清水和服之。以水调涂顶，头痛立差。

《圣惠》治小儿时气壮热，头疼，咳嗽不能食。宜服解肌散方

麻黄三分，去根节　杏仁汤浸，去皮尖、双仁，麸炒微黄　赤芍药　贝母炮微黄　柴胡去苗　葛根锉　甘草炙微赤，锉。各半两　石膏一两，细研

上件药捣，筛为散。每服一钱，以水一小盏，煎至五分，去滓，不计时候，量儿大小分减温服。

《圣惠》治小儿时气，头痛壮热。升麻散方

川升麻　赤芍药　石膏细研　麻黄去根节　甘草炙微赤。锉。各半两　贝齿一枚

上件药捣，筛为散。每服一钱，以水一小盏，煎至五分，去滓。不计时候，量儿大小分减温服。得微汗为效。

《圣惠》治小儿时气，咳嗽壮热。麦门冬散方

麦门冬去心，焙　川升麻各一两　贝母煨微黄　甘草炙微赤，锉。各三分　赤芍药　杏仁汤浸，去皮尖、双仁，麸炒微黄。各半两

上件药捣，粗罗为散。每服一钱，以水一小盏，煎至五分，去滓，入淡竹沥半合，更煎一两沸。不计时候，量儿大小分减温服。

《圣惠》治小儿时气，头痛、体热、烦渴。葛根散方

葛根锉　麦门冬去心。各三分　黄芩　赤芍药　人参去芦头　犀角屑　甘草炙微赤，锉　川升麻各半两　石膏一两，细研

上件药捣，筛为散。每服一钱，以水一小盏，煎至五分，去滓。不计时候，量儿大小分减温服。

《圣惠》治小儿时气壮热，心腹烦闷。麦门冬散

麦门冬一两半，去心，焙　人参去芦头　葛根锉　甘草炙微赤，锉。各半两　茅根一两，锉

上件药捣，粗罗为散。每服一钱，以水一小盏，煎至五分，去滓。不计时候，量儿大小分减温服。

《圣惠》治小儿时气，壮热咳嗽，心胸胀闷，乳食不下。生干地黄散方

生干地黄　麦门冬去心，焙。各一两　款冬花　杏仁汤浸，去皮尖、双仁，麸炒微黄　陈橘皮汤浸，去白瓤，焙。各三分　甘草炙微赤，锉，半两

上件药捣，粗罗为散。每服一钱，以水一小盏，煎至五分，入竹茹半分煎，去滓。不计时候，温服。量儿大小增减服之。

《圣惠》治小儿时气，五六日体热不止。麦门冬散方

麦门冬去心，焙　大青各半两　甘草炙微赤，锉　吴蓝各一分　栀子仁五枚

上件药捣，粗罗为散。每服一钱，以水一小盏，煎至五分，去滓。不计时候，量儿大小加减温服。

《圣惠》治小儿时气，烦渴，腹中痞实。葛根散方

葛根锉　黄芩　柴胡去苗。各半两　甘草一分，炙微赤，锉　川大黄一两，锉碎，微炒

上件药捣，粗罗为散。每服一钱，水一小盏，煎至五分，去滓。不计时候，

温服。以稍利为度。量儿大小加减服之。

《圣惠》治小儿时气，呕吐不止。芦根散方

生芦根　人参去芦头。各一两　竹茹半两

上件药细锉，和匀。每服半分，以水一小盏，煎至五分，去滓。不计时候，量儿大小分减温服。

《婴孺》治小儿壮热、时气、惊悸并热疮方。

钩藤炙　人参　蚱蝉炙　子芩各一分　蛇蜕三寸，炙　龙齿半分　防风　泽兰各二分　石蜜一两，汤成，入之竹沥一升

上切，以水三升煮之七合，量儿大小细服之。

钱乙人参生犀散　解小儿时气，寒壅咳嗽，痰逆喘满，心忪惊悸，脏腑或秘或泻，调胃进食。又主一切风热，服寻常凉药即泻而减食者。

人参切去顶，三钱　前胡去芦，七钱　甘草炙黄，二钱　桔梗　杏仁去皮尖，略曝干为末，秤。各五钱

上先将前四味为末，后入杏仁，再用粗罗罗过。每服二大钱，水一盏，同煎至八分。去滓温服，食后。

张涣治时气病贝母散方

贝母炒黄　麦门冬去心　川升麻各一两　赤芍药　甘草炙。各半两

上件为细末。每服一钱，水八分一盏，入竹叶二片，煎至五分，去滓温服。

张涣又方人参饮子

人参去芦头　生干地黄各一两　犀角末　黄芩　柴胡去苗。各半两　甘草一分，炙

上件捣，罗为粗末。每服一钱，水一小盏，入生姜二片，煎至五分，去滓温服。

张涣又方枣叶汤

枣叶一两，切细，焙干　黄芩　柴胡去苗　人参去芦头　甘草炙。各半两

上件捣，罗为细末。每服一钱，水一小盏，入生姜二片，煎至五分，去滓，温服。

《伤寒证治》疗小儿天行，壮热咳嗽，心腹胀满。五物人参饮子

人参　甘草炙。各半两　麦门冬一两半　生地黄一两半。如无，只用干地黄半两

上每服三钱，水一盏，入茅根半握，煎至七分，去滓，温服之。出《外台》及张涣，皆以此治热病。

《伤寒证治》又方八物麦门冬饮子

麦门冬三两　甘草炙　人参各一分　紫菀　升麻各二两　贝母一分，生

上每服三钱，水一盏，入茅根半握，煎至七分，去滓，再入竹沥少许，重煎匀服。出《外台》

《伤寒证治》疗小儿天行，头痛壮热。八物吴蓝饮子

吴蓝　大青各二两半　甘草炙　麦门冬去心。各三分　茵陈一分半　栀子仁十五枚

上件每服三钱，水一盏，入芦根半握，生姜五片，煎至七分，去滓服。出《外台》

《伤寒证治》疗小儿天行，五日以后热不歇。枣叶饮子

枣叶半握　麻黄半两　葱白切，一合

上豉一合，童子小便二盏，煎至一盏，去滓。分二服。出《外台》

《活人书》水解散　治天行头痛、壮热一二日，兼治疱疮未出烦躁，或出尚身体发热者。

麻黄四两，去节　大黄　黄芩　桂心　甘草炙　芍药各二两

上捣为粗末，患者以生熟汤浴讫，以暖水调下二钱，相次二服，得汗利便

差。强实人服二方寸匕。此调风实之人，三伏中亦宜用之，若去大黄，即春夏通用。

《朱氏家传》：解利伤寒，四时气疫，上焦虚热，心神恍惚，脾胃不和，饮食无味，口苦舌干，浑身烦闷。人参散

人参　茯苓　羌活　独活　桔梗　知母　麻黄去根节　枳壳麸炒，去瓤　甘草炙　川芎　陈皮去白　白术　厚朴姜汁制　茱萸水煮　桂心不见火　前胡　削木　甘草节

上件各等分为末。每服二钱，水一盏，姜枣煎至七分。如要出汗，葱白、豆豉、生姜煎服。嗽，入杏仁、麻黄同煎。小儿，入薄荷煎；妇人，止入生姜煎。岚疟，用柳桃条二七节同煎。

温病第四

《巢氏病源》：小儿温病者，是冬时严寒，人有触冒之。寒气入肌肉，当时不即发，至春得暖气而发，则头痛壮热，谓之温病。又冬时应寒而反暖，其气伤人即发，亦使人头痛壮热，谓之冬温病。凡邪之伤人，皆由触冒，所以感之。小儿虽不能触冒，其乳母抱持解脱，不避风邪、冷热之气，所以感病也。

《巢氏病源》小儿温病下利候：温病下利者，是肠胃宿虚，而感于温热之病，热气入于肠胃，与水谷相搏，肠虚则泄，故下利也。

《巢氏病源》小儿温病鼻衄候：温病鼻衄者，热乘于气而入血也。肺候身之皮毛，主于气，开窍于鼻。温病则邪先客皮肤而搏于气，结聚成热，热乘于血，血得热则流散。发从鼻出者，为衄也。凡候热病，鼻欲衄，其数发汗，汗不出。或初染病已来都不汗，而鼻燥喘，鼻息气有声。如此者，必衄也。小儿衄血，至一升数合，热因得歇；若至一斗数升，则死矣。

《巢氏病源》小儿温病结胸候：凡温热之病，四五日之后，热入里，内热腹满者，宜下之。若热未入里，而下之早者，里虚气逆，热结胸上，则胸否满短气，谓之结胸也。

仲景论冬伤于寒，春为温病。

太医局柴胡石膏散　治时行温疫，壮热恶风，头痛体疼，鼻塞咽干，心胸烦满，寒热往来，痰实咳嗽，涕唾稠黏方。

柴胡去苗　石膏　前胡去苗　干葛锉　赤芍药各五十两　黄芩　桑根白皮锉　荆芥穗去土。各三十七两半　升麻二十五两

上为粗末。每服二钱，水一盏，入生姜三片，豉十余粒，同煎七分，去滓。稍热服，小儿分作三服。更量大小加减，不计时候。

太医局人参羌活散　治小儿寒邪温病，时疫疮疹，头痛体疼，壮热多睡，及治潮热烦渴，痰实咳嗽方。

人参　羌活　独活　柴胡并去苗　川芎　枳壳去瓤，麸炒黄　白茯苓去皮　甘草炙。各一两　前胡去芦头　桔梗　地骨皮去土　天麻酒浸，炙。各半两

上为散。每服一钱，以水七分，入薄荷少许，煎至五分，去滓温服。不计时候。

太医局升麻葛根汤　治大人、小儿时气温疫方，与伤寒钱乙方同。

《三十六种》夜热昼凉温病候，用除温散方。

大黄　朴硝研。各一分　牵牛粉半两　槟榔二个

上件为末。每服半钱，煎黄芩汤调

下，临卧时服。

《庄氏家传》：春间疫气欲作，为先气壅畏风，痰嗽头昏，鼻塞困闷，是其疾也。当先以甘桂汤理之，凡春气动，先以此汤驱之，无问大人、小儿也。此方赵彦祖朝散传之杜顺甫中散，余与杜季子、季杨同官尉氏，因求得之。本名五胡，余恶而易名为甘桂汤。

甘草炙 官桂去皮 五味子 黄芩各一两半 柴胡四两

上㕮咀。每服三钱，水一盏，姜五片，煎七分，去滓温服。以二服滓再合煎一服。政和二年壬辰，余在澧阳，是春疫疾大作，诸小儿服此药皆免。

《王氏手集》防风散 解时疫温病，咳喘烦渴，头痛体疼，目涩多睡，肌肉蠕动，痰逆忪悸。

防风 川芎 甘草炙 香白芷各二两 菊花一两

上为细末。每服一钱，煎荆芥汤调，放温服。

热病第五

仲景论：冬伤于寒，夏为热病。

《外台》黄帝曰：伤寒热病死候有九，四曰老人婴儿热病腹满者死。

《圣惠》云：小儿热病者，是冬时严寒，人有触[1]冒寒气，入于肌肉，当时不即发，至夏为热病。凡邪之伤人，皆由触冒，所以感之。小儿虽不能触冒，其乳母抱持解脱，不避风邪，冷热气所感病也。

《千金》升麻汤 治小儿伤寒变热毒病，身热、面赤、口燥、心腹坚急，大小便不利。或口疮者；或因壮热，四肢挛掣，仍成痫疾，时发时醒，醒后身热如火者，悉主之方。

升麻 白薇 麻黄去根节 葳蕤 柴胡 甘草炙。各半两 黄芩一两 朴硝 大黄 钩藤各六铢

上十味㕮咀，以水三升，先煮麻黄，去上沫，内诸药，煮取一升。儿生三十日至六十日，一服二合。六十日至百日，一服二合半。百日至二百日，一服三合。《伤寒证治》亦以此治热病。

《圣惠》治小儿热病，头痛口干，身体壮热，心神烦躁。宜服解肌散方

麻黄三分，去根节 葛根锉 赤芍药 黄芩 川升麻 甘草炙微赤，锉。各半两

上件药捣，筛为散。每服一钱，以水一小盏，入葱白五寸，煎至五分，去滓。不计时候，量儿大小分减温服。令有汗出即差。

《圣惠》治小儿热病，心烦壮热，口干多渴。宜服茵陈散方

茵陈 麻黄去根节 赤芍药 甘草炙微赤，锉 黄芩 葛根锉。各半两

上件药捣，粗罗为散。每服一钱，以水一小盏，煎至五分，去滓。不计时候，量儿大小增减温服。汗出为效。

《圣惠》治小儿热病，烦热惊悸。石膏散方

石膏细研 川大黄锉碎，微炒 甘草炙微赤，锉。各半两 大青 黄芩 栀子仁 知母 葳蕤 川升麻 葛根锉 龙胆去芦头。各一分

上件药捣，筛为散。每服一钱，以水一小盏，煎至五分，去滓。不计时候，量儿大小分减温服。

《圣惠》治小儿热疾，头痛，心躁，眼黄。吴蓝散方

吴蓝 大青 芦根锉 石膏细研。各一两 甘草炙微赤，锉 麦门冬去心，焙

[1] 触：原作"弱"。据《圣惠》卷84改。

黄芩各三分　茵陈　栀子仁各半两

上件药捣，粗罗为散。每服一钱，以水一小盏，煎至五分，去滓。不计时候，量儿大小分减服之。

《圣惠》治小儿热病，烦热不解，大小肠秘涩，心胸闷乱。犀角散方

犀角屑　赤芍药　黄芩　川升麻　栀子仁　地骨皮　甘草炙微赤，锉。各半两　麦门冬去心　川大黄锉，微炒。各三分

上件药捣，筛为散。每服一钱，以水一小盏，煎至五分，去滓。不计时候，量儿大小分减温服。

《圣惠》治小儿热病，心神狂躁，身热如火，头痛烦渴，眠卧不得。真珠散方

真珠末　马牙硝　龙齿　寒水石　太阴元精石各一分　铅霜半分　朱砂各半两　牛黄　麝香各半分

上件药，都研令细。不计时候，以新汲水调下半钱。量儿大小加减服之。

《圣惠》治小儿热病，皮肤壮热。子芩散

子芩　川升麻　栀子仁　大青　甘草炙微赤，锉。各一分

上件药捣，细罗为散。不计时候，以新汲水调下半钱。量儿大小以意加减。

《圣惠》治小儿热病，壮热心闷。牛黄散方

牛黄半分　朱砂各细研　茯神　栝楼根锉　苦参锉　甘草炙微赤，锉。各一分

上件药捣，细罗为散，入研了药，都研令匀。不计时候，以新汲水调下半钱。量儿大小以意增减。

《圣惠》又方

胡黄连　栀子仁　牛黄细研　甘草炙微赤，锉。各半两　子芩一两

上件药捣，细罗为散，研入牛黄令匀。不计时候，以蜜水调下半钱。量儿大小加减服之。

《圣惠》治小儿热病，烦渴头痛，壮热不止方。

生地黄汁三合

上入生蜜半合和匀，时时与一合服。量儿大小加减服之。

《圣惠》治小儿热病烦渴方。

上取栝楼根末，不计时候，以乳汁调半钱。量儿大小加减服之。

《圣惠》治小儿热病，腹胀大肠不通方。

上用牵牛子半两，微炒，捣，细罗为散。每服以橘皮汤调下半钱，稍利为效。量儿大小以意加减。

张涣治热病石膏散方

石膏　白茯苓　干葛根各一两　甘草炙　黄芩　芍药各半两

上件捣，罗为细末。每服一钱，水一小盏，入竹叶、薄荷各少许，煎至五分，去滓。放温服。

张涣又方地黄散

生干地黄一两　枣叶一握，洗，焙干　栀子仁　黄芩　陈橘皮汤浸，去白。各半两

上件捣，罗为细末。每服一钱，水八分一盏，入葱白、盐、豉各少许，煎至五分。去滓，放温服。

张涣治小儿热病口干，心神烦躁。真珠散方

真珠末　牛黄　龙脑各一钱，并细研　瓜根　茯神　朱砂研，水飞。各半两　马牙硝　寒水石并为细末。各一分

上件一处拌匀。每服半钱，蜜水调下，量儿大小加减。

张涣又方犀角饮子

犀角屑　川大黄炮，细锉　川升麻各一两　赤芍药　人参去芦头　甘草炙。各半两

上件捣，罗为细末。每服一钱，水一盏，入竹叶三片，煎至五分，去滓。放温服。

张涣又方地骨皮散

地骨皮洗，焙干　川大黄微炮　黄芩各一两　麦门冬去心　黄芪　甘草炙。各半两

上件为细末。每服一钱，水八分一盏，荆芥少许，煎至五分，去滓温服。

伤风第六

钱乙论：伤风昏睡，口中气热，呵欠顿闷，当发散，与大青膏解不散，有下证，当下大黄丸主之。大饮水不止而善食者，可微下，余不可下也。大青膏方，见惊热门中；大黄丸方未见。

钱乙论：伤风手足冷者，脾脏怯也。当和脾后发散。和脾，益黄散；发散，大青膏主之。大青膏方见同前；益黄散方见胃气不和门。

钱乙论：伤风自利者，脾脏虚怯也。当补脾，益黄散。发散，大青膏主之。未差，调中丸主之。有下证，大黄丸下之。下后，服温惊丸。大青膏方见惊热门；调中丸方见胃气不和门；温惊丸方见一切惊门；大黄丸方未见。

钱乙论：伤风腹胀者，脾脏虚也，当补脾，必不喘。后发散，仍补脾也。去胀，塌气丸主之。发散，大青膏主之。塌气丸方见胃气不和门；大青膏方见惊热门。

钱乙论：伤风兼脏者，兼心则惊悸；兼肺则闷乱，喘息哽气，长出气嗽；兼肾则畏明。各随补母脏，虚见故也。

钱乙论：伤风下后余热者，以药下之太过，胃中虚热，饮水无力也。当生胃中津液，多服白术散。白术散方见胃气不和门。

钱乙论伤风吐泻身温云：乍凉乍热，时多气粗，大便黄白色，呕吐，乳食不消，时咳嗽；更有五脏兼见证，当煎入脏君臣药，化大青膏，后服益黄散。如先曾下，或无下证，慎不可下也。此乃脾肺受寒，不能入食也。二方并见，同前。

钱乙论伤风吐泻身热云：多睡，能食乳，饮水不止，吐痰，大便黄水。此为胃虚热渴吐泻也。当生胃中津液，以止其渴，止后用发散药。止渴多服白术散，发散大青膏主之。二方并见，同前。

钱乙论伤风吐泻身凉云：吐沫、泻青白色，闷乱、不渴、哽气、长出气、睡露睛，此伤风荏苒轻怯，因成吐泻，当补脾后发散。补脾，益黄散；发散，大青膏主之。此二证多病于春冬也。二方并见，同前。

《玉诀》小儿伤风候歌：

鼻塞伤风肺受寒，喘咳惊啼卧不安。

颊赤口干频发热，吐泻邪攻脏腑传。

此患先与解热，后下风涎，次平胃气，故无误也。

《博济方》治小儿外伤风冷。解肌厚朴散

厚朴去皮，以姜汁涂，炙令香　苍术　陈橘去瓤。各一两　干姜三分　甘草半两

上件同为细末。每服一钱，水一盏，入姜钱二片，枣一枚，同煎至六分，热服。

《刘氏家传》治小儿伤风伤寒，浑身壮热，咳嗽痰盛。麦汤散

麻黄去根节，生姜汁浸一宿　知母　石膏煅赤　葶苈隔纸炒　地骨皮　杏仁汤浸，去皮尖，别研　滑石末各等分

上为末。每服半钱，煎小麦汤调下。

《刘氏家传》惊调散　治大人、小儿、老少，但是诸般伤寒、伤风，体虚烦热，上膈有涎，烦躁不省人事。

荆芥穗一两，微炒，焙，末之　麝半钱

脑一字

上将脑、麝各研入药，令匀。每服好茶半盏，调半钱，和滓服。重者一钱，小儿少许，不计时候。

《张氏家传》小儿伤风，浑身诸般壮热。七宝散

天麻炙　白僵蚕微炒　羌活各一钱　蝎　麻黄去节　白附子各一分　麝少许

上为末。每服半钱、一字，用生姜、薄荷、蜜水调下，大小加减。

《庄氏家传》古方惺惺散　治小儿伤风壮热，及疮疹毒气、时气、温壮，风热等疾。与伤寒门中钱乙惺惺散大略同。

人参　白茯苓　甘草炙　白术　栝楼根　细辛　桔梗

上七味等分，焙干为末。每服一大钱，用水半盏，姜一片，薄荷三两叶，同煎三五沸。二三岁一服，分三服；五岁已上只作一服。如伤风欲出汗，以葱、豆豉、薄荷同煎，温服。一方无白术有干葛，甘草减半，治壮热。入薄荷、生姜，治冷气，入姜枣水一盏，煎七分，用药二钱少异。

《庄氏家传》：小儿伤风。

上以京豉及葱生研，作餍贴囟上。如有邪气者，以京豉及桃头生研，贴如前方。

《孔氏家传》治小儿风吹妄着，浑身壮热，头疼，面颊赤，多渴。参苓散

人参　茯苓　甘草炙　白术各一分　黄芩　干葛各半两

上为细末。每服一钱，水五分，姜一片，枣半个，煎四分，通口服。

《王氏手集》百解散　治小儿伤风、疮疹之类。

黄芪　青皮　茯苓　栝楼根　甘草炙　紫菀　白术各一两　百合一两半

上为细末。每服一钱，水八分盏，煎至四分，通口服。得少汗为妙。

《吉氏家传》治小儿惊风，奶食不化，成外伤风，壮热气粗，慢风摇头，口眼不开；及赤白痢。金箔丸

金箔四十九片　朱砂　水银　腻粉　牛黄　青黛　蝉壳　白僵蚕　麻黄去节　白附子　蝎　天麻酒浸，炙　犀角末　天南星炮。各二钱　真麝香随多少

上件都为末，将金箔、朱砂、水银、腻粉同研细，倾入诸药，炼蜜为丸如梧桐子大。每服二丸，薄荷汤化下。

长沙医者丘松年传蝎梢散　治伤风发热，睡卧不安，直视涎盛，时作惊掣。

全蝎一十半个　甘草炙　川芎各二钱　麻黄去节，秤　防风　薄荷叶各一钱

上为细末，入朱砂一钱细研，入药末内令匀。每服一钱，水半盏，煎三分，温服。

伤暑第七

太医局香薷丸　治大人、小儿伤暑伏热，躁渴瞀闷，头目昏眩，胸膈烦满，呕哕恶心，口苦舌干，肢体困倦，不思饮食。或发霍乱，吐利转筋，并宜服之。

香薷去土　紫苏茎叶并用去粗梗　干木瓜各一两　丁香　白茯神去衣　薷香叶去土　甘草炙，锉　檀香锉。各半两

上为细末，炼蜜为丸，每两作三十丸。每服一丸至二丸，细嚼，温汤下；或新汲水化下亦得。小儿服半丸，不计时候。

太医局枇杷叶散　治大人、小儿冒暑伏热，引饮过多，脾胃伤冷，饮食不化，胸膈痞闷，呕哕恶心，头目昏眩，口干烦渴，肢体困倦，全不思食。或阴阳不和，致成霍乱吐利，转筋，烦躁引饮。

枇杷叶去毛，净，炙　陈橘皮汤去瓤，焙　丁香各半两　香薷三分　厚朴姜汁涂，炙，四两　干木瓜　白茅根　麦门冬汤去心，焙干　甘草炙。各一两

上件药捣，罗为末。每服二钱，水一盏，入生姜二片，煎至七分，去滓温服。温水调下亦得。如烦躁用新汲水调下，不计时候。小儿三岁已上可服半钱，更量大小加减。

张涣治小儿伏暑呕吐者，最宜服之清膈饮子方

香薷　淡竹叶去枝梗，剪叶，焙干。各一两　白茯苓　人参去芦头　半夏汤洗七次，焙干　檀香　甘草炙。各半两　白粳米一合

上捣，罗为粗末。每服一钱，水一大盏，煎七分，去滓。放温，时时如热水令儿服之。量儿大小加减。

《庄氏家传》治小儿中暑吐利。

上以白蒺藜苗研汁服。

长沙医者丁时发传治小儿中热，面赤，身如水热，或眼赤。

郁金三枚，用皂角水煮干　甘草　马牙硝各一分　当归二钱

上末细研。一字或半钱，冷水调下。

伤寒第八

《巢氏病源》小儿伤寒候：伤寒者，冬时严寒而人触冒之，寒气入腠理，搏于血气，则发寒热、头痛、体疼，谓之伤寒。又春时应暖而反寒，此非其时有其气，伤人即发病，谓之时行伤寒者。小儿不能触冒寒气，而病伤寒者，多由大人解脱之时久，故令寒气伤之，是以小儿亦病之。诊其脉来一投而止者，便是得病一日；假令六投而止者，便是得病六日。其脉来洪者易治，细微者难治也。

《巢氏病源》小儿伤寒解肌发汗候：伤寒是寒气客于皮肤，寒从外搏于血气，腠理闭密，冷气在内不得外泄，蕴积，故头痛、壮热、体疼。所以须解其肌肤，令腠理开。津液为汗，发泄其气则热歇。凡伤寒无问长幼男女，于春夏宜发汗。又脉浮大宜发汗。所以然者，病在表故也。

《千金》论曰：夫小儿未能冒涉霜雪，乃不病伤寒也。大人解脱之久，伤于寒冷则不论耳。然天行非节之气，其亦得之。有时行疾疫之年，小儿出腹便患斑者也。治其时行节度，故如大人法，但用药分剂少异，药小冷耳。

《圣惠》论：凡婴孩伤寒，不可以燥药发汗也。发汗，则孩子一向躁极于脏腑，热极伤于心气，多厥不可治也。若以性寒汤药，阳受于冷，冷热相击，孩子一向惊叫不睡，热冲于脑，头缝开张，皮肉筋脉急胀，不可治也。若以性热汤药饵之，乃助于阳也。阳极则阴必争也。四肢汗出如油，手足或热或冷，多狂癫惊瘈，即不可治也。

茅先生：小儿有伤寒候。身微热，呶啀吐乳，鼻塞，咳嗽。此候因抱儿子当风处，吹着背俞至此。所治者，当日下天麻散二服方见本门中，朱砂膏二服方见惊积门中。其患即愈，不得误动脏腑。

茅先生：伤寒变蒸，夹惊夹食，中风，所中伤寒各说有一。因依根源各别下药，有殊如调理。上件伤寒传变，吐不可止，大小便不通，大渴，耳内脓出，身上生斑点赤，心狂，眼视，鼻口干燥，死候不治。

汉东王先生《家宝》伤寒病证：婴孩小儿单伤寒者，浑身壮热，鼻流清涕，身上寒毛起，咳嗽欲喘，宜用解伤寒红

绵散三二服，间调胃气，进乳食观音散三二服。如有余热未退，睡里多惊，须进七宝轻青丹三二服，红绵散、轻青丹方并见本门中。再服调胃气观音散三二服。方见胃气不和门中。

汉东王先生《家宝》：小儿伤寒可医者七。

鼻内清水是伤寒。鼻者是肺之外应。伤寒，故外风吹着身，皮毛及发皆主于肺，故令外涕流出清水，身寒毛立，后则身热躁叫，口干，耳冷，汗出，是伤寒。伤寒者，是邪气伤其正气，正气软弱，则不能主于身，被邪气攻出，故为汗。汗出多则令面黄无力，后若不止，则体虚生风，宜补实之。

鼻塞是伤寒。伤寒是外邪伤肺，所受则正在肺，邪气伤正气则滞，荣卫不通，故乃鼻塞。是发汗后更与通关药耳。

面赤是伤寒。伤寒是伤气及邪气入腹。其肺当旺，不肯受邪。肺者受患，其初传心则心气虚，故令面赤则口干，夜间不卧，阴阳相克，日中可解[1]，则凉药服之。

吐白水是伤寒。何以吐白水？其伤寒受在于胃，其胃气为邪所伤，胃弱则吐白水。若吐食则入脾，差后须变身黄。脾胃俱象土，故色黄，宜早暖脾胃耳。

两眼黄赤是伤寒。伤寒是先受在脾，在其色黄。次传在肝，主眼，故邪伤于肝，故共脾邪入之，故令眼黄赤，宜以洗肝后发汗耳。

小便黄赤是伤寒。伤寒者，寒气伤肺，肺虚故不受，于心，心实传腑。心以小肠为腑，受邪则滞荣气，则赤，后则尿如血。通小便后取之。

不可医者六：

伤寒面黑者不治。伤寒气伤皮肤，本入肺，肺传肾。肾主水，水属北方，其色黑。复传心，心属火。其水大能克火，故令面黑，不治。

伤寒大小肠痛不治。其伤寒受在肺，肺以大肠为腑，脏不能受，倒传出一脏，不再传入心，则火克金；心将小肠为腑，故大小便痛耳。

伤寒忽作鸦声不治。此是伤寒，邪气伤肺。肺主声，肺被邪伤，绝则声出不回。如便作鸦声，是肺绝也。

伤寒叫声不出不治。此是伤寒入肾失解，肾气绝，不能作声，即死耳。

伤寒粪黑不治。何以泻黑血粪？其伤寒邪伤肺，肺绝不能行血。其血黑色，从大肠中下，如死鹅鸭一般，即死。如大便无赤黑不妨，却是热盛，宜与凉药耳。

伤寒爪黑不治。爪黑者，伤寒传肝，其邪胜，正气绝。肝主筋及主诸爪甲，肝绝则不能荣于爪，故为死之形也。

上件，其伤寒皆是邪气伤于脏腑，滞其血气则寒热，血脉乱，不能饮食。其头痛面赤者，则是阳毒。其面青不语、多哭、身寒，是为阴毒。凡伤寒，三日前宜汗，三日后宜转。又云：阴毒宜回阳，先与热药，后方汗。阳毒宜解。先与凉药，后与汗之。取转亦此说，三日前汗，三日后转，此大略之言耳。有初得便宜转者，有得之三、两日后宜汗者，不可拘此。

《婴童宝鉴》：小儿伤寒为客风伤于腠理，攻于皮肤，故身热、头痛、不食、气多呕逆、惊啼、面赤而喘。

《活人书》序：小儿伤寒与大人治法一般，但分剂小、药性差凉耳。寻常风壅发热，鼻涕痰嗽，烦渴。惺惺散主之。方与钱乙同，见本门中。咽喉不利，痰实咳嗽，鼠粘子汤主之。方见疮疹门中。

[1] 解，则：二字原倒。据文义改。

头额身体温热，大便黄赤，腹中有热，四顺散、方与葛氏同，见温壮门中。连翘饮、三黄丸主之。头额身体温热，大便白而酸臭者，胃中有食积，双丸主之。三方见本门中。小儿无异疾，唯饮食过度，不能自节，心腹胀满，身热头痛，此双丸悉治之。小儿身体潮热，头目碎痛，心神烦躁，小便赤，大便秘，此热剧也，洗心散、方见伤寒大小便不通门。调胃承气汤主之。方见伤寒自汗门。头疼、发热，恶寒者，此伤寒证也，升麻汤主之。方见伤寒口内生疮门中，十物升麻汤。无汗者，麻黄黄芩汤；有汗者，升麻黄芩汤，皆要药也。二方并见本门。小儿寻常不可过当服凉药，胃冷虫动，其证与惊相类。医人不能辨，往往复进惊药，加脑、麝之类，遂发吐、胃虚而成慢惊者多矣。小儿须有热证方可疏转，仍慎用丸子药利之，当以大黄、川芎等㕮咀，作汤液，以荡涤蕴热。盖丸子巴豆乃攻食积耳。

翰林待诏杨大邺问：小儿伤寒瘟疫者为何？答曰：神气虽丸，性情未定，衣裳不择于厚薄；或恣情而脱着，娇纵不常，生冷尽意；或过餐寒热之物，因此致患头疼、气促、发热增寒；或饮多尚渴；或虚汗连连，精神啾唓。因绵绵用药，须精审其根源，察病表里，仍看脉体，未可便下，切须要知虚实，消停药分，切在意处方治之。

《惠眼观证》：伤寒外证，一见眼睛黄赤及鼻塞，遍身壮热，口鼻出清水，非时冷汗，加之咳嗽气闭、毛起，小便如粉汁，此皆是伤寒候。伤寒候如觉面带黑色，大小肠干痛，上吐下泻，气又刺痛，耳内脓及眼生浮膜，皆恶候也。

《惠眼观证》：小儿伤寒形候亦分数类。有兼惊、挟实、惊气、温候三证。一兼惊者，因患惊风，三日后治得惊退，第四日至五日忽有嗽，息粗大，面色恍惚，变动无时，上渴不止，急且治脾，宜下麦汤散方未见、平胃丸方见哕逆门中、附子散方见虚寒门中。万一记之，不得下冷药，恐冰却脾气，伏热不退。二挟实者，本因孩儿肥实，吃食无度，伤饱而闭却胃气。其候呕逆，一见唇红面赤，便问曾吐呕逆无，如已曾吐呕逆，必须头痛或泻不止，乃用鲊汤丸。方见急慢惊风门中。通利后匀气散、方见胃气不和门中。夹麦汤散服之。惊气者，本因气膨胀，咳嗽，咽喉中涎响，心间烦躁，脏腑疼痛，梦中虚惊，先用乌犀膏方见热门中滚涎，次下麦汤散及大惊丸方见一切惊门中，相夹服至两日方下鲊汤丸，通利一二日，气行后常服醒脾平胃汤药。如伤寒后，或遍身生黑黯血，所谓兰斑形证，下可用药。三温壮者，亦浑身微热面红，常困睡，微汗，因客风吹着毛窍，冷气急，鼻塞，大体与变蒸相似，只下麦汤散与红绵散红绵散方见疮疹已出未出门中，治之亦安。

《小方脉》论伤寒皆因三阴三阳受病，缘未辨东西，不能言语，虽即遍身壮热，四肢不任，其状多喘，难为识候。凡伤寒与诸热疾皆同，奈诸热不生呻吟，惟伤寒呻吟眉聚是也。宜服麦煎散。方未见。

茅先生小儿初受伤寒候歌：

小儿伤寒身壮热，面赤唇红眼赤黄，
身上寒毛初凛凛，更兼冷汗润汪汪。
鼻中清涕涓涓滴，小便如粉又如浆，
上喘鼻塞将加嗽，口干呕逆是寻常。
看有诸般难治疗，别为章句好看详。

茅先生小儿伤寒死候歌：

伤寒吐不止，便溺更难通，
汗后发热渴，耳中疮溃脓。
身生斑黑点，鼻丘出倾筒，

咳嗽四肢厥，心狂下所攻。

体软睡不痞，腹胀喘声雄，

手足心热痛，此候命须终。

茅先生小儿又伤寒死候歌：

小儿伤寒面黑色，耳内有脓声噎塞。

气逆吐泻转加增，大肠干泄眼浮极。

医士精神还更昏，千万归泉休废力。

《玉诀》小儿伤寒候歌：

鼻多清涕肺伤风，寒气相传鼻不通，

壮热脉浮生内热，发惊涎盛转加浓。

夫小儿伤寒者，先与治风，后与下涎，次谓胃气也。

《石壁经》三十六种正受伤寒候歌：

伤寒初得浑身热，恶哭多啼无喜悦，

眼红脸赤类惊风，《凤髓经》此一句云：只看眼急以惊风。却被医人道惊热。

但须凉膈莫令渴，渴便饮水无休歇。

若将三黄散子服，汗出身轻便无热。

风邪寒入肌体，汗闭热气内蕴，致使烦躁而多渴，喘嗽，汗不得泄，发热不止。若服冷药太甚，则使汗不出而反作别候也。须先出汗，次凉膈方愈。若不然，则慢脾、慢惊缘此得之。《凤髓经》歌同，仍注云：与三黄散，方见本门中，次麦汤散方未见。

《小儿形证论》四十八候，正受伤寒歌一同。后云：此为正受伤寒，目急、壮热，气喘嗽，面赤。先与解表散吃方见慢惊风门中，后用南星丸退风热方见伤寒变疹门中。如不退，却将三黄散与吃方见本门中。

《千金》治少小伤寒莽草汤浴方

莽草半斤　牡蛎四两　雷丸三十枚　蛇床子一升　大黄一两

上五味㕮咀，以水三斗，煮取一斗半。适寒温，以浴儿，避眼及阴。

《千金》治小儿伤寒方。

葛根汁　淡竹沥各六合

上二味相和，二三岁儿分三服，百日儿斟酌服之，不宜生服，煮服佳。《婴孺方》同，乃云：只生服，不用煮。

《千金》治少小伤寒。芍药四物解肌汤方

芍药　黄芩　升麻　葛根各半两

上四味㕮咀，以水三升，煮取九合，去滓。分服，期岁以上分三服。《伤寒证治》方同，云：又治小儿疮疹之候，与伤寒温疫相似，疑似之间先可与之。

《千金》治夏月伤寒，四肢烦疼，发热，其人喜烦，呕逆满剧如祸祟；寒热相搏，故令喜烦。七物黄连汤方

黄连　茯苓　黄芩各十八铢　芍药　葛根各一两　甘草炙，一两六铢　小麦三合

上各㕮咀，以水七升煮取三升。冷分三服，不能一升者，可稍稍服之，汤势定乃卧。药去毒气，服汤之后，胸中热及咽喉痛皆差。其明日复煮一剂，如法服之。服此汤无毒，但除热下气、安病人。小儿服者，取三分之一，以水四升，煮得二升，稍稍服。

《仙人水鉴》孩子伤寒方。

栀子仁一枚　枣一枚，烧灰　牙硝一分

上以古字钱两文烧令赤，水中淬。如此七度，将此水调三味，灌之立愈。

《仙人水鉴》孩子百日内患伤寒壮热，速宜疗之。

铧铁一斤，烧令通赤，以水二斗淬之，如此三七遍，煎取二停，更入柳叶七片，浴儿不用　胡油麻二十一粒　松柏叶二七枚　牙硝　乳香各一分　金箔一片　白芥子三七粒

上并捣为散，蜜丸如弹子大。以青物裹一丸，如烧香法，熏儿双足，微有汗出便差。

《仙人水鉴》：小孩三岁以下，忽患伤寒阴阳二毒。此因母之毒气所致。庸

医多不会，自见壮热不食、多睡，便以冷药及冷物与吃，即儿转不安加甚。盖药热动风，药寒呕逆，宜使此走马散子方

大黄末一两，水醋煮令如 干地龙一粒，末入 牙硝一分

上为末，同研三百下，令荫干；再捣为末，生姜汁调灌，立见神验量多少灌。

《圣惠》治小儿四五岁伤寒，壮热头痛。射干散方

射干 甘草炙微赤，锉 川升麻 杏仁汤浸，去皮尖、双仁，麸炒微黄 赤芍药 石膏各半两 麻黄三分，去根节 桂心一分

上件药捣，粗罗为散。每服一钱，以水一小盏，煎至五分，去滓。不计时候，量儿大小加减，温服。

《圣惠》治小儿伤寒发热，四肢烦疼。解肌散方

赤芍药半两 杏仁汤浸，去皮尖、双仁，麸炒微黄 桂心 川大黄锉碎，微炒 甘草炙微赤，锉。各一分 麻黄三分，去根节

上件药捣，粗罗为散。每服一钱，以水一小盏，煎至五分，滤去滓。不计时候，量儿大小加减，温服。

《圣惠》治小儿伤寒退热。黑散方

麻黄去根节 川大黄 杏仁去尖皮、双仁。各一两

上件药并炒令黑，捣，细罗为散。二三岁儿每服以温水调下半钱。频服，汗出差。四五岁每服一钱，未汗再服。

《圣惠》治小儿伤寒，头痛壮热。犀角散方

犀角屑 黄芩 川大黄锉碎，微炒 赤芍药 麻黄去根节 瓜蒌瓤各一分 柴胡去苗，半两 石膏半两，细研

上件药捣，粗罗为散。每服以水一小盏煎至五分，去滓。量儿大小以意分减，温服。

《圣惠》治小儿伤寒体热，头痛心烦。麻黄散方

麻黄去根节 甘草炙微赤，锉 赤芍药各半两 川大黄锉碎，微炒 杏仁汤浸，去皮尖、双仁，麸炒微黄。各一分 石膏一两

上件药捣，粗罗为散。每服一钱，以水一小盏煎至五分，去滓，不计时候，量儿大小以意分减，温服。

《圣惠》治小儿伤寒，心胸壅闷，烦热头痛。宜服前胡散方

前胡半两，去芦头 石膏一两，细研 黄芩 赤茯苓 枳壳麸炒微黄，去瓤 甘草炙微赤，锉。各一分

上件药捣，粗罗为散。每服一钱，以水一小盏煎至五分，去滓。不计时候，量儿大小分减，温服。

《圣惠》治小儿中风伤寒，眼目不开，手足厥冷，口多出涎，啼声不出，齿噤，或时觉躁闷。附子散方

附子炮裂，去皮脐 葛根锉。各半两 蜣螂去翅足，微炒 人参去芦头 桂心各一分

上件药捣，罗为末。每服一钱，以水一小盏，入生姜少许，煎至四分，去滓，分温二服。量儿大小以意增减。

《圣惠》治小儿伤寒，头热足冷。囟门张者难差。多躁啼，不睡，小便赤少，四肢热者。桔梗散方

桔梗 人参各去芦头 葛根锉。各半两 附子炮裂，去皮脐 甘草炙微赤，锉。各一分

上件药捣，罗为散。每服二钱，以水一小盏，入生姜少许，煎至五分，去滓。不计时候，温温服。量儿大小以意增减。

《圣惠》治小儿伤寒，体热烦躁。

知母散方

知母　甘草炙微赤，锉　竹茹　杏仁汤浸，去皮尖、双仁，麸炒微黄。各一分　麻黄半分，去根节

上件药捣，粗罗为散。每服一钱，以水一小盏，入葱白二寸，香豉三七粒，生姜少许，煎至五分，去滓。不计时候，温服。量儿大小以意增减。

《圣惠》治小儿伤寒，壮热头痛，口干心烦，宜服此方。

生姜汁少许　竹沥一合　蜜半合

上件药相和令匀，二三岁儿分为三服。

《圣惠》治伤寒五日不能言语，热在胸中。宜服抵圣丸方

犀角屑　麻黄去根节　黄芩　釜下黄土　梁上尘　灶突墨各半两　川大黄锉碎，微炒　川朴硝各一两

上件药捣，罗为末，炼蜜和捣三二百杵，丸如弹子大。每服不计时候，以新汲水研服一丸。如渴，饮新汲水，当有汗出。良久未汗，即更服一丸，汗止热退能语。若小儿即量力服之。

《灵苑》治小儿伤寒壮热，解表大效。红绵散方

麻黄半两　干蝎七个　天麻　甘草各一分，并焙干

上件为末。每一钱红绵一片，掺药于绵上，入生姜一片、枣子半个，同煎至半盏，去绵、姜、枣，冷服。

《谭氏殊圣方》：

初得伤寒两日间，作时壮热四梢寒。
朝来还似依稀差，至夜犹来似火燃。
求取元明粉一物，饮中频吃便身安。
忽然未得惺惺差，更与神丹转后看。

解交饮子

元明粉一钱

上加红粉散二钱，分作四服，茶调下，相次与吃了，更服下项救生丸及真珠散。谭氏方即无红粉散，恐是红龙散，亦治伤寒，方见搐搦门。救生丸，方见无辜疸门中。真珠散，方见客忤门中。

《谭氏殊圣方》：

小儿壮热又头疼，手足饶寒冷似冰，
嗞啀时时多眼涩，睡中忽跳爱虚惊。
都缘全是伤寒作，不是家亲及鬼神，
发表微溏通取气，免教灾苦病相萦。

问命散一名定命散

藜芦一两，炒干为末　麝香半钱，同研匀

上用一字以来，吹鼻中效，须先服红龙散四服，次与救生丸，次服真珠散，次于鼻中吹药三两喷效。三方并见同前。

茅先生小儿伤寒天麻散

天麻　荆芥穗　甘草炙。各半两　麻黄去节，一两　全蝎一分

上为末。每服一钱，水六分盏，薄荷三叶，同煎四分，通口服。

《婴孺》治小儿伤寒发热。服解肌汤不除，宜服此当归汤方。

当归　桂心　甘草炙　黄芩　芍药　人参　干姜各一两　大黄三两

上切，以水三升煮一升，去滓，下芒硝一两，再煎三两沸，三百日儿半合，二岁一合。如不利加之，取利为度。

《婴孺》治小儿伤寒，寒热不休，不能服药。浴汤方

莽草　丹参　肉桂各三两　菖蒲半斤　蛇床子二两　雷丸五十个

上水三升煮十余沸，适寒温浴儿，避阴及目。

《婴孺》治四五岁儿伤寒。取汗汤

麻黄三分，去节　射干　甘草炙　升麻　芍药　贝母　石膏碎。各二分　桂心一分　杏仁二十粒，去皮

上切，以水三升，煮及一升二合。

儿强者三合，弱者二合。便令卧取汗，如人行十五里再服之。

《婴孺》治少小伤寒发热。解肌发汗散方

芍药　黄芩　葛根各二分

上切，以水三升煮一升。为四服，一岁儿为三服。

《婴孺》治少小伤寒方。

葛根四两　麻黄叶　人参各二两　甘草炙　桂心各一两半　生姜二两半

上水六升，入枣十枚，同前药煮及二升。百日儿一合，二百日儿一合半，量儿增之。盖取汗，汗出温粉粉之。

《婴孺》治少小伤寒发热。解肌发汗散

麻黄四两，去节　杏仁炒　桂心各一两　大黄十二铢

上为末，二百日儿，乳汁和服大豆大四丸，抱出汗。

《婴孺》治小儿伤寒，寒热往来。麻黄汤方

麻黄去节　牡蛎　雷丸各十分　干姜　桂心　枳壳　厚朴炙。各四分　白蔹四分。一云：四合　大黄六分　蜀椒汗，一合

上取猪脂一斤，细切，合药杵熟，入绢袋中炙微热，摩儿腹背手足令遍。如袋汁尽绞令汗出，摩讫粉之，厚衣抱汗出。宜于春夏用之，至秋冬不可用也。

汉东王先生《家宝》治婴孩小儿单伤寒及夹惊伤寒。红绵散

麻黄去节，焙　全蝎炒　甘草炙　大黄用湿纸裹，炮令熟，切，焙　白附子　苏木炒　天麻生。各一钱

上为末。每服婴孩一字，三二岁半钱，四五岁一钱。水一药注，或半银盏，绵胭脂岂子同煎十数沸，如无绵燕胭脂，只用绵少许，裹药在内如前法，煎须候绵带红色，去绵与服。

汉东王先生《家宝》治婴孩变蒸及小儿伤寒、温壮、斑疮水豆、夜啼、惊叫，诸惊余热；口内生疮、小便赤色。七宝轻青丹方

螺头青黛半两　葛粉　钩藤炒为末，秤　天竺黄各一分　白附子三字　丁香一字，炒　麝香一字，别研，用半皂子大亦得　铅锡灰二钱

上为末粉，粟米煮糊为丸，如此○大。婴孩每一丸分三服，三二岁每一丸分二服，四五岁每服一丸，薄荷、蜜、热水磨下。

钱乙论升麻葛根汤　治伤寒、温疫，风热、壮热，头痛、肢体痛，疮疹已发未发，并宜服之。

升麻　干葛细锉　芍药　甘草炙，锉

上各等分，同为粗末。每服四钱，水一盏半，煎至一盏。温服，无时。

钱乙惺惺散　治伤寒时气，风热，痰壅咳嗽及气不和。

桔梗　细辛去叶　人参切，去顶，焙　甘草锉炒　白茯苓去皮　白术　栝楼根各一两

上同为细末。每服二钱，水一盏，入薄荷五叶，煎至七分。温服，不拘时。如要和气，入生姜五片同煎。一法用防风一分、川芎二分。

张涣羌活汤方　治小儿伤寒。解利邪气。

羌活　防风　川芎　人参去芦头。各一两　干葛根　川升麻　犀角末　甘草炙。各半两

上件捣，罗为细末。每服一钱，水八分一盏，入生姜二片，薄荷三叶，煎至五分。去滓，放温热服。

张涣解肌汤方　治小儿伤寒。透肌散毒。

麻黄三分　川芎　人参去芦头　赤芍

药　前胡　独活各半两

上件捣，罗为细末。每服一钱，水八分一盏，入生姜二片，薄荷三叶，煎至五分，去滓。放温热服。

张涣黑散子方　治小儿伤寒。解利邪热。

川大黄半两　麻黄去根节　川升麻　芍药　杏仁去皮尖　甘草各一分

上药慢火炒令黑色，捣罗为散。每服半钱至一钱，煎荆芥汤调下。

张涣前胡散方　治小儿伤寒四五日，邪热不除者。

前胡一两　甘草炙　桔梗　半夏汤洗七遍　黄芩　柴胡去苗　人参去芦头。各半两

上件为细末。每服一钱，水一盏，入生姜二片，枣一枚，同煎至五分，去滓。温服。

《婴童宝鉴》治小儿伤寒。金花散方

郁金半两，末　马牙硝一两半　腻粉　朱砂各半钱

上件为末。每服一字，用麦门冬、熟水调下。

《良方》治小儿伤寒、风痫。小黑膏

乌头　天南星各一枚大者，烧通赤，入小瓶内，湿纸密口令火灭，取刮之，中心存白处如皂荚大子为度，须烧数枚，择中度者可用　薄荷　元参各末五钱

上蜜和，葱白汤下豆许，频服。筋缓急加乳香同葱白煎汤。润州传医卖此药累千金。余家小儿伤风发热与二三丸，令小睡及寤则已凉矣。

《活人书》连翘饮　治小儿一切热。

连翘　防风　甘草　山栀子仁

上件各等分，捣罗为散。每服二钱，水一中盏煎七分。

《活人书》三黄丸　治吐血、黄疸及腹中有热。

黄连三两　大黄一两　黄芩二两

上捣，罗为细末，炼蜜为丸如梧桐子大。每服十五丸，白汤吞下。小儿减服之。

《活人书》治小儿伤寒无汗，头疼，发热恶寒。麻黄黄芩汤

麻黄去节，一两　黄芩　赤芍药各半两　甘草炙　桂枝去皮。各一分

上捣，罗为细末。每服二钱，暖水调下，日三服。兼治天行热气，生豌豆疮不快，益烦躁昏溃，或出尚身疼热者。

《活人书》升麻黄芩汤　治小儿伤风有汗，头疼，发热恶寒。

升麻　黄芩　葛根　芍药各三钱　甘草一钱半，炙

上锉如麻豆大。每服二钱，以水一中盏，煎至六分，去滓温服。若时行疮痘出不快，烦躁不眠者，加木香一钱半。

《活人书》双丸　治小儿身热、头痛，食饮不消，腹胀满。或心腹疼痛，大小便不利；或下重数起未差，可再服。小儿蒸候，哺食减少，气息不快，夜啼不眠，是腹内不调，并宜用此丸下之。

巴豆六十粒，去皮心膜，研，新布绞去油，日中晒之白如霜　麦门冬汤洗，去心，二两半　甘草一两一分，炙　甘遂半两　朱砂一钱，研　牡蛎煅赤取粉，二两　蕤核取仁四两半，研

上麦门冬、甘草、甘遂、牡蛎，四味为细末，入巴豆、朱砂、蕤仁，合和捣二千杵；更入少蜜，捣和极熟，旋丸。半岁儿，服如荏子大一双。一岁儿，服如半麻子大，分为一双。二岁服如麻子大一枚，分一双。三四岁者，服如麻子大二丸。五六岁者，服如大麻子大二丸。七八岁者，如小豆大二丸。十岁，微大于小豆二丸。常以鸡鸣时服。如至日出时不下者，热粥饮服数合，投之即下，

药丸皆双出也。下利甚者，浓煎冷粥饮便止。

《聚宝方》红龙散　治小儿惊风及四时伤寒，浑身壮热，唇口焦干，两目翻露，搐搦昏迷。

龙齿　铅白霜各二钱　朱砂半钱　天南星水浸七日，逐日换水，薄切，日晒干，为末，五钱　龙脑少许

上五味为细末。每服半钱，蜜水调下，食后服。

《聚宝方》金花散　治小儿伤寒。

肥皂角子一百个，铫内炭灰炒裂，取黄子　诃子皮五个　甘草二寸，清油内煎黄

上三味为末。每服半钱，温水调下。治五岁已下。

《三十六种》治正受伤寒。三黄散

麻黄半钱，去节　大黄二钱，炒　黄芩一分　犀角三钱　茵陈　甘草炙。各一钱

上件为末。每服半钱，浓煎葱白薄荷汤调，连进二三服，避风。如大段壮热，只用一钱。

《四十八候》治正受伤寒。三黄散

麻黄不去节　大黄蒸。各一分　黄芩半分

上为细末。每服半钱，葱汤下，日进二服。

《惠眼观证》豆角膏　治伤寒鼻塞，贴囟。

赤豆　皂角炙过。等分

上为末，以葱油调贴之。

《王氏手集》羌活散　治大人、小儿四时伤寒，热病时行，疫疠，山岚瘴疟；早晚中露雾及暴中风寒，并宜服之。不论阴阳证候，老幼虚实，服之使无变动，汗出即安。

川羌活　独活　前胡去芦头❶　柴胡去芦，水洗　川芎　桔梗　枳壳汤浸去瓤，细切，焙干，麸炒　白茯苓　削术　防风各一两　细辛去苗叶，好者　官桂　甘草炙。各半两

上为细末。每服三钱，水满盏，姜三片，枣二枚，同煎八分。和滓热服，连三服，汗出便安。小儿看多少加减服，并乳下亦吃。如路行不及，煎白汤点热酒调亦可。

《吉氏家传》治伤寒、疹痘蒸热，红绵散

麻黄二两　蝎一钱　天麻一两　甘草炙，半两

上为末。每服加减，水煎，入姜、枣、红绵少许，煎服。

《吉氏家传》治伤寒。人参散

人参　甘草炙。各一分　麻黄一两半　桔梗一两　茯苓半两

上为末。每服一钱，葱白薄荷汤煎下。

《朱氏家传》治小儿伤寒壮热。解肌散

地骨皮　槟榔　芍药　当归各半两　甘草炙　石膏各一分　麻黄去节，用汤浸洗，一钱

上为末。每服半钱，水一盏，煎六分，温服。

长沙医者丁时发传治伤寒及咳嗽方。头疼壮热不能言，传变终朝只是眠。面赤小便多血色，若安除是服红绵。红绵散方

麻黄半两，去节　天麻　蝎　甘草炙　人参　白术各半钱

上件为末。每服半钱，水六分，入葱白一寸，红绵裹，煎四分服。

长沙医者丁时发传治大人、小儿伤寒一二日，头疼，发热增寒，身体疼痛。

麻黄汤浸，焙干　石膏各一两　苍术

❶ 芦头：原脱。据文义补。

水浸，去皮　山茵陈　桔梗　甘草炙。各半两

上为末。每服二钱，葱茶调下，儿小一钱、半钱。

长沙医者丁时发传人参散　治大人、小儿伤寒候，神圣方。

人参　荆芥　甘草　防风　干葛　肉桂　五加皮　桔梗　川芎　柴胡　陈皮　芍药各半两　麻黄一两，去节，依法制

上为细末。每用一钱，水一盏，入乌梅一个，煎六分服。常服出汗热，进三二服。

长沙医者丁时发传细辛散　小儿大人头疼及伤寒壮热，治头风明目。

细辛　石膏　何首乌各一分　川乌头　川芎　干薄荷各半两　蝎十四枚

上为末。用薄荷茶调下，一钱服。

长沙医者郑愈传治伤寒后不思饮食。饿虎散

人参一钱　肉豆蔻一个　僵蚕七个　良姜　甘草炙。各二钱

上件为末。每服一字，木瓜汤下，或粟米汤下。

长沙医者郑愈传治小儿伤寒。解交散

茵陈　升麻　茯苓　甘草炙。各二钱

上件为末，每服半钱、一字，葱白汤下。

长沙医者郑愈传治伤寒壮热，先宜出汗。浮萍散

浮萍　麻黄　京芎　天麻各二钱

上为末。每服二钱，薄荷酒调下，覆令出汗。

囟风伤寒第九

《茅先生方》小儿有囟风伤寒候：气急吃乳不得，身温热，鼻塞。此候因母夜间抱儿子睡，鼻孔内气冲着小儿囟门，奈小儿子头囟未合，被热气吹着而鼻塞至此。所治者，用葱涎膏涂囟门上，然后用镇心丸方并见于后磨与下之，气通即愈也。

茅先生小儿贴囟葱涎膏方

猪牙皂角　天南星　赤小豆

上件等分，为末。每服二大钱，用生葱自然汁调涂囟上两次，涂其鼻孔开即愈。

茅先生小儿诸惊镇心丸　兼治囟风、伤寒。

朱砂别研　白附子　白僵蚕酒洗　蝉蜕去足翅，净洗，秤　茯神去皮。各半两　全蝎一分，去尾丁　脑麝随意研入

上为末，拌合薄荷自然汁为丸如○大，用银朱拌脑、麝为衣。每服一丸，金银薄荷煎汤磨下。

夹食伤寒第十

茅先生：有小儿中夹食伤寒候。大热呕逆，肚膨，上濁泄泻。此候因与物食所伤，而五脏结实所得。治者，先用青金丹与下三四次，方见夹惊伤寒门中，方下醒脾散、有二方，一方见胃气不和门中，一方见慢脾风门中。匀气散与服方见胃气不和门中。如有咳嗽，即下麦汤散方见夹惊伤寒门中，调理治之，即愈。

汉东王先生《家宝》云：夹食伤寒并单有积证候稍异。如从膝下冷者，为单有积，必潮热，宜取之，即补。如膝下热者，并浑身热、面色青，则是夹食伤寒，须先理伤寒，后取之。以上病证并在审度用药，无不应验。

汉东王先生《家宝》夹食伤寒病症云：夹食伤寒者，面青吐逆，浑身发热；或发渴、烦躁头疼，宜用水精丹取之方

见本门，至天明须取下；准前用观音散三二服补之方见胃气不和门中，后下薄荷散三、二服方见本门解其寒气。如渐有退候，恐余热未退，宜进七宝轻青丹三二服方见单伤寒门中，间以人参散三、二服调之。方见本门。

《石壁经》三十六种夹食伤寒候歌：《凤髓经》注云：坯煎散表，方见夹惊伤寒门中。乌犀膏取方与《玉诀》同，见急慢惊风门中。

夹食伤寒先自热，内中有物伤形节。

面上红斑有似丹，《凤髓经》此三句仍云：羡自有惊身有热，邪更伤寒来相接，面上红赤亦如丹。开口时时生燥渴。

先表方知医有功，次取赤为神妙诀。

微微取动一两行，脏腑调和自安悦。

此因气血弱，即所食物滞在脾胃，使肌肉上或面上如豆大或指面大赤斑点，主至夜间不眠，多渴。看轻重，先取其积，次和胃气、退热，再看证候调整。

《三十六种》内夹食伤寒候云：此候宜服白附子散。方见夹惊伤寒门中。

《小儿形证论》四十八候夹食伤候云：此候面上有点子，多作疹。

《仙人水鉴》：孩子伤寒与热不同，有三、两说。因奶寒亦号食伤寒；热气逼之为病伤寒。二途各使此方。

救疗孩子食伤寒且疗乳母法。

附子充汤煮黄鸡，肉擘细姜葱去皮，更入牙硝三二分，充汤早吃治孩儿。

上附子煎汤去滓，煮黄雌鸡肉，入葱白、姜、牙硝作羹，空心食之。

汉东王先生《家宝》治婴孩小儿夹食伤寒。又治虫积、食积、胎积、惊积，恶物、食伤。水精丹方

天南星一钱　滑石各生为末二钱　水银粉秤半钱　芫荑取仁，一百片　巴豆五十粒，去壳，不去油

上先研巴豆令极细，次下芫荑仁复研，方入众药，研令极匀，以烂饭为丸如〇大。每服三丸、五丸，以岁数加减。米汤泡生葱吞下，服时须令婴孩小儿空心，不可吃乳食，稍饥方可进药。如膈上有物食，势须吐出。如膈下有食，方得转泻。切忌生硬米实、肉食等物，近夜临卧服尤佳。

汉东王先生《家宝》治婴孩小儿夹食伤寒，又治夹惊伤寒、温壮等。薄荷散方

杜薄荷半两，去粗梗、取嫩者　羌活　全蝎炒　麻黄去节　僵蚕直者去丝，炒　天竹黄各一分　甘草半分，炙　白附子半钱

上为末。每服婴孩一字，二三岁半钱，四五岁一钱，以水一药注或半银盏，煎十数沸服。

汉东王先生《家宝》治夹食伤寒取下，欲补虚、调胃气、进乳食、止吐泻。人参散方

人参　莲肉去心，焙　茯苓各一分　黄芪半两，槌，蜜水拌炙　甘草炙，二钱

上为末。每服婴孩一字，二三岁半钱，四五岁一钱，以水一药注或半银盏，入枣子半片，煎十数沸服。

夹惊伤寒第十一

《巢氏病源》小儿伤寒兼惊候：伤寒是寒气客于皮肤，搏于血气，使腠理闭密，气不宣泄，蕴积生热，故头痛体疼而壮热也。其兼惊者，是热乘心。心主血脉，小儿血气软弱，心神易动，为热所乘故发惊，惊不止则变惊痫也。

茅先生有小儿中兼惊伤寒候：大热狂躁，荒虚乱言，上渴，此候因惊热候传此。所治者，急用麦汤散三服方见本门

中，微汗出；次日下朱砂膏二服，方见惊积门中。热渐退；第三日下青金丹，方见本门中。通三次用匀气散、方见胃气不和门中。醒脾散有二方，一方见胃气不和门，一方见慢脾风门中。相夹与服。第四日身犹有伏热，即下大附散方见慢惊风门中。夹回阳散与服，方见本门。即愈。

汉东王先生《家宝》夹惊伤寒病证并方。夹惊伤寒候：浑身壮热，心躁发渴，睡里多惊，手足不定；两面颊赤色，眼腥瞪，腥音性，瞪音郑，直视也。小便赤。宜用薄荷散三二服方见夹食伤寒门中及轻青丹三二服方见单伤寒门中，间用调胃气药方见夹食伤寒门中，更进七宝牛黄丸治惊及金莲散三二服退热方并见本门。如依次用药不退，往往变作惊风，自有惊风诸方。

《玉诀》小儿伤寒惊搐歌：

伤寒惊搐即生涎，胃热乘虚遍体斑，
颊赤口干皮受热，涎高风盛发狂言。

风盛太过者，先与解之。涎实者，下之；伤冷，温之；热即利之。利涎调气，即无误也。

《玉诀》小儿伤寒惊搐候歌：

伤寒热病胃邪攻，燥渴频频面色红。
本是先传心与肺，急须解利治惊风。

此乃伤寒在表，宜坯煎散方见本门中，次乌犀膏利涎方见急慢惊风门中。又与调荣卫，切忌用热药。

《石壁经》三十六种夹食惊伤寒候歌：

脚冷头烧气不和，渐生喘急爱眠多。
有时梦里须频搐，《凤髓经》云：梦里惊掷。极嗽生涎不奈何。
吐沫且汗方为妙，解热消涎去久痾。
汗出除惊方已疾，其余平药与调和。

先调气，次发汗和解，解即凉膈，膈凉则涎自化矣，涎化则搐自住。

《小儿形证论》四十八候夹惊伤寒歌一同。后云：此患有先受伤寒后受惊，亦有先惊而后受伤寒。如先受伤寒，即先退伤寒，后退惊；先受惊即先退惊也。如退惊与南星丸方见伤寒变疹门中，如有余热更一服大青膏，大青膏方未见，大青丹方见急慢惊风门中。如退伤寒即与解表散，方见惊风门中。后服调胃散。方见积热门中。

《保生论》小儿伤寒并夹惊候：其脉浮洪伤寒者，小儿内停冷乳、包嚼之食，外伤冷风于腠户。令儿面色黄，两颊红色，鼻塞气喘，身上寒毛起，鼻流清涕，咳嗽喷嚏，烦躁吐食，频多下泄，小便如粉，皆是伤寒候。若加睡中惊掷狂叫，卧不安稳，是夹惊伤寒，宜与坯煎散并三服出汗，次与镇心丸。若只大喘啼叫，是伤寒正受候，宜与三黄散三服，次与麦汤散三服退热。坯煎散与《凤髓经》同，见本门中。镇心丸方与吉氏同，见一切惊门中。三黄散与《四十八候》同，见单伤寒门中。麦汤散方见本门中。

《博济方》治小儿惊风，伤寒四五日未得汗，摇头扬手上窜，多啼叫，不睡，吃水不休。铅白霜丸

铅白霜　朱砂　马牙硝　人参　天竺黄　甘草炙。各半两　山栀子一两

上件七味为末，炼蜜为丸如桐子大。每服一丸，冷熟蜜汤化下。

茅先生小儿诸病青金丹

青黛罗过，平钱满挑一钱　滑石末　天南星　丁香罗过。各二钱　轻粉重二钱　水银秤二钱，先以锡二钱于铫子内煮熔，便放水银拌和，泻去于地，冷用　川巴豆去皮心膜，七十二片无缺损者，井华水浸一宿，悬当风处吹干烂研

上前件药同拌合，软饭为丸如此○大，巴豆不出油，依形证用汤使下项。

伤寒后取积，淡煎葱汤吞下[1]。取疳虫，用牛肉炙汁下。惊风、肚中紧硬、面青黑，金银薄荷葱汤吞下。因伤食肚中及腹皮上微热，肚胀，夜间作热，以疳又不是疳，面青黄色，眼微黄。此腹中有积，用皂角子二七粒，灰内煨过，用水一盏，煎至半盏。下有积作泻，鱼鲊汤下；气积，炒茴香汤下。依前件下药，周岁十四丸，三岁十八丸，七岁二十四丸，看大小加减。仍须是四更初下此药，天明通下积来，积尽可依形证候下药补之。临吃此药恐先吐下，甞小涎来不妨。

《茅先生方》小儿回阳散

苍术一两，米泔汁浸一宿　甘草炙　白术炮　陈橘皮去白，各半两　木香　大附子炮子，去皮秤。各一钱

上为末。每服一大钱，用盐汤空心点服。回阳散可夹伤寒药与服，看形候下之。

《茅先生方》小儿伤寒夹惊麦汤散

知母　人参　茯苓　杏仁去白　肉桂　石膏　滑石　甜葶苈　甘草炙　地骨皮各等分　麻黄去节，加一两多

上为末。每服一钱，看大小，用麦煎汤调下，依形候调理。

汉东王先生《家宝》治婴孩小儿诸惊及痫，手足搐搦，眼腥瞪。七宝牛黄丸

朱砂　粉霜　轻粉各一钱　牛黄半钱　脑麝各一字

上为末，糯米糊丸如〇大。每服二三岁半丸，四五岁一丸，煎金银薄荷汤磨下。月内小儿一丸分四服，百日内者一丸分三服。量儿大小、壮怯及病轻重加减。

汉东王先生《家宝》治婴孩小儿潮热金莲散　兼治伤寒夹惊。

连翘　山栀子去壳　甘草炙　防风　蝉壳洗去土令净。各等分

上为末。每服婴孩一字，二三岁半钱，四五岁一钱，以水一药注或半银盏，煎十数沸服。

张涣金泥膏方　治伤寒邪热乘心，兼发惊病。

菖蒲一寸九节者用　远志去心　钩藤各一两　人参去芦头　草龙胆　甘草炙。各半两

以上捣罗为细末，次用：

水银一分　牛黄别研　麝香研。各一钱　金箔二十片，将水银研如泥

上件与诸药一处拌匀，用蜜半斤，酥四两，用银锅或石锅中，先入水二升，除出金泥、酥、蜜外，先入诸药，慢火熬至一升，新绵滤去滓，方再不酥、蜜，金泥搅匀，用柳枝不住手搅，熬成膏，用瓷合盛。每一豆大，薄荷汤化下。

张涣防风天麻膏方　祛风镇惊及伤寒夹惊。

防风　天麻　人参去芦头。各一分　甘草炙　白僵蚕　干全蝎　白附子各半两

以上捣罗为细末，次用：

朱砂细研，水飞，一两　牛黄研，一分　麝香研，一钱

上件都研匀，炼蜜和如皂子大。每服一粒，用薄荷汤化下。

《婴童宝鉴》治小儿夹惊、夹风伤寒，佚食微转。千金丸方

朱砂末，一钱重　腻粉一分　麝香半钱　全蝎　白丁香各七个，末

上件和匀，白饭为丸如萝卜子大。薄荷汤下，一岁三丸。

《玉诀》治小儿伤寒惊搐。梨浆饼子　治风下涎。

---

[1] 下：原作"不"。据文义改。

轻粉半两　铁粉　荆芥穗　辰砂　腊茶各一钱　郁李仁七个，出油　粉霜半钱　牵牛子二十七个，微炒　脑麝各少许

上为末，炼蜜为饼子，加减。用梨汁薄荷汤化下。

《玉诀》坯煎散　治夹惊伤寒及解惊发汗。

全蝎　川乌炮，去皮尖　甘草炙　朱砂　大黄炮　羌活　川芎　麻黄去节　天麻酒浸　白僵蚕去丝。以上分两元本阙　脑麝各少许

上末之。每一钱、半钱，入坯子五粒，葱白半寸，煎三四沸。通口服，并二三服，出汗。

《三十六种》治夹惊伤寒。白附子散

白附子　朱砂各三分　全蝎一分半　黑附子炮，去皮脐　雄黄　羌活各半两　石膏七钱半　麻黄一两，去节　脑麝随意入，别研

上件为末。每服半钱、一字，薄荷腊茶调下。有热再服。

《凤髓经》坯煎散　治小儿夹惊伤寒，浑身壮热，睡中惊掷，咳嗽烦躁，下泄多。

川乌头半两，炮裂，去皮尖　大黄蒸熟，三钱　雄黄　白附子　甘草炮　川芎　天麻　僵蚕去足。各一钱　麝香少许　麻黄去节，四钱

上为末。每服半钱或一钱，大者一钱半，水半盏，入坯子三粒，葱白半寸，同煎数沸，温温服。如出汗并三服。

《保生论》麦汤散　治小儿变蒸，伏热，伤寒，咳嗽喷嚏，体热面赤。

麻黄去节　滑石　甘草　杏仁去皮尖　大黄　北葶苈子　地骨皮

上各等分，为细末。每服半钱、一钱或一字，小麦薄荷汤下。

《刘氏家传》红绵散　治小儿夹惊伤寒，吐逆，躁闷热渴，夜啼不睡。常服温平镇心、不凉。过一百日后，六七日间进一服不妨。

全蝎　人参　白茯苓　天麻各一钱　麻黄半两，去节　大辰砂一钱

上件为细末，将辰砂研细，一同和匀。每服一小钱，水少许，薄荷一叶，同煎十沸，温温服。

《吉氏家传》治惊，胃气虚弱，吐后手足搐搦、眼下及唇青者，不进饮食，是夹惊伤寒。没石子膏

没石子三个，生用　人参　诃子炮　白术各二钱　丁香五七个　甘草炙，半两　香附子三十七个，去皮

上末匀，煮猪肉，煞研丸如梧桐子大。不进饮食，白术汤下。

《吉氏家传》治夹惊伤寒。铁刷散

麻黄去根节，一两　甘草炙，半两　细辛半两　石膏　葶苈　青皮各一分　杏仁十二个

上末。如小儿伤寒三二日壮热，不曾调理，外风把定关窍，伤寒面黄白色，壮热微渴，此是伤寒候。三五日内，心藏热，面赤唇红，多躁壮热，热极生涎，即为惊也。元初伤风为伤寒，此候为夹惊伤寒也。如此患先下异功散二服，紫苏木瓜汤煎后，以此药半钱，水一盏，姜三片，煎至四分，温服，头面微有汗解。伤寒不退，如壮热，煎胜金散。如壮热后多睡，更烦躁口干，手足冷，此是外风把定关窍，用绵煎散一服发汗。汗出关窍通，只用异功散二服和气，更服此药解伤寒。异功散方见胃气不和门。

《吉氏家传》胜金散　治小儿伤寒，热惊风，麻痘疮疹，潮热。

天南星一两　白附子半两　雄黄一钱

上为末。每服一钱，水一盏，葱白

三寸，同煎三分，作三度与，作三服。

《吉氏家传》治伤寒。退热。绵煎散

麻黄去节，一两　天麻　紫苏　天南星油煎赤色　僵蚕各半两

上件末。小儿伤寒惊风，眥子壮热面赤，沉困头疼，不进饮食。用水一盏，药半钱，绵一片，薄荷汤下，睡时更煎铁刷散一服。夹惊伤寒无惊，只是伤寒，二日进二服取效。

《吉氏家传》解伤寒，通利夹惊，发汗。紫散子。但是伤寒身热急服。如是积，却服经验方、银夜丸。紫散子方

天麻生，一两　川芎半两　铁粉三分，上色者　硇砂一钱

上末，入脑、麝各少许，同研。每服一字、半钱，金银❶薄荷汤下。并服二服，汗自出。

《朱氏家传》天竺黄散　治小儿伤寒，退惊涎。

白僵蚕　郁金　蝉蜕　甘草炙　天竺黄　山栀子各等分

上为末。每服半钱，金银薄荷煎汤下。

长沙医者丁时发传乳香膏　治小儿夹惊伤寒，壮热涎鸣，风热壅盛。镇心化涎，退热定搐搦。乳香膏。

朱砂　铅白霜　天竺黄　葛粉　人参　茯苓各半两　天麻　甘草各三钱，炙　白附子一分　乳香二钱　牛黄　脑麝各半钱

上为细末，炼蜜为丸如梧桐子大，薄荷汤化下二丸。

长沙医者丁时发传治小儿夹惊伤寒，浑身壮热，涎盛发搐搦。

蝎七个　荆芥　麻黄去节　白矾　白附子各二钱　苏木少许

上为细末。每服一钱，水一盏，煎五分服。

长沙医者郑愈传治夹惊伤寒。无惜散

浮萍紫背者一钱　犀角屑半钱　钩藤钩三七个

上为末。每服半钱，蜜水调下。连进三服，出汗为度，后常服亦佳。

❶ 银：原作“钱”。据文义改。

卷第十五

伤寒变动　凡二十门

伤寒自汗第一

《巢氏病源》小儿伤寒汗出候：伤寒者，是寒气客于皮肤，搏于血气，使腠理闭密，气不宣泄，蕴积生热，故头痛、体疼、壮热也。而汗出者，阳虚受邪，邪搏于气，故发热。阴气又虚，邪又乘于阴，阴阳俱虚，不能制其津液，所以伤寒而汗出也。

《活人书》论伤寒小儿、大人治法：一般但小分剂，药性差凉耳。问：自汗者，何也？卫不和自汗。病人脏无他病，时发热自汗出而不愈者，卫不和也。先其时发汗则愈，属桂枝也。太阳病，发热汗出者，此为荣弱卫强，故汗出。欲救风邪者，宜桂枝汤。又云：病常自汗出者，此为荣气和。荣气和者，外不谐也。以卫气不共荣气谐故尔。以荣行脉中，卫行脉外，复发其汗，荣卫和则愈。伤风自汗，太阳病；发热汗出，恶风脉缓为中风，属桂枝汤。又云：太阳病，项背强几几，反汗出恶风，桂枝加葛根汤主之。汗出而渴者，五苓散。不渴者，茯苓甘草汤。虽然仲景云伤寒自汗用桂枝，然桂枝汤难用，须是仔细消息之。假令伤风自汗，若脉浮而弱，设当行桂枝，服汤后，无桂枝脉息证候而烦者，即不可再服也。若伤寒自汗出而小便数者，尤不可与桂枝也。仲景云：太阳病，自汗，四肢拘急，难以屈伸，若小便难者，可桂枝汤内加附子服之。若小便数者，慎不可与桂枝附子汤，宜服芍药甘草汤。若误行桂枝附子攻表，便咽干烦躁，厥逆呕吐，作甘草干姜汤与之，以复其阳。若厥愈足温，更作芍药甘草汤与之，其脚即伸。若胃气不和谵语者，与调胃承气汤。微溏则止其谵语。缘芍药甘草汤，主脉浮、自汗、小便数者。寸口脉浮为风，大为虚，风则生微热，虚则两胫挛。小便数，仍汗出，为津液少，不可误用桂枝，宜服芍药甘草补虚退风热。通治误服桂枝汤后，病证仍存者也。阳明病，自汗不恶寒。反恶热，濈濈然汗自出者，属阳明也。若阳明病汗出多而渴者，不可与猪苓汤，以汗多、胃中燥，猪苓复利其小便故也。故仲景云：阳明病发热汗多者，急下之。阳明病，其人汗多，以津液外出，胃中燥，大便必硬。谵语者，属调胃承气汤。虽然阳明汗多急下，若小便自利者，此为津液内竭，虽尔不可攻之。须自大便导之，宜用蜜煎导法。阳明病，汗出而脉迟、微恶寒者，表未解也，宜服桂枝汤。阳明法多汗，若脉浮无汗而喘者，发汗则愈，宜麻黄汤也。亡阳自汗，太阳病，发汗多遂漏不止，其人恶风，当温其经，宜桂枝加附子汤。伤寒尺寸脉俱紧而汗出者，亡阳也，此属少阴，法当咽痛而复吐利。其人热不去，内拘急，四肢疼，厥逆而恶寒者，四逆汤主之；汗多不止者，可用温粉扑之；若汗多不止，必恶风，烦躁，不得卧者，先服防风白术术牡蛎汤，次服小建中汤。所合用方尽见本门。

《活人书》仲景桂枝汤

桂枝　芍药各三两　甘草二两

上锉如麻豆大。每服抄五钱匕，水一盏半，入生姜五片，枣子二枚，煎至一盏，去滓温服。须臾歠❶热稀粥一盏，以助药力。温覆令一时许，遍身漐漐❷微以有汗者佳。具加减法：若桂枝汤，自西北二方居人，四时行之，无不应验。江淮间唯冬及春可行之，自春末及夏至以前，桂枝证，可加黄芩一分，谓之阳旦汤。夏至后有桂枝证，可加知母半两，石膏一两，或加升麻一分。若病人素虚寒者，正用古方，不再加减也。戒曰：桂枝最难用，虽云表不解，脉浮可发汗，宜桂枝汤，须是病人常自汗出，小便不数，手足温和，或手足指稍作微冷，少顷却温，身虽微似烦，而又憎寒，始可行之。若病人身无汗，小便数或手足冷，不恶寒或饮酒家不喜甘者，慎不可行桂枝也。仍有桂枝证，服汤已，无桂枝证者，尤不可再与。

《活人书》仲景桂枝加葛根汤

桂枝　甘草各一两　葛根二两　芍药　麻黄各一两半

上锉如麻豆大。每服抄五钱匕，生姜四片，枣子一个，水一盏半，煎至八分，去滓服。覆取微汗。

《活人书》仲景五苓散

猪苓去黑皮，秤　白术　茯苓去皮，秤。各三分　泽泻一两一分　桂枝去皮，半两，不见火

上各事持捣筛为散，拌匀。每服抄三钱，白汤调下。此药须各自事持，秤见分两，然后合。

《活人书》仲景茯苓甘草汤

茯苓　桂枝去皮。各二两　甘草炙，一两

上锉如麻豆大。每服抄五钱匕，水一盏半，生姜五片，煮至八分，去滓温服。

《活人书》仲景桂枝加附子汤

桂枝去皮　芍药各一两半　甘草炙，一两　附子炮去皮，用半两

上锉如麻豆大。每服抄五钱匕，生姜四片，枣子一个，水一盏半，煮至八分，去滓温服。

《活人书》仲景芍药甘草汤

白芍药　甘草炙。各二两

上锉如麻豆大。每服抄五钱匕，水一盏半，煮至八分，去滓温服。

《活人书》仲景甘草干姜汤

甘草炙，四两　干姜二两

上锉如麻豆大。每服抄五钱匕，水一盏半，煮至八分，分减服。

《活人书》仲景调胃承气汤

甘草一两　芒硝一两一分　大黄去皮，二两

上锉如麻豆大。每服五钱匕，水一大盏，煎至七分，去滓服。

《活人书》仲景蜜煎导　若土瓜根及大猪胆汁，亦可为导煎。

蜜四两

上一味，内铜器中，微火煎之，稍凝如饴状，搅之勿令焦着，欲可丸捻作挺如指许长二寸；当热时急作，冷时硬，令头锐，内谷道中，以手急抱，欲大便时乃去之。

《活人书》仲景麻黄汤

麻黄一两半，去节　桂枝一两　甘草炙，半两　杏仁三十五个，去皮尖

上锉如麻豆大。每服抄五钱匕，水

❶ 歠 chuò：喝，吸。
❷ 漐漐 zhízhí：本义指小雨不止。这里形容微汗不断。见《集韵》。

盏半，煮至八分，去滓温服。覆取微汗，不须歠粥。加减法：伤寒热病药性须凉，不可太温，夏至后麻黄汤须加知母半两、石膏一两、黄芩一分，盖麻黄汤性热，夏月服之，有发黄斑出之失。唯冬及春，与病人素虚寒者，乃用正方，不再加减。

《活人书》仲景四逆汤

甘草二两，炙　干姜一两半　附子一个，生用

上锉如麻豆大。每服四钱，以水一盏半，煮至七分，去滓温服。强人加附子半个，加干姜一两半。

《活人书》仲景温粉法

白术　藁本　川芎　白芷各等分

上捣罗为细末，一两入米粉三两和之。粉扑周身，止汗。无藁本亦得。

《活人书》防风白术牡蛎汤

防风独茎者，去芦头　牡蛎炒黄　白术各等分

上捣罗为细末。每服二钱，以酒调下，米饮亦得。日进二三服，汗止便服小建中汤。

《活人书》仲景小建中汤

桂枝一两半，去皮　芍药三两　甘草一两　胶饴半升。旧有微溏或呕者，去胶饴

上锉如麻豆大。每服抄五钱匕，水一盏半，生姜四片，大枣一个，煮至八分，去滓，下胶饴两匙许，再煎化温服。日三服，夜二服。尺脉尚迟，再作一剂，加黄芪末一钱。

煎造饴胶法

糯米一升，拣净洗　大麦蘖末六两

上米一如炊饭，甑上至气溜取下，倾入一盆子，入蘖末一合，并汤盏来许，拌匀，再上甑，至饭熟却入盆子内，都以蘖末拌匀，入一瓷罐子，可容五升许。冬月罐子可令热，春秋夏温。冬月用汤二升许入罐子内，罐子内饭上汤三指许即得，布并纸三五重盖定，更以绵或絮包定，近火。春秋夏即温和至一宿，见米浮在水面上，即以布绞裂取清汁，银石器内煎至面上有膜，即以木蓖不住手搅至稀糊，以瓷器收。夏月置井中，庶不酸。

伤寒头汗出第二

《活人书》论伤寒小儿、大人治法：一般但小分剂，药性差凉耳。问：头汗出者，何也？病人表实里虚，元腑不开则阳气上，出汗者见于头。凡头汗出者，五内干枯，胞中空虚，津液少也。慎不可下，下之者谓之重虚。然头汗出者有数证：伤寒五六日，头汗出，微恶寒，手足冷，心下满，口不欲食，大便硬，脉细者，此为阳微结。必有表，复有里也，脉沉亦有里也。汗出为阳微，假令纯阴结，不得复有外证，悉入在里，此为半在里半在外也。脉虽沉紧，不得为少阴病。所以然者，阴不得有汗，今头汗出，故知非少阴也。小柴胡汤主之。伤寒五六日，已汗下，胸胁满，微结，小便不利，渴而不呕，但头汗出，往来寒热，心烦者，此表未解。柴胡桂枝干姜汤主之。病人但头汗出，身无汗，剂颈而还，小便不利，渴引水浆者，此为瘀热在里，身必发黄，五苓散、茵陈汤。阳明病下之，其外有热，手足温，不结胸，心中懊侬，饥不能食，但头汗出者，栀子豉汤主之。心下紧满，无大热，头汗出者，茯苓汤主之。仲景云：伤寒心下紧满，无大热，但头汗出者，此名为水结在胸胁，以汗头出别水结证，用小半夏加茯苓汤。

《活人书》仲景小柴胡汤

柴胡四两　黄芩一两半。若腹中痛者，去黄芩加芍药一两半。若心下悸，小便不利者，

去黄芩加茯苓二两　人参一两半。若不渴，外有微热者，去人参，加桂枝一两半，温覆微汗愈。若咳嗽者，去人参并枣子，加五味子一两一分、干姜一两　甘草一两半　半夏一两一分，汤洗。若胸中烦不呕者，去半夏、人参，加栝蒌实半枚，用四分之一。若渴者去半夏，更加人参三分，苦栝楼根二两　枣子六枚。若胁下痞硬，去枣子加牡蛎二两，熬

上锉如麻豆大。每服抄五钱匕，生姜四片，枣子一个，水一盏半，煮至八分，去滓温服。日三服。

《活人书》仲景柴胡桂枝干姜汤

柴胡二两　桂枝去皮　黄芩各一两半　栝楼根二两　干姜　甘草炙　牡蛎熬。各一两

上锉如麻豆大。每服抄五钱匕，水一盏半，煮至八分，去滓温服，食顷再服。

《活人书》仲景五苓散，方见伤寒自汗门中。

《活人书》仲景茵陈蒿汤

茵陈蒿嫩者，一两半　大黄半两，去皮　栀子大者，三枚半

上锉如麻豆大，以水二大白盏，先煮茵陈，减半盏，次内二味，煮八分，去滓温服。日三服。小便当利，尿如皂荚汁状，色正赤。一宿腹减，黄从小便中去也。

《活人书》仲景栀子豉汤

肥栀子十四枚，擘　香豉四合

上锉如麻豆大。每服五钱，水一盏，煎至八分，去滓温服。得快吐止后服。

《活人书》赤茯苓汤

赤茯苓　陈橘皮汤浸去白瓤，焙　人参去芦头。各一两　半夏汤洗七遍，去滑　川芎　白术炮。各半两

上件药捣为粗末。每服四钱，以水一钟半，生姜五片，煎至七分，去滓。不计时候温服。

《活人书》小半夏加茯苓汤

半夏五两，汤浸洗七遍　白茯苓三两，去黑软皮

上锉如麻豆大。每服半两，水三盏，煎至一盏；秤生姜四钱，取自然汁，投药中更煎一、两沸。热吃，不拘时候。

伤寒咳嗽第三伤寒后咳嗽附

《巢氏病源》小儿伤寒咳嗽候：伤寒是寒气客于皮肤，搏于血气，使腠理闭密，气不宣泄，蕴积生热。故头痛、体疼而壮热。其嗽者，邪在肺。肺候身之皮毛而主气，伤寒邪气先客皮肤，随气入肺，故令嗽重者有脓血也。

《巢氏病源》：小儿伤寒差差后犹嗽者，是邪气犹停在肺未尽也。寒之伤人，先客皮毛。皮毛肺之候，肺主气，寒搏于气，入五脏六腑，故表里俱热。热退之后，肺尚未和，邪犹未尽，邪随气入肺，与肺气相搏，故伤寒后犹病嗽也。

《活人书》论伤寒小儿、大人治法：一般但小分剂，药性差凉耳。问：咳嗽者，何也？伤寒咳嗽有两证。有太阳证咳嗽，小青龙、小柴胡也。有少阴证咳嗽，真武汤、四逆散、猪苓汤也。大抵热在上焦，其人必饮，水停心下，则肺为之浮。肺主于咳，水气乘之，故咳而微喘。仲景云：伤寒表不解，心下有水，干呕发热而咳，小青龙汤主之。小便不利，小腹满者，去麻黄加茯苓。往来寒热，胸胁满痛或咳者，小柴胡汤主之。小柴胡去人参、大枣，加五味子，干姜。若少阴证咳嗽，四肢沉重疼痛，小便不利，自下利而咳，真武汤主之。真武汤加五味子、干姜。大抵伤寒水气皆因饮水过多。古人治水气而咳者，病在阳则小青龙汤主之；病在阴则真武汤主之。四肢厥逆，腹中痛，或泄利而

咳，四逆散主之。四逆散加五味子、干姜。下利六七日，咳而呕渴，心烦不得眠，猪苓汤主之。《古今录验》橘皮汤治嗽佳。

《石壁经》三十六种内伤寒咳嗽候：唇青《四十八候》云：唇白。鼻紫嗽声连，肺胃于中养毒涎。夜嗽胸高兼肚胀，汗收髓热气难宣。食逆复翻言语重，嗽声频作岂能痊。行风发汗方为妙，定使风除绝本源。

内热蕴积，贼风所传，是致寒热相感，便生咳嗽，久则胸高如覆杯也。肚胀声重，须当发汗行风，次与调气化涎利膈。若腹脏结，则当利动即差差。

《凤髓经》此候歌括一同。仍注云：与坯煎散，方见夹惊伤寒门。次杏仁膏，方见久嗽门。

《小儿形证论》四十八候伤寒咳嗽歌一同。后云：此是伤寒传成吐逆咳嗽，先与解表散方见慢惊风门中。退伤寒后，用疏风槟榔散方见烦热门中。然后用嗽药三二服。

《千金》治少小伤寒，发热咳嗽，头面热者。麻黄汤方

麻黄　生姜　黄芩各一两　甘草炙　石膏　芍药　桂心各半两　杏仁十枚，汤浸，去皮尖

上八味㕮咀，以水四升，煮取一升半，分二服。儿若小以意减之。伤寒证治，亦用此治伤寒发热咳嗽。

《圣惠》治小儿内中冷气，及伤于外寒咳嗽，或时寒热，头痛。白术散

白术　紫菀洗去苗土　麻黄去根节　厚朴去粗皮，涂生姜汁，炙令香熟　人参去芦头　杏仁汤浸，去皮尖、双仁，麸炒微黄　甘草炙微赤，锉。各半两　赤芍药　陈橘皮汤浸、去白瓤，焙。各一分

上件药捣，粗罗为散。每服一钱，以水一小盏，煎至五分，去滓。不计时候，量儿大小加减服之。

《圣惠》治小儿伤寒，痰逆咳嗽，不欲乳食。贝母散方

贝母煨微黄　桔梗去芦头　甘草炙微赤，锉　人参去芦头　干姜炮裂，锉　半夏汤洗七遍，去滑。各一分　陈橘皮汤浸，去白瓤，焙　杏仁汤浸，去皮尖、双仁，麸炒微黄。各半两　桂心一两

上件药捣，粗罗为散。每服一钱，以水一小盏，入生姜少许，煎至五分，去滓，不计时候温服。量儿大小以意加减。

《圣惠》治小儿伤寒壮热，咳嗽呕吐。枇杷叶散方

枇杷叶一分，拭去毛，炙微黄　川升麻　人参去芦头　贝母煨微黄。各半两　茅根一两，锉　竹茹三分

上件药捣，粗罗为散。每服一钱，以水一小盏，入枣一枚，擘掰，生姜少许，煎至五分，去滓。不计时候，看儿大小以意加减，温服。

《圣惠》治小儿伤寒，咳嗽不差。杏仁散方

杏仁汤浸，去皮尖、双仁，麸炒微黄　贝母煨微黄　川升麻　甘草炙微赤，锉　麻黄去根节。各半两

上件药捣，粗罗为散。每服一钱，以水一小盏，入生姜少许，煎至五分，去滓。不计时候，量儿大小以意加减温服。

《圣惠》治小儿伤寒，咳嗽吐逆，昼夜不息。桂心散方

桂心半两　甘草炙微赤，锉　麦门冬去心。各一两　紫菀三分，洗去苗土

上件药捣，粗罗为散。每服一钱，以水一小盏，入生姜少许，煎至五分，去滓，不计时候温服。随儿大小以意

增减。

《圣惠》治小儿伤寒，咳嗽气急。麻黄散方

麻黄去根节　木通锉　桂心各半两　川大黄锉碎，微炒　射干各一分　皂荚子二十枚，煨熟

上件药捣，粗罗为散。每服一钱，以水一小盏，煎至五分，去滓，不计时候温服。量儿大小以意加减。

《婴孺》治二百日，儿因伤寒得嗽，极时便呕。细辛汤方

细辛　紫菀各一分　人参　五味子　桂心　当归　附子炮　干姜　甘草各二分

上水二升，煮及九合。一服一合半，频频服。

《婴孺》治小儿伤寒，壮热加嗽。贝母汤方

贝母　石膏各八分　升麻　知母　黄芩　栀子仁　芍药各六分　杏仁去皮尖　柴胡各五分　羚羊角屑　射干各四分　甘草炙，二分

上切，以水四升，煮一升二合，为四服。如是一二岁儿量大小与之。

《婴孺》治小儿伤寒，嗽气喘急。麻黄汤方

竹叶切，八合　贝母八分　柴胡　升麻各七分　枳实麸炒　紫菀各三分　栀子仁　杏仁去皮尖。各六分　甘草炙　麻黄去节。各二分　大黄十分

上切，以水四升，煮一升三合，期岁儿为四服，四岁儿为二服。

《婴孺》治少小伤寒后，嗽不止差差。杏仁散方

杏仁炒　升麻各六分　贝母八分　甘草四分，炙

上为末。白饮服五分，日再。二、三岁依岁服。小儿乳头上与之，量多少与。

张涣麦门冬汤方　治伤寒未除，咳嗽喘急。

麦门冬去心　款冬花　人参去芦头　紫菀洗，焙干。各一两　桂心半两　甘草炙，一分

上件捣罗为细末，入杏仁二十粒，麸炒，去皮尖，细研拌匀。每服一钱，水一钟，入生姜三片，煎至五分，去滓，放温热，令时时服之。

张涣竹茹丹方　伤寒通肺治嗽。

竹茹　枇杷叶　人参去芦头　半夏汤洗七遍　天南星炮　紫菀已上各一分

上件捣罗为细末，生姜汁和如黍米大。每服十粒，生姜汤下，量儿大小临时加减。

《活人书》仲景小青龙汤

麻黄一两半，微利者，去麻黄，加芫花如一弹子，熬令赤色。若噎者，去麻黄加附子半个，炮。若小便不利，小腹满者，去麻黄加茯苓二两。若喘者，去麻黄加杏仁一两，去皮尖　半夏一两一分，汤洗。若渴去半夏加栝楼根一两半　芍药　桂枝　细辛　干姜　甘草炙。各一两半　五味子一两一分

上锉如麻豆大。每服抄五钱，水一盏半，煮至八分，去滓温服。

《活人书》仲景小柴胡汤方见伤寒头汗出门中。

《活人书》仲景真武汤

茯苓三分。小便利者，去茯苓　芍药三分。下利者去芍药，加干姜二分　附子一枚，炮去皮，破八片，用二片。呕者去附子加生姜，足煎成三两　白术二分。若咳者加五味子三分，细辛一分，干姜一分

上锉如麻豆大。抄五钱匕，生姜四片，水一盏半，煎至八分。去滓温服，日三服。

《活人书》仲景猪苓汤

猪苓去皮　茯苓　阿胶炙过　泽泻　滑石各一两

上锉如麻豆大。每服抄五钱，以水一盏半，煮至七分，去滓温服。

《活人书》仲景四逆散

甘草炙　枳实去白瓤。炒黄　柴胡　芍药以上各一两

咳者加五味子、干姜各半两。下利悸者，加桂半两。小便不利者，加茯苓半两。腹中痛者，加附子半枚，炮裂。泄利下重，先浓煎薤白汤，内药末三钱匕，再煮一二沸，温服。

上捣筛为细散。米饮下二钱，日三服。

《活人书》:《古今录验》橘皮汤

陈橘皮　紫菀　麻黄　杏仁　当归　桂　甘草　黄芩各半两

上锉如麻豆大。每服抄五钱匕，用水一盏半，煎至一盏，去滓服。

《三十六种》治伤寒咳嗽。麦门冬汤

麦门冬去心　知母各一两　甘草炙　麻黄去根节。各一分　皂角半两，沙糖或酥炙

上为粗散。每服半钱，水五分盏，煎至三分，去滓，不计时候服。

《四十八候》治伤寒咳嗽。雄黄丸

雄黄半分　大黄一分　半夏十粒，生　猪牙皂角一钱炙，去尖　铜青炒，一钱

上末滴水丸如粟米大，或糊丸亦得。每服十丸，精肉汤下，大治嗽。

《吉氏家传》治伤寒嗽。

白矾　甘草　知母　半夏姜浸。各一分　蚌粉半两　人参一钱

上末。每服二钱，生姜汁一钱，蜜一钱，同煎澄清服。临时相度用水。

《吉氏家传》治伤寒咳嗽红绵散

全蝎一个　麻黄去节，半两　破故纸一分，炒

上细末。每服半钱，或一字，用水一小盏，煎至半盏，将纸裹在红绵内煎，纽出汗，温服。

《吉氏家传》正神散　治小儿伏热伤寒，咳嗽喷嚏，鼻塞躁烦，呕逆不食。

麻黄去根节，半两　人参　甘草炙　白茯苓　羌活　大黄蒸。以上各一分　朱砂　天麻　石膏以上各半钱

上为末。每服一钱半，水半钟，入葱白半寸，豆豉三粒，同煎数沸，并进三服，汗出效。

《吉氏家传》梨浆饼子　治小儿伤寒候，胸膈溢滞；痰饮，咳嗽涎多，及急惊风。

铁彻粉　朱砂各一钱　硼砂　轻粉　粉霜　腊茶末　龙脑　荆芥末　水银砂　铅白霜各半分　麝香少许

上为末，炼蜜为膏，如钱眼大一饼一服，薄荷汤、鹅梨汁下，梨枝汁亦可。下涎是效。

伤寒发喘第四

《活人书》论伤寒小儿、大人治法：一般但小分剂，药性差凉耳。问：喘者，何也？伤寒喘只有太阳、阳明二证。太阳病，头疼发热，身疼恶风，无汗而喘者，宜汗，属麻黄汤桂枝证医反下之，利遂不止，脉促者，表未解也。喘而汗出者，葛根黄芩黄连汤也。太阳病下之，微喘者，表未解故也，桂枝加厚朴杏子汤也。发汗后不可更行桂枝汤，汗出而喘，无大热者可，与麻黄杏子甘草石膏汤。阳明病汗出不恶寒，腹满而喘有潮热者，宜下属承气汤。然阳明病脉浮，无汗而喘，发汗则愈，宜麻黄汤。太阳与阳明合病，喘而胸满者，不可下，宜麻黄汤。又有发汗后饮水多，咳而微喘者，以水停心下，肾气乘心，故喘也。小青龙去麻黄加杏仁也。小腹满者去麻黄加茯苓也。又问麻黄主喘，何故去之，失

治，心下有水而喘，不当汗也。小便不利，小腹满，故去麻黄加茯苓也。

《小儿形证论》四十八候治热传伤寒歌：

身热皆因积热生，至令潮热变伤寒。

先除积热方成路，便作伤寒事转难。

夹食夹惊须下积，办佗虚实与重看。

喘虚草下热当下，更与调荣患乃安。

此疾先潮热，后作伤寒，加喘气急，失调理，成惊难治也。先用南星丸方见伤寒变疹门中。或白丁香膏方未见，少使退潮热。如下尽热方调气，或虚惊，却与蛜蝌丸一二服方见一切痫门中。须用意调理而安。

《圣惠》治小儿伤寒，心胸烦闷，喘促。人参散方

人参去芦头　麻黄去根节　甘草炙微赤，锉。各半两　贝母煨微黄　杏仁汤浸，去皮尖、双仁，麸炒微黄。各一分

上件药捣，粗罗为散。每服一钱，以水一小盏，煎至五分，去滓。不计时候，量儿大小分减温服。

《活人书》仲景麻黄汤方

麻黄一两半，去节　桂枝一两　甘草半两，炙　杏仁三十五个，去皮尖

上锉如麻豆大。每服抄五钱匕，水一盏半，煮至八分，去滓温服，覆取微汗，不须歠粥。加减法：伤寒热病药性须凉，不可太温。夏至后，麻黄汤须加知母半两，石膏一两，黄芩一分。盖麻黄汤性热，夏月服之，有发黄斑出之失，唯冬及春与病人；素虚寒者，乃用正方，不再加减。

《活人书》仲景葛根黄芩黄连汤

葛根四两　黄芩　黄连各一两半　甘草炙，一两

上锉如麻豆大。每服抄五钱匕，水一盏半，煮至八分，去滓温服。日二三服。

《活人书》仲景桂枝加厚朴杏子汤

桂枝去皮　芍药各一两　甘草六分三字　杏仁去皮尖，十七个　厚朴去皮，姜汁炙，六分三字

上锉如麻豆大。每服抄五钱匕，生姜四片，枣子一个，煎至八分，去滓温服，覆取微汗。

《活人书》仲景麻黄杏子甘草石膏汤

麻黄二两　杏仁二十五个，去皮尖　石膏四两，碎，绵裹　甘草一两，炙

上锉如麻豆大。每服抄五钱匕，水一盏半，煮至八分，去滓温服。

《活人书》仲景大承气汤

大黄二两，锦纹者去皮生用，酒洗过　枳实二枚半，炒，去瓤　芒硝一合半　厚朴四两，去皮，姜汁炙

上锉如麻豆大。每服抄五钱匕，以水二盏，煎至八分，去滓，然后入芒硝，更再煎一二沸，放温服，以利为度。未利，再作与服。

《活人书》仲景小青龙汤　方见伤寒咳嗽门中。

伤寒鼻衄第五

《巢氏病源》小儿伤寒鼻衄候：伤寒是寒气客于皮肤，搏于血气，腠理闭密，气不得宣泄，蕴积生热，故头痛、体疼而壮热也。其鼻衄是热搏于气，而乘于血也。肺候身之皮毛而主气，开窍于鼻。伤寒先客皮肤，搏于气而成热。热乘于血，血得热则流散，发从鼻出者，为鼻衄也。凡候热病知应衄者，其人壮热，频发汗，汗不出或未及发汗，而鼻燥喘息，鼻气鸣，即衄。凡衄，小儿止半升数合，则热因之得歇。若一升二升者死。

《活人书》论伤寒小儿、大人治法：一般但小分剂，药性差凉耳。问：鼻衄者，何也？伤寒太阳证，衄血者乃解，盖阳气重故也。仲景所谓阳盛则衄。若脉浮紧，无汗，服麻黄汤。不中病，其人发烦目瞑剧者，必衄，小衄而脉尚浮紧者，宜再与麻黄汤也。衄后脉已微者，不可行麻黄汤也。若脉浮自汗，服桂枝汤不中病，桂枝证尚在，必头疼甚而致衄。小衄而脉尚浮者，宜再与桂枝也。衄后脉已微者，不可行桂枝汤也。大抵伤寒衄血不可发汗者，为脉微故也。治法：衄家不可发汗，汗出额上陷，脉紧急，直视不能瞬，不得眠。然而无汗而衄，脉尚浮紧者，须再予麻黄汤。有汗而衄，脉尚浮缓者，须再予桂枝汤。脉已微者，黄芩芍药汤、犀角地黄汤。衄血不止者，茅花汤。若衄而渴，心烦，饮水则吐水，先服五苓散，次服竹叶汤。又问：阴证有衄血者乎？阴证自无热何缘有衄。若少阴病但厥无汗，强发之必动血。未知从何道出，或从口鼻，或从耳目，是谓下厥上竭，为难治。

《婴童宝鉴》小儿伤寒鼻衄歌：

结热血兮血流散，从鼻出兮人可惊。

皆因汗兮不得汗，鼻干燥兮先有声。

《千金》治小儿未满百日，伤寒鼻衄，身热呕逆。麦门冬汤方

麦门冬十八铢　石膏　寒水石　甘草炙。各半两　桂心八铢

上五味㕮咀，以水二升半，煮取一升。分服一合，日三。

《圣惠》治小儿伤寒鼻衄，烦热头痛。竹茹散方

苦竹茹　甘草炙微赤，锉　黄芩各半两　麦门冬去心，焙　伏龙肝　石膏各一两

上件药捣，粗罗为散。每服一钱，以水一小盏，煎至五分，去滓，不计时候温服。更量儿大小加减服之。

《圣惠》治小儿伤寒壮热，鼻衄不止方。

生干地黄二两

上细锉，于银器中，以酒一中盏，煎至七分，去滓。不计时，分温三服。

《圣惠》又方

生葛根汁

上用一小盏，分二服，即止。

《圣惠》治小儿伤寒鼻衄，已经数日不止方。

生地黄汁　白蜜各一小盏　蒲黄一两

上件药相和，微暖过。每服半小盏，量儿大小分减频服。

《圣惠》治小儿伤寒鼻衄，经日发歇不止方。

蒲黄一两　石榴花末半两

上件药，相和令匀。不计时候，以新汲水调下半钱，更量儿大小加减服之。

《圣惠》治小儿伤寒鼻衄，经数日不止方。

上取乱发烧灰细研，频频吹少许于鼻中良。

张涣立应散方　治伤寒血热妄行，鼻衄不止。

石榴花取末，焙干　干葛根为末　蒲黄研。各半两

上件为细末。每服半钱，取生地黄汁调下并服。

《活人书》仲景麻黄汤，方见伤寒发喘门中。

《活人书》仲景桂枝汤，方见伤寒自汗门中。

《活人书》黄芩芍药汤

黄芩三两　芍药　甘草炙。各半两

上为粗末。每服三钱，水一盏，煎至六分，去滓温服。

《活人书》犀角地黄汤

犀角屑如无，以升麻代之　牡丹去心。各一两　芍药三分　生地黄半斤

上锉如麻豆大。每服五钱匕，水一盏半，煮取一盏。有热如狂者，加黄芩二两；其人脉大来迟，腹不满自言满者，为无热，不用黄芩。

《活人书》茅花汤

茅花一大把，水三盏，煎浓汁一盏，分二服即差差。无花以根代之。

《活人书》仲景五苓散，方见自汗门中。

《活人书》仲景竹叶石膏汤

淡竹叶半把　石膏四两，杵碎　半夏二分半　人参　甘草各半两　麦门冬一两半

呕者，加生姜一两。

上锉如麻豆大。每服抄五钱匕，水一盏半，入粳米百余粒，煮取八分，米熟汤成，去滓温服。

张涣《鸡峰方》　治伤寒时气，衄血不止。

好松烟墨

上为细末，鸡子清和如桐子大。每服十粒，白汤下，不以时。

又方

生萝卜捣取汁。

上每服半盏，入盐少许，搅匀频服之，不以时。

伤寒呕啘第六

《巢氏病源》小儿伤寒呕候：伤寒是寒气客于皮肤，搏于血气，腠理闭密，气不宣泄，蕴积生热，故头痛体疼而壮热。其呕者，是胃气虚热乘虚入胃，胃得热则气逆，故呕也。

《活人书》论伤寒小儿、大人治法：一般但小分剂，药性差凉耳。问：呕者，何也？无阳则厥，无阴则呕。呕者，足阳明胃之经。足阳明之气下行，今厥而上行，故为气逆，气逆则呕。仲景云：呕多虽不大便，不可下，可与小柴胡汤。上焦得通，津液得下，胃气因和，浃然汗出而解。大抵呕证不一，各有治法。要之，小柴胡汤尤相主当耳。与小柴胡汤，胸胁满而呕，日晡发潮热者，可小柴胡汤加芒硝也。若呕不止，心下急，郁郁微烦者，与大柴胡也。若大便秘者，方加大黄。大柴胡治呕最妙，为内有枳实故也。枳实去秽、压虚气，须是去大黄。仲景云：呕多，虽有阳明，慎不可下。官局桔梗汤最良，亦用枳实耳。古人治呕多用半夏加生姜。孙真人云：生姜是呕家圣药。仲景治呕皆用之。太阳与阳明合病，必下利，若不和但呕者，葛根加半夏汤主之。胸中有热，胃中有邪气，腹痛欲呕者，黄连汤主之。太阳与少阳合病，而自利若呕者，黄芩加半夏生姜汤主之。《金匮》诸呕吐，谷不得下者，小半夏汤、小半夏加茯苓汤、小半夏加橘皮汤主之，皆可选用也。呕而发热者，小柴胡汤主之。呕而发渴者，猪苓汤主之。先呕却渴者，此为欲解，急与之。先渴却呕者，为水停心下，此属饮家。仲景云：本渴饮水而呕者，柴胡不中与也。宜治膈间有水，赤茯苓汤主之。若少阴证而呕者，真武汤去附子加生姜也。若汗、若吐、若下后，虚烦不得眠，若呕者，栀子生姜豉汤主之。伤寒差后呕者，有余热在胃脘也，竹叶汤加生姜主之。又问：有干呕者，何也？大凡呕者，饮食不下。干呕者，今人所谓噎也，或因汗出，或因有水，或下利，脾胃有热，故便干呕，官局桔梗汤最佳。仲景治法，汗自出、干呕者，桂枝证也。表不解，心下有水气，干呕发热者，小青龙也。

身凉汗出，两胁痛，或干呕者，十枣汤也。少阴下利，脉微，与白通汤。利不止，厥逆无脉，干呕烦者，白通加猪胆汁汤也。少阴❶下利，里寒外热，脉微欲绝，或干呕者，通脉四逆汤也。干呕吐涎沫，头痛者，吴茱萸汤也。《伤寒论》云：食谷欲呕，属阳明也，吴茱萸汤主之。得汤反剧者，属上焦也，仲景无治法。大抵吴茱萸汤，治少阳证也。谷入胃而呕属阳明，宜与小柴胡。若病人直患呕吐，而复脚弱或疼，乃是脚气，当作脚气治之。

《圣惠》治小儿伤寒烦热，头痛呕逆。麦门冬散方

麦门冬去心　石膏细研。各三分　甘草半两，炙微赤，锉

上件药捣，粗罗为散。每服取一大钱，以水一小盏，煎至五分，去滓。不计时候，量儿大小分减温服。

《圣惠》治小儿伤寒，吐逆不定。藿香散方

藿香　丁香　木香各一两　葛根一两，锉　人参去芦头　甘草炙微赤，锉。各半两

上件捣药，粗罗为散。每服一钱，以水一小盏，煎至五分，去滓。量儿大小临时分减，温服。《圣惠》二方，一凉一温，须善用之。

《婴孺》治小儿伤寒壮热，呕吐。芦根汤方

生芦根切，五合　知母十二分　淡竹青皮五分

上水三升，煮一升，为三服。一岁儿方，大小增减用，更用冬瓜汁一升，却减水一升煮妙。

《活人书》仲景小柴胡汤，方见伤寒头汗门中。

《活人书》仲景柴胡加芒硝汤

柴胡一两三钱　黄芩　人参　甘草各半两　半夏四钱半，汤洗　芒硝一两

上锉如麻豆大。每服抄五钱匕，生姜四片，枣一枚，水一盏半，煮至八分，去滓，内芒硝，更微沸，温服。

《活人书》仲景大柴胡汤

柴胡四两　黄芩　芍药各一两半　半夏一两一分　枳实二枚，炙

上锉如麻豆大。每服抄五钱匕，生姜四片，枣一个，水一盏半，煮至八分，去滓温服，以利为度。未利再服。本方无大黄，欲下者加大黄二两。

《活人书》官局桔梗汤

桔梗　半夏　陈皮各一两　枳实半两

上为粗末。每服三钱匕，水一盏，生姜五片，煎至七分，去滓温服。

《活人书》仲景古方，半夏加生姜名小半夏汤方

半夏大者七枚，切碎　生姜薄切五片

上同用水一盏，煎至半盏，去滓，食后温服。

《活人书》仲景葛根加半夏汤

葛根一两　麻黄三分，去节　甘草炙　芍药　桂枝去皮，半两　半夏二分半

上锉如麻豆大。每服抄五钱匕，生姜四片，枣子一枚，煎至八分，去滓温服。覆取微汗。

《活人书》仲景黄连汤

黄连　甘草炙　干姜　桂枝各三两　人参二两　半夏二两半

上锉如麻豆大。每十钱匕，枣二枚，以水三盏，取一盏半，去滓分二服。

《活人书》仲景黄芩加半夏生姜汤

芍药　甘草各二分　黄芩三分　半夏二分半

上锉。每服五钱，生姜四片，大枣一枚，以水二盏，煮至八分，去滓温服。

❶ 少阴：原作“少阳阴”。据《类证活人书》卷10改。

《活人书》小半夏加茯苓汤，方见伤寒头汗出门中。

《活人书》仲景小半夏加橘皮汤

半夏大者七枚，切碎 生姜薄切五片 橘皮一大片

上同用水一盏，煎至半盏，去滓，食后温服。

《活人书》仲景猪苓汤，方见伤寒咳嗽门中。

《活人书》仲景赤茯苓汤，方见伤寒头汗门中。

《活人书》仲景真武汤，方见伤寒咳嗽门中。

《活人书》仲景栀子生姜豉汤

栀子七枚 生姜二两半 香豉二合

上分二服，以水二盏，先煮栀子、生姜至一盏，内豉同煮，取七分，去滓温服。得快吐，止后服。

《活人书》仲景竹叶加生姜汤，方见伤寒鼻衄门中。

《活人书》仲景桂枝汤，方见伤寒自汗门中。

《活人书》仲景小青龙汤，方见伤寒咳嗽门中。

《活人书》仲景十枣汤

芫花炒赤，熬 甘遂 大戟

上各等分，捣筛秤末，合和之，入臼中，再杵治三二百下，先以水一升半，煮肥枣子十枚，煮取八合，去滓，内药末。强人一钱匕，羸人可半钱，再单饮枣汤送下，平旦服。若下少病不除者，明日更服加半钱，利后糜粥自养。合下不下，令人胀满，通身浮肿而死。

《活人书》仲景白通汤

附子一枚，生用 干姜一两

上锉如麻豆大。每服抄五钱匕，水一盏半，入葱白四寸，煮至七分，去煎滓温服。

《活人书》仲景白通加猪胆汁汤

附子半个，生用去皮 干姜半两 葱白二茎 溺二合半 猪胆汁半合

上以水一盏，煮至五分，去滓，内猪胆汁和相得，分温再服。

《活人书》仲景通脉四逆汤

甘草二两，炙 附子大者，去皮，一个 干姜一两，炮

面赤者，加连须葱九茎。腹中痛者，去葱加芍药二两。呕者，加生姜二两。咽痛，去芍药加桔梗一两。利止、脉不出者，去桔梗加人参二两。

上锉如麻豆大。每服抄五钱匕，以水一盏半，煮至八分，去滓温服。未差，急更作一剂，其脉续续出者愈。

《活人书》仲景吴茱萸汤

吴茱萸一两二钱，汤洗三遍 人参三分，去芦头

上锉如麻豆大。每服四钱，生姜五片，枣子一个，以水二盏半，煮取八分，去滓。分二服。

《庄氏家传》治小儿伤寒头痛，和气止逆，止渴。人参散

人参去芦头 白术 麻黄去根节 藿香叶 甘草炙微赤，锉 干葛以上各一分 石膏透明者，半两

上为末。每服一钱，水一盏，葱白一寸，豉三十粒，煎五分，去滓温服。

长沙医者丁时发传人参散治小儿伤寒。调顺阴阳，和脾胃，定吐逆，止渴。

人参一两 木香 茯苓 藿香 甘草炙。各一分 干葛二分

上为末。每服一钱，煎五分，温温服。

伤寒发渴第七

《巢氏病源》小儿伤寒热渴候：伤寒是寒气客于皮肤，搏于血气，腠理闭

密，气不宣泄，蕴积生热，故头痛、体疼而壮热。其渴者，是热入脏，脏得热则津液竭燥，故令渴也。

《活人书》论伤寒小儿、大人治法：一般但小分剂，药性差凉耳。问：渴者，何也？脉浮而渴属太阳，伤寒表不解，心下有水气而渴者，小青龙去半夏加瓜蒌汤。太阳病，服桂枝，大汗出后，大烦渴者，白虎加人参。脉浮，小便不利，微热消渴者，五苓散。伤寒四五日，身热恶风，胁下满，手足温而渴者，小柴胡去半夏加人参瓜蒌根主之。太阳证，身体灼热而渴者，为风温，栝楼根汤主之。有汗而渴属阳明白虎加人参汤主之。虚人、老人及春秋月，可与竹叶石膏汤。阳明病，但头汗出，小便不利，渴引水浆，身必发黄，宜茵陈汤，小柴胡去半夏加人参瓜蒌汤主之。伤风寒热，或发热恶风而渴，属少阳，少阳胁下硬，不大便而呕，舌上白苔而渴，小柴胡去半夏、加人参栝楼根汤。自利而渴属少阴。伤寒热于脏，流于少阴主肾，肾恶燥，故渴而引饮。少阴下利，咳而呕渴，猪苓汤主之。下利欲饮水者，以有热也，白头翁汤主之。切戒太阳证，无汗而渴者，不可与白虎汤。仲景云：渴欲饮水，无表证者，白虎加人参汤。脉浮，发热无汗，是表未解也，不可与白虎汤，意以小青龙、小柴胡汤也。仲景云：伤寒表不解，心下有水气，咳而或渴，小青龙去半夏加瓜蒌也。伤寒四五日，身热恶风，胁下满，手足温而渴者，小柴胡去半夏，加人参瓜蒌也。阳明证汗多而渴者，不可与五苓散。汗多胃中燥，猪苓复利其小便故也。意以竹叶汤与之。仲景云：阳明病发作有时，汗出多者，急须下之。然太阳病渴，终不可与白虎耶？太阳证得汗后，脉洪大而渴者，方可与之也。阳明病渴，终不可与五苓耶？阳明证小便不利，汗少脉浮而渴者，方可与之，此皆仲景之妙法也。仲景猪苓汤证亦云：脉浮发热，渴欲饮水，小便不利者，猪苓汤主之。凡病非大渴不可与水。苦小渴、咽干者，小小呷滋润之，令胃中和。若大渴烦躁甚，能饮一斗者，与五升饮之。若全不与则干燥，无由作汗，发汗而死。常人见因渴饮水得汗，小渴遂剧，饮之致停饮心下满结、喘死者甚众。当以五苓散或陷胸丸与之。《金匮要略》云：得时气至五六日，而渴欲饮水、不能多，不当与也。何者？以腹中热尚少，不能消之，便更为人作病矣。至七八日，大渴欲饮水，犹当依证与之。常令不足，勿极意也。凡人但见仲景云：得病反能饮水，此为欲愈。遂小渴者，乃强饮之，因或其祸，不可胜数。大抵伤寒水气，皆因饮水过多所致。水停心下，气上乘心，则为悸为喘。结于胸胁，则为水结胸。胃中虚胃冷，则为呕为哕。冷气相搏，则为噎。上逼于肺，则为咳。渍入肠中，则为痢。邪热所搏，蓄于下焦，则为小便不利，小腹满或里急。溢于皮肤，则为肿。若阳毒倍，常躁盛大渴者，黑奴丸主之。中暑伏热深，累取不差，其人发渴不已，酒蒸黄连丸主之。

《圣惠》治小儿伤寒，头痛壮热，烦渴。大青散方

大青　知母　柴胡去苗　葛根锉　甘草炙微赤，锉　川升麻　黄芩　赤芍药　栀子仁各半两　石膏一两　川芒硝一分

上件药捣，粗罗为散。每服一钱，以水一小盏，煎至五分，去滓，不计时候温服。量儿大小以意增减。

《圣惠》治小儿伤寒，四肢烦热，心躁口干，多渴。葛根散方

葛根锉　麻黄去根节　人参去芦头。各半两　甘草炙微赤，锉　桂心各一分

上件药捣，粗罗为散。每服一钱，以水一小盏，入生姜少许，枣子一枚，煎五分，去滓。不计时候，量儿大小增减，温服。

《圣惠》治小儿伤寒，壮热头痛，口干烦渴。宜服柴胡散方

柴胡去苗　麻黄去根节。各半两　赤芍药　黄芩　葛根锉　甘草炙微赤，锉。

各一分　石膏一两

上件药捣，粗罗为散。每服一钱，以水一小盏，入生姜少许，葱白三寸，豉二十粒，煎至五分，去滓。不计时温服，以汗为效。量儿大小以意增减。丁时发传柴胡散，有前胡半两。

《圣惠》治小儿伤寒热渴，而下后觉烦闷。宜服甘草散方

甘草炙微赤，锉　牡蛎粉　黄芩　赤芍药各半两

上件药捣，粗罗为散。每服一钱，以水一小盏，煎至四分，去滓，取鸡子清一枚，投入散中熟，搅掠去沫，徐徐温服。量儿大小以意加减。

《圣惠》治小儿伤寒，头热足冷，口干多渴，宜服人参散方

人参去芦头　黄芪　麻黄去根节　赤茯苓各半两　蜣螂二枚，去翅足，微炒

上件药捣，粗罗为散。每服一钱，以水一小盏，入生姜少许，煎至五分，去滓。不计时候温服，量儿大小，以意加减服之。

《圣惠》治小儿伤寒热渴，头痛心烦。宜服栝楼根散方

栝楼根半两　苦参锉　人参去芦头。各一分，《婴孺》各用三分　甘草炙微赤，锉，一分。《婴孺》用三分　寒水石　石膏各半两。《婴孺》各用一两二钱半

上件药捣，粗罗为散。每服一钱，以水一小盏，煎至五分，去滓。不计时候，量儿大小加减，温服。《婴孺方》以米饮调下。

《圣惠》治小儿伤寒烦热，大渴不止。宜服土瓜根散方

土瓜根　麦门冬去心，焙　柴胡去苗。各半两　葛根　枇杷叶拭去毛，炙微黄　甘草炙微赤，锉。各一分

上件药捣，粗罗为散。每服一钱，以水一小盏，煎至五分，去滓。不计时候温服。量儿大小以意增减。

《圣惠》治小儿伤寒大汗后，及已下，自烦渴不解，其脉大洪。宜服石膏散方

石膏一两　知母　地骨皮　甘草炙微赤，锉　人参去芦头。各半两

上件药捣，粗罗为散。每服一钱，以水一小盏，煎至五分，内入粳米一百粒同煎，去滓。不计时候温服。量儿大小加减服之。

《婴孺》治小儿伤寒热渴散方

瓜蒌三分　白石脂二分

上为末，水服一刀圭。

张涣葛根汤方　治小儿伤寒，体热烦渴。

葛根　人参去芦头。各一两　麦门冬去心　甘草炙　白茯苓　泽泻各半两

上件为细末。每服一钱，以水八分一盏，生姜二片，薄荷三叶，煎至六分，去滓，放温服。

《婴童宝鉴》治小儿伤寒，身热头痛，渴躁。红绵散

麻黄一两，去根节　天麻末　蝎末　甘草炙，末　人参末　朱砂末各一分

上件为末。每服一字、半钱，水一小盏，红绵一方寸许，同煎至半盏，热服。

《活人书》仲景小青龙去半夏加栝楼汤，方见伤寒咳嗽门中。

《活人书》仲景白虎加人参汤

石膏四两　知母一两半　甘草半两，炙　粳米一合半　人参三分

上锉如麻豆大。每服抄五钱匕，水一盏半，煮至八分，取米熟为度，去滓温服。

《活人书》仲景五苓散，方见伤寒自汗门中。

《活人书》仲景小柴胡去半夏加人参瓜蒌汤，方见伤寒头汗出门中。

《活人书》仲景栝楼根汤

栝楼根三分　葛根一两半，生用。若干者只用三分　石膏二两　人参　防风　甘草炙。各半两

上锉如麻豆大。每服五钱，用水一盏半，煎至一中盏，去滓服。

《活人书》仲景竹叶石膏汤，方见伤寒鼻衄门中。

《活人书》仲景茵陈汤，方见伤寒头汗出门中。

《活人书》仲景猪苓汤，方见咳嗽门中（伤寒咳嗽门）。

《活人书》仲景白头翁汤

白头翁一两　黄柏　秦皮　黄连各一两半

上锉如麻豆大。分五服，以水二大盏，煮至八分，去滓温服。不差更服。

《活人书》仲景小青龙汤，方见伤寒咳嗽门中。

《活人书》仲景小柴胡汤，方见伤寒头汗出门中。

《活人书》仲景竹叶汤，方见伤寒鼻衄门中。

《活人书》仲景大陷胸丸

大黄二两　苦葶苈子熬　芒硝　杏仁去皮尖，熬黑，各三分

上捣罗二味，内杏仁、芒硝合研如脂，丸如弹子大。每服一丸，抄甘遂末一字匕，白蜜一合，水二盏，煮取一盏，顿服，一宿乃下。如不止再服。甘遂性猛，宜斟量虚实服之。

《活人书》仲景黑奴丸

麻黄去节，炮一二沸，焙干，秤三两　大黄二两　釜底煤研入　黄芩　芒硝　灶突黑研入　梁上尘　小麦奴各一两

上件捣罗为细末，炼蜜丸如弹子大。以新汲水研下一丸。渴者，但与冷水尽足饮之，须臾当寒，寒竟汗出便。若日移五尺不汗，依前法服一丸，差即止，须微利。小麦奴乃小麦末[1]熟时，丛中不成麦，捻之成黑勃是也。无此亦得。此药须是病人大渴倍常，躁盛渴者乃可与之。不渴若与之，翻为祸耳。

《活人书》仲景酒蒸黄连

黄连四两，以无灰酒浸面上约一寸，以重汤熬干

上捣罗为细末，糊为丸。熟水下三十丸，胸膈凉不渴为验。

长沙《胡氏家传》治小儿诸热，伤寒，热渴，热泻。红绵散

麻黄　人参　甘草　蝎通明全者。各半两　天麻二分酒浸，切、焙　天南星大者，炮裂、去皮脐，取一钱

上为末。每服二钱，水一盏，枣子一枚，红绵少许，煎至七分。分两服，小者作四服，时时与服。

伤寒大小便不通第八

《巢氏病源》小儿伤寒大小便不通候：伤寒是寒气客于皮肤，搏于血气，使腠理闭密，气不宣泄，蕴积生热，故头痛体疼而壮热，其大小便不通，是寒搏于气而生热，热流入大小肠，故涩结不通。凡大小便不通，则内热不歇；或干呕，或言语而气还逆上，则心腹胀满也。

《圣惠》治小儿伤寒，壮热心躁，头痛口干，小便大便赤难。大黄散方

川大黄半两，锉碎，微炒　栀子仁　赤芍药　甘草炙微赤，锉　黄芩各一钱

上件药捣，粗罗为散。每服一钱，

[1] 末：原作“朱”。据《类证活人书》卷16本方改。

以水一中盏，煎至五分，去滓，量儿大小分减，温服，以利为效。

《圣惠》治小儿伤寒五六日，壮热心躁，口干烦渴，大小便难。三黄散方

川大黄锉碎，微炒　麦门冬去心，焙。各半两　石膏一两，细研　甘草炙微赤，锉　川芒硝　黄芩　黄连去须。各一分

上件药捣，粗罗为散。每服一钱，以水一小盏，煎至五分，去滓。量儿大小分减，频服，以利为效。

张涣犀角散方　治小儿伤寒六七日，大便不通热甚者。

犀角末　川大黄炮　柴胡去苗。各一两　人参半两，去芦头　朴硝　甘草炙。各一分

上件为细末。每服一钱，以水八分一盏，入生姜二片，枣子一枚，煎至五分，去滓温服。量儿大小加减。

《活人书》洗心散　治遍身壮热，头目碎痛，背膊拘急，大热冲上，口苦唇焦，夜卧舌干，咽喉肿痛，涕唾稠黏、痰壅，吃食不进，心神躁热，眼涩睛疼；伤寒鼻塞，四肢沉重，语声不出，百节痛，大小便不利；麸豆疮，时行温疫，狂语多渴及小儿天瘸风，夜惊，并宜服也。

大黄以米泔水浸一炊间，漉出令干，慢炒取熟　当归炒　芍药生用　甘草炙　荆芥各四两　白术一两，炒

上捣罗为细末。每服抄二钱，以水一盏，入生姜一片，薄荷二叶，同煎至八分，放温，和滓服了，略卧仍去枕少时。如五脏壅实，煎四五钱匕，若要溏转，则热服。

伤寒发狂第九余躁热发狂附

《活人书》论伤寒小儿、大人治法：一般但小分剂，药凉耳。问：狂言者，何也？发狂有二证，阳毒发狂，蓄血如狂，其外证与脉皆不同，病人烦躁，狂走妄言，面赤咽痛，脉实，潮热独语，如见鬼状，此阳毒也。治法药方在第四卷第二十一问。第二十二问，问病人潮热独语，如见鬼状，发则不识人，寻衣撮空，直视微喘，何也？仲景云：伤寒若吐若下后不解，不大便五六日，上至十余日，日晡所发潮热，不恶寒，独语如见鬼状。若剧者，发则不识人，循衣摸床，惕而不安，微喘直视但发热谵语者，大承气汤主之。若一服利则止后服。脉弦者生，涩者死。弦者，阳也；涩者，阴也。阳证见阴脉者死。病人有阳证，而脉涩者，慎不可下。病人无表证，不发寒热，唇燥但欲漱[1]水，不欲入咽，其脉微而沉，小腹硬满，小便反利，大便必黑，身黄发狂，此血证谛也。病人如热状，烦满口燥，其脉反无热，此为阴状，其血证审矣。仲景云：太阳病不解，热结膀胱，其人如狂，其血自下者愈。若外不解者，尚未可攻，当先解其表，宜桂枝汤。外已解，但小腹急结者，乃可攻之，属桃仁承气汤主之。大抵伤寒当汗不汗，热蓄在里，热化为血，其人喜忘而如狂，血上逆则喜忘，血下蓄则内争，甚者抵当汤、抵当丸，轻者桃仁承气、犀角地黄汤。须取尽黑物为效。失汗，热蓄在膀胱经。若用抵当汤，更须仔细审其有无表证。若有蓄血证而外不解，亦未可便用抵当汤。先用桂枝汤已解其外，缘热在膀胱太阳经故也。又有火邪发惊狂者，医以火于卧床下，或周身用火迫劫汗出，或熨而成火邪。其人亡阳，烦躁惊狂，卧起不安，桂枝去芍药加蜀漆牡蛎龙骨救逆汤、桂枝甘草龙骨牡蛎汤主之。凡灸及烧针后证似大劫者，并用劫法治之，金匮风引汤尤良，柴胡加龙骨牡蛎汤更捷。

---

[1] 漱：原作嗽，据上下文义改。

《圣惠》治小儿伤寒壅热，心狂谵语。铅霜散方

铅霜　马牙硝　人参去芦头　郁金　茯神各一分　甘草半分，炙微赤，锉

上件药捣，细罗为散。不计时候，煎麦门冬汤、放温，调下半钱。量儿大小，以意加减与服。

《活人书》仲景桂枝汤，方见伤寒自汗门中。

《活人书》仲景大承气汤，方见伤寒发喘门中。

《活人书》仲景桃仁承气汤

桃仁去皮尖、双仁，五十枚，捶碎　大黄四两　桂枝去皮　甘草炙　芒硝各二两

上锉如麻豆大。每服五钱匕，以水一大盏，煮取八分，去滓温服，以微利为度。未利，移时再服。

《活人书》仲景抵当汤

水蛭十枚，熬，去子，杵碎，水蛭入腹再生化，为害尤甚，须锉断，用石灰炒，再熬　大黄一两，去皮，酒洗　虻虫十枚，去翅足，熬　桃仁七枚，去皮尖，擂碎

上锉如麻豆大。作二服，以水二盏，煮至七分，去滓温服。

《活人书》仲景抵当丸

水蛭五枚，依前法制　桃仁四枚　大黄三分，去皮　虻虫五枚，去翅足，熬

上捣筛，只为一丸，以水一大白盏，煮至七分，顿服。晬时当下血，不下便作之。

《活人书》犀角地黄汤，方见伤寒鼻衄门中。

《活人书》仲景桂枝去芍药加蜀漆牡蛎龙骨救逆汤

桂枝　蜀漆洗去腥。各一两　甘草一两，炙　牡蛎二两半，煅　龙骨二两

上锉如麻豆大。每服抄五钱匕，生姜四片，枣子一枚，水一盏半，煮至八分，去滓温服。《活人书》仲景桂枝甘草汤

桂枝半两，去皮　甘草炙　牡蛎熬　龙骨各分两

上锉如麻豆大。每服抄五钱匕，水一盏半，煮至八分，去滓温服。

《活人书》仲景金匮风引汤，方见惊痫门中。

《活人书》仲景柴胡加龙骨牡蛎汤

柴胡二两　黄芩一两　铅丹　人参　桂枝　茯苓　龙骨　牡蛎煅。各三分　半夏六钱半，汤洗　大黄半两

上锉如麻豆大。每服抄五钱匕，生姜四片，枣子一枚，水一盏半，煮至八分，去滓温服。

《聚宝方》铅霜散　治大人、小儿伤寒三日后，心烦躁狂言。

铅白霜　马牙硝各一分

上二味研匀。每服大人半钱，小儿一字，生姜、蜜水调下。

长沙医者郑愈传治小儿躁热发狂。

甘草炙　郁金火焙干　牙硝　官桂

上四味等分为末。每服二钱，新汲水调下。如小儿发狂，一钱。

伤寒结胸第十

《活人书》论伤寒小儿、大人治法：一般但小分剂，药性凉耳。问：心下紧满，按之石硬而痛者，何也？此名结胸也。伤寒本无结胸，应身热下之早，热气乘虚而入，痞结不散，便成结胸。若已误转了，初未成结胸者，急频与理中汤，自然解了，更不作结胸，盖理中治中焦故也。此古人亦说不到，后人因消息得之。若大段转损有厥证者，兼与四逆汤便安。胃中虽和，伤寒未退者，即候日数足可下，却以承气再下之，盖前来下得未是故也。其证心下紧满，按之石硬而痛，项强如柔痉状，发热汗出不恶

寒名曰柔痓。其脉寸口浮，关尺皆沉或沉紧，名曰结胸也。治结胸大率当下，仲景云：下之则和。然脉浮与大皆不可下，下之则死，尚宜发汗也。仲景云：结胸脉浮者不可下，只可用小陷胸汤。大抵脉浮是尚有表证，兼以小柴胡汤等先发表；表证罢，方用下结胸药便安也。西晋崔行功云：伤寒结胸欲绝，心膈高起，手不得近，用大陷胸汤皆不者，此是下后虚，逆气已不理而毒复上攻，气毒相搏，结于胸中。当用枳实理中，先理其气，次疗诸疾。古今用之如神，应手而愈。然结胸有三种：有大结胸，不按而痛，胸连脐腹坚硬，为大结胸，大陷胸主之。有小结胸，按之心下痛，为小结胸。小陷胸汤主之即可。有水结在胸胁间，亦名结胸。头微汗出，但结胸无大热，此水结在胸胁证，小半夏加茯苓汤、小柴胡去枣加牡蛎主之。又有寒热二证，有热实结胸，胸中烦躁，心内懊侬，舌上燥渴，脉沉滑者，皆热证也，大陷胸汤主之。有寒实结胸。寒实结胸无热证者，三物白散、枳实理中主之。近世治结胸多行金针，用硫黄、阳起石者。若寒实结胸，行之或有者，若热实结胸，行之必死也。又问大陷胸汤与大陷胸如何？大陷胸用甘遂，太峻，不可轻用，须量虚实轻重，不得已即大陷胸最稳。又问圣饼子灸脐中如何？尤不可用也。又问脏结者何也？脏结者死，仲景无治法。大抵脏结，其证如结胸状，饮食如故，时时下利，阳脉浮，关脉小细沉紧，名曰脏结。舌上白苔滑者难治也。

《婴童宝鉴》小儿病未入内而先下为结胸歌：

病未入时先转取，乘虚入腹理难医。

痞塞满喉加喘息，结胸为病不应迟。

《活人书》仲景理中汤

人参　干姜炮　甘草炙　白术各三两

腹痛者加人参一两半；寒者加干姜一两半；渴欲得水者加白术一两半；脐上筑者，肾气动也，去白术加桂四两；吐多者去术加生姜三两；下多者还用术；悸者加茯苓二两。或四肢拘急，腹满下利或转筋者，去术加附子一枚，生用。

上锉如麻豆大。每服抄五钱匕，水一盏半，煮至八分去滓温服，日三服。

《活人书》仲景四逆汤，方见伤寒自汗门中。

《活人书》仲景承气汤，方见伤寒发喘门中。

《活人书》仲景小陷胸汤

半夏汤洗、秤，二两半　黄连一两

上锉如麻豆大。每服五钱，入瓜蒌半枚，以水二盏，煎至九分，去滓温服。未知再服，微利黄涎便安也。

《活人书》仲景小柴胡汤，方见伤寒头汗出门中。

《活人书》仲景大陷胸汤

大黄一两半，去皮，锦纹者，为末　芒硝一两　甘遂一字，赤连珠者，细罗为末

上以水三盏，先煮大黄至一盏，去滓，下芒硝，一沸，下甘遂末，温服。得快利，止后服。又方

桂枝　人参各一两　甘遂半两　大枣三枚　瓜蒌实一枚，去皮，只用四分之一

上锉。每服五钱匕，水二盏，煮至八分，去滓温服。胸中无坚物勿服之。

《活人书》仲景枳实理中丸

枳实十六片，麸炒　茯苓　人参　白术　干姜炮　甘草炙。各二两

上捣罗为细末，炼蜜为丸如鸡子黄大。每服一丸，热汤化下，连进二三服，胸中豁然。渴者加瓜蒌二两；下利者加牡蛎二两，煅。

《活人书》仲景大陷胸，方见伤寒发渴门中。

《活人书》仲景小柴胡去枣加牡蛎汤，方见伤寒头汗出门中。

《活人书》仲景三物白散

桔梗去芦　贝母各三分　巴豆去皮心，熬黑，研如脂，一分

上为散，内巴豆研匀，以白饮和服。强人半钱匕，羸人或减之。病在膈上必吐；在膈下必利。不利，进热粥一杯。身热皮粟不解，欲引衣自覆。若以水潠之、洗之，益令热却不得出，当汗而不汗则烦。假令汗出已，腹中痛，与芍药三两，如上法。

古方治大人、小儿结胸伤寒，金针丸

阳起石好者　不灰木各半两　硫黄一分　巴豆三、七粒，去壳　杏仁三、七枚，汤浸去皮

上件先捣前三味为细末，后细研巴豆、杏仁，同煎药一处为末，糯米粥为丸，如樱桃大。每以针札窍子，晒干，如患者以札针，用麻油纸烧焰尽，细研、炒，生姜汤调下一丸。如患重者，夹转药三、两丸，以金针下，不妨更量虚实。《活人书》上有说，所以存此方者，欲人知之，须审用也。

伤寒腹痛第十一腹满附

《巢氏病源》小儿伤寒腹满候：伤寒是寒气客于皮肤，搏于血气，使腠理闭密不宣泄，蕴积生热，故头痛体疼而壮热。其腹满者，是热入腹，传于脏，气结聚，故令腹满。若挟毒者，则腹满，心烦懊闷，多死。

《活人书》论伤寒小儿、大人治法：一般但小分剂，药凉耳。问：腹痛者，何也？本太阳病，医反下之，因尔腹满时痛。是有表，复有里，仲景所以用桂枝加芍药汤主之。痛甚者，加大黄。桂枝加芍药，却是小建中也。太阴脉弱自利，设当行大黄、芍药者，宜减之。其人胃虚，阳气易动故也。下利者，先煎芍药十余沸。《难经》云：痛为实，大抵痛宜下。仲景云：发汗不解，腹满痛者，急下之，宜大承气汤。又曰：腹中满痛，此为实，当下之，属大柴胡汤。腹痛有二证。有热痛，有冷痛。尺脉弦，肠鸣泄利而痛者，冷痛也，小建中汤主之。仲景云：阳脉涩，阴脉弦，法当腹中急痛，先与小建中汤；不者，与小柴胡汤。小柴胡去黄芩，加芍药。阴证腹痛，即四逆散、通脉四逆加芍药汤。腹痛，小便不利者，真武汤也。关脉实，腹满、大便秘，按之而痛者，实痛也。桂枝加大黄汤、黄连汤、大承气汤主之。又问：腹胀满者何也？阴阳不和也，桔梗半夏汤最良。仲景论太阳证发汗后腹胀满者，厚朴生姜半夏甘草人参汤。下后心烦腹满，卧起不安者，栀子厚朴汤。吐后腹胀满者，与调胃承气汤。少阴病六、七日，腹胀不大便者，急下，承气汤主之。

《活人书》仲景桂枝加芍药汤

桂枝三两，去皮　芍药六两，下利者先煎芍药三、四沸　甘草二两，炙

上锉如麻豆大。每服抄五钱匕，生姜四片，枣子一枚，以水一盏半，煮至八分，去滓温服。

《活人书》仲景大承气汤，方见伤寒发喘门中。

《活人书》仲景大柴胡汤，方见伤寒呕噎门中。

《活人书》仲景小建中汤，方见伤寒自汗门中。

《活人书》仲景小柴胡去黄芩加芍药汤，方见伤寒头汗出门中。

《活人书》仲景四逆汤，方见伤寒咳嗽门中。

《活人书》仲景通脉四逆加芍药汤，

方见伤寒呕噎门中。

《活人书》仲景真武汤，方见伤寒咳嗽门中。

《活人书》仲景桂枝加大黄汤

桂枝一两半，去皮　芍药三两　甘草炙　大黄各一两

痛甚者加大黄。大实痛加一两半，羸者减之。

上锉如麻豆大。每服抄五钱匕，生姜四片，枣子一枚，煮至八分，去滓温服。

《活人书》仲景黄连汤，方见伤寒呕噎门中。

《活人书》仲景桔梗半夏汤

枳实半两，麸炒赤　桔梗微炒，细锉　半夏生姜汁制　陈橘皮汤浸、去瓤，焙干。各一两

上为粗末。每服四钱，水一盏，生姜三片，同煎至七分，去滓热服。

《活人书》仲景厚朴生姜半夏人参甘草汤

厚朴四两，去皮　半夏一两一分　甘草一两　人参半两

上锉如麻豆大。每服抄五钱匕，水一钟半，生姜五片，煮至八分，去滓温服。

《活人书》仲景栀子厚朴汤

栀子大者，七枚，掰　厚朴去皮，姜汁炙，二两　枳实二枚，麸炒，去瓤

上分二服，以水二盏半，煮至八分，去滓温服。得吐止后服。

《活人书》仲景调胃承气汤，方见伤寒自汗门。

《活人书》仲景承气汤，方见伤寒发喘门中。

伤寒下痢第十二

《巢氏病源》小儿伤寒后下痢候，伤寒是寒气客于皮肤，搏于血气，使腠理闭密，气不宣泄，蕴积生热，使头痛体疼而壮热也。其热歇后而痢者，是热从表入里故也。表热虽歇而里热犹停肠胃，与水谷相并。肠胃虚，则泄痢，其状痢色黄；若热势不止，则变为血痢；若重遇冷热相加，则变赤白滞痢也。

《活人书》论伤寒小儿、大人治法：一般但小分剂，药凉耳。问：下痢者，何也？伤寒下痢多种，须辨识阴阳，勿令差耳。三阳下利则身热，太阴下利手足温，少阴、厥阴下利身不热。以此别之。大抵下利挟太阳脉证便不得用温药，俗医但见下利，便作阴证用温热药，鲜不发黄，生斑而死也。太阳阳明合病，必下痢，葛根汤主之。下利而头疼、腰痛、肌热、目疼、鼻干，其脉浮大而长者，是其证也。太阳、少阳合病，自下痢，黄芩汤主之。若呕者，黄芩加半夏生姜也。下利而头疼胸满，或口苦咽干，或往来寒热而呕，其脉浮大而弦者，是其证候也。阳明、少阳合病，必下利，其脉不负者，顺也；负者，失也。互相克贼，名为负也。下利而身热，胸胁痞满，干呕，或往来寒热，其脉长大而弦者，是实证也。盖阳明者土，其脉长大而少阳者木，其脉弦。若合病。土被木贼，更下利为胃已困，若脉不弦者顺也，为土不负，负者死也。自利不渴属太阴，四逆汤、理中汤主之。自利而渴属少阴，白通汤加猪胆汤、通脉四逆汤、猪苓汤、四逆加人参汤，可检证而用之。其余下痢，皆因汗下后证也。大抵伤寒下痢，须看脉与外证。下痢而脉大者，虚也。脉微弱者，为自止。下痢日十余行，脉反实者，逆。下利脉数而滑者，有宿食也，下之愈。脉迟而滑者，实也，其利未得便止，更宜下之。下利三部脉皆平，按其心下硬者，急下之。挟热利者，脐下必热，大便赤黄色及肠间津汁垢腻。谓之肠垢。寒毒入胃则翻，脐下必寒，腹胀

满，大便或黄白，或青黑，或下利清谷。湿毒气盛则下利腹痛，大便如脓血，或如烂肉汁也。下利欲饮水者，以有热也。下利谵语者，有燥屎也。寒毒入胃者，四逆汤、理中汤、白通汤加附子、四逆散加薤白主之。挟热利者，黄芩白头翁汤、三黄熟艾汤、薤白汤、赤石脂丸。湿毒下脓血者，桃花汤、地榆汤、黄连阿胶散。虽然自利而渴属少阴。然三阳下利亦有饮水者，乃有热也。三阴下利，宜温之。然少阴自利清水，心下痛，口干燥者，却宜下之。此又不可不知也。少阴泄利下重，不可投热药，先浓煎葱白汤，内四逆散，用枳实、芍药之类。又寻常胃中不和，腹中雷鸣下利，生姜泻心汤最妙。此二法，不特伤寒证也。

《活人书》仲景葛根汤

葛根二两　麻黄一两半　桂枝去皮　甘草炙　芍药各一两

上锉如麻豆大。每服抄五钱匕，生姜四片，枣子一枚，水一盏半，煮至八分，去滓温服，覆取汗为度。

《活人书》仲景黄芩汤

黄芩一两半　芍药　甘草各一两

上锉如麻豆大。每服抄五钱，枣子一枚，以水一盏半，煮至八分，去滓温服。

《活人书》仲景黄芩加半夏生姜汤

黄芩三分　半夏二分半　芍药　甘草各二分

上锉。每服五钱，生姜四片，大枣子一枚，以水二盏煮至八分，去滓温服。

《活人书》仲景四逆汤，方见伤寒自汗门中。

《活人书》仲景理中汤，方见伤寒自汗门中。

《活人书》仲景理中汤，方见伤寒结胸门中。

《活人书》仲景白通汤，方见伤寒呕噎门中。

《活人书》仲景白通加猪胆汁汤，方见伤寒呕噎门中。

《活人书》仲景通脉四逆汤，方见伤寒呕噎门。

《活人书》仲景猪苓汤，方见伤寒咳嗽门中。

《活人书》仲景四逆加人参汤

甘草二两　附子一枚，生，去皮　人参一两　干姜一两半

上锉如麻豆大。每服抄五钱匕，水一盏半，煮至八分，去滓温服，日三服。

《活人书》仲景白通汤加附子，方见伤寒呕噎门中。

《活人书》仲景四逆散加薤白，方见伤寒咳嗽门中。

《活人书》仲景白头翁汤，方见伤寒发渴门中。

《活人书》仲景三黄熟艾汤

黄芩　黄连　黄柏各三分　熟艾半鸡子大

上锉如麻豆大。以水二盏，煮取七分，去滓温服。

《活人书》薤白汤

豉半斤，绵裹　薤白一握　栀子七枚，大者破之

上锉如麻豆大。以水二升半，先煮栀子十沸，下薤白，煮至二升，下豉煮；取一升二合，去滓。每服一汤盏。

《活人书》赤石脂丸

黄连　当归各二两　赤石脂　干姜炮。各一两

上捣罗为末，炼蜜和丸，如梧子大。每服三十丸，米饮吞下，日进三服。

《活人书》桃花汤

赤石脂四两　干姜一分

上锉如麻子大。每服四钱，入粳米二撮，水一盏半，煎至一盏，去滓，再入赤石脂末一方寸匕服，日三服。若一

服愈，勿再服。

《活人书》地榆散

地榆锉　黄连去顶，微炒　犀角屑　茜根　黄芩各一两　栀子仁半两

上件药捣为粗末。每服四钱，以水一盏，入薤白三寸，煎至六分，去滓。不计时候温服。

《活人书》黄连阿胶散

黄连二两，去须，微炒　阿胶捣碎，炒令黄燥　黄柏微炙，锉。各一两　栀子仁半两

上件药捣粗为末。每服四钱，以水一盏，煎至七分，去滓。不计时候温服。

《活人书》仲景生姜泻心汤

黄芩　甘草炙　人参各一两半　干姜　黄连各半两　半夏一两一分

上锉如麻豆大。每服抄五钱匕，水一盏半，生姜七片，枣子二枚，煮至一盏，去滓服。

长沙医者丁时发传治小儿伤寒，烦躁热，大便不止。栝楼散

栝楼根　麦门冬　甘草炙　柴胡　葛根各半两　枇杷叶一分，拭去毛，炙黄

上为末。每服一钱，水一盏，煎七分，温服。

伤寒口内生疮并喉痛第十三

《巢氏病源》小儿伤寒口生疮候：伤寒是寒气客于皮肤，搏于血气，腠理闭密，气不宣泄，蕴积生热，故头痛体疼而壮热也。其口生疮者，热毒气在脏，上冲胸膈，气发于口，故生疮也。

《巢氏病源》小儿伤寒咽喉痛候：伤寒咽喉痛者，是心胸热盛，气上冲于咽喉，故令痛。若挟毒则喉痛结肿，水浆不入。毒还入心，烦闷者死。

《活人书》论伤寒小儿、大人治法：一般但小分剂，药凉耳。问：咽喉痛，何也？咽喉痛有阴阳二证：脉浮数，面赤斑斑如锦纹，咽喉痛，唾脓血者此阳毒也。在第四卷，第四问。第四曰：发躁狂走，妄言，面赤，咽痛，身斑斑如锦纹，或下利赤黄，而脉洪实，何也？此名阳毒也。伤寒病若阳独盛，阴气暴绝，必发躁，狂走，妄言，面赤咽痛，身斑斑如锦纹。或下利赤黄，脉洪实或滑[1]促，宜用酸苦之药，令阴气复而大汗解矣。葶苈苦酒汤、阳毒升麻汤、大黄散、栀子仁汤、黑奴丸，可选而用之。近人治伤寒脉洪大，内外结热，舌卷焦黑，鼻中如烟煤，则宜以水煮布薄之，迭布数重，新水渍之；稍换去水，拾于胸上，须臾蒸热，又渍令冷如前薄之；仍数涣新水，日数十易。热甚者，置病人于水中，热势才退则已，亦良法也。脉沉迟，手足厥冷，或吐痢而咽中痛，此为少阴证也。

《病源》云：此为下部脉都不至，阴阳隔绝。邪客于足少阳之络，毒气上冲，故咽喉不利，或痛而生疮也。伤寒脉阴阳俱紧及汗出者，少阳也。此属少阴，法当咽痛，而复吐利。此候汗、熏、熨俱不可。汗出者，藁本粉敷之。咽喉痛者，甘草汤、桔梗汤、猪肤汤、半夏散、通脉四逆去芍药加桔梗汤、麻黄升麻汤，可选而用之。又有伏气之病，谓非时有暴寒中人，伏气于少阴经。始不觉，旬月乃发，脉微弱怯，先咽痛，似伤寒非喉痹之病，次必下痢。如用半夏桂甘汤，次四逆散主之，此病只一二日便差，古方谓之肾伤寒也。

《活人书》治小儿伤寒变热毒，病身热，面赤口躁，心腹坚急，大小便不利。或口疮，或因壮热，或四肢挛掣，惊仍作痫疾，时发时醒，醒后身热如火者，十物升麻汤。

---

[1] 滑：原作“骨”。据《类证活人书》卷四改。

《活人书》治胃中客热，口臭，不思饮食。或肌烦不欲食，齿龈肿疼，脓血；舌口、咽中有疮；赤眼，目脸肿，重不欲开；疮疹已发未发，并宜服甘露饮子。方并见本门

《活人书》葶苈苦酒汤

苦酒米醋是也，一升半　葶苈熬，杵膏，一合　生艾汁半升，无生艾煮熟艾汁，或用艾根捣取汁

上件煎取七合，作三服。

《活人书》阳毒升麻汤

升麻二分　犀角屑　射干　黄芩　人参　甘草各一分

上锉如麻豆大。以水三升，煎取一升半，去滓，饮一汤盏、食顷再服。温覆手足出汗则解，不解重作。

《活人书》大黄散

川大黄一两半，锉碎　桂心三分　甘草炙微赤，锉　木通锉　大腹皮锉。各一两　川芒硝二两　桃仁二十一枚，汤浸，去皮尖、双仁，麸炒令微黄

上件捣为粗末。每服四钱，以水一中盏，煎至六分，去滓。不计时候温服，以通利为度。

《活人书》栀子仁汤

栀子仁　知母　赤芍药　大青各一两　柴胡去苗，一两半　川升麻　黄芩　杏仁汤浸，去皮尖、双仁者，麸炒微黄　石膏各二两　甘草半两，炙微赤，锉

上件捣为粗末。每服抄四钱，以水一中盏，入生姜半分，豉一百粒，煎至六分，去滓。不计时候温服。

《活人书》黑奴，方见伤寒发渴门中。

《活人书》仲景藁本粉，方见伤寒自汗门温粉法中。

《活人书》仲景甘草汤

甘草二两

上锉如麻豆大。每服抄四钱匕，水一盏半，煮至六分，去滓。温服日二。

《活人书》桔梗汤

桔梗一两　甘草二两

上锉如麻豆大。每服抄五钱匕，水一盏半，煮至八分，去滓，温分再服。

《活人书》仲景猪肤汤

猪肤二两六钱半

上一味，以水二大白盏半，煮取一盏计，去滓，加白蜜一合半，白粉一合。

《活人书》仲景半夏散

半夏汤洗　桂枝去皮　甘草炙

上等分，各别捣筛已，合和治之。每服三钱，水一盏，煎八分，令冷，少少咽之。

《活人书》仲景通脉四逆汤去芍药加桔梗汤，方见伤寒呕啘门中。

《活人书》仲景麻黄升麻汤

麻黄二两半，去节　升麻　当归各一两一分　知母　黄芩　葳蕤各三分　芍药　天门冬去心　桂枝去皮　茯苓　甘草炙　石膏碎，绵裹　白术　干姜各一分

上锉如麻豆大。每服抄五钱匕，水一盏半，煮至八分，去滓温服。相次一炊久，进一服，汗出愈。

《活人书》仲景半夏桂枝甘草汤

半夏汤洗　甘草炙　桂心

上等分，锉如麻豆大。每服四钱匕，水一盏半，煎七分，放冷，少少含细咽之。与古方半夏散同。

《活人书》仲景四逆散，方见伤寒咳嗽门中。

《活人书》仲景十物升麻汤方

升麻　白薇　麻黄　葳蕤　柴胡　甘草各半两　黄芩一两　朴硝　大黄　钩藤各一分

上锉如麻豆大。每服三钱，水一盏，煎至七分，去滓，下硝再煎化，温服。

《活人书》甘露饮子方

熟干地黄　生干地黄　天门冬　麦门冬并去心，焙　枇杷叶去毛　枳壳麸炒，去瓤　黄芩　石斛去苗　山茵陈　甘草炙。各等分

上为细末。每服二钱，水一盏，煎至六分，去滓温服，食后临卧。

伤寒发斑第十四余发斑附

《巢氏病源》小儿患斑毒病候：斑毒之病，是热毒入胃，而胃主肌肉，其热挟毒蕴积于胃，毒气熏发于肌肉，状如蚊蚤所啮；赤斑起，周匝遍体。此病或是伤寒，或时气，或温病，皆由热不时歇，故热入胃变成毒，乃发斑也。凡发赤斑者十生一死，黑者十死一生。

汉东王先生《家宝》斑疮、水痘病证论：凡婴孩、小儿伤寒，温壮蕴积，发积发热，热气入胃，胃主肌肉，其热蕴积于胃，毒气熏发于肌肉，状如蚊子所啮，变成斑毒赤者。生黑者亦如得此候，宜用麦汤散三二服解之；宜下透关散三两服，更进败毒散三二服。如下前药不退，须进槐花散一服。四方并见本门中。微利用观音散调胃方见胃气不和门中，及再用七宝轻青丹方见单伤寒门。依前资次用药。

《活人书》论伤寒小儿、大人治法：一般但小分剂，药凉耳。问：发斑者，何也？发斑有二证：有温毒发斑，有热病发斑。温毒发斑，是冬月触冒寒毒，至春始发，已于第六卷温毒门论之矣。第六卷温毒门：问：初春，病人肌肉发斑，瘾疹如锦纹。或咳，心闷但呕者，何也？此名温毒也。温毒发斑者，冬时触冒寒毒，至春始发，病初在表，或一发汗、吐、下，而表证未罢，毒气不散，故发斑，黑膏主之。又有冬月温暖，人感乖戾之气，冬末即病，至春或被积寒所折，毒气不得泄，至天气喧热，温毒始发，则肌肉斑烂，瘾疹如锦纹而咳，心闷，但呕清汁，葛根橘皮汤主之，黄连橘皮汤尤佳。若热病发斑，与时气发斑并同。或未发汗，或已经汗下而热毒不散，表虚里实，热毒乘虚出于皮肤，所以发斑疮瘾疹如锦纹，俗名麸疮。《素问》谓之疹。发斑者下之早，热气乘虚入胃故也。下之太迟，热留胃中亦发斑，或服热药道多亦发斑。微者，赤斑出，五死一生；剧者，黑斑出，十死一生。大抵发斑不可用表药，盖表虚里实，若发其汗，重令开泄，更增斑烂也，皆当用化斑汤。此方乃白虎加人参汤中添入葳蕤也。元参升麻汤、阿胶大青四物汤、猪胆鸡子汤；或与紫雪，大妙。可下者，用调胃承气汤。暑月病阳重者，常宜体候，见微有斑，即急治之。

《婴童宝鉴》小儿斑毒歌：

伤寒毒热胃中存，忽作斑疮出满身。
若见口唇乌似墨，只应长往在逡巡。

《小儿形证论》四十八候伤寒胃发斑歌：

伤寒胃热作斑疮，倒压因风气受伤。
损汗内虚多紫黑，大者为阴小者阳。

《惠济》小儿斑毒候歌：

斑毒常推是豆疮，肺并肾脏有风伤。
浑身壮热四肢冷，肺里烦冤痛莫当。
胃发连皮肌肉下，好交心热变清凉。
次与调脾仍赶趁，体令舌黑在堤防。

《仙人水鉴》治孩子赤斑疮方。

牙硝六分　地龙一条　赤小豆　熏陆香各少许。若无熏陆香，以川郁金代之。

上以新汲水调二钱，涂取。

《圣惠》治小儿热毒，发斑不止，心神烦闷。大青散方

大青　元参　川升麻　川大黄锉碎，微炒　甘草炙微赤，锉　栀子仁各半两

上件药捣筛为散。每服一钱，以水一小盏，煎至五分，去滓。不计时候温

服，量儿大小加减服之。

《圣惠》治小儿阳毒壅盛发斑，心躁，皮肤焮痛。犀角散方

犀角屑　川升麻　白鲜皮　栀子仁　漏芦　川大黄锉碎，微炒　甘草炙微赤，锉　赤芍药各半两　寒水石一两

上件药捣筛为散。每服一钱，以水一小盏，煎至五分，去滓。不计时候，量儿大小分减温服。

《圣惠》治小儿斑疮，大便壅滞，心神烦躁。宜服大黄散方

川大黄锉碎，微炒　甘草炙微赤，锉　黄芩　枳壳麸炒微黄，去瓤。各半两

上件药捣细为散。不计时候，以新汲水调下一钱。三岁以下可服半钱。

《圣惠》又方

犀角屑　川升麻各一分　甘草半分，炙微赤，锉　川大黄半两，锉碎，微炒

上件药捣，粗罗为散。每服一钱，以水一小盏，煎至五分，去滓。量儿大小分减服之。

《圣惠》治小儿发斑，散恶毒气方。

上以生葵菜叶绞取汁，少少与服之。

《圣惠》治小儿斑疮及疹、痘疮，心神躁烦，眠卧不安。毒黛散方

青黛半两

上细研青黛为散，每服暖磨刀水调下半钱，日三服。更量儿大小加减，服之。

《圣惠》又方

上煮黑豆汁，徐徐温服之。

汉东王先生《家宝》治婴孩、小儿伤寒，咳嗽温壮，水痘。麦汤散方

地骨皮炒　甘草炙　滑石各半分　麻黄去节　人参　知母　羌活　大黄用湿纸裹，煨令熟，切　甜葶苈用纸隔炒。各一分

上为末，每服婴孩、小儿一字或半钱。五四岁一钱。以水一药注或半银盏，入小麦或七粒，或十四粒，煎十数沸服。

汉东王先生《家宝》治婴孩小儿斑疮、水痘，心躁发渴，大小便不通及小便赤色，口舌生疮，通心经。透关散方

地扁竹半两，取嫩枝叶，焙　山栀子仁一分半，炒　大黄　木通　车前子各炒　滑石　瞿麦去粗梗　甘草炙。各一分

上为末。每服婴孩一字；二三岁半钱；四五岁一钱。以水一药注或半银盏，入紫草三寸，煎十数沸温服。

汉东王先生《家宝》治婴孩、小儿斑疮、水痘，退热解躁。败毒散方

芍药　甘草炙。各一钱　雄黄一钱，醋炙

上为末。每服婴孩一字；二三岁半钱；四五岁一钱。蜜汤调下。

汉东王先生《家宝》治婴孩、小儿斑毒不退。槐花散方

槐花　赤豆各炒，二钱　麝香少许

上为末。每服婴孩半字，用麦汤调下；三四岁一字以上，用温酒调下，只进一服。如腹中微利，即用调胃观音散补之。方见胃气不和门中。

《活人书》黑膏方

好豉一升　生地黄半斤，切碎

上二味，以猪膏二斤，合露之，煎令三分减一，绞去滓，用雄黄、麝香如大豆者，内中搅和，尽服之。毒便从皮中出，则愈。忌芜荑。

《活人书》葛根橘皮汤

葛根　橘皮　杏仁去皮尖，研，炒　知母　黄芩　麻黄去节　甘草炙。各半两

上锉如麻豆大。每服五钱，以水一盏半，煎至一中盏，去滓温服。

《活人书》黄连橘皮汤

黄连四两，去须　橘皮　杏仁　枳实　麻黄　葛根　厚朴　甘草各一两

上锉如麻豆大。每服抄五钱匕，用

水一小盏半，煎至一盏，去滓服。下痢当先止。

《活人书》化斑汤

人参　石膏各半两　葳蕤　知母　甘草各一分

上锉如麻豆大。每服抄五钱匕，水一盏半，入糯米一合，煎至八分。取米熟为度，去滓温服。

《活人书》元参升麻汤

元参　升麻　甘草炙。各半两

上锉如麻豆大。每服抄五钱匕，以水一盏半，煎至七分，去滓温服。

《活人书》阿胶大青四物汤

大青四两　阿胶　甘草各炙、一两　豉八合

上锉如麻豆大。每服抄五钱匕，以水一盏半，煎至一盏，旋入胶，再煎令烊。

《活人书》猪胆鸡子汤

猪胆　苦酒各三合　鸡子一枚

上三味和合，煎三沸。强人尽服，羸人煎六七沸服，汗出。

《活人书》仲景调胃承气汤，方见伤寒自汗门中。

伤寒发黄第十五*亦名黄病，余发黄附*

《巢氏病源》小儿黄病候：黄病者，是热入于脾胃，热气蕴积，与谷气相搏，蒸发于外，故皮肤悉黄，眼亦黄。脾与胃合候肌肉，俱象土，其色黄，故皮肤、肉热积，蒸发令肌肤黄。此或是伤寒，或时行，或温病，皆由热不时解，所以入胃也。凡发黄而下痢，心腹满者，死。诊其脉沉细者，死。又有百日、半岁小儿，非关伤寒、温病而身微黄者，亦是胃气热，慎不可灸也。灸之则热甚，此是将息过度所为，微薄其衣，数与除热粉散粉之，自歇。不得妄与汤药及灸也。

《活人书》论伤寒小儿、大人治法：一般但小分剂，药凉耳。问：发黄者，何也？病人寒湿在里不散，热蓄于脾胃，腠理不开，瘀热与宿谷相搏，郁蒸不消化，故发黄。汉赞南方暑湿，近夏瘅热，盖瘅者，黄也。古人以黄为瘅，湿热相搏，民多病瘅，甚为跗肿。然发黄与瘀血外证及脉俱相似，但小便不利为黄，小便自利为瘀血。要之发黄之人心脾蕴积发热引饮，脉必浮滑而紧数。若瘀血证，即如狂，大便必黑，此为异耳。凡病人身体发热，头面汗出，身无汗，剂颈而止；渴引水浆，小便不利，如此必发黄。茵陈蒿汤、五苓加茵陈散也。茵陈蒿汤十分，五苓散五分，二十件拌匀，每服三钱，温水调下，日三服。病人服得汤，小便利，如皂荚汁赤，一宿腹减，则黄从小便中出也。古人云：治湿不利小便，非其治也。大抵发黄者，瘀热在里，由小便不利而致也。栀子柏皮汤、麻黄连翘赤小豆汤，可选而用之。又方：伤寒欲发黄者，急用瓜蒂末，口含水，搐一字许入鼻中，出黄水甚验，即用茵陈汤调五苓散服之，最良。又问：白虎诸亦身热，烦渴引饮，小便不利，何以不发黄？答曰：白虎与发黄证相近，遍身汗出，此为热越，白虎证也。头面汗出，颈以下都无汗，发黄证也。又问：太阳病，一身尽痛，发热，身如熏黄者，何也？太阳中湿也。仲景云：伤寒发汗已，身目为黄，所以然者，以寒湿在里不解故也。以为不可下也，于寒湿中求之。在第六卷，第十问。第十问曰：一身尽痛，发热身黄，小便不利，大便反快也，何也？此名中湿也。风雨袭虚，山泽蒸气，人多中湿。湿流关节，须身体烦痛，其脉沉缓，为中湿。脉细者，非已至一身尽痛，发热身黄，小便自利者，术附汤。若小便不利，大便反快，当利其小便，宜甘草附子汤、五苓散主之。麻黄加白术汤。又问：病人脉弦浮大，而短气腹都满，胁下及心痛；久按之气不通，鼻干，不得汗，嗜卧，一身及目悉黄，小便难，有潮热，时时咳嗽者，何也？少阳中风也。小柴胡汤主之。

《千金》治小儿伤寒发黄方。

捣土瓜根，汁三合服之。《圣惠》取土瓜根汁一大合，蜜半匙相和，渐渐服之。

《千金》又方

捣青麦汁，服之。

《千金》又方

捣韭根汁，澄清，以滴儿鼻中大豆许，即出黄水。

《千金》又方

小豆三七粒　瓜蒂十四枚　糯米十四粒

上三味为末，吹鼻中。《圣惠》以糯米为粳米，用四十粒。乃云：用药绿豆大，吹鼻中，有黄水出，立。

《外台》：《近效》疗天行，三日外若忽觉心上妨满坚硬，脚手心热，则变为黄。不疗杀人。秦艽汤方

秦艽　紫草　白鲜皮　黄芩　栀子仁各一两

上五味切，以水一大升半，牛乳一大升，煮取七合，分为二服。老小以意量之，一剂不愈，更与一剂，试有效。

《广利方》治小儿忽发黄，面目皮肉并黄。

生栝楼根捣，取汁二合，蜜一大匙，二味暖相和，分再服。

《经验方》治遍身如金色。

瓜蒂四十九个，须是六月六日收者为末　丁香四十九个，入甘锅烧，烟尽为度，细研

上同研匀，小儿用半字，吹鼻内及揩牙。

《圣惠》治小儿黄病，身如橘色。茵陈散方

茵陈　川芒硝各一两　栀子仁　川大黄锉碎，微炒　黄芩　犀角　木通锉　寒水石各半两

上件药捣筛为散。每服一钱，以水一小盏，煎至五分去滓。不计时候，温服。量儿大小加减服之。

《圣惠》治小儿天行病，发黄，心腹胀急。三黄散方

川大黄锉碎，微炒　黄芩各半两　栀子仁一分

上件药捣，粗罗为散。每服一钱，以水一小盏，煎至五分去滓，不计时候，温服。量儿大小加减服之。《婴孺》用三物各十分，水三升半，浸少时，猛火煮取一升二合，百日儿一合半；一二岁分四服，取利。

《圣惠》治小儿脾胃热毒，致肌肉变黄，小便赤色，心中烦懊。茵陈方

茵陈　栀子仁　川大黄锉碎，微炒　甘草炙微赤，锉　秦艽去苗。各一两　川朴硝半两

上件药捣，罗为末，炼蜜和如绿豆大。不计时候，以温水下五丸。量儿大小加减服之。

《圣惠》治小儿诸黄。大黄散方

川大黄锉碎，微炒　黄连去须　栝楼根　黄芩　栀子仁各半两

上件药捣，粗罗为散。每服一钱，以水一小盏，煎至五分，去滓。不计时候，温服。量儿大小以意增减。

《圣惠》治小儿热毒攻脾胃，遍身俱黄，小便赤涩，大便难，心神躁热，两目亦黄。升麻方

川升麻　龙胆去芦头　栀子仁　黄芩　川大黄锉碎，微炒　秦艽去苗　甘草炙微赤。各半两

上件药捣，罗为末，炼蜜和丸如桐

子大。不计时候，以新汲水研下三丸。三岁以上加丸数服。

《圣惠》治小儿诸黄，心胸壅闷。宜服大黄丸方

川大黄锉碎，微炒　甜葶苈隔纸炒，令紫色　茵陈各半两

上件药捣，罗为末，炼蜜和丸如桐子大。不计时候，以新汲水研下三丸。量儿大小增减服之。

《圣惠》治小儿浑身及面色俱黄。宜服黄瓜丸方

黄连一两，去须　胡黄连半两

上件药捣，罗为末。用黄瓜一枚，去瓤，留一小盖子，入药末后，以盖子盖定，用大麦面裹烧，令面匀燋，去面捣熟，丸如绿豆大。七岁儿每服以温水下七丸，看儿大小，加减丸数服之。

《圣惠》又方

秦艽半两

上件药捣，细罗为散。每服一钱，以牛乳一合，煎一二沸，去滓。不计时候，温服。三岁以下即可半钱。

《婴孺》治小儿发黄茵陈汤

茵陈　升麻　黄芩　柴胡　知母　羚羊角屑各八分　大黄　石膏各一钱二分　栀子一钱　芍药六分　瓜蒂七个　蓝叶切，一升　甘草二分，炙

上切，以水五升，煮一升半。一、二岁为八服，四五岁为四服，量儿大小与之。

张涣治伤寒时气，热入于胃，与谷气相搏，蒸发肌肉，使面目皮肤悉黄，谓之黄病。亦名发黄。芦根汤方

芦根一两　茵陈　山栀子　黄芩　甘草炙。各半两

上件为细末。每服一钱，以水八分，薄荷三叶，煎五分，去滓温服。

张涣子芩散方　治黄病。

黄芩　栝楼根　茯神各一两　胡黄连　甘草炙。各半两

上件捣罗为细末。每服一钱，以水八分，煎至五分，去滓，放温服。

张涣茵陈汤方　治小儿发黄等病，身如橘色。

山茵陈　山栀子仁各一两　川大黄　川芒硝　木通　寒水石各七两

上件捣罗为细末。每服一钱，以水八分，煎至五分，去滓温服。

张涣三黄散方　治黄病。

川大黄锉碎，微炒，一两　黄芩　黄连各半两，去须

上件捣罗为细末。每服一钱，以水一盏，煎至五分，去滓温服，食后。

《活人书》仲景茵陈蒿汤

茵陈蒿嫩者，一两半　大黄半两，去皮　栀子大者，三枚半

上锉如麻豆大。以水二大白盏，先煮茵陈，减半盏，次内二味，煮八分，去滓温服，日三服。小便当利，尿如皂荚汁状，色正赤。一宿腹减，黄从小便中去也。

《活人书》五苓加茵陈散，方在证注中。

《活人书》仲景栀子蘖皮汤

栀子八枚　黄蘖一两　甘草炙，半两

上锉如麻豆大。每服抄五钱匕，以水一盏半，煮至七分，去滓温服。

《活人书》仲景麻黄连翘赤小豆汤

麻黄去节　连翘连翘根是也　甘草炙。各一两　赤小豆半升　生梓白皮切，二两半　杏仁二十枚，去皮尖

上锉如麻豆大。每服抄五钱匕，生姜四片，枣子一枚，水一盏半，煮至八分，去滓温服。《活人书》仲景小柴胡汤，方见头汗门中。

《活人书》仲景术附汤

白术二两　附子一个半　甘草一两，炙

上锉如麻豆大。每服抄五钱匕，生姜五片，枣子一枚，水一盏半，煮至七分，去滓温服。日三服。一服觉身痹，半日许再服。三服都尽，其人如冒状，勿怪也，即是附子与术并走皮中，逐水气，未得除，故使之耳。法当加桂一两。其大便坚，小便自利，故不加桂也。

《活人书》仲景甘草附子汤

甘草　白术各一两　附子一枚，炮　桂枝二两，身肿者加防风二两；悸气、小便不利者加茯苓一两半

上锉如麻豆大。每服抄五钱匕，以水一盏半，煮至七分。去滓温服，汗出即解。

《活人书》仲景五苓散，方见伤寒自汗门中。

《活人书》麻黄加术汤

麻黄一两半　桂枝一两，去皮　甘草炙　苍术各半两　杏仁三十五枚，去皮尖

上锉如麻豆大。每服抄五钱匕，以水一盏半，煮至八分，去滓温服。

伤寒余热不退第十六

《巢氏病源》小儿伤寒余热往来候：伤寒是寒气客于皮肤，搏于血气，腠理闭密，气不宣泄，蕴积生热，使头痛体疼而壮热也。其余热往来者，是邪气与正气交争，正气胜则邪气却散，故寒热俱歇。若邪气未尽者，时干于正气，正气为邪气所干，则壅否还热，故余热往来不已。

《巢氏病源》：小儿伤寒已得下后，热不除者，余势未尽，故其状肉常温温赤热也。

《圣惠》：夫小儿伤寒，若四五日后热即入里，即宜下之。下之得利后，热犹不除者，是余热未尽故也。

汉东王先生云：小儿发热，日中可，夜而热甚，天明后凉，谓之伤寒余热未解矣。

《圣惠》治小儿伤寒二三日，已服药，得汗后余热未除，宜服逐毒气葳蕤散方

葳蕤　川大黄锉微，炒　川升麻　甘草炙微赤，锉　黄芩　大青各半两

上件药捣，粗罗为散。每服一钱，以水一小盏，煎至五分，去滓。不计时候，量儿大小加减服之。

《圣惠》治小儿伤寒，汗利以后，余热不除，口干心烦，不欲乳食。黄芪散方

黄芪　知母　赤茯苓　甘草炙微赤，锉　黄芩各一分　麦门冬半两，去心，焙

上件药捣，粗罗为散。每服一钱，以水一小盏，煎至五分，去滓。不计时候，温服。量儿大小加减服之。

《圣惠》治小儿伤寒，得汗利后，余热不除，心神烦躁，夜卧不安。黄连散方

黄连去须　大青　川升麻　赤茯苓　人参去芦头　地骨皮　黄芩　甘草炙微赤，锉。各一分　犀角屑半分　麦门冬半两，去心，焙

上件药捣，粗罗为散。每服一钱，以水一小盏，煎至五分，去滓。不计时候，温服。量儿大小加减服之。

《圣惠》治小儿伤寒，汗利以后，余热不解，身体疼痛，心神虚烦，不思乳食。麦门冬散方

麦门冬　川升麻　柴胡去苗　前胡各半两，去芦头　元参　犀角屑　子芩　葛根　赤芍药　甘草炙微赤，锉。各一分

上件药捣，粗罗为散。每服一钱，

以水一小盏，入生姜少许，煎至五分，去滓，不计时候，温服。量儿大小以意加减。

《圣惠》治小儿伤寒后，余热不除，心神不安。宜服茯神丸方

茯神　麦门冬去心，焙　铁粉　朱砂并细研。各半两　犀角屑　栀子仁　白鲜皮　川升麻　元参　车前子各一分

上件药捣罗为末，与铁粉、朱砂同研令匀，炼蜜和丸如绿豆大。不计时候，以温水下五丸。量儿大小加减服之。

《圣惠》治小儿伤寒后，余热不除，四肢不利。宜用此汤浴方

川大黄　甘草　防风去芦头　丹参　白术各半两　雷丸三分

上件药捣，粗罗为散。每服用一两，以水三升，煎至二升半，去滓。看冷热，于密室中浴儿，后宜避风，隔日再用。《婴孺方》先用猪脂和此药摩儿头至足，令遍身；又取三指撮，白水在内和三升，煮三沸，浴儿，谓之摩膏方。

太医局白虎汤　治伤寒大汗出后，表证已解，心胃大烦渴，欲饮水及吐。或下痢后七八日，邪毒不解，热结在里，表里俱热，时时恶风，大渴，舌生干燥，而烦欲饮水数升者，宜服之。又治夏月中暑毒，汗出恶寒，身热而渴。

石膏洗，二十五斤　知母一百五十两　甘草烟，七十五两

上为细末。每服三钱，以水一盏半，入粳米三十余粒，煎至一盏，滤去滓，温服。小儿量力少少与之。或加人参少许同煎亦得。食后服此药。立夏后、立秋前可服；春时及立秋后，并亡血、虚家并不可服。治伤寒，本当取仲景白虎汤，方证牵引。缘此方叙出邪毒不解，热结在里，故再收之。

《婴孺》治伤寒。除热粉散

雷丸三两　牡蛎　桂心各一两

上为粉，以粉儿身上。

张涣清凉汤方　解伤寒邪热余毒。

当归　大黄　生地黄各一两　芍药　甘草炙。各半两

上件药捣，罗为细末。每服一钱，以水八分，入竹叶、薄荷各少许，煎至五分，去滓温服。

长沙医者丁时发传黄芪散方　治小儿伤寒，汗利以后，余热不除，口干心烦，不欲乳食。

黄芪　知母　茯苓　人参　甘草炙。各一钱　麦门冬半两，去心

上为末。每服一钱，水一小盏，煎至五分，去滓，不计时候服。

伤寒劳复第十七

《活人书》论伤寒小儿、大人治法：一般但小分剂，药凉耳。问伤寒差后发热者，何也？此名劳食复也。病新差，血气尚虚，津液未复，因劳动生热，热气既还，复入经络，名曰劳复。仲景云：伤寒差以后更发热，小柴胡汤主之。脉浮者，以汗解，宜柴胡桂枝汤。脉实者，以下解，宜大柴胡汤。又大病差后劳复者，枳实栀子汤主之。

《千金》：劳复起死人，麦门冬汤。又有食复者，大病新差，脾胃尚弱，谷气未复，强食过多，停积不化，因尔发热，名曰食复。大抵新病差，多因伤食，便作痞，干噫食臭❶，腹中雷鸣，下痢等证，可与生姜泻心汤。仲景于枳实栀子汤证云：若有宿食，内大黄如博棋子五六枚，服之愈。黄帝曰：热病已愈，时有所遗者何也？岐伯曰：诸遗者，热甚而强食，故有所遗也。

---

❶ 臭：原作“夏”。据《类证活人书》卷八改。

若此者，皆病已衰而热有所藏。因其谷气❶相搏，两热相合，故有所遗也。帝曰：善，治遗奈何？岐伯曰：视其虚实，调其逆从，可❷使必已。食肉则复，多食则遗，此其禁也。

《广济》疗患劳复，雄鼠屎散方、许仁则七味葱白汤，皆可选用之耳。

《千金要》治小儿伤寒，病久不除，差后复剧，瘦瘠骨立。五味子汤

五味子十铢　甘草炙　当归各十二铢　芒硝五铢　石膏一两　大黄　麦门冬　黄芩　前胡　黄连各六铢

上十味㕮咀，以水三升，煮取一升半。服二合，得下便止，计大小增减服。

《外台》疗伤寒差令不复。白芷散方

白芷十二分　白术十分　瓜蒌五分　桔梗四分　细辛三分　附子炮，去皮　干姜　桂心各二分　防风八分

上九味捣筛为散。以粳米粥清服一钱匕，食已服二钱，小儿服一钱。常以鸡子作羹，吃粳米饭，多少与病人服之。亦未必常鸡子羹、粳米饭，如服药讫，即扶起令行步，仍擳头洗手、面。食辄服之，劳行如前则不复。浩云：数用佳，范汪同。忌猪肉、桃李、雀肉、胡荽、蒜青、鱼鲊、生葱、生菜。一方有人参三分。

《活人书》仲景小柴胡汤，方见伤寒头汗门中。

《活人书》仲景柴胡桂枝汤

柴胡二两　半夏三钱一字，洗　甘草半两，炙　桂枝去皮　黄芩　人参　芍药各三分

上锉如麻豆大。每服抄五钱匕，生姜四片，枣子一枚，水一盏半，煮至八分。去滓温服。《活人书》仲景大柴胡汤，方见伤寒呕哕门中。

《活人书》仲景枳实栀子汤

枳实二枚，去瓤，麸炒　栀子七枚，肥者　豉二两

上以清浆水二盏半，空煮，退八分；内枳实、栀子，取九分；下豉再煮五、六沸，去滓温服。覆令汗出，若有宿食，内大黄，如博棋子五、六枚同煎。

《活人书》麦门冬汤

麦门冬一两　甘草二两

上锉如麻豆大。先用水二小盏，入粳米半合煎，令米熟、去米，约得水一小盏半；入药五钱，枣子二枚，竹叶十五片，同煎至一盏，去滓服。不能服者，绵滴口中。

《活人书》仲景生姜泻心汤，方见伤寒下痢门。

《活人书》：《广济》雄鼠屎散方

雄鼠屎二七枚，两头尖者是　栀子十四枚，掰　枳壳二枚，炙

上为粗末。每服四钱，以水一盏半，入葱白二寸，豉三十粒，同煎一盏，分二服。勿令病人知鼠屎。

《活人书》许仁则七味葱白汤

葱白连须切，半升　干葛切，三合　新豉半合，绵裹　生姜切，一合　麦门冬去心　生地黄三两　劳水四升，以杓扬之一千过，名劳水

上前药，用劳水煎之，三分减二，去滓，分二服。渐渐覆之取汗。

伤寒失音第十八

《圣惠》论：夫喉咙者，气之所以上下也。喉厌者，声之门户也。舌者，声之机。口者，声之扇也。风寒客于喉厌之间，故卒然无音。皆由风邪所伤，故致失音不语也。其小儿伤寒失音者，

---

❶ 气：原作“食”。据《素问·热论》改。
❷ 可：原作“何”。据《素问·热论》改。

风寒邪气之所伤也。

茅生生小儿伤寒，失音、语不得方。

金毛狗脊　甘草各等分

上为末。每服一钱，用黄蜡一块，指头大，水六分同煎四分服。

《集验方》治小儿伤寒，失音不语。

桂指面大

上含桂，渐渐声音如旧。

《王氏手集》治大人、小儿感风寒失音。三拗汤

麻黄不去根节　甘草不炙　杏仁不去皮尖

上三物等分。每服三指撮，水一大盏，煎至七分，去滓。时时温温呷。

伤寒变疸第十九

《石壁经》三十六种内伤寒变疸候歌：

先前五日脸红鲜，《凤髓经》第一句云：已前七日唇脸青。

一见生人怕又惊。四十候此两句云：伤寒变疸七日前，两睑唇青怕语言。

蓦睹胸前如痣子，《凤髓经》云：蓦然胸前赤痣色。

渐同梅李一般形。

血光齿上时闻臭，指甲无红色似银。

会者可医无苦病，不识言风道热惊。

用药表脾凉上膈，心凉疸伏始安宁。

《凤髓经》歌括一同，两句小异。外有注云：宜与二圣散表出。方见伤寒变疹子门中。

四十候伤寒变疸歌一同。后云：此候指甲白，牙上有血为证，表发只用参苓散，凉心经用南星。方见伤寒变疹门中。不退用解表散方见慢惊风门，去毒，托里散亦可。方见伤寒变疹门中。

《四十八候》治嗽化痰参苓散

人参　麻黄　甘草炙　款冬花各一分　半夏小者如鱼眼大，汤浸十二次　葶苈各半钱　马兜苓三个

上末。每服半钱，用桑白皮汤下。

伤寒变疹第二十

《石壁经》三十六种内伤寒变疹子候歌：

预先五日战如寒，不觉看来又似痫。

才发有同梅李样，眼睛青碧脸红鲜。

手心如火发毛立，睡里狂言卧不安。

躁热嫌人拨手睡，又生喘急气相连。

二三岁时为疹子，此候须知有病源。

智者莫令通脏腑，只将丸散表心间。

能催疹子添光大，《凤髓经》云：涎散疹生如片火。七日如期定却安。

此伤寒不曾表内证，故令毒气攻内而未曾安也。又凡在冬月春夏初，切在精明色候，慎不可与惊风一例而治。若有候，但依前旨，必无夭枉者矣。

《凤髓经》歌括同。有注云：宜与二圣散，表出后用牛蒡散解。方见本门中。

《小儿形证论》四十八候伤寒变疹子歌一同。后云：此候先有蕴热，忽至风伤腠理，发热狂言，气急生涎，用天南星退心间风涎，微用解表退伤寒。量虚实宜泻、托里散匀气。如不宣，卒未安。一方并见本门。

《小儿形证论》四十八候伤寒变疹子歌后云：此候初如伤寒，或似惊风，须要辨别仔细。既是出在皮肤，只宜平和汤药解表匀气，更量[1]实、肌体肥瘦，聊与通利关窍匀气。《疹疸论》与诸家疮疹说：若皮肤中未见，乃可通利。若是已在皮肤，切忌通利也。盖内虚即毒气反入，能损人命。

---

[1] 量：此下疑脱“虚”字。

《风髓经》二圣散　治小儿疹痘欲出不出，服此发出。

浮萍　香白芷各等分

上为细末。每服半钱或一钱，麝香酒下。

《风髓经》牛蒡散　治小儿疹痘不出，或用药发出后余热未退，发渴热水，乃下血。斑疹用此药解。

甘草节　荆芥穗　牛蒡子略炒

上等分为末。每服一钱半，解毒薄荷汤下；未出，紫草汤下，进数服。须得身上出者方下此药。

《小儿形证论》四十八候天南星丸方　治急惊风，因赤体或浴，或变蒸，遂停留不去。因滞潮热，亦可服。

天南星一个，去皮　朱砂一钱　蝎半钱　轻粉少许

上为末，酒面糊丸如绿豆大。每服七粒，薄荷汤下，日进二服。

《四十八候》治伤寒变疮疹通关匀气托里散

人参　麻黄去节　甘草节各一分　白术　蔓荆子　紫草各一钱　白茯苓半两　升麻半分

上末一钱，疮未出，用好酒调下。如已出，香熟水调下。

卷第十六

咳嗽诸疾　凡十一门

咳嗽第一

《巢氏病源》小儿嗽候：嗽者，由风寒伤于肺也。肺主气，候皮毛，而俞在于背。小儿解脱，风寒伤皮毛，故因从肺俞入伤肺，肺感寒即嗽也。故小儿生须常暖背，夏月亦须单背裆。若背冷得嗽，月内不可治，百日内嗽者，十中一两差耳。

《婴孺》论曰：嗽病所生，儿离其母，独居而啼，其气未定，因而乳之，啼时阴阳俱盛，虚实更作，肺胃受邪，故令儿嗽。

汉东王先生《家宝》治嗽病症：小儿发嗽，由风寒伤于肺，月内小儿不可治也。百日内嗽者，十中可一两全活尔。宜先进麦汤散二三服方见伤寒发斑门中，以金花散二三服方见本门，间观音散二三服方见胃气不和门中。大凡小儿，尤宜慎风，不可使嗽。

钱乙论咳嗽云：夫嗽者，肺感微寒。八九月间，肺气大旺，病嗽者，其病必实，非久病也。其症面赤、痰盛、身热。法当以葶苈下之方未见，若久者不可下也。十一月、十二月患嗽者，乃伤风嗽也，风从背脊第三椎肺俞穴入也，当以麻黄汤汗之方未见。有热证面赤、饮水涎热、咽喉不利者，宜兼甘桔汤治之方见实热门中。若五七日间，其症身热痰盛、唾黏者，以褊银下之方见痰涎门中。有肺盛者，咳而后喘、面肿，欲饮水，有不饮水者，其身即热，以泻白散泻之方见喘咳上气门中。若伤风咳嗽，五七日无热证而但嗽者，亦葶苈下之方未见，后用化痰药。有肺虚者，咳而哽气，时时长出气，喉中有声，此久病也，以阿胶散补之方见喘咳上气门中。痰盛者，先实脾，从以褊银微下之方见同前。涎退即补肺，补肺如上法。有嗽而吐水，或青绿水者，以百祥下之。方见疮疹倒黡门中。有嗽而吐痰涎、乳食者，以白饼子下之方见搐搦门中。有嗽而略脓血者，乃肺热，食后服甘桔汤方见同前。久嗽者，肺亡津液，阿胶散补之方见同前。咳而痰实不甚，喘而面赤、时饮水者，可褊银下之方见同前。治嗽大法，盛即下之，久即补之，更量虚实，以意增损。

钱乙论嗽病诀死云：东都药铺，杜氏有子五岁，自十一月病嗽至三月未止。始得嗽而吐痰，乃外风寒搐入肺经，今肺病嗽而吐痰，风在肺中故也。宜以麻黄辈发散，后用凉药压之即愈。时医与铁粉、半夏、褊银诸法下之，其肺即虚而嗽甚，至春三月间尚未愈。召钱氏视之，其候面青而光，嗽而喘促哽气，又时长出气。钱曰：病困十已八九，所以然者，面青而光，肝气王也。春三月者，肝之位也，肺衰之时也。嗽者肺之病，肺自十一月至三月，久即虚痿，又曾下之，脾肺子母也。复为肝所胜，此为逆也。故嗽而喘促哽气、长出气也。钱急与泻青泻之方见惊热门中，后与阿胶散实肺方见同前。次日面青而不光，钱又补肺，而嗽如前。钱又泻肝，泻肝未已，又加肺虚，唇白如练。钱曰：此病必死，不可治也。何者？肝大王，而肺虚绝，肺病不得其时而肝胜之。今三泻肝而肺病不退，三补肺而肺证犹虚，此不久生，故言死也。此证病于秋者，十救三四；春夏者，十难救一。果大喘而死。

《婴童宝鉴》咳嗽死候：嗽而眼时上视，下青黑粪。

《五关贯真珠囊》小儿咳嗽候：因乳哺无节，伤于肺，或乳之，次与气相冲，气乳相冲于肺，故令气逆而嗽也。

《惠眼观证》：凡生下一月至百日，或周岁，或三五岁以上嗽分数种：有奶下嗽者，因吃热奶伤肺而得，只下温肺散方见疳嗽门中及人参膏涂唇方见本门中。有齁船嗽，气急嗽速，早起眼肿，乃下浑金丹方见咳嗽作呀呷声门中；量大小与，吐下涎，即用匀气化涎、凉心肺药服之。有疳嗽者，此因久泻，脾胃虚，上嗽发热，攻击心气，宜先以疳药芦荟方是人常服者夹乌犀方见肥疳门中服之，后用退心热及防已治之方见疳嗽门中。有伤寒嗽者，此因客风在肺，其肺气伏热，嗽后多吐，宜以金粉散治之方见伤风嗽门。上件诸般嗽，如脾胃气实，胸膈太壅，先以鲜汤利之方见急慢惊风门中。

茅先生小儿受咳嗽死候歌：

咳嗽胸高喘气粗，眼睛上视定还除，
时时下粪青并黑，不食看看命即无。

《葛氏肘后》疗小儿咳嗽方。

紫菀六分　贝母二分　款冬花一分

上捣为散。每服如豆大，着乳头上，令儿和乳咽之，日三四。乳母勿食大咸醋物。《圣惠》用清粥饮调一字。

《千金》治少小嗽。八味生姜煎方

生姜七两　干姜四两　桂心二两　甘草　款冬花　紫菀各三两　杏仁　蜜各一升

上合诸药末之，微火上煎，取如饴餔，量其大小多少，与儿含咽之。百日小儿如枣核许，日四五服，甚有验。

《千金》治少小十日以上至五十日，卒得声咳吐乳，呕逆、暴嗽、昼夜不得息。桂枝汤方

桂枝半两　甘草二两半　紫菀十八铢　麦门冬一两十八铢

上四味㕮咀，以水二升，煮取半升，以绵着汤中，捉绵滴儿口中，昼夜四五过与之，节乳哺。

《千金》治小儿嗽，日中差，夜甚，初不得息，不能复啼。四物款冬丸方

款冬花　紫菀各一两半　桂心半两　伏龙肝六铢

上末之，蜜和如泥，取如枣核大，敷乳头上，令儿饮之，日三敷之，渐渐令儿饮之。

孙真人治小儿咳嗽方。

生姜四两

上锉碎，水五升，煎汤与儿沐浴。

《仙人水鉴》小儿百日内嗽逆不止方。

咳嗽不止使神攻，栀子干姜力不同，
乳煎一合分三分，必定获安五脏通。

上此是五脏气不和，小孩子不宜大药。

《外台》：《小品》疗少小咳嗽、腹胀。七物小五味子汤方

五味子研　紫菀各二分　黄芩　甘草炙　麻黄去节　生姜　桂心各一分

上药㕮咀，以水一升，煮取七合，分五服。忌如常法。

《外台》：《小品》又疗少小十日以上至五十日，卒得暴咳，吐乳呕逆，昼夜不得息。四物汤方

桔梗　紫菀各三分　甘草炙，一分　麦门冬去心，七分

上药切，以水一升，煮取六合，去滓；分五服，以差为度。《千金》有桂心无桔梗，以水二升，煮取一升，以绵着汤中，捉绵滴儿口中，昼夜四五过与，节哺乳。

《外台》：刘氏疗小儿咳嗽，不得卧方。

甘草炙，六分　桔梗四分　桑白皮　贝母　茯苓各三分　大青　吴蓝　五味子　人参各二分

上九味切，以水二升，煮取八合，去滓；量多少、大小与服。忌如常法。

《胜金方》治小儿咳嗽。

上以蜂房二两，净洗蜂粪及泥土，以快火烧为灰。每服一字，饭饮下。

《圣惠》治小儿心胸烦闷，体热咳嗽。天门冬散方

天门冬去心，焙　桑根白皮锉　赤茯苓　柴胡去苗　百合　紫菀洗去苗土　蓝叶　甘草炙微赤，锉。以上各半两

上件药捣，粗罗为散。每服一钱，以水一小盏，入生姜少许，煎至五分，去滓。量儿大小以意分减，温服。

《圣惠》治小儿咳嗽，胸中满闷，不欲乳食。陈橘皮散方

陈橘皮汤浸、去白，焙　桔梗去芦头　鸡苏　杏仁汤浸，去皮尖，麸炒微黄　人参去芦头。各一分　贝母煨微黄，半两

上件药捣，粗罗为散。每服一钱，以水一小盏，入灯心十茎，煎至五分，去滓温服，日三四服。量儿大小以意加减。

《圣惠》治小儿咳嗽，壮热，胸膈壅滞。麦门冬煎方

麦门冬去心，一两　生姜半两，汁　酥蜜各二合　杏仁汤浸，去皮尖，二两

上件药，先以水一大盏，煎麦门冬及杏仁至四分，入沙盆内研，绞取汁，却入银器中；次内生姜汁等，以慢火熬成膏，收于瓷器中。每服以清粥饮调下半茶匙，日三服，夜一服。量儿大小以意加减。

《圣惠》治小儿卒得咳嗽，吐乳。桔梗散方

桔梗　人参去芦头　陈橘皮汤浸、去白，焙。各一分　甘草炙略赤，锉　麦门冬去心，焙　紫菀去苗土。各半两

上件药捣，粗罗为散。每服一钱，以水一小盏，煎至五分，去滓。量儿以大小，分减服之。

《圣惠》治小儿咳嗽、头热、令乳母服。百部散方

百部　贝母煨黄　紫菀洗去苗土　葛根锉。各一两　石膏二两

上件药捣，筛为散。每服三钱，以水一小盏，入竹叶二十片，煎至六分，去滓。每服食后令儿饮乳甚佳。

《博济方》治大人、小儿咳嗽大妙。犀灰散

巴豆　杏仁去尖　半夏各等分

上用一合子盛之，以赤石脂闭缝了；用三斤炭火煅，令透赤即取出，放冷，细研如粉。小儿半字，淡姜汤调下。大人咳嗽，姜汤下一字。

《灵苑》治小儿咳嗽。金杏煎丸

杏仁四十九个，去皮尖，生研　瓜蒌大者一枚　不蚛皂角一铤，捶碎　生百部一两。三味各用水挼，捣碎，绞取浓汁

以上入银石器内，慢火熬成膏。入后药：

牵牛子捣一味末，一两　木香半两，为细末

上入煎药膏内，杵为如绿豆大。每服五至七，用糯米饮下。量儿大小加

减数。

茅先生小儿咳嗽雌黄丸方

雌黄细研　鸡内金是鸡粪黄　延胡索　半夏生用

上件各等分，为末，用枣肉为丸如○此大。每服七丸、十丸，用灯心汤吞下。与呀呷门《惠眼观证》内金丸同。为各有牵引，故兼存之。

茅先生治小儿咳嗽，金杏丸方

杏仁去皮尖　汉防已　甜葶苈　马兜苓去皮

上等分为末，用蜜和丸如○此大。每服十丸，用麦门汤吞下。

茅先生小儿是嗽奶豆膏

瓜蒌瓤　蜜各半盏　人参　铅白霜各半两　陈槐花一分　瓜蒌子一百二十粒

上将瓜蒌瓤及蜜炼成膏，入诸药末，同为膏。每服一大黄豆大，用杏仁煎汤调服之。

《婴孺》治小儿嗽，体羸弱不堪治者。贝母煎方

贝母　杏仁研泥。各六分　升麻　甘草炙　黄芩各三分　紫菀三分半　款冬花二分　蜣螂五个，去羽

上为末，以蜜二斤和末，入铜器中沸煎，汤内煎之，不住手搅如饴，煎成拍合收，以匕抄枣核大。一岁啖七粒，日四五服，百日儿四五枚，量儿与之。

《婴孺》治小儿嗽方。

紫菀　射干各五分　贝母　升麻各十分　杏仁研成膏，别入　柴胡　茯苓　芍药　黄芩各八分　甘草四分，炙　枳壳六分，炒　竹叶切，一升　蜜十合

上以水三升，煮及一升八合，去滓；下杏膏、蜜，熳火煎取一升六合，一岁儿服一合。

《婴孺》治少小儿嗽。生姜煎方

生姜七两　干姜　桂心　杏仁各二两　甘草　紫菀各三两　款冬花三合　蜜一升

上微火煎如饴，含枣核大一枚，咽汁，日进四、五服；如百日儿，含半枣许。

汉东王先生《家宝》治小儿婴孩咳嗽。金花散方

郁金　防风　半夏各一分　巴豆二十一粒　皂角一茎

上以水一升于银器内煮，令干，去巴豆、皂角不用，以温汤泽洗，余三味焙干为末。每服婴孺一字，二、三岁半钱或一钱，薄荷蜜熟水调下。

汉东王先生《家宝》治不因伤风得嗽，名曰胃气嗽。藿香散方

藿香二十一叶　枳壳二片，用湿纸裹，煨令熟　蚌粉一块，如枳壳大

上为末。每服婴孩一字，二三岁半钱，蜜饭饮调下，不过二三服安。

张涣马兜苓丹方　治小儿肺壅咳嗽，大便不利。

马兜苓　紫苏子　人参去芦头。各一两　款冬花　木香各半两，并为细末，次用杏仁一分，汤浸，去皮尖，细研

上件同拌匀，炼蜜和如黍米大。每服十粒，煎生姜汤下。量儿大小加减。

张涣顺肺汤方　治小儿心肺不利，咳嗽。

半夏汤浸七次，焙干　紫苏叶各一两　陈橘皮汤浸、去白　款冬花　桂心　木香　五味子各半两

上件捣，罗为细末。每服一钱，水八分一盏，入生姜、人参各少许，煎至四分，去滓，放温服。

张涣养肺汤方　治小儿嗽，温养肺胃。

紫菀洗去土，焙干　半夏汤洗七次　款冬花　真阿胶各一两　人参去芦头　桂心各半两

上件捣，罗为细末。每服一钱，水一小盏，入生姜二片，糯米五粒，煎至五分，去滓，放温，时时服。

张涣遗方雄黄膏　治月里儿咳嗽，并三岁以下皆可服。

雄黄一钱，细研　杏仁七粒，去皮尖　半夏七个，童子小便浸一宿，切作片子，焙干，末

上一处研匀，用生姜自然汁半两，蜜半两，一处入药末于罐子内，重汤内熬，用柳枝子搅成膏。每服一皂子大，涂奶头，与儿吮，或糯米饮调下。

《聚宝方》补肺散　治大人、小儿咳嗽，不以深浅皆效。

款冬花　钟乳石研五日，水飞，秤　甘草　桂心取有末者　白僵蚕直者　铅白霜研。各半两　白矾三钱，飞　马屁勃半钱　木香

上九味为末。每服半钱，手心摊得令薄，用荻筒子中心令净吸尽；以蜜半匙，细细吃送下。如患年深，以蜜作面糊下药；齁鮯，烧萝卜下，小儿蜜水调一字吃。忌酒、腻物。

《惠眼观证》人参膏治小儿嗽。涂唇膏

人参　马兜苓各一钱　款冬花半钱

上为末，炼蜜为膏。每服少许，涂儿唇上，同乳服之。

《刘氏家传》牙儿咳嗽注唇膏

雌黄一钱　白僵蚕直者三个，去丝略焙

上研细，炼蜜调得所，抹唇上或乳头上。

《孔氏家传》治乳下婴儿咳嗽，注唇膏

甜葶苈捣烂讫，即于纸上炒熟，一分　乳香为末，一钱　白僵蚕直者十四枚，研细　天南星一个

上四味，先将乳香末入葶苈末内，和为剂，再研为末。次入诸药滚研，湿纸裹之，慢火炮以纸焦为度，取出，去黑者不用，只用黄者。末一钱，入麝香少许，每用一字，置于乳上。乳儿、乳母忌冷物。如要为膏，即炼蜜为之，注儿唇上，自然并乳咽下。

《王氏手集》治小儿嗽方。

黄蜡　杏仁各一两

上件同捣，分七服，猪胰子内炙熟，米饮嚼下。

《王氏手集》治小儿咳嗽，声连不止方。

雄黄　蝉壳

上等分，为末，以蜜成膏，于净瓷器内盛之。如孩子绝小，即注于唇上令自咽。如稍大，即以一豆大温水化下。

《王氏手集》阿胶散方　治小儿咳嗽。

阿胶炒　甘草炙，各四钱　半夏七次汤浸洗　糯米各一两

上为末。每服一钱，水一盏，姜一片煎服。

《王氏手集》天门冬煎　治小儿咳嗽方。

天门冬　紫菀　百部　款冬花各半两　官桂　甘草炮。各一钱

上为细末，炼蜜为丸，一两作八十。每服一丸，白汤化下。

《王氏手集》苏香散方　治小儿嗽。

紫苏　半夏汤洗　知母　贝母　人参　款冬花　五味子　桑白皮各半两　厚朴炙，炒　甘草炙。各二钱

上为细末。米饮调一钱，不拘时候。

《王氏手集》紫菀散方　治小儿嗽。

紫菀　官桂　甘草炙。各一两　款冬花半两

上为细末。生姜、米饮食前调，一服一钱。

《赵氏家传》治小儿未晬咳嗽方。

白僵蚕直者

上为末，涂少许在奶头上，令儿吃，立效。

《吉氏家传》治生下一百二十日内咳嗽，紫金膏方

僵蚕七个，洗炒　硼砂半钱　铁粉一分

上末，用蜜为膏。每服如绿豆大，麦门冬水化下。

《吉氏家传》治小儿咳嗽。参苈散

人参　甜葶苈　栝楼根

上等分为末。每服一钱，蜜水调，香熟水下。

《吉氏家传》治小儿咳嗽。参苈丸

人参　葶苈炒　半夏汤浸七次　汉防己　白矾火煅　赤茯苓各一钱

上细末，蜜为丸〇，每服五、七丸，乌梅汤下。疳嗽，甘草汤下。

《吉氏家传》治小儿咳嗽。防己散

汉防己一钱　半夏小者十七粒，汤浸七次　白矾煅　葶苈炒。各半钱　黄瓜蒌子三十一粒，炒

上末。每服半钱，煎杏仁汤下。

《吉氏家传》治小儿咳嗽。洗心散

沙糖　悬剑用酥炙，是皂角也　枣子　知母各一两

上末。每服一钱，水一盏，煎至七分，温服。一日五服，五日效。儿小量度。

《吉氏家传》治小儿咳嗽。

麻黄半两　皂角一寸，醋炙

上件为末。每服一钱，米饮下。

《吉氏家传》治小儿嗽贝母散

贝母半两，每个去心，以面裹煨令熟

上为末。每服一钱，百沸汤点，不拘时候。

《朱氏家传》治小儿奶嗽。

雄黄一钱　硼砂一分　白矾少许，火飞过，共为末

上大人掌心调，点吃一钱，小儿以奶汁调下一字。

长沙医者郑愈传注唇膏　治小儿诸般咳嗽。

郁金三个大者，锉细，生姜汁浸一宿　白僵蚕七个，直者　铅白霜半钱，研　脑子一字

上件为细末，炼蜜为膏，用绿豆大注孩儿唇上。二三岁桐子大，十岁以上皂子大，薄荷生姜汤化下。

长沙医者丘松年传蜜瓜膏　治小儿嗽。

瓜蒌皮不拘多少用蜜涂，慢火上炙焦赤色

上为末。每服一钱，蜜调成膏，时时抹儿口内。

又方　黄芩散

黄芩不拘多少，用童子小便浸三日取出，锉碎，焙干

上为细末。每服一字或半钱，白汤少许调下，乳食后服。

《婴童宝鉴》灸法：小儿咳嗽，灸肺俞穴、风府各三壮。

咳逆第二

《巢氏病源》小儿咳逆候：咳逆由乳哺无度，因挟风冷伤于肺故也。肺主气，为五脏上盖，在胸间。小儿啼，气未定，因而饮乳，乳与气相逆，气则引乳射于肺，故咳而气逆，谓之咳逆也。冷乳冷哺伤于肺，搏于肺气亦令咳逆也。

《千金》治小儿、大人咳逆短气，胸中吸吸，呵出涕唾，嗽出臭脓方。

上以烧淡竹沥煮二十沸，小儿一服

一合，日五服。大人一升，亦日五服。不妨食息乳哺。

《千金》治小儿寒热、咳逆，膈中有癖乳，若吐、不欲食方。

干地黄四两　麦门冬去心　五味子　蜜各半升　大黄　硝石各一两

上件药㕮咀，以水三升，煮取一升，去滓，内硝石、蜜，煮令沸。服三合，日三。胸中当有宿乳汁一升许出，大者服五合。

《千金》射干汤　治小儿咳逆，喘息如水鸡声方。

射干　麻黄去节根　紫菀　甘草炙　生姜各一两　半夏五个，洗　桂心五寸　大枣二十枚

上八味㕮咀，以水七升，煮取一升五合，去滓，内蜜五合，煎一沸。分温服二合，日三。

《千金》杏仁丸　主大人小儿咳逆上气。《婴孺方》亦以此治喘咳上气。

杏仁三升熟捣，加蜜一升，为三分。以一分内杏仁，捣令强，更内一分捣之如膏，又内一分捣熟止。先食已，含咽之，多少自在，日三。每服不得过半方寸匕。

《千金》又方

半夏去皮，河水洗六七度，全用，二斤　白矾一斤，末之　丁香　甘草炙　草豆蔻　川升麻　缩砂各四两，粗捣

上七味，以好酒一斗，与半夏拌匀和，同浸，春冬三七日，夏秋七日。密封口，日足取出，用冷水急洗，风吹干。每服一粒，嚼破用姜汤下或干吃。候六十日干，方得服。

《圣惠》治小儿咳逆上气，睡卧不安。五味子散方

五味子　紫菀洗去苗土。各半两　甘草三分，炙微赤，锉　黄芩　麻黄去根节　桂心各一分

上件药捣，粗罗为散。每服一钱，以水一小盏，入生姜少许，煎至五分，去滓，不计时候温服。量儿大小以意加减。

《圣惠》治小儿咳逆上气、喘促。萝卜子散

萝卜子　甘草炙　麻黄去根节。各一分　皂荚子十枚，煨熟，去皮

上件药捣，粗罗为散。每服一钱，以水一小盏，入灯心二十茎，煎至五分，去滓。不计时候，分为二服。量儿大小以意加减。

《圣惠》治小儿咳逆上气，喘促，不得安卧。麻黄散方

麻黄去根节　甘草炙微赤，锉　五味子各半两　桂心　半夏洗七次，去滑。各一分

上件药捣，粗罗为散。每服一钱，以水一小盏，入生姜少许，煎至五分，去滓。不计时候，分为二服。量儿大小，以意加减。

《圣惠》治小儿咳逆上气，痰壅，不欲乳食。紫菀散方

紫菀半两，去苗土　甘草三分，炙微赤，锉　五味子　黄芩　麻黄去根节　桂心　半夏汤洗七次，去滑　枳壳麸炒微黄，去瓤。以上各一分。

上件药捣，粗罗为散。每服一钱，以水一小盏，入生姜少许，煎至五分，去滓。不计时候，分为二服。量儿大小，以意加减。

《圣惠》治小儿咳逆上气，大小便滞涩。射干散方

射干　木通锉　川大黄锉炒　麻黄去根节。各一分　桂心半分

上件药捣，粗罗为散。每服一钱，以水一小盏，煎至五分，去滓。不计时

候，分为二服。量儿大小，以意加减。

《圣惠》治小儿咳逆上气，心胸壅闷。细辛散方

细辛　枳壳麸炒微黄，去瓤　甘草炙微赤，锉。各半两　麻黄去根节，三分　杏仁二十一枚，汤浸，去皮尖、双仁

上件药捣，粗罗为散。每服一钱，以水一小盏，入生姜少许，煎至五分，去滓，不计时候温服。量儿大小以意加减。

《圣惠》治小儿咳逆上气，乳食即吐。人参散方

人参去芦头　半夏汤洗七次，去滑　紫苏子各半两　桂心　紫菀洗去苗土　甘草炙　款冬花　陈橘皮汤浸，去白瓤，焙。以上各一分　上件药捣，粗罗为散。每服一钱，以水一小盏，入生姜少许，煎至五分，去滓。不计时候温服。量儿大小以意加减。

《圣惠》治小儿咳逆，上气，喘急。定命一字散方

干蛤蟆一枚，炙，令焦黄　葶苈子隔纸炒，令紫色　灵脂　杏仁汤浸，去皮尖、双仁，麸炒黄

上件药各别捣，细罗为散。各抄一钱，调合令匀，每服以清粥饮调一字服之。

《圣惠》治小儿咳逆上气，昼夜不得睡卧。款冬花丸方

款冬花　紫菀洗去苗土　伏龙肝　紫苏子各一分　桂心　麻黄去根节。各半两

上件药捣，罗为末，炼蜜和丸如绿豆大。不计时候，以温水化破三丸服之。量儿大小以意加减。

《圣惠》治小儿咳逆上气，心胸痰壅，不欲乳食。半夏散方

半夏汤洗七次，去滑　桂心　细辛各一分　紫菀洗去苗土　甘草炙　五味子各半两

上件药捣，粗罗为散。每服一钱，以水一小盏，入生姜少许，煎至五分，去滓。不计时候温服。量儿大小以意加减。

《圣惠》治小儿寒热咳逆，上气逆满，膈中有痰，食乳即吐。生干地黄散方

生干地黄　杏仁汤浸，去皮尖、双仁，麸炒黄　麦门冬去心，焙　川大黄锉，炒　五味子各半两　硝石一分

上件药捣，粗罗为散。每服一钱，以水一小盏，入蜜半匙，头煎至五分，去滓。不计时候温服。量儿大小以意加减。

《婴孺》治少小儿寒热咳逆，膈中有寒，实澼[1]，乳欲吐，不得饮食。麦门冬汤方

麦门冬去心，半升　干地黄四两　五味子　蜜各半斤　甘草　硝石各一两

上件药，以水三升，煮一升，去滓，内硝石，先煮三合。三服当吐胸中宿乳。大儿五合。一方无甘草，有大黄二两，细辛一两。

《婴孺》治小儿咳逆，气居喉中呼吸。鼠头汤方

正月牡鼠头月尽日取一个　饴糖三两　地黄一两　吴茱萸　豉各二十个

上件药，以水三升，煮一升半，去滓内饴。一服一合，不过三服差。

《婴孺》治少小咳逆，连年不止。吴茱萸汤方

吴茱萸半升　款冬花　桂心　生姜各一两　射干　紫菀各二两

上件药，以水六升，煮一升半。先

---

[1] 澼：当作"癖"。指潜匿在两胁间的积块。有食癖、饮癖、寒癖、痰癖、血癖等。

哺乳，服三合。

《婴孺》治小儿咳逆上气，喉中有声，气不通利方。

杏仁炒，去皮　细辛　款冬花各一分　紫菀四分

上件药为末，米泔浓者煮服一刀圭，日三，不知加之。

《婴孺》治少小咳逆上气豉汤方

豉四分，炒　细辛　紫菀　干姜　桂心　吴茱萸各二分　杏仁三分，炒　甘草一分，炙

上件药为末。米汁服一刀圭，日三；蜜小豆大三，日三服亦可。

《婴孺》治少小咳逆上气方。

豉炒　半夏洗。各三分　甘草五分，炙

上件药为末。乳汁服一小豆许，三枚，日三服。

《婴孺》治少小上气咳逆。射干汤方

射干炙，一两　麻黄去节，二两　大黄一分　杏仁三十个，去皮

上件药，以水二升，煮八合。咳不止，加射干二两；多涎沫，加大黄二两。

《婴孺》治少小逆气，喘伤肺经。八味紫菀汤方

紫菀　细辛　甘草炙。各二两　款冬花三两　桂心　牡蛎各一两　豉一合　竹叶一把，切

上件药，以水七升，煮二升。五岁服五合，不知加之。常治久嗽大良。

《婴孺》治少小咳逆善呕，面肿涕出，胸中满，肺胀，短气肩息。白狗肺汤方

白狗肺一具，切　紫菀五分　清酒一斗　人参　乌韭　款冬花　细辛　桂心　白术各一两　生姜三两　饴糖半斤　豉一升　甘草炙，一尺　麻黄去节，二分　吴茱萸半斤

上用前清酒一斗，同药微火煮至七升。一服一合，日三夜一。又一方无桂、豉，有杏仁七个。

《婴孺》治少小咳逆上气。杏仁煎方

杏仁二合，去皮尖　麻黄去节，八两　甘草炙，三两　款冬花一合半　桂心二分　干姜二两　紫菀一两　五味子一合

上为末，以水一升，煮麻黄取六合，去滓，熟研杏仁，以药汁浇淋，取复研如前，浇淋令药气尽，去滓。更煎至三升，内药末，饴糖四两，蜜八两和匀，用火煎，令可丸。五岁儿先食服小豆大三丸，不知，稍加之。

《婴孺》治少小咳逆，喉中鸣，款款喝喝如水鸡声。鸡头丸方

东门上鸡头一个，炙

上杵末，以乳服一刀圭，日三。不知，稍加之。

《婴孺》治少小咳逆，喘息如水鸡声。射干汤方

射干　紫菀各二两　麻黄去节　甘草各一两　半夏五个，洗　桂心五寸　蜜五合　枣二十个

上件药，以水七升，煮及一升半，去滓，下蜜。一服三合，日三。

钱乙附方紫苏子散　治小儿咳逆上气，因乳哺无度，内挟风冷，伤于肺气。或小儿啼气未定，与乳饮之，乳与气相逆，气不得下。

紫苏子　诃子去核，杵　萝卜子　杏仁去皮尖，麸炒　木香　人参切去顶。各三两　青橘皮　甘草锉炒，各一两半

上为细末。每服一钱，以水一小盏，入生姜三片，煎至五分，去滓，不计时候温服。量大小加减。

喘咳上气第三余喘急附

《巢氏病源》小儿病气候：肺主气，

肺气有余，即喘咳上气。若又为风冷所加，即气聚于肺，令肺胀，即胸满气急也。

钱乙论肺盛复有风冷云：胸满短气，气急喘嗽，上气。当先散肺，后发散风冷。散肺泻白散方见本门、大青膏主之方见惊热门中。肺只伤寒，则不胸满。

钱乙论肺脏怯云：唇白色，当补肺，阿胶散主之方见本门；若闷乱、气粗、喘促、哽气者难治，肺虚损故也。脾肺病久则虚而唇白。脾者肺之母也。母子皆虚，不能相营，故名曰怯。肺主唇，唇白而泽者吉，白如枯骨者死。

《婴童宝鉴》：小儿客风伤肺即气促。

《婴童宝鉴》：小儿因宿痰饮成块，散后遍身虚肿，急喘。

《金匮要略》治大人、小儿肺胀咳而上气，烦躁而喘，脉浮者，心下有水。小青龙加石膏汤主之方

麻黄去节，三两，《千金》用四两　芍药　桂枝　细辛各三两，《千金》各用二两　甘草炙　干姜各三两　半夏半升，洗　五味子半升，《千金》用一升　石膏二升，碎

上九味吹咀，以水一斗，先煮麻黄减二升，去上沫，羸者减之，日三服。小儿服四合。《千金方》同。仍引云：仲景用治肺胀，咳而上气，烦躁而喘，脉浮者，心下有水。《外台》同。

《葛氏肘后》：小儿咳嗽上气。杏仁汤方

杏仁四十枚，去皮　麻黄八分，切

上件药，以水二升，煮取一升。分温服五合，增减以意度之，大良。《外台》以水一升，煮取七合，去滓分服。乃云：百日小儿患热气急，不得服。小便赤黄，服之甚良。

《千金》治少小卒肩息，上气不得安，此恶风入肺。麻黄汤方

麻黄去根节，四两　甘草炙，一两　桂心五寸　五味子半升　半夏洗　生姜各二两

上六味吹咀，以水五升，煮取二升。百日儿服一合，大小节度，服之便愈。

《外台》：刘氏疗小儿上气急满，坐卧不得方。

鳖甲一两，炙令极热，捣为末　灯心一握

上二味以水二升，煎取八合。以意量之与服。

《外台》：《肘后》疗大人、小儿奔走喘乏，便饮冷水、冷饮，因得上气发热方。

葶苈子一两，熬，捣　干枣四十颗，劈

上二味，以水三升，先煮枣取一升，内葶苈子煎取五合。大人分一二服，小儿分三四服。

《经验后方》：大人、小儿定喘化涎。

上以猪蹄甲四十九个，净洗控干，每个指甲内半夏、白矾各一字，入罐子内封闭，勿令烟出；火煅通赤，去火细研，入麝香一钱。人有上喘咳嗽，用糯米饮下，小儿半钱。至妙。

《圣惠》治小儿咳嗽喘促，胸背满闷，坐卧不安。葶苈散方

甜葶苈半两，隔纸炒令紫色　麻黄去根节　贝母煨微黄　甘草炙微赤，锉　杏仁汤浸，去皮尖、双仁，麸炒微黄。各一分

上件药捣，粗罗为散。每服一钱，以水一小盏，煎至五分，去滓。分温，日四五服。量儿大小以意加减。

《圣惠》治小儿咳嗽、心烦、喘粗。杏仁煎方

杏仁汤浸，去皮尖、双仁，麸炒微黄　天门冬去心　寒食饧各一两　蜜　酥各一合　生地黄汁一大盏　贝母半两，煨黄

上件药先捣，研杏仁如膏；次用地

黄汁煎贝母及天门冬至五分；便研绞取汁，入杏仁膏等同熬如稀饧。每服用温水调下半钱已来。量儿大小以意加减。

《圣惠》治小儿咳嗽，喘粗不得睡卧。甜葶苈散方

甜葶苈隔纸炒令紫色　贝母煨微黄。各一分　桂心半分

上件药捣，细罗为散。每服以清粥饮调下半钱。量儿大小以意加减。

《圣惠》又方

杏仁十枚，汤浸，去皮尖

上以童子小便浸一宿，取出麸炒微黄，入煎水半小盏，烂研去滓。三二岁以下分为三服。

《圣惠》治小儿咳嗽不差，喉鸣喘急。款冬花丸方

款冬花　甘草炙微赤，锉　紫菀洗去苗土。以上各一分　麻黄去根节　贝母煨微黄　麦门冬去心，焙　赤茯苓　杏仁汤浸，去皮尖、双仁，麸炒微黄，细研。各半两

上件药捣，罗为末。入杏仁研令匀，炼蜜和丸如绿豆大。每服以清粥饮研化五丸服之。量儿大小以意加减。

《圣惠》治小儿未满百日，咳嗽上气。甘草丸方

甘草半两，炙微赤，锉　杏仁汤浸，去皮尖、双仁，麸炒微黄，研如膏　桂心各一分

上件药捣，罗为散。杏仁研令匀，炼蜜和丸如绿豆大。每服以乳汁研化三丸服之，日三四服。量儿大小以意加减。

《圣惠》治小儿咳嗽，心胸壅闷、喘粗，不欲乳食。人参散方

人参三分，去芦头　桔梗　前胡去芦头　赤茯苓　麦门冬去心，焙　子芩　款冬花　甘草炙微赤，锉。各半两

上件药捣，粗罗为散。每服一钱，以水一小盏，入竹叶七片，煎至五分，去滓。量儿大小以意加减，温服。

《谭氏殊圣》治小儿因下痢，脏腑怯弱，乘虚作喘胀满闷；及肺气宿寒嗽促，坐卧不得。定喘散

黑牵牛炒，半两，令香熟，捣取末，一分　木香　马兜苓　元壳各一分

上为末。每服一钱，水八分，煎至五六分，热呷之。连进二服，大小便通快是效。实喘可服。

茅先生小儿诸喘气急方。

海螵蛸　黑牵牛末　牡蛎煅　马兜苓去皮

上各秤二钱为末，拌匀。每服一钱，用鲫鱼淡煮汤调下。

茅先生小儿又喘气急方。

海螵蛸　牡蛎火煅

上等分为末。每服一钱，用淡姜汤调下。

《婴孺》治小儿未及百日，嗽喘上气。甘草丸方

甘草炙　桂心　杏仁去皮尖。各二分

上为末。蜜丸小豆大。乳下一丸，大人三十丸。一方入紫菀二分，更佳。与《圣惠方》不同。

《婴孺》治小儿嗽上气。五味子汤方

五味子三合　细辛二分　桂心　甘草炙　麻黄去节　紫菀各四分　干姜五分

上件药，以水五升，煮麻黄五沸，去沫，内药煮取一升半。为三服，日三。

《婴孺》治少小上气，喉中介介作声，甚者啼，喘逆不得息。五味细辛汤方

细辛　紫菀各二分　豆豉二分　白牡马屎男七个，女二七个　饴糖八两

上以酒五升，煮三沸，去滓。下饴，温服一合。六剂已差。神验。

钱乙治小儿肺盛，气急喘嗽，泻白散方。又名泻肺散，证在前。

桑白皮细锉，炒黄　地骨皮洗去土，

焙。各一两　甘草炒，半两

上件为细末。每服一二钱，水一中盏，入粳米百粒，同煎至六分，食后温服。

钱乙治小儿肺虚，气粗喘促。阿胶散方。又名补肺散，证在前。

阿胶麸炒，一两半　黍粘子炒香　甘草炙。各一分　马兜苓焙，半两　杏仁七个，去皮尖　糯米一两

上为末。每服一二钱，水一盏，煎至六分，食后温服。

张涣蝉壳汤方　治小儿肺气不利病。

蝉壳炒　五味子汤洗七遍，焙干　人参去芦头。各一两　陈橘皮汤浸、去白，焙干　甘草炙。各半两

上件捣，罗为细末。每服半钱，煎生姜汤调下。

张涣白术五味子汤方　治小儿咳嗽，气逆上喘。

白术炮　五味子　丁香　人参去芦头　款冬花各半两　细辛去土，一分

上件捣，罗为细末。每服一钱，水八分一盏，入生姜三片，煎至四分，去滓。放温，令时时呷之。

《聚宝方》平气散　治小儿气不和。定喘和气，补虚思食方。

人参　白茯苓　百合　甘草炙　白术　桔梗

上六味，等分为末。每服一钱，水八分，生姜少许，同煎至五分，温服。

《惠眼观证》海螵蛸散　小儿定喘。

海螵蛸乃浮石也　牡蛎煅过　马兜苓　木香各二钱　牵牛子一钱半，生熟各半

上为末。每服半钱，用生姜煎汤调下，不得近盐、醋。

《张氏家传》大人小儿肺喘急方。

天南星　半夏各汤洗七次　人参　桑白皮锉，炒　陈皮洗，去瓤，焙

上等分，为锉散。每服一钱，水六分，生姜二片，煎三分，温温服。

《张氏家传》治大人、小儿肺喘急，嗽连声不止方。

麻黄去节　杏仁不去皮尖　元参　官桂各一分　人参　甘草各一两　阿胶炒，半两

上件为粗末。每服一钱，水一盏，生姜三片，糯米三十粒，同煎七分，去滓，温温服。《吉氏家传》治大人、小儿远年、日近肺气喘息，咳嗽。清肺散。并治劳。

半夏姜汁浸一宿　麻黄各半两　马兜苓　贝母　川升麻　杏仁去皮尖　地骨皮　青皮　细辛　麦门冬去心　桑白皮各一分　百合　款冬花　柴胡去芦头　桔梗　茯苓各三分

上末。每服二钱，水一盏，姜三片，乌梅一个，煎七分，温温服。

《吉氏家传》治小儿咳嗽闷喘。贝母散方

贝母去心，麸炒，半两　甘草炙，一分

上件为散子。每服一钱，水七分，煎至五分，去滓，食后温服。

《吉氏家传》治小儿喘急。

桔梗　马兜苓　人参　半夏各等分

上末，炼蜜粟米大。一服五粒，薄荷茶汤下。

《吉氏家传》小儿调气定喘匀气散

丁香四十九粒　白术一分　豆蔻一个，面裹，炮　青皮半两　甘草

上末。每服一字加减，陈米饮下。

《吉氏家传》治小儿伤冷，气喘涎多方。

瓜蒌一个，大者开一盖子　阿胶一分　沙糖半两

上件，将二味投入瓜蒌内，以盖子依旧封着，白纸都糊，入饭甑蒸两遍倾

出。随儿大小约多少，冷服。

《朱氏家传》真珠散　治小儿气喘多涎。

真珠末　生犀各半钱　香附子四钱　龙脑少许

上为末。每服半铜钱，煎桃仁汤调下。婴儿一字，一岁以下者半钱。

长沙医者郑愈传治小儿痰涎不利，上喘咳嗽。生白丸

白附子新罗者　天南星各半两　半夏一两

上为末，取生姜汁打面糊为丸。每服二十丸至三十丸，生姜汤下。量大小加减。

咳嗽作呀呷声第四 䶎齁附

《圣惠》：夫小儿嗽而呀呷作声者，由胸膈痰多，嗽动于痰上搏于咽喉之间，痰与气相击，随嗽动息，呀呷有声。其咳嗽大体虽同，至于治疗，则加消痰破饮之药，以此为异耳。

茅先生：小儿生下有中齁䶎嗽，周岁以上有此。因多吃盐、醋，热奔上胃致此。即下浑金丹方见本门中与吐下涎；然后下匀气散方见胃气不和门中及雌黄丸方见咳嗽门中与服，即愈。

翰林待诏杨大邺问：小儿咳嗽气粗者为何？答曰：小儿脏腑虚细，因食肥腻热食及诸生冷，致冷热相增，遂积痰涎结聚，冷热攻脾，壅闭不通，宿痰黏涎，肺经虚热生于膈上，喉中如锯，气喘闷绝，呕吐不快，面色青黄。大约此疾，难逢妙药，积久不除，变成风病。

《玉诀》小儿咳嗽齁䶎候歌：

咳嗽因风肺受寒，气伤咯血喘生涎。

齁䶎腑热因风盛，嗽喘无时卧不安。

此候先治肺，后利膈下涎，如此治者，即无误也。

《玉诀》小儿咳嗽齁䶎候云：因肺感寒，宜贝母、油衮。方并见后

《惠济》小儿齁䶎候歌：

齁䶎推来肺热风，一回发作气相冲。

得名奶齁为初候，龟背龟胸恐起峰。

口闭不言涎作响，一冲双目柘黄同。

此根终久成残患，少有名方得断踪。

《圣惠》治小儿咳嗽，心胸痰壅攻咽喉，作呀呷声。射干散方

射干　麻黄去根节　紫菀洗去苗土　桂心以上各半两　半夏半分，汤洗七遍，去滑　甘草炙微赤，锉，一分

上件药捣，粗罗为散。每服一钱，以水一小盏，入生姜少许，煎至五分，去滓，入蜜半茶匙，搅令匀。不计时候，量儿大小分减温服。

《圣惠》治小儿咳嗽，咽中作呀呷声。陈橘皮散方

陈橘皮汤浸，去白瓤，焙　桑根白皮锉　杏仁汤浸，去皮尖、双仁，麸炒令黄　甘草炙微赤，锉　甜葶苈隔纸炒令紫色。以上各一分

上件药捣，粗罗为散。每服一钱，以水一小盏，煎至五分，去滓放温。量儿大小加减服之。

《圣惠》治小儿咳嗽喘急，作呀呷声。萝卜子散方

萝卜子微炒　麻黄去根节。各一分　灯心一大束　皂荚子十枚，煨，去皮　甘草炙微赤，锉，半分

上件药捣，粗罗为散。每服一钱，以水一小盏，煎至五分，去滓，不计时候。量儿大小以意分减，温服。

《圣惠》治小儿咳嗽，喘急烦热，喉中作呀呷声。牛黄散方

牛黄细研　柴胡去心　瓜蒌子各一分　蝉壳微炒，半分

上件药捣，细罗为散。每服以蜜水调下一字，日三服。二岁以上加之半钱。

《圣惠》治小儿心胸痰壅，咳嗽，咽喉不利，常作呀呷声。蝉壳散方

蝉壳微炒　半夏汤浸七次，去滑　甘草炙微赤，锉　汉防已各一分　桔梗去芦头　陈橘皮汤浸，去白瓤，焙。各半分

上件药捣，细罗为散。每服以生姜粥饮调下一字。三岁以上加之半钱。

《圣惠》又方太医局方以此治痰嗽，名辰砂半夏丸

半夏汤浸七遍，去滑　甜葶苈隔纸炒令紫色　杏仁汤浸，去皮尖、双仁，麸炒微黄。各一分　朱砂细研，水飞，半两　五灵脂半分

上件药捣，罗为末，用生姜自然汁煮面糊和丸如绿豆大。每服煎麻黄汤下五丸，日三服。量儿大小以意加减。

《圣惠》又方

甜葶苈一分，隔纸炒令紫色　麻黄去根节　杏仁汤浸，去皮尖、双仁，麸炒微黄。各半两

上件药捣，粗罗为散。每服一钱，以水一小盏，煎至五分，去滓放温。量儿大小分减顿服。

《圣惠》治小儿肺藏热多，咳嗽喘急，喉中作呀呷声，宜服郁李仁丸方。

郁李仁汤浸，去皮微炒，研如膏，三分　川大黄锉，微炒　杏仁汤浸，去皮尖、双仁，麸炒微黄，研如膏。各一分

上以大黄一味捣，细罗为散。同研令匀，入蜜少许，和如梧桐子大。每服以粥饮研破三服之，日三服。量儿大小以意加减。

《圣惠》治小儿多咳嗽，咽中如呀呷声。桃仁丸方

桃仁四十九枚，汤浸，去皮尖、双仁，麸炒微黄　琥珀末　甜葶苈隔纸炒令紫色。各秤一分

上件药，先捣葶苈、桃仁如泥，次下琥珀末，更捣令匀，丸如绿豆大。每服煎桑根白皮汤化破五丸服，日三服。三岁以上，加丸数服之。

《圣惠》又方

上用大瓜蒌一枚，白面搜瓤作饼子烧熟，却杵为末。每服以清粥饮调下半钱。量儿大小以意加减。

《圣惠》治小儿咳嗽，咽喉不利，状如呀者。贝母散方

贝母焙微黄　紫菀洗去苗土　麻黄去根节。各一分　麦门冬去心，焙　甘草炙微赤，锉　杏仁汤浸，去皮尖、双仁，麸炒微黄。各半两

上件药捣，粗罗为散。每服一钱，以水一小盏，煎至五分，去滓。量儿大小以意分减，温服。

《博济方》治小儿瘕呷，咳嗽不止。肉汤丸

铜青　大黄　猪牙皂角炒，并为末。各一分

上件三味，同研令至细。用油饼面和为丸如小豆大。每服五、七丸。煎猪肉汤下，忌醋、咸。

茅先生治小儿齁船嗽浑金丹

巴豆粉，不出油　砒霜末　白丁香末各等分

上为末。用皂角揉水浓煎膏，相合为如此○大。看儿大小，每服三、五，用鲫鱼淡煎汤吞下。掠出延涎小涎来，亦用匀气散补。方见胃气不和门中。

《婴孺》治少小咳嗽肺胀，咽中水声。九味汤方

细辛　桂心　阿胶炙　甘草炙　紫菀　款冬花各二两　半夏四两　生姜三两　蜜二合

上水一斗，先煮半夏及六升，去滓，

下诸药蜜煮及升半。五岁尽服；六岁六合，酌之。《千金》亦以此治咳逆喘息如水鸡声。

张涣桔梗汤方　治小儿咳嗽呀呷，咽膈不利。

桔梗去芦头　半夏汤洗七遍，焙干　紫苏叶微炒　石膏　甘草炙。各半两　皂荚烧炭存性，一分

上件捣，罗为细末。每服一钱。水一盏，入生姜三片，煎至五分，去滓。放温，时时与服。

《九籥卫生》青铜散　疗小儿㖞，呷涎、嗽，痫病。

海浮石　甘锅子曾销银多者。各等分

上同为细末。每服半钱，生粟米泔调下。不拘时候。

《玉诀》贝母丸　治小儿齁䶎。

贝母　天南星姜汁制　人参　茯苓　甘草炙　白附子各等分　皂角子七个，炮

上末之，炼蜜丸。每服五、七丸，薄荷汤吞下。

《玉诀》油滚丸　治小儿齁䶎及虫积。

雷丸　五灵脂各一分　巴豆十五粒，取霜

上末之，滴水丸。每三五丸麻油滚过，井水吞下。

《惠眼观证》浑金丹　治大人、小儿齁䶎、咳嗽方。

黄丹　信砒末各抄二钱　飞罗面炒，一钱

上再研极细，滴水为如此○大。每服三丸，用糖冷水五更初吞下。如天明不吐，再进一、二丸。小儿一丸。

《惠眼观证》甘瓜散　治小儿齁䶎。

瓜蒂　甘草炙。各二钱

上为末。每服一大钱，五更初用茶清调下，小儿半字。

《惠眼观证》治小儿齁䶎。犀角散

犀角屑　人参　甘草炙　杏仁各一两　白术一分　肉桂春夏一分，秋冬半两

上为末。每服一大钱，水五分盏，煎两、三分，通口服，此药大效。儿小分减服。

《惠眼观证》内金丸　治小儿齁䶎、咳嗽。

鸡内金　雌黄细研，水飞过，去水露，三日方使　半夏生　延胡索

上各等分为末，以枣肉为丸如此○大。周岁三丸至四丸，灯心汤下。与咳嗽门中茅先生雌黄丸同。为各有牵引，故兼存之

《张氏家传》治孩子㖞疾。

密陀僧一分　灵砂半分　轻粉五钱匕

上件三味细研，绿豆粉煮糊为丸如麻子大。空心，沙糖水研化三丸，儿小化一丸。

《王氏手集》治小儿㖞喘方。

上用精猪肉蘸蛤粉烧吃，不拘时候。日吃三两，指大一片子，㖞止。

《吉氏家传》治小儿气嗽作声。

麻黄去根节，秤　桔梗苦者　石膏　紫菀各半两　干姜　半夏各半钱　王母杖一两　杏仁汤浸，去皮尖，一分

上为末。每服一钱。米饮调蜜为丸如○大。每服七丸，米饮下，儿小减丸。

《吉氏家传》治小儿齁䶎。

鸡内金七个　黄丹少许　砒霜半钱，生用　豆蔻四十九粒，汤浸，焙干为末

上件研为末。豆蔻入三钱匕，滴水丸如○大。每服三丸至五丸，茶清汤下。儿小一丸至二丸。

《吉氏家传》治小儿呷病。

青矾二两　鱼茗子七粒

上末。每服半钱，茶点下。

《吉氏家传》又方

雄黄　雌黄　硫黄　信砒各半分

上件为末。每服一字，肉汁调下，空心，量大小服。

《吉氏家传》治奶齁鮯方。

天竺黄　蚌粉炒

上件等分研匀，蜜调，涂奶头与吃。

《吉氏家传》治小儿齁鮯。

雌黄末二钱　砒霜如使砒，须以豆粉拌之　朱砂各半钱　山栀子末五钱

上件面糊丸粟米大。每服三粒，生油冷水下。儿小一粒。

《吉氏家传》又方

砒　白丁香　黄丹等分

上件末，白饭丸粟米大。汤使如前，量儿大小服。

《吉氏家传》软肺丸　治小儿久年齁鮯。

衡砒一钱　豆豉半两，蒸，去皮

上为细末，汤浸蒸饼为丸如此○大。每服二丸至三丸，嚼鱼鲊吞下。

长沙医者郑愈传治呀呷嗽。

砒霜　黄丹各一钱　白丁香二十粒　白头面二两

上为末，滴水为丸如黄米大。每服一丸、二丸，量孩儿大小加减。如此○大，薄荷汤下。

长沙医者郑愈传治小儿、大人鰕嗽喘满，唾涎黄色及小儿奶鰕。千金散

川郁金十个，生用　半夏曲　青皮去白。各一钱半　巴豆十粒，去皮、不出油

上件为末。每服一字匕，用猪肉一片掺药，火上炙黄，任意细嚼，冷齑汁一呷送下。儿小少服。

长沙医者郑愈传治小儿伤风，喘嗽不住，脑子散。兼治瘕呷。

大黄一分　郁金二钱

上件二味，先以猪牙皂角煮一复时，取切片子，焙干为末；次入粉霜、脑子各少许，再同研令匀。每服一字，沙糖水调下。量小儿肥瘦加减用之。

长沙医者刘之才传芫花散　治小儿齁鮯、喘嗽。

芫花醋拌匀，炒干，黄色为度　地龙去土，微炒。各半两　羊消花一分

上件同为末。半钱，鸡子清少许，蒸熟。临卧匙抄与孩儿服。

咳嗽声不出第五

《婴童宝鉴》云：小儿咳嗽声不出，为客风伤于肺管、吸门。肺主声音故也。

《圣惠》治小儿咳嗽声不出。杏仁煎方

杏仁汤浸，去皮尖，入水一大盏，研滤取汁，二两　蜜酥各一合

上件药，先以杏仁汁于铛中，以重汤煮，减去半；入酥、蜜，又重汤煮二十沸；入贝母、紫菀末各一分，甘草末半分，更煎搅如饧，收瓷器中。每服以清粥饮调下半钱，日三服，夜一服，嗽止为度。量儿大小以意加减。

《圣惠》又方

贝母半两，煨微黄　牛黄细研，一钱　甘草炙微赤，锉，一分

上件药捣，细罗为散。每服以温水调下半钱，日三四服。量儿大小加减服之。

《圣惠》又方

麦门冬去心，焙　杏仁汤浸，去皮尖、双仁，麸炒微黄　甘草炙微赤，锉　贝母煨微黄　款冬花各一分　紫菀半两。洗去苗土

上件药捣，细罗为散。每服以乳汁调下半钱，日三四服。量儿大小以意加减。

惊膈嗽第六惊瘥而嗽作

茅先生：小儿有惊膈嗽，因惊风候好，便此嗽，故号惊膈嗽。下金杏丸夹匀气散与服，安乐。方并见本门。小儿月日内有嗽候，不治必死。气未盛而日月内嗽，所以不治。嗽如调理得变，久嗽不止，心陷胸高，渴水不进食，死候。

茅先生金杏丸

杏仁去皮尖　甜葶苈　汉防己　马兜苓去皮

上等分为用，蜜为丸如〇此大。每服十丸，用麦门冬熟水吞下。茅先生亦于前咳嗽门中已有此方。为各有牵引不可除，故兼存之。

茅先生匀气散

桔梗去芦头，洗净，干秤五两　缩砂仁　茴香洗　陈橘皮去瓤。各一两　甘草二两，炙　白姜一分

上为末。每服半钱、一钱，用霜木瓜煎汤调下。如无即用紫苏、盐煎汤下。

伤风嗽第七

茅先生：有一种百日内伤风嗽，是百日内发也。即下奶豆膏方见咳嗽门中，相夹朱砂膏与服方见惊积门中即愈。

张涣菖蒲煎方　治小儿肺中风邪，喘鸣肩息。

石菖蒲一寸九节者　款冬花　紫菀去土洗，焙干　人参去芦头　桂心各一两

上件捣，罗为细末。炼蜜同石臼中捣一二百下，和皂子大。每服一粒，煎糯米饮化下。

张涣贝母汤方　治肺中风，咳嗽喘满。

贝母炒黄色　半夏白矾汤洗七遍，焙干。各一两　干姜炮　麻黄去根节　甘草炙　款冬花各半两

上件捣，罗为细末。每服一钱，水一小盏，入生姜三片，杏仁二枚去皮尖，同煎至五分，去滓。放温服。

《惠眼观证》杏仁散　治小儿咳嗽，凡伤寒、涎壅发嗽。

杏仁　巴豆　半夏　皂荚　铜青

上等分，药入甘锅子内，以盐泥固济火煅之，勿令走去药气，候冷取出为末。服半钱或一字，生姜、蜜熟水调下。

《惠眼观证》金粉散　是治伤风咳嗽或回嗽后多吐，宜服。

麻黄不去节　贝母　糯米　郁金皂角水煮　杏仁去皮尖，别研　甘草炙　天南星姜汁浸一宿，作饼子炙　人参　地胆　知母以上各等分

上为末，却入杏仁膏同研匀。每服一钱，水半盏，蜂糖二分盏，薄荷二叶，同煎五、七沸服。

《刘氏家传》：小儿肺中风形候，咳嗽气急，咽喉有涎。

麻黄去根节，三钱　诃子用肉二钱　甘草炙，一钱，打碎

上件药以水三碗，煎至半碗，去滓温服。一岁小盏内三分，二岁五分，三岁七分，五岁一盏，不拘时候。

《刘氏家传》：小儿伤风嗽及一切嗽。

五灵脂半钱　半夏五个，炮裂　甘草炙，半两

上件药末之。每服半钱，熟调下。

《王氏手集》菖蒲散方　治肺中风嗽。

菖蒲　官桂　甘草炙。各等分

上为粗末。每服一钱，水六分，煎至三分，温服。量儿小大增减。

痰嗽第八

张涣论：五脏之中，肺脏最为嫩弱，若有疾亦难调治。盖小儿气血未实，若解脱不畏，风寒伤于皮毛，随气入于肺经，则令咳嗽。凡小儿常令背暖，夏月背裆之类，亦须畏慎。盖肺俞在于背上，若久嗽不止，至伤真气，亦生惊风。如婴儿百晬内咳嗽，十中一二得差，亦非小疾。若膈上痰涎，尤宜随证疗之。

《婴童宝鉴》：小儿咳嗽，为客风流入于肺，生其痰嗽也。

《玉诀》咳嗽风疾候歌：

咳嗽因风肺受寒，三焦伏热转生涎。

胃冷虚痰频嗽吐，时时发热喘连连。

小儿痰嗽涎生之者，先与下涎，次和胃气，后与治嗽疾。

《圣惠》治小儿咳嗽，心胸痰壅，咽喉不利，少欲乳食。贝母散方

贝母煨微黄　桔梗去芦头　马兜苓　百合　款冬花　半夏汤浸七遍，去滑　干姜炮制　汉防己　麻黄去根节。各一分　甘草半两，炙微赤，锉　杏仁汤浸，去皮尖、双仁，麸炒微黄，锉，研膏，半两

上件药捣，粗罗为散。每服一钱，以水一小盏，入生姜少许，煎至五分，去滓。温服，日三五服。量儿大小以意加减。

《圣惠》治小儿咳嗽痰壅，不欲乳食。蝉壳散方

蝉壳微炒　桔梗　人参各去芦头　甘草炙微赤，锉　陈橘皮汤浸，去白瓤，焙。各一分　半夏半分，汤洗七遍，去滑

上件药捣，细罗为散。每服用生姜粥饮调下一字，日三五服。量儿大小以意加减。

《博济方》治小儿奶食冲脾，伤风咳嗽，坠涎。葶苈丸

甜葶苈纸上炒过　牵牛子　汉防己各爁熟　大杏仁去皮尖，炒熟，研。各一两

上前三味先捣，罗为末，入杏仁同研；用煮枣肉，再杵为丸绿豆大。每服三丸至五丸，姜汤下，一日二服。太医局辰砂化痰丸　治风化痰，安神定志，利咽膈，清头目，止咳嗽，除烦闷。兼治小儿风壅痰嗽。

辰砂飞研　白矾枯过者，别研。各半两　天南星炮，一两　半夏洗七遍，生姜汁同拌和，作曲三两

上半夏、天南星为末，合和令匀。用生姜汁煮面糊和丸梧桐子大，别用朱砂末为衣。每服十丸，生姜汤下，食后服。亦治小儿风壅痰嗽。一岁儿服一丸，槌碎，用生姜薄荷汤下。《婴孺》治少小胸中痰实嗽，并治伤寒逐水。麻黄丸方

麻黄　茯苓各三分　紫菀四分　五味子　杏仁去皮尖　细辛　桂心　干姜各二分

上为末，蜜丸小豆大。三、四岁，二、三丸。不知稍增之。

《婴孺》治少小咳涎。鸡骨散方

鸡骨炙　紫菀各二分

上为末，先食服二刀圭，不知加之。

《婴孺》治少小胸中有痰结熏肺，令儿呕咳。蜜煎方

细辛　甘草　桂心　干姜　射干　款冬花　紫菀各一两

上以蜜煎之，用蜜三升，微火煎及二升，服一合。

《婴孺》治少小胸中嗽满，涎出擦膈。五味汤方

五味子四分　甘草炙　细辛　常山各一分　麻黄去节二分

上件药，以水三升，煮取一升二合，

为三服。服已大验。

汉东王先生《家宝》治婴孩、小儿咳嗽有痰，并解诸般药毒及上焦壅，身上生疮，消痞气。三黄丸方

雄黄研细　郁金焙。各一钱　巴豆三粒，去壳不出油

上为末，杈烂，饭丸如粟米大。每服婴孩三丸，半岁五丸，一岁七丸，饭饮吞下，薄荷汤亦可。

钱乙银砂丸　治涎盛、膈热实，痰嗽，惊风，积，潮热。

水银结砂子三皂子大　辰砂研，二钱　蝎尾去毒为末　硼砂　粉霜各研　轻粉　郁李仁去皮，焙，秤为末　白牵牛末各一钱　铁粉　好腊茶各三钱

上同为细末，熬梨汁为膏，丸如绿豆大。龙脑水化下一丸至三丸。亦名梨汁饼子。及治大人风涎，并食后。

张涣苏香汤方　平小儿心肺，消痰壅、咳嗽。

紫苏叶　木香　人参去芦头。各一两　甘草炙　五味子　陈橘皮各半两

上件捣，罗为细末。每服半钱，入生姜自然汁少许，同荆芥汤调下。

张涣人参半夏丹方　消小儿痰饮，止嗽。

人参去芦头　半夏汤浸七遍，焙干　川面姜　白术　天南星并微炮。各一两

上件捣，罗为细末。取生姜汁打面糊和丸如黍米大。每服十粒，煎生姜汤下。月内百晬婴儿如针头大，沾在乳母奶头上，令儿吮之。

张涣乳香半夏丹方　治小儿壮热，喘嗽痰实。

乳香研　半夏白矾水浸一宿，焙干　木香各一两

以上捣，罗为细末。次用：

朱砂细研，水飞，一两　麝香研，一钱　金箔二十片，研

上件都拌匀，用生姜自然汁和如黍米大。每服十粒，生姜汤下。量儿大小加减。

《婴童宝鉴》治小儿咳嗽、坠痰。紫金丸方

上以叶子雌黄，不限多少细研，入锅子内微火中烧令成汁，候冷研细。饭为丸如萝卜子大，熟水下二丸。

《保生信效方》利膈丸　治大人、小儿风盛痰实，喘满咳嗽，风气上攻。

黑牵牛四两，半生半熟　青橘皮去白　槐角子各半两　皂角不蚛、肥者，去皮子，酥涂炙，二两　齐州半夏汤浸洗七次，切、焙，秤一两

上为细末，生姜自然汁打面糊丸如桐子大。每服十五丸。要疏风痰，加至三四十丸。小儿风涎痰热，可作小丸，量多少与之。

《保生信效方》玉尘散　治大人、小儿痰壅咳嗽，气促喘满，咽膈不利及大治劳嗽。

天南星去皮　半夏各用汤浸，洗七遍，切，焙　桔梗　桑根白皮自采土下者。各等分

上为粗末。每服三大钱，水一盏半，生姜如钱六七片，煎至八分，去滓温服，不计时候。小儿痰盛咳嗽等亦宜与之。政和癸巳岁，官守豫章以此方官舍施人，无不得效。

《万全方》治小儿咳嗽痰壅，不欲乳食。蝉壳散方

蝉壳微炒　桔梗　陈橘皮去瓤　人参　甘草炙。以上各一分　半夏半分，汤洗七次，去滑

上件药捣，罗为散。每服一字，生姜粥饮调下。

《聚宝方》半夏丸　治小儿痰疾

嗽方。

半夏七个丸大者，汤洗七遍，切，生姜汁浸一宿　淀粉　北矾灰各一大钱

上三味为末，面糊丸如绿豆大。浓煎白茅根汤下五丸至七丸，食后服。

《刘氏家传》治小儿咳嗽喘促，利膈化痰。汉防己膏

汉防己　人参　半夏洗去滑　甜葶苈隔纸炒　白矾枯

上件各等分为末，炼蜜为膏。每服一皂子大，薄荷姜汤化下。

《张氏家传》治小儿痰壅咳嗽。

木通　青橘皮　天南星　皂角烧为灰。各一两　杏仁汤浸，去皮尖　巴豆灯上烧　轻粉二十合　麝香半铢　雄黄六铢

上同研为散子。食后茅香、灯心汤下两字许。

《孔氏家传》惺惺散　解小儿风壅痰热，化涎嗽，止烦渴。

桔梗　人参　甘草炙　栝楼根　白术各一两　白茯苓　防风各半两　细辛一分

上为细末。每服一钱，水一银盏，入荆芥少许，同煎至五分，去滓温服。

《王氏手集》白术半夏丸　化痰，治小儿嗽。和胃止逆，宽利胸膈，思乳食。

半夏半两，汤浸，洗去滑　白术　人参　甘草炙　干姜各二钱半

上为细末，生姜汁打面糊为丸绿豆大。每服十丸，乳食后稍空，煎生姜汤下。

《王氏手集》坠痰丸　治小儿痰实咳嗽，壮热生惊，呀呷喘满，头痛心松，胸膈不利，心嘈恶心。

半夏一两，生姜制　天南星米泔浸，切作片子，炙　杜薄荷　白茯苓　白矾灰　人参各半两

上件为细末，生姜汁打面糊为丸。每服五、七丸至十丸，生姜薄荷汤下。

长沙医者丁时发传华盖散　治小儿痰壅咳嗽。

桑白皮炙，一两　甘草炙　黄芪炙。各三钱　桔梗洗，三分

上为细末，每服半钱，汤点服。

长沙医者丁时发传小儿化涎去风，止咳嗽方。

半夏三分，汤洗七次　天南星半两，炮　甘草三钱，炙　皂角子二十一粒，炒焦

上为末。每服一钱，水六分，入生姜二片，同煎三分，去滓温温服。

长沙医者丁时发传治小儿痰鸣，咳嗽气粗，不食涎潮。牵牛丸　定喘。

牵牛取末，半两　螺青　白矾火飞，各一分　硼砂一钱　巴豆灯上烧　杏仁各七粒

上件为末，水煮糊为丸绿豆大。每服七粒，淡姜汤下。

长沙医者丁时发传治丈夫、妇人、小儿痰鸣涎响，咳逆喘嗽。半夏丸

半夏半两

上用大萝卜一个，开一小窍子；取成罐子，入半夏在内，用好醋煮透赤色，取出细研萝卜、半夏如泥；又别研入朱砂、雄黄各一钱，同为丸绿豆大。每服量儿小大，五、七丸至十丸，生姜汤下。

长沙医者郑愈传治小儿涎盛、咳嗽，上膈壅热。

铅白霜　百药煎各半两

上件为末，炼蜜和丸如桐子大。每服一丸，用薄荷汤化下，不计时候。

寒嗽第九

钱乙论寒热相反云：京东转运使李公有孙八岁，病嗽而胸满短气。医者言

肺经有热，用竹叶汤、牛黄膏各二服治之，三日加喘。钱曰：此肺气不足，复有寒邪。即使喘满，当补肺脾，勿服凉药。李曰：医已用竹叶汤、牛黄膏。钱曰：何治也？医曰：退热退涎。钱曰：何热所作？曰：肺经热而生嗽，嗽久不除生涎。钱曰：本虚而风寒所作，何热也？若作肺热，何不治其肺而反调心。盖竹叶汤、牛黄膏治心药也。医有惭色，钱治愈。

《千金》紫菀汤　治小儿中冷及感寒，暴嗽或上气喉咽鸣，气逆或鼻塞、清水出者方。

紫菀　杏仁　黄芩　当归　甘草炙。各半两　麻黄　桂心　橘皮　青木香各六铢　大黄一两。《婴孺》方用一两半

上十味㕮咀，以水三升，煮取九合，去滓。六十日至百日儿一服二合半，一百日至二百日儿一服三合。

《千金》五味子汤　治小儿风冷入肺，上气、气逆面青，喘迫咳嗽，昼夜不息，食则吐、不下方。

五味子　当归各半两　干姜　桂心各六铢　细辛三铢　人参　紫菀　甘草各六铢　款冬花三铢　大黄一两半　麻黄六铢。《婴孺》方用半两

上十一味㕮咀，以水二升半，煮取九合，去滓。儿六十日至百日，一服二合半。一百日至二百日，一服三合。其大黄别浸一宿下。一方无款冬花、大黄，有大枣三枚。

《千金》治小儿暴冷嗽及积风冷嗽，兼气逆鸣。菖蒲丸方

菖蒲　乌头炮，去皮尖　杏仁　矾石　细辛　皂荚各六铢　款冬花　干姜炮　桂心　紫菀各十八铢　蜀椒五铢　吴茱萸六合

上十二味末之，蜜丸如桐子大。三岁儿饮服五丸，加至十丸，日三。儿小以意减之，儿大以意加之。暴嗽数服便差。

太医局润肺散　治小儿寒壅相交，肺气不利，咳嗽喘急，语声不出，痰涎壅塞，胸膈烦满，鼻塞清涕，咽喉干痛。

麻黄去根节　人参去芦头。各二两　贝母去心，麸炒黄　杏仁汤浸，去皮尖，焙令干，麸炒黄。各二两半　甘草炙，锉，一两　陈橘皮汤浸，去白，一分　桔梗　阿胶炒令黄。各半两

上件同杵，罗为细末。每服一钱，水八分，煎六分，去滓温服，食后。

太医局华盖散　治小儿肺感寒邪，咳嗽上气，胸膈烦满，项背拘急，声重鼻塞，头昏目眩，痰气不利，呀呷有声。

紫苏子隔纸炒　麻黄去根节，汤浴过　杏仁去皮尖，炒　桑白皮蜜炙　赤茯苓去皮　陈皮去白。各半两　甘草炙，一分

上七味为末。每服一钱，水一小盏，煎至五分，去滓，温温服。

太医局人参半夏丸　治小儿肺胃受冷，咳嗽气急，胸膈痞满，喉中呀呷，呕吐涎沫，乳食不下。亦治痄嗽。

人参去芦头　细辛去苗　陈橘皮各二两　丁香　半夏汤浸七次，切，焙　厚朴去粗皮。各四两

上为细末，用生姜汁打面糊和丸如麻子大。三岁儿服二十丸。生姜汤下，食后服。量儿大小加减。

《婴孺》治少小肺冷嗽，呼吸多要得于寒者。紫菀丸方

紫菀三分　矾石烧　桂心各二分

上为末，鸡子黄和丸小豆大。乳送三丸，大人七丸，日三。常用良。

《婴孺》治小儿风冷入肺。嗽，日夜不息。昼或小差，至夜即甚，食饮不下。五味汤方

五味子　甘草炙　当归　人参　麻黄去节　紫菀　桂心　款冬花各三分　细辛　地黄各一分　枣二十枚，劈

上水三升，先煮麻黄去沫，下药煮一升。一服二合，小儿一合。

钱乙百部丸　治小儿肺寒、壅嗽微喘。

百部焙干，秤　麻黄去节，先作末。各三分　杏仁四十粒，去皮尖，微炒，煮三、五沸，研入药

上拌和匀，熟蜜为丸皂子大。温水化下三二丸，无时，日三四。此本方也。仲阳加松子仁五十个，糖丸之，含化大妙。

张涣木香半夏丹　治小儿胃寒，咳嗽。

木香　半夏汤浸七次，焙干　肉豆蔻各一两　藿香叶　丁香　白术炮。各半两

上件捣，罗为细末，取生姜自然汁和如黍米大。每服十粒，煎人参汤下。量儿大小以意加减。

《惠眼观证》皂荚丸　治小儿冷嗽。

皂荚不蚛者，炙　肉桂去皮　白姜炮

上等分为末，炼蜜为丸如○此大。每服五丸，大小加减，熟水吞下。

《王氏手集》紫苏杏仁散　治小儿感寒，肺气壅滞，壮热咳嗽，鼻塞清涕，语声不出，胸膈膨胀，痰实呕逆，咽嗌疼痛，烦渴喘急。

紫苏炙　杏仁各炒　甘草炙　麻黄去节。各等分

上为粗末。每服一钱，水六分，煎至三分，去滓。食后温服。

《王氏手集》润肺膏丸　治小儿寒壅咳嗽。

水蓼　桑钭　覆盆子　枸杞子各半两　皂儿炮　杜茴香　生姜　甘草各一两　京三棱炮　胡桃十个

上为细末，炼蜜为丸，一两作八十丸，细嚼，温熟水下。儿小白汤化下。

《王氏手集》五味子膏　调匀小儿肺胃，止咳嗽呕逆，中寒喘满，可思乳食。

五味子　人参　白术　官桂　干姜

上各等分为细末，炼蜜为丸，一两作八十丸。每服一丸，沸汤化下，日三四服。

《吉氏家传》治小儿一切寒嗽。

川乌大者，炮，去皮尖

上为细末，用生姜自然汁为丸如小绿豆大。每服七丸或十丸，大人亦可服。熟水下，朱砂为衣。

热嗽第十

钱乙论温冷用药云：东都张氏孙九岁，病肺热。他医以犀、珠、龙、麝、生牛黄治之，一月不愈。其证嗽喘闷乱，饮水不止，全不能食。钱氏用使君子丸、益黄散。张曰：本有热，何以又行温药？他医用凉药攻之，一月尚无效。钱曰：凉药久则寒，不能食。小儿虚不能食，当补脾。候饮食如故，即泻肺经，病必愈矣。服补脾药二日，其子欲饮食，钱以泻白散泻肺，遂愈十分。张曰：何以不虚？钱曰：先实其脾，然后泻肺，故不虚也。

《谭氏殊圣方》：

小儿频嗽又饶啼，喘息时时似火堆。
此是乳食冲膈热，莫冤神灶恐延迟。
沙糖元剑涂酥炙，杵合依方请不疑。
更取麦门知母等，三焦洗了是良医。

知母散

知母　麦门冬　甘草各一分，生　皂角半分，去皮，酥炙，用盆子合出火毒

上为末。每服二钱，水一盏，同煎

至八分，分五服，放冷下。

《婴童宝鉴》治小儿咳嗽，解风热。一捻金方

白僵蚕直者，一两　甘草半两，炙　延胡索一分

上件为散。每服一捻，齑汁调下。

《良方》治小儿热嗽。

马牙硝　白矾各八两　黄丹一分

上同研，入合子固济，火烧令红；覆润地一夜，再研，加龙脑半钱。甘草汤下一字，或半钱。

《张氏家传》治孩儿虚热，生涎、咳嗽。人参散方

人参　贝母去心，炒　款冬花去皮　半夏水煮透，干为末，用姜汁作饼子，焙干　甘草炙黄。各一钱

上件为细末。每服半钱，水四分，入杏仁二粒，去皮尖，同煎至二分，温服。

《庄氏家传》治小儿脾肺壅热、咳嗽，金华散。并气粗喘。

贝母七分　汉防己　甘草炙。各半分　马牙硝半两

上件为细末。每服半钱，水四分或一钱，煎。温服，一日三服。如壅甚，时时与服无妨。

《吉氏家传》治小儿上焦壅热及心肺虚热，嗽不止。清肺丸

好连翘一两　脑子少许，研

上末，炼蜜丸弹子大。食后临卧含化。忌猪肉、湿面。

长沙医者丁时发传半夏散　治小儿肺热咳嗽，止泻润肺。

半夏一两，姜汁　贝母三分　柴胡去芦　杏仁炒，研　川升麻　桑白皮炙　地骨皮　款冬花　麦门冬去心　马兜苓　青橘皮各半两　甘草一分，炙

上为末。每服一钱，薄荷一叶，绵一片裹药末，用水一盏，生姜一片，枣半枚，煎五分。用盏盛，放火上，时时温服。忌生冷、毒物。

久嗽第十一

《圣惠》治小儿嗽久不止，心神烦闷。瓜蒌煎方

瓜蒌一颗，热者去仁，以童子小便一升相和，研绞取汁　酥一两　甘草一分，生为末　蜜二两

上件以银锅子中熳火煎如稀饧。每服以清粥饮调下半钱，日四五服。量儿大小以意加减。

《圣惠》治小儿嗽久不止。不灰木散方

不灰木用牛粪涂，烧令通赤　贝母煨令黄　甘草炙微赤，锉。以上各半两

上件药捣，粗罗为散。每服一钱，以新汲水一小盏，点生油一二滴，打令散，煎至五分，去滓。分温二服，日四服。量儿大小以意加减。

《婴孺》治小儿咳嗽，经年不差，喉鸣喘成疹。麻黄丸方

麻黄去节　细辛　甘草各二分，炙　款冬花　柴胡　紫菀　茯苓　百部　枳实炙，各三分　贝母　大黄各五分　黄芩四分　杏仁六分，炒

上为末，蜜丸乌豆大。四五岁儿一服二十丸，日再稍加之。

《婴孺》治小儿久嗽上气连年，胸中迫满不得卧，但常抱坐。附子煎丸

附子二个，炮　款冬花　川芎各二升　细辛　矾石各五分　饴糖二升　蜀椒一升，去汗目合口者　紫菀十分　五味子四分　竹根　射干各一把　白术二分　桂心三分　酒三升

上十二味以酒煎，候竹根黄黑，去

滓；下饴糖于酒中，更煎令可丸。服桐子大一丸至十丸。

《婴孺》治小儿嗽，经时不差，一嗽气绝及伤肺见血。桑白皮煎方

桑根白皮切，五合，东行者　白狗肺一具，切　甘草　茯苓　升麻　贝母各二十分　芍药　杏仁炒。各十分　李根白皮切，四分　淡竹青皮八分　款冬花　麦门冬去心。各六分　蜜　地黄汁各一升　黄芩十一分

上以水一斗，煮及三升，去滓，下杏仁膏、地黄汁、蜜，微火上煎，不住搅至二升三合，绵滤绞汁。二三岁儿一合温服之，日进五服，夜三服。

《凤髓经》杏仁膏　治小儿日久咳嗽不差。

杏仁去皮尖　茯苓去皮。各一分　不蛀皂角一挺，重一钱半，去皮，蜜炙，干

上为细末，炼蜜为膏一皂子大。薄荷蜜水下。

《庄氏家传》治小儿久嗽不止。

柴胡去芦　黄芩各半两　甘草炮，一分

上为末。每服一钱，煎葱汤调下，不过再服。

长沙医者丁时发传：治大人、小儿久嗽不止，痰吐、喘闷、气噎。知母散

知母　贝母　柴胡　黄芪炙　紫菀洗　马兜苓　半夏白矾水煮，干为度　杏仁研，去皮尖　桑白皮炙　白矾研　款冬花各等分

上为细末。每服一钱，水七分盏，同煎三分，去滓，时时服。或生姜自然汁煮糊为丸，每服五七丸，生姜汤下。

长沙医者丁时发传贝母散　治小儿久嗽、气急。

贝母煨微黄　杏仁汤浸，去皮炒　麦门冬去心　款冬花各一分　紫菀半两，去苗

上为末，用乳汁调下半钱。

长沙医者丁时发传半夏丸　治小儿久嗽、痰吐，头疼。

半夏　天南星各一两，皂角水二味煮干　白矾　石膏　川乌头炮。各一分

上为末，生姜自然汁为丸绿豆大。每服十丸，生姜汤下。

卷第十七

寒热疟瘴　凡二十二门

痰实第一

《巢氏病源》小儿痰候：痰者，水饮停积胸膈之间，结聚痰也。小儿饮乳，因冷热不调，停积胸膈之间，结聚成痰。痰多，则令儿饮乳不下，吐涎沫，变结而微壮热也。痰实壮热不止，则发惊痫。

《千金》治小儿痰实结聚，宿癖羸露，不能饮食。真珠丸方

真珠半两　麦门冬去心，一两　蕤仁去皮，二百枚　巴豆去皮膜，四十粒

上四味末之，蜜丸。期岁儿，服二丸，如小豆大；二百日儿，服如麻子二丸，渐增，以知为度。当下病赤、黄、白、黑葵汁，纵下勿绝药，病尽下自止。久服使小儿肥白，以试验。

《千金》治八岁以上儿，热结痰实，不能食，自下方。

芍药　栀子　知母　大黄各二两　柴胡二两六铢　升麻　黄连　黄芩各二两半　竹叶切，一升半　桔梗一两半　细辛十五铢

上十一味吹咀，以水六升，煮取一升八合，去滓，分四服。十岁儿为三服。《外台》有枳实、杏仁各一两半，而无桔梗、黄连。

《千金》治十五以下儿，热结多痰，食欲减，自下方。

大黄　柴胡　黄芩各三两　枳实麸炒，一两十八铢　升麻　芍药　知母　栀子各二两半　生姜十八铢　杏仁汤浸去皮尖、二两　竹叶切，一升半

上十一味，吹咀，以水六升半，煮取二升，十岁至十五岁者，分三服。

《经验后方》治大人、小儿痰实，久患风痫，缠喉风，咳嗽，遍身风疹，急中涎潮等。此药不大吐逆，只出涎水方。

瓜蒂不限多少

上细碾为末，壮年一字；十五以下气怯小儿半字。早晨井华水下一食，须含沙糖一块；良久，涎如水出，年深涎尽，有一块如涎布水上如鉴矣。涎尽食粥一二日，如吐多困甚，即咽麝香汤一盏即止矣。麝细研，温水调下。昔大平尚书觉昏眩，即服之，取涎有效。

《圣惠》治小儿痰实壮热，心胸壅闷，不欲乳食。前胡散方

前胡半两，去芦头　枳壳麸炒微黄，去瓤　赤茯苓　川大黄锉碎，微炒　甘草炙微赤，锉。各一分

上件药捣，粗罗为散。每服一钱，以水一小盏，煎至五分。去滓温服，日三四服。更量儿大小加减服之。

《圣惠》治小儿痰气结实，烦壅。半夏散方

半夏汤洗七遍去滑　川大黄锉碎、微炒　甘草炙微赤，锉。各一分　前胡半两，去芦头　川朴硝一两

上件药捣，粗罗为散。每服一钱，以水一小盏，入生姜少许，煎至五分，去滓。温服，日三四服。量儿大小以意加减。

《圣惠》治小儿痰壅结实，时欲呕吐。陈橘皮散方

陈橘皮汤浸、去白瓤，焙　桑根白皮锉　麦门冬去心，焙。各半两　川大黄锉碎，微炒　前胡去芦头　川升麻各一分

上件药捣，粗罗为散。每服一钱，以水一小盏，煎至五分去滓，不计时候温服。更量儿大小以意加减。

《圣惠》治小儿五六岁痰实不散，宜服此方。

前胡去芦头　川大黄锉碎，微炒　枳壳麸炒微黄，去瓤　甘草炙微赤，锉。各一分　川朴硝一两

上件药捣，粗罗为散。每服一钱，以水一中盏，入生姜莲子大，煎至六分，去滓。量儿大小分减温服。

《圣惠》治小儿痰实壅闷，时复呕吐，不欲乳食。赤茯苓散方

赤茯苓　川朴硝各半两　甘草炙微赤，锉　陈橘皮汤浸、去白瓤，焙　旋覆花一分

上件药捣，粗罗为散。每服二钱，以水一小盏，入生姜如莲子大，煎五分，去滓。量儿大小分减温服。

《圣惠》治小儿痰实，心胸不利，多欲呕吐。前胡散方

前胡去芦头，半两　贝母煨令黄　白术　桑根白皮锉　人参去芦头。各一分　陈橘皮半分，汤浸、去白瓤，焙

上件药捣，粗罗为散。每服一钱，以水一小盏，煎至五分去滓。不计时候温服。量儿大小加减服之。

《圣惠》治小儿痰实，往来寒热，不欲饮食，肌体羸瘦。芒硝丸方

川芒硝　川大黄锉碎，微炒　代赭石各半两　半夏汤浸七遍去滑　甘遂微炒。各一分　杏仁十粒，汤浸，去皮尖、双仁，麸炒微黄

上件药捣，罗为末，炼蜜和丸如绿豆大。空心以温水下两丸。量大小加减与服之。

《灵苑》治小儿痰实结滞，时发寒热，胸中涎壅及哮呷喘急，烦躁不得睡眠。犀角丸方

犀角一钱，醋末　白术　桔梗　陈橘皮各一钱　金银箔各用三片，以水银一钱，结成砂子　巴豆三粒，去皮，以枣子一个裹之烧令香熟，只取巴豆细研

上件七味，同研令匀，以炼蜜为丸如小豆大。每服一丸至二丸，用薄荷水研下。量儿大小，临时加减丸数。

《婴孺》治小儿膈上有痰饮。疟候方

常山五分　知母四分　松萝　甘草炙。各三分

上水一升，浸一宿，煮五沸，去滓。空心服三合，当出痰为度。

张涣香橘皮丹　消小儿宿食痰滞。

陈橘皮去白，焙干　木香各一两　白术炮　草豆蔻面裹微炮　牵牛子　姜黄各半两

上件捣，罗为细末，滴水和丸如黍米大。每服十粒，煎葱白汤下。大小便涩或不通，即乳食前服之。

张涣枳壳汤　治小儿痰实，壮热不除。

枳壳麸炒，去瓤　半夏汤洗七遍，焙干　木香　前胡各一两　干姜　甘草炙。各半两

上件捣，罗为细末。每服一钱，水一小盏，入生姜三片、陈橘皮少许，同煎至六分去滓，放温服。

张涣前胡半夏丹　治小儿痰实壮热。

前胡　半夏各一两，汤洗七遍，焙干　川朴硝　麦门冬去心　大黄炮。各半两

上件捣，罗为细末，取生姜汁和丸如黍米大。每服十粒，煎人参汤下。

张涣神曲汤　治小儿痰实。

神曲微炒　姜黄　木香　半夏用生姜八两，切作片子，同捣成膏，慢火焙，炙令黄。各一两　甘草炙　青橘皮炒黄　白茯苓各半两

上件捣，罗为细末。每服半钱，入盐少许，沸汤点，放温热服。

张涣白金丹　消小儿痰实，利胸膈。

前胡　桑白皮锉　半夏汤泡七遍　白术炮。各一两　人参去芦头　陈橘皮各半两　甘遂一分，微炒

上件捣，罗为细末，炼蜜和丸如黍米同大。温水下五粒至七粒；周晬小儿并二、三岁只可服三粒。以上临时加减。

《保生信效方》逍遥丸　治膈实气痞，痰盛喘促。

半夏汤浸洗七次，焙，二两　枳实去瓤，麸炒　槟榔锉　赤茯苓去粗皮。各一两

上同为细末，生姜自然汁煮面糊和丸如绿豆大。每服二三十丸，荆芥汤送下。别作小丸与小儿。

《吴氏家传》治大人、小儿风壅，咽喉不利，痰实烦渴，困倦头昏；或发潮热，及一切风痰疮疥，并宜服之。

龙脑薄荷叶去沙土，用十两　栝楼根生用一两　荆芥穗生用四两　甘草生用五两一分　缩砂仁生用三两

上件为细末，每四两药末入炒盐末一两，研匀，以瓷器盛贮。每服一钱，如茶点吃。

《吉氏家传》治小儿生百日以来痰实。

柴胡半分　当归　大黄各二铢　甘草炙　茯苓各三钱

上水四合，煎取一合，去滓。分两日与服。

《吉氏家传》又方

黄连　人参　朴硝各三铢

上以水二大合，煎半合，三次与服。

《吉氏家传》小儿二岁痰实方

白槟榔一枚　青木香半分　大黄一分　茯苓二分

上以水五大合，煎二合去滓，服二次。

《吉氏家传》又方

黄连　黄芩　生姜各二分

上以水五合，煎三合，去滓服尽。

《吉氏家传》治四五岁儿痰实。

大黄　人参各一分　厚朴　甘草各半分　朴硝二铢，汤化

上以水五大合，煎二合去滓；下朴硝，一日服之。

《吉氏家传》治六岁儿痰实。

半夏洗七次　草果子各二枚　朴硝二铢　生姜二块，各如杏仁大

上末以水六合，煎三合，去滓；下朴硝，空心、日二服。

《吉氏家传》治七八岁儿痰实。

黄芩　前胡各一分　黄连三分　山栀子七个

上末以水九合，煎五合服。

长沙医者丁时发传黑散子　治小儿涎壅，咳嗽吐逆。

天南星　半夏　猪牙皂角　巴豆　白矾

上件等分，入瓦罐子，用火煅，存性，每用半钱。齑汁调下，或麦门冬、桑白皮汤入蜜下。

长沙医者郑愈传治　小儿咽喉涎鸣如锯，兼伤寒身热面赤，一切涎等。坏涎丸方

半夏二钱，研，以生姜自然汁搜作饼子，用慢火炙黄干　粉霜　铅白霜　巴豆霜　雄黄　蝎梢各半钱

上各为末，再研令匀，稀曲糊为丸如此○大。取涎每服五丸，用灯心汤化破。如涎未下，再用灯心汤投下即吐。

如取涎连三服即泻，补之。

寒热往来第二

《巢氏病源》小儿寒热往来候：风邪外客于皮肤，而内痰饮渍于脏腑，致令血气不和，阴阳更相乘克。阳胜则热，阴胜则寒。阴阳之气为邪所乘，邪与正相干，阴阳交争，时发时止，则寒热往来也。

张涣论：小儿内有痰饮，渍于脏腑，因外感风邪，与正气相干，则成寒热往来之病。甚者，已渐羸瘦。又痰实壮热不除者，变成惊痫。又夏伤于暑者，至秋成疟。

《婴童宝鉴》小儿寒热往来歌：

邪入皮肤里，远归脏腑巡；

阴阳多斗争，寒热往来频。

《千金》治小儿卒寒热往来，不能服药。莽草汤浴方

莽草　丹参　桂心各三两　菖蒲半斤　蛇床子二两　雷丸一升

上六味㕮咀，以水二斗，煮三五沸，适寒温以浴儿。避目及阴。

《千金》治小儿忽寒热。雷丸汤浴方

雷丸二十枚　大黄四两　苦参　石膏各三两　黄芩一两　丹参二两

上六味㕮咀，以水二斗，煮取一斗半，浴儿避目及阴。浴讫以粉粉之，勿厚衣。一宿复浴。

《千金》治小儿生一月至五月，乍寒乍热方。

上细切柳枝，煮取汁洗儿。若渴，绞冬瓜汁服之。

《仙人水鉴》：孩子百日内忽有寒热，何以治之？与冷药吃即乳寒呕逆；若热药治之，其病加甚。无神法圣术，因循丧儿之命。博览石室秘方，用之应妙。

桃花莔末一钱余，甘草充汤力更殊；蓝花只消一两字阴干，灌之入口立消除。

上三味为末。每服半钱，汤调灌之。

《伤寒类要》疗小儿寒热及热气中人。

上用猪后蹄烧灰研末，以乳汁调一撮，服之效。

《圣惠》治小儿寒热往来，面色痿黄。柴胡散方

柴胡半两，去苗　石膏一两　川大黄锉碎，微炒　麻黄去根节　秦艽去苗　常山各一分

上件药捣，粗罗为散。每服一钱，以水一小盏，煎至五分，去滓。温服，日三服。量儿大小以意加减。

太医局小柴胡汤　治大人、小儿伤寒，温热病；身热恶风，颈项强急，胸满胁痛，呕哕烦渴，寒热往来，身面皆黄，小便不利，大便秘硬。或过经未解，或潮热不除，及差后劳复，发热头痛；妇人伤风，头痛烦热，经血适断，寒热如疟，发作有时。及产后伤风，头痛烦热，并宜服之。

柴胡去芦头，秤半斤　黄芩　人参去芦头，秤　甘草炙。各三两　半夏汤洗七次，焙干，秤二两半

上五味同为粗末。每服三大钱，以水一盏半，入生姜五片，枣一个擘破，同煎至七分，滤去滓，稍热服，不计时服。小儿分作二服，更量大小加减。

张涣秦艽汤方　治小儿寒热往来病。

秦艽去苗　鳖甲醋炙微黄，去裙襕。各一两　川大黄锉碎，微炒　麻黄去根节。各半两　竹茹　甘草炙。各一分

上件捣，罗为粗散。每服一钱，水一盏，入葱白二寸，同煎至五分，去滓温服，量儿大小加减。

张涣又方　人参前胡散

人参去芦头　前胡　柴胡去苗。各一两　桔梗　地骨皮　甘草炙　半夏汤洗七遍，焙干。各半两

上件捣，罗为细末。每服一大钱，水一小盏，入生姜二片，煎至半盏，去滓，放温服。量儿大小加减。

张涣又方　芍药汤

赤芍药一两　黄芩　当归锉，焙干　柴胡各半两　肉桂　甘草炙。各一分

上件捣，罗为细末。每服一钱，水八分一盏，入生姜二片，枣一枚，同煎至五分，去滓温服。量儿大小加减。

《庄氏家传》疗少小卒寒热不佳，不能服药。李叶浴儿方

上用李叶不拘多少煮汤。又白芷；又苦参。

《王氏手集》柴胡人参汤　治小儿脾热生风，往来寒热。

柴胡　人参　芍药　茯苓　甘草炙

上等分。每服二钱，水一盏，入生姜三片，煎至四分，温服。

寒热五脏烦满第三

《巢氏病源》小儿往来五脏烦满候：风邪外客于皮肤，而内痰饮渍于腑脏，致令血气不和，阴阳交争，故寒热往来。而热乘五脏，气渍不泄，故寒热往来而五脏烦满。

《玉诀》小儿寒热虚积候歌：

频频发热藏中图，有积因伤未退除；

颊赤口疮多躁渴，痰生不实胃还虚。

此患先调气；次取虚积，下涎；后补虚即安也。

《玉诀》又寒热虚积候云：此候先调气，次解虚热，有热不去，下真珠丸取。方在后

《玉诀》真珠丸　治小儿寒热虚积，五脏烦满；及下风涎积滞，惊食癖积。

南星　半夏　滑石各末二钱　轻粉四钱匕　巴豆二七粒，去心、油

上末之，面糊丸芥子大。每服十五、二十丸。煎葱汤吞下。

寒热腹痛第四

《巢氏病源》小儿寒热往来腹痛候：风邪外客于皮肤，而内痰饮渍于腑脏，血气不和，则阴阳交争，故寒热往来。而脏虚本挟宿寒，邪入于脏，与寒相搏，而击于脏气，故寒热往来而复痛也。

《千金》治小儿寒热进退，啼呼腹痛。生地黄汤方

生地黄　桂心各二两

上㕮咀，以水三升，煮取一升，期岁以下服二合，以上三合。

《圣惠》治小儿寒热往来，啼呼腹痛。宜服赤芍药散方

赤芍药　当归锉碎，微炒　寒水石　甘草炙微赤，锉　黄芩各半两　桂心一两

上件药捣，粗罗为散。每服一钱，以水一小盏，入生地黄半分，煎至五分，去滓。不计时候温服。量儿大小加减服之。

《圣惠》治小儿胁下有气块，腹痛喘逆，气息难为，往来寒热，羸瘦不食。马通粟丸方

马通内粟　细辛　紫菀洗去苗土　杏仁汤浸去皮尖、双仁，麸炒微黄。各三分　石膏　五味子　秦艽去苗　白茯苓　半夏汤洗七遍去滑。各一分

上件药捣，罗为末，炼蜜和丸如麻子大。每服以粥饮下五丸，日三服。量儿大小以意加减。

《婴孺》治少小寒热进退，啼呼腹

痛。六味汤方

地黄　桂心各八分　芍药　寒水石　黄芩炙　甘草炙。各二分

上切细，以水三升，煮一升半。一岁儿二合至三合量与服之。

寒热结实第五

《巢氏病源》小儿寒热结实候：外为风邪客于皮肤，而内痰饮渍于腑脏，使血气不和，阴阳交争，则发寒热。而脏气本实，复为寒热所乘，则积气在内，使人胸胁心腹烦热而满，大便苦难，小便赤涩，是为寒热结实也。

《千金》：小儿连连壮热，实滞不去，寒热往来，微惊悸方。

大黄一两　黄芩　栝楼根　甘草炙。各十八铢　滑石二两　桂心　牡蛎　人参　龙骨　凝水石　白石脂　硝石各半两

上十二味㕮咀，以水四升，煮取一升半。服三合，一日一夜令尽，虽吐亦与之。一本加紫石英半两。

《圣惠》治小儿寒热结实，或热攻冲心，肺气急，昼夜自汗，日渐消瘦，不吃乳食。柴胡丸方

柴胡去苗　川大黄锉碎，微炒　鳖甲涂醋炙微黄，去裙襕。各半两　赤茯苓　人参去芦头　木香　桂心　枳壳麸炒微黄，去瓤　甘草炙微赤，锉。各一分

上件药捣，罗为末，炼蜜和丸如麻子大。每服用温水下五丸，日三服。量儿大小加减服之。

《圣惠》治小儿增寒壮热，发歇不定，腹中结实，不能乳食。大黄丸方

川大黄锉碎，微炒　柴胡去苗　槟榔各半两　赤茯苓　人参去芦头　木香　桂心　枳壳麸炒微黄，去瓤　桃仁汤浸，去皮尖、双仁，麸炒微黄。各一分

上件药捣，罗为末，炼蜜和丸如麻子大。每服以温水下五丸，日三服。量儿大小加减服之。

《圣惠》治小儿寒热结实，胁下妨闷，不欲乳食。鳖甲散方

鳖甲涂醋炙令黄，去裙襕　赤茯苓　枳壳麸炒微黄，去瓤。各半两　川大黄锉碎，微炒　川朴硝各一两

上件药捣，粗罗为末。每服一钱。以水一小盏，煎至五分，去滓。放温，不计时候。量儿大小分减温服。

《圣惠》治小儿宿食，痰癖寒热，腑脏结实。宜服芒硝丸方

川芒硝　川大黄锉碎，微炒　代赭石各半两　甘遂　半夏汤泡七次，去滑。各一分　巴豆二十枚，去皮、心、膜，纸裹压去油　杏仁二七枚，去皮尖，另研

上件药捣，罗为末，与巴豆、杏仁膏一处研匀，炼蜜和捣三二百杵，丸如绿豆大。五六岁儿空腹以温水下一丸，以利为度。

《圣惠》治小儿腹有积滞，致生寒热，腑脏结实，心腹气胀，常多少力。五灵脂丸方

五灵脂　木香各半两　陈橘皮三分，汤浸、去白瓤，焙　川大黄锉碎，微炒　巴豆霜各一分

上件药捣，罗为末，入巴豆霜同研令匀，用软饭和丸如黍米大。每服以粥饮下两丸，儿小即一丸。

寒热食不消第六

《巢氏病源》小儿寒热往来食不消候：风邪客于皮肤，内有痰饮渍于脏腑，使血气不和，阴阳交争，则寒热往来。其脾胃之气宿挟虚冷，表虽寒热而内冷发动，故食不消也。

《千金翼》治小儿寒热咳逆，膈中有癖乳，若吐不欲食方。

干地黄四两　麦门冬去心　五味子　蜜各半斤　大黄　硝石各一两

上六味㕮咀，以水三升，煮取一升，去滓；内硝石、蜜更煮令沸。服二合，日三。胸中当有宿乳一升许出。儿大者服五合。

《圣惠》治小儿寒热往来，头疼呕吐及乳癖。诃梨勒丸方

诃梨勒皮　木香　人参去芦头　赤茯苓　桂心　川大黄锉碎，微炒　陈橘皮汤浸、去白瓤，焙。各半两　柴胡三分，去苗

上件药捣，罗为末，炼蜜和丸如麻子大。每服以薄荷生姜汤下五丸，日三四服。更量儿大小以意加减。

寒热能食不生肌肉第七

《巢氏病源》小儿寒热往来，能食不生肌肉候：风邪客于皮肤，内有痰饮渍于腑脏，使血气不和，阴阳交争，故发寒热往来。胃气挟热，热则消谷，谷消则引食。阴阳交争为血气不和；血气不和则不能充养身体，故寒热往来，虽能食而不生肌肉也。

《外台》：《古今录验》疗小儿寒热，食不生肌肉。大黄丸方

大黄一两，蒸之二斗米下　桂心　干姜炮。各二分　巴豆五十粒，去心、皮，熬　硝石三分，熬，无者以芒硝代之

上五味捣筛四味，别捣巴豆令如泥，合和以蜜，更捣二千杵，丸如桐子大。坏一丸，汤服之。但热在膈上当吐；在膈下当利，预作粥。如服已吐、下，丸法服药。两食顷不吐、下，以热饮动之。若不得吐、下，可更服一丸半，能药壮人可二丸。此药优于他下药丸，故宜大小。下多，冷粥解之。若有疮，绵挺如指，蜜和一丸涂挺头，旦内疮中，隅出之，不差更作。温病不得大便，服之得下佳。宿食不消亦服之。飞尸遁尸，浆服半丸，日一，应须臾止。心腹胀满痛，服一丸。疟者，依发日宿勿食，清晨服一丸。壮人服二丸。得吐、下，忍饥过发时乃食。妇人产后血结，中奔走，起上下，或绝产无子、或月经不调，面目青黄，服半丸。小儿淋沥寒热，胪胀、大腹不欲食，食不生肌，三四岁如麻子服一丸，日一；六七岁儿服二丸。比三十日，心腹诸病差。儿小半之愈，大良。忌野猪肉、芦笋、生葱。

寒热不食羸瘦第八

《圣惠》治小儿寒热往来，四肢羸瘦。鳖甲散方

鳖甲三分，涂醋炙微黄　淡竹茹　川大黄锉碎，微炒。各一分　常山一杏仁许大

上件药捣，粗罗为散。每服一钱，以水一小盏，入葱白二寸，同煎至五分去滓；研入麝香一豆大，更煎一两沸温服，日三服。更量儿大小以意加减。

《圣惠》治小儿寒热往来，腹胀，渐瘦不能饮食。宜服鳖甲散方

鳖甲一两，涂醋炙令黄，去裙襕　赤茯苓　子芩　赤芍药　当归锉，微炒　川大黄锉碎，微炒　甘草炙微赤，锉　知母各半两　柴胡去苗，三分　诃梨勒皮三分　槟榔三枚　陈橘皮汤浸，去白瓤，焙，用三分

上件药捣，粗罗为散。每服一钱，以水一小盏，入生姜少许，煎至五分去滓，不计时候温服。量儿大小加减服之，以利为度。

《圣惠》治小儿寒热往来，乳食不下，四肢无力，心腹胀满，上焦痰壅，

渐渐羸瘦。柴胡散方

柴胡去苗　鳖甲涂醋炙令黄，去裙襕。各一两　人参　前胡　桔梗各去芦头　诃梨勒皮　地骨皮　赤芍药　杏仁汤浸，去皮尖、双仁，麸炒微黄　陈橘皮汤浸、去瓤，焙。各半两

上件药捣，筛为散。每服一钱，水一小盏，煎至五分，去滓，不计时候温服。量儿大小加减服之。

《圣惠》治小儿寒热往来，不能乳食，羸瘦，心腹胀。五味子散

五味子　当归锉碎，微炒　人参　桔梗　前胡各去芦头　白术　赤茯苓　黄芩各用一分　甘草半分，炙微赤，锉　麦门冬半两，去心，焙

上件药捣，粗罗为散。每服一钱，以水一小盏，煎至五分，去滓。温服，日三四服。更量儿大小以意加减。

《圣惠》治小儿寒热往来，食少羸瘦。人参散方

人参去芦头　黄芪锉　柴胡去苗　白茯苓　鳖甲涂醋炙令黄，去裙襕　木香各半两　甘草炙微赤，锉　白术　桃仁汤浸，去皮尖、双仁，麸炒微黄，各一分　诃梨勒皮三分

上件药捣，细罗为散。不计时候，以粥饮调下半钱。量儿大小加减服之。

《圣惠》治小儿往来寒热，多汗心烦，小便赤黄，不欲乳食，四肢羸瘦。黄芪丸方

黄芪锉　麦门冬去心，焙　赤茯苓　白术　子芩　甘草各一分　柴胡去苗　鳖甲涂醋、炙令黄，去裙襕。各半两

上件药捣，罗为末，炼蜜和丸如绿豆大。每服以粥饮下五丸，日三四服。量儿大小加减服之。

《圣惠》治小儿乳食不节，伤于脾胃，致往来寒热，时复呕吐，不欲乳食，日渐羸瘦。宜服槟榔丸方

槟榔　丁香　桂心　人参去芦头。各一分　川大黄锉碎，微炒　诃梨勒皮　陈橘皮汤浸、去白瓤，焙。各半两

上件药捣，罗为末，炼蜜和丸如绿豆大。不计时候，以薄荷生姜汤研下五丸。看儿大小加减服之。

张涣香甲散方　治寒热往来肌瘦。

鳖甲酥炙黄，去裙襕　木香各一两　川大黄微炒　陈橘皮去白，焙干　当归洗，焙干　柴胡去苗　知母　甘草炙。各半两　槟榔三枚

上件捣，罗为粗散。每服一钱，水一小盏，入生姜二片，煎至六分，去滓温服。量儿大小加减。

疟疾第九

《巢氏病源》疟疾候：疟病者，由夏伤于暑，客在皮肤，至秋因劳动血气，腠理虚而风邪乘之。动前暑热，正邪相击，阴阳交争，阳盛则热，阴盛则寒，阴阳更盛更虚，故发寒热；阴阳相离，则寒热候歇。若邪动气至交争复发，故疟休作有时。其发时节渐晏者，此由邪客于风府，邪循膂而下，卫气一日一夜常大食于风府，其明日，日下一节，故其作日晏。其发早者，卫气之行风府，日下一节，二十一日下至尾骶，二十二日入脊内，上注于伏卫之脉，其行九日出于缺盆之内；其气既上，故其病发更早。其间日发者，由邪气内搏五脏，横连募原，其道远，其气深，其行迟，不能日作，故间日蓄积乃发也。小儿未能触于暑而亦病疟者，是乳母抱持解脱，不避风者也。

《圣惠》：夫小儿疟病者，是夏伤于暑，热客于皮肤，至秋复为风邪所折，

阴阳交争，故发寒热而成疟也。儿发欲解则有汗出，汗出多则津液减耗。又热乘于脏则生虚躁，其疟差之后，腑脏未得，腹内犹有热，故渴而引饮也。若引饮不止，小便涩者，则变成饮癖也。

茅先生：小儿生下有中脾寒候，儿身上发寒，久后脾家热，乃皮上大热，渴水。此候儿先因伤寒四五日，有热不退，而医人误下冷药退热，故脾气不顺，遂至脾寒疾疟。所治者，下鬼哭散方见本门中，相夹醒脾散有二方，一方见胃气不和门，一方见慢脾风门中。与服即愈。

《惠眼观证》小儿疟疾形候：因寒暑不常，小儿脱着无节，春夏蕴积，久不宣泄，至秋后阴阳交，冷热作时，故成疟病。初发时，浑身壮热，从早至暮即歇。饮水以分日皆被宿涎潮脾，脾不醒依前再发。此病只因宿疾在心脾间，须用常山饮子方见本门中服之，清早吃，须吐下黄水后用匀气散方见胃气不和门中。第二日，依前如此一服，亦用匀气散。第三日，亦复如此。至第四日，常常服之便不吐。

《婴童宝鉴》小儿疟疾歌：

疟疾是邪成，阴阳有竞争。

早期风府会，晏发脊俞停。

至速连朝发，来迟间有行。

小儿远见吐，何必问神明。

《仙人水鉴》小儿百日内患疟方：

疟是邪风寒热攻，宜须术治免成空。常山刻作人形状，丁钉孩儿生气宫。

《外台》：刘氏疗小儿疟方。

上用黄丹半钱匕，以蜜水和与服。若冷，以酒和与服之良。

《外台》：《广济》又方

上取驴轴下垢腻，刮取和面作饼与吃，以差止。

《外台》：《删繁》疗小儿疟，或自能饮，或不能饮，母含药与饮之。常山酒煎方

常山二两　桂心一两　甘草半两，炙

上三味切，以酒一升，煎取七合，去滓分服。取吐差止。

孙尚药治大人、小儿痞疾。

信砒二两，别研如粉　寒水石三两，别捣为末

上用一生铁铫子，先银石末一半，后堆砒末在上，又以石末盖头，然后取厚盏盖之。周回醋糊纸条子密封约十重，以炭火一斤以来安铫子在上，候纸条子黑，取出置冷地；候冷取开盏子，净刮取银石末，一处入乳钵内细研，以软粟米饭和丸如梧子，更别作小丸子一等，以备小儿服。以飞过辰砂为衣，候干入瓷合收。每人服时，于发日早，腊茶清下一丸，一日内不得食热物。合时先扫洒一净室中合之，不得令妇人、猫、犬、鸡、鼠等见，收得时亦如然。若妇人患，则男着在口中，男子患亦然。

陈藏器治大人、小儿疟。

接骨木叶

上小儿服三叶，大人服六叶，并生捣绞汁，得吐为度。此药有小毒，不宜多也。服讫须痢及吐。尤治痰疟。

《圣惠》治小儿痰癖疟，发无时。牡蛎散方

牡蛎粉　常山　乌梅肉微炒　人参去芦头。各半两　鳖甲三分，涂醋炙微黄，去裙襕　知母　川升麻　甘草炙微赤，锉碎　豉心　桃仁汤浸，去皮尖、双仁，麸炒微黄。各一分

上件药捣，细罗为散。每服以温酒调下半钱，日二服。量儿大小以意加减。

《圣惠》治小儿疟疾发后烦热。升麻散方

川升麻　常山　蜀漆　川大黄锉碎，

微炒　葳蕤　黄芩　桂心各一分　川芒硝半两

上件药捣，粗罗为散。每服一钱，以水一小盏，煎至五分，去滓。温服，以吐、利为度。量儿大小以意加减。

《圣惠》治小儿疟疾，发歇寒热，小便赤黄。宜服桃仁散方

桃仁汤浸，去皮尖、双仁，麸炒微黄　赤茯苓　鳖甲涂醋、炙微黄，去裙襕。各三分　知母　黄芩　川升麻各半两　甘草一分，炙微赤，锉

上件药捣，粗罗为散。每服一钱，以水一小盏，煎至五分，去滓。温服，日三四服。量儿大小以意加减。

《圣惠》治小儿疟疾，痰壅烦闷。常山散方

常山　甘草炙微赤，锉　川大黄各半两　桂心一分

上件药捣，粗罗为末。每服一钱，以水一小盏，煎至五分，去滓。未发前温服，得吐利为度，如未吐、利，再服。量儿大小以意加减服。

《圣惠》治小儿疟疾，胸膈间痰涎，发渴寒热。宜服松萝散吐方

松萝　甘草炙微赤，锉。各三分　常山一两

上件药捣，粗罗为散。每服一钱，以水一小盏，煎至五分，去滓温服。量儿大小以意加减。以吐为效，不吐更服。

《圣惠》治小儿疟疾，寒热发歇不定。黄丹丸方

黄丹微炒　人参去芦头　常山　鳖甲涂醋、炙令黄，去裙襕。各半两

上件药捣，罗为末，炼蜜和丸如绿豆大。每于未发前以冷水下一丸。三岁以上，即可三丸。

《圣惠》治小儿疟疾必效。大蒜丸方

独头蒜去心　巴豆去皮、心。各用一枚

上件药，取巴豆内蒜中，用湿纸裹煨令熟，捣如膏，丸如麻子大。每服以醋汤下一丸，以吐、利为度。更量儿大小加减服之。五月五日修合更佳。

《圣惠》治小儿疟疾。常山丸方《婴孺方》名三满丸

常山一两，末　白蜡半两　鸡子一枚

上件药，敲鸡子去黄，用清与常山末拌和令匀，于瓷碗中熔蜡都拌和；以绵幕碗口，坐甑中蒸三遍取出，丸如麻子大。每服以粥饮下五丸，当吐即差。量儿大小加减服之。

茅先生小儿脾寒，鬼哭散

常山　大腹皮　白茯苓　鳖甲醋炙　甘草炙

上等分，鳖甲、甘草修事，外三味不得见火，为末。每服二钱，用水一盏，冬取桃、柳枝各二七寸，同煎五分，临发时服。略吐出涎不妨。

《婴孺》治五、六、七岁儿时气兼疟。前胡汤方

前胡　黄芩　升麻各四分　细辛　甘草　芍药各三分　大黄　常山各二分

上以水一升六合，为四服。日三服，夜一服。

《婴孺》治少小疟疾，有冷热，腹满。桂心汤方

桂心一两　常山二两

上以酒二升浸，二炊久煮一升半，分二服。当吐无苦，已用验良。张方云：若未能饮，当与含之。

《婴孺》又方

上用生石上者菖蒲煎，浴儿三四次佳。

《婴孺》治小儿疟，癖实肉热，头痛欲吐。常山汤方

常山　甘草各二两　竹叶三升

上水六升，煮及二升，六七岁儿为

四服；小儿以意加减五服。至日出三服，得吐便愈。若实多加大黄二两，取快利，节饮食。

《婴孺》治少小疟，寒热往来，前后不断，诸医治不差者方。

常山二铢　甘草五铢

上以水一升，煮至三合，先发时服。

《婴孺》治小儿疟，诸师治不差者。神验方

大黄二两　附子一两，炮　龙骨三两

上为末，蜜丸。十岁儿服小豆大七丸，比至发三服，或不吐、下。五、六岁，大豆大七丸。大人，桐子大七丸。比至发时，三服二十一丸都服竟。更平和，大宜老、小人服之。

《惠眼观证》常山饮子　治小儿疟疾，寒热发作。

常山半两，不煮　鳖甲去裙，不炙　甘草不炮　虎骨各三钱

上锉为粗末，日曝干，捣、罗为末。小儿每服一钱，水七分盏，乌梅一个，煎至四分，五更初服。须吐、下黄涎后，用调气药。第二日依前下一服，亦用调气药。调气药如吐尽黄痰，向后服时更不吐也。

《张氏家传》疟丹　以百数不用砒则用常山，未必取效，皆吐、泻为害。此药治大人、小儿神效。不吐不泻，自然疾愈。

乌头令细不罗　芸薹子研末。各一两　巴豆半两，细研

上先研乌头，次入二药拌匀，黄蜡一两熔，丸如黑豆大。小儿作三丸，并用乳香汤下。

《王氏手集》小儿疟药。常山饮子

常山　香白芷　天南星

上等分为细末。每服二钱，好酒一盏半，煎至一盏，发，五更空心温冷任意服。忌鸡、鸭、猪、鱼。

《吉氏家传》治小儿疟。草果子散

草果子　半夏各半两　柴胡　厚朴　甘草炙　乌梅　枣各一两　常山一分

上为末。服二钱，水一盏，生姜二片，煎至七分，温服。或去柴胡加鳖甲。

《朱氏家传》治小儿一切疟病。

上等腊茶末　硫黄别研，飞

上二物，各顿一处。寒多倍硫黄；热多倍腊茶。每服一钱，用米饮调下。于当发日五更初服之，奇验。禳左衣右厭灸刺法：

《千金翼》：肝疟令人色苍，苍然太息，其状若死。刺足厥阴见血。心疟令人心烦甚，欲得清水，寒多不甚热。刺足少阴，是谓神门。脾疟令人病寒腹中痛，热则肠中鸣，鸣已汗出。刺足太阴。肺疟令人心寒甚，热间善惊，如有见者。刺手太阴、阳明。肾疟令人凄凄腰脊痛，宛转大便难，目眴眴然，手足寒。刺足太阳、少阴。胃疟令人旦病寒，善饥而不能食，肢满腹大。刺足阳明、太阴横脉出血。

《千金翼》黄帝问岐伯曰：疟多方少，愈者何？岐伯对曰：疟有十二种。黄帝曰：疟鬼字何？可得闻乎？岐伯对曰：但得疟字便愈，不得其字，百方不愈。黄帝曰：疟鬼者，十二时愿闻之。岐伯对曰：寅时发者，狱死鬼所为，治之以疟人着窑上，灰火一周，不令火灭，即差。卯时发者，鞭死鬼所为，治之用五白衣烧作灰，三指撮着酒中，无酒以清水与服之。辰时发者，堕木死鬼所为，治之令疟人上木高危处，以棘塞木，奇间即差。巳时发者，烧死鬼所为，治之令疟人坐，师以周匝燃火，即差。午时发者，饥死鬼所为，治之令疟人持脂火于田中无人处，以火烧脂令香，假拾薪

去，即差。未时发者，溺死鬼所为，治之令疟人临发时，三渡东流水，即差。申时发者，自刺死鬼所为，治之令疟人欲发时，以刀刺冢上，使得姓字，祝曰：若差，我与汝拔却。即差。酉时发者，奴婢死鬼所为，治之令疟人碓梢上、棒上卧，莫令人道姓字，立差。戌时发者，自绞鬼所为，治之左索绳系其手、脚、腰、头，即差。亥时发者，盗死鬼所为，治之以刀子一口，箭一只，灰一筒，刀安疟人腹上，其箭横着底下，即差。子时发者，寡妇死鬼所为，治之令疟人脱衣东厢床上卧，左手持刀，右手持杖，杖打令声不绝，瓦盆盛水着路边，即差。丑时发者，斩死鬼所为，治之令疟人当户前卧，头东向，血流头下，即差。

《千金翼》灸疟法：疟医并不能救者，以绳量病人脚围绕足跟及五指一匝讫，截断绳，取所量得绳置项上，着反向背上，当绳头处中脊骨上灸三十壮，即定。候看复恶寒，再灸三十壮，即定。比至过发一炊久候之，虽饥勿与食尽日。此法神验，男左女右。

《外台》：《甲乙经》灸法：譩譆在肩膊内廉，侠第六椎下两傍各三寸，以手按之痛病者，言譩譆。足太阳脉气所发，灸五壮。主液疱挛暴，脉急引胁而痛，内引心肺。从项至脊以下至十二椎应手，灸之立已。热病汗不出，肩背寒热痓互引，身热咳逆，上气虚喘，喘逆鼽衄，肩胛内廉痛，不可俯仰，眇季胁引少腹而胀痛。小儿食晦，头痛引颐痎疟风。

《婴童宝鉴》灸法：小儿疟子，灸大指、次指外。

疟疾热而后寒第十

《巢氏病源》温疟候：夫温疟与寒疟安舍？温疟者，得之冬中于风寒，寒气藏于骨髓之中，至春则阳气大发，邪气不能出，因遇大暑，脑髓烁，脉肉消释，腠理发泄，因有所用力，邪气与汗皆出。此病藏于肾，其气先从内出之于外。如此则阴虚而阳盛，则病衰，气复反入，入则阳虚，阳虚则寒矣。故先热而后寒，名曰温疟。疟先寒而后热，此由夏伤于暑，汗大出，腠理开发，因遇夏气，济沧之水寒，寒之藏于腠理皮肤之中，秋气伤于风，则病盛矣。夫寒者，阴气也；风者，阳气也。先伤于寒，而后伤于风，故先寒而后热。先伤于风，而后伤于寒，故先热而后寒。亦以时作，名曰温疟。夫病疟六七日，但见热者，温疟也。

《千金》常山汤　治小儿温疟方。

常山一两，切　小麦三合　淡竹叶切，一升。《外台》用一握

上三味，以水一升，煮取五合。一日至七日儿，一合为三服。八日至十五日儿，一合半为三服。十六至二十日儿，三合为三服。四十日至六十日儿，六合为三服。六十日至百日儿，一服二合半。百日至二百日儿，一服三合。《外台》方同，但云：一岁至七、八岁儿增药水，并以此为率。

《千金》又方

上用鹿角末，先发时便服一钱匕。

《千金》又方

上用鳖甲灰，以酒服一钱匕。至发时服三匕，并以火灸身。

《千金》又方

上烧鸡肶胵中黄皮末和乳与服。男雄女雌。

《千金》灸法：小儿温疟，灸乳下一指三壮。

疟疾寒而后热第十一

《巢氏病源》痎疟候：夫痎疟者，夏伤于暑也。其病秋则寒甚，冬则寒轻，春则恶风，夏则多汗。然其蓄作有时。以疟之始发，先起于毫毛，伸欠乃作，寒栗鼓颔，腰脊痛，寒去则外内皆热，头痛而渴欲饮。何气使然？此阴阳上下交争，虚实更作，阴阳相移也。阳并于阴，则阴实阳虚。阳明虚则寒栗鼓颔，巨阳虚则腰背头项痛。三阳俱虚阴气胜，胜则骨寒而痛，寒生于内，故中外皆寒。阳盛则外热，阴虚则内热，内外皆热，则喘而渴欲饮。此得之夏伤于暑，热气盛，藏之于皮肤之内、肠胃之外，此荣气之所舍，此令汗出空疏，腠理开，因得秋风，汗出遇风乃得之。及以浴，水气舍于皮肤之内，卫气并居。卫气者，昼日行阳，此气得阳如出；得阴如内薄，是以日作。其间日而作者，谓其气之舍。泻内薄于阴，阳气独发，阴邪内着，阴与阳争不得出，是以同日而作。

《千金》常山丸　治大人、小儿痎疟，说不可具方。

常山　知母　甘草炙　大黄各三分　麻黄去根节，一两

上五味末之，蜜和丸如梧子大，五丸。小儿黍米大三丸，熟水下，渐加至五丸，服差为度。与寒多于热门中《活人书》祛邪丸，方味都同而分两不同。

《千金》治大人、小儿肺热，痰聚胸中，来去不定转为疟。其状令人心寒，寒甚则发热，热间则善惊，如有所见者。常山汤方

常山三两　秫米三百二十粒　甘草半两

上三味㕮咀，每服三指撮。水一盏，煎至五分，发时连服三服。一法，前件药水七升，煮取三升。分三服，至发时令三服尽。儿小者，服一合、二合。

《活人书》治疟疾先寒后热，兼治支结。

柴胡八两　人参炙　半夏浸七次，切　黄芩　桂去皮。以上各三两

上锉如麻豆大，每服抄五钱匕。水一盏半，姜七片、枣二个，煎至八分去滓。取六分清汁温服，日三、夜二。若渴，去半夏加人参、栝楼根同煎服。

疟疾寒热更作第十二

《巢氏病源》往来寒热疟候：此由寒气并于阴则发寒，风气并于阳则发热，阴阳二气更实更虚，故寒热更往来也。

《全生指迷》论曰：若其人翕翕如热，淅淅如寒，无有时度，支节如解，手足酸疼，头目昏晕。此由荣卫虚弱，外为风邪相乘，搏于阳则发热，搏于阴则发寒，又不治成劳气。宜荆芥散方在后。

《全生指迷》论又曰：若寒热如疟不以时度，肠满膨脝，起则头晕，大便不通，或时腹痛，胸膈痞闷。此由宿谷停留不化，结于肠间，气道不舒，阴阳交乱。宜备急丸。方在后。

《全生指迷》荆芥散

荆芥穗　人参　白术　当归切、洗，焙　黄芪　芍药桂去皮。各一两　柴胡去苗，二两　甘草炙，半两

上为粗末。每服五钱，水二盏，煎至一盏，去滓温服。

《全生指迷》备急丸

大黄湿纸裹煨　巴豆去皮、心，去油　干姜去皮。等分

上为细末，炼蜜和丸如豌豆大。每

服一丸，米饮下。羸人服一丸如绿豆大，以大便快利为度。

疟疾热而不寒第十三

《巢氏病源》：夫病疟六七日，但见热者，温疟也。温疟方见先热后寒。又有瘅疟候。夫瘅疟者，肺素有热，气盛于身，厥逆上下，中气实而不外泄，因有所用力，腠理开，气寒舍于皮肤之内，分肉之间而发。发则阳气盛，气盛而不衰则病矣。其气不及之阴，故但热不寒，寒气内藏于心，而外舍于分肉之间，令人消烁脱肉，故命曰瘅疟。其状但热不寒，阴气先绝，阳气独发则少气烦婉呀，手足热而呕也。

《圣惠》治大人、小儿瘅疟，但热不寒，呕逆不下食。宜服香豉饮子方

香豉半合　葱白七茎，切　常山　槟榔各三分　川升麻一两　知母　生地黄切　鳖甲涂醋、炙令黄，去裙襕用。各一两半

上件药锉碎，都以水二大盏半，煎至一盏半，去滓。不计时候，分为三服，一日服尽。小儿服一合。

《圣惠》又方

常山　甘草生　地骨皮各一分　生铁一斤，打碎如棋子大

上件药细锉，都以水二大盏，于星月下浸一夜，横刀一口安在药上，早晨煎取一盏去滓，空腹分为二服。重者不过二剂差。小儿服一合。

《圣惠》治大人、小儿瘅疟，发作不定，但热不寒，宜服此方。

常山　桃仁汤浸，去皮尖、双仁，麸炒微黄　黄丹炒令紫色。各一两　香豉一合，炒干

上件药捣，罗为末，炼蜜和丸如梧子大。每至发日，空心煎桃仁汤下十丸。于发时再一服。小儿，粟米大五丸。

《圣惠》治小儿痰热发疟。知母散方

知母　鳖甲涂醋、炙令黄，去裙襕。各一两　牡蛎粉　常山各半两

上件药捣，细罗为散。每服以粥饮调下半钱，日二服。量儿大小以意加减。

《圣惠》治小儿疟疾烦热。牛黄丸方

牛黄　杏仁汤浸，去皮尖、双仁，麸炒微黄。各一分

上件药同研如膏，炼蜜和丸如麻子大。每服以温水下三丸，日三服。量儿大小加减服。

张涣知母丹　治小儿发热疟甚者。

知母微炒　鳖甲酥炙，去裙襕　川大黄细锉，微炒　赤茯苓　朱砂细研、水飞。各一两　川朴硝　川升麻各半两　龙脑一钱，研

上件同拌匀，炼蜜和丸如黍米大。每服五粒至七粒，生姜汤下。大便利下即愈。量大小加减。

《活人书》治疟疾但热不寒者。

知母六两　甘草炙，二两　石膏一斤　桂去皮，秤三两　粳米二合

上锉如麻豆大。每服五钱，水一盏半，煎取八分，去滓服。

疟疾寒而不热第十四

《巢氏病源》寒疟候：此由阴阳相并，阳虚则阴胜，阴胜则寒。寒发于内而并于外，所以内外俱寒，故病发但战栗而鼓颔颐也。

《全生指迷》论大人、小儿疟疾：若寒从背起，冷大如手，不甚战栗，似欲发热而汗出；或即头痛呕吐时作，其脉迟小。此由脾胃素弱，因气寒而收聚，水谷不能克化，变而成痰。伏痰在内，阴上乘阳，阳为阴所乘，所以作寒逼而

成汗。宜服旋覆花丸、半硫丸。方并见本门。

《圣惠》治大人、小儿寒疟不止。雄黄丸方

雄黄　硫黄　朱砂　桂心末　干姜生用　巴豆去皮、心，以水二升煮水尽，压去油，研如面。各一分　麝香半两　阿魏半分

上件药相和，研令匀细，以醋煮面糊为丸如梧桐子大。未发前，以绵子裹一丸安在两耳中，及男左女右，以绵帛系一粒于臂上。一粒可治七人。

《圣惠》治大人、小儿寒疟，手足鼓颤，心寒面青。宜用此方。

朱砂细研　虎头骨　猢狲头骨　砒霜　天灵盖　阿魏　安息香以上各半两

上件药生捣，罗为末，入朱砂研匀，于端午日午时，用白团和丸如豌豆大。男左女右，手把一丸定后，用绯绢袋子系于中指上，若登溷，即暂解却。一丸可治七人。

《圣惠》又方

独头蒜一颗　黄丹半两

上件药相和，五月五日午时同捣一千杵，丸如黑豆大。候发时，以温茶下二丸。小儿粟米大一丸。

《圣惠》治大人、小儿寒疟，阳虚阴盛，内外俱寒，四肢颤掉。常山丸方

常山半两　臭黄　雌黄各细研　猢狲头骨　天灵盖　虎头骨　安息香　朱砂　野狸头骨　砒霜　乳香　阿魏　白芥子各一分　绿豆

上件药并生用，捣、罗为末，用软饭和捣三二百杵，丸如梧桐子大。修合之时，勿令孝子、女人知，五月五日午时合为妙。如缓急，即不择日辰合。未发时，以绛囊盛，于中指上系一丸，男左女右。三日如不住，以热水服一丸，立效。有娠妇人及小儿不得服，只得带。忌食热物。

张涣乌梅丹方　治小儿发寒热甚者。

乌梅肉一两，炒干　母丁香　干漆微炒　当归　桂心各半两。以上捣，罗为细末，次入麝　麝香一分，研细

上件拌匀，炼蜜和丸如黍米大。每服十粒，粥饮下。量儿大小加减。

《全生指迷》旋覆花丸

旋覆花　桂心　枳实麸炒　人参各五分　干姜　芍药　白术各六分　茯苓　狼毒　乌头炮，去皮　矾石火煅一伏时。各八分　细辛去苗　大黄湿纸裹煨　黄芩　葶苈炒　厚朴去皮，姜汁炙　吴茱萸炒　芫花炒　橘皮洗。各四分　甘遂三分，炒

上为细末，炼蜜和丸如梧子大。米饮下三丸，未知加至七丸。小儿黄米大二丸。

《全生指迷》半硫丸

半夏三两，汤洗七遍　硫黄二两，研飞

上为末，生姜汁煮面糊丸如桐子大。每服三十丸，米饮下，不计时候。小儿黍米大三五丸。

疟疾热多于寒第十五

《全生指迷》论曰：寒热之病，或寒已而热，或热已而寒。若寒热战栗，头痛如破，身体拘急，数欠、渴欲饮冷。或先寒而后热，或先热而后寒，或晬时而发，或间日而作，至其时便发，发已即如常，此谓之疟。疟脉自弦，弦数多热；弦迟多寒。此皆得之于冬中风寒之气，藏于骨髓之中，至春阳气大发，邪气不能自出，因遇大暑，而后与邪气相合而发。热多者，宜解之，与常山汤、栝楼汤。方在后。

《全生指迷》常山汤

常山　知母　甘草炙。各三两　麻黄

去节，一两

上为粗散。每服五钱，水二盏，煎至一盏，去滓。温服，以糜粥一杯，助取汗为度。

《全生指迷》栝楼汤

栝楼根四两　柴胡去苗，八两　人参　黄芩　甘草炙。各三两

上为粗末，每服五钱。水二盏，生姜三片、枣一个掰破，煎至一盏，去滓温服。

疟疾寒多于热第十六

《全生指迷》论曰：寒热之病，或寒已而热，或热已而寒。若寒热战栗，头痛如破，身体拘急，数欠、渴欲饮冷。或先寒而后热，或先热而后寒，或晬时而发，或间日而作，至其时便发，发已即如常，此谓之疟。疟脉自弦，弦数多热，弦迟多寒。此皆得之于冬中风寒之气，寒气藏于骨髓之中，至春阳气大发，邪气不得自出，因遇大暑，而后与邪气相合而发。寒多者，宜温之，与姜桂汤。方在后

《全生指迷》姜桂汤方

干姜　牡蛎火煅通赤　甘草炙。各二两　桂去皮取心，三两　柴胡八两，去苗　栝楼根四两　黄芩二两，酒炙尽，用三两

上为粗末。每服五钱，水二盏，煎至一盏，去滓。温服，不计时候。

《活人书》治疟疾脉浮大，寒热往来，用此吐之。卫州书云：疟寒多热少者，痰多也。然寒多热少而脉浮，则痰无疑矣，可吐之也。若脉迟微者，恶寒疟耳，宜柴胡、桂、姜也。祛邪丸方

麻黄四两，去节，汤泡一二沸，焙干，秤　常山　甘草炙　大黄　知母各三两

上捣，罗为末，炼蜜为丸如梧子大。每服十五丸。面东清净水吞下。与寒而后热门中《千金》常山丸。味数同而分两不同。

疟疾寒热相等第十七

《全生指迷》论曰：寒热之病，或寒已而热，或热已而寒。若寒热战栗，头痛如破，身体拘急，数欠、渴欲饮冷。或先寒而后热，或先热而后寒，或晬时而发，或间日而作，至其时便发，已即如常，此谓之疟。疟脉自弦，弦数多热，弦迟多寒。此皆得之于冬中风寒之气，寒气藏于骨髓之中，至春阳气大发，邪气不能自出，因遇大暑，而后与邪气相合而发。寒热等者，宜调之，与鳖甲汤。方在本门中。

《圣惠》治小儿疟疾，发歇寒热，体颤。黄丹丸方

黄丹微炒　常山末各半两　虎睛一双，酒浸、炙令黄

上件药同研令细，炼蜜和丸如梧桐子大。每未发前，以温水下二丸。五岁以下可服一丸。

《圣惠》治小儿疟疾发时壮热，增寒面色青黄，饮食不下。常山丸方

常山　川大黄锉碎，微炒　甘草炙微赤，锉。各半两　麝香半钱，细研

上件药捣，罗为末，研入麝香令匀，炼蜜为丸如梧桐子大。每临发前以暖水下二丸。三岁以下即服一丸。

《圣惠》又方

上蛇蜕皮灰细研为散，于未发前，以冷水调下一字。二岁以上即服半钱。

《圣惠》又方与疟疾热而后寒门中《千金》方同。两疟皆可用，故并存之。

上用鳖甲一两烧灰，细研为散。于未发前，以温酒调下半钱。三岁以下，

即服一字。

张涣治疟疾，桃仁汤方

桃仁汤浸，去皮尖、双仁，麸炒黄　鳖甲酥炙微黄，去裙襕。各一两　桂心　黄芩　赤茯苓　川升麻各半两

上件捣为粗散。每服一钱，水一小盏，煎至五分，去滓温服。量儿大小加减。

《全生指迷》鳖甲汤

鳖甲汤浸刮令净，醋炙　白术　常山　桂去皮　柴胡去苗，各一两　牡蛎半两，火煅赤

上为粗散。每服五钱，水二盏，煎至一盏，去滓温服。

瘴疟第十八

《巢氏病源》大人、小儿山瘴疟候：此病生于岭南，带山瘴之气。其状发寒热，休作有时。皆由挟溪源、岭湿毒气故也。其病重于伤暑之疟。

《圣惠》治小儿热，瘴气为疟。犀角散方

犀角屑　甘草炙微赤，锉　川大黄锉碎，微炒　知母各半两　鳖甲一两，涂醋、炙令微黄，去裙襕　柴胡　常山

上件药捣，粗罗为散。每服一钱，以水一小盏，煎至五分，去滓。温服，日三四服。量儿大小以意加减。

《千金》大五补汤　治大人、小儿时行后变成瘴疟方。

桂心三十铢　远志　桔梗　川芎各二两　茯苓　芍药　人参　白术　干地黄　当归　黄芪　甘草各三两　竹叶五两　半夏　麦门冬各一升　生枸杞根　生姜各一斤　大枣二十枚

上十八味㕮咀，以水三斗煮竹叶、枸杞，取二斗；纳诸药，煎取六升。分六服，一日一夜令尽之。小儿量小大加减，以一合、二合渐服至一升止。

《千金》治大人、小儿乍寒乍热，乍有乍无，山瘴疟。鲮鲤汤方

鲮鲤甲十四枚　鳖甲　乌贼骨各一两　常山三枚　附子一枚，泡裂，去皮脐

上五味㕮咀，以酒三升渍一夕，发前稍稍歠之，勿绝吐也。兼以涂身，断食过时，乃可食饮。小儿量与之，恐大吐，即不能无损也。

久疟第十九

《巢氏病源》大人、小儿久疟候：夫疟，皆由伤暑及伤风所为。热盛之时，发汗、吐下过度，腑脏空虚，荣卫伤损，邪气伏藏，所以引日不差，乃休作也。夫疟岁岁发，至三岁发，连日发不解，胁下有痞。治之不得攻其痞，但得虚其津液，先其时发其汗。服汤先小寒，寒者引衣自温，复汗出，小便自引利即愈也。

《仙人水鉴》：小儿患疟经年不差者，宜服此方。

水蛭　狗虫各一枚　雄黄　阿魏各少许

上同研细末，以马汗为膏，涂于手中心，立差。狗虫既与水蛭同用，恐是虻虫。

《外台》《救急》疗疟连绵积日不差。常山散方

常山　羚羊角炙令焦　乌梅肉炙令燥。各三两　黄芩二两　甘草一两半，炙

上五味捣为散，以竹叶煮，欲取六七合饮，及再用调常山散三方寸匕，未发前一服。若差，停。不差，临欲发又进二方寸匕。老小以意量之。忌海藻、菘菜、生葱、生菜。

《圣惠》小儿疟，累发不定。砒霜

丸方

砒霜醋熬三遍，细研　朱砂细研。各一分　相思子　巴豆去皮、心，研，纸裹压去油。各七枚　母丁香四枚　阿魏半钱，面裹煨，面熟为度　常山一钱

上件药捣，罗为末，入研了药令匀，炼蜜和丸如黍米大。每于未发前以冷水下一丸。每一岁加一丸。

《圣惠》治小儿久疟不断，胸胁下痞坚。蜀漆丸方

蜀漆　杏仁汤浸，去皮尖、双仁，麸炒微黄　黄连去须　桂心　甜葶苈隔纸炒令紫色。各一分　川芒硝　川大黄锉碎微炒。各半两

上件药捣，罗为末，炼蜜和丸如麻子大。每服以粥饮下五丸，日三服。量儿大小以意加减。

《圣惠》治久疟不差。神效方

蜘蛛五枚，大者去脚，研如膏　蝙蝠炙令微焦　鳖甲涂醋、炙令黄，取去裙襕。各一枚　麝香半两，细研　蛇蜕皮一条，全者烧灰

上件药捣，罗为末，入研了药令匀，于五月五日午时以蜘蛛膏入，炼了蜜同和如麻子大。每服空心，以温酒下五丸。小儿以茶下二丸。

《婴孺》治小儿结痰积寒，热久缠困。常山汤方

常山　甘草炙　前胡各六分　大黄七分，蒸三升米下

上以水七升，煮三升三合后令冷。八九岁儿第一服六合；第二服七合；第三服八合。四岁初服三合；中四合；后五合。危笃者，增至发时三服毕。

《婴孺》治少小久疟不断，胸胁下有坚痞。蜀漆丸方

蜀漆炒　黄连　桂心各三分　杏仁　葶苈炒。各六分

上为末，蜜丸。六岁儿服小豆大四丸。十岁，梧桐子大三丸，日进三服。得快利为度，节饮食将息。

《婴孺》治小儿患癖、疟发无时。服三棱子饮后，宜服牡蛎散

牡蛎　知母　常山　乌梅肉炒　人参各三两　鳖甲四分，炙　升麻　甘草炙　盐豉各三分　桃仁二十一个，去皮尖，别研

上为末，空心酒下一钱。日再服，不吐利。

《婴孺》又方　三棱饮子

三棱根　鳖甲　大黄各三分

上以水八合，煮二合半，为三服。乳母忌苋菜、油腻。

张涣万金丹　治小儿痰盛挟积，寒热往来，疟疾久不差。

阿魏面裹，慢火煨、面熟为度　真砒霜醋半盏，慢火熬醋尽为度。各一钱　朱砂一分　巴豆去心膜，纸裹压出油七枚以上，并各细研　丁香　木香各半两　相思子二七个，各捣罗为细末

上件都一处研细，炼蜜和丸如黍米大。每于未发前新水下一粒至二粒。每一岁加一粒，十岁至十四岁止十粒。

《活人书》治大人、小儿久疟不愈，结为癥瘕，寒热。

蜣螂炙，六分　乌扇烧存性　黄芩　鼠妇炒　干姜炮　大黄　肉桂去皮　厚朴炙　紫葳各三分　芍药　牡丹皮　䗪炒。各五分　葶苈炒　石韦去毛　瞿麦　桃仁去皮尖、双仁，炒。各二分　人参　半夏汤洗。各一分　阿胶炒　蜂窠各四分，炒　鳖甲炙　赤硝各二十分　柴胡六两，去苗

上捣，罗为末，锻灶下灰一斗，清酒一斗五升浸灰，候酒尽一半，着鳖甲于中煮，令泛烂如胶漆，绞取汁，纳诸药，煎成为丸如梧桐子大。空心服七丸，日三服。有一方无鼠妇、赤硝；加海藻

三分、大戟一分。小儿服粟米大一粒，日二。

《圣惠》灸法：小儿疟久不愈者，灸足大指、次指外间陷者中各一壮，炷如小麦大。内庭穴也。

疟后引饮第二十

《巢氏病源》小儿疟后内热渴引饮候：疟病者，是夏伤于暑，热客皮肤，至秋复为风邪所折，阴阳交争，故发寒热成疟。凡疟发欲解则汗，汗则津液减耗，又热成于脏，脏虚燥，其疟差之后，腑脏未和，津液未复，故内犹热，渴而引饮也。若引饮不止，小便涩者，则变成癖也。

《婴童宝鉴》小儿疟后渴并有块歌：

疟差因何渴，皆因脏腑虚；

热存犹饮水，结块腹中居。

《圣惠》治小儿疟发作不定，多渴心烦。乌梅散方

乌梅肉半两，微炒　常山一两　甘草三分，炙微赤，锉

上件药捣，粗罗为散。每服一钱，以水一小盏，入淡竹叶七片、小麦三十粒同煎至五分，去滓温服。量儿大小加减与服。

《圣惠》治小儿七、八岁患疟，发歇寒热，心烦或渴。干漆散方

干漆捣碎，炒令烟出　川大黄锉碎，微炒。各一分　常山　石膏一两，研　甘草半两，炙微赤，锉

上件药捣，粗罗为散。每服一钱，以水一小盏，入小麦三十粒，煎至五分。去滓放温，发前服之。量儿大小以意加减。

疟后胁内结硬第二十一

《巢氏病源》小儿疟后胁内结硬候：疟是夏伤于暑，热客于皮肤，至秋复为风邪所折，阴阳交争，故发寒热。其病正发寒热交争之时，热气乘脏，脏则燥而渴，渴而引饮；饮停成癖，结于胁下。故差之后胁内结硬也。

《葛氏肘后》治小儿六七岁心腹坚痞，时时寒热如疟，服紫丸六十日吐下，痞仍坚，以鸡子汤一剂，去恶物数升遂愈。用之神效。

甘遂七铢　甘草炙　黄芩各五钱

上用水二升半，鸡子一枚，少扣开出白投水中，熟搅吹出去滓。内药煮取一升，随小儿大小，计可得下，合数与之。药无毒下痞，痞未尽更合。若坚实多者，加黄芩、细辛一两，大效。

《婴孺》治小儿疟经时不断，断已复发；胁下有痞坚如手者方。

芫花炒　朱砂各二分

上为末，蜜丸。二百日儿黍米大丸，日二。不知稍加之。

《婴孺》治少小疟有痞，坚满癖疾，除热下气。知母丸方

知母　甘草炙　常山各一两　麻黄二两，去节

上为末，用蜜和丸如小豆大。一服五丸，日进三服。比至欲发，三服毕。非发日亦可服。若加大黄一两，能治骨间热、卧不安。

疟后头面浮肿第二十二

《圣惠》治小儿疟发后，肚胀兼头面浮肿。宜服防葵散方

防葵　柴胡去苗　川大黄锉碎，微炒

桑根白皮锉。各用半两，《婴孺》各用一分

甘草一分，炙微赤，锉

上件药捣，粗罗为散。每服一钱。以水一小盏，煎至五分，去滓温服，日三服。量儿大小加减服之。《婴孺》方云：忌菘菜、油腻、生冷、黏滑物。乳母同忌。

卷第十八

斑疹麻痘　凡十六门

疮疹论第一

《圣惠》论：婴孩患疹痘、疮子者，皆是积热在于脏腑，蒸郁热毒散于四肢。小儿皮肉嫩弱，多成此疾。凡食乳婴孩，汤药不可与童儿同。同疗则药过剂，必有损也。盖由饮啜热乳在于脏腑，热极方成此疾。腑热生于细疹，脏热生于痘疮。若用汤药，宜疗于乳母也。又绝乳婴孩患者，由积热伏在于脾肺之间，而不早以汤药疗于病源，养热行于四肢荣卫之中，渐透皮表成疹痘，而乃出于脓水也。婴儿之性，自然阳盛而阴微也。脏腑阴阳气逆，大小便多祕不通也。才觉是此疾，即可便与疏利，即轻患也。若疹痘已出，即不可疏转。若疹痘出定，却宜利大小肠。按扁鹊及仓公论云：疗于婴孩，服以汤散，性有可饵之者，不可饵之者。宜先和节阴阳，调治荣卫，方利脏腑，即热气渐解也。凡绝乳婴孩生于疹痘，或未出以前，是此疾候。按扁鹊论云：可先以油剂服之方见疮疹初出门中行解。四肢热极，或疹痘已出，不可以油，可服平和汤药疗于肝脏，解于败热。虑毒攻肝，后冲于眼目，生于障翳，今睹时医及疾患之家，疹痘未出以前多是误认疾候，皆以他药解之。其间或饵以燥药，或饵以冷药，不无夭伤。时医用药，直候疮疹子出，病家方觉，患者住饵，医者拱手。已患之后，俗多禁饵，致大小便不通，不能调于汤药，和于脏腑，遂停败热在于脏腑之间，攻于肝脏，疹痘才愈，致令冲于眼目，成于障翳。不遇医治，瞳人眼目遂损，因兹无所见也。

《养生必用》论治疮疹曰：阳明主肌肉，疮疹毒气泄于肌肉，始觉必以利药利之，宣其毒也。又其始难知，盖与伤寒相类，不可不审也。小儿身热、耳冷、尻冷、咳嗽、疮疹候也。又一岁之中，疮疹大小相类，此疫气也。当作疫气治之。伤寒至阳明经亦用利药，须是未见是疮疹。疑贰之间乃可利；及见是疮疹，不可利也。

钱乙论疮疹候：面燥腮赤，目胞亦赤，呵欠顿闷，乍凉乍热，咳嗽嚏喷，手足稍冷，夜卧惊悸、多睡，并疮疹证。此天行之病也，惟用温凉药治之，不可妄下及妄攻发。受风冷，五脏各有一证：肝脏水疱；肺脏脓疱；心脏斑；脾脏疹；归肾变黑。惟斑疹病后或发痫，余疮难发痫矣。木胜脾，木归心故也。若凉惊，用凉丸。温惊，用粉红丸。方并见一切惊门中。

钱乙论：小儿在胎十月，食五脏血秽，生下则其毒当出。故疮疹之状，皆五脏之液。肝主泪，肺主涕，心主血，脾为裹血。其疮出有五名：肝为水疱，以泪出如水，其色青小；肺为脓疱，以涕稠浊、色白而大；心为斑，主心血，色赤而小，次于水疱；脾为疹，小次斑疮，其主裹血，故色赤黄浅也。涕泪出多，故脓疱水疱皆大。血营于内，所出不多，故斑疹皆小也。病疱者，涕泪俱少，譬胞中容水，水去则瘦故也。始发潮热，三日以上，热运入皮肤，即发疮疹而不甚多者，热留肤腠之间故也。潮热随脏出，如早食潮热不已，为水疱之类也。疮疹如出之时，五脏证见，惟肾无候，但见平证耳。尻凉、耳凉是也。尻、耳俱属于肾，其居北方，主冷也。若疮黑陷，而耳、尻反热者，为逆也。若用百祥丸、牛李膏各三服不愈者，死病也。凡疮疹若出，辨视轻重。若一发便出尽者，必重也。疮夹疹者，半轻半重也。出稀者，轻；里外肥红者，轻。外黑里赤者，微重也；外白里黑者，大重也。疮端里黑点如针孔者，势剧也。青干紫陷、昏睡汗出不止，烦躁热渴，腹胀啼喘，大小便不通者，困也。凡疮疹，当乳母慎口，不可令饥及受风冷，必归肾而变黑难治也。有大热者，当利小便；有小热者，宜解毒。若黑紫干陷者，百祥丸下之。方见疮疹倒靥门中。不黑者，慎勿下。更看时月轻重，大抵疮疹属阳，出则为顺，故春夏病为顺，秋冬病为逆。冬月肾王，又盛寒，病多归肾变黑，又当辨。春脓疱，夏黑陷，秋斑子，冬疹子，亦不顺也。虽重病犹十活四五，黑者无问何时，十难救一。其候或寒战、噤牙；或身黄肿紫，宜急以百祥丸下之。复恶寒不已，身冷出汗、耳尻反热者，死病也。何以然？肾气太旺，脾虚不能制故也。下后身热气温、欲饮水者，可治。以脾土胜肾，寒去而温热也。治之宜解毒，不可妄下。妄下则内虚，多归于肾。若能食而痂头焦起，或未焦而喘实者，可下之。身热烦渴、腹胀而喘、大小便涩、面赤、闷乱大吐，此当利小便，不差者，宣风散下之方见慢惊风门中。若五七日痂不焦，是内发热，气蒸于皮中，故疮不得焦痂也。宜宣风散导之，用生犀磨汁解之，使热不生，必着痂矣。疮疹由内相胜也。惟斑疹能作搐，疹为脾所生，脾虚而肝王乘之。木来胜土，热气相击，动于心神。心喜为热，神气不安，因搐成痫。斑子为心所主，心生热，热则生风，风属于肝，二脏相搏，风火相争，故发搐也。治之当泻心肝，补其母，瓜蒌汤主之。方见慢惊风门中。疮黑而忽泻，便脓血并痂皮者顺，水谷不消者逆。何以然？且疮黑属肾，脾气本强，或旧服补脾药，脾气得实。肾虽用事，脾可制之。今疮入腹为脓血及连痂皮得出，是脾强肾退，即病出而安也。米谷及泻乳不化者，是脾虚不能制肾，故自泄也，此必难治。

钱乙论疮疹标本云：睦亲宫十太尉病疮疹，众医治之。王曰：疹未出，属何脏腑？一医言：胃大热。一医言：伤寒不退。一医言：在母腹中有毒。钱氏曰：若言胃热，何以乍凉乍热？若言母腹中毒发，属何脏也？医曰：在脾胃。钱曰：既在脾胃，何以惊悸？医无对。钱曰：夫胎在腹中，月至六七则已成形，食母秽液入儿五脏，食至十月，满胃管中，至生之时，口有不洁，产母以手拭净，则无疾病。俗以黄连汁压之，云下脐粪及涎秽也。此亦母之不洁，余气入儿脏中，本先因微寒入而成。疮疹未出，五脏皆见病证。内一脏受秽多者，乃出疮疹。初欲病时，先呵欠、顿闷、惊悸、乍凉乍热、手足冷、面腮燥赤、咳嗽时嚏、此五脏证具也。呵欠顿闷，肝也；时发惊悸，心也；乍凉乍热、手足冷、脾也；面目腮颊赤、嗽嚏，肺也。惟肾无候，以在腑下，不能食秽故也。凡疮疹，乃五脏毒，若出归一证，则肝水疱，肺脓疱，心斑，脾疹，惟肾不食毒秽而无诸证。疮黑者属肾，由不慎风冷而不饱，内虚也。又用抱龙丸数服愈。方见风热门中。以其别无他候，故未发出，则见五脏证；已出，则归一脏也。

钱乙论热传疮疹云：四大王宫五太尉，因坠秋千发惊搐，医以发热药治之，不愈。钱氏曰：本急惊，后生大热，当先退其热。以大黄丸、玉露散、惺惺丸加以牛黄、龙、麝解之，不愈，至三日，肌肤尚热。钱曰：更二日不愈，必发斑疮，盖热不能出也。他医初用药发散，发散入表，表热即斑生。本初惊时，当用利惊药下之，今发散乃逆也。后二日，果斑出。以必胜膏治之方见疮疹倒靥门中，七日愈。

钱乙论疮疹有误云：睦亲宅一大王病疮疹，始用一李医，又召钱氏。钱留抱龙丸三服，李以药下之，其疹稠密。钱见大惊曰：若非转下则为逆病！王言：李已用药下之。钱曰：疮疹始出，未有他证，不可下也。但当用平和药，频与乳食，不受风冷可也。如疮疹三日不出，或出不快，即微发之，微发不出，即加药；不出，即大发之。如大发后不多，及脉平无证者，即疮本稀，不可更发也。有大热者，当利小便；小热者，当解毒。若出快，勿发勿下。故止用抱龙丸治之方见同前，疮痂若起，能食者，大黄丸下之方未见，一二行即止。今先下一日，疮疹未能出尽而稠密甚，则难治，此误也。纵得安，其病有三：一者，疥；二者，痈；三者，目赤。李不能治。经三日黑陷，复召钱氏，曰：幸不发寒而病未困也。遂用百祥丸为药方见同前，以牛李膏为助方见疮疹倒靥门中，各一大服。至五日间，疮复红活，七日而愈。盖黑者，归肾也。肾王胜脾，土不克水，故脾虚寒战，则难治。所用百祥丸者，以泻膀胱之腑，腑若不实，脏自不盛也。何以不泻肾？曰：肾主虚，不受泻，若二服不效，即加寒而死。

钱乙论伤寒疮疹同异云：伤寒，男体重，面黄；女面赤，喘急，增寒；各口中气热，呵欠、顿闷、项急也。疮疹则腮赤燥，多喷嚏，悸动，昏倦，四肢冷。伤寒常发散之。治疮疹行温平；有大热者，解毒。余见前说。

钱乙附方论：小儿耳冷、尻冷，手足乍冷乍热，面赤，时嗽时嚏，惊悸，此疮疹欲发也。未能辨认间，服升麻葛根汤方见单伤寒门中、消毒散方见疮疹攻咽痛门，已发未发皆宜服。仍用胡荽酒方见疮疹初出门、黄柏膏见疮疹护面目门，《圣惠方》同。暑月烦躁，食后与白虎汤方见实热门、玉露散方见惊热门中。热盛与紫雪方见疮疹攻咽痛门，咽痛或生疮，与甘桔汤方见实热门，甘露饮子方见疮疹攻咽痛门。余依钱氏说。大人同。

张涣论：小儿疮疹之疾与大人伤寒病相似，虽治疗不同，盖或愈或危，皆六七日之间。小儿往往多有此疾，岂不慎哉！且疮疹皆由积热在于脏腑，蒸郁热毒发于四肢。小儿皮肉嫩弱，多成此疾。邪热在脏，即生痘疮。盖脏属阴，大体难治。若邪热在腑，则生细疹，腑属阳，大体易治。且如乳下婴儿，周晬已里至二三岁宜少服药。量其轻重，将汤药与乳母服之，其乳母切宜诸般忌慎。若汤药与儿，多服则反为累也。若五六岁至十岁已外童儿，则方可施为汤药。然邪气热多在脾肺间，若不求其本，早以汤药治之，养热气行于四肢，即利害甚多。盖童男长大，则肌肤稍实，毒气难出。若方觉似疮疹，便早疏利，即热轻易疗。盖小儿疮疹未出以前，或热乘于心，心神易动，即发惊痫。若医者汤药不相投，即危殆矣。若疹痘已出长快，自不可动利，正如大人伤寒下之早也。且如古之名医，不出仓公、扁鹊、孙思邈、巢元方辈。论小儿疾症，汤药有可服者，有不可服者，宜先服顺阴阳、调荣卫后方利脏腑，即热渐除。又扁鹊论曰：小儿疮疹未出以前，多是误认，以他药解之，或以燥药，或以冷药，不无夭伤，深戒。时医及病家慎之！至时拱手无及。又疮疹欲出，切宜护目。若热冲于眼目，致损瞳人。世间小儿疮疹多入眼目，遂生障翳。凡小儿稍大，六岁至十四岁，皆属童男。初觉头痛壮热，腰背疼重。热甚则手足厥冷，却似挟寒，全在详察脉理疾状。脉但多洪数，甚大不定。若小便多赤，大便多秘，此证正宜先疏利也。应疮疹早出，若才出，皆不可转利也。涣顷时禁中供应汤药，屡尝调治，此证皆获宁愈。在外治过尤多，盖不敢越古人之论。

《疹痘论》：夫疹痘疮者，因热积脏腑，蒸郁毒气而生。若腑间伏热，则生细疹、赤疮，俗呼为麻子是也。若脏间伏热，则生痘疮，形如豌豆者是也。其始也，热毒积于脾肺之间，治之不早，流注四肢荣卫之中而成其疾。初觉受病，多似伤寒，而身色与四肢俱赤，壮热头痛，腰脊疼，只鼻耳尖冷，足指冷，兼咳嗽，眼青黄色也。小便、大便秘，两手脉洪数者，乃是疹痘之症也。其有冬月天气温暖，仍感乖候之气，未即发动，至春又被积寒所折，毒气不得泄，至夏初得热，其春寒方解，冬温毒气始发者；及有不因冬温，四时自天行者；又有小儿热毒之气，伤天令不时之气而发者；有感寒邪伏热毒真元之气，被热毒邪气浑杂而发者。近世医流议者云：痘疮始于魏晋，脚气肇于晋末，或云：建武中于南阳征虏得之，仍呼为虏疮。或言：永徽四年，此疾自东域流于海内。且人之有生，脏腑受寒热邪气而为病，凡感之者则受。若言今有古无，岂可同草木之类所产有方，而苗裔留传于天下哉？巢氏又呼为发疮及呼为胞疮、麸疮，此皆分阴阳所受。人凡觉冬有非节之暖，当疮未发而预防之，先急下其毒。凡春冬之间，未尝无此疾。夭枉者，十有五六，而因医死者大半。盖证候形色所发不同，致有误认。其候有：三五日遍身粟生，时作咳嗽、耳尖冷、毛寒肌慢、眼涩不开、作寒欲以温暖覆之者。初觉之时，当用薄荷散微微发汗，次进调中散，二方见疮疹已出未出门。疮即自愈。服薄荷散汗未出者，亦服调中散，即汗出渐渐解。若作寒热其脉反迟者，进脱齿散。方见疮疹出不快门。或患者寒热不定，目涩、耳鼻冷，此邪毒不传诸脏便攻皮肤而作。或出迟者，亦服脱齿散。凡有三五日鼻中壅，喉咽不利，咳嗽目赤、毛焦、肌肤紧，脉洪大而数，此应疹痘之候。顺者宜煎薄荷散发汗，则疮毒自出。或鼻中壅，咽喉不利，目赤额红，脉不甚洪大者，亦是疮疹之候，皆宜服脱齿散。疮如出白珠子，或出红小疮子者，乃是解也。或鼻壅、唇焦，脉细，面色痿黄时变青色，皮肤慢、吐清涎者，亦是疹子之候。此皆因医人误下凉药太多，致令疮难发。凡疮毒血气顺、脾温则易发，若服凉药过多，则血涩气弱、脾冷，则疮毒难泄，遂变恶候。此候亦服薄荷散并脱齿散。若面青气粗，大小便不通，疮毒未发，宜进滑石散方见疮疹出不快门中。如大小便不通利，则服脱齿散，次观色候调治。或有面色赤者，亦是疮疹候。若先赤而后青，为逆候也。

或患数日，面色青或痿黄，四肢微冷，上喘不涎，手足搐缩，以三焦气壅，血脉凝滞，气不得相荣，当用薄荷散发泄疮毒。小儿初得病，便惊狂、身热、汗出。问之，身不憎寒，并不恶风、脉洪数者，皆当下之。觉得有此证，疹痘未发之前，当服当归散方见疮疹未见乃可疏利门。或有先头疼，口鼻出热气，憎寒壮热，胸膈痞噎，生涎，心逆，作渴不止，足指冷，口作臭气，两手脉弦而或微，脾脉弦数者，此因失饥、伤邪热，当发赤疹。及有患头疼，身不大热，口鼻有热气，咽喉干痛，口颊生疮，两目如火热，耳尖、手足稍冷，两手脉洪大，后三二日必作渴、面赤，时作憎寒，心逆，口作臭气，目忽如朱色，亦是伏疮疹之候。亦先当去邪毒，药须用大黄汤荡之。不可用巴豆、水银、轻粉，此等则无去热毒之理，反伤于脏也。或觉已结于皮毛之间，微微似出，慎不可利，或误利之，则疮毒反没，蓄伏心间，邪入肺中，疮毒内坏而死。若疮疹既出太盛，窦脓水者，却当以大黄药微利除毒。如未发毒疹以前，曾经利者，即不用大黄药。但以解热药除其败毒。多有愚俗禁服药饵，只望巫祝，不以药泄利疮毒，致令大小便不通，停热毒于脏腑，攻冲眼鼻，咽喉肿塞，口舌坏烂，束手受死。及有疹症，口进凉药或调气药，恣其所措。既疹痘已出之后，又复猛利，用药既失，疾势已坏，虽扁鹊无门救疗，所以时人不能尽其天年。又按扁鹊活疹痘之法：觉有疹痘之症，先用油麻剂方见疮疹初出门解四肢极热，如服药了，良久就卧，少时，服至三五服，大小便利，四肢热退，邪毒渐解，疹痘既出亦轻。若曾服大黄散利者，亦不必服此。婴儿服此颇有益。或有未经解利而疮毒已发者，服解毒必圣散，或升麻散发散。二方见疮疹已出未出门。《博济》、《养生必用》方同。若疮毒在肌肤，三四日隐隐不发者，则急用紫草饮子方见疮疹初出门，与《圣惠》同，至数服则疮疹出。凡疮疹未发前，当用黄柏膏见疮疹爱护面目门，《圣惠方》同涂儿面颊眼目之间，仍续用胡荽酒方见疮疹初出门喷背上、四肢，令速发出也。若疮未出，及虽出躁渴者，宜服甘草散方见疮疹太盛门中以少解利，热毒即住。若疮出迟，亦当服紫草饮子。大人针两腕砚子骨间，或灸一壮，亦助发出疹痘毒气。若已发，则不必用之。如疮候未作脓，心膈躁、睡不安者，服青黛散、黑豆汁二方见疮疹未见乃可疏利门。若疮毒出尽后，宜服黄芩散以解余毒。若呕吐服此，呕吐自定。若赤口有疮，下部亦有疮，自下利者，服黄连散。或疮疹出后烦喘、小便不利者，宜进灯心汤。二方并见疮疹后解余毒门中。若疮疹烦喘甚者，即用麻黄汤方见疮疹太盛门中。或咽喉痛并嗽，则加入麝香。其有服冷药太过，咳嗽、手足冷、脉迟者，煎炮干姜、炙甘草各四钱，水一升二合，取四合服之。其或下痢赤黄，脓血及浑身热，当与薤白汤方见疮疹便脓血门中解去恶积便差。有疹痘安、便攻动、眼生翳膜肿胀者，皆因肝脏败热停留所致。切忌用点者药，惟宜利脾肺，解肝热毒，仍于眼边上下贴熔药以散毒气，当服蕤仁散。若生翳障重者，兼密蒙花散，量力服食，二方并见疮疹入眼门中。翳膜退则止。凡有时气天行疮痘者，则急预服豆汤，则不发疮。方见如前黑豆汁是。或发疮而因天行热气，疱疮自疼、壮热，则当以桂枝及去节麻黄、黄芩各半两为末，量大小一二钱，暖水调下，覆令汗出，又以葛根散解肌出汗方见疮疹已出未出门中。凡身疼、壮热、头痛，若不与小汗，无由表散，大便久秘，毒气藏伏，心腹胀满，不与微利，无由释去邪毒，切在消息。若痘疮已出者，不可发表，更增疮烂。若发脓痛甚者，即用干净黄土罗细为末敷之，仍数数食蜜。若疮势稍轻者，则用川芒硝以猪胆汁调涂疮上，勿令动着，直候疮痂落。有大段疮发、不通卧席者，用麦麸簟卧将息。如痘疮作浆戴白脓者，其毒轻；或紫黑色隐隐在肌肉里者，其毒重；甚者，五脏、咽喉内皆有疮。其大便涩、出血。疮黑靥不出脓者，死。舌黑，鼻有黑气者，死。其或疹痘未出以前，热毒内逼，目睽上窜惊叫、有如惊风者，此乃疮欲出之候。若误认为惊风调治，毒气内蓄，邪热不泄，乃死。或有恶疮既出，谵语不止，此是恶候，更以冷药解利，则使声暗，疮疹反没，乃死。或用燥药太过，咽喉肿痛，猛发鼻血、喘嗽而死。或疮作白疱，忽然蓄入脏腑，渐作紫黑、无脓、日夜烦闷者，服化毒散方见疮疹倒靥门中，其毒气当从手足心出，乃差，此五死一生之候。若便血、疮坏无脓者，十死不治候。大热疮毒顺出，然后依证调理。有患瘟毒豆疮不出者，一法以地黄、雄黄令饮。然不可太多，太多则反有所损。或饮啜食热乳积于腑脏者，当兼用药疗乳母。婴儿、孩童之性，阳盛而阴微，脏腑阴阳气稍差逆，大小便多不顺利。自扁鹊、太仓公论疗婴孩药性有可饵者，皆先知节气阴阳治之，利脏腑，则病势渐解也。

张仲景论：孩儿初生下时，宜进地黄汁，点在孩儿口中，退下黑屎，至壮年不患疮疹。及小儿生下未满一百日以来，如遇天气和暖、无恶风之时，抱于日中，使皮肤紧密，常奈风日。若只在房室之间，或常于温暖之处，忽乍见风日，使寒邪之气伏积脏腑，若遇天气不调，多作疮疹之候。若疮疹出，方得寒邪散、毒气消也。若孩儿患疮子，父母即不得行房。若有触犯，使疮疹不出，毒气入心，闷乱而死。若已出之候，触之则令其疮黑烂痛极，如刀割尔；设或疮疹得安，其瘢经年黑色。仲景谓疮疹未生之间，宜于房室烧赤术、猪甲二物，辟恶气。父母常戒其色欲，亦令人守房室门，勿令外人入房，恐有触犯，令小儿疮疹难出。或得上喘、面青黄色者，犹良。若因此犯而死者，不可胜数。又有疹痘安后，疮痂虽落，其瘢犹黡，肌肉或凹凹，再作疮疹，此因安后不解利毒气，留滞败热后肌肉之间也。余历究诸古今方目，汉魏以前，疮疹之说经方不载，惟扁鹊有油剂，仲景有数方，悉已修录。昔宋之秦承祖，晋中书令王珉，各有一方，亦见于后。自后巢元方乃论疹痘之症，《太平圣惠》稍编其方，诸家方书亦少有载者。今所习诸方，皆世良工经用调理得效，秘而不传者。愚不忍坐视其人之亡，故叙其传变脉证、病候及药，以广其传，庶使患者免罹夭伤之苦矣。

《活人书》论：小儿疮疹与伤寒相类，头疼、身热、足冷、脉数，疑似之间，只与升麻汤。方见伤寒发斑门。缘升麻汤解肌，兼治疮子，已发未发皆可服。但不可疏转，此为大戒。伤寒身热固不可下，疮疹发热在表，尤不可转。世人不学，乃云初觉以药利之，宣其毒也，误矣。又云疮痘已出，不可疏转，出得已定，或脓血太盛，却用疏利，亦非也。大抵疮疹首尾皆不可下。小儿身热，耳冷、尻冷，咳嗽，辄用利药，即毒气入里杀人。但与化毒汤、紫草木通汤二方并见疮疹已出未出门、鼠粘子汤方见疮疹攻咽痛门，出得太盛，即用犀角地黄汤解之方见疮疹太盛门中。若疮痘出不快，烦躁不得眠者，水解散方见时气门中、麻黄黄芩汤方见伤寒门中、升麻黄芩汤方见伤寒门中、活血散主之。方见疮疹出不快门。黑疮倒靥，猪尾无比散、龙脑膏子、无不验也。三方并见疮疹倒靥门中。若热毒攻咽，喉痛，如圣汤。方见疮疹攻咽痛门。疮痘入眼，决明散、拨云散、密蒙花散、通圣散、蛤粉散主之。五方并见疮疹入眼门。治疮疹之法，无出此矣。

《全生指迷》论曰：疮疹之疾，见《巢氏病源》及《千金要方》所载。或附于时行热病之后，亦无专论的确。主疗之法，或出于俗传俚语，执以为法。今初得此疾，往往以胡荽酒、葡萄酒及投以诸温热药。咸云：发之使快，或出之未快，隐隐在皮肤间，则以火煅人齿，酒调服之。又云：始得此疾，不可投之凉药，恐胃冷致疮不能发出，多以为疮疹宜温。余自历事以来，尝见执此论者，致使病人耳目口鼻悉平，咽中闭塞，大便坚秘，小便皆血，如此死者，几三十余人。又或见疱疮，其头黑色凹而不起者，则谓之倒靥。亦由始得之，失于调解，更增暖温汤药。孤阳无阴，郁毒不散，热无从出，反攻腑脏，其气俱绝，故使凹而不起。又加温药以发之，其毙者不可胜数。余尝究此疾，大抵亦时气之一端。有如瘾疹麸片状者；有赤热如斑状者；有如豌豆之状者；或大小不等皆出脓水者，亦谓之脓庖。盖毒气有浅深，故发之有异状。其先风邪外客于皮肤，热不得发泄者，则为瘾疹之状，但皮肤痒瘙，而其疾亦轻。其先热蕴于内，外与风邪相连，客搏于血则为赤斑之状，其毒气深蕴伏于脏腑，闭于经络，内外相合，热蓄血聚，壅过不行，结而成脓，则为疱疮。大抵其疾始发，令人掏去痂，令血出则定无瘢子。若从他至干，定隐一瘢子也。刘洙并无方诀，内所引方与众人方同。

董汲《斑疹总论》曰：夫生民之道，自微而著，由小而大，此物理灼然，不待经史证据可知。然小儿气禀微弱，故《小品方》云：人生六岁以上为小，六岁以下，经不全载。所以乳下婴儿有疾难治者，皆为无所依据。至如小儿斑疹一候，不惟脉理难辨，而治疗最比他病尤重。始觉证与伤寒、阴痫相近。通都辅郡名医辈出，则犹能辨其一二。远地左邑视病不精，失于详审，投药暴妄，加之小儿脏腑娇嫩，易为伤动。斑疹未出，往往疑为伤风，即以麻黄等药，重发其汗，遂使表虚里实。若为阴痫治之，便用温惊药品，则热势愈盛。直至三四日。证候已定，方得以斑疮药治之，则所失多矣。大率世俗医者，斑疹欲出，多以热药发之，遂使胃中热极。其初作时，即斑疹见于皮下，其已出者，变黑色而如陷。既见不快，又用热药熏蒸其疾，斑疹得热则出，愈难转生。热证大小中间，且与少惺惺散。唯候一二日。若身上无赤点，必是伤风。须候他五六日，必自安。若是伤食热，一二日决自安。若是一二日身上有赤点，大便二三日不通，须用少药动。若是大便如常，切不可与他药吃，恐冰住不出。若是患到四五六日却泄泻，须与他理中丸及温中药吃，其泻便止。若到四五日不大便，疮子又盛出，却喘粗气急、腹胀、小便赤涩，须用四顺散通之。甘草、大黄、芍药、当归。若得通气不喘，腹不胀，便休与药吃，渐次安愈。若初觉有赤点子，大便如常，小便赤，须用药通过大便，要出快也。若出得色红而快，更不须通也。世人言：小儿疮已出，更不得下。设若疮子半出半不出，或盛出却大便不通，小便赤涩，喘粗腹胀，吩齿唇干、口燥引渴、谵语，急当下也，不下则不可。若半出半不出，或盛时却下利支厥，呕逆腹胀、吃噫，须急与理中、四逆、姜附汤之类，不须疑，已试甚良。疮子发如脓窠、不肯靥者，但调沙糖水与吃。疮子将欲干时，须得儿头痛发热，皮毛洒淅如寒，手足耳鼻时冷，胸中烦躁，如以针刺其皮中，时或瘙痒甚者。至于昏睡谵语，其脉或大小不定，其应指必疾，甚者至于六七至，非必日数深而后见，亦有始得之便发此证者，慎无惶惑，乱作别治。故将往者为可鉴，及取近世已验之法条次于下：其疾始觉头痛发热微寒，烦躁咽痛者，则以四味升麻汤。方见疮疹已出未出门，《养生必用》同。若瘙痒成瘾疹者，则以荆芥汤。时呕者，宜小柴胡汤。不恶寒，但烦躁、小便赤涩、多渴，成赤斑点者，则以竹叶汤、犀角饮子。四方并是疮疹已出未出门中。大便不通者，则以四顺饮子。葛氏四味饮同，方见温壮门中。若昏甚谵言、大便不通，则与大承气汤。方见疮疹大小便不通门。若大便自利黑黄色，此毒气亦有所出，亦不必广于汤剂，恐重增他病。其大便已利，不得以温药助之，则其疮亦希少而自快利。但只以升麻汤、荆芥汤最佳。方见同前。

刘洙小儿疮子诀：若小儿觉身热，或是疮痛，又恐是伤风、伤寒，又恐是伤食。未辨明，便不通，更以巴豆取积药下之，则使儿脏腑内虚，热又不除，邪气益深，变为喘满，便血，或为疱痈，身体裂破，遂使百年之寿一旦为俗医所误者，可不痛哉！大抵斑疹之候，始觉多咳嗽，身体温壮，面色与四肢俱赤，头痛腰疼，眼睛黄色，多睡，睡中瘛疭，手足厥，耳尖及尻冷，小便赤、大便秘，三部脉洪数、绝大不定，是其候也。其乳下儿可兼令乳母服药。其证候未全或未明者，但可与升麻散解之；其已明者，即可用大黄青黛散等凉药下之，次即与白虎汤。升麻、白虎二方并见疮疹已出未出门。如秋冬及春寒未用白虎汤之时，但加枣煎服，不必拘于常法。仲景云：四月后天气大热，即可服白虎汤，方同前。特言其梗概耳。大率疹疱未出，即可下；已出，即不可下；出定，即宜利大小便。其已出未快者，可与紫草散方见疮疹出不快门、救生散、玳瑁散之类。其重者，以牛李膏散之。二方并见疮疹倒靥门。或毒攻咽喉者，可与少紫雪及如圣汤，无不效也。二方并见疮疹攻咽痛门。其余热不解，身热烦渴及病疹儿乳母，俱可与甘露饮。方见疮疹后解余毒。或便血者，以牛黄散治之，方见疮疹便脓血门。兼宜常平肝脏，解其败热。虑热毒攻肝，即冲于目，内生障翳，不急医治，瞳人遂损，尤宜慎之。然已出未平，切忌见杂人，恐劳力之人及狐臭熏触故也。未愈不可当风，当风即成疮疥。如脓疱出，可烧黑丑粪灰随疮贴之，则患愈而无瘢也。及左右不可缺胡荽，盖能御汗气、恶气故也。如儿能食物，可时更少与葡萄，盖能利小便及取如穗、出快之义也。小儿斑疹本以胎中积热，及将养温厚，偶胃中热，故乘时而作。《外台》方云：胃烂即发斑，微者，赤斑出；极者，黑斑出。赤斑出，五死一生。黑斑出，十死一生。其腑热即为疹，盖热浅也。脏热即为疱，盖热深也。故《证色论》云：大者属阴，小者属阳。汲总角而来，以多病之故，因而业医。近年累出诸处治病。当壬申岁，冬无大雪，天气盛温，逮春初，见小儿多病斑疹，医者类如前说，如投以白虎汤之类，即窃笑云：白虎汤本治大人，盖不知孙真人所论大人、小儿为治不殊，但用药痢有多少为异耳，则是未知用药之法，故多失误。今传选诸家及亲经用有效者，备录为书。

《刘氏家传》：初虞世以涎比山泽之气，非也。山泽气蒸润而已，故虽山石，气亦能到。譬如，釜上甑蒸气亦蒸润内外，渗漉涎则浓浊滞碍，非山泽之气可比，中风人涎如鳔胶挽不断，又岂能入关节？初虞世所著《必用方》大有益于世。虽是谓中风不可吐；又谓小儿疮疹当转泻。此二说误人甚多。小儿疮疹转泻则虚，毒气内攻，百无一生。

《张氏家传》惺惺散，出和剂方，小儿伤寒壮热，当先服此药，极验。次服人参羌活散。如壮热未退，切不可与通利大便及凉药，恐是疮疹。如吃凉药，误矣。

疮疹候第二

《巢氏病源》伤寒发豆疮候：伤寒热毒气盛，多发疱疮。其疮色白或赤，发于皮肤。头作瘭浆戴白脓者，其毒则轻；有紫黑色，作根隐隐在肌肉里，其毒重。则甚者，五内七窍皆有疮，形如发痘，故以名焉。

茅先生：小儿生下有麻痘候，各有所说。痘候，早晨浑身微微地热，日午后大热，眼白加黄色，两胁下吸吸动，更发甚如惊风，遍身大热，手足逆冷，此病属脏。所治者只用独胜散与发痘，方见疮疹已出未出门。慎不得泻，恐水入大肠，痘子不出，泻下如赤豆汁及朝出暮黡。或出如掌大，赤色及痘口内有臭气，唇黑色，死候。大凡痘只得用独胜散散发出痘，将息安乐后，可用青金丹取下余积。方见积聚门中。后用匀气散补之。方见胃气不和门中。常服朱砂膏方见惊积门中即愈。第一先莫吐泻，恐水入大肠成恶候。

茅先生小儿麻候：浑身微热，午后大热，眼不白不黄，微加赤色，手足冷，吐逆，此候属腑。所治者亦依痘候调理，恶候一同。

《婴童宝鉴》：小儿疹痘为脏腑积热发于皮肤为之。其热在腑，发之即疹也，腑属阳。其发之微热在脏，发之即痘也，脏属阴。发之甚、未发，同一治。未出，可下，解热而退；既出，慎勿下之及冷药逼之！其病不出，在内害人也。

《婴童宝鉴》斑痘死候：斑痘出后热不去，大泻而渴。有此疾，皆因已出后服冷药，逼在肺中也。烦躁，迷闷不食，大小便难。

《五关贯真珠囊》小儿痘疮所主候：凡小儿痘疮，疮外应之候。若壮热汗不流，先躁而出者，主心也；先嗽而出如砂子形者，主肺也；先肚痛而出疹子者，主脾也；先如疟而发渴，后为水疱或有黯血者，主肾也；先目赤如珠，暗流羞明，出疮子或有硬脓而不破者，主肝也。

茅先生麻痘不通治恶候歌：

斑疮出后热难除，冷药先冰在腹居。

渴甚泻多便溺涩，不餐躁发命须臾。

《玉诀》小儿斑疹候歌：

伤寒胃热作斑疮，倒黡因风气受伤。

太过损肝多紫黑，大为阴盛小为阳。

此患未出，多不辨之。只作伤寒调治，多误。如太过者，解之。

《玉诀》小儿斑疹候歌：

目涩语声短，发热有时凉。

手耳如冰冷，三关洪又长。又一《玉诀》斑疹候歌与此同。但第一句云：气喘声多促，余三句并同。又云：宜发散。

《石壁经》三十六种内疮子候歌：《凤髓经》以此候为伤寒变麻子，歌括一同

小儿疮子候偏多，咳嗽涎潮作久疴。

发热发寒发寒一云发惊如怕物，

看灯停目眼光多。《四十八候》此句云：惊如羊眼白相过。

喉中自响如鼾鮯，吐后常添气不和。

梦里发来如急搐，唇红脸赤脉交多。

渴水心烦多躁热，耳冰足冷发温和。

舌上有疮如粟子，定知三日热来多。

此病变成麻子候，草将凉药与相过。

认取证形为妙手，只须平药病消磨。

此因温热毒气在人，至春，人感寒邪，阴阳相错，在腑作细赤疮疹，在脏则为痘疮。虽有前候，切看手足稍冷，尻阴冷，腹中痛硬，是疮疹候。若误投惊药则反受毒邪内攻，其疮不出；更服热药，则使疮黶陷而受死矣。但服调气升发散药，必愈。

疮疹未见乃可疏利第三

《圣惠》：凡断乳婴孩、童子患疹痘疾候，初觉多似伤寒。面色与四肢俱赤，壮热头痛，腰背疼，足多厥冷，眼睛黄色。脉息但多洪数、绝大不定，小便赤少，大便多秘。才觉四肢色候及脉息虽是疹痘疾，未攻皮毛穴出者，便可以服饵。匀和脏腑，疏利遂下。若疹已结在皮毛穴处微微似出，即不可疏泄也。或疹出太盛、痘穴脓水者，却可疏利也。

《王氏手集》：世之论疮疹者，莫不以古书之说，才觉便与疏利为非。以钱氏之说，治以温凉之药，不可妄下为是。遂以谓近世小儿疮疹之出得无横夭者，皆钱氏之功也。盖小儿肠胃娇嫩，若妄取转，便见内虚，热气反入，必能杀人。故以疮疹倒黶而死者，皆取转之罪也。此说诚是。然而不考其言，遂失其意。殊不知古书所谓疏利者，乃云先和节阴阳，调治荣卫，方利脏腑，即热气渐解。又曰：婴儿之性，自然阳胜而阴微也。脏腑阴阳气逆，大小便多秘不通也。才觉是此疾，即可便与疏利，即轻患也。若疹痘已出，即不可疏利，又曷尝使人疮疹之出，便即取转耶？况疏利与取转相去辽远。疏利者必以轻凉之药，微利动之，如青黛、黄连之类是也；取转者，以峻快之药极转下之，如巴豆、芒硝之类是也；不可同日而语。愚医不详古意，辄以疏利便为取转，得不误耶？况取转之际，曾先和节阴阳，调治荣卫乎？小儿已大小便不通乎？才觉之说，即是疮疹未见。医者取转之时，知疮疹之已出未出乎？又曾知疹痘出，即不可疏转之语乎？盖庸医往往见是疮疹便与取转，云使疮疹出快，所以多误也。钱氏之说云此天行之病，唯用温凉药治之，不可妄下及妄攻发。亦曷尝有此证不得疏利之语乎？妄下非疏利之比。至如初虞世犹具误解其意，乃以疮疹比伤寒，至阳明亦用利药，殊不知伤寒至阳明则宜下。既庸医不晓古意，又使善医者以此印证其说不疑为非，故特为辨。其疮疹之初，果有此证，则宜与疏利，特不可取转耳。

《圣惠》治小儿热毒盛，发疹痘疮，初发早觉者，宜服此方。

上用黄连一两，去须，捣、筛为散。每服一钱，以水一小盏，煎至五分，去滓。不计时候，量儿大小分减温服。

《圣惠》又方

上用波斯青黛如枣核大，以水调服之。《疹痘论》同，用温磨刀水调下。

《疹痘论》当归散方

川当归一两　甘草一分

上为细末。每服二钱，水一中盏，

豆豉十粒，同煎至六分，去滓。量儿大小服，以利动为度，逐日冷吃甘草汁。三岁以下一岁以上加减服。

《疹痘论》：如疮候未作脓，心膈燥，睡不安者方。

上用黑豆煮汁温，徐徐服之亦解。

《疹痘论》又：凡有时气天行疮痘者，则急预之豆汤。

小豆　黑豆　绿豆各半升　甘草一两，炙

上用水九升煮，候豆熟为度。逐日空心，任意饮。七日后，疮必发快。

疮疹初出第四

《圣惠》：小儿未与疏转，急服紫草饮子方。

上用紫草二两，细锉，以百沸汤一大盏沃，便以物合定，勿令紫草气出。量儿大小，温温服半合至一合。

服此药疮子虽出，亦当轻尔。诸方书莫不以服紫草为先。

《圣惠》治小儿疹痘欲令速出。宜用胡荽酒方。《疹痘论》、《万全方》、董汲法同。

上用胡荽三两，细切，以酒二大盏，煎令沸，沃胡荽，便以物合定，不令气出，候冷去滓。微微从顶以下喷背膂及两脚、胸腹令遍，勿喷于面。钱乙用好酒二盏，煎一二沸，入胡荽四两，再煎。又云：病人左右常令有胡荽，即能辟去汗气，疮疹出快。疮疹忌外人及秽浊之物，虽不可受风冷，然亦不可拥遏，常令衣服得中，并虚凉处坐卧。

《圣惠》治小儿脏腑伏于热毒，未成疹痘疾候。四肢微觉有热，食物似减，头发干立，或时额多微热。宜服生油方。《疹痘论》及《万全方》同。

上用生油一小盏，以人体熟水一小盏，旋旋倾熟水入油盏内，不住手以杖子打搅，《疹痘论》云：以杨柳枝搅。直候入熟水尽，更打令匀如蜜即止。夜卧时，三岁前至百日及一晬内，每服二蚬壳。五岁至七岁，每服三蚬壳。十五岁以前，每服三大蚬壳至半合。直至大人，每服一合至二合。量大小增减与服之。服后良久，令卧少时。服三五服，大小便利，四肢热退，疹痘不生也。《万全方》云：扁鹊论可先以油剂服之，行解；四肢热极或疹痘已出，不可以油。可服平和汤药疗于肝脏，解于败热，虑热毒太盛。

疮疹已出未出第五

宋秦承祖方　治疮疹渐作，身热似伤寒候，只耳尖脚稍冷，或腹痛者，是疮疹。

上用蝉蜕二十一个，洗去泥，为末。用水一盏，慢火煎至七分，去滓，量大小温服。如觉疮疹已出，便依前服三五次。若冷服，即有疮痕。若不是疮疹候，误服无害。

晋中书令王珉治伤寒时气热毒。豌豆疮方

上用桦皮木锉，煎汁温服取安。

《千金》治发豌豆疮方。

上以小儿着取月水汁和水浴之。

《仙人水鉴》治豌豆疮方。

干漆　人中白　尾松灰各少许　牙硝一分

上同研令细。空心冷浆水调下半钱，以吐为度，再服一钱，得利三两行，其疮自除。神效。

《仙人水鉴》：小儿患豌豆疮，众医不差，服者神妙。

天麻　甘草各一寸　发灰　黄丹熬。

各一分　马牙硝三分　五色豆各七粒　黄盐一分。陶隐居云：北海黄盐，草粒粗，以作鱼鲊及咸菹

上一十一味捣为散。空心取一钱，冷水调服。利下，疮隙差。

《子母秘录》治小儿斑疮、豌豆疮。

上用发灰饮汁服三钱匕。

《药性论》：去小儿豌豆疮方。

上用腊月兔肉作酱食。

《药性论》又方

上用腊月兔毛煎汤，洗豌豆疮，及以毛敷，甚良。

《圣惠》治小儿疹痘疮出后，咳逆胁痛，吃食不下。赤茯苓散方

赤茯苓　甘草炙微赤，锉　大青　川升麻　枳壳麸炒微黄、去瓤。各半两　栀子仁一分

上件药捣，粗罗为散。每服一钱，以水一小盏，入苦竹叶一七片，豉三十粒，煎至五分，去滓。分为三服，日三四服。看儿大小以意加减。

《圣惠》治小儿疹痘疮及赤疮子。犀角散方

犀角　川大黄锉碎，微炒　桑根白皮锉　钩藤　甘草炙微赤，锉　麻黄去根节。各一分　龙胆去芦头，半分　石膏　瓜蒌瓤　黄芪锉。各半两

上件药捣，粗罗为散。每服一钱，水一中盏，煎至三分，去滓，分温三服。量儿大小加减服。疮子退后，浓磨犀角水涂之更良。钱乙附方同治疮疹太盛，令不入眼，名调肝散。

《博济方》：治疮疱将出，未能匀遍，透肌解毒。必胜散

上以牛蒡子不限多少，炒令熟，杵为细末。每服一钱，入荆芥二穗，水一盏，同煎至七分，放温与服。如疮疹已出，更与服，亦妙。《疹痘论》必胜散同。

《灵苑》治时行豌豆疮及赤疮、疹子。未发令内消，已发者解利毒气，令不太盛。玳瑁汤方

生玳瑁　生犀各以冷水磨浓汁二合

上同搅令匀。每服半合，微温服，一日四五服为佳。

《养生必用》：小儿疮疹始作与伤寒相类，头痛憎寒壮热。疑似之间，先与解肌汤。已发未发皆可服。又名升麻汤

升麻　白芍药　干葛　甘草炙。各等分

上为末。每服二钱，水一盏，煎至七分，去滓温服。日三，甚即连夜服。贫家缓急亦可汤点眼。身心烦热，即温服。寒多即热服。《必用方》、《疹痘论》、《活人书》、《全生指迷论》、董汲方皆同。

茅先生：小儿发疹痘。独胜散

牛蒡子半两　白僵蚕一分

上为末。每服一大钱，水六分盏，紫草二七寸同煎四分。连进三服，其痘便出。妙。

茅先生：小儿麻痘方。

上用荆芥少许，烂研。以新井水，将布帛裂过，入一滴许麻油，打匀，令饮之，便不乱闷。麻痘已出，用黄蜡煎青胶水，饮即安。青胶乃牛皮胶是也。

张涣安斑散　调理疮疹方。

川升麻　赤茯苓　羌活　绵黄芪锉。各一两　人参去芦须　枳壳麸炒，去瓤　桔梗　甘草炙。各半两

上件捣，罗为细末。每服一钱，水一盏，入紫草、薄荷各少许，煎五分，去滓，放温服。量儿大小加减。

张涣红子汤　平调疮疹方。

红花子　紫草茸各一两　麻黄去根节　川升麻各半两

上件捣，罗为细末。每服半钱，煎薄荷汤，入酒一滴，同调下。

张涣快斑散　平调疮疹方。

贯众拣净，洗，焙干　赤芍药各一两　甘草炮　川升麻　枳壳麸炒，去瓤。各半两

上件捣，罗为细末。每服一钱，水一小盏，入竹叶七片，煎至五分，去滓温服。量儿大小加减。

张涣疮疹初出，急服紫草如圣汤方。吃乳婴儿与乳母兼服之。四五岁以外只令儿服。

紫草拣净，二两　陈橘皮去白，烤干，一两

上件捣，罗为细末。每服一大钱，水一盏，入葱白三寸，煎至六分，去滓温服。量儿大小加减。

《疹痘论》薄荷散方

家薄荷叶一两　麻黄去节　甘草炙。各半两

上件为细末。每服二钱，水一中盏，枣二枚，姜三片，同煎至六分，去滓，放温服。日三四次服。

《疹痘论》调中散方

白茯苓　人参　紫河车　甘草炙

上件各等分，为细末。每服二钱，水一盏，姜三片，枣二枚，煎六分，温温作三两次服。

《疹痘论》：天行热气，欲发痘疮，作热疼者。宜服解肌出汗葛根散方

干葛　麻黄各一两　石膏二两　黄芩　芍药　桂枝　甘草各半两

上为锉散。每服四钱，水一盏半，煎至八分，温服。取少时出汗，若先自出汗者，即去麻黄。

《全生指迷》荆芥汤方

荆芥穗　薄荷叶　牛蒡子炒　甘草炙。各一两

上为末。每服五钱，水二盏，煎至一盏，去滓温服。不以时。

《全生指迷》小柴胡汤方

柴胡八两　人参　黄芩　甘草炙。各三两　半夏二两半

上为粗末。每服五钱，水二盏，姜二片，枣子一个，煎至一盏，去滓温服。如嗽者，加五味子二两。

《全生指迷》竹叶汤方

石膏四两　知母二两　麦门冬去心　甘草炙。各一两

上为粗末。每服五钱，水二盏，竹叶一握，煎至七分，去滓温服。

《全生指迷》犀角饮子

犀角镑　甘草炙。各半两　防风二两　黄芩一两

上为粗末。每服五钱，水二盏、煎至一盏，去滓温服。

谭氏疗小儿豌豆疮方。

上用肉烂者，取汁洗之。干脯亦得。

《活人书》化毒汤　治小儿疮痘。已出未出，并可服之。

紫草嫩者　升麻　甘草炙。各半两

上锉如麻豆大。以水二盏，糯米五十粒，煎至一盏，去滓温温分服。《刘氏家传》云：麸痘疮欲出，浑身壮热，不思饮食，若服此一盏即内消。已有一两颗出，即解其半；若全出，即当日头焦，只三服，差。

《活人书》紫草木通汤　治小儿疮疹。

木通　紫草　人参　茯苓　糯米各等分　甘草炙，半分

上锉如麻豆大。每服四钱匕，以水一盏半，煎至一盏，去滓温服。

《万全方》治小儿发豌豆疮。

上用猪胆和朴硝涂之。

董汲治小儿一切风热、中暑，惊悸，疮疹欲出，多睡咳嗽，涎盛面赤，手足冷、发温壮，睡中惊，搐搦不宁，脉洪数；头痛呕吐，小便赤黄。抱龙丸

天南星锉开里白者，生为末，腊月内取

黄牛胆汁和为剂，却入胆内阴干再为末，半斤 天竺黄二两 朱砂二钱，研，水飞 雄黄半两，水飞 麝香好者，一钱 牛黄一字

上同研极细。滴水和丸鸡头大。每二岁儿，竹叶或薄荷汤化下一丸，不拘时候。

董汲白虎汤 治小儿痘疱、麸疹、斑疮赤黑、出不快及疹毒余热，并温热病、中暑气烦躁热渴方

石膏四两 知母一两半 甘草炙，三分 人参半两

上为散。每服二钱，水一盏，入粳米二十粒、同煎至七分，去滓。温服，不以时候。小儿减半服。春冬秋寒有证亦服，但加枣煎，并乳母亦令服之。

《玉诀》牛蒡散 凉风解毒。

上用牛蒡，不以多少，炒为末。水煎一钱服。

《惠眼观证》天麻散 治伤寒及疹痘。一名红绵散。

天麻 荆芥穗各一分 甘草炙，二钱 麻黄去节，半两 干蝎全者，七个

上为末，令匀。每服一钱，水半盏，薄荷二三叶，酒四五滴，煎至二三沸，带热服。如疹子未出，再进一服，相次又服。若得是伤风，服亦不妨。

《刘氏家传》消毒犀角饮子 治大人、小儿内蕴邪热，咽膈不利，痰涎壅嗽，眼赤，脸腮项结核，痈肿毒聚，遍身风疹，瘴毒赤瘤；及疮疹已出未出，不能快透，并皆治疗。每服三钱，水一盏，煎七分，去滓。小儿疹痘欲出及已出，热未解，急进此药三四服，快透肌消毒，应手神效。方见攻咽痛门中。《活人书》鼠粘子汤同。

《张氏家传》小儿斑疮一出，控心散

全蝎二十四个 雄黄 麻黄去节。各一分

上件为细末，用芫荽以酒煎，令温调下。

《张氏家传》小儿风壅作疮子，解热散毒。羌活散

羌活 独活 川芎 桔梗 蝉壳 地骨皮 前胡 甘草炙 柴胡去芦 栝楼根 天麻炙 荆芥 防风以上净洗。等分

上为细末。每服一钱，水三分，薄荷二叶，盏子内煎二分，通口服。大小加减药水。

《张氏家传》夺命散 治孩儿、小儿疮麻已发未发，并宜服之。

升麻 糯米 紫草 甘草以上各半两 木通二钱半

上件锉为散。每服一大钱，水七分，煎四分，去滓温服。六岁、五岁以下，量大小加减服之。

长沙医者郑愈传治小儿热退疮疹。黄芪散方

黄芪 柴胡 干葛 甘草炙。各一钱半

上为末。每服一钱，薄荷三叶，水五分，煎至三分，约三呷，空心服。

长沙医者郑愈传治小儿麻痘已出未出，便服此药即稀。

牛蒡子一两，用麦麸炒令黄色，去麸 甘草一钱，炮

上为末。每服一字或二字，用芫荽煎汤下。

疮疹出不快第六

《养生必用》治疮子出不快、倒靥方。

紫草茸 木通锉 甘草炙 枳壳麸炒去瓤。各等分

上为末。每服二钱，水一盏，煎至七分，去滓。温服，日二服，小儿斟量与。

钱乙紫草散　发斑疹。

钩藤钩子　紫草茸各等分

上为细末。每服一字或半钱、一钱，温酒调下。无时。

张涣云：小儿疮疹，气匀即出快，盖血与气相随。若内有邪热，即血妄行，使气不匀。大体疮疹气快自匀，宜快毒丹。应疮疹出，皆宜服之方

牵牛子　木香各一分　肉豆蔻半两，去皮　青橘皮一两，半两炒，半两生

上件捣，罗为细末，滴水和丸如黍米大。每服七粒至十粒，浓煎紫草、葱白汤下，乳前。量儿大小加减。

张涣红粉丹　治腑热疮疹不匀。

龙脑细研，一钱　南星腊日酿牛胆中，百日内阴干者，取末一两　朱砂细研，水飞　坯子染胭脂　天竺黄末各一两

上五味再研匀，炼蜜和丸如鸡头大。每服一粒，人参汤化下。

《疹痘论》滑石散方

滑石　甘草炙。各半两

上件为末。每服一钱半，鸡子清、酒少许调下。

《疹痘论》脱齿散方

上以人牙齿脱落者、不拘多少，于瓷瓶内固济，大火煅令通赤，候冷取出为末。用薄荷酒调下半钱，良久脉平和。毒气散，疮如粟米。

《疹痘论》小儿瘟毒、痘疮不出方。

生地黄四两　淡豆豉四两

上以猪脂一斤和匀，露一宿，煎至六分，三分减去一分，候冷，去滓；下雄黄末一钱，麝香半钱，搅匀，量大小饮。若太多，反有所损。

《活人书》活血散　治疹子或出不快。

上用白芍药末一钱，酒调，如欲止痛，只用温热水调下。

《九籥卫生》紫金散　疗小儿疮疹不快，倒靥。

紫草　蛇蜕皮炒焦　牛李子炒。各半两

上同为粗末。每服一钱，水七分，煎至四五分，去滓温服。

《九籥卫生》如圣散　疗小儿斑疮不快，欲倒靥黑凹者。

上用赤芍药，不以多少，杵为细末。每服半钱，煎葡萄酒，冷调下。

张锐《鸡峰方》：治小儿斑疮出不快。

上用开花萝卜煎汁，时时与饮之。

张锐《鸡峰方》：治疮疹熏发不快，咽喉不利。方见疮疹攻咽痛门中，钱乙附方消毒散同。

董汲紫草散　治小儿伏热，热在胃经，暴发痘疱、疮疹一切恶候，出不快，小便赤涩，心腹胀满。方见疮疹倒靥门，钱乙四圣散同。

《玉诀》酒调散　治发疮疹不出。

牛蒡子五钱，炒　紫草　麻黄去节。各五分　臭椿子去皮为末，一钱　当门子五粒，末一字

上以温酒调下一字、半钱。

《三十六种》内疮子候有紫草汤

麻黄去节　人参各一分　杏仁七粒，去皮

上为粗末。都用水二盏，煎至一盏，去滓，却分为三四服，温下。分作二日服，未可用诸药。

《刘氏家传》小儿发斑疮。

大蝉蜕二十一个，去足，洗　甘草一钱半

上用水半碗，煎至一盏，旋于服尽，效。已用验。

《庄氏家传》治小儿痘疮出不快，并伤寒不语。

干野人粪炭火煅为灰　脑麝各少许

上为末。每服一二钱，新蜜水调下。

《王氏手集》透肌散，治脏腑蕴热，毒气熏发肌肉，身生疹痘，喉舌生疮，毒气未快，懊闷气喘，烦渴多睡，精神昏塞。方见已发未发门中。《活人书》化毒汤同。

《王氏手集》治小儿斑疮不发方。

上以乳香研细，用猪心血为丸，樱桃大，水磨下一丸。

《吴氏家传》小儿疮疹不透。

上旋取猪心血调麝香少许，两手心中涂之，并涂些小口唇上，即出。极妙。

《赵氏家传》至圣木星饮子　治小儿疮子不出及不快方。

朱砂一分　郁金半两

上为细末。每用一字或二字，量儿大小入龙脑少许，以新汲水、茶脚少许，同调匀。然后刺猿猪尾，血滴三点子入药汁中，令服。不过一二时辰，疮子出便红活，儿无他病，神妙。

长沙医者郑愈传治麻痘不快，紫草膏方

紫草　白附子各一钱　麻黄去节　甘草炙。各二钱　全蝎十个　僵蚕炒，二个

上件为末。用蜜一两，酒半盏，入紫草煎数沸后，令旋施；同和前药，丸如皂角子大。每服一粒，用紫草汤化下，续用黄芪散调治。方见疮疹后解余毒门中。

疮疹倒黡第七

《灵苑》治时疾发豌豆及赤疮子未透，心烦狂躁、气喘妄语，或见鬼神。龙脑子方

上用龙脑一钱细研，旋滴猪心血和丸如鸡头肉大。每服一丸，紫草汤化下。少时心神便定，得睡，疮疹发透。依常将息取安也。《活人书》既与此方同，又与《鸡峰方》、钱乙方同。仍于小猪尾尖取血三五点，研入生脑子少许、新水调下，名猪尾膏。钱乙附方用猪心血和脑子，用新汲水化下。未省，以温酒化下。

《谭氏殊圣》治小儿疮疹，毒气不散、出不快；及触犯黑色。夺命膏方

上用黑熟牛李子，七日八日内采于盆内。研汁，生绢裂去滓，用银器盛。慢火熬成膏，瓷器内收，常令透风。每服一皂大，煎杏胶化下。如人行二十里，更进一服，其疮疹自然红色，毒气慢，此药神妙不可说。一切疮疹出不快，并可服。钱乙方同，名牛李膏，又名必胜膏。云至秋结实黑丸成穗，或无生者，市肆中买干者为末，水熬代用。董汲治小儿疮疹，痘疱恶候见于皮肤下不出，或出而不长及黑紫内陷，亦用此药。仍云：汲小年病此，危恶殆极。父母不忍视，遇钱乙，下此药得安。因恳求得真方，遂传于世。惟于收时不知早晚，故无全效，今并收时载之。九日后收取，研滤成膏，每膏二两，研入好麝香半钱，收贮不津器中。《九籥卫生》方同。但用桃胶半两，牛李子一两，炒为粗末，每服一钱，水七分，煎至四五分，去滓温服，治疗亦同。

钱乙百祥丸　治疮疹倒黡黑陷。一名南阳丸

上用红牙大戟，不以多少，阴干。浆水煮软，去骨，日中曝干。复内汁中煮，汁尽，焙干为末，水丸如粟米大。每服一二十丸，研赤脂麻汤下。吐利止，无时。

钱乙又方蓝根散

板蓝根一两　甘草锉，炒，三分

上同为细末。每服半钱或一钱，取

雄鸡冠血三二点，同温酒少许，食后同调下。此二方，若无此证勿服。

钱乙附方　治疮疹出不快及倒靥，四圣散

紫草茸　木通锉　枳壳麸炒，去瓤秤　黄芪切，焙。各等分

上同为粗末。每服一钱，水一中盏，煎至八分。温服，无时。

钱乙附方　治疮疹倒靥黑陷。

上用人牙烧存性，研入麝香少许。每服三钱，温酒少许调下，无时。

张涣神通散　治疮疹毒气少，大小便利，倒伏不出。

生干地黄炒干　地龙紧确者去土，微炒。各一两

以上捣，罗为细末。次用：

好朱砂一两，细研，水飞

上件同拌匀。每服一字，煎胡荽酒少许，同温汤调下。

张涣山栀汤方　治麸疹及斑毒，状如蚊蚤所啮。若毒盛色黑者，兼宜服后方宣毒膏。

山栀子仁　白鲜皮　赤芍药　川升麻各一两　寒水石　甘草炙。各半两

上件捣，罗为细末。每服一钱，水八分一盏，入紫草、薄荷各少许，煎五分。去滓，放温服。

张涣宣毒膏方　治毒气盛，疮疹已出不快、倒靥，急服此药，曾经大效。

豮猪腊八日取尾后一刺血一升，先用新泥盆盛　好朱砂细研，水飞　拣乳香细研。各一两　甘草末　马牙硝各半两　脑麝各细研，一分

上件一处同猪血拌调细匀，用一宽旧竹筒一个，底留一节，都入诸药在筒内，用蜜纸数重，系垂于大粪坑屋梁上。至清明日取出曝干，更入脑、麝各一钱，研细匀，滴水和丸如皂大，煎人参汤化下。若毒盛、疮黑倒靥服之者，疮疹红活再长。神妙。

《疹痘论》化毒散方

郁金一枚　甘草炙，一分

上用水半碗，同煎令水干。去甘草，将郁金切作片子，令干为末。入生脑子半钱，研令匀。用生猪血研成稀膏子，煎薄荷汤化下一钱。不过二服，其毒气从手足心出，乃差。此五死一生之候。若便血、疮坏无脓者，十死不治。一法可用蝉蜕末半钱，好脑子一皂子大，猪心血三皂子大，和作膏子，用热酒浸紫草令温化下。服移时，身上发大热，疮毒顿出，然后依证调治。

《良方》疗疮疹欲发及已发而陷伏者，皆宜速治。不尔，毒入脏必致困，宜服此。与《灵苑》有加减。

上取腊月猪血，瓶盛，挂风中令干。用半枣大加龙脑大豆许，温酒调下。沈医加绿豆英粉半枣大，同研，病微者即消，甚则疮发愈。余家小女子病伤寒，但腹痛甚，昼夜号呼，手足厥冷数日，渐加昏困，形证极恶。是时，例发疮子，余疑其为医以药伏之，先不蓄此药，急就屠家买少许生猪血，时盛暑，血至已败恶，无可奈何，多以龙脑香和灌之。一服，遂得少睡。须臾，一身皆疮点，然遂安。不尔，几至不救。

《活人书》无比散　治疮疹恶候不快及黑疮子，应一切恶候。

朱砂一两，先研如粉　牛黄　脑麝　腻粉各一分，研细

上同研细。如有患者，小儿一字，大人半钱，水银少许同小豮猪尾上血三二滴、新汲水少许调服。先宁稳得睡，然后取转。下如烂鱼肠、葡萄穗之类臭涎恶物，便安。小儿用奶汁滴，尤妙。

《九籥卫生》倍金散　疗小儿疮疹

倒靥黑色。

穷贼子炒，二两　神曲炒，半两　减杖花　山果子和核。各一两

上同为粗末。每服一钱，水八分，入荆芥七穗，紫草十根，煎至四分。去滓温服。

《聚宝方》定命朱砂散　治小儿疮子毒气不出，或出后干黑色，服此药发出毒气，疮子细红而出。

朱砂半两　生龙脑　滴乳香　马牙硝四味各研　甘草为末。各一钱

上五味研匀。用十二月新獖猪血半升同研匀。取青竹筒长二尺，留两头节，开一头作窍子，注药在内，黄蜡塞定，以油绢紧裹封。勿令透气；埋地坑中，至一百五日取出，水洗挂风中。四十九日劈开取药，研为细末。每服半钱，新水调下。

《聚宝方》抵圣丸　治小儿斑疮不出反入方。

上取十二月老鸦左翅，不计多少，风中令干，辰日烧为灰，用中等獖猪嘴上刺血为丸如鸡头大。每服一丸，取獖猪尾上血少许，温水同化下。未效，三二时间更一服。

董汲救生散　治小儿疮疹脓疱，恶候危困，陷下黑色方。

獖猪血腊月内以新泥罐子内盛，挂于屋东山阴干，取末　马牙硝研。各一两　硼砂　朱砂　牛黄　脑麝各一钱

上同研极细。每二岁儿取一钱，新汲水调下。大便下恶物，疮庖红色为度。不过再服，神验无比。

董汲玳瑁散　治小儿疮疹，热毒内攻，紫黑色出不快方。

上用生玳瑁水磨浓汁取一合，獖猪心一个，取中血一皂子大，同研。以紫草浓煎汤调，都作一服。

《张氏家传》胃爱散　调理小儿脾虚吐泻。如斑疮不出，医人不识形候，便将冷药冰却疮子，致令内伏不出，将此胃爱散调理。如身体汗，即不用控心散发也。如无汗出，即用控心散发之，后下羌活散与胃爱散。羌活散、控心散方见疮疹已出未出门中。

糯米一两　干淡木瓜三分　甘草一分　丁香二十五粒，以上四味，一处同炒焦黄为度　藿香菜　紫苏叶各一分

上件药同一处，令干，碾为细末。每服一钱、半钱，煎粟米枣子汤调下。

《张氏家传》脱壳散

上以鸡抱出壳子于新瓦上焙干去膜，取壳捣研如粉。遇小儿斑疮倒擫不出，或脏腑粪血粪黑，头疮，昏睡不醒，用酒调一字涂儿唇上，令儿舐；或以酒调涂风池，背上、心前。此名脱壳散。或热汤调一字吃之。

《张氏家传》又方　化斑散

石膏火煅，或用湿纸裹，炮令透，为末，或用泥团烧之，取出、去火毒、为细末　知母片切、焙干，为细末

上对等分。用熟水调一字服之，或调涂唇上。去头疼除昏，发泄疮子，此名高母化斑散。治小儿斑疮。此二方极妙。然后方恐太凉。

《张氏家传》紫草汤　治小儿疹痘欲黑。方见疮疹出不快门中。《养生必用方》同。

《庄氏家传》：小儿疮疹倒擫不出者。

人齿一枚，烧灰研细　赤小豆七粒，为末

上同作一服，薄荷温酒调下。

《庄氏家传》：小儿斑疮倒擫并黑色者，谓之鬼疮子。

上用人齿不拘多少，炭火烧灰研细，獖猪尾血调下二钱，移时再服。

《庄氏家传》又方

赤马粪干者　白矾各一两

上入甘锅子内，以矾在下用泥固济牢固。用炭火三斤煅，以火尽为度，候冷取出细研，入脑、麝各一字，再研匀。十岁以下半钱匕，十岁以上一钱匕，芫荽酒调下。更看疾势加减。

《庄氏家传》治疮子倒靥方。

上用腊月中大粪烧灰为末，入生龙脑少许，细研，每服半钱，新汲水下。

《王氏手集》治痘疮倒靥不出方。

牛蒡子半两，炒　紫草一分

上为末。每服一钱，入麝香少许，温酒调下。不过三服立愈。

《王氏手集》治大人、小儿疮子倒搐方。

白花蛇连骨一两，慢火炙令干、勿焦　大丁香二十一粒

上为末。大人每服一大钱，小儿半钱，以水解淡酒调下。如黑搐者，服之移时，重红生如圣。

《王氏手集》治疮子倒靥方。

上用橄榄子核，中截断，水磨少许，服立发。

《赵氏家传》麻黄汤　治斑疮倒靥。

上用麻黄三十寸，去节，蜜拌，炒令香，紫色为度。水一盏。煎六分服。余得此方，后往知滚州仙源县，值工笔李用之子斑疮倒靥，已至危困，投此药一服，疮子便出，其应如神。未至胃烂便血者，皆可治。

长沙医者郑愈治疮子倒靥。

上用湿生虫，不计多少，焙干为末，酒调下一字。

疮疹太盛第八烦喘躁渴附

《活人书》犀角地黄汤　治伤寒及温病应发汗而不发汗，内有瘀血者；及鼻衄、吐血不尽，内有余瘀血，面黄大便黑者。此方主消化瘀血，兼治疮疹出得太盛，以此方解之。

犀角屑一两，如无以升麻代之　生地黄半斤　芍药三分　牡丹去心，一两

上锉如麻豆大。每服五钱匕，水一盏半，煮取一盏。有热如狂者，加黄芩二两；其人脉大来迟，腹不满自言满者，为无热，不用黄芩。

《疹痘论》甘草散方　若疮未出及虽出燥渴者，宜服。

上用大甘草，不以多少，炙过，为细末。每服一钱或二钱，水一盏，煎至六分，去滓。不计时候，呷之。以少解利热毒即住。若疮出迟，当服紫草饮子方见疮疹初出门，与《圣惠》同。大人当针两腕砚子骨间，男左女右取之。或灸一壮，亦助发出。疹痘毒气已发，不必用之。

《疹痘论》疮疹若烦喘甚者，即用麻黄汤主之方

麻黄　杏仁　桑白皮　甘草炙。各一分

上件为锉散。每药一两，用水七合，煎至四分放温服。若脉数有热未退，入竹沥一半代水煎。或咽喉痛并嗽，入麝香少许。

疮疹爱护面目第九

《圣惠》治小儿疹痘出后，即须爱护面目，勿令沾染。欲用胡荽酒喷时，先用此方涂面上，然后方可喷四肢，大人、婴孩有此疾，悉宜用黄柏膏方。

黄柏一两　绿豆一两半　甘草四两，生用

上件药捣，罗为末。再研令细，后

以生麻油调如薄膏。从耳前、眼、唇并厚涂，日三五遍。上涂面后，可用胡荽酒喷也。早用此方涂于面上，令不生疹痘也。如用此方涂迟，纵出疹痘亦少。诸家方爱护面目者，皆以此方治疗。分两用法皆同，惟《疹痘论》一料用绿豆粉三两半。

《庄氏家传》小儿患疮疹，令不入眼方。

上用白芥子为末，水调，敷脚心。

《王氏手集》：小儿疹痘初发，便令煎油渫糤子之类，令儿看之。每哺儿切忌酱醋五味，马、牛、鸡、鹅、野味等物。止令食淡熟猪肉，淡粥饭、饼饵之类。不能久食淡，入少盐无害。又于浸晨人未起时，抱儿于井上，令自投绿豆七粒于井中，云使儿斑疮不入眼。又小儿疮疹，若食熟鸡鸭等卵，未有不损眼目者。虽疮疹已可，尚宜数月勿食。

疮疹攻咽痛第十

钱乙附方甘露饮子　治心胃热、咽痛，口舌生疮，并疮疹已发未发，并可服。又治热气上攻，牙断肿，牙齿动摇。

甘草锉，炒　山茵陈叶　石斛去苗　枇杷叶去毛　枳壳麸炒，去瓤　黄芩去心　生熟干地黄焙，秤　天门冬　麦门冬各去心，焙，秤

上各等分为粗末。每服二钱，水一盏，煎至八分，食后温服。牙齿动摇，牙齿肿热，含嗽渫并服。

钱乙附方消毒散　治疮疹未出，或已出未能匀遍。又治一切疮。凉膈去痰，治咽痛。

牛蒡子二两，炒　甘草半两，锉，炒　荆芥穗一分

上同为粗末。每服三钱，水一盏半，煎至一盏，温服，不拘时。

《活人书》如圣汤　治小儿疮疹毒攻，咽喉肿痛。

桔梗　甘草生　牛蒡子炒。各一两　麦门冬去心，半两

上为细末。每服二钱，沸汤点，细细呷服。入竹叶煎尤妙。董汲方同。以牛蒡子为恶实，盖异名也。

《活人书》鼠黏子汤　治疹痘未出，未能得透皮肤，热气攻咽喉，眼赤心烦。

鼠黏子四两，炒香　荆芥穗二两　甘草炙　防风各一两

上捣罗为末。每服二钱，沸汤点服。食后临卧，逐日三服。大利咽膈，化痰涎、止嗽。若春冬间常服，免生疮疖。老幼皆宜服。

《九籥卫生》紫河车散　疗小儿斑疮毒气不解、攻咽喉，音声不出，舌颊生疮，渴逆烦闷，潮热面赤。

紫河车　茜草根　贯众各一两　芍药　甘草炙。各半两

上用粗末。每服一钱，水七分，生姜二片，煎四分，去滓温服。一方加牛蒡子一两。

董汲神仙紫雪　治大人、小儿一切热毒、胃热发斑。消痘疱、麸疹，及伤寒热入发斑，并小儿惊痫涎厥，走马急疳、热疳黄瘦，喉痹肿痛及疮疹毒攻咽喉，水浆不下方。

黄金一百两　寒水石　石膏各三斤　犀角　羚羊角各十两，屑　元参一个　沉香　木香　丁香各五两　甘草半斤　升麻六两。皆㕮咀

上以水五斗煮金，至三斗去金不用。入诸药再煎至一斗，滤去滓。投上好芒硝二斤半，微火煎。以柳木篦搅，勿停手，候欲凝，入盆中，更下研朱砂、真麝香各三两搅匀。候冷贮于密器中，勿

令见风。每服一钱，温水化下。小儿半钱、一字，咽喉危急，捻少许干咽之。

疮疹大小便不通第十一赤涩附

张涣川黄散方　治麸疮及斑疮、大便不通。

川大黄锉碎，微炒　川芎各一两　甘草炙　黄芩微炒　枳壳麸炒，去瓤。各半两

上件捣罗为末。每服一钱，水一小盏，入紫草少许，煎五分，去滓温服。

张涣败毒牛黄丹方　治疮疹出定，大便不通，疮出脓汁不干。

真牛黄　川大黄末各一两　粉霜　真珠末各一分

上件同研匀。炼蜜和丸如黍米大。每服十粒，煎人参汤下。量儿大小加减。

《全生指迷》大承气汤方

厚朴八两　大黄四两　枳实麸炒，一两

上为粗末。每服五钱，水二盏，煎至一盏，入芒硝一钱，去滓温服。

董汲利毒丸　治小儿疮疹欲出，胃热发温壮，气粗腹满，大小便赤涩，睡中惊，烦渴、口舌干，手足微冷，多睡，时嗽，涎实，脉沉大滑数，便宜服之方。

大黄半两　腻粉炒，一钱　大青一钱　龙脑　朱砂各半两　槟榔　生牵牛取末。各一钱半　黄芩　青黛各一钱

上件研为细末。面糊为丸如黄米大。每一岁儿服八丸，生姜蜜水下。不动，再服。量儿大小、虚实加减。

《刘氏家传》治婴孩小儿斑疮水痘，心燥发渴及小便赤色，口舌生疮，通心经。通关散方

山栀子一分半，炒　大黄一钱，炒　木通炒　甘草炙　瞿麦去粗梗　茯苓　人参　滑石　车前子炒。各一分　地萹蓄半两，用嫩枝叶焙

上为细末。每服婴孩一字，二三岁半钱，四五岁一钱。以水一药注或半银盏，入灯心同煎十数沸，温服。

疮疹便脓血第十二

《疹痘论》小儿疮疹，其或下痢赤黄脓血及浑身热，当服薤白汤。

薤白半盏，切　豆豉一盏　山栀子十枚

上用水五盏同煎，薤白烂为度，去滓。量大小服之，解去恶积。

董汲治小儿疮疹阳毒，入胃便血、日夜无节度，腹痛啼哭。牛黄散方

牛黄一钱　郁金一两

上研为末。每二岁儿服半钱，以浆水半盏，煎至三分，和滓温服。量大小以此增减之，日二服。

疮疹脓汁不干第十三

《疹痘论》治小儿麻痘疮子已出太盛、发溃，脓水黏衣着席，不能转动，疼痛湿烂。敷之便干，更不成瘢痕方。

上用牛粪不以多少，晒干，火煅成灰，取心中白者，研令极细。如用蛤粉相似，用绵扑扑有疮处，不以时候。一方用乌牛粪，一方用黄牛粪。长沙医者王兑献方亦同，名白龙散。

《疹痘论》：疮疹发脓痛甚者。

上用净黄土，细罗为末敷之。

《疹痘论》：小儿大段疮发，不通卧席方。

上用麦麸，不计多少，床上站卧将息。

疮疹入眼第十四

《龙木论》治小儿斑疮入眼外障。此眼初患时，不论大小须患斑疮。一度疮子患时，觉入眼中，即须将息慎忌。若不忌口将息，即便疼痛泪出，赤涩，怕日难开，肿便翳如银色，此为热气在肝，上冲入眼，肝膈壅毒，致成障翳。宜用秦皮汤洗之，然后服凉肝丸。二方并见本门。亦不宜镰洗出血，点药挑拨。疼痛定后，即点退翳药，亦得。立效。

《惠济论》小儿斑疮入眼候歌：

斑痘才生眼不开，泪流频有热横腮。

如桃肿赤如锥痛，此疾应知奔眼来。

因与毒餐同热面，或因鸡鸭与鹅灾。

急交制造威灵散，百日无逾尚可回。

《龙木论》凉肝丸方

防风二两　黄芩　茺蔚子　黑参　大黄　知母各一两　人参　茯苓各一两半

上为末，炼蜜和丸梧桐子大。空心，茶下十丸。

《龙木论》秦皮汤方

秦皮二两　秦艽　细卒　防风各一两　甘草半两

上为末。水二盏，散二钱，煎至三五沸，淋洗眼，立效。

《圣惠》治小儿疹痘疮入眼，并无辜气入眼。密蒙花散方

密蒙花三两　青葙子一两　决明子　车前子各一两

上件药各捣，罗为末。每服以密蒙花一钱半，诸药各半钱相合令匀。用羊肝一大片切破，掺诸药在肝内。以湿纸裹，煨令热，空心量力与食之。钱乙治小儿痘疮入眼及无辜气入眼方同，名羊肝散。《活人书》治疹痘疮并诸毒气入眼，亦名密蒙花散。

《谭氏殊圣》治疮子入眼。仙灵脾散

仙灵脾　威灵仙各等分

上件为末。每服二钱，食后用米饮调下，小儿半钱与。《赵氏家传》方同，赵氏名二仙散。治斑疹入眼，因食毒突睛出外。

《养生必用》治目暴赤肿痛，小儿斑疮入眼方

茴子炒香　蔓菁子绢袋盛，饭上蒸熟，取出焙干，炒令香　甘草炙　木贼去节，各等分

上为末。沸汤点一钱，食后服，日三。

《养生必用》治小儿斑疮入眼方。

谷精草　蛤粉等分

上为末。每服一钱，猪肝二两来批开、掺药在内；卷了，青竹叶裹，麻缕扎定。水一碗，煮令熟，入收于瓷瓶内熏眼，候温取食。日作，不过十日退。《活人书》治小儿疮子入眼方同，名蛤粉散。

钱乙蝉蜕散　治斑疮入眼半年以里者，一月取效。

蝉壳去土，取末一两　猪悬蹄甲二两，罐子内盐泥固济，烧存性

上二味，研入羚羊角细末一分，拌匀。每服一字，百日外儿半钱，三岁以上一二钱，温水或新水调下。日三四，夜一二，食后服。一年以外难治。

钱乙附方　治疮疹太盛，宜服此调肝散，令不入眼。方见已出未出门中。《圣惠》犀角饮子同。

钱乙附方治疮疹入眼。

马勃　蛇皮各半两　皂角子十四个

上入小罐子内，盐泥固济，烧存性，研细，温酒调下一二钱，食后服。董汲方同。名蛇蜕散。

钱乙又方　治疮疹入眼成翳。

栝楼根半两　蛇皮二钱

上同为细末。用羊子肝一个，批开入药末二钱，麻缠定，米泔煮食，频与食之。未能食肝，与乳母多食。董汲方同，名真珠散。仍云：少小未能食，即羊肝令熟，研和为丸如黄米大。以米泔下十丸，或乳上与亦可，日三服。

钱乙又方

上用蝉壳末，水煎羊子肝汤调服二三钱。凡痘疮才欲着痂，即用酥或面油不住润之，可揭即揭去。若不润及迟揭，疮痂硬即隐成瘢痕。

张涣决明丹方　治疹痘疮后毒气入眼。

决明子　密蒙花各一两　青葙子　车前子　川黄连去须　羚羊角屑者半两

上件捣，罗为细末。煮羊肝一具，切破同诸药捣一二百下，如黍米大。每服十粒，荆芥汤下，乳食后。量儿大小加减。

张涣护目膏方　截斑毒入眼。

黄柏蜜炙　绿豆　红蓝花各一两　甘草半两，生用

上件捣罗为细末，研匀，用好脂麻油调如薄膏。从耳前眼眦外涂之，时时用。

《惠济论》威灵散　治小儿斑疮，雀目，眼生翳障遮瞒。

威灵仙　仙灵脾　甘草炙　茯苓子芩　青葙子　大青　芍药　大黄蒸

上等分为细末。每服半钱或一钱，猜猪胆二个，批开掺药末在内，麻皮缠，米泔煮熟，放冷吃。

《良方》治小儿豌豆疮入目，痛楚，恐伤目。

上用浮萍阴干。每服一二钱，随儿大小，以羊子肝半个入盏子内，以杖子刺伤烂，投水半合，绞取肝汁调下，食后服。不甚者，一服差。已伤目者十服差。邢州杜医用此药，前后效者甚多。

《疹痘论》蕤仁散方

蕤仁去灰，炙　黄芩　栀子仁　黄连　黄柏皮　川升麻　甘草炙。各一两

上为细末。每服二钱，用水一盏，煎至六分，去滓。食后温服，量儿大小。如生翳障重者，兼密蒙花散。

《疹痘论》密蒙花散方

密蒙花三两，别为末　井泉石　青葙子　决明子　车前子各一两

上为细末。密蒙花散半钱末与蕤仁散半钱相和合，羊肝一片切破，掺药末在肝内，湿纸裹，火煨令熟。空心量力食，翳膜退即止服。

《活人书》决明散　治疹痘疮入眼方。

决明子　赤芍药　甘草炙。各一分　栝楼根半两

上捣罗为末。每服半钱，蜜水调下，逐日三服。

《活人书》拨云散　治疹痘疮入眼及生翳方。

上用桑螵蛸真者一两，炙令焦，细研，捣罗为细末。入麝香少许，令匀。每服一钱，生米泔调下，临卧服。

《活人书》通圣散　治疹痘疮入眼及生翳方

白菊花如无，只甘菊花代之，然不如白菊　绿豆皮　谷精草去根。各一两

上捣，罗为细末。每服用一大钱，干柿一个，生粟米泔一盏，共一处煎，候米泔尽，只将干柿去核与食之。

不拘时候，一日可吃三枚。日浅者，五七日可效。远者，半月余。

《聚宝方》泉石散　治小儿风热攻眼，及斑疮入眼。

井泉石先为末，再研、水飞　蝉壳　蛇皮　甘草三味炙。以上各一两

上四味为末。每服半钱至一钱，蜜

水调下。忌油腻。

《刘氏家传》小儿目中痘疮成翳方。

大黄炒为细末，挑二钱　水银半钱

上用男人津唾化水银为泥，次入大黄末，方入冷水调涂腮上。如干时，用水湿之。极效。

《刘氏家传》治眼昏涩，赤脉侵睛，泪多或作翳障。羚羊角丸方

羚羊角屑　黄芩　大黄　芥菜子各二钱半　当归　元参　甘草炙　木贼　蝉壳去足　珍珠末　决明子炒。各半两　荆芥穗　川白芷　苍术用米泔汁浸一宿，焙干。各二两　羌活一两

上件为末。炼蜜为丸如蝉子大。每服一丸，食后用荆芥汤嚼下。小儿斑疮眼，看儿大小加减，用蝉壳汤化下，食后服。

《张氏家传》治孩子痘疮入眼。

蕤仁　桃仁　杏仁各七个，去尖。次入　腻粉　龙脑　硇砂　牙硝各一钱，研极细

上用白砂蜜调末，炙三次收之。每用一粟米点立效。

《张氏家传》治小儿麸痘疮入眼，昏暗翳膜遮障。金花散

黄连去须　菊花　枸杞子各一两　牛蒡子煅，炒，半两　甘草三分，炙

上件捣，罗为末。每服一钱，薄荷汤调下。不计时候服。

《张氏家传》治小儿斑疮入眼。

黄连　菊花　密蒙花各半两　蛇皮一条，烧灰存性　甘草炙，一分

上件为散，炼蜜丸如绿豆大。冷绿豆汤下五丸、十丸加减用。

《张氏家传》治小儿斑疮入眼。蛇蜕散

蛇蜕皮　马屁勃　皂角不蚛者　谷精草

上四味各秤等分，同入瓦藏瓶内，用盐泥固济，木炭烧令通赤，出于地坑子内出火毒，候冷取出，细研为末。每服一字，温米泔调下。

《庄氏家传》桦皮散　治小儿斑疮入眼及裹黑睛。

桦皮　头发　蛇蜕各半两

上细锉，净器内点火烧之，候烟尽，研细。每服半钱，煎黑豆汤，入酒三滴调下，日五服。

《庄氏家传》又方

上用蚕沙烧灰为末。每服一钱，以米泔研生绿豆七粒调下，每夜一服，病去即止。

《庄氏家传》斑疮入眼方。

上用黄芩为末，腊月内黄牛胆内，就吊于北阴中，旋丸绿豆大。曲汤下五丸，只一服退。隔年者，三服至五服。三年外者，不医。

《王氏手集》：小儿疮疹入眼方。

地骨皮　盐豉等分。于新瓦上焦

上为末。每服一钱，陈粟饮调下，日三服。神妙。

善化陶宰治小儿斑疮入眼。

上用一鳝鱼，以针刺血贮器内，点入眼即愈。甚佳。

长沙医者丁时发传治斑疮入眼方。

斑疮入眼莫寻常，热气流来到此方。鹤顶一膏能取效，时间病退号医王。

黄芩散谓涂药如鹤顶

黄芩　山栀子　黄丹各等分

上件为末。用牛蒡子叶杵汁调涂在顶门。

长沙医者丁安中传治斑疮翳障，眼不见光明。宜服蝉蜕散如睛爆破不可医

蝉蜕去土　蛇蜕炙　川升麻洗　蒺藜炒，去角　黄连炒　谷精草　大青叶　仙灵脾　威灵仙　井泉石各半两　朱砂研

螺粉各一分

上为细末。每服半钱或一钱，蜜水调下。大人、小儿加减服。

长沙医者郑愈传治小儿斑疮入眼。甘菊花散方

甘菊花　谷精草　石决明各等分

上件为末。每服二钱，水一盏，入干柿子一个，同煎至七分，只服干柿，细嚼服。

《圣惠》灸法：小儿斑疮入眼，灸大杼二穴各一壮，项后第一椎下两傍各一寸半，陷者中，炷如小麦大。

疮疹后解余毒第十五

《圣惠》治小儿疹痘疮出尽后，宜服大黄散方

川大黄锉碎，微炒　黄芩　黑参各半两

上件药捣，粗罗为散。每服一钱，以水一小盏，煎至五分，去滓，放温。量儿大小分减服之。《万全方》同。

《疹痘论》若疮毒出尽后，宜服黄芩散以解余毒方

黄芩　大黄各半两　山栀子仁三分　元参六钱

上件为粗末。用末一两，水二升，煎至八合，去滓。量大小服。呕吐当先定。

《疹痘论》疮毒出尽，服黄芩散以解余毒，呕吐先定。尚口赤有疮，下部亦有疮，自下利者服黄连散方

黄连　厚朴炙。各一两　陈皮　杏仁去皮，炙　枳实麸炒　麻黄去节　干葛各半两

上件为锉散。每服药一两，水一升，煎至半升。量大小与服，一日三服。下利后，别看形候用药。

《疹痘论》疮疹出后，烦喘，小便不利者，宜进灯心汤主之。

灯心一把　鳖甲醋炙黄，秤取二两

上为锉散。每服用一两，水八合，煎取四合。量大小温服。

董汲甘露饮方　解胃热及小儿疮疹已发后，余热温壮，齿龈宣肿，牙痛不能嚼物，饥而不欲食，烦热，身面黄及病疮疱，乳母俱可服之。方见疮疹攻咽痛门中，钱乙方同。

董汲调肝散　败肝脏邪热，解散斑疹余毒。方见疮疹已出未出门中，《圣惠》犀角散同。

《刘氏家传》治婴孩小儿斑疮，余热不退。槐花散方

槐花　赤小豆各炒，二钱　麝香少许，研

上为细末。每服半钱，用蜜汤调下，不计时候。

《王氏手集》治痘疹出欲尽便服之。如入眼即自退。净心散方

蛇蜕一条，烧灰　不蚛皂角十挺，烧灰　甘草生用，为末。各半两

上研细。每服一钱，热水调下，小儿半钱。

《王氏手集》牛黄生金散　解利疮子。

虎杖　滑石各一两　甘草二钱五分　藿香一钱，头高

上为细末。每服一平钱，水八分，煎至三分，去滓。通口服，儿大增之。

《吉氏家传》牛蒡散　治小儿疹痘不出，或用药发出后余热未退，发渴饮水，乃下血斑疼痛，用此药解。方见疮疹攻咽痛门中。钱乙消毒散同。此以薄荷汤调下一钱。未出者紫草汤。

长沙医者郑愈传黄芪散方

黄芪　柴胡　干葛　甘草各一钱半

上为末。每服半钱，薄荷三叶，汤水五分，煎至三分，作三呷，空心服。

疮疹后减瘢痕第十六

《巢氏病源》伤寒发痘疮后减瘢候：伤寒病发疮者，皆是热毒所为，其病折则疮愈，而毒气尚未全散。故疮痂虽落，其瘢犹黡，或凹凸肉起，所以宜用消毒减瘢之药以敷之。

谭氏小儿方疗小儿面上疮痘子瘢。

上用黄明胶，慢火炙为末。温酒调服一钱匕，出者服之无瘢，未出服之泻下。

谭氏小儿方疗痘疮瘢黡。

上以密陀僧细研。水调，夜涂之，明旦洗去，平复矣。

《圣惠》治小儿热毒发疹痘疮初愈，宜涂疮瘢方

蒺藜子　豉各一两　栀子仁二两

上件药捣，细罗为散。用醋浆水调如泥，每夜涂疮上，来日以淡浆水洗之。

《圣惠》又方

胡粉一分　腻粉一分

上件药相和，研令匀。入炼了猪脂拌和如膏，薄薄涂瘢上。每夜涂之，至明以浆水洗之。《圣惠》又方

鹰粪白一两　衣中白鱼二十枚

上件药细研，入白蜜调和如稀汤。用涂疮瘢上。

《圣惠》又方

牡蛎煅为粉，三两　土瓜根一两

上件药捣，细罗为散。每夜取二钱，用白蜜调涂面及疮瘢，明旦以暖浆水洗之。

《圣惠》治小儿伤寒热毒斑疮、疹痘疮差后减瘢膏方。

马齿苋自然汁一升　炼成猪脂三两

上件药相和，以慢火煎成膏，日夜涂疮瘢上。

《圣惠》又方

羊胵之右一具，用酒一升，浸一宿，来日搅滤去汁。取羊胵之右尽去筋膜　牛酥四两

上二味入银铫子内，慢火煎三五沸，新绵滤入净器中盛。每夜取涂面上，来日用生甘草一两，以浆水二大盏，煎七八沸，去滓，放温，洗面。

《圣惠》又方

猪胵之右一斤　天鼠二枚

上二味细切，入铫子内，煎炼令天鼠焦，绞滤取膏。日夜摩涂疮瘢上。

《圣惠》又方

上用颅鹚粪二两，研如粉。以炼了腊月猪脂三合，调搅令匀，涂于疮瘢上。

《圣惠》又方

上用川升麻，不计多少，细锉，用水煎，去滓取汁。以绵沾汁洗拭疮瘢上。

《圣惠》又方

豉一升　羊粪一合

上件药相和，以水一斗，煎十余沸，去滓。看冷暖，洗浴疮瘢。

《圣惠》又方

上用黄柏细锉二两，以水二升，煎取一升，去滓。摩拭疮瘢上。

《圣惠》又方

上用赤小豆末一两，以鸡子白调如稀饧，涂疮瘢上。

《圣惠》又方

上用上好白蜜，不计多少，通身涂疮，痂落无瘢。

《圣惠》治小儿疹痘疮，并减瘢痕方。

上用羊骨同骨髓一两，炼之，入轻粉一分，研成白膏。于瓷合内盛，用涂疮上，减瘢极效。

张涣青金散方　治痘疮、麸疹、疮瘢。

白蒺藜　山栀子并为细末　青黛研细。各半两　腻粉研，一分

上件一处都细研为末。每用少许，生油调涂疮上。

《良方》疗病豌豆疮，欲无瘢。

上频揭去痂，勿令隐肌，乃不成瘢。纵揭伤有微血，但以面膏涂，即无苦也。疮家不可食鸡鸭，加即时盲，瞳子如卵白。其应如神，不可不戒也。

卷第十九

诸热痰涎　凡十门

胎热第一

茅先生：小儿生下二七日，有中胎热候，遍身黄疸肿满，眼不开，作呻吟声。此候本因母受胎时，身体不安而服药，牙儿在胎中受毒药，至有此候。所治者，先以紫龙水，一日三次洗牙儿；然用牛黄膏奶上吮下方见膈热门中，一日下四服。如此调理，三日愈。如见肚膨、身黄肿不退，握拳、眼视不治。紫龙水方无。

钱乙论胎肥云：小儿生下肌肉厚，遍身血色红；满月以后渐肌瘦，目白睛粉红色，五心热，大便难，时时生涎，浴体法主之。又云：胎怯者，生下面色无精光，肌肉薄，大便白水，身无血色，时时哽气，多哕，目无精彩，当浴体法主之。又云：胎热，则生下有血气，时叫哭，身壮热如淡茶色，目赤，大便赤黄，粪稠，急食乳，浴体法主之。更别父母肥瘦，肥不可生瘦，瘦不可生肥也。浴体法见搐搦门中。

茅先生小儿中胎热歌：

孩儿生下中胎热，面睑[1]口鼻悉皆黄。

此是血殂须细审，忽然着病见危亡。

《灵苑》银液丹　治大人、小儿一切诸风诸痫，手足拘急，眼目不定，心烦吐逆。兼治小儿胎热，攻注脾胃，面色多变；水泻、涎滞，并皆治之。

黑铅半斤，炼十遍，秤取三两，再于锅内熔成汁，水银三两投入汁中，结作砂子，分为数块，用绢袋子盛，以甘草水煮半日，候冷细研　天南星三分，为末　腻粉一分　朱砂半两，细研　铁粉将水飞过，候干，秤三两用

上五味，同一处研匀，以面糊为丸如绿豆大。每服五丸，用薄荷蜜汤下，不计时候。大人丸如梧桐子大，姜汤下，吃后微利为妙。

《万全方》治小儿胎热，心脏气壅，烦热惊悸。朱砂丸

通明朱砂　龙胆去苗　黄连各半两　铅霜研入　铁粉细研。各一分　牛黄细研，一钱

上件为细末，都研令匀，以粟米饭和丸如绿豆大。每服五丸，以薄荷蜜水送下。量儿大小加减。

膈热第二亦名壅热

太医局凉膈散　治大人、小儿腑脏积热，烦躁多渴，面热头昏，唇焦咽燥，舌肿喉闭，目赤，鼻颔颊结硬，口舌生疮，痰实不利，涕唾稠黏，睡卧不安，谵语狂妄，肠胃燥涩，便溺秘结，一切风壅膈热，并宜服之。

川大黄锉　朴硝　甘草爁。各二十两　山栀子仁　薄荷去土用叶　黄芩各十两　连翘二斤半

---

[1] 睑：原作“验”。据文义改。

上为末。每服二钱，水一盏，入竹叶七片，蜜少许，同煎至七分，去滓，食后温服。小儿可服半钱，更随岁数加减服之，得利下住服。

太医局龙石散　治大人、小儿上膈壅热，口舌生疮，咽嗌肿塞，疼痛妨闷。每用少许掺贴患处，咽津。小儿疮疹毒气攻口齿，先用五福化毒丹扫，后用此药掺贴，立效。

朱砂飞，研，二两　生脑子研，一分　寒水石烧通赤，二斤

上为末。每日五、七次用，夜卧掺贴妙。

太医局牛黄凉膈丸　治风壅痰实，蕴积不散，头痛面赤，心烦潮躁，痰涎壅塞，咽膈不利，精神恍惚，睡卧不安，口干多渴，唇焦咽痛，颔颊赤肿，口舌生疮。

牛黄一两一分，研　甘草十两，锉，爁　寒水石粉　牙硝枯过，细研　石膏细研。各二十两　紫石英细研水飞　脑麝研。各五两　牛胆制天南星七两半

上为末，炼蜜为丸。每两作三十丸。每服一丸，温薄荷人参汤嚼下，食后服。小儿常服半丸，治急惊一丸，并用薄荷水化下。

太医局甘露丸　治大人、小儿风壅痰热，心膈烦躁，夜卧不安，谵语狂妄；目赤鼻衄，口燥咽干。疗中暑解热毒方。

寒水石粉二斤　马牙硝枯过，三两　甘草炙，锉，一两　铅白霜　龙脑各三分

上为细末，用糯米粉为糊，丸如弹子大。每服用生姜蜜水磨下半丸，新汲水亦得。小儿一丸分五服，食后。

太医局朱砂丸　镇心神、化痰涎、利咽嗝、止烦渴方。

朱砂飞研，五十两　寒水石烧通赤，研，四两　脑子研　牙硝枯研。各一两　梅花脑子　麝香各研半两　硼砂一分，研　甘草五斤，浸汁熬成膏子

上研匀，用甘草膏和。每两作一百丸，每服一丸，含化。小儿夜多惊啼，薄荷水化下一丸。

茅先生小儿牛黄膏　治膈热及诸热，镇心解毒方。

川郁金半两，用皂角三寸，巴豆七粒，水一碗，铫白煮干，不用皂角、巴豆　马牙硝　甘草炙。各半两　朱砂一钱　硼砂　寒水石各一分　脑麝随意入

上件为末，炼蜜为膏○许大。每服一丸，麦门冬熟水化下。

《良方》解暴热、化涎、凉膈、清头目。龙胆丸

草龙胆　白矾烧沸定。各四两　天南星　半夏各二两半，水浸，切作片，用浆水、雪水中拌，同煮三五沸，焙干取。各秤二两

上为末，面糊为丸梧桐子大。每服三十丸，腊茶清下，食后临卧。面糊须极稀，如浓浆可也。应痰壅膈热、头目昏重，服之顿清。岭南瘴毒，才觉意思昏闷，速服便解。咽喉肿痛，口舌生疮，凡上壅热涎诸证，悉可服。小儿尤食。

《张氏家传》龙脑饮　治小儿上膈壅热，目赤多泪方。

川郁金半两，炮　牙硝一两，别研　肉桂生　甘草炙　白蒺藜炒，去皮。各一分

上件五味为末。用薄荷蜜水调下半钱或一字。量儿大小加减，食后临卧，日进三、二服。

《庄氏家传》初夏上焦壅热方。

钩藤　紫河车　白芍药等分

上为粗末。每一钱，水六分煎至四分，去滓，冷服夜卧。

《庄氏家传》老张万回小儿方，洗心经，退膈热。牛黄散子

牛黄一分　胡黄连三两　大黄一两半

甘草炙　犀角末各半两

上为末。每服半钱、一字，薄荷温水调下。

《庄氏家传》小儿镇心凉膈。朱砂膏方

朱砂　甘草各半钱　龙脑半分　人参一分

上件捣为末，滴水为丸如此〇大。每服一丸，用薄荷汤或竹叶汤调下。

《王氏手集》生金散　治膈热方。

寒水石半两，生　甘草二两，炙　郁金三分　干山药一两

上为细末。每服半钱至一钱，生姜薄荷汤化下，食后。

《朱氏家传》凉心脏，治膈热方。

草龙胆　甘草炙　铅白霜　白矾白药子各等分

上件为末。每服半钱，蜜水调下。

《朱氏家传》治小儿心肺壅热，唇口涩，面赤口干，惊热，大小便不利。四时饮子

山栀子仁　甘草炙　芍药　大黄煨。各等分

上件为粗散。每服三钱，水一盏半煎至一盏，澄清，温服，作二服。

长沙医者丁时发传天竺黄散　治小儿上焦热，烦躁方。

天竺黄　甘草炙　朱砂研　雄黄研白附子　全蝎　轻粉　郁金皂角水煮，焙干。各一分　牙硝半两　脑麝各少许

上为末。每服半钱，薄荷汤调下。蜜丸亦得。

胃热第三脾热附

《巢氏病源》小儿胃中有热候：小儿血气俱盛者，则脏腑皆实，故胃中生热。其状大便则黄，四肢温壮，翕然体热。

钱乙论：弄舌者，脾脏微热，令舌络微紧，时时舒舌。治之勿用冷药及下之，当少与泻黄散渐服之方见本门。亦或饮水，医疑为热，必冷药下之者，非也。饮水者，脾胃虚，津液少也。又加面黄肌瘦，五心烦热，即为疳瘦，宜胡黄连丸辈胡黄连丸方见病后虚羸门中。大病未已，用药弄舌者凶。

《婴童宝鉴》小儿胃热歌：

胃热皆因气血强，四肢温壮小便黄，

表里热时烦躁甚，渴多身体恰如汤。

《圣惠》治小儿胃中热，心腹烦闷，不欲乳食。麦门冬散方

麦门冬去心，焙　赤茯苓　黄芩　茅根锉　甘草炙微赤，锉。以上各半两　芦根二分，锉　犀角屑一分

上件药捣，粗罗为散。每服一钱，以水一小盏，入竹叶七片，煎至五分，去滓。不计时候，量儿大小，分减温服。

《圣惠》治小儿胃中热，烦闷，不欲乳食，身体黄，多渴。瓜蒌散方

瓜蒌　芦根锉　柴胡去苗　黄芩各三分　川大黄炒　甘草炙　川芒硝　麦门冬去心，焙　石膏各半两

上件药捣，粗罗为散。每服一钱，以水一小盏煎至五分，去滓温服。更量儿大小以意加减。

《圣惠》治小儿胃中热，烦闷不食。芦根散方

芦根锉　茅根　赤茯苓　黄芩　麦门冬去心，焙　甘草炙微赤，锉。以上各半两

上件药捣，粗罗为散。每服一钱，以水一小盏，入小麦五十粒、糯米五十粒、生姜少许，煎至五分，去滓。量儿大小以意加减，温服。

《圣惠》治小儿胃中热，日渐肌瘦。

栀子仁散方

栀子仁　甘草炙　黄连去须　黄芩以上各半两

上件药捣，粗罗为散。每服一钱，以水一小盏，煎至五分，去滓。量儿大小以意加减，温服。

《圣惠》又方

甘草炙微赤，锉　川大黄锉，微炒。各半两　栝楼根三分

上件药捣，粗罗为散。每服一钱，以水一小盏，煎至五分，去滓温服。量儿大小以意加减。

《婴孺》治小儿胃中热，便利赤黄而难，或四、五日乃便利，此为胃中热故也。

大黄四两　甘草一两，炙　瓜蒌二两　枣二个

上以酒、水各一升，煮一升。服一鸡子许，日进三服。

钱乙论泻黄散　又名泻脾散

藿香叶七钱　山栀子仁一两　石膏半两　甘草三两　防风去芦，切，焙，四两

上锉，同蜜酒微炒香，为细末。每服一钱至二钱，水一盏，同煎至五分，温服清汁，无时。南方多以寒水石为石膏，以石膏为寒水石，正与京师相反，乃大误也。盖石膏洁白坚硬，有墙壁；而寒水石则软烂，以手可碎，外微青黑，中有细纹。方书中寒水石则火煅用之，石膏则坚硬不可入火。如白虎汤用石膏，则能解肌热，破痰，治头痛，若用寒水石则误矣。又有一等坚白全类石膏而方，敲之亦皆成方者，名方解石也，代石膏用之。南人有不信此说者，孝忠尝相与同就京师大药肆中，买石膏、寒水石、方解石三种，又同诣惠民和剂局，及访诸国医询证之，皆合此说，乃信服。孝忠顷编《保生信效方》已为辨论，恐小儿尤不可误，故复见于此。

钱乙藿香散　治脾胃虚有热，面赤，呕哕涎嗽及转过度者。

藿香一分，用叶　半夏曲炒　甘草炙　麦门冬去心，焙干秤　石膏各半两

上同为末。每服半钱至一钱，水一中盏，煎至七分，食前温服。

《活人书》甘露饮子　治胃中客热，口臭，不思饮食，或饥烦不欲食，齿龈肿疼，脓血，舌口咽中有疮，赤眼，目睑重不欲开，疮疹已发未发并宜服。

熟干地黄　生干地黄　天门冬、麦门冬各去心，焙　枇杷叶去毛　枳壳麸炒，去瓤　黄芩　石斛去苗　山茵陈　甘草炙。各等分

上为细末。每服二钱，水一盏，煎至六分，去滓温服，食后临卧。

《聚宝方》四倍散　治小儿胃热，咽喉不利，发歇如疟、喘。

真珠末四钱　生犀末二钱　香附子一钱　龙脑半钱

上四味为细末。一服一字，煎桃仁汤调下。乳母忌生冷。

《孔氏家传》治小儿脏腑不调，脾胃有热。大便黄色。

灯心一把　扁竹一钱　槐花一钱　甘草炙，二钱

上水三盏，同煎至一盏，去滓，温冷细服。

风热第四

《素问》通评虚实论：帝曰：乳子而病热，脉细小者何如？岐伯曰：手足温则生，寒则死。乳子中风热，喘鸣肩息者，脉何如？岐伯曰：喘鸣肩息者，脉实大也。缓则生，急则死。

《圣惠》论：夫小儿心肺壅滞，内

有积热。因母解脱，风邪伤于皮毛，入于脏腑，则令恶风壮热。胸膈烦闷，目涩多渴，故曰风热也。

汉东王先生《家宝》：小儿发热，烦叫不时，面青，谓之风热。

钱乙论急欲乳不能食云：犹客风热传于脐腹，流入心脾经，即舌厚唇燥，口不能吮乳，当凉心脾。

《颅囟经》治孩儿风热。侧柏散方

侧柏　郁金　天麻酒浸一宿　干蝎　天南星　地黄去土　子芩　大黄以上各半两

上为散。治风及惊，暖酒下，退热，每夜熟水下半钱。

《元和纪用经》蜀脂饮　主小儿百病。服之消风凉肌，解热止烦，不生疮疖；除寒热痰涎，赤目咽痛，血痢渴躁。长肌肉，利心肺，有补身体。有疮脓溃赤肿，悉能疗之。

蜀脂炙黄芪也，一味末之。黄芪生陇西先即阳者，火焦色黄白，甘美，生白水者冷补，惟陇西省最好。皮赤色，专主消疮磨肿。出原宁宜洲者亦佳，折之若绵不断者为上等也　甘草四分之一

上为末，方寸匕，水一升，煎三分，减一分、三服。温凉通性，大小以岁加减之。一方每服水五合，二说不同。今以药末随病、随岁揆度而准之。经以四味饮、黑散丸、至圣散、五加皮治，不能行麝香丸。此蜀脂饮七方，谓之育婴七宝，紫阳道士一方名《保子七圣至宝方》，专为一书者，此方是也。

《圣惠》治小儿风热，心膈烦闷，身体壮热，嗜睡多渴。羚羊角散方

羚羊角屑　麦门冬去心　甘草炙微赤，锉。各三分　白鲜皮　川升麻　茯神　人参去芦头　黄芪锉。各半两

上件药捣，筛为散。每服一钱，以水一小盏，煎至五分，去滓，入竹沥半合，更煎一两沸，分为二服。更量儿大小以意分减，温服。

《圣惠》治小儿心肺风热壅滞，胸膈不利。白鲜皮散方

白鲜皮　犀角屑　黄芩　知母　防风　沙参　人参三味去芦头。以上各半两　甘草一分，炙微赤，锉

上件药捣，筛为散。每服一钱，以水一小盏，煎至五分，去滓。量儿大小分减温服。

《圣惠》治小儿肝肺风壅，致心膈不利，痰嗽。大麻仁散方

大麻仁　犀角屑　百合　杏仁汤浸，去皮尖、双仁，麸炒微黄。以上各半两　槟榔一分　牛黄　龙脑各细研，一钱

上件药捣，细罗为散。煎生姜甘草汤调下半钱。量儿大小以意加减。

《圣惠》治小儿风热，心神烦躁，少得睡。牛黄丸方

牛黄一钱，细研　朱砂细研，水飞过　犀角屑　川升麻各半两　人参　防风各去芦头　麦门冬去心，焙　黄芩　赤茯苓　甘草炙微赤，锉。各一分

上件药捣，罗为散，入研了药，更研令匀，炼蜜和丸如绿豆大。每服煎竹叶汤研下五丸，日三四服。量儿大小加减服之。

《圣惠》治小儿风热，心神惊悸，卧不眠安。真珠丸方

真珠末　龙胆　防风各去芦头　羌活　钩藤　川升麻　天竺黄　牛黄二味细研。各一分　茯神　人参去芦头　羚羊角屑　犀角屑各半两　铅霜　脑麝并细研，一钱

上件药捣，罗为末，入研了药，都研令匀，炼蜜和丸如绿豆大。每服以荆芥薄荷汤研下五丸，日三、四服。量儿大小加减。

《圣惠》治小儿心肺风热。龙胆丸方

龙胆三钱，去芦头　牛黄一钱，细研　川大黄　胡黄连　犀角屑各二钱

上件药捣，罗为细末，入牛黄都研令匀，炼蜜和丸如绿豆大。每服以薄荷汤化破，服五丸。量儿大小以意加减。

《圣惠》治小儿风热，心神惊悸。犀角丸方

犀角屑　天竺黄研　朱砂研，水飞过　铁粉　人参　赤茯苓各半两　牛黄　脑麝各研，一钱　铅霜研　蚱蝉锉，炒　白附子炮裂。各一分

上件药捣，罗为末，入研了药，都研令匀。炼蜜和捣一二百杵，丸如梧桐子大。每服以薄荷汤研下三丸。量儿大小以意加减。

《圣惠》治小儿风热，镇心安神化涎。铅霜丸方

铅霜　牛黄　天竺黄　麝香各研　天麻　甘草炙。各一钱　茯神　人参各二钱　龙脑一分，研　朱砂半两，细研，水飞过

上件药捣，罗为末，入研了药，都研令匀。炼蜜和捣一二百杵，丸如梧桐子大。不计时候，以薄荷汤研下一丸。量儿大小，以意加减。

《圣惠》治小儿风热多惊。朱砂丸方

朱砂细研，水飞过　茯神　柴胡去苗　铁粉细研　麦门冬去心，焙。各半两　天竺黄细研　人参去芦头　黄芪锉　黄芩　甘草炙微赤，锉。各一分　牛黄　麝香各细研，一钱

上件药捣，罗为末，入研了药，更研令匀，炼蜜和丸如绿豆大。每服煎竹叶汤研下五丸。量儿大小以意加减。

《圣惠》治小儿心肺风热，多惊镇心。铅霜散方

铅霜　天竺黄各细研一分　柏子仁　白附子炮裂　牛黄　脑麝各细研一钱　朱砂二钱，细研

上件药捣、细罗为散，入研了药，都研令匀。每服以荆芥薄荷汤调下半钱，日三四服。量儿大小以意加减。

《圣惠》治小儿风热，心胸烦闷。牛黄散方

牛黄一分，细研　郁金末半两　人参末一钱

上件药都研令匀。每服以荆芥汤调下半钱，日三四服。量儿大小以意加减。

《圣惠》治小儿心脏风热，昏愦躁闷，不能下食。梨汤粥方

梨三枚，切　粳米一分

上以水二升，煮梨取汁一盏，去渣投米煮粥食之。

《圣惠》治小儿心脏风热，精神恍惚。淡竹叶粥方

淡竹叶一握　粳米一合　茵陈半两

上以水二大盏，煎二味取汁一盏。去渣，投米作粥食之。

《圣惠》治小儿风热呕吐，头痛惊啼。葛根粥方

葛根一两　粳米一合

上以水二大盏，煎至一盏，去滓，下米作粥，入姜、蜜少许食之。

《灵苑》治小儿惊风内热，浑身如火，心胸烦闷，不思饮食，吐逆不止及诸般风热，大效。三解散

川大黄微炒　芍药　甘草炙　干蝎　白僵蚕　桔梗　人参　郁金各一分　白附子　防风各半两　黄芩半两

上件药一十一味并同捣，罗为细散。如浑身壮热，吐泻不止，用防风、麦芽煎汤调下一字，或半钱，或一钱。量儿大小加减服之。若只浑身热、用甘草、柳枝煎汤下。如不退，用熟蜜、牛蒡子、薄荷汤调下。如吐泻不止者，则用后方。

肉豆蔻三个，用糊饼面裹，煨熟，候冷取出

上为细末，却取裹者面和杵，为丸如绿豆大。每服用饮汤吞下五丸至七丸，立止。

《灵苑》甘露丸解毒退风热，治口舌干燥，心烦身热，夜卧惊悸，狂躁等候。方见膈热门，太医局方同。

太医局洗心散　治风壅壮热，头目昏痛，肩背拘急，肢节烦疼，热气上冲，口苦唇焦，咽喉肿痛，痰涎壅滞，涕唾稠黏，心神烦躁，眼涩睛疼；及寒壅不调，鼻塞声重，咽干多渴，五心烦热，小便赤涩，大便秘滞。

大黄面裹煨，去面切，焙　甘草爁　当归去苗，洗　麻黄汤浴，不去节，焙干，秤　芍药　荆芥穗各六十两　白术一十五两

上为细末。每服二钱，水一盏，入生姜、薄荷各少许，同煎至七分，去滓温服。如小儿麸豆疮疹，欲发先狂语、多渴及惊风积热，可服一钱，并临卧服。如大人五脏壅实，欲要溏转，加至四五钱，乘热服之。

太医局牛黄生犀丸　治风盛痰壅，头痛目眩，咽膈烦闷，神思恍惚，心忪面赤，口干多渴，睡卧不安，小便赤涩，大便多秘，小儿风热痰壅。

牛黄研　生犀镑。各二两半　牙硝研　半夏用白矾制　天麻去苗。各二十两　羚羊角镑　腻粉　黄丹各研　雄黄水飞。各五两　龙齿水飞　朱砂飞研。各十两　龙脑研，二两半　水银用铅结砂子，秤十两

上为末，炼蜜为丸，每两作二十丸。每服一丸，温薄荷汤化下。中风涎潮，牙关紧急，昏迷不省，用腻粉一钱，药三丸，生姜自然汁七点，薄荷水同化下。得吐或利，逐出痰涎即愈。小儿风热痰壅，睡卧不安，上窜齘齿，每服半丸。如急惊风，涎潮搐搦，眼目戴上，牙关紧急，用腻粉半钱，生姜自然汁三、五点，薄荷水同化下一丸，更看岁数大小加减。

太医局如圣汤　治风热毒气上攻，咽喉痛，喉痹肿塞妨闷，及肺壅咳嗽，咯唾脓血，胸满振寒，咽干不渴，时出浊沫，气息腥臭，久久吐脓，状如米粥。又治伤寒咽痛。

桔梗一两　甘草锉，炒，二两

上为粗末。每服二钱，水一盏，煎七分，去滓温服。小儿时时呷服，食后临卧。

太医局龙脑饮子　治大人、小儿蕴积邪热，咽喉肿痛，赤眼口疮，心烦鼻衄，咽干多渴，睡卧不宁；及除痰热咳嗽，中暑烦躁，一切风壅，并宜服之。

甘草十斤，蜜爁　藿香叶一斤半　石膏四十两，细研　缩砂仁　栝楼根各三十两　大栀子一百二十两，去皮，微炒

上为末。每服一钱至二钱，用新水入蜜调下。又治伤寒余毒，潮热虚汗，用药二钱，水一盏，入竹叶五六片，煎七分，温，并食后服。

太医局清凉饮子　治小儿血脉壅实，腑脏生热，颊赤多渴，五心烦躁，睡卧不宁，四肢惊掣，及因乳哺不时，寒温失度，令儿血气不理，肠胃不调。或温壮连滞，欲成伏热；或壮热不歇，欲发惊痫。又治风热结核，头面疮疖，目赤咽痛，疮疹余毒，一切壅滞，并宜服之。

大黄米下蒸，切，焙　赤芍药　当归去芦头　甘草炙

上等分，为粗末。每服一钱，水一中盏，煎至七分，去渣温服。量儿大小、虚实加减，微溏利为度。食后临卧服。

太医局消毒散　治小儿疮疹已出，未能匀透，及毒气壅遏，虽出不快，壮

热狂躁，咽膈壅塞，睡卧不安，大便秘涩。及治大人、小儿风热，上膈壅热，咽喉肿痛，胸膈不利方。

牛蒡子爁，六两　甘草炙，二两　荆芥穗一两

上为粗末。每服一钱，用水一盏煎七分，去滓温服，食后。小儿量力少少与之。如治疮疹，若大便利者，不宜服之。

太医局惺惺散　治小儿风热疮疹，伤寒时气，头痛壮热，目涩多睡，咳嗽喘粗，鼻塞流涕方。

桔梗　细辛去叶　人参去芦头　甘草炙　白茯苓去皮　栝楼根　白术各一两

上七味同杵，罗为末。每服一钱，水一小盏，入薄荷三叶，同煎至四分，温服。如要和气，即入生姜煎服。不计时候。

太医局鹤顶丹　治大人、小儿风热痰实，咽膈不利，口干烦渴，睡卧不安，及中暑头痛，躁渴不解方。

寒水石粉一百一十两　麝香研，二两半　甘草锉，炒为末，三十五两　朱砂飞研，一百两　牙硝枯过，研，一百二十五两

上合研匀，炼蜜搜和，每一两二钱作十丸。大人温生姜水化下一丸。如治中暑，入生龙脑少许，同研细。新水化下。小儿一丸分四服，更量大小加减。又治小儿腑脏积热，心神不宁，夜卧狂叫，口舌生疮，用薄荷自然汁化下，并食后服。

《谭氏殊圣》治小儿风热，狂语烦躁。养心丹

安息香一两半　朱砂飞过，一两　真珠末三分　玳瑁三钱，水磨成粉　牛黄　脑子各一分

上研令细，以重汤酒煮，安息香膏和匀，丸如绿豆大。食后临卧，人参汤下三、五丸。

《婴孺》枳实丸　治小儿瘙痒，痒痛如疥，搔之汁出，身中痦瘟如麻豆，年年喜发，面目虚肥，毛发细黄，皮肤薄而光泽，时生鼻气。此是少时热盛极，体当风中，风热相搏所得也，不治成大风疾方。

枳实六分，炒　菊花　蛇床子　防风　白薇　蒺藜　浮萍草各四分　天雄炮　麻黄去节　漏芦各二分

上为末，蜜丸大豆许。五岁饮服十丸至二十丸，至大者儿并大人可散服方寸匕，酒服。量儿岁与之。

治伤风温疫，身热昏睡，气粗风热，痰实壅嗽；治惊风潮搐及蛊毒中暑，沐浴后并可服。壮实小儿宜时与服之。

天竺黄一两　雄黄水飞，一分　辰砂　麝香各研半两　天南星四两，腊月酿牛胆中，阴干百日，如无，只将生者去皮脐，锉，炒干用，然不及

上为细末，煮甘草水和丸皂子大，温水化下，服之。百日小儿每丸分作三、四服，五岁一二丸，大人三五丸。亦治室女白带，伏暑，用盐少许，嚼一、二丸，新水送下。腊月中雪水煮甘草和药尤佳。一法用浆水或新水浸天南星三日，候透软，煮三五沸，取出乘软切去皮，只取白软者薄切，焙干炒黄色，取末八两，以甘草二两半拍破，用水二碗浸一宿，慢火煮至半碗，去滓；旋酒入天南星末，慢研之，旋令甘草水尽，入余药。《孔氏家传》方同，云更加牛黄半分，是孙兆方。

张涣治小儿风热，百合汤方

百合　白术炮　紫菀洗，焙干　人参去芦头。各一两　白茯苓　青橘皮　麦门冬去心　甘草炙。各半两

上件捣，罗为细末。每服一钱，水

八分一盏，入竹叶三片、薄荷两叶，煎至五分，去滓温服。

《婴童宝鉴》治小儿风热，体如汤火，夜啼。绿霞散方

柏叶二分　天南星炮　僵蚕　蝎　郁金并末。各一分　雄黄末一钱

上件都研匀，每服薄荷蜜水下一字，加至半钱。

《良方》治小儿风热及伤寒时气，疮疹发热等。桔梗散

桔梗　细辛　人参　白术　栝楼根　甘草炙　白茯苓　芎

上等分为末。每服二钱，水一盏，薄荷二叶，同煎七分。三岁以下儿作四五服，五岁以上分二服。予家常作此药，凡小儿发热，不问伤寒风热，先与此散服，往往辄愈。兼服小黑膏尤善。方见伤寒门中。此桔梗散与《活人书》方同，名惺惺散。《孔氏家传》云：惺惺散加钩藤、蝉蜕与小儿吃，甚妙，理上壅风热。

《活人书》连翘饮　治小儿一切风热方。

连翘　防风　甘草　山栀子

上件等分，捣罗为散。每服二钱，水一中盏，煎七分。

《九籥卫生》黍黏子散　疗小儿伤寒，斑疮、毒气，咽膈不利，声不出、疼痛方。

牛蒡子炒　甜参　升麻　甘草炙　干薄荷等分

上为粗末。每服一钱，水七分，煎至四分，去滓，不拘时候温服。

《万全方》治小儿风热，心胸烦闷。牛黄散

牛黄细研入　马牙硝研。各一分　郁金末半两　人参一钱，末

上件都研令匀。每服半钱，以荆芥汤调下，日三四服。

《聚宝方》牛黄丸　治一切风热，化涎止头痛，解蛊毒。

黄牛胆十二月收取汁，和天南星末入胆袋内，实填捏扁，挂透风处一百日　水窟雄黄每煎药一两用一分，水飞　真麝香研，炒，一钱

上三味为末，糯米煮稀糊，丸皂子大。每服一丸。头疼，金银薄荷汤嚼下一丸；伤暑毒，生姜蜜水嚼下；缠喉风，生姜薄荷自然汁化下；小儿风热，麦门冬熟水化下；解蛊，汗衣篛洗汤化下五丸。余疾一丸或二丸。如坠涎，生姜汤下；暴中风，豆淋酒下；沐浴伤风，温酒嚼下。

《聚宝方》惺惺散　治小儿风热温壮，及外伤风冷。

桔梗　细辛去叶　甘草炙　人参　白茯苓去皮　栝楼根　白术炮。各一两

上七味为细末，每服一大钱。水六分，薄荷少许，同煎至四分，温服。如要和气，即入生姜煎服。

《惠眼观证》牛黄丸　下风热，取涎泛。常不使鲊汤丸，只用此药。

雄黄一钱　朱砂二钱　全蝎七个　轻粉二匣

上同研令匀，用饭饮丸如此○大。每服一岁已上十五丸，二三岁已上二十五丸。其余加减，大小服之。

《惠眼观证》乌犀膏解风热，开胸下膈。

干地黄　元参润者　牛蒡子炒。各半两　甘草炙，一分　龙脑少许，研

上为末，炼蜜为膏。每服两皂子大，蜂糖熟水下。

《张氏家传》天竺黄散子　治小儿风热惊风。

天竺黄　蝉壳　白僵蚕　山栀子

甘草炙　郁金

上件等分，同杵，罗为末。每服一钱，熟水调下。三岁孩儿可半钱，牙儿只一字。

《张氏家传》治一切风，镇心化涎，疗风壅痰实，头痛目眩，怔忪恶心，神昏语涩，颈项拘急，手足麻痹。及治小儿风热上盛，眠睡不宁，颊赤涎潮，欲变惊痫者，悉宜服之。应有风涎，食后最宜常服。大牛黄丸方

牛黄　生脑子各秤半两　朱砂研，一两半　天南星以浆水慢火煮一复时，透心软切，焙，或未软，更煮半日　乌蛇酒浸取肉　白僵蚕炒　肥白天麻　人参各一两　干全蝎　白附子各炒　水磨雄黄研　生犀镑。各三分　麝香一分

上除研者药外，一处捣，罗为细末。后入研者，合和匀，炼蜜为丸如鸡头大。每服一粒至二粒，细嚼，煎人参薄荷汤送下；或化亦得。食后临卧服。

《张氏家传》：小儿风热，肌瘦，五心烦热，不长肌肉，面黄痿瘦，夜卧不安，时发虚汗；或脏腑泄泻变痢，难服凉药，可服四顺散方

银州柴胡去芦　真地骨皮　白桔梗各三钱　甘草炙，钱半

上件焙干为末。每服一钱、半钱，大小加减。水三分煎一分半，温温服。

《庄氏家传》治风热坠痰方。

甘草末二两　腻粉　青黛各五钱　麝一钱

上用白面五钱，滴水丸如皂子大。每服一丸，用倒流水化破。

《庄氏家传》初春风热拥毒，利脏腑方。

黄芩　大黄　荆芥　甘草炙。各等分

上为粗末，每服一撮。水一盏，煎五分，量儿大小与服。

《庄氏家传》治小儿风热。天竺黄散方

天竺黄　人参　甘草微炙。各一两　郁金二两，湿纸裹煨　白药子二两，大皂角三捶捶碎，浸三宿，焙干

上件一处捣，罗为末。每服一钱或半钱，用温蜜水调下，常服甚妙。此药是知广州南海县殿中丞张士明传。

《赵氏家传》青芝散　解风化热，凉利咽喉，清心肺经。春初冬末最可常服方。

鼠黏子微炒出汗　甘草　元参各二两　荆芥穗一两

上为末，每服一钱。水一小盏，煎至七分，温服。小儿伤风，风热疮疹尤宜服之。大人每服三钱。

《吉氏家传》治心脏风热。地黄膏方

马牙硝　郁金　豆粉　甘草炙。各等分　脑麝各少许

上为末，用生地黄汁炼蜜为膏。用薄荷汤化下。

《吉氏家传》治风热，调脾胃。人参饮子方

人参　茯苓煮　甘草炮　紫河车　藿香各等分。续入白附子、白术尤佳

上细锉。每服一钱，以水煎作饮子服。大退小儿风热。

《吉氏家传》治风热面赤，浑身壮热如火。蝉蜕散方

蝉蜕三个，炒　漏芦　羌活　天麻　防风　当归　升麻　川白芷　射干　苦桔梗　甘草炙　川芎　地骨皮

上等分为末。每服一钱，水一盏，煎四分，温服。

《吉氏家传》治惊风热。蜘蛛散方

蜘蛛　蝉蜕　升麻　朱砂　脑子　甘草炙　没药　白附子各一分

上为细末。每服一钱，麦门冬熟水

调下。

《吉氏家传》退惊热，风热。天竺黄散方

天竺黄 蝉蜕洗 甘草炙 山栀子仁 郁金煎五次 僵蚕炮

上等分，细末。每服一钱，香熟水调下。薄荷汤亦可。

《吉氏家传》治一切风热。龙脑散方

龙脑 薄荷 僵蚕 川芎 防风 甘草炙。各半两 细辛半钱

上件末，米饮下半钱，临时看病别使汤使。

《吉氏家传》甘露散 治小儿风热痰多，头皮，多啼烦躁方。

寒水石 石膏各煅红为度 甘草炮。各等分

上为细末。每服半钱或一字，薄荷汤下。

长沙医者丁时发传镇心丸 治小儿心脏风热，咽喉干，痰实，睡卧多惊，颊赤方。

朱砂研，水飞 人参 茯苓 干山药各一两 马牙硝半两 脑麝各少许

上为末，蜜丸鸡头子大。薄荷汤下，大小加减。

长沙医者丁时发传胜金丸 解小儿一切风热，诸般热症等。惊风涎盛，搐搦不定，如服此药，必吐涎或泻出涎，药之功也。

郁金皂角煮，焙 雄黄 白矾 朴硝各一钱 巴豆七粒，出油 轻粉 大黄各半钱

上为末，面糊为丸粟米大。每服五、七粒，金银薄荷汤下。

烦热第五 *脚手心热并五心热附*

《巢氏病源》烦热候：小儿脏腑实，血气盛者，表里俱热，则苦烦躁不安，皮肤壮热也。

《小儿形证论》四十八候肺脏伏热歌：

肺家伏热病难测，夜卧心烦大便结。

劝君微取三两行，次进温平药教吃。

如加口臭鼻清涎，更问根源须保惜。

若还壮热怕难医，妙剂休来谩相逼。

此病大小肠风，结涩不通，当进宽大肠槟榔散。方见本门。潮热口臭，鼻有清涕，恐难治，为脾肺损也。

《本草》去小儿烦热，止渴方。

方诸水

上向月取之，得三、二合水饮之。

陶隐居去小儿烦热惊气方

上用景天叶，不以多少，煎汤洗浴，妙。

孟诜治小儿热惊痫，头生疮肿，卒烦热方。

上用白鸭肉和葱豉作汁饮之。

《千金》竹叶汤 主五心热，手足烦疼，口干唇燥，胸中热方。

竹叶 小麦各一升 知母 石膏各三两 黄芩 麦门冬 茯苓各二两 人参一两半 生姜五两 甘草炙 栝楼根 半夏各一两

上十二味㕮咀，以水一斗二升，煮竹叶小麦取八升，去滓；内药煮取三升，分三服，老小五服。

《圣惠》治小儿脏腑壅实，心神烦热，睡卧不安。黄芩散方

黄芩 川大黄锉碎，炒 甘草炙 川芒硝 麦门冬去心 石膏各半两

上件药捣，粗罗为散。每服一钱，以水一小盏，煎至五分，去滓。量儿大小以意分减，不计时候，温服。

《圣惠》治小儿气壅烦热，心躁目赤。大青散方

大青　川大黄锉，炒。各半两　牛黄半分，细研　朱砂　甘草炙赤，锉　犀角屑　元参　川升麻　栀子仁各一分

上件药捣，细罗为散，入研了药，都研令匀。不计时候，以沙糖水调半钱服。量儿大小以意加减。

《圣惠》治小儿烦热多惊。人参散方

人参去芦头　天竺黄细研　钩藤各一分　甘草半两，炙赤，锉　牛黄半分，细研

上件药捣，细罗为散。不计时候，煎竹叶汤调下半钱。量儿大小以意加减。

《圣惠》治小儿烦热，昏闷多睡。犀角散方

犀角末半两　青黛　代赭　朱砂各一分　蛇蜕皮灰一钱

上件药都研为散。每服以温水调下半钱。量儿大小加减服之。

《圣惠》又方

青黛三分　麝香半分　朱砂一分　干地龙七条，炒，为末

上件药都细研为散。每服以粥饮调下半钱。量儿大小加减服之。

《圣惠》治小儿心脏气壅，烦热闷乱。龙胆丸方

龙胆去芦头　黄连去须。各一两　铅霜半两　牛黄一钱　铁粉一分。各细研

上件药捣，罗为末，都研令匀，以粟米饭和丸如绿豆大。不计时候，以薄荷蜜水下五丸。量儿大小以意加减。

《圣惠》治小儿心脏积热，烦躁恍惚。牛蒡粥方

牛蒡根汁一合　粳米一合

上以水一大盏煮粥，临熟投牛蒡汁搅匀，空腹温温食之。

《灵苑》小金箔丸　解大人、小儿心脏壅毒，咽喉不利，上壅口疮，夜卧不稳，心膈烦躁。化痰毒风涎，安魂定魄。治惊邪，镇心神；解室女骨蒸热劳方。

金箔五片　朱砂　琥珀　雄黄　硼砂　铅白霜各二钱　白龙脑　生犀末　天竺黄　寒水石煅过。各三钱　牛黄少许研

上十一味同入乳钵内，细研如粉，用粟米饮为丸如小豆大。每服五丸，用竹叶熟蜜水下。旧方云：大金箔丸治大人疾，小金箔丸治小儿疾，今亦互服。但小金箔丸正凉，大金箔丸小温而治风。

《婴孺》治小儿烦热。雷丸浴汤方

雷丸二十个　大黄四两　黄芩一两　丹参二两　苦参　石膏研。各三两

上以水二升，煮一升半。浴儿讫，粉粉之，勿厚衣，一宿复浴，避阴及目。一方只用石膏末半升，雷丸五两，以雪水六升煮二升，用帛染拭头体。

《万全方》治小儿烦热多惊。茯神散

茯神　人参　天竺黄研　钩藤各一分　牛黄半分，研入　郁金　甘草炙。各半两

上捣罗为末。每服半钱，煎竹叶汤调下。

《万全方》治小儿烦热惊悸。竹沥犀角饮子

竹沥二合　犀角不计多少

上件药将犀角于竹沥内磨，令浓。量儿大小分减服。

《四十八候》治伏热心烦，疏风顺气。槟榔散方

槟榔生　大黄蒸　青皮各一分　黑牵牛一钱，微炒　木香少许，炮

上为末。每服一钱，薄荷蜜水调下。

《庄氏家传》：初冬阳盛热壅，卧不稳，手脚心烦热。

川大黄　川升麻　白芍药等分

上为粗末。每服二钱，用竹茹水七分，同煎四分，去滓温服。三、两夜一服，冬至后一夜一服。

潮热第六

汉东王先生《家宝》：小儿发热，早晚两度者，谓之惊热，世呼为潮热。

汉东王先生《家宝》潮热病证：小儿潮热，盖因血气壅盛，五脏生热熏发于外，故令发热。大体与温壮相类，或夹伏热，或带宿寒。夹伏热者，大便黄而臭；带宿寒者，大便白而有酸气。皆缘脏腑不调，冷热之气俱盛，肠胃蕴积，是为温壮候也。其不至热盛者，宜进麦汤散三二服解之方见伤寒发斑门中，次下金莲散三二服退热方见夹惊伤寒门中，更须进七宝轻青丹三二服方见单伤寒门中。如依次用药不退，其热转盛，睡里多惊，宜进铁涎膏三二服此见本门。如用此药不退，是有惊积、食积，须当下之。依前法用水精丹一服利之方见夹食伤寒门中，至天明，有五色积毒，状如鱼涎黏滑之物下，即其验也。宜用人参散方见夹食伤寒门中、观音散调理方见胃气不和门中。如有余热未退，用轻青丹退之。

钱乙有潮热问难云：皇都徐氏子三岁，病潮热。每日西则发搐，身微热，而目微斜及露睛，四肢冷而喘，大便微黄。钱与李医同治。钱问李曰：病何搐也？李曰：有风。何身热微温？曰：四肢所作。何目斜睛露？曰：搐则目斜。何肢冷？曰：冷厥必内热。曰：何喘？曰：搐之甚也？曰：何以治之？曰：嚏惊丸鼻中灌之，必搐止。钱又问曰：既谓风病温壮，搐引目斜露睛，内热肢冷及搐甚而喘，并以何药治之？李曰：皆此药也。钱曰：不然。搐者肝实也，故令搐。日西身微热者，肺潮热用事，肺主身温，且热者为肺虚。所以目微斜露睛者，肝肺相胜也。肢冷者，脾虚也。肺若虚甚，母脾亦弱，木气乘脾，四肢即冷。治之当先用益黄散方见胃气不和门中、阿胶散方见喘咳上气门中，得脾虚证退后，以泻青丸方见惊热门中、导赤散方见实热门中、凉惊丸治之方见一切惊门中。后九日平愈。

《千金》治小儿潮热。蜀漆汤方

蜀漆　甘草炙　知母　龙骨　牡蛎各二两

上五味㕮咀，以水四升，煮取一升，去滓。一岁儿少少温服半合，日再。

《食疗》治大人及小儿潮热方。

鸡卵三个　白蜜一合上相和服之，立差。

《婴孺》治小儿惊啼发，积热潮作，惕惕为病，大便青黄赤白方。

牛黄八铢　牡蛎炒赤　雄黄各十铢　朱砂末五铢　巴豆二个，去皮，炒

上为末，炼蜜丸，杵千下。一月、五十日儿黍米大，先发时饮下三丸，日进二服。百日儿服胡豆大二丸，一二岁服麻子大二丸。服了令乳母抱卧炊斗米久，儿常睡，身轻汗出解，一服不解，再服之。若只伤乳不安，肠中有痰，乳溏微下如断鸡子、鸟屎、鼻涕，勿讶，便勿服药。

汉东王先生治婴孩小儿诸惊、夜啼、手足微动及潮热盛者。铁涎膏方

铁焰粉　白附子　辰砂各一钱　丁头大赭半两，生　脑麝各一字

上除脑、麝别研，余为细末，蒸枣子去核，烂拟为膏。每服婴孩半皂子大，三二岁一皂子大，金银薄荷汤化下。

《婴童宝鉴》治小儿惊热潮热。牛黄散方

牛黄一字　甘草炙，一钱　马于硝研　天竺黄研。各一分　麝香半字　朱砂二钱　郁金半两，浆水浸令透，焙干

上件为散。每服一字半钱，薄荷汤下。

《婴童宝鉴》：小儿潮热。钩藤饮子方

钩藤　大黄煨　甘草炙　芍药　干地黄各一两

上件粗筛为散。每服一大钱，水一小盏，煎至半盏，服之。

《聚宝方》钩藤散　治小儿风热、惊热、疳热、潮热。

钩藤一两　使君子　干蝎　白僵蚕直者。各七个　人参　白茯苓　甘草炙　红芍药　当归　天麻　川大黄各三分

上十一味为末。每服一大钱，竹叶少许，大豆二十一粒，同煎至七分，去滓温服，不计时候。

《张氏家传》退小儿潮热。

当归　芍药赤者　柴胡去芦　茯苓

上件等分为末。每服一钱，水半盏煎二分，通口服。

《庄氏家传》小儿潮热，四顺饮子入地骨皮煎。

《庄氏家传》镇心压惊，退潮热，治盗汗，杀疳蛔，疗腹大，医泻痢，安和五脏，益颜色，治疮疥，长肌肤。宜服龙麝青金丸方

脑麝一字　青黛　雄黄　朱砂　胡黄连　芦荟　腻粉各一分

上八味杵，研为末，猪胆蒸饼，为丸如绿豆大。晒干入瓷器内收之。凡用每服二丸至三丸。一切惊悸，体热，疮疥，薄荷汤下。一切疳气，泻痢蛔虫，米饮下。常服百病不生。

《孔氏家传》金箔麝香丸　退小儿潮热方。

郁金一两　皂角三枚　巴豆四十个

上件都拍破，用水三碗，同煎至水尽，只拣郁金切作片子，焙干为末，以面糊为丸如粟米大，以麝常熏之。每服五、七丸，米饮下。效。

《孔氏家传》治小儿寒邪时气、疮疹、变蒸、潮热、涎嗽、头痛。羌活散方

川羌活　白独活　柴胡　芎　人参　枳实去瓤，麸炒　白茯苓　甘草炙。各一两　前胡　桔梗　地骨皮　天麻酒浸，炙。各半两

上为末。每服一钱，水七分盏，入薄荷少许，同煎五分，去滓温服，不拘时候。

《赵氏家传》朱砂膏　治小儿惊风潮热，神志不宁，惊惕忪悸，夜卧不安，狂语惊啼。久服凉药过多，脾胃虚寒，阴极似阳，颊赤神昏，引饮烦躁，不进乳食。此药性温不冷，非与脑、麝寒药之比，常服大有所益，肥健孩儿。

朱砂　人参各二钱　蝎梢二十一个　白僵蚕酒浸，焙干　天仙子好酒少许炒熟。各一分　大天南星一个，先用酸齑汁洗去滑，火炮裂，先为细末，生姜汁和作饼子，火炙令黄色，凡如此三次

上为末，炼蜜为膏。每服皂儿大，薄荷汤下。

长沙医者丁时发传治小儿潮热。朱砂膏

朱砂　人参　茯苓　甘草炙。各一钱　蝎　轻粉各一分　大黄　天南星去皮，炮。各半钱　马牙硝一钱半　脑麝各少许　雄黄　郁金皂角半条揉，水煮干为度。各半两

上件为末，蜜为膏，皂子大。每服一粒，用荆芥煎汤化下。

长沙医者郑愈传秦艽散　治小儿潮热方。

秦艽　柴胡　大黄各一分

上件为末。每服半钱，水五分，入韭白三寸，同煎至三分，去滓温服，不

计时候。

长沙医者郑愈传小儿潮热方。

知母　贝母各一分半　牙硝　寒水石各一分　荷叶一两，水煮五、七沸，焙干

上件[1]为末。每服半钱，蜜水调下。

长沙医者郑愈传治惊风潮热，身体温壮等，兼治夜啼。天竺黄散方

天竺黄　郁金各二钱　甘草炙，三钱　朱砂　麝香各少许，别研　山栀子仁十个　干葛　全蝎炙　马牙硝各一分　僵蚕七个炒　蝉蜕三七个，洗，去尾、头、足

上件为末，入朱砂、麝香和匀、再匀。每服一字，薄荷蜜水调下。夜啼不止，灯心汤下。

积热第七

《玉诀》论积热者，因口不慎味，常餐黏食、腥膻、肥腻、冷滑、瓜果之物，已伤脾胃病也。胃腑虚微，结实难化，生疮瘕积，或胸胁之间，攻冲荣卫，呕逆气粗，眼涩，加渴，泄泻，两胁胀满。以汤散续，便宜疏宣，服千金丸。方见本门。

《形证论》四十八候心脏积热歌：

孩儿有积饶多渴，乳食都忘困难拨。
壮热泻食食不消，四肢逆冷吐时厥。
须知心脏积居中，取积于中方退热。
热退调和即有功，莫使结毒恐惊掣。

此病先取积，后调气。此小余热不妨。取虚中积，皂角膏。方见本门。

《灵苑》治小儿诸惊、积热，解痰毒。金砂丹方

光明砂　麒麟竭　没药　甘草炙。各一分　生白面　麝香各二钱

上件六味各研，杵为末，同合和匀，以软饭为丸如小豆大。每服临卧时用薄荷水化下一丸。如解食毒，用好茶下三丸，更用四。量小儿年数大小，临时加减。

太医局妙香丸　取小儿积热方。

辰砂飞研，九两　牛黄　腻粉　脑麝四味并研。各三分　金箔九十箔，研　巴豆三百一十五粒，去皮心膜，炒熟，研如面油

上合研匀，炼黄蜡六两，入白沙蜜三分，同炼令匀为丸，每两作三十丸。解五毒，治潮热、积热等疾。如治潮热积热、伤寒结胸、发黄狂走，躁热口干面赤，大小便不通，煎大黄炙甘草汤下一丸。毒利下血，煎黄连调腻粉少许下。如患酒毒、食毒、茶毒，气痰伏痞吐逆等，并用腻粉龙脑米饮下。中毒吐血，闷乱烦躁欲死者，用生人血下，立愈。小儿百病惊痫，急慢惊，风涎搐搦，龙脑腻粉蜜汤下绿豆大二丸。诸积食积热，颊赤烦躁，睡卧不宁，惊哭泻痢，并用金银薄荷汤下。更量岁数加减。如大人及妇人，因病伤寒时疾，阴阳气交结，伏毒气胃中，喘躁、眼赤，胡发不定，再经日数七八日以上，至半月日未安，医所不明证候，脉息交乱者，可服一丸，或分作三丸亦得。并用龙脑腻粉米饮调半盏以来下此药，一服取转，下一切恶毒涎并药丸。泻下[2]如要却收，水洗净，以油单子裹埋入地中，五日取出，可再与大人、小儿依法服一丸，救三人即不堪使。如要药速行，即用针札一眼子，冷水浸少时服之，即效更速。

太医局天竺饮子　治大人、小儿脏腑积热，烦躁多渴，舌颊生疮，咽喉肿痛，面热口干，目赤鼻衄，丹瘤结核，痈疮肿痛。又治伏暑躁热，疮疹余毒及大便下血，小便赤涩方。

---

[1] 件：原作“每”。据文义改。
[2] 下：原作“不”。据文义改。

甘草锉，煨，二十斤　大栀子去皮，炒　连翘各四十两　栝楼根十斤　雄黄飞，研，五两　郁金用皂角水煮，切作片子，焙干，秤二十两

上为细末。每服一大钱，食后临卧，用新水调服。小儿半钱，临时更量儿大小，以意加减服。

钱乙桃枝丸　疏取积热及结胸，又名桃符丸方。

巴豆霜　川大黄末　黄柏末各一钱一字　轻粉　硇砂各半钱

上为细末，面糊丸粟米大。煎桃枝汤下，一晬五七丸，五、七岁二三十丸，桃符汤下亦得；未晬三二丸，临卧。

《玉诀》千金丸　取积热方。

生大黄　滑石研　皂角炙　巴豆去壳，出油尽

上等分为末，面糊丸如粟米大。每服五丸十丸，茶汤下。

《玉诀》治小儿惊风积热。镇心定魄，安魂去风方。

牛黄　脑子　铅白霜各三钱　朱砂　川甜硝各一钱

上件药一处研如膏。薄荷温水下一字，二岁以下半字。风搐搦，研犀角温水下。

《四十八候》治小儿心脏积热。皂角膏方

硇砂飞过　粉霜各一钱　轻粉　白丁香各半钱　乳香二钱　巴豆十五粒，去油

上用枣肉丸如梧桐子大。量儿大小加减，临卧皂角煎汤下。

《四十八候》皂角膏取积热后，服调胃散方

人参三钱　白术二钱半　甘草炙　白茯苓　罂粟子各一钱　白附子半分　藿香　丁香各半钱

上末，紫苏汤下半钱、一钱。

《刘氏家传》李琬防风散　治小儿五脏积热，惊风，头面赤热，口舌生疮，好饮冷，宜服之。

防风去芦头　甘草炙黄　柴胡去苗　连翘　山栀子

上件等分，杵为粗末。每服一钱，水五分，煎三分，去滓温服。一岁儿一服，可分四次；三岁儿可作两服饮之。大小量力加减。

《张氏家传》威灵仙丸　治小儿积热方。

威灵仙　大黄　当归　甘草炙　芍药

上为细末，炼蜜丸如弹子大。每服一粒，食后与服。

《庄氏家传》治小儿积热。五金丸一名五毒丸方。

雄黄一分　郁金一钱　巴豆和壳秤一钱，去壳并心膜，十重纸压去油，用霜

上为末，醋糊为丸如绿豆大。每服一丸，柏枝汤下，午中、一更各一服。治小儿积热，毒生丹疮，并吐血下血等热毒之疾。治药毒、气毒、阳毒、阴毒、食毒，薄荷酒或姜蜜汤下。如中药毒，以伏龙肝为末，水调下。治腹胀气急，大小便不通，痰喘咽疼，腮肿腮高，卒中不语，大消痰毒。

《庄氏家传》治小儿积热诸疾，初冬孩子壅热涎嗽，宜服此药。名为蝉壳丸

蝉壳　麝香　天南星各半分　朱砂二分　蝎一个，首足全

上件为末，烂饭和丸粟米大。一服五、七丸，熟水吞下。

《庄氏家传》退小儿积热。越桃饮子方

山栀子　甘草炙　大黄　红芍药各一分　连翘　黄芩各半分

上件六味一处为末。每服半钱至一钱，用蜜汤调下，大退积热。

《庄氏家传》涎寿膏　疗小儿心脏积热，大人、小儿口疮方。

白羯　羊胆一只，腊日者，或腊月者皆可　马牙硝半两　朱砂一分

上细研，盛于胆内，当风悬之，候过清明可开。再研极细，入脑、麝少许，生蜜和为膏子，以瓷器中盛。量儿大小加减。干服如紫雪法。

《庄氏家传》治小儿上膈积热。化涎、利胸膈，治咽喉方。

硼砂　铅霜　牙硝　甘草以猪胆四个，去火二醮汁炙尽为度。各一两　龙脑少许

上先将四味研细，后将甘草别捣为末，拌匀。每服一字，以新水调下。

《赵氏家传》春疏下积热，切忌用元子药，徒损胃气，积热不行方。

锦纹大黄生，切碎，煨，一分　甘草一寸许，炙，切碎　不蛀肥皂角一寸许，不用切

上件三味用水一平碗，同煎至半碗以下，去滓。临卧带热服，次日取下热气。更看大便，黑色即一年无病，如不动，即别作一料，加生姜、制厚朴二钱，切碎同煎，须天气晴明服。十五岁以上可作一服，小儿量度与之。

《吉氏家传》治积热。金露散方

郁金一个，水煮五次，焙　天竺黄　大黄蒸三次，切　干地黄　牙硝各一分　甘草半两，炙

上件细末，每服半钱，浆水调下。

实热第八

钱乙附方：凡小儿实热，疏转后如无虚证，不可妄温补，热必随生。

姚和众治小儿脑热，常闭目方。

上用大黄一分，粗锉，以水三合浸一宿，一岁儿每日与半合服，余者涂顶。

日华子治小儿热发。

上煎郁李仁，作汤浴之。

《圣惠》碧雪煎　治心神烦热，时行温病。生癫痫，疗热毒风，压丹石，解百毒，去头疼、赤眼、口疮、酒黄。大人小儿一切热病，悉能治之方。

大青　竹茹　子芩　甘草生用　枳壳去瓤　地骨皮　龙胆去芦头　元参各二两　吴蓝叶　麦门冬去心　犀角屑　赤茯苓　川升麻　羚羊角屑各二两

以上并细锉，以水二斗，煮至一斗，去滓澄清。

龙齿　牛黄各细研，二两　麝香一两，细研　青黛五两，细研　川朴硝七斤，炼好者

上件煎了药汁入于锅内，下朴硝以慢火煎，不住手搅，稀稠得所，入研了龙齿、牛黄、麝香、青黛等，搅令匀，入瓷器中收。每有患者，以冷水调下半匙，量大小加减服之。

太医局八正散　治大人、小儿心经邪热，一切蕴毒，咽干口燥，大渴引饮，心忪面热，烦躁不宁，目赤睛疼，唇焦鼻衄，口舌生疮，咽喉肿痛。又治小便赤涩，或癃闭不通及热淋、血淋，并宜服之。

瞿麦　木通各锉　滑石　萹蓄　车前子　山栀子仁　甘草炙　大黄锉，面裹煨，去面切，焙。各一斤

上为散。每服二钱，水一盏，入灯心煎至七分，去滓温服，食后临卧。小儿量力少少与之。

太医局金屑辰砂膏　治小儿心经邪热，颊赤多渴，睡卧不宁，谵语狂妄，痰涎不利，精神恍惚；及大人痰热蕴积，心膈烦躁，咽喉肿痛，口舌生疮方。

辰砂研，水飞，三两　人参去芦头，一两　甘草炙，锉，二两　蛤粉水飞，八两　生龙脑二钱，研　金箔三十片，为衣　铁粉研　马牙硝枯，研。各半两

上为细末，炼蜜搜和。每一两半作二十丸，捏扁，用金箔为衣。每服半皂子大，大人一丸分作两服，并用薄荷汤化下，食后临卧服。

《养生必用》知母柴胡汤　治大人、小儿实热，赤眼口疮，伤寒后烦渴手足热方。

知母　柴胡去苗　茯苓　茯神　甘草炙　人参等分

上为末。每服二钱，水一盏，煎至七分，去滓。食后温服，日二三。

茅先生治小儿实热。牛黄丸方

雄黄四钱，别研　轻粉二钱　朱砂一钱，别研　全蝎二十八个，去尾丁　脑麝随意入用　川巴豆二十个，去皮心膜，并华水浸一宿，烂研，不去油

上件一处为末，用软饭为丸〇此大。每服七丸、十四丸，量儿大小，五更初用薄荷姜枣煎汤下。天明即通三五行，用匀气散补。方见胃气不和门。此药常服三二丸，大假退热。

茅先生治小儿诸热。天竺黄散方

天竺黄　川郁金用皂角水煮干　茯苓去皮　麦门冬子各半两　蝉蜕去足　蝎去土　白僵蚕各十四个　甘草一两，炙　朱砂一分　脑麝随意所入

上件各净洗，研、罗为末。每服半钱、一钱，用蜜熟水调下。

茅先生治小儿潮热、实热。三解牛黄散方

白僵蚕　全蝎去土，炙　防风　白附子　川黄芩　桔梗　川大黄　甘草炙　白茯苓　人参　川郁金用皂角水煮干

上前件各等分为末，各净洗，研为末。每服半钱、一钱，用薄荷蜜熟水调下。

《婴孺》治小儿体有热，热实黄瘦，大便涩，食进少，兼惊。不可常服，宜消热。大黄丸方

大黄十分　柴胡　升麻　杏仁　芍药各四分　枳实三分，炙　黄芩　知母　栀子仁各五分　钩藤皮二分，炙　寒水石　细辛一分

上为末，蜜丸大豆大。白饮下，三岁十五丸，常取通为度。

《婴孺》治少小服汤丸，得大吐利后，身壮热，精彩慢或微汗出，内有结热。大青汤方

大青三分　大黄　甘草　麻黄去节。各二分

上切，以水二升煮麻黄，去沫，下药煮一升，为四服。日进三服，夜一服。

《婴孺》治小儿生四十日，服药下后，身壮热如火，状如伤寒，头面丹肿，腹满，此内有伏热。龙胆汤方

龙胆　葵子　葳蕤　大青　柴胡各一分　茯苓　甘草各二分

上以水二升，煮八合，为五服。日进三服，夜一服。

钱乙治小儿心气实，则气上下行涩，合卧则气不得通，故喜仰卧，则气上下通直。泻心汤方

上用黄连一两去须，为细末。每服一字至半钱，临卧温水调下。钱乙治小儿心热，视其睡，口中气温，或合面睡，反上窜咬牙，皆心热也。心气热则心胸亦热，欲言不能而有就冷之意，故合面卧。宜导赤散方

生干地黄焙，秤　木通　甘草炙。各等分

上同为末。每服三钱，水一盏，入竹叶同煎至五分，食后温服。一本不用

甘草，用黄芩。

钱乙治小儿肺热，手掐眉目鼻面。甘桔汤方

甘草炒，二两　桔梗米泔水浸一宿，焙热，用一两

上为细末。每服二大钱，水一盏，入阿胶半片炮过，煎至五分，食后温服。

钱乙三黄丸　治诸热方。

黄芩半两，去心　大黄去支，湿纸裹煨　黄连去须。各一分

上同为细末，面糊丸绿豆大，或麻子大。每服五六丸至十五丸、二十丸，食后米饮送下。《圣惠》上同，每服只五丸。

钱乙附方　治小儿蓄热在中，身热狂躁，昏迷不食。

大栀子仁七个，捶研　豆豉半两

上共用水三盏，煎至二盏，看多少服之，无时。或吐或不吐，立效。

钱乙附方白虎汤　解暑毒，烦躁、身热、痰盛、头痛、口燥大渴。

知母焙干，秤一两半　甘草半两，锉碎　石膏四两　白粳米八钱

上同为粗末。每服三钱，水一盏，煎至八分，食后温冷随意服。气虚人加人参少许同煎。

张涣清肌散　治小儿初春不问有病无病，但宜服疏解积热方。

当归　川大黄微炮，锉　人参去芦头。各一两　芍药　甘草炙　犀角各半两末

上件捣，罗为细末。每服一钱，水一盏，入生姜三片，竹叶二片，同煎至五分，去滓，放温乳食后服。量儿大小加减。

《刘氏家传》凉药　小儿大人皆可服方。

甘草炙　黄芪　防风　越桃仁山栀是。等分

上末之。每服一大钱，水一盏，煎七分，量大小加减服。

《刘氏家传》治热竹茹饮方

人参　白术微炒　茯苓　干葛　麻黄去根节，酒浸，熬。各等分　甘草减半，半生用，半熟用　麦门冬去心，如甘草炙

上末之。量大小每服半钱、一钱、二钱。竹茹多于药，水半盏，同煎至四分。如小儿未能饮，可与乳母吃，只作锉散佳。如不甚热，则不用麦门冬。

《张氏家传》治大人、小儿心脏实热。牛黄散方

甘草二两，炙　郁金一两，炮　马牙硝半两　朱砂二钱

上件捣，罗为细末，滚拌令匀。每服一钱或半钱，临卧时新汲水调下。

《张氏家传》朱砂散　治小儿实热方。

大黄三钱，半炒半生　防风　甘草炙。各二钱

上为末，外研入硼砂半钱，再令匀。如大故热，小便赤，大便涩。每服半钱一字，一字入朱砂末子，大小加减，薄荷汤调下，服了并不得吃一物，令睡，食后服。

《庄氏家传》治小儿心脏热。牛黄膏方

牛黄　脑麝各少许　马牙硝　甘草炙　雄黄浆水煮。各半两　川大黄　郁金各一两，并浆水煮

上件八味，内三味用浆水一升煮至三分之二，出晒干，入余药一处研如面，炼蜜为丸，丸如绿豆大。每服三丸，新水磨下，量儿小大与之。

《孔氏家传》治小儿热，只吃调胃承气汤极妙。李合使家只用此药。才有热，量虚实与之，胜如与他药，最效。方见伤寒卷中。

《王氏手集》心脏实热，安魂定魄。

紫霜散子

朱砂一两半　铁粉半两　铅白霜　天竺黄　甘草炙　人参　使君子各一钱　脑子半钱，研入

上为末，以瓷器盛。每服半钱，蜜水调下。

《吉氏家传》治诸热金花散方

人参　茯苓　朱砂各一钱　白附子　大黄炒。各一分　蝉蜕五个　蝎二个　甘草半两　僵蚕七个　郁金半两，皂角水一碗，煮干为度

上件为末。小儿风热、疳热、膈热、赤眼口疮用三服，荆芥薄荷汤调下，米饮亦得。如不思食，以人参汤下。惊热，金银薄荷汤下。

《吉氏家传》金华散　退小儿一切风、实热、潮热方。

郁金皂角水煮　天竺黄各一钱　牙硝煅　甘草炒。各一钱　朱砂一钱半

上为细末。每服半钱或一字，薄荷蜜水调下。

极热第九

《千金翼》七水凌　主大热及金石发动，金石凌不利；及小儿发热者服之方。

朴硝　卤咸如凌者。各五斤　芒硝三斤，如雪者　滑石一斤半　玉泉石　石膏　凝水石如雪者。各一斤

上七味各别捣，粗筛。

冻凌水　寒泉水各五升　霜水　雪水　雨水各一升　露水　东流水各五升半

上七味澄令清，铜器中内上件七味散，极微火煎取七升，一宿澄清，内瓷坩中，净处贮之。以重帛系口一百二十日，皆如冻凌状，成如白石英，有八棱成就，或大如筋，有长一尺者，名曰七水凌。有人服金石发热者，以井华水和五分，分服之。一服极热即定。伤寒发热一刀圭；小儿发热与麻子许。不可多用，神验。买药不得争价，皆上好者合药，以腊月腊日为上。合时以清净处，先斋七日，不履秽污、丧孝、产妇之家及不得令鸡犬六畜，产妇、六根不全具及多口饶言人见之。不信敬人，勿与服之。服药得热退之后七日，乃慎酒肉五辛，勿复喜恶口刑罚。仍七日斋戒，持心清净。

《千金翼》紫雪　主脚气毒遍内外，烦热、口生疮，狂叫走及解诸石草热药毒发，卒热黄等，瘴疫毒最良方。通治老小热毒。

金一斤　寒水石　石膏　磁石各三斤，并碎

上四味，以水一石，煮取四斗，去滓，内后药。

升麻一升　元参一升　羚羊角屑　青木香　犀角屑　沉香各五两　丁香四两　甘草八两，炙

上八味㕮咀，于汁中煮一斗，去滓；内硝石四升，朴硝精者四升，于汁中煎取七升。投木器中，朱砂粉三两，麝香粉半两，搅令相得，寒之二日，成于霜雪紫色。强人服三分，分服之。当利热毒，老小以意增减。用之一剂，可十年用之。

《千金翼》元霜　主热风、热气、热瘴、热癥，恶疮，毒内入攻心，热闷，服诸石药发动；天行时气、温疫，热入腑脏，变成黄胆；蛇螯、虎啮、狐狼毒所咬，毒气入腹内攻，心热。须利病出，用水三四合，和一小两，搅令消，服之两次久，当快利两行即差。小儿热病，服枣许大，即差方。

金五十两　磁石三斤，碎　石膏五斤，

碎　寒水石六斤，研如粉

上四味以两斛[1]水煮取六斗，澄清。

升麻　元参各一斤　羚羊角八两　犀角　青木香各四两　沉香五两

上六味，细切，内上件汁中，煮取二斗，澄清。

朴硝末　芒硝各六升　麝香一两，后入

上三味内汁中渍一宿，澄取清，铜器中微微火煎，取一斗二升，以匙抄看凝即成，下经一宿，当凝为雪巴黑耳。若犹湿者，安布上日干之。其下水更煎，水凝即可停之。如初毕，密器贮之。此药无毒。又主毒风、脚气、热闷赤热肿、身上热疮，水渍少许，绵贴取，点上即差。频与两服。病膈上热，食后服；膈下热，空腹服之。卒热淋，大小便不通，服一、两丸。有患热者，皆宜服之。

痰涎第十

《圣惠》：夫小儿多涎者，是风热壅结，在于脾脏，积聚成涎也。若涎多即乳食不下，涎沫结实而生壮热也。

钱乙论热不可下云：朱监簿子五岁，夜发热，晓即如故。众医有作伤寒者，有作热治者，以凉药解之不愈。其候多涎而喜睡，他医以铁粉丸下涎，其病益甚，至五日大引饮。钱氏曰：不可下之。乃取白术散方见胃气不和门中，末一两，煎药汁三升，使任其意取足服。朱生曰：饮多不作泻否？钱曰：无生水不[2]能作泻，纵泻不足怪也，但不可下耳。朱生曰：先治何病？钱曰：止泻、治痰、退热、清神皆此药也。至晚服尽，钱看之曰：更可服三升。又煎白术散三升，服尽得稍愈。第三日又服白术散三升，其子不渴无涎，又投阿胶散二服而安。阿胶散方见喘嗽上气门中。

钱乙附方：治小儿惊风，痰热坚癖，能不用水银、轻粉甚便。如不得已用之，仅去疾即止。盖肠胃易伤，亦损口齿。

《五关贯真珠囊》：小儿疾饮，喉水食停积胸膈，结聚成痰。痰多则乳食不下，吐涎壮热，热不止即发惊痫。

《图经》云：薄荷治小儿风涎，为要切之药。

《仙人水鉴》青虚丸　治阳实涎盛，膈不利，小儿惊风涎盛；伏一切暑毒，镇心祛邪，定恍惚方。

没药　青黛　铅白霜　连珠紫甘遂微炒　腻粉各三钱　生龙脑二钱　水银半两，黑铅半两，如常法结成砂子。每用三皂子大

上七味，合研匀，水煮薄糊为丸如梧桐子大。每服一丸至二丸。热极，以麦门冬、龙脑冷热水化下，大燥，生揉薄荷自然汁，入龙脑化下；伏一切暑毒，新汲水入龙脑化下；小儿惊风，金银薄荷冷汤，入龙脑化下一丸。

《圣惠》治小儿脾风多涎，心胸壅闷，不下乳食，昏昏多睡。铅霜散方

铅霜　牛黄　龙脑各细研　半夏汤浸七遍去滑。各半分　白附子炮裂　马牙硝　防风去芦头　朱砂　天竺黄各细研　犀角屑　细辛　黄芩　甘草炙微赤，锉。各五分

上件药捣，细罗为散，入研了药令匀。不计时候，用姜蜜温水调下一字。更量儿大小以意加减。

《圣惠》治小儿脾肺风热，膈上多涎，心神昏闷，少欲乳食。防风散方

---

[1] 斛：原作“解”。据文义改。

[2] 不：原作“下”。据《小儿药证直诀》卷中改。

防风　人参各去芦头　羚羊角屑　甘草炙微赤，锉　枳壳麸炒微黄，去瓤　黄芩各一分　半夏半分，汤洗七遍，去滑

上件药捣，粗为散。每服一钱，以水一小盏，入生姜少许，煎至五分，去滓。不计时候，量儿大小加减温服。

《圣惠》治小儿心脾壅热多涎。牛蒡子散方

牛蒡子　栀子仁　甘草微炙赤，锉　川硝　郁金各半两　枳壳一分，麸炒微黄，去瓤

上件药捣，细罗为散。入龙脑半钱，同研令匀。不计时候，用薄荷水调下半钱。量儿大小加减服之。

《圣惠》治小儿脾热，乳食不下，胸膈多涎。半夏丸方

半夏半分，生姜汤洗七遍，去滑　皂角子仁半两

上件药捣，罗为末，用生姜汁和丸如麻子大。不计时候，以温水下三丸。随儿大小，以意加减。

《圣惠》又方

上取东行牛口中沫，涂于儿口内效。

《圣惠》又方

上取白羊粪少许，入水研取汁，涂儿口中效。

《圣惠》又方

上取鹿角末，炒令焦，更研令细，以清粥饮调下一字。

《圣惠》又方

上取牛噍草绞取汁，少少与服之。

《博济方》治上焦风壅，化痰涎，利胸膈，逐风秘。白龙丹

雷丸末二钱　甘遂末三钱　龙脑少许　牵牛一两，杵取末六钱，不用再罗者　粉霜　轻粉各四钱，入白面少许，三味同研令匀细，滴水和作饼子，于慢火煨令熟，放冷再研令细

上件同为细末，研令匀，入青州枣煮熟，取肉和为丸如绿豆大。每服五、七丸，温浆水下。如一切风痫惊搐涎滞，并以浆水下七丸及至十丸。如小儿痰热及渴不止，头疼，但频少与服，自然消痰。大人风气壅盛，上焦不利，最宜服此。更在临时酌其加减。

太医局水银扁丸子　治小儿惊风壮热，涎盛喘粗，或发搐搦，目睛上视，及因乳哺不节，胸满呕逆，精神迷闷，发痫瘛疭，并宜服之。

水银　黑铅同与水银结砂子　巴豆去皮心，酸醋煮令黄。各一两　腻粉　干蝎全者　铅白霜　青黛　百草霜　牛黄四味研。各一分　香墨烧淬，三钱　黄明胶炙令黄燥，一钱三字

上为细末，入研药匀。以陈粟米饭为丸如绿豆大，捏扁。每一岁儿服一丸，二岁服二丸，三岁服三丸，四岁以上服四丸，用干柿汤下，薄荷汤亦得。更量虚实加减服，利下青黏滑涎为度，乳食后服此药，不得化破。

太医局比金丸　治小儿惊风体热，喘粗涎嗽，心忪颊赤，大小便不利，夜卧不稳方。

腻粉研　滑石各十五两　青黛研，二两半　天南星炮，十二两半　巴豆去皮取霜，七百个

上为细末，以面糊为丸如麻子大。每服一岁一丸，薄荷温水下。如急惊风，头热足冷，口噤面青，筋脉抽掣，上膈顽涎，疾状甚者，加一两丸，煎桃符汤下。疏利下蕴毒热涎，立便安愈。小儿疮疹后余毒不解，尤宜与服，食后。

太医局灵砂归命丹　治小儿蕴积邪热，潮热不除，颊赤口干，心膈烦躁，痰涎不利，睡卧不安。或发惊痫，涎潮搐搦；又疗积滞不消，下利多日，腹中

疞痛，烦渴呕哕，服药调和不能愈者，并可服之。

上以妙香丸一丸，分作五十丸。每服二丸，金银薄荷汤下，更量岁数加减。如惊痫搐搦，龙脑腻粉蜜汤下。欲服此药先效尤速，以冷水浸少时服之。妙香丸方见积热门。

《谭氏殊圣》治小儿惊悸心忪，化涎痰，利胸膈烦热，止咳嗽。金珠丸方

天南星炮　白矾焙　半夏汤浸七遍　朱砂研细。各半两　人参　干山药各一钱　腻粉二钱　金箔十片

上为细末，薄荷汁同水打糊为丸如绿豆大，金箔为衣。每服一丸，食后生姜汤下，量力服。

钱乙褊银丸　治风涎膈实，上热及乳不消，腹胀喘粗等方。

巴豆去皮心、油膜，研细　水银各半两　黑铅二钱半，同水银结砂子　麝香半钱，别研　好墨八钱，研

上将巴豆末并墨再研匀，和入砂子、麝香，陈米粥和丸如绿豆大，捏扁。一岁一丸，二三岁二三丸，五岁以上五六丸，煎薄荷汤放冷送下，不得化破。更量虚实增减，并食后。

钱乙三圣丸　化痰涎，宽膈，消乳癖，化惊风，食痫诸疳。小儿一岁以里，常服极妙方。

小青丸

青黛一分　牵牛末三分　腻粉一钱

并研匀，面糊丸，黍米大。

小红丸

天南星末一两，生　朱砂半两，研　巴豆一钱，取霜

并研匀，姜汁面糊丸，黍米大。

小黄丸

半夏生，末，一分　巴豆霜，一字匕　黄柏末半字匕

并研匀，姜汁面糊丸，黍米大。

以上百日者各一丸；一晬者各二丸，随乳下。

钱乙铁粉丸　治涎盛潮搐吐逆方。

水银砂子二分　朱砂　铁粉各一分　轻粉二钱　天南星炮裂，去皮脐，取末一分

上同研水银星尽为度，姜汁面糊丸粟米大。煎生姜汤下十丸至十五丸，二、三十丸，无时。

钱乙银液丸　治惊热，膈实呕吐，上盛涎热。

水银半两　天南星二钱，炮　白附子一钱，炮

上为末，用石脑油为膏。每服一皂皂子大，薄荷汤化下。

长沙医者郑愈传小儿利膈下涎，去心胸噎塞不止，并咳嗽。神白丸方

天南星　半夏汤洗七遍，各半两　白僵蚕　白矾生用。各七分

上件为末，用杏仁七个去皮尖，巴豆一粒，同研匀，再用去皮生姜汁为丸如梧桐子大，阴干。每服五丸，暴嗽生姜汤吞下；久嗽嚼胡桃肉、黄蜡各少许吞下。

卷第二十

虚热蒸疸　凡九门

虚热第一

钱乙论肺虚热云：唇深红色，治之散肺虚热，少服泻白散。方见喘咳上气门中。

钱乙论虚实热证云：朱监簿子五岁，忽发热。医曰：此心热也。腮赤而唇红，烦躁引饮，遂用牛黄丸三服，以一物泻心汤下之。来日不愈，反加无力而不能食，又下之，便利黄沫。钱曰：心经虚而有留热在内，必被凉药下之，致此虚劳之病也。钱先用白术散生胃中津方见胃气不和门，后以生犀散治之。方见本门。朱曰：大便黄沫如何？曰胃气正即泻自止，此虚热也。朱曰：医用泻心汤何如？钱曰：泻心汤者，黄连性寒，多服则利，能寒脾胃也。坐久众医至，曰实热。钱曰虚热。若实热何以泻心汤下之不安而又加面黄颊赤，五心烦躁，不食而引饮？医曰：既虚热何大便黄沫？钱笑曰：便黄沫者，服泻心汤多故也。钱后与胡黄连丸治愈。方见病后虚羸门中。

《养生必用》治风劳气冷百疾，薯蓣丸。并治风弦、背拘倦，胸满短气，羸瘦饮食少，小儿泄利多汗发热方。

薯蓣三两　当归　桂去皮　大黄豆卷炒　熟干地黄　神曲各一两　干姜三钱　白蔹二钱　甘草炙，二两八钱　人参　阿胶炒令白。各七钱　芎　白芍药　白术　麦门冬去心，焙　杏仁去皮尖，麸炒黄　防风去芦。各六钱　柴胡去苗　桔梗　白茯苓各半两

上为细末，炼蜜丸弹子大。浓煎枣汤，空心嚼一丸，日午每服。有热人即丸如桐子大，空心、日午米饮下二十丸，止于三十丸。

钱乙秦艽散　治潮热减食蒸瘦方。

秦艽去头，切焙　甘草炙。各一两　干薄荷叶半两，勿焙

上为粗末。每服一二钱，水一中盏，煎至八分，食后温服。

钱乙治面黄颊赤身壮热。补心安神丸方

麦门冬去心，焙　马牙硝　白茯苓　干山药　寒水石研　甘草各半两　朱砂一两，研　龙脑一字，研

上末之，炼蜜丸鸡头大。每服半丸，沙糖水化下，无时。

钱乙生犀散　治目淡红，心虚热方。

生犀二钱，错取末　地骨皮自采佳　赤芍药　柴胡根　干葛锉。各一两　甘草炙，半两

上为粗末，每服一二钱。水一盏，煎至七分温服。食后。

钱乙地骨皮散　治虚热潮作，亦治伤寒壮热及余热方。

地骨皮自采佳　知母　银州柴胡去芦　甘草炙　半夏汤洗七次，切，焙　人参切去顶，焙　赤茯苓各等分

上为细末。每服二钱，姜五片，水一盏，煎至八分，食后温服。量大小儿加减。

张涣秦艽散　治肌热病方。

秦艽一两　川大黄锉碎，微炒　黄芪　赤小豆　糯米各半两

上件捣，罗为细末。每服一钱，水一盏，煎至五分，去滓温服。食后。

《庄氏家传》人参犀角散　治小儿荣卫不和，上焦虚热，因积变为肌热，肌热不已，变为疳劳，夜汗颊赤，多嗽不止方。

人参　茯苓　白术各半两　犀角　柴胡去苗　鳖甲醋炙　甘草炙　半夏姜制。各一分

上八味为末，姜枣煎。每服半钱，水半盏，煎至三分，滤滓温服。食后。

《庄氏家传》初秋虚热惊悸方。

藿香　土瓜根各二两　甘草一两，炮　草豆蔻半两

上为粗末。每服一钱，水五分，煎至三分，温服。

《庄氏家传》治小儿因患体虚，时复发热，不思饮食，或多惊悸。壮气补虚，黄芪丸方

黄芪薄切，用蜜炒黄色　人参　柴胡去苗，净洗　干薯蓣　赤茯苓各半两　黄芩小紧者　生犀末各一分

上件细锉、焙燥，捣为末，炼蜜为丸如大樱桃大。麦门冬熟水磨下。

《庄氏家传》治小儿虚热烦渴；又疗因吐泻、烦渴不止及疏转后并宜服之。人参散方

人参五两　茯苓八两三钱　甘草一两，煨　桔梗　干葛锉　生犀各半两

上为末。每服一大钱，水一中盏，入灯心五茎，同煎至六分，放温，不计时候。烦渴者入新竹叶。

《孔氏家传》治童男、室女潮发虚热，烦躁羸瘦方。

柴胡　地骨皮各半两　甘草炙　细辛各一分

上为末，二钱，水一盏，煎七分，温服。

《孔氏家传》桃奴丸　治心虚有热，恍惚不常，言语错乱，尸注客忤，魇梦不祥，小儿惊痫，并宜服方。

桃枭七枚，别为末。桃不成实，各在枝上者　桃仁十四枚，去皮尖　安息香以无灰酒酌多少研、飞，去砂石，银器中慢火熬成膏，磁合贮之　雄黄用桃叶煮，研、飞取。各三分　辰砂　生玳瑁各一两　琥珀别研　黑犀石上水磨，澄去水取。各半两　牛黄　脑麝各一分，别研

上为细末，和入煎膏，丸如鸡头大，密器封闭，净室安置。煎人参汤磨下一丸，食后服。病去止药，未知加丸数。

《孔氏家传》童男、室女肌瘦潮热方。

上用青蒿焙干为末，每服三钱。甘草一寸，乌梅一个，小麦五十粒，河水一盏，煎七分温服。

骨热第二 *病初则骨热，病剧则骨蒸*

《圣惠》论：凡小儿一岁至十岁，衣絮皆不得着新绵，又不得冬天以火烘炙衣服与着，亦令儿体热。勿食桃杏，令儿体热。因伤寒病后，未满百日，勿食羊肉、狗肉，令儿体热，或作骨蒸也。

《仙人水鉴》小儿患骨热劳，渐渐瘦弱，不能食，宜服此方。号神明丸子

鼓子花　雄黄　紫石英　远志各二分　槟榔一枚，生　桃仁去皮尖　光明砂各一分。研　金箔一片

上八味同研令细，以蟾酥为丸如麻子大。每日米饮下一丸。忌果子。

《博济方》治小儿骨热，晚后多发热，面赤、五心烦，四肢无力，饮食减少，夜多盗汗，面色痿黄。犀角散

犀角镑末　柴胡去芦头　枳壳麸炒去瓤　麦门冬去心　茯苓去皮　芍药　大黄　桑白皮　黄芪　人参各一分　鳖甲一个，九肋者，醋炙令黄

上件一十一味，同为细末。每服半钱，用桃仁七个，浆水煮麦门冬一十九个，去心；与桃仁同研令细，入水一盏，与药同煎至六分，去滓温服。早食后、临卧各一服。亦治大人盗汗。

《圣惠》治小儿骨热、瘦瘁，心神烦躁，不得睡卧。胡黄连散方

胡黄连　知母　地骨皮　黄芩　栀子仁　川升麻　犀角屑　甘草炙微黄，锉　杏仁汤浸去皮尖、双仁，麸炒微黄。各一分　柴胡　鳖甲涂醋炙令黄，去裙襕。各半两

上件药捣，粗罗为散。每服一钱，以水一小盏，煎至五分，去滓，不计时候温服。量儿大小分减服之。

《圣惠》治小儿自小伤抱，脚胫纤细无力，行立不得，或骨热疳瘦。柴胡饮子方

柴胡去苗　桃嫩枝锉。各三分　甘草一分，微炙　知母　桔梗去芦头　枳壳麸炒微黄，去瓤　元参　川升麻　鳖甲涂醋炙令黄，去裙襕。各半两

上件药细锉和匀。每取一分，以水一中盏，煎至六分，去滓，不计时候，分为三服。更量儿大小以意加减。

《圣惠》治小儿骨热口干，烦闷不欲食饮，四肢羸瘦。知母饮子方

知母　川大黄锉碎，微炒　常山　犀角屑　枳壳麸炒微黄，去瓤　龙胆去芦头　鳖甲涂醋、炙令黄，去裙襕。各半两　甘草一分，炙微赤，锉　柴胡三分，去苗

上件药细锉和匀。每取一分，以水一中盏，煎至六分，去滓，分为三服。或吐泻三两行便安。更量儿大小，临时以意加减服之。

《圣惠》治小儿骨热，黄瘦不食，多卧。胡蜣螂散方

胡蜣螂两枚，去翅足，微炒　赤芍药　川大黄锉碎，微炒　赤茯苓　枳壳麸炒微黄，去瓤　紫菀洗去苗土　甘草炙赤，锉　人参去芦头　蛇黄　牛黄并细研。以上各一分　柴胡半两　熊胆细研　生姜切、烧灰。各半分　麝香一钱，细研　鳖甲一分，涂醋炙令黄，去裙襕

上件药捣，细罗为散。每服以温水调下半钱，日三服。量儿大小以意加减。

《圣惠》治小儿五岁至十岁以来，骨热及手足心，烦闷不欲饮食。秦艽散方

秦艽去苗　甘草炙微赤，锉，各一两

上件药捣，粗罗为散。每服一钱，以水一小盏，煎至五分，去滓，不计时候温服。更随儿大小，以意加减。

《圣惠》治小儿骨热体瘦，心神烦躁。天灵盖散方

天灵盖一枚，涂酥炙令黄　黄连半两，去须

上件药捣，细罗为散。每服以粥饮调下半钱，日三四服。量儿大小加减服之。

《圣惠》治小儿骨热烦躁，黄瘦，饮食无味。胡黄连丸方

胡黄连　人参去芦头　羚羊角屑　地骨皮　黄芪锉　木香　犀角屑　甘草炙微赤，锉　葳蕤各一分　柴胡去苗　麦门冬去心，焙　秦艽去苗　鳖甲涂醋，炙令黄。各半两

上件药捣，罗为末，炼蜜和丸如绿豆大。每服以温水下七丸，日三服。量儿大小增减服之。

《圣惠》治小儿骨热羸瘦，虽食不生肌肉。宜服獭肝丸方

獭肝微炙　人参　龙胆各去芦头　黄芩　黄连去须　白术　枳壳麸炒微黄，去瓤　鳖甲涂醋炙令黄，去裙襕。各半两　麦门冬一两，去心，焙　柴胡三分，去苗　桃仁二十枚，汤浸去皮尖、双仁，麸炒微黄

上件捣，罗为末，炼蜜和丸如绿豆大。每服温水下七丸，日三服。随儿大小加减。

《圣惠》治小儿骨热，日渐瘦弱，不能饮食。光明砂丸方

光明砂　紫石英各细研，水飞过　菽子花　雄黄各半两　槟榔三枚　桃仁汤浸，去皮尖、双仁，炒微黄　远志去心。各一分　金箔三十片，细研

上件药捣，罗为末，都研令匀，炼蜜和丸如麻子大。以粥饮下五丸，日三服。量儿大小增减服之。

《圣惠》治小儿骨热。宜服黄连丸方

胡黄连　干蟾酒浸去骨，微炙。各三分　麝香一分，细研

上件药捣，罗为末，都研令匀，炼蜜和丸如绿豆大。每服以粥饮下五丸，日三四服。量儿大小以意加减。

张涣地骨皮汤　治骨热肌瘦方。

地骨皮　胡黄连各一两　犀角屑　桃嫩枝　柴胡去苗　川大黄　知母　鳖甲涂醋炙黄，去裙襕。各半两

上件捣，罗为细末。每服一大钱，水一盏，煎至五分，去滓温服，食后。

张涣又方　连艽散

黄连去须　秦艽去苗。各一两　甘草半两　天灵盖一枚，涂酥炙黄

上件捣，罗为细末。每服半钱，粥饮调下。量儿大小加减。

《万全方》治小儿骨热烦躁，黄瘦，饮食无味。胡黄连丸

胡黄连　人参　羚羊角屑　地骨皮　黄芪　犀角屑　木香　甘草炙　葳蕤各一分　鳖甲醋涂，炙令黄　麦门冬去心，焙　柴胡　秦艽并去苗，各半两

上件药捣，罗为末，炼蜜和丸如绿豆大。每服七丸，以温水下。日三服。量儿大小加减服。

《张氏家传》猪肚丸　治小儿骨热体瘦，面色痿黄，脐腹时痛，胸膈满闷，全不入食。常服退黄，长肌肉，进饮食，解虚劳；行滞、利关节方。

南木香半两　宣州黄连　生干地黄　青橘皮　银州柴胡去根及土　鳖甲九肋者，水煮去裙襕，用童子小便炙黄。各二两

上件药捣，罗为细末，用猪肚一个盛药在内，紧系定口，慢火，汤煮令香熟；去线，捣猪肚同药令极烂，丸如麻子大。每服二十丸至三十丸，温米饮下，日进三、二服，食前、后皆可服。

《庄氏家传》治小儿骨热羸瘦方。

柴胡　当归

上等分为末。每服三钱，水一盏，煎八分，入蜜少许，或用蜜丸亦得。

《吴氏家传》生犀角饮子　治小儿至十岁，肌体烦躁。或夏月食桃杏不节、酸热之类；或因伤寒后肌热羸瘦；或食羊肉，令儿体热。或作骨蒸，瘦瘁潮热，颊赤口干，五心烦躁。虽能饮食，食不生肌，夜有盗汗，甚则多令伏卧，好食泥土。应小儿一切蒸热，治之无不效者方。

羚羊角镑，便此不用犀角　地骨皮　紫菀去叶　麦门冬去心，焙　秦艽去土、苗　大黄生用　枳壳去瓤，麸炒焦　柴胡去芦　茯苓　赤芍药　人参　桑白皮不出土白者　黄芪生　羌活　半夏汤洗十次，碾成末，用姜汁制作饼，炙黄

上为散子。每服一钱，水一中盏，

煎至五分，食后、夜卧，去滓温服。小儿一岁至五岁，每服半钱。

《孔氏家传》治小儿骨热渐瘦，眠卧盗汗。升麻散方

升麻　人参　茯苓　鳖甲酥炙　甘草炙　黄芩　柴胡各等分

上为粗末，马尾罗罗过，每服半匙，水一盏，煎五六分，去滓。食后临卧服。

长沙医者郑愈传杀虫，去骨热，进食，驻颜。蛤蟆丸方

蛤蟆紫斑者一个，去肠、爪甲，用姜汁涂，炙黄干，别研　芦荟研　鹤虱　宣连各二钱　胡黄连一钱

上为末，取獖猪胆汁为丸绿豆大。每服三丸，饭饮下，日进三服。

骨蒸第三 *骨热、骨蒸虽有浅深，皆可通用*

翰林待诏杨大邺问：小儿日渐黄瘦衰弱，皮肤不润者为何？答曰：因胎气虚损，筋脉衰弱，本因强行交会，或成娠孕，事出偶然。或母有宿疾，久冷血海，气衰羸瘦，胎内自已亏伤，及至养得，自然尪悴。此盖由父母之遗气，若非巧凭按治之方，终也积为沉疴；其中或少乳、多哺咀嚼之食，肠胃转转干惨。儿少者俗号腑干；长成者则呼为骨蒸。本孩子夭伤，盖不精明古始，通达圣情，不知自古迄今已论之也。

太医局生犀散　治小儿骨蒸肌瘦，颊赤口干，日晡潮热，夜有盗汗，五心烦躁，四肢困倦，饮食虽多，不生肌肉。及大病差后，余毒不解；或伤寒病后，食羊肉体热不除，并宜服之。

羚羊角镑　地骨皮去土　秦艽去苗并土　麦门冬去心　枳壳麸炒，去瓤　大黄蒸，切、焙　柴胡去苗　茯苓去皮　赤芍药　桑白皮锉　黄芪锉　人参去芦头　鳖甲汤煮去裙襕，涂醋炙黄

上各等分，捣为粗末。每服二钱，水一盏，入青蒿少许，煎至六分。去滓温服，食后。儿小即分为二服。

《聚宝方》龙虎煎　治瘫痪风，并童男童女骨蒸劳气。

倒垂杨柳枝筋粗者，东南上采，细锉匀　槐角不种者　桑枝如柳枝。三味各秤一斤。十月尽，十二月上旬采　天仙藤半斤，细锉

上四味合用。十岁以下童男小便二斗以来，同浸一宿；于净锅内入河水一斗，同小便熬，不得水耗，旋添河水熬至晚倾出净，布袋内捩汁。再用文武火熬，柳篦子不住手搅，候熬至半，去了焰火，却便炭火直熬成膏，净瓷罐盛、封闭。所有捩出者滓别收，要合金枝丸方在后。

《聚宝》又方金枝丸

川乌头炮裂，去皮脐　仙灵脾细锉　防风　牛膝各去芦头　晚蚕沙微炒　桑黄锉　桃胶　乌蛇酒浸一宿，炙熟和骨用　桃仁各一两。其桃仁用茱萸二两炒熟，和茱萸倾在瓦罐子，厚纸封口一昼夜。去茱萸，只用桃仁前药滓　干黑桑椹二两，不犯盐者

上十一味为末，炼蜜丸如桐子大。每服用前药一起匕尖，温酒化之，吞下丸子二十丸，每日空心，日午、临卧服之。

《聚宝方》国老散　治骨蒸日久，去三焦壅滞虚热，不思饮食。大人、小儿并可服之。

甘草炙　银州柴胡去苗　秦艽去土　大乌梅取肉焙。各二两

上四味为末，每日食后热汤点服。忌炙爆物。

《聚宝方》人参柴胡汤　解小儿肌

体蒸热，长肌进饮食。

人参　柴胡去苗　白茯苓　川芎各一两　知母　川升麻　藁本去土　甘草炙　天门冬去心。各半两　独活　柏子仁各一分。研

上十一味为细末。每服一钱，水半盏，生姜、青蒿各少许，同煎至三分，去滓，食后温服。五岁以上、十五岁以下入醋炙鳖甲半两，同为末，加二钱，水一盏，煎六分。

《惠眼观证》柴胡丸　治疳劳，骨蒸发热，及上焦渴甚方。

柴胡　茯苓各一两　木香　桂心一分　枳壳麸炒，去瓤　大黄微炙。各一分

上为末，炼蜜为丸如此○大，每服七丸，熟水吞下。作散子亦得。

《刘氏家传》治童男蒸热。八仙饮子方

人参　地骨皮　茯苓　牛膝酒浸　菊花各一两　麦门冬三两，去心　甘草炙　远志去心。各半两

上件㕮咀，衮匀。每服五钱匕，水两盏，煎至一盏，去滓温服。不计时候，日进二服。

《张氏家传》治小儿骨蒸体热，成劳倦。地黄散方

熟地黄去土，洗　当归　地骨皮各洗　枳壳去瓤，麸炒　柴胡　秦艽各去芦　知母　鳖甲去黑皮尽，醋炙黄。各等分

上件为末。每服一钱半，水一盏、乌梅半个，煎七分，和梅热服。

《庄氏家传》治小儿骨蒸劳热，肌肤羸瘦，可思饮食，夜多盗汗及诸疳热。青蒿丸方

人参　茯苓　鳖甲浸、去裙，醋炙　柴胡　秦艽各去苗　绵黄芪各一两

上取青蒿洗过，研滤自然汁一升，银石器内熬取三合，入蜜四两同再熬得所，捣、罗药末入，同杵一千下，绿豆大丸之。米饮或麦门冬熟水下十丸，空心、米饮、日午。

《庄氏家传》治小儿骨蒸，及一切疳。煮鸡丸方

黄脚雌鸡一只，去毛并肚肠　柴胡　黄连各四两

上二味为粗末，用夹生绢袋盛，内鸡肚中缝合，煮令极烂漉出，去骨取药，相和焙干，捣为末。用酒面糊丸如绿豆大，随儿大小自二十丸加减，熟水下，不拘时候。

《庄氏家传》治骨蒸唇红，颊赤气粗，口干，遍身壮热；或多虚汗，大肠秘涩，小便赤黄，饮食全少。猪肚丸出《博济方》

鳖甲醋炙黄　柴胡银州者　木香　青蒿　生干地黄各一两　黄连去须。二两　青橘皮去白，半两

上七味，为细末。用嫩小猪肚一枚，净洗去脂，入药末在内，系定，蒸令极软如泥，研为丸如绿豆大。每服十五丸，温水下。食前、日午、临卧，日三服。忌湿面、毒物。

《庄氏家传》胡连丸　治骨蒸潮热，羸瘦，生肌消疳黄等方。

胡黄连　黄连大者，去须，秤　柴胡去苗，秤。各一两　乌犀磨　赤茯苓　使君子去皮，秤　黄芩细者　鳖甲炙令黄。各半两

上为细末，猪胆面糊丸如绿豆大。每服十丸、二十丸，熟水下。

《庄氏家传》治小儿骨蒸发热，遍身如火，黄瘦虚汗，咳嗽心忪，日久不已者，只可一料好安。朱砂柴胡丸方

好朱砂一两，细研，水飞过，晒过　柴胡去苗土，净洗，为末，二两

上二味令匀，用獖猪胆汁拌和匀湿，

入一瓷合子内盖；于炊饮甑上蒸之，至饭熟为度取出，急和丸如小豆大。每日空心、临卧，煎桃仁、乌梅汤放冷，下十丸。

唐中书侍郎崔知悌灸二十二种骨蒸法：

夫含灵受气禀之于五行，摄生乖理降之以六疾。若岐黄广记，蔚有旧经；攻灸兼行，显着斯术。骨蒸病者，亦名传尸，亦谓殗殜，亦称复连，亦曰无辜。丈夫以癖气为根，妇人以血气为本。无问少长，多染此疾；婴孺之流，传注更苦。其为状也，发干而耸，或聚或分，或腹中有块，或脑后两边有小结，多者乃至五六。或夜卧盗汗，梦与鬼交，虽目视分明而四肢无力，上气食少，渐就沉羸，纵延日时，终于殰尽。予昔忝洛州司马，尝三十日灸活一十三人，前后差者，数逾二百。至于狸骨、獭肝，徒闻曩说；金牙、铜鼻，罕见其能。未若此方，扶危极急。非止单攻骨蒸，又别疗气疗风，或瘴或劳，或邪或癖，患状既广，灸活者不可具录。略陈梗概，又恐传授讹谬，以误将来。今故具图形状，庶令览者易悉。使所在流布，颇用家藏，未暇外请名医，傍求上药，还魂返魄，何难之有？遇疾者可不务乎。

取穴法：先两穴，令患人平身正立，取一细绳蜡之勿令展缩，顺脚底贴肉坚踏之男左女右，其绳前头与大拇指端齐，后头令当脚跟中心，向后引绳循脚肚贴肉，直上至曲脊中大横纹截断。又令患人解发分两边，令见头缝，自囟门平分至脑后；乃平身正坐，取向所截绳一头，令与鼻端齐，引绳向上，正循头缝至脑后贴肉垂下，循脊骨引绳向下至绳尽处，当脊骨以墨点记之墨点不是灸处。又取一绳子，令患人合口将绳子按于口上，两头至吻却钩起绳子中心，至鼻柱根下如“△”字，便齐两吻截断，将此绳展令直，于前来脊骨上墨点处横量取平，勿令高下。绳子先中折，当中以墨记之，却展开绳子横量，以绳子上墨点正压脊骨上墨点为正，两头取平，勿令高下。于绳子两头以白圈记。白圈是灸穴。

以上是第一次点二穴。

次二穴，令其人平身正坐，稍缩臂膊，取一绳绕项向前双垂与鸠尾齐，鸠尾是心岐骨，人有无心岐骨者，至心胸前两岐骨下量取一寸即是鸠尾也。即双截断，却背翻绳头向项后，以绳子中停取心正，令当喉咙结骨上其绳两头夹项双垂，循脊骨以墨点记之墨点不是灸处。又取一绳子，令其人合口横量齐两吻截断，还于脊骨上墨点横量如法，绳子两头以白圈记之。白圈是灸处。

以上是第二次点穴，通前共四穴，同时灸，日别各七壮至二七壮，累灸至一百或一百五十壮为妙，候疮欲差，又依后法灸二穴。

又次二穴，以第二次量口吻绳子，于第二次双绳头尽处墨点上，当脊骨直上下直点，令绳中停中心在墨点上，于上下绳尽头以白圈记两穴。白圈是灸处。

以上是第三次点两穴，谓之四花。灸两穴各百壮，三次共六穴，各取离日量度，度讫即下火，准须三月三日又最佳。疾差百日内慎饮食、房室，安心静处将息，若一月后觉未差，复初穴上再灸。

以上六穴名六花。

今具崔知悌点穴图：

自大拇指端当
脚跟向后至曲
脊大横纹当中

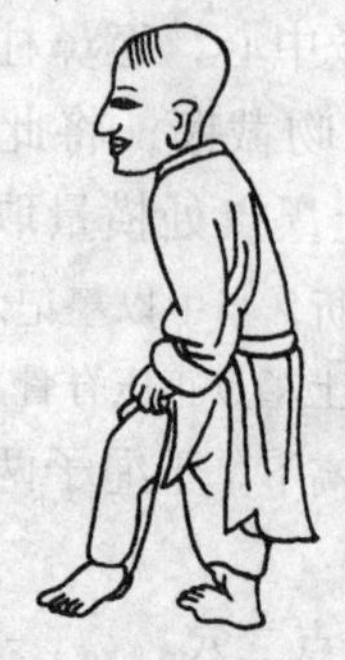

自鼻端量肉上循头缝
至脑后灸脑门禁穴

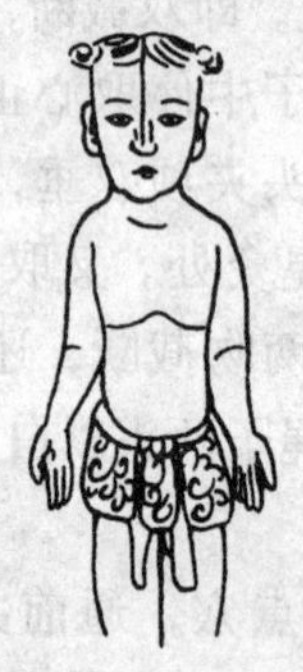

循脊骨引绳头向下至绳
尽处当脊骨以墨点之

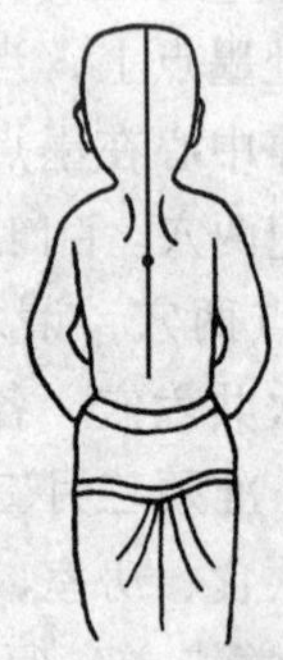

合口以绳子按于口上钩
起绳子中心至鼻柱下便
齐两吻截断

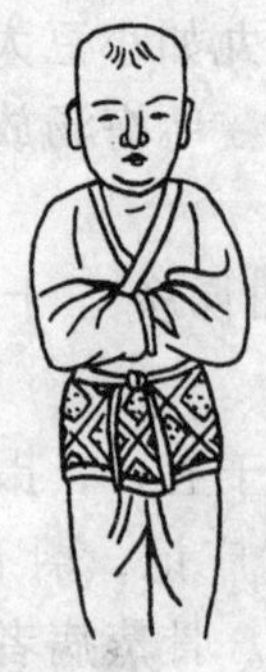

将量口吻绳子展直于前来脊骨上
墨点处横量两头以白圈记（白圈记是）

灸穴墨点处不是灸穴

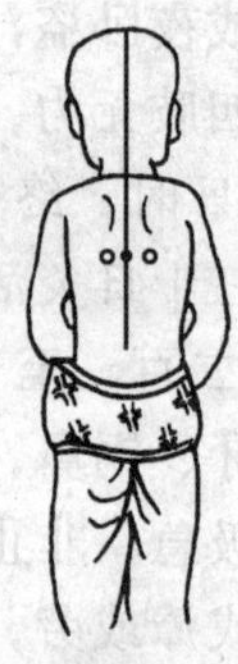

以上第一次点二穴。
取一绳绕项向前双垂与
鸠尾齐

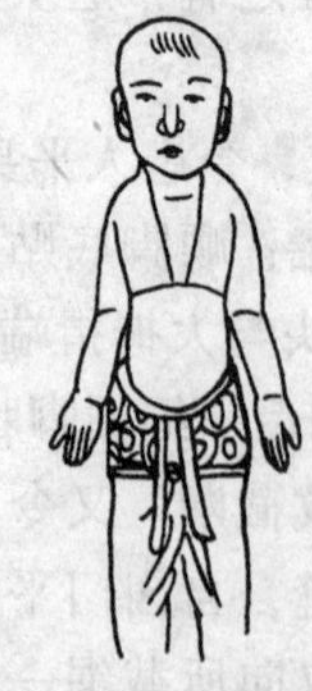

翻绳头向项后以绳两头
夹项双垂循脊骨向下至
两绳头尽处以墨点记之

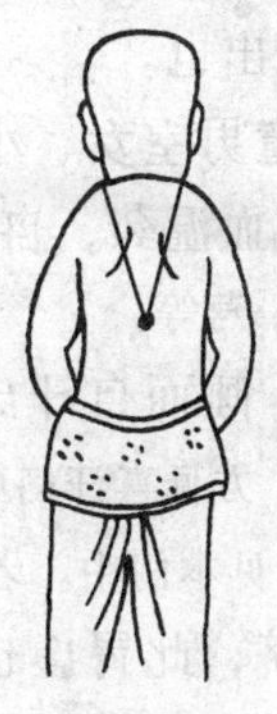

以绳子令人合口横量齐两吻截断

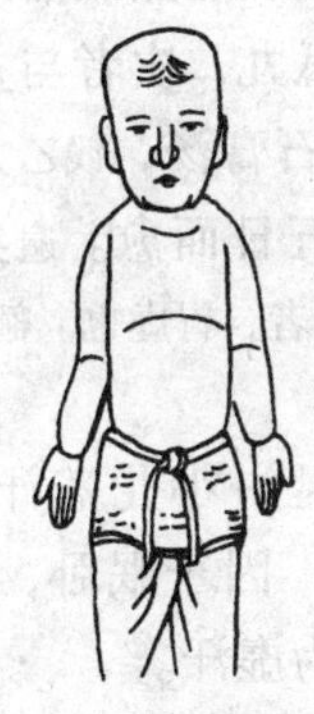

用量口吻绳子于脊骨墨点上横量两头以白圈记

白圈记是灸穴墨点不是灸穴

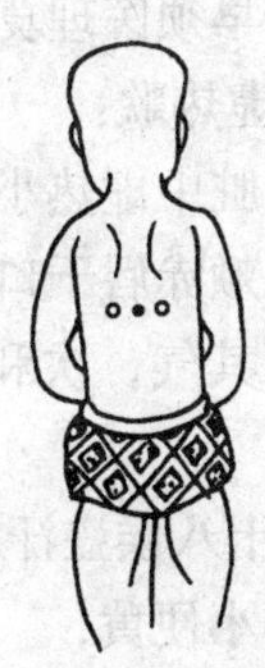

以第二次量口吻绳子于第二次双绳头尽处墨点上直上一直量尽头用白圈记

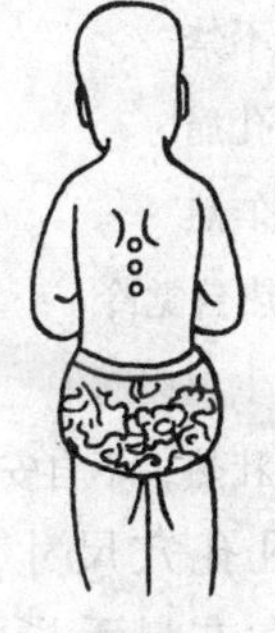

以上是第二次点二穴

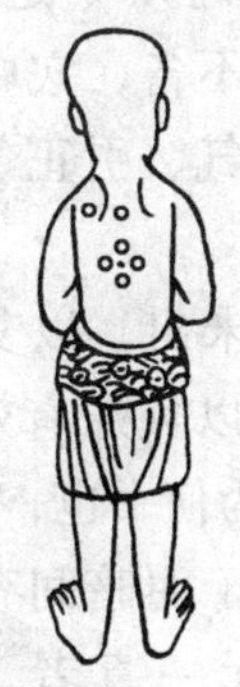

此系已点成四花

凡骨蒸之候所起，辨验有二十二种，并依上项灸之。

一，胞蒸小便赤黄

二，玉房蒸男遗尿失精，女月漏不调

三，脑蒸头眩热闷

四，髓蒸觉髓沸热

五，骨蒸齿黑

六，筋蒸甲热

七，血蒸发赤

八，脉蒸急缓不调

九，肝蒸或时眼前昏暗

十，心蒸舌焦或疮，或时胸满

十一，脾蒸唇焦热或口疮

十二，肺蒸口干生疮

十三，肾蒸耳干焦

十四，膀胱蒸右耳焦

十五，胆蒸眼目失光

十六，胃蒸舌下痛

十七，小肠蒸下沥不禁

十八，大肠蒸右鼻孔痛

十九，三焦蒸乍寒乍热

二十，肉蒸别人觉热自觉冷

二十一，皮蒸皮肉生鸡肉起

二十二，气蒸遍身壮热，不自安息

用尺寸取穴法：凡孔穴尺寸，皆髓人身形大小，须男左女右量手指中心一节，两横纹中心为一寸。

艾炷大小法：凡艾炷须令足三分，若不足三分，恐覆孔穴不备，穴中经脉火气不行，即不能抽邪气、引正气，虽小儿必以中指取穴为准。

艾法：端午日，日未出，以艾中以意求其似人者，辄拮之以灸殊有效。幼时见一书中云：尔忘其为何书也，

艾未有真似人者，于明暗间苟以意命之而已。万法皆妄无一真者，此何疑耶？

用火法：黄帝曰：松柏柿桑枣榆柳竹等木用火，灸必害肌血，慎不可用。凡取火者，宜敲石取火，或水晶镜子于日得太阳火为妙，天阴则以槐木取火亦良。

灸后宜服治劳地黄丸。地黄丸方

生地黄汁　青蒿汁　薄荷汁　童子小便　好酒各二升，同煎成膏人

柴胡去芦　鳖甲醋炙　秦艽各一两　朱砂　麝香各半两，研

上五味为末，入膏和为丸如桐子大。每服十五至二十丸，温酒下。切忌生冷物。

盗汗第四

《巢氏病源》小儿盗汗候：盗汗者，眠睡而自汗出也。小儿阴阳之气嫩弱，腠理易开。若将养过温，因于睡卧阴阳气交，津液发泄而汗出也。

《养生必用》：童男室女、小儿肌瘦有汗，但用平和养气血温药，自无虞矣。用术、桂、地黄、当归、芎等。

钱乙论盗汗者，睡而自汗出，肌肉虚也，止汗散主之。方见喜汗门中。遍身汗，香瓜丸主之。方见本门中。若胃怯汗出则上至项、下至脐，此胃虚也，当补胃，益黄散主之。方见胃气不和门中。

钱乙论治病有等云：张氏三子病。岁大者汗遍身；次者上至项、下至胸；小者但额有汗。众医以麦煎散治之不效。钱氏曰：大者与香瓜丸，次者与益黄散。二方见同前。小者与石膏汤，钱乙方与诸方竹叶石膏汤并同。各五日而愈。遍身者，盗汗也。上至项、下至胸者，胃虚也。额有汗者，喜汗也。

《五关贯真珠囊》小儿盗汗候：阴阳气弱，腠理易开，因于眠卧，阴阳气交，津液发泄，故为虚汗。

《婴童宝鉴》：小儿心膈发热，时痢盗汗者，多病疳也。

《婴童宝鉴》小儿盗汗歌：

小儿气血未调和，腠理开舒易染疴，
将养过温成盗汗，早须医理莫蹉跎。

《玉诀》小儿盗汗虚热歌：

盗汗频频气受伤，脏中虚热小便黄，
夜间发热无时节，颊赤唇干口有疮。

此患先退热，后调其气，次和脏腑，故无误也。

《小儿形证论》四十八候盗汗歌：

频频生盗汗，虚热小便黄，
夜卧时烦热，鸣牙肾受伤，
气粗还气细，肝内要消详。

此病是因伤气，非风蕴热，乃三焦不得通畅，出汗恐久成惊风候。先将南星丸利三焦，方见伤寒变疹子门。次下大

青丹，方见急慢惊风门中。得心气不惊恐，汗不止，先服防风汤一二服，补气定汗。方见本门。

《千金》治少小盗汗。三物黄连粉方

黄连　牡蛎　贝母各十八铢

上以粉一升，合捣下筛，以粉身良。《婴孺》方同，无粉一味。

《千金》此由心脏热之所感，宜服犀角饮子方。《圣惠》同。治小儿盗汗，体热瘦瘁，多惊。

犀角十八铢　茯苓一两　麦门冬一两半　甘草炙，半两　白术炮，六钱

上五味吹咀，以水九合，煎取四合，分服。加龙齿一两佳。

《外台》:《延年》治小儿盗汗方。

麻黄根　雷丸　牡蛎熬。各三两　甘草三两，炙　干姜一两　粱米一升

上六味，捣粉以粉身，汗即止。

孙尚药治小儿盗汗，潮热往来方。

南蕃胡黄连　柴胡各等分

上捣，罗极细，炼蜜和丸如鸡头大。每服二丸至三丸，银器中用酒少许化开，更入水五分，重汤煮三、二十沸，放温，食后和滓服。

陈藏器治小儿盗汗方。

上用牡蛎煅赤，捣为粉，粉身汗止。

《圣惠》治小儿盗汗，体热咽干。犀角散方

犀角屑　茯苓　麦门冬去心，焙　黄芪锉　人参去芦头。各半两　甘草一分，炙微赤，锉

上件药捣，粗罗为散，每服一钱。以水一小盏，煎至五分，去滓，不计时候温服。量儿大小以意分减。

《圣惠》治小儿体热盗汗，心烦，不欲乳食。黄芪散方

黄芪锉　朱砂细研、水飞过。各半两　龙脑一钱，细研　人参去芦头　川升麻　川大黄锉，微炒　甘草炙微赤，锉　天竺黄一分　牡蛎粉一分

上件药捣，细罗为散。不计时候煎竹叶汤调下半钱。量儿大小加减服之。

《圣惠》治小儿夜后常有盗汗，黄瘦。龙骨散方

白龙骨　牡蛎粉　黄芪锉　人参去芦头　熟干地黄　甘草炙微赤，锉　麻黄根各半两　麦门冬一两，去心，焙

上件药捣，粗罗为散。每服一钱，以水一小盏，煎至五分，去滓，不计时候温服。量儿大小以意加减。

《圣惠》治小儿盗汗不止，咽喉多干，心神烦热。麻黄根散方

麻黄根　败蒲灰　麦门冬去心，焙　黄芪锉　甘草炙微赤，锉　龙骨各半两

上件药捣，粗罗为散。每服一钱，以水一小盏，煎至五分，去滓，不计时候温服。量儿大小以意加减。

《圣惠》治小儿盗汗不止。宜用粉身牡蛎散方

牡蛎粉　麻黄根　赤石脂各一两

上件药捣，细罗为散。入米粉二合拌令匀，每日及夜间常扑之。

《圣惠》又方

麻黄根　干姜各一两　雷丸　粱米各二两

上件药捣，罗为末。日三四度以粉其身，汗即自止。

《婴孺》治小儿盗汗方。

麻黄根三分　故扇灰二分

上为末，乳汁或饮服三分匕，日三服。大人方寸匕，日三服。

钱乙香瓜丸方

大黄瓜黄色者，一个　胡黄连　川大黄湿纸裹，煨至纸焦　柴胡去芦　鳖甲醋炙黄　黄柏厚者去粗皮，秤　黄连　芦荟青橘皮各等分

上除黄瓜外同为细末，将黄瓜割去头，填入诸药至满，却盖口；用杖子插定，慢火内煨熟，面糊丸如绿豆大。每服三二丸，食后冷浆水或新水下。大者五七丸至十丸。

钱乙黄芪散　治虚热盗汗方。

牡蛎烧　生干地黄焙，刮　黄芪各等分

上为末，煎服无时。

钱乙虎杖散　治实热盗汗方。

上用虎杖锉，水煎服，量多少与之，无时。

张涣沉香黄芪散　调益荣卫，治肌瘦盗汗方。

绵黄芪锉　当归洗，焙干　沉香　赤芍药　人参去芦头。各一两　桂心　木香各半两

上件捣，罗为细末。每服一大钱，水一小盏，入生姜二片，枣二枚，煎六分，去滓；放温服，食前。

张涣沉香鳖甲丹　治潮热盗汗方。

鳖甲童子小便浸一宿，去裙襕，酥炙黄　绵黄芪锉　草龙胆　当归洗，焙干　沉香各一两　川大黄炮　川黄连各半两

上件捣，罗为细末，炼蜜和丸黍米大。每服十粒，用麦门冬去心煎汤下。量儿大小加减。

张涣苁蓉丹　治血少肌瘦盗汗方。

肉苁蓉酒浸一宿，刮去皱皮，令干　鳖甲涂醋炙黄，或去裙襕。各一两　绵黄芪锉　何首乌　当归各半两

上件捣，罗为细末，炼蜜丸如黍米大。每服十粒，温米饮下，食前。量儿大小加减。

张涣升麻汤　治肌热盗汗方。

川升麻　绵黄芪锉　人参去芦头。各一两　熟干地黄半两

以上捣，罗为细末。次用：

天竺黄　牡蛎粉展半两，研匀

上件同拌匀。每服半钱至一钱，煎竹叶汤调下。

张涣牡蛎散　专止盗汗方。

牡蛎粉二两，细研　麻黄根为细末　赤石脂细研　糯米粉各一两　龙脑一钱

上件再研匀。每用一匙头，新绵包，每日及夜常常扑身体、头面有汗处。

《四十八候》治盗汗防风汤方

防风　麻黄各一钱

上为末，水半盏，莲子心四个，同煎三五沸服。

《惠眼观证》龙胆丸　治盗汗睡着常出，若待日久，渐加黄瘦方。

龙胆草　防风各等分

上为末，以蜜为丸如此○大。每服十丸，蜜水下，不拘时候。

《张氏家传》治小儿夜多盗汗。白龙散方

龙骨半两　麝香少许

上同研为细末。每服半钱，冷水调下。

《张氏家传》人参黄芪散　治身热肌瘦，自汗盗汗，服之大妙方。

人参　绵黄芪　白茯苓　山药　百合　甘草炙。各一两

上为细末。每服二钱，浓煎麦门冬汤点服，不以时候。小儿服一钱，频服甚妙。

《庄氏家传》小儿一切虚热，夜卧有汗方。

黄芩　甘草　芍药各一两

上为末。每服一钱，蜜汤调下。

《庄氏家传》治小儿肌热盗汗，不思饮食。柴胡饮子方

柴胡去苗　青蒿　嫩桃枝　嫩柳枝各阴干取　地骨皮　甘草炙。各二两

上等分细锉，每服二钱。入乌梅一个，拍破，小麦四十九粒，水一盏，煎七分。食后、临卧温服。

《王氏手集》止汗牡蛎散方　治卧即盗汗，风虚头痛，忪悸恍惚，口干羸瘦方。

牡蛎煅赤　白术　防风各三两

上同为细末，每服一平钱，温酒或米饮调下。止汗立验。

《王氏手集》又方　防芷散

防风　白芷各等分

上碾，罗为细末。每服一平钱，米饮汤调下。食后极有效。

《吉氏家传》麻黄散　治小儿胃热盗汗，及衣厚伤温汗出方。

麻黄根一分，焙　麦麸半两，炒黄黑色

上为细末，每服半钱至一钱，猪耳煎汤调下。

《吉氏家传》升麻散　治小儿心脏虚热，小便黄，面赤口生疮，盗汗出方。

升麻　白药子　甘草炙　栝楼根　丁香各一分

上为细末。每服半钱，水半盏，姜钱一片，同煎服。

长沙医者丁时发传治小儿骨热盗汗。重汤丸方

胡黄连一分　柴胡半两　天竺黄三分

上为末，炼蜜为丸如鸡头大。麦门冬汤化下。

上为末，炼蜜为丸如鸡头大。麦门冬汤化下。

喜汗第五

《巢氏病源》小儿头身喜汗出候：小儿有血气未实者，肤腠则疏。若厚衣温卧，腑脏生热，蒸发腠理，津液泄越，故令头身喜汗也。

钱乙云：喜汗者，厚衣卧而额汗出也。止汗散主之。方见本门。又六阳虚汗上至头、下至项，不过胸也，不须治之。

《婴童宝鉴》：小儿汗出喜惊，舌上白者，衣厚伤热也。

《玉诀》治小儿血热，若病夜间有汗，皆因抱损，抱得胸膛热传与脾，脾传气、气传血。血家既热，内被淳阳气抱却升，即化而为汗。头发者，血之余，血为根，发为苗。血家既热，头发作穗；血家既热，浑身黄瘦；血家既热，夜间汗出，此病也，不为盗汗。宜凉胃散。方见本门。

《形证论》：小儿多盗汗，睡起即成迹。医者谓骨蒸，用柴胡药非是，宜服饮心气药即差者。心之液为汗，小儿缘惊，心气不收，故多汗。

《婴童宝鉴》小儿衣厚伤温歌：

衣厚伤温损令儿，热蒸津液透肤皮，

致令身体并头上，汗出如珠滴湿衣。

《千金》治少小头汗出，二物茯苓粉散方。《圣惠》同，亦治盗汗。

茯苓　牡蛎各四两

上治下筛，以粉八两，合捣为散。有热辄以粉汗，即自止。

《外台》治心藏热之所感有汗。宜服犀角饮子方

犀角三分　茯苓四分　麦门冬六分　甘草二分，炙　白术一分

上五味切，以水九合，煎取四合，分再服即定。又加龙齿四分佳。

钱乙止汗散方

上用故蒲扇灰。如无扇，只将故蒲烧灰、研细。每服一二钱，温酒调下，无时。

《玉诀》治小儿多汗。凉胃散方

青黛　马牙硝　大黄蒸。各半两　甘草炙，一分

上为末。每服半字，蛤粉水下。

《王氏手集》香粉散　治理虚疏病，常多汗。每用少许扑有汗处，频使不妨。

牡蛎火煅通赤，研为粉。一两　甘松半两，细研

劳气第六

东方先生法：夫劳疾诸证，应丈夫、妇人、童男、室女。如得患者，未须察脉，但看手指甲，美恶分明，是何劳候。病热甚宜看脚甲色，与手一同也。其甲青黑者，传尸之证；红白者，正色之候；黄白者，酒色之候；红紫者，气劳之候。细详必知其病之所在。或咳嗽，或涎塞咽中，或骨蒸汗出，或泄利，或吐红，或惊魇，或妇人不调之类。先服去虫药，然后投治病汤剂。

东方先生化虫丸方

大槟榔　麝香当门子各一个　麝香半钱　青蒿心三钱。四味作粗末

上先用羊子肝一片，烂锉入前药用为馅，白面半两和为饼作铗子，两个煿熟。若男子患，以冷水盆中浸左手腕三寸，以来右手取药吃，陈米饮送下，缓缓食了；以青皂衣被出汗，有虫便随汗出。或泻出，急去之，只一服见效。后服补药侧柏散。

东方先生侧柏散方

侧柏　五灵脂各等分。焙干

上为细末。热汤浸二钱，温呷，不以时候，可服旬日。

东方先生夺命救生散　治大人、小儿传尸、肺痿、骨蒸、酒色、食气、诸劳等疾方。

桑白皮　白茯苓　杏仁去尖，研　枳壳去瓤　拣人参　桃仁去皮尖　陈皮去瓤，焙干　秦艽净者　白芷各秤一两　麻黄去节净柴胡各一两半　甘草炙、锉　附子炮去皮脐　桂心不见日，焙　槟榔各秤半两　肉豆蔻锉，三分　当归洗切，焙干，二两　麝香三钱，别研，临药了时旋入

上十八味作一处。鼋鱼大者二斤，汤渫去淡血，去了头、肠、肚，入诸药在内；麻皮缚定，纸裹数重再扎，盐泥纸筋固济，约厚六七寸许。就地上掘坑，可容三箩糠头，先以一箩半安坑底，将泥球在中；再以一箩半铺满坑内，四傍以火发之。至一伏时取出，去却泥纸、麻皮之类；将药并肉骨三处焙干了，合一处杵为末。温酒服二钱。如病久不胜酒力，只以水一盏，桃柳枝各三寸，乌梅半个，煎七分，不以时。岁数小者，以意加减。

东方先生保中丸　治久困床枕。服此丸，先验十指，生毛如藕丝白可治；紫黑者难愈。病者或所苦未久，可依古法，四花穴灸之。灸法见骨蒸门。

天灵盖用醋浸一宿，羊脂炙黄　鳖甲去裙，治如上法　虎头骨细锉，酒拌炒。各一两　青蒿子赤梗者　拣人参　桃仁去皮尖麸炒，研　知母切　甘草生锉，焙干。各半两

上共作细末，阿魏二钱研开，同桃仁再研，和诸药匀，炼蜜剂桐子大。煎乌梅汤下三十粒，服不以时。岁数小者作小丸，以意加减。

东方先生金莲散　治嗽喘，涎盛吐红，气息渐乏方。

白矾枯者，二钱　故棕榈　新绵各一两　男子乱发一分

上三味烧灰，入矾研匀。每服一钱，麝香汤调下。

《外台》：《广济》疗老小传尸、骨蒸、殗殜、肺痿、痓忤、鬼气、卒心痛、霍乱、吐利、时气、鬼魅、瘴疟、赤白暴利，瘀血月闭，痃癖丁肿，惊痫，鬼忤中人，吐乳，狐狸。乞力迦丸方

乞力迦白术是也　光明砂研　麝香当

门子　诃梨勒皮　香附子瓦上磨去皮，取其中白者　沉香　青木香　丁子香　安息香　白檀香　荜茇舶上者　犀角各一两　熏陆香　苏合香　龙脑香各半两

上十五味捣，筛极细，白蜜煎去沫，和为丸。每朝取井华水服如梧子四丸，于净器中研破服，老小每碎一丸服之。仍取一丸如弹丸，蜡纸裹，绯袋盛，当心带之，一切邪鬼不敢近。千金不传。冷水、暖水临时斟量，忌生血肉。腊月合之有神，藏于密器中勿令泄气，秘之。忌生血物、桃李、雀肉、青鱼、鲊等。

《聚宝方》神应散　治丈夫、妇人、童男、室女五般劳疾，及传尸、劳淹连弱困诸方。治疗不差、欲死者方。

上用鸡粪不以多少，慢火焙干为末，每服五钱匕。童子小便一盏半，好酒半盏，银石器内煎至一盏去滓。丈夫患，妇人煎；妇人患，丈夫煎。童男、室女依此。成时候令通口服，便盖衣被令睡，不得问当，仍于净室内勿令人及猫犬惊着，至侵晨看患人手、足甲内毛长一寸或半寸，如黄白色，只一服救生丸便差。若毛青黑色，三服救生丸必差。方在后。若甲内毛无生，更不下药。

《聚宝》又方　救生丸

孕妇手指甲一分，炒黄　鬼臼　常山　虎脑骨炙。各半两　天灵盖一两，酒浸一宿，炙

上五味为末，浸乌梅水煮，面糊丸如桐子大。每服三十丸，候去了指甲内毛后，便用热童子小便吞下。若合吃三服，即须分在三日。空心服，更不得服别药，直候一月，肌肉渐生，进得饮食如旧，方得吃别汤药。此药救人至多，颇有神效。

《张氏家传》治室女经脉不通，渐成劳蒸。

上用枸杞根四两，以水煮取一、二升，取汁煮粥食之。

《庄氏家传》治大人、小儿劳气，心腹胀满，寒热，不思饮食，日渐羸瘦，腹内似有气块，盗汗痿黄，四肢无力等。鳖甲丸方

鳖甲青厚者，醋炙黄　银州柴胡去芦头。各三两　杏仁五两，浸去皮，童子小便浸一日；次用小便一升，于银石器内熬尽小便，研为膏

上件药杵为末，与杏仁一处和匀为丸如桐子大。每服十丸或十五丸，以青蒿汤下，或任意下。恐难丸，以面糊为丸。

热渴第七

《巢氏病源》热渴候：小儿血气盛者，则腑脏生热，热则脏燥，故令渴。

《小方脉》论小儿渴病，其病吃水太多，腹胀后泻。此病吃水不归小肠，却入大肠，大肠受五谷不受水；小肠受水不受五谷。此病皆惜抱损得心脏热，心与小肠合，小肠亦受热。小肠气热，其气上行奔胃口，致孩子吃水，其水待奔小肠，被小肠气热渗泄不及，转入大肠。如医先下淋药，后下凉心脏药，然后止渴乃效。

《经验方》治大人、小儿一切渴。

上用大牡蛎不计多少，于腊月端午日黄泥裹煅通赤，放冷取出为末，活鲫鱼煎汤调下一钱匕。小儿服半钱匕，只两服差。

《圣惠》治小儿心肺积热，渴不止，咽喉干痛。黄连散方

黄连去须　射干　川升麻　赤茯苓　麦门冬去心，焙　元参　甘草炙微赤，锉　桑根白皮锉　黄芩各半两

上件药捣，粗罗为散。每服一钱，以水一小盏，入青竹叶七片，煎至五分去滓；入蜜半合，更煎一二沸。放温，时时与儿呷之。

《圣惠》治小儿心肺热，壅闷烦渴不止。麦门冬散方

麦门冬去心，焙　栀子仁　犀角屑　知母　甘草炙微赤，锉　黄芩各半两

上件药捣，粗罗为散。每服一钱，水一小盏，入竹叶七片，煎至五分去滓。不计时候，量儿大小以意分减，温服。

《圣惠》治小儿壮热渴不止。芦根散方

芦根　黄芪炙，锉　人参去芦头　甘草炙　麦门冬去心，焙　知母各半两

上件药捣，粗罗为散。每服一钱，以水一小盏，入竹叶七片，粟米一百粒，煎至五分，去滓。不计时候温服。量儿大小以意加减。

《圣惠》治小儿热渴不止。煎银饮子方

银五两　石膏　寒水石　蚕蛹茧各二两

上件药，以水三升，入银石三味，煎至一升去银石；次下蛹茧，煎至七合去滓。每服半合，不计时候，温温服之。量儿大小以意加减。

《圣惠》治小儿热渴不止，烦闷。栝楼根散方

栝楼根三分　黄芩　知母各半两

上件药捣，粗罗为散。每服一钱，以水一小盏，入小麦、粟米一百粒，煎至五分，去滓。不计时候温服。更量儿大小以意加减。

《圣惠》又方

栝楼根三分　黄芩半两　小麦半合

上件药都锉，以水二大盏，煎取一盏，去滓。不计时候。量儿大小分减温服。

《圣惠》又方

生葛汁　竹沥各二合

上件药汁，相和令匀，不计时候服半合。量儿大小以意加减。

《圣惠》治小儿热渴不止。腻粉散方

腻粉一分　皂角一挺，不蚛，可长七八寸者。去黑皮，涂酥、炙令香熟

上将皂角捣，罗为末，入腻粉同研令匀，不计时候，以温水调下一字。量儿大小，以意加减。

《圣惠》治小儿热渴久不止。石莲散方

石莲心三十枚，炒令黄　浮萍一分

上件药都以水一中盏，入生姜少许，煎至六分去滓。每服半合，徐徐服之。看儿大小以意加减。

《圣惠》又方

上用葛根半两细锉，以水一中盏，煎至六分，去滓。不计时候，分减温服。

《圣惠》治消渴饮水过甚，并小儿渴疾方。

黄狗胆　獖猪胆各一枚

上件狗胆并入猪胆内阴干，候堪丸，即丸如梧桐子大。每服以麝香汤下二丸，小儿半丸。

茅先生治小儿诸渴龙涎膏方

上用阴林下大螺不以多少，去壳烂研，入尽粉看与其螺一样多，入脑少许同研，滴水为丸○此大，每服十丸、十四丸，用枇杷叶火炙去毛，浓煎汤吞下，以药丸悬起当风处吹极久甚妙。

茅先生治小儿诸渴及疳渴，及解诸般热。胡黄连散方

胡黄连　麦门冬子　干葛　元参　甘草炙　枇杷叶炙去毛

上各等分为末。每服一钱，水七分一盏，生姜一片，同煎五分后放蜜三五

滴，同煎至四分，温服。如无龙涎膏，此药大妙。方在前。

《婴孺》治小儿夏天服药大下后，胃中虚热，渴欲饮水。麦门冬汤方

麦门冬去心　甘草　龙骨各四分　枳实炙　黄芩　茯苓　人参各三分

上以水四升，煮取一升半，为三服。服此汤后渴不差，取水芹煮浓汁饮之，间汤汤服之。甚者，恣意与之服。

《婴孺》治小儿渴不止方。

上取冬瓜炮过，杵、绞汁一升，量大小与之服。

《婴孺》治小儿壮热渴兼呕不止。芦根饮子方

生芦根切，五合　淡竹青皮　人参各八分　桔梗五分　知母十分　粟米三合

上以水五升，煮之一升半。量儿大小与之服。

《婴孺》治小儿热渴，或吐下后虚热渴。瓜蒌汤方

瓜蒌五分　黄芩三分　知母　芦根各二分　生米一合　生麦门冬三分，去心

上切，以水五升，煮二升，如饮浆水度服之。

《婴孺》治小儿夏天服药大下后，胃中虚热，渴唯饮水。麦门冬方

麦门冬四分，去心　甘草　黄芩各三分　龙胆二分　干葛六分

上以水四升半，未食，温分三服。服此不差，取水芹煮浓汁恣与饮，勿禁节之。

《婴童宝鉴》治小儿渴不止，腹急身热。浮水散方

蜗牛二、七个，甘草水洗　草龙胆一两，末。以蜗牛搜作饼子后阴干

上件为末。每服一捻许，浮水与饮，只一服效。

《小方脉》论治渴先下淋药方。

郁金　滑石各一两　旱莲子半两

上件为末。每服半钱，煎葱汤调下，急进三服凉心药。

《小方脉》论欲止渴，以凉心脏药方。

乌贼鱼骨　海浮石各一两　蒲黄炒，半两

上件为末。每服半钱，用枇杷叶煎汤下。

《庄氏家传》：小儿疳渴及大人酒渴方。

枇杷叶去毛，炙赤者　甘草炙　干姜炮　桑白皮

上等分为末。每服一钱，熟水调服。

《庄氏家传》：小儿因疾而致渴甚者，疾未除不免与水，水须入乌梅、陈小麦煎，水与虽多饮无害，即化入小便而出，不攻大肠矣。

《庄氏家传》治小儿渴疾方。

龙胆半两洗，生为末　熊胆一钱　托胎五个，生、细研

上件三味一处。每服一字，用井花水三合调下。

《孔氏家传》治小儿消渴方。

上取熟瓜，切作二片；去青并子，用手取瓤，以水调瓜瓤饮之立愈。

《吉氏家传》治小儿虚渴方。

藿香　甘草炙　马牙硝　苦参各一钱　干葛二钱

上件为末。每服一钱，水五分，煎至四分，温服。

《吉氏家传》治虚渴。调中散方

人参　白术各半钱　肉桂　犀角　藿香　甘草炙。各一钱

上件为末。每服半钱，枣汤调下。

《吉氏家传》：润肺止渴。紫苏丸方

紫苏　白梅肉各五两　官桂三分

上件为末，炼蜜丸如鸡头大。每服

一丸，含化。

《吉氏家传》治渴涂唇。瑞莲膏方

旱莲子心　浮石　干葛　海螵蛸　蒲黄各等分

上件为末，炼蜜为膏，逐时丸如绿豆大。极渴煎枇杷叶汤下，看儿大小加减。小渴可[1]只涂唇上。

长沙医者丁时发传治小儿、大人渴方。

上用枇杷叶三两去毛烧灰，为灰汁，要一大盏，入桑白皮二寸同煎七分温服。日五、七服。

长沙医者郑愈传治渴不止。莲房饮子方

莲房　紫苏　干葛各一分　木香一分　甘草炙　草果子各三分

上为粗末。以水一碗，煎至七分，滤滓温服。

《圣惠》灸治小儿饮水不渴，面目黄者，只阳刚二穴各一壮，在第十椎下两傍各三寸陷者中。炷如小麦大。

黄疸第八胎疸附

《巢氏病源》小儿黄疸病候：黄疸之病，由脾胃气实，而外有温气乘之，变生热。脾与胃合，候肌肉，俱象土，其色黄。胃为水谷之海，热搏水谷气，蕴积成黄，蒸发于外，身疼膊背强，大小便涩，皮肤、面目、齿爪皆黄，小便如屋尘色，着物皆黄是也。小便宣利者，易治；若心腹，小便涩者，多难治也。不渴者易治，渴者难治。脉沉细而腹满者，死也。

《巢氏病源》小儿胎疸候：小儿在胎，其母脏气有热，熏蒸于胎，至生下小儿体皆黄，谓之胎疸也。

钱乙论黄相似云：身皮目皆黄者，黄病也。身痛膊背强，大小便涩，一身尽黄，面目、指爪皆黄，小便如屋尘色，著物皆黄，渴者难治，此黄疸也。二证多病于大病后。别有一证，不因病后，身微黄者，胃热也。大人亦同。又有面黄腹大食土，渴者脾疳也。又有自生而身黄者，胎疸也。古书云：诸疸皆热，色深黄者是也。若淡黄兼白者，胃怯，胃不和也。

《婴童宝鉴》小儿百日黄疸歌：

百日孩儿急发黄，非干温疫与时殃，

当来只为胎中热，慎莫交人灸作疮。

《千金翼》秦王九疸散　兼治大人、小儿方。

胃疸：食多喜饮，栀子仁主之。

心疸：烦心心中热，茜根主之。

肾疸：唇干，葶苈子主之。熬。

脾疸：尿赤出少惕惕恐，瓜蒌主之。

膏疸：饮少尿多，秦椒、瓜蒂主之。椒，汁。膏，一作肺。

舌疸：渴而数便，钟乳主之。

肉疸：小便白，凝水石主之。研。

髓疸：目深多嗜卧，牡蛎、泽泻主之。

肝疸：胃热饮多水激肝，白术主之。

上一十一味等分，随病所在加半，捣、筛为散。饮服五分匕，日三，稍稍加之方寸匕。儿小者量与之。

茅先生治小儿面黄肿方。

瓜蒂半两　丁香一钱

上为末。每服一字，搐入鼻中，取下黄水从鼻中出，然后用天竺黄散与服。方见实热门中。

茅先生治小儿遍身二十四般瘅毒方。

屋下乘漏泥　灶心土　白缮土　寒水石

---

[1] 渴可：二字原倒。据文义乙正。

上四味等分。每用为末，使鸡子清调涂便没此患。先用实积牛黄丸通下。方见实热门中。后补，常服天竺黄散。方见同前。

《婴孺》治小儿身体面目悉黄，此是荣卫气伏热于内所为。蛴螬丸方

干蛴螬　大枣取肉。各一升　䗪虫　虻虫　杏仁各半升　地黄十两　黄芩　芍药各三两　水蛭一百个　甘草炙，半斤。又云半升

上为末。炼蜜丸小豆大，酒下三丸，日三。

张涣治小儿黄疸。双连丹方

川黄连去须　胡黄连各一两

上件捣，罗为细末。用黄瓜一枚去瓤，留一小盖子，入药末后以盖子盖定；用面裹慢火烧令面焦，去面捣熟，丸绿豆大。每服七粒至十粒，温水下。量儿大小以意加减。

《惠眼观证》治黄疸水肿丁香散方

丁香七粒　瓜蒂四十九个　硇砂一分

上为末令细。黄昏时蘘荷根丁子点药，入鼻搐之。一更时腥臭水出渐脓，至五更水尽，一夜三、五遍换丁子。次日调气至，日夜依前用之。五夜烂肉落，方住药，以乌犀膏方见风热门中吃一月日。

《惠眼观证》治小儿黄疸，遍身虚肿，其色如金。藿香散方

藿香一分　瓜蒂四十九个　赤小豆四十粒

上为末。每服一字半，搐入两鼻中。须臾黄水出，至二更待头痛即住。次日自腰以上黄退白色。

《惠眼观证》：截腰下黄色。大青饮子方

大青　燕口连翘　甘草炙　黄芩　田蓝如皂角子　川芎各等分

上为末，每服一大匙。水一碗半，煎至半碗，一日之内作六服，须臾小便下如金色。如此吃五日。

《吉氏家传》治小儿身体黄及小便黄，眼白睛黄，即是疸也。宜此方。

茵陈　大黄各一分　山栀子仁三个　朴硝一分

上以水五合，煎二合，去滓服之。

《吉氏家传》又方

桑白皮　麻黄去节　秦艽各一分　大黄二分

上以水三合，入牛乳三合，同煎二合半，一岁儿日服一合。

《吉氏家传》又方

茵陈二分　大黄　秦艽各三分　山栀子仁　郁李仁别杵如泥　朴硝各四分

上件末，蜜丸梧桐子大，熟水化下。

长沙医者郑愈传治瘴，时行身热遍体黄。升麻散方

升麻　甘草炙。各二钱　常山一分

上为末。每服半钱，枣子一个，水八分，同煎四分，隔宿露了。天明、早晨服。奶母忌毒物。

黑疸第九

《千金翼》治大人、小儿黄疸变成黑疸，医所不能治方。

上用土瓜根捣，取汁一升顿服之，病当从小便出。小儿分减服。葛氏亦治小儿四岁发黄。

《千金翼》治大人、小儿黄黑等疸方。

当归三两　桂心六两　干枣一十七枚，去核　麦门冬一升，去心　大黄一两　茵陈　黄芩　黄芪一本无　干姜　茯苓　芍药　黄连　石膏碎　人参　甘草炙。各二两

上一十五味㕮咀。以水一斗，煮取三升半，分四服。小儿分减服。

《千金翼》赤苓散　主黑疸身皮、大便皆黑。通治大人、小儿方。

赤小豆三十枚　茯苓切　女萎各六铢　雄黄一铢　瓜丁四铢　甘草炙，二铢

上六味，以水三升煮豆、茯苓，取八合；捣四味为散，和半钱匕服之。须臾当吐，吐即愈。亦主一切黄。小儿服半字匕。

卷第二十一

诸寒羸瘦　凡十六门

胎寒第一

《巢氏病源》小儿胎寒候：小儿在胎时，其母将养、取冷过度，冷气入胞，伤儿肠胃。故小儿生之后，冷气犹在肠胃之间。其状：儿肠胃冷，不能消乳哺，或腹胀，或时谷利，令儿颜色素吧，时啼者，是胎寒痛也。

《千金翼》论：儿生有胎寒，则当腹痛，痛者躯啼，时时吐岘；或腹中如鸡子黄者，按之如水声便没，没已复出，此无所苦尔。宜早服当归丸、方见躯啼门，《千金方》同。黄芪散即愈。方阙。

茅先生有小儿初生下一日胎寒候：口舌冷，腹虚鸣，面脸青色，吃乳有妨。此形候本因受胎六个月日母有疾，被伏热往来，牙儿胎中饮热血，故受胎疾之病。治者，先以朱砂膏方见惊门中奶上咣下，然后用镇心丸方见一切惊门磨与相夹用之，一日下四服。至晚有红涎通利，即下匀气散方见胃气不和门中二服，治之即愈。如见都不进奶及肚膨胀，手握拳，目微视，面黑色，死候不治。此茅先生一证用凉药，为母伏热往来，儿饮热血后。茅先生歌中却云：风邪夹冷。《巢氏病源》始云：母取冷过度，冷气入胞。又云：儿肠胃冷，不能消乳。《巢氏病源》与茅先生有不同处，宜审处之。

《慧眼观证》：凡生下中胞寒，其候本因受胎六、七个月，母有疾，被寒热往来或伤冷毒，儿在胎中饮血，故受胎积，所以生下口冷，腹胀。以大惊丸方见一切惊门中。研与牙儿吃，及参苓散方见胃气不和门中。服之，养其气。

茅先生有小儿中胎寒歌：

人中鼻下有青色，乳见难消痢色同。

衣薄中寒如是此，风邪夹冷上来攻。

《圣惠》治小儿胎寒，聚唾弄舌，躯啼，反张，怒惊。当归散方

当归锉，微炒　细辛　黄芪　黄芩　龙骨细研　桂心　赤芍药一两半

上件药捣，罗为散。每服以乳汁调下一字，日三服。更看儿大小，以意加减服之妙。

《婴孺》治少小大便青，不欲食，皆是胎寒。当归丸方

当归　人参　芍药　芎各三分　甘草四分

上为末，乳汁和。先食服麻子大一丸，日进三服。未知，稍加之。

《婴孺》治少小胎寒，大人虚冷，内或有实，不可吐下。虚冷，服矾石丸方

上用马齿、矾石烧汁尽，为末，枣膏丸。大人服梧桐子大二丸，小儿以意减之。心腹中温暖为度。有实，实去；无实，下自断。神良。

《婴孺》治少小胎寒腹痛，大便青。芎丸方

芎　麝香　芍药　当归各二分　黄芪　䗪虫各三分，炒　牛黄一分

上为末，蜜丸。二三日儿，胡豆大一丸。不知，稍加之。一方有甘草，无人参。

《婴孺》治小儿胎寒，腹中㽲痛。黄芪汤方

黄芪　黄芩　芍药各六分　当归二分　甘草　芎各四分　生姜八分

上以水五升，煮一升五合，去滓。百日儿半合，分三服。

虚寒第二

钱乙论肾虚：若儿本虚怯，由胎气不成，则神不足，目中白睛多，其颅即解囟门也。面色㿠白，此皆难养，纵长不过八八之数，若恣色欲多，不及四旬而亡。或有因病而致肾虚者，非也。又肾气不足则下串，盖骨重惟欲坠于下，而缩身也。肾水阴也，肾虚则畏明。皆宜补肾地黄丸主之。方见本门。

张涣论：小儿脾胃虚弱，不能饮食，或经诸大病，已渐损伤荣卫。致令肌体羸瘦，时时下痢，面色青白，变成虚羸病。宜用丁香黄芪散。方见本门。

钱乙地黄丸方　熟干地黄焙，秤八钱　山茱萸　干山药　泽泻　牡丹皮　白茯苓去皮。各三分

上为末，炼蜜和丸如梧桐子大。三岁以下一二丸至三丸，温水空心化下。

张涣丁香黄芪散方

绵黄芪锉　丁香　人参去芦头　当归洗，焙干　白术炮　鳖甲涂醋炙黄，去裙襕。各一两　胡黄连　甘草炙。各半两

上件捣，罗为细末。每服一钱，水一盏，入生姜二片枣二枚，同煎五分，去滓温服，食前。

《惠眼观证》附子散　治吐泻及伤寒脾虚腹热，或手足冷，虚汗不已，喉内虚喘。此药能回阳。一名回阳散。

附子炮，去皮尖　北前胡　甘草　人参　桔梗各半两　麻黄去节，一两

上为末。随大小加减，每服半钱至一钱，淡淡姜汤调下。此药能补虚。

《宝童方》治腹内虚鸣。乌药丸

天台乌药　苍术各二两，细锉，炒令黄色用　木香　甘草各一分　肉豆蔻二枚

上为末，醋糊为丸如此○大。每服七丸至十丸，姜炒葱酒下。

《刘氏家传》水仙丹　童男室女一切损病皆可服。

好辰砂四两，细研，水飞过

上用白及一两，木通半两，白蔹半两，清麻油四两。将上件药三味同熬，用文武火，时以箸点药在水中，候油晕不致散漫，即去药存油，摊冷，旋旋取，和前项朱砂末一如面剂，候和成，即用新水一盆，揉皂角在内，将和成朱砂洗去油为度，别用净器，以新水浸之。每服五七丸至十丸。旋丸如梧桐子大，水一日一易，上用湿纸蒙盖，以防尘土。治男子丈夫、妇人及童男室女五劳七伤，一切损病，骨蒸瘴疠，三消水肿，脚气瘫痪。凡药不能效者，悉能治之。

《张氏家传》三洞白丹　治脾胃重伤，虚羸短气，泄泻痢疾，水谷不化，全不入食，脾胃欲绝。服之见效如神。

琥珀　砒一分，研如粉　白石脂一两，研

上同研，令匀腻，以糯米煮浆，拌匀为丸，如○大。阴干令透，排铺新瓦上，安红熟炭排满，煅成灰，放冷取出。大人每服三粒，甚者五粒，各以清饭下，小儿用小丸子。服了忌吃热物半时。

《吉氏家传》和气散　小儿或面青黄，手足逆冷，不思食方。

厚朴半两，姜煨　人参　茯苓　甘草

炮。各一两　茴香二钱

上件为末，加减用水煎。

长沙医者郑愈传治虚寒吐泻，或取转后皆可服补药。

人参　茯苓各二钱　硫黄半钱　诃子肉一分

上为末。每服半钱，水一小盏，姜枣同煎六分，连进二服。忌生冷。

胸中有寒第三

《巢氏病源》胸膈有寒候：三焦不调，则寒气独留，膈上不通，则令儿乳哺不得消下，嗌酸臭，胸胀痞满，甚则气息喘急。

《圣惠》治小儿胸膈有寒，或时嗽逆，不欲乳食。诃梨勒散方

诃梨勒一两，煨，用皮　白术　五味子　麦门冬去心，焙　白茯苓　甘草炙微赤，锉　人参去芦头　陈橘皮汤浸、去白瓤，焙。各半两　细辛一分

上件药捣，粗罗为散。每服一钱，以水一小盏，煎至五分，去滓。不计时候温服。更量儿大小加减服之。

《圣惠》治小儿胸中有寒，多吐清水，不能乳食。人参散方

人参去芦头　厚朴刮去皱皮，涂姜汁，炙令香熟　陈橘皮汤浸、去白瓤，焙　当归　丁香　白术各半两

上件药捣，粗罗为散。每服一钱，以水一小盏，入生姜少许同煎至五分，去滓。不计时候，温服。量儿大小以意增减。

《圣惠》治小儿胸中有寒，乳哺不消，腹中痞满逆，不能乳食。肉豆蔻散方

肉豆蔻　人参去芦头　白术　白茯苓　藿香　甘草炙微赤，锉　木香　厚朴刮去皱皮，涂生姜汁，炙令香熟　诃梨勒煨，用皮。各半两　干姜炮裂，锉，半两

上件药捣，粗罗为散。每服一钱，以水一小盏，煎至五分，去滓温服，日三服。量儿大小加减之服。

《圣惠》治小儿胸中有寒，气逆呕吐。温膈散方

人参去芦头　丁香　草豆蔻去皮　甘草炙微赤，锉　陈橘皮汤浸、去白瓤，焙。各一分　诃梨勒半两，煨，用皮

上件药捣，粗罗为散。每服一钱，以水一小盏，煎至五分，去滓。不计时候，温服。更量儿大小加减服之。

《圣惠》治小儿胸中寒气积滞，气逆不下乳食。草豆蔻散方

草豆蔻三枚，去皮　人参　前胡各去芦头，一分　槟榔炙，一分　诃梨勒半两，煨，用皮　甘草半两，炙微赤，锉

上件药捣，粗罗为散。每服一钱，水一小盏，煎至五分，去滓。不计时候，温服。更量大小以意加减。

《圣惠》治小儿胸中寒气，结塞不通，时欲呕吐。前胡散方

前胡　人参各去芦头　白术　陈橘皮汤浸、去白瓤，焙　高良姜锉　厚朴去皱皮，涂生姜汁，炙令香熟　藿香各用一分　甘草半分，炙微赤，锉

上件药捣，粗罗为散。每服一钱，以水一小盏，煎至五分，去滓。不计时候，温服。更量大小以意加减。

《谭氏殊圣方》：

浑身壮热四稍寒，与食千般总不看，
多睡沉沉饶眼涩，遍身如粟怯衣单。
都缘冷气攻心肺，干呕时时乳不餐，
桔梗白术白附子，水银调合永身安。

术灵丹

白术微炒　苦桔梗各半两　香附子一分半　黑锡砂一分，水银并锡各半结者

上并为末，次入肉豆蔻末二钱，和面三钱同煮，糊为丸，如绿豆大。每服三丸，空心，乳食前温水下，日三服。忌毒物。

《婴孺》治小儿胸中冷气停结方。

黄芪三分　当归　芍药　甘草炙　人参　芎　细辛各二分

上切，以水二升，煮取一升，一服一合，日进三服，夜一服。

胸膈满痛第四

《巢氏病源》小儿胸胁满痛候：看养小儿，有失节度而为寒热所伤。寒气入腹内，乘虚停积，后因乳哺，冷热不调，触于宿寒，与气相击不散，在于胸膈之间，故令满痛也。

《五关贯真珠囊》小儿气痛候：因生冷所伤而成。只在脐上下、左右痛，是气。宜木香散治之。方见本门。

《千金》治少小胁下有气内痛，喘逆，气息难，往来寒热，羸瘦不食。马通粟丸方

马通中粟十八铢　杏仁汤浸、去皮　紫菀　细辛各半两　石膏　秦艽　半夏汤浸七遍　茯苓　五味子各六铢

上九味末之，蜜丸如小豆、十丸，日三服。不知，加至二十丸。

《五关贯真珠囊》木香散　顺气宽中。治胸胁痞塞，心腹刺痛，胁肋胀满，饮食减少，吞酸，呕逆，噎闷。一切气疾，并皆治之。

木香　青橘皮各三两　姜黄　麦糵去土炒。各五两　蓬莪术四两　甘草锉炒　盐炒。各十一两

上为末。每服一钱，沸汤点服，不计时候。

《外台》：《甲乙经》灸法：劳宫一名五里，在掌中动脉，灸二壮。主热病发热，满而欲呕哕，三日以往不得汗，怵惕，胸胁痛不可反侧，咳满，溺赤，大便血，衄下，吐呕，吐血，气逆，噫不止，嗌中痛，食不下，善渴，口中烂，掌中热，风热善怒，中心善悲，累呕嘘唏，善笑不休。烦心，咳，寒热，善哕，少腹积聚，小儿口中腥臭，胸胁支满，黄疸黄目。

心痛第五

《圣惠》：夫小儿心痛者，本非起于心。即邪客于心主之脉。夫少阴者心也，五脏六腑之所主也，精神之所舍，其脏坚固，邪不能干。干之即伤心，伤心即神去，神去即死矣。故诸邪在于心者，皆在于心包络脉。包络者心之别脉也，故少阴不病。夫心痛者，邪气上逆，痞而不散，或伤寒气，邪冷搏于经络，故发心痛也。

茅先生论：小儿生下五个月日，上至七岁，有结癖在腹成块，如梅核大，来去或似卵大，常叫疼痛不住者。亦分数类：在心头痛者，为抱心气；在左胁下痛者，为痃气：在右胁下痛者，为癖气：在脐下痛者，为吊气。在心头痛者，下金铃散方见本门中夹匀气散与服；方见胃气不和门中。在右胁下痛者，下蓬莪术散夹健脾散与服；在脐下痛者，下芸薹散夹茴香散与吃即愈。如见面黑眼花，泻黑血，鼻口冷，手足冷，不进食，死。余方并见痃癖、吊气本门中注。

《婴童宝鉴》云：小儿悒心，啼有时歇者，心痛。

《婴童宝鉴》云：小儿心痛，是邪气攻于胃管也。

《葛氏肘后》小儿卒心痛，腹胀坚

如石，满气喘息方。

上以好盐如鸡子大，浆水三升，煮取三沸，内搅消，取半分，为三服。神验大良。

《外台》范汪芫花汤　主卒心痛连背，背痛连心，心腹并懊。痛如鬼所刺，绞急欲死者。

芫花　大黄各十分

上捣，下筛，取四方寸匕，着二升半苦酒中合煎。得一升二合，顿服尽。须臾当吐，吐之便愈。老小从少起，此疗强实人良。若虚冷心痛，恐未必可服。

《外台》：《千金》疗老小卒中恶心痛方。

苦参三两　好酸醋一斤半

上二味，以醋煮苦参，取八合。强人顿服，老小二服。

《圣惠》治小儿心痛，但觉儿将手数数摩心腹即啼，是心痛不可忍。宜服芍药散方

赤芍药　人参去芦头　白术　黄芩　川大黄微炒，锉　当归以上各一分

上件捣，粗罗为散。每服一钱，以水一小盏，煎至五分，去滓。不计时候，量儿大小，分减温服。

《圣惠》治小儿心痛，手足不和。木香散方

木香　白术　桔梗　赤茯苓各一分　高良姜半分

上件药捣，粗罗为散。每服一钱，以水一小盏，煎至五分，去滓，稍热频服。量儿大小以意加减。

《圣惠》治小儿心痛不可忍。桃仁散方

桃仁汤浸，去皮尖、双仁，麸炒微黄　赤芍药　桔梗　桂心以上各半两　甘草一分，炙微赤，锉

上件药捣，粗罗为散。每服一钱，以水一小盏，煎至五分，去滓。不计时候，温服。量儿大小以意加减。

《圣惠》治小儿心痛，发歇不定。蓬莪术散方

蓬莪术　人参去芦头　桂心　黄芩　木香　地黄　甘草炙微赤，锉。以上各一分

上件药捣，细罗为散。每服不计时候，以橘皮汤调下半钱。量儿大小，以意加减服之。

《圣惠》治小儿心痛不止。桂心散方

桂心　当归锉，微炒　栀子仁各半两

上件药捣，细罗为散。每服不计时候，以橘皮汤调下半钱。量儿大小以意加减。

茅先生治小儿心痛。金铃散

金铃子炮，去皮核　蓬莪术炮。各一两　茴香　木香炮　荆三棱炮。各半两

上件为末。每服一钱、半钱，用热酒调下。

《张氏家传》治男子、女人、小儿脾疼，久肿，心气痛患。

木香两块，如一皂子大　丁香三七粒　乳香半块，如一皂子大　胡椒四十九粒　巴豆去皮不出油　斑蝥去皮、头、足、翼。各二、七个　五灵脂一块，中指大

上七味为细末，醋糊丸如芥子大。每服三丸，用菖蒲汤下，妇人艾醋汤下，小儿两服至三丸。如衮颤气攻，痛不忍者，一服应效。

《王氏手集》治心痛不止普救散

延胡索二两　香附子一两

上为细末，每服一钱，白汤点服。

《王氏手集》应痛散方　治小儿心痛。

石菖蒲炒　肉桂炒。各半两　五灵脂二两　白附子炮过，土内去火毒　木香炒。各一两　萝卜子炒

上为细末，每服半钱，热酒调下。

腹痛第六

《巢氏病源》小儿腹痛候：小儿腹痛，多由冷热之气，与脏气相击，故痛也。其热而痛者则面赤，或壮热，四肢烦，手足心热是也。冷而痛者，面色或青或白，甚者，乃至面黑，唇、口、爪皆青是也。

茅先生小儿有中热痛诗：

非时面赤色，壮热四肢烦，手足心多热，心中热痛难。

茅先生小儿有中冷痛诗：

面青面白由自可，黑色同青爪一同，此是腹心生冷痛，须将温药里头攻。

《婴童宝鉴》小儿腹痛胁满不食等歌：

腹内元由冷，仍为痛所因。
实加邪热盛，胁满少精神。
大小便因涩，腹中结实停。
脾家先有冷，闻食不开唇。
肥肉因斯瘦，荣衰气不匀。
若逢如此患，莫遣久沉沦。

《婴童宝鉴》小儿腹坚歌：

妊娠先须忌数般，莫令风冷致胎寒。
儿生嗞哇翻嫌乳，肚痛频生腹亦坚。

《葛氏肘后》隐居效方

小儿夜啼，惊不安，此腹痛故也，至夜辄剧，状如鬼祸。五味汤

五味子　当归　术各四分　甘草炙　桂心各三分

上五物切，以水二升，煮取一升，分为三服，大良。

《葛氏肘后》徐王神效方　治未满百日儿患腹痛。

豚子卵一枚　当归一分

上水三升，煮取七合，涂之乳头，令小儿饮，以意量之佳。

《图经》徐王效验方　主小儿腹痛，大汗出，名寒疝。

上浓煮梨叶，取七合，以意消息，可作三[1]四服。饮之大良。

《圣惠》治小儿腹痛不可忍。鳖甲丸方

鳖甲涂醋炙，令黄，去裙襕　防葵　诃梨勒煨，用皮　川大黄锉，微炒　人参去芦头　郁李仁汤浸去皮尖，微炒，别研入　当归锉，微炒。各半两

上件药捣，罗为末，炼蜜和丸如绿豆大。不计时候，以粥饮下五丸，得微利差。量儿大小以意加减。

《圣惠》治小儿冷热不调，腹内多痛。当归散方

当归锉，微炒　枳壳麸炒微黄，去瓤　赤芍药　川大黄锉，微炒。以上各半两

上件药捣，粗罗为散。每服一钱，以水一小盏，煎至五分，去滓放温。量儿大小分减服之。

《圣惠》治小儿卒吐下，腹痛不止。人参散方

人参去芦头　当归锉，微炒。各半两　甘草炙微赤　干姜炮裂，锉　黄芪锉。各一分　细辛一分

上件药捣，粗罗为散。每服一钱，以水一小盏，煎至五分，去滓，稍热服。量儿大小以意加减，频服。

《圣惠》治小儿伤冷腹痛。青橘皮散方

青橘皮汤浸、去白瓤，焙　桔梗　赤芍药以上各半两

上件药捣，粗罗为散。每服一钱，以水一小盏，煎至五分，去滓。不计时候，量儿大小，分减与服。

[1] 作三：二字原倒。据《证类本草》卷23引文乙正。

《圣惠》又方

木香　高良姜　白术　人参去芦头。各一分　厚朴半两，去❶粗皮，涂生姜汁炙令香熟

上件药捣，细罗为散。不计时候，以粥饮调下半钱。量儿大小以意加减。

《博济方》治小儿脾痛，兼和气止泻，及腹肋刺痛，起止疼痛，不思饮食。香朴散

厚朴一两　木香　麦蘖炒　神曲炒　青橘皮去白　陈橘皮去白。各一分

上为末，每服半钱，温水调下。

《谭氏殊圣方》：

小儿虚胀不消磨，喘息饶粗不奈何。

心腹满疼难可忍，才过一月变沉疴。

急须求取还元散，白术苍龙除结多。

更入水银知母捣，当归止痛便平和。

败毒散

白术炮　龙齿　知母　当归各一分　水银一分，以银箔结砂，后入余药

上为末，每服半钱，橘皮汤下。

《婴孺》治小儿腹痛夭纠，不能哺乳。茯苓丸方

茯苓　黄连各一两

上为末，用蜜为丸如大豆大。饮下量加。

《婴孺》治小儿腹痛夜啼方。

牡丹去心　代赭石　芍药各二分

上为末，蜜为丸。二小豆大，饮下，稍加之。

钱乙附方和中散　和胃气，止吐泻，定烦渴，治腹痛，思食。

人参切去头，焙　白茯苓　白术　甘草锉炒　干葛锉　黄芪　白扁豆炒　藿香叶各等分

上为细末。每服三钱，水一盏，干枣二个，去核，姜五片，煎至八分。食前温服。

张涣宽中汤方　治心腹疼痛不可忍者。

高良姜　木香各半两　丁香　青橘皮炒黄　桔梗　甘草炙。各一分

上件捣，罗为细末。每服半钱，温酒调下。

张涣又方　蓬莪术丹

蓬莪术炮裂，乘热锉碎　当归洗，焙干。各一两　木香　人参　桂心各半两　黑牵牛炒微黄

上件捣，罗为末，细白面糊为丸如黍米大。每服十粒，煎生姜汤下。量儿大小加减。

张涣温胃丹　治腹痛，啼哭不止。

人参去芦头　白术　五味子　当归炒，焙干　高良姜各半两　木香一两

上件捣为细末，白面糊和丸，如黍米大。每服十粒，米饮下。

张涣又方橘香散

青橘皮炒　吴茱萸　木香　当归洗、焙干。各一两　干姜　丁香各半两

上件捣，罗为末。每服一钱，水八分一盏，入生姜二片，煎五分，去滓。放温热服，食前。

《婴童宝鉴》治小儿泻，不思食，腹中痛。温脾丸方

草豆蔻二个，掰开，内乳香一皂角大于中，用面裹煨熟　甘草五寸，猪胆浸，炙黄色　朱砂末　麝各一钱匕

上件为末，研饭为丸如萝卜子大，饭饮下十丸。

《惠眼观证》槐角丸　治气疾腹内常痛及消积滞。

槐角末先以蜜炙，为末，炒一钱用　胡椒四十粒　巴豆二粒，不出油，研烂，入诸末再研　丁香二十粒

---

❶ 去：原脱。据《圣惠》卷83本方补。

上以烂饭为丸，如此〇大。每服五丸，生姜汤下，空心服之。

《刘氏家传》：小儿腹痛疳疾。上用水磨乌药，煎服效。

《庄氏家传》：小儿未能语，啼啼哭不能辩者，当以手候其腹，如有实硬处，即是腹痛。治之方：

上研生姜取汁，暖令温，调面成糊涂纸上，贴脐心立效。

《吉氏家传》治脾疼，胁胀，和气，止渴及腹内刺痛，不思饮食。香朴散

厚朴一两，去粗皮，生制一宿，炙　麦蘖　神曲　青皮各炒　木香以上各一分

上件末。每服一钱或半钱，熟水调下。

腹胀第七

《巢氏病源》小儿腹胀候：腹胀，是冷气客于脏故也。小儿腑脏嫩弱，有风冷邪气客之，搏于脏气则令腹胀。若脾虚冷移入于胃，食则不消；若肠虚，冷气乘之，则变下利。

钱乙论腹胀，由脾胃虚气攻作也。实者闷乱满喘，可下之，用紫霜丸、白饼子。紫霜丸方见积聚门中，白饼子方见搐搦门中。不喘者，是虚也，不可下。若误下，则脾虚气上，附肺而行，肺与脾子母皆虚。肺主目胞、腮之类，脾主四肢，母气虚甚，即目胞腮肿也。色黄者，属脾也。治之用塌气丸渐消方见胃气不和门中，未愈，渐加丸数。不可以丁香、木香、橘皮、豆蔻散大温散药治之。何以然？脾虚气未出，腹胀而不喘，可以散药治之，使上下分消其气，即愈矣。若虚气已出，附肺而行，即脾胃内弱，每生虚气，入于四肢面目矣。小儿易为虚实，脾虚不受寒温，服寒则生冷，服温则生热。当识此，勿误也。胃气虚热，多生疸病，或引饮不止。脾虚不能胜肾，随肺之气，上行于四肢若水状，肾气侵浮于肺即大喘也。此当服塌气丸。方见同前。病愈后面未红者，虚衰未复故也。

治腹胀者，譬如行兵战寇于林，寇未出其林，以兵攻之，必可获寇；若出林，不可急攻，攻必有失，当以意渐收之即顺也。

治虚腹胀，先服塌气丸，方见同前。不愈，腹中有食积结粪，小便黄，时微喘，脉伏而实，时饮水，不能食者，可下之。盖脾初虚而后结有积，所治宜先补脾，后下之。下后又补脾，即愈也。补肺恐生虚喘。

《婴童宝鉴》：小儿腹胀，为脾胃虚冷气不顺，故腹胀也。

《婴童宝鉴》小儿腹胀歌：

风冷结在脏，因成为腹胀，
冷极气相并，泄泻定须成。

《葛氏肘后》小儿腹暴病满欲死方。

半夏随多少，炮

上下筛，酒和之，服如粟粒大五丸，日三，立差。

《千金》治少小腹胀满方。

上烧父母指甲灰，乳头上饮之。

《千金》又方

上以韭根和汁，猪脂煎，细细服之。

《千金》又方

上以车毂中脂和轮下土如弹丸，吞之立愈。

《千金》又方

上用米粉、盐等分，炒变色，腹上摩之。

《仙人水鉴》分气丸　治大人、小儿一切冷气攻刺四肢，心腹胀满，宿患气块，破腹泄痢；妇人产前产后，室女一切不恻之疾方

拣丁香一分　白芷三两，洗、焙　木香半两，不见火　陈橘皮汤洗净，取二两　甘草一两，炙　缩砂仁一百个　生姜一斤，连皮切作钱子，用盐一两拌匀，淹一宿，银石器中炒令干，每用一两

上七味，丁香、木香别捣，余为末合研。用真阿魏一弹大，汤化去滓，飞罗面两匙，煮糊搜木臼中，杵丸如鸡头大。一切气，每服一丸，细嚼，空心，盐汤、盐酒任下。心腹胀满宿患，生姜橘皮汤下。妇人一切病患，炒姜酒下。脚膝少力，阿魏煎酒下。破腹泻痢，姜盐粥饮下。室女一切不恻疾患，当归酒或红花酒嚼下。早晨一丸，能消瘴疠。小儿腹胀，汤化服半丸。

《外台》：刘氏疗小儿肚胀渐瘦，不食，四肢热不调方。

甘草炙　鳖甲炙　柴胡　茯神　子芩各六分　诃梨勒皮一分　槟榔三钱　芍药　橘皮各三分　生姜　当归各四分　知母五分　大黄八分

上十三味切，以水一升半，煎取七合。分为数服，得泻病差。

《外台》：《广济》疗小儿心腹满，吃不下。地黄饮子方

生地黄汁三合　生姜汁三合　白蜜一匙　诃梨勒末用皮四分

上四味相合，调匀，分温服之，微利尤良。

《子母秘录》治小儿腹胀。

上用胡粉，盐熬色变，以摩腹上。兼治腹皮青，若不理，须臾死。

《子母秘录》治小儿心腹、胸胁烦满，欲死者方。

上用鸡子壳烧末，酒调服方寸匕。

《经验后方》治大人、小儿吃杂生果多，腹胀气急。

上以肉桂碾末，饭丸如绿豆大。小儿熟水下五丸，大人十丸。未瘥再服。

《圣惠》治小儿脾虚腹胀，不能乳食。诃梨勒丸方

诃梨勒煨用皮　厚朴去粗皮，涂生姜汁，炙令香熟　陈橘皮汤浸，去白瓤，研。各半两　干姜炮裂，锉　甘草炙微赤，锉　木香　白术　人参去芦头。各一分

上件药捣，罗为末，炼蜜和丸如麻子大。每服以粥饮下五丸，日三四服。量儿大小加减服之。

《圣惠》治小儿脾胃虚冷，腹胁胀满，四肢不和，乳食全少。丁香散方

丁香　桂心　白术　人参去芦头。各一分　厚朴去粗皮，涂生姜汁，炙令香熟　陈橘皮汤浸，去白瓤，焙。各半两

上件药捣，粗罗为散。每服一钱，以水一小盏，入生姜少许，枣一枚，煎至五分，去滓温服，日三四。更量儿大小加减服之。

《圣惠》治小儿腹虚胀。木香散

木香　川大黄锉，微炒　麝香细研。各一分　桑根白皮锉　陈橘皮汤浸，去白瓤，焙　益智去皮　草豆蔻去皮。各半两

上件药捣，粗罗为散。每服一钱，以水一小盏，入生姜少许，煎至五分，去滓。不计时候，量儿大小分减服之。

《圣惠》治小儿腹气壅胀满，虚热不能饮食，大小肠气滞。赤茯苓散方

赤茯苓　木通锉　人参去芦头　甘草炙微赤，锉　枳实麸炒微黄　当归锉，微炒。各一分　川大黄半两，锉，微炒

上件药捣，罗为散。每服一钱，以水一小盏，煎至五分，去滓。不计时候，温服。量儿大小以意加减。

《圣惠》又方

鳖甲涂醋、炙微黄，去裙襕　赤茯苓　青橘皮汤浸，去白瓤，焙　枳壳麸炒微黄，去瓤。各一分　川大黄锉，微炒　川朴硝各

半两

上件药捣，粗罗为散。每服一钱，以水一小盏，煎至五分，去滓。不计时候，温服。量儿大小以意加减。

《圣惠》治小儿心腹气胀，胸膈烦满。前胡散方

前胡半两，去芦头　丁香　甘草炙微赤，锉　人参去芦头。各一分

上件药捣，粗罗为散。每服一钱，以水一小盏，煎至五分，去滓。不计时候，温服。量儿大小以意加减。

《圣惠》治小儿心腹胀满，干呕不止。人参散方

人参去芦头　甘草炙微赤，锉　陈橘皮汤浸，去白瓤，焙。各一两

上件药捣，粗罗为散。每服一钱，以水一小盏，入生姜少许，煎至五分，去滓。不计时候，温服。量儿大小以意加减。

《圣惠》治小儿心腹胀满，喘粗，不下食方。

牵牛子微炒　木香　马兜苓各一分

上件药捣，粗罗为散。每服一钱，以水一小盏，煎至五分，去滓。不计时候，量儿大小以意加减。

《圣惠》治小儿气不和，心腹胀满，不欲乳食。槟榔散方

槟榔　厚朴去粗皮，涂生姜汁，炙令香熟。各半两　丁香一分

上件药捣，粗罗为散。每服一钱，以水一小盏，煎至五分，去滓。不计时候，温服。量儿大小以意加减。

《圣惠》治小儿肠内气壅，胀满，不下奶食方。

川大黄半两，锉，炒　青橘皮汤浸、去白瓤，焙　木香　槟榔各一分

上件药捣，粗罗为散。每服一钱，以水一小盏，煎至五分，去滓。不计时候，温服，以利为效。量儿大小以意加减。

《婴孺》治小儿中气，心腹坚胀疼痛，颜色青黑，大便不通方。

桃仁七个，碎　桔梗　芍药五分　黄芩　柴胡　升麻各五分　大黄　杏仁四十个，去皮尖，碎　鬼臼四分　甘草二分，炙　麝香四大豆大

上以水四升，煮一升二合，为四服。量儿大小，增减水药。

《婴孺》大青汤　治少小服药，得大吐下后体壮热，精彩慢，或微气满而有结气方。

大青二分　麻黄去节　大黄　甘草炙。各一分

上以水三升煮麻黄，减三合，掠去沫，内药煮一升。为四服，日进三服，夜一服。

张涣治小儿腑脏怯弱，风冷邪气客之，令儿腹胀，气不宣通，甚者变为下痢。厚朴丹方

厚朴去粗皮，涂生姜汁，炙令香熟　丁香　木香　白术炮。各一两　牵牛子炒一分　青橘皮去白，半两

上件捣，罗为细末，炼蜜捣成膏如黍米大。每服十粒，煎陈橘皮汤下。

张涣又方　木沉散

木香　益智子去皮　沉香　草豆蔻面裹煨，炮　蓬莪术　白豆蔻各半两

上件捣，罗为细末。每服一钱，水八分一盏，入生姜三片，煎至五分，去滓温服。

《九籥卫生》赚气丸　疗小儿腹胀气急。

萝卜子半两，用巴豆肉一分拍破，同炒黑色，去巴豆不用　木香一分

上同为细末，水浸，蒸饼心和丸如绿豆大。每服五丸，橘皮汤下。

《张氏家传》治小儿食伤，或病奶至冷，腹胀。紫霜丸

生姜切成片子　巴豆去皮。各半两

以上二味，用好醋一大碗煮干去姜，取巴豆研细。

雄黄　朱砂各半钱，并研细

上件一处为末研匀，用蒸饼糊为丸，如粟米大。小儿伤食三粒，肠胀、喘息分减大小。用食汤下，无时。

《庄氏家传》治泻，腹胀、腹瘦，又消又胀。塌气散子

厚朴去皮，用生姜汁浸涂，炙烟尽为度　地龙净洗土，秤　陈橘皮　马牙硝各半两

上件入乳钵内研，每服半钱，用冷米饮调下。

《庄氏家传》：吃果子木胀。

上用黄牛涎以宿蒸饼，丸如豌豆大。桂心汤下五丸。

《赵氏家传》治小儿腹胀，哽气，散冷热气。褐丸子

蓬莪术　萝卜子炒　黑牵牛炒。各半两　胡椒一分

上为末，面糊丸如黄米大。食后萝卜汤下五、七丸。

《张氏家传》方同。亦治脾胃不和，饮食乍多乍少，大便忽稀忽止，面黄胸高，腹胀腿瘦。

《吉氏家传》治小儿腹胀气粗，乍寒乍热，时作泻痢。救真丸

巴豆去壳　雄黄各半两　朱砂一大钱匕　干姜二块，用醋一升，同巴豆煮

上同研匀，水浸，蒸饼为丸梧桐子大。煎芍药汤下两粒。

《吉氏家传》塌气散　治小儿疳虚腹胀。

甘草　茴香　白牵牛各炒　木香各一钱

上为末，每服半钱，紫苏汤下。

长沙医者丁时发温脾散　治小儿脾胃不和，腹胁虚胀，不欲乳食，精神困倦，或壮热憎寒。

人参　诃梨勒各三分　白术　木香　黄芪　茯苓　藿香　陈皮　桔梗各半两　甘草一分，炙　没石子一个

上为末。每服一钱，水一盏，姜一片，枣一个，煎五分服。

长沙医者丁时发传木香丹　治小儿诸般伤冷，冷物作热及腹胀黄瘦。

木香二钱　川乌头三个，炮裂　皂角七寸，去皮　缩砂　巴豆出油者，三、七粒

上为细末，乌梅二、七个，蒸烂，入众药为丹，如〇大。每服三五粒，萝卜子、姜汤下。

长沙医者郑愈传治大人、小儿腹胀，并水鼓气病。

鸡子白一个　白面一匙头　轻粉一钱匕

上件和作饼子小钱大。每服一饼，慢火内烧熟，经纸上去火毒，细嚼，临卧服。

《外台》：《甲乙经》灸法。悬钟，足三阳大络，在外踝上三寸动脉中按之。阳明脉绝，乃取之灸五壮。主肠满，胃中有热不食，小儿虚满不能饮食。

冷热不调第八

《圣惠》论：小儿冷热不调者，盖为乳食乖张，寒温失节；或阴阳相胜，气血不调。致令冷归下焦，热冲上膈。若风冷入于肠胃，则泻痢不定，或腹中气满，或时呕逆不能乳食。故谓之冷热不调也。

张涣论：小儿所以多疾者，盖为不能自保摄，全在乳母调节。若哺乳乖宜，则冷热不调，热冲上膈，冷归下焦，致

虚实不等。水谷不消，遂伤脾胃，胃气虚则呕吐，脾气虚则泄痢，挟积则变为下痢。盖脾胃居常，最宜调适。若疾证甚而不已，致令虫动生风，便致危困，岂不慎哉！

《圣惠》治小儿冷热不调，胃气壅滞，少思饮食。木香散方

木香　大腹皮锉　人参去芦头　赤茯苓　青橘皮汤浸，去白瓤，焙　诃梨勒皮　桂心　前胡去芦头　半夏汤浸七遍，去滑　丁香　甘草炙微赤，锉。各一分

上件药捣粗为散。每服一钱，以水一盏，入生姜半枣大，煎五分，去滓放温。量儿大小，以意加减服之。

《圣惠》治小儿冷热不调，不思饮食，食即不消。赤芍药丸方

赤芍药　川大黄锉碎，微炒。各三分　柴胡去苗　赤茯苓各半两　桂心一分　鳖甲涂醋、炙令黄，去裙襕用一两

上件药捣，罗为末，炼蜜和丸如梧桐子大。二岁已上，粥饮化破三丸服，日三服。如四岁以上至七岁服七丸，以粥饮下。

《圣惠》治小儿冷热不调，腹内疼痛，发歇不定。白术散方

白术　当归锉碎，微炒　川芎各半两　干姜炮制，锉　青橘皮汤浸，去白瓤，焙　甘草炙微赤，锉。各一分

上件药捣，粗罗为散。每服一钱，以水一小盏，煎至五分，去滓。不计时候，量儿大小，加减服之。

《圣惠》治小儿冷热不调，腹痛下痢。香连散方

木香　当归锉碎，微炒　干姜炮制，锉。各一两　黄连去须　阿胶捣碎，炒令黄。各半两

上件捣，细罗为散，每服以粥饮调下半钱。量儿大小，加减频服。

《圣惠》治小儿冷热不调，大便或壅或通，不欲乳食。诃梨勒散方

诃梨勒皮　大黄锉碎，微炒。各半两　人参去芦头　槟榔　木香　桂心　川芎各一分

上件药捣，粗罗为末，每服一钱。以水一小盏，入生姜少许，煎至五分，去滓。不计时候，量儿大小，加减温服。

《圣惠》治小儿冷热不调，大便青黄，心腹多痛，不欲乳食。当归丸方

当归锉碎，微炒　人参去芦头　白芍药　川芎各三分　甘草炙微赤，锉　白术各半两

上件药捣，罗为末，以面糊为丸如麻子。每服以粥饮下五丸，日三服。三岁以上，加丸数服之。

《圣惠》治小儿冷热不调，腹痛不可忍，或时寒热，下痢脓血。木香散方

木香一分　川芎　当归锉碎，微炒　桔梗去芦头　黄芩各半两

上件药捣，罗为末，炼蜜和丸如梧桐子大。不计时候，以温生姜汤研破二丸服之。量大小以意加减。

《圣惠》治小儿四五岁，腹内冷热不调，不能饮食。调气散方

白术　甘草炙微赤，锉　人参去芦头。各三分　厚朴一两，去粗皮，涂生姜汁，炙令香熟

上件药捣，粗罗为散，每服一钱。以水一盏，入生姜少许，煎至五分，去滓放温。量儿大小分减服之。

《圣惠》治小儿冷热不调，或时下痢，腹痛，不能饮食。犀角散方

犀角屑　桂心　甘草炙微赤，锉　当归锉碎，微炒　黄连去须　人参去芦头　陈橘皮汤浸，去白瓤，焙　干姜炮裂，锉。各半两

上件药捣，粗罗为散。每服一钱，

以水一小盏，煎至五分，去滓。放温服之，日三服。量儿大小以意加减。

《圣惠》治小儿冷热不调，肠胃滞结，壮热或时，两肋刺痛。赤茯苓丸方

赤茯苓三分　当归锉，微炒　川芎各一分　川大黄锉碎，微炒　鳖甲涂醋，炙令黄，去裙襕。各三分

上件药捣，罗为末，蜜和丸如绿豆大。每服以粥饮下五丸，日三服。量儿大小以意加减。太医局和中散治小儿脾胃不和，呕逆恶心，冷热不调，减食泻泄，腹痛肠鸣，少力嗜卧。

厚朴去粗皮，生姜汁涂炙，六两　白术三两　干姜炮　甘草炙，锉。各二两

上为末。每服一钱，水八分一盏，入生姜二片，煎六分，去滓。稍热服，乳食前服。

《谭氏殊圣》治小儿冷热不调，暴泻注下。通心气，利小便。乌犀散

上用拣净车前子杵，罗为末。每服□□甘草汤下，不以时候。

张涣调中散方　治小儿冷热不调致脾胃不和。

青橘皮汤浸，去白，焙干　白茯苓　人参去芦头　木香锉。各一两　丁香　白术炮　大腹皮锉　甘草炙。各半两

上件捣，罗为细末。每服一钱，水一小盏，入生姜二片，煎至五分，去滓温服。

张涣益胃丹方　调冷热，和脾胃。

当归洗，焙干　木香　白术炮　沉香炮。各一两　白芍药　人参去芦头　蓬莪术　缩砂仁各半两

上件捣，罗为细末，白面糊和丸如黍米大。每服十粒至十五粒，点麝香汤下。量儿大小加减。

张涣三棱丹方　调冷热，消宿食。

京三棱炮，乘热先拍破　神曲　木香　半夏生姜八两，同捣成膏，炒黄。各一两　干姜炮　陈橘皮浸去白　丁香　桂心各半两

上件为细末，炼蜜和丸如鸡头大。每服一粒，生姜汤化下。

《刘氏家传》三台丸　治五脏寒热不调，或胪胀肠鸣而噫食，甚者呕逆，大便色变。服之令人大小便调，长肌肉方。

大黄煨　前胡各二两半　硝石别研　葶苈炒，别研如泥　杏仁去皮，别研烂。各一两　厚朴姜制　附子炮，去皮　细辛去土及叶　半夏汤洗，切，焙　茯苓各半两

上为末，炼蜜和捣，丸如黍米大。每服一岁儿五丸饮下，以大小便调和止药。

《赵氏家传》治小儿冷热不调，泻痢不止，腹中疼痛。三圣方

黄连　干姜炮　甘草炙。等分

上为末，面糊为丸绿豆大，每服七丸。赤痢甘草汤下，白痢干姜汤下，赤白痢二宜汤下。

《赵氏家传》人参丸　调气，治小儿饮食不消化，冷热不调方。

人参　木香　白术　蓬莪术　当归细锉，炒。各半两　白芍药一分

上件细末，汤浸，蒸饼为丸如黍米大。每服十丸，空心，麝香汤下，米饮亦得。

胃气不和第九脾胃附

张涣：婴儿饮乳，自不知饥饱，全在乳母存节。若见儿啼哭，定是乳母即时令儿饮乳。若啼哭未定，气喘未调，使儿急饮乳，即儿气逆，乳不得下反致呕逆，甚则吐痢，成胃虚病。

钱乙论胃气不和，面𪏮白，无精光，

口中气冷，不思食，吐水。当补脾，益黄散主之。方见本门。

钱乙论胃虚冷，面㿠白，色弱，腹痛，不思食，当补脾。益黄散主之。若下利者，调中丸主之。方并见本门中。

钱乙论气不和，口频撮，当调气。益黄散主之。方见本门。

《圣惠》治小儿冷伤脾胃，呕逆及痢，惊痫。人参粥方

人参去芦头，半两　白茯苓三分　粟米半合　麦门冬一两，去心

上件药都细锉。每服半两。以水一大盏，煎诸药至七分，去滓，下米做粥食之。

《博济方》调中顺气补虚。木香散

草豆蔻五个，和皮用　人参　茯苓　防风　藿香各半两　陈橘皮去白，一分

上为末，每服一字或半钱，姜、盐、米饮调下。

茅先生小儿诸病匀气散方

桔梗净洗，干秤五两　甘草二两，炙　白姜一分　缩砂仁　陈橘皮去瓤　茴香洗，各一两

上为末。每服半钱，用霜木瓜煎汤调下，如无，即用紫苏、盐煎汤下，服一钱亦可。

茅先生小儿调理众病醒脾散方

木香用湿纸裹，热灰内煨　白茯苓　白术湿纸裹，热灰内煨，令纸干为度　人参　草果子去皮　甘草炙　陈橘皮去瓤　紫苏子

上等分为末。每服一钱，水六分盏，姜钱一片，枣子半个，同煎四分，通口服。

茅先生小儿活脾散方

全蝎四个　朱砂一钱，别研　白附子二钱　白僵蚕直者八个，麦麸炒

上为末，脑麝少许，每服一字、半钱，用金银薄荷汤下。如呕时，用楠木煎汤下。

茅先生治小儿胃气健脾散方

白茯苓去皮　人参各一两　厚朴三分，用姜汁炙　苍术米泔浸一宿用，秤四两　陈橘皮去瓤，五两　甘草二两，半生半炙　草果子去皮，二两

上件为末，每服一钱。姜枣同煎，随大小分减服。

茅先生治小儿诸病调中饮方

肉豆蔻　白术　人参　陈橘皮去白　诃子炮，去核　茴香　甘草炙　缩砂仁以上各半两　藿香　桂心　槟榔以上各三钱

上为末。每服半钱、一钱，用姜枣煎水，随儿大小，五分、四分煎，通口服。

汉东王先生《家宝》：补虚，调胃气，进乳食，止吐泻。久不进食，神妙。观音散方

白扁豆微炒　石莲肉炒，去心　人参焙。各一分　茯苓一钱半，焙　神曲二钱　甘草炙　香白芷　木香炒　绵黄芪锤碎，用蜜水拌炙。各一钱

上为末。每服婴孩一字，二三岁半钱，四五岁一钱。用水一药注或半银盏，枣肉半个，煎十数沸服。

钱乙调中丸

白术　人参切去头　甘草炒。各半两　干姜炮，四钱

上为细末，蜜丸如绿豆大。每服半丸至五、七丸，至三、二十丸，食前温水送下。

钱乙塌气丸

胡椒一两　蝎尾去毒，半两

上为细末，面糊丸粟米大。每服五、七丸至一二十丸，陈米饮下，无时。一方有木香一钱。《刘氏家传》亦治腹胀。

钱乙益黄散方　又名补脾散

陈橘皮一两　青橘皮　诃子肉　甘草锉，炒。各半两　丁香二钱

上为细末。每服二钱，水一盏，煎至六分，食前温服。

钱乙白术散

人参切去头　白术　木香　白茯苓去皮　甘草锉、炒　藿香叶各一两　干葛二两，锉

上为粗末。每服一钱至二钱，水一盏，煎至五分，温服。如饮水者多煎与之，无时。

张涣人参膏　应一切脾胃不和，并宜服之。

人参去芦头，一两　白术　丁香　藿香叶各半两　白豆蔻一分

上件捣，罗为细末，炼蜜和成膏如鸡头大。每服一粒至二粒，米饮化。乳前。

张涣桂朴散　温脾胃。

肉桂　当归洗，焙干。各一两　厚朴姜汁制　白术炮　干姜炮。各半两　甘草炙，一分

上件捣，罗为细末。每服一钱，水一小盏，煎至五分，去滓温服。

《惠眼观证》参苓散　常服养气安神，益胃。此药不冷不热。

白术半两　人参去芦头　茯苓去皮　紫苏子　甘草炙，各一分　木香半分

上为细末。每服一钱，浓煎枣汤调下。此药宜常服。

《惠眼观证》匀气散　调中补益，调理用之，不论诸疾。

缩砂仁　茴香各一两　陈皮取红，三分　白姜三钱　桔梗四两　甘草半生半炮，二两

上为细末。每服一钱，随大小，木瓜汤下。

《宝童方》养脾汤

厚朴姜汁炙或炒　苍术泔浸，去皮　甘草盐水浸，各半两　桔梗　桂去粗皮　白姜炮　茴香　缩砂去皮，半两　良姜三分　橘皮三两，浸

上件为末。入盐并乌梅少许，如茶点服。

《宝童方》：壮脾，去积，进食。

京三棱　蓬莪术醋纸裹煨　益智去皮。各四两　甘草炙，四两半　陈皮　青皮各二两。去瓤

上为末。每服一钱，如汤点或用姜枣煎亦得，不拘时候服。

《宝童方》：调气进食，治伤寒。

白芷　白姜各一钱　桔梗　甘草炙　茴香炒　乌药　陈皮去瓤。各半两

上为末。每服二平钱，姜枣同煎七分，不拘时候服。

《宝童方》：治胃气，消食，化痰、及心腹诸疾。

厚朴去皮，生姜汁浸，炙熟　藿香各一两　青皮去瓤，麸炒，三分　甘草炙，三分　干姜一分半，炮　枇杷叶一分，布拭去毛，炙

上为末。每服二钱，水一盏，姜枣同煎七分，温温服。

《刘氏家传》人参散　调胃，思进饮食，宜常服。

人参　白术　川芎　神曲　木香　陈皮　肉桂去粗皮　甘草炙。以上各等分　小麦糵加一倍

上为末。每少半钱，入盐少许，百沸汤点服。

《刘氏家传》神术散　治小儿患后，脾胃虚弱，时时烦热，恍惚，睡中多惊，气急烦乱。温养脾胃，消进乳奶，匀气精神，调和脏腑。

白术去芦　人参　白茯苓去皮　石莲肉去心　罂粟米　白扁豆炒　藿香叶　甘

草炙。各等分

上件为细末。每服半小钱，枣汤调下，空心、日午服之。

《刘氏家传》四倍散　治大人、小儿脾气不顺，补虚进食。

人参一两　白术四两　白茯苓二两，去皮　诃子用湿纸裹煨熟，去枝，半两

上各切，焙为末。每服一大钱，水一盏，姜三片，枣子一个，煎至六分，空心温服。

《张氏家传》异功散　常服调小儿胃气，悦颜色，思饮食，和脏腑。

人参　白术纸裹，炮微赤　白茯苓　甘草炙　藿香叶洗　罂粟子

上各等分为末。每服二钱，用枣煎汤调下，食前二服。

《张氏家传》治大人、小儿脾胃不和，泄泻下痢，伤冷，面色痿黄，心痛，脏腑不安，癥瘕气块。但是脾胃一切疾病，皆治之。丁香煮散

丁香一两　神曲湿纸煨燃过　诃子如枣者为妙　干姜半生半熟　半夏火炮黄色，去皮脐　厚朴姜汁制　甘草一半生一半熟。各三两　陈橘皮四两半，去瓤

上件一时焙干锉碎捣，罗为末，更研为面。烧生姜三片，药末二钱，水一盏，煎至五分，食前热服。甚者两服可效，一日进三服。忌生冷、动气物。

《张氏家传》参苓散　治小儿脾胃虚弱。常服养实，肥孩儿。神妙。

人参　白茯苓去皮　紫苏子各炒　甘草炙。各半两　木香一分　白术一两

上件为细末。每服一大钱，浓煎，淡木瓜甘草汤调下，食前。

《庄氏家传》治小儿胃虚，去风醒脾。

冬瓜子二十一枚　天南星末一钱，依常法炮制

上同为末，水浸，蒸饼和丸绿豆大。每服五、七粒至十粒，温浆水下。

《庄氏家传》补虚和气散

人参　干葛　甘草炮。各五两　木香三两　麝一钱　茯苓二两

上为末，每服半钱，水五分，姜少许，同煎至三分，去滓温服。

《庄氏家传》小儿和脾散子

人参一分　白术　甘草炙　茯苓各半分

上件四味为末。每服半钱，水一小盏，生姜一片，煎三两沸，温服。

《庄氏家传》：小儿和胃气，进饮食。丁香丸

丁香　木香　肉豆蔻　人参　茯苓以上各二分　藿香一分半

上件捣，罗为末，用朱砂二钱，香缠一钱，与前药相和；用枣瓤三个同研，面糊为丸如黍米大。米饮下，随孩儿加减服之。

《王氏手集》调气白术丸　调脾胃，散风湿，去寒邪，治泄泻，乳食不化，止呕逆；腹胁胀痛，四肢肿满，小便不利及减食羸瘦，久渐成疳疾。

白术　芍药　木香　当归各等分

上为细末，炼蜜为丸，一两作八十丸。每服一丸，食前，生姜米饮汤化下。

《王氏手集》七香丸方　治脾胃不和，呕逆泄痢，化痰饮，利胸膈，进乳食，止腹痛。

丁香　人参　水银各一钱　藿香　半夏各一分

上件生姜，面糊和枣肉研水银，作银液丸在内如绿豆大。食前，生姜、薄荷汤下十丸。更量大小加减丸数。

《吉氏家传》和气荣胃散

白术水半盏煮干　陈皮水半盏浸，去白。以上各三分　茯苓　甘草各半钱

上件为末。每服半钱、一钱。调气，

紫苏木瓜汤调下；泄泻虚羸，生姜陈皮饮下；疏利和气，水半盏，生姜枣子煎至三四分。凡病，未可急用药攻之，但用平和药三二服。

《吉氏家传》和气开胃镇心丸

全蝎五个　脑子一字　酸枣仁三钱　金箔一片　紫苏一分

上为末，炼蜜为丸如梧桐子大。每服半丸，薄荷汤下，小孩儿一字。

《吉氏家传》顺气补虚调中散

人参　防风　藿香以上各半两　陈皮去白，一分　草豆蔻五个，和皮用

上为末。每服一钱或半钱，煎姜、盐、饭饮调下。

《吉氏家传》和气进食木香散❶

白术　人参　茯苓　川芎

上各等分为末，每服半钱，饭饮调之下。

《吉氏家传》补虚顺气散

白术一两　青皮　甘草炙　茴香　木香各半两　肉豆蔻五个，面裹煨

上末，每服半钱，盐汤点服。

《吉氏家传》和胃进食人参膏

人参洗　白术　茯苓　川芎　僵蚕净　天麻酒浸　全蝎

上件等分为末，炼蜜丸如梧桐子大。每服一丸，薄荷汤下。

《吉氏家传》治诸般气疾异功散

茯苓　人参　甘草炮。各一两　白术四两，水一碗，煮干，切片子　陈皮三两，水煮五七沸，去白

上件末，每服半钱。和胃气，紫苏、木瓜汤下。疳泻，陈米饮下二钱，更服十粒玉柱丸，方见一切泄泻门中。井华水下作二服。温脾胃，姜枣汤调下。患后困，生姜木瓜汤下半钱。胃气不和，不思饮食，姜枣汤调下。

长沙医者郑愈补虚调气白术散

白术　白茯苓各一钱　陈皮　半夏各半钱　肉豆蔻一个，煨　人参二钱　甘草炙，三寸

上为末，每服二字，干紫苏汤调下。临卧又与天竺黄散退热。方见潮热门中。

乳食不下第十

《圣惠》论：夫脾者，脏也；胃者，腑也。脾胃二气合为表里，胃受谷而脾磨之，二气平调则谷化而能食。若虚实不等，水谷不消，故令腹胀或泄利不能饮食，谓脾胃气不和，不能饮食也。

《千金》治少小胃气不调，不嗜食，生肌肉。地黄丸方

干地黄　大黄各一两六钱　茯苓十八铢　杏仁汤浸去皮　柴胡　当归各半两

上六味末之，以蜜丸如麻子大。服五丸，日三服。

《圣惠》治小儿脾胃气不和，腹胁妨闷，不能饮食，四肢羸弱。人参散方

人参去芦头　黄芪锉　甘草炙微赤，锉　丁香各一分　诃梨勒皮　陈橘皮汤浸去白瓤，焙。各半两

上件药捣，粗罗为散。每服一钱，以水一小盏，入生姜少许，枣一枚，煎至五分，去滓，不计时候服。量儿大小以意加减。

《圣惠》治小儿脾胃气不和，见食欲呕，心胸壅闷。前胡散方

前胡去芦头　芦根锉，各三分　桂心一分　人参去芦头　白术　赤茯苓　枇杷叶拭去毛，炙微黄　甘草炙微赤，锉　厚朴去粗皮，生姜汁涂，炙令香熟。各半两

上件药捣，粗罗为散。每服一钱，以水一小盏，入生姜少许，煎至五分，

❶ 木香散：方内无木香。疑脱。

去滓。不计时候，看儿大小，分减温服。

《圣惠》治小儿冷伤脾胃，气不和，心腹痛，不欲饮食。高良姜散方

高良姜锉　草豆蔻去皮　当归锉碎，微炒　陈橘皮汤浸，去白瓤，焙　桂心各一分　人参去芦头，半两

上件药捣，粗罗为散。每服一钱，以水一小盏，煎至五分，去滓。不计时候，看儿大小，分减温服。

《圣惠》治小儿脾胃气不和，憎寒壮热，不纳乳食。白豆蔻散方

白豆蔻去皮　陈橘皮汤浸，去白瓤，焙　川芎各一分　黄芪锉　干木瓜　甘草炙微赤，锉　枇杷叶拭去毛，炙微黄　人参去芦头。各半两

上件药捣，粗罗为散。每服一钱，以水一小盏，入生姜少许，枣一枚，煎至五分，去滓。不计时候，量儿大小，分减温服。

《圣惠》治小儿脾胃气不和，时时腹胁虚胀，不欲乳食。诃梨散方

诃梨勒皮　干姜炮裂，锉　甘草炙微赤，锉　桂心　京三棱微煨，锉　人参去芦头　厚朴去粗皮，涂生姜汁，炙令香熟　陈橘皮汤浸、去白瓤，焙。各半两

上件药捣，细罗为散。不计时候，以温枣汤下半钱。量儿大小以意加减。

《婴孺》治三岁至七岁儿不能食，或呕，或头热，或下痢，或渴，或手脚热，有时冷。每日一剂并疗，便能食方。

鳖甲一两　当归　甘草炙　升麻各一分　椒五十粒

上切，以水一升煮八合，为三服。每服相去如人行六七里再服。觉身上润，衣盖取汗，微汗勿深。

张涣高良姜汤　温胃，思进饮食。

高良姜一两　陈橘皮汤浸，去白，焙干　桂心　当归汤浸，焙。各半两　草豆蔻

上件捣，罗为细末。每服一钱，水一小盏，煎至五分，去滓，温冷服。量儿大小加减。张涣集香煎　治脾胃虚，不欲食，羸瘦。

藿香叶　厚朴姜汁炙　丁香　沉香　木香各一分　白茯苓　白豆蔻　白术炮。各一两

上件捣，罗为细末。入麝香一钱，拌匀。以水一升，蜜半斤，大枣三十枚，生姜二十片，于银、石器中慢火熬成膏，去姜枣不用，通风处阴干。每服如皂角大，米饮化下，乳前。

《九籥卫生》神曲丸方　疗小儿不食。

神曲一钱、炒　黄丹三钱、炒　肉豆蔻一个　草乌头三个大者，一个生用，一个烧灰，一个炮制

上同为细末。烧粟饭和丸如粟米大。神曲汤下七丸至十丸。

《刘氏家传》观音散补虚调气，进食去风，养道，肥孩儿。常服甚妙。

人参　甘草炙　甘草炮。各一钱　白茯苓一钱半　白扁豆一分，米炒　神曲二两，炒

上为细末。每服婴儿一字，二三岁半钱，四五岁一钱。水少半盏，姜一片同煎十余沸，温服。

长沙医者郑愈传治脾虚弱，可思饮食。调中散

枳壳二钱，煮过　陈皮　半夏　人参各一两

上件为末。每服一钱，水一盏，姜枣同煎六分。

膈气第十一

《仙人水鉴》小儿患膈气。宜服桃花散子方

桃花二钱　半夏六钱　厚朴　桂各一分　干姜　牙硝各二分　江豆　当门子各一个

上并捣为散。空心，以煎水调下一钱。服至逡巡转自食。乳母忌酒、肉、热面等。

《宝童方》治小儿膈气噎闷，两胁刺痛，吐逆酸水，气块往来，疼痛烦躁等。

槟榔　木通　甘草炙　柏叶煮黄　半夏

上等分，末。二大钱，水一盏，煎六分；腻粉少许，在干盏内研匀，通口服。如结肠翻胃，用虚寒门乌药丸后用此，儿半之。

气逆第十二哽气附

《宝鉴》：儿气逆者，为乳母烦恼、忧闷，乳气凝滞胸中，灌击其乳，饮之成疾。面黄白，乳哺减少，夜啼及哯，但无精彩，勿取转，转之则剧。

成葎薤❶五两　黍米

上五味㕮咀，以水七升先煮药，煎取一升，次下薤米，米熟药成。稍稍服之。

《仙人水鉴》小儿患气，觉患便服此方。

水蛭　冬青叶　白樟木叶

上各少许，捣取汁，灌之即差。

《聚宝方》透关丸　治小儿哽气，行心经方。

续随子半两　大黄三钱，末　长槟榔一枚　木通半钱，末　甘遂　大戟各末一钱　腻粉一钱匕

上七味除粉外，将诸药末与续随子同捣，用马尾罗隔去续随子皮不用，便与童子、室女小便拌匀谓之阴阳酒。入粉如硬糊，日晒稍干，以水、蜜丸绿豆大。每服二十丸，煎灯心、竹叶汤下。一时辰间，以小便色异为效。

小儿五岁以下七丸，十岁以下十丸。更加减，汤使如前服。

《王氏手集》治小儿气。橘红膏方

红橘皮去瓤　芎　白术　当归

上同为末，炼蜜和为膏。量儿大小米饮化下。

《王氏手集》木香分气丸　理一切气。

青橘皮一两　牵牛二两，炒令熟　木香一分

上为细末，面糊为丸绿豆大。生姜汤下五丸，五、七、八丸。

《吉氏家传》治哽气。真珠散

真珠　生犀各半两　龙脑一字　香附子四钱，去毛净、洗

上为细末，每服半钱，煎人参汤下。

长沙医者郑愈传调气桂枝散　取转后皆可服之。

赤芍药　桂心　藿香　白术各二钱

上为末，每服半钱，饭饮调下。

《千金》灸法：不能食，胸中满，膈上逆气闷热，灸心俞二、七壮。小儿减之。

肌肤羸瘦第十三

《巢氏病源》小儿羸瘦候：夫羸瘦不生肌肤，皆为脾胃不和，不能饮食，故血气衰弱，不能荣卫于肌肤。凡小儿在胎而遇寒冷，或生而挟伏热，皆令儿不能饮食，故羸瘦也。挟热者，即温壮身热，肌肉微黄；其挟冷者，即时时下痢，唇口青吧。

---

❶ 成葎薤：本方方名、治证皆无，药味亦有脱文。

《外台》：《小品》疗四五岁儿，因食及在胎中宿热，乳母饮食粗恶辛苦，乳汁不起，儿哺不为肌肤。心腹痞满，痿黄瘦瘠，四肢痿躄，缭戾，服之令充悦方。

芍药一钱，炙令黄　黄芪　鳖甲　人参各四分　柴胡八分　茯苓六分　甘草炙　干姜各二分，如热以枳实代

上八味捣筛，蜜和丸如大豆。服五丸，日三服。忌如常法。《千金》有大黄无黄芪，云服一丸。一岁以上，乳服三丸。七岁儿服十丸，日二。

《外台》：《千金》疗小儿羸瘦惙惙，常服不妨乳方。

上用甘草五两炙，捣、筛，蜜丸如小豆。一岁儿服十丸，日三。尽即更合。

《圣惠》治小儿羸瘦，脾胃气弱，挟于宿食，不欲乳食，四肢不和。诃梨散方

诃梨勒皮　陈橘皮汤洗去白瓤，焙。各半两　黄芪锉　人参去芦头　白术　藿香　桂心　白茯苓各一两　甘草炙微赤，锉，半两。

上件药捣，粗罗为散。每服一钱，以水一小盏，入生姜少许，枣一枚，煎至五分，去滓温服，日三四服。量儿大小以意加减。

《圣惠》治小儿羸瘦，脾胃虚冷，四肢不和，少欲乳食。丁香散

丁香　桂心　白术　甘草炙微赤，锉　高良姜各一分　人参去芦头　白茯苓　陈橘皮汤浸，去白瓤，焙　厚朴去粗皮，涂生姜汁，炙令香熟。各半两

上件药捣，粗罗为散。每服一钱，以水一小盏，入枣一枚，煎至五分，去滓。量儿大小，分减温服。日三四服。

《圣惠》治小儿羸瘦体热，面色痿黄，不欲乳食。黄芪丸方

黄芪锉　赤芍药　人参去芦头　甘草炙微赤，锉　胡黄连各半两　麦门冬去心，焙　鳖甲涂醋、炙令黄，去裙襕。各一两　柴胡去苗，三分

上件药捣，罗为末，炼蜜和丸如麻子大。不计时候，以粥饮下五丸。量儿大小以意加减。

《圣惠》治小儿羸瘦体热，心神烦闷，小便赤黄。宜服秦艽丸方

秦艽去苗　桑皮锉　枳壳麸炒微黄，去瓤　地骨皮　黄芪锉　人参去芦头　赤茯苓　甘草炙微赤，锉　犀角屑各半两　龙胆去芦头，一分　柴胡三分，去苗

上件药捣，罗为末，炼蜜和丸如绿豆大。不计时候，用粥饮下五丸。更随儿大小加减。

《圣惠》治小儿虽食，不着肌肤，羸瘦骨热，小便赤黄。麦门冬丸方

麦门冬去心，焙。一两　人参　黄芪锉　青蒿子　黄连去须　桑皮　枳壳麸炒微黄，去瓤　地骨皮各半两　柴胡去苗，三分

上件药捣，罗为末，炼蜜和丸如绿豆大。不计时候，以熟水研下五丸。量儿大小以意加减。

《圣惠》治小儿羸瘦体热，乳食全少。宜服烧黄瓜丸方

黄瓜大者一枚　陈皮汤浸去白瓤，焙　黄连去须。各半两　鳖甲童子小便浸三宿，炙微黄，去裙襕　胡黄连　柴胡去苗。各一两

上件药捣，细罗为散。以黄瓜切开头去瓤，内药末令满。以切下盖子盖之，用荞麦面和溲，固济可厚三分，于塘灰火内烧令面焦黄为度。取出去面放冷，入麝香一钱，都研和丸如绿豆大。每服食前米饮下七丸。更量儿大小以意加减。

《圣惠》治小儿脾气不和，食少无

力，肌肤羸瘦。温脾散方

诃梨勒皮　人参去芦头。各三分　白术　木香　黄芪锉　白茯苓　藿香　陈皮汤浸，去白瓤，焙　桔梗去芦头。各半两　甘草炙微赤，锉，一分

上件药捣，粗罗为散。每服一钱，以水一小盏，入生姜少许，枣一枚，煎至五分，去滓。不计时候，量儿大小增减，温服。

《圣惠》治小儿脾胃久虚，吃食减少，四肢羸瘦。五香煎方

丁香　沉香　木香　藿香　白术各一两　麝香三钱，细研入　白茯苓　陈皮汤浸，去白瓤，焙　黄芪锉。各一两　诃梨勒皮　甘草炙微赤，锉。各半两

上件药捣，筛为散。以水五升，慢火煎至一升，以布绞汁，却入锅内，煎麝香及蜜三合，生姜汁半合，枣肉二十枚，慢火熬成膏。每服以粥饮调下半茶匙。量儿大小以意加减。

《婴孺》治小儿羸瘦，食进少，不生肌肉，下焦冷。鸡骨丸

宿黄雌鸡取胸前及胁骨一具，净去肉，令干，酒浸一宿，炙令黄　甘草　小草各炙三分　蜣螂五个，炙　桔梗　白术　茯苓　芍药各四分　人参　黄芩各五分　槟榔六分

上为末，蜜丸小豆大。三岁儿十五丸，日再服。

《婴孺》治小儿胃气不调，不嗜食，不生肌肉。大黄丸方

大黄　干地黄　茯苓　当归　柴胡　杏仁各三分

上为末，蜜丸麻子大。饮下五丸，日进三服。

《张氏家传》解小儿肌热，或时泄泻及有积滞，不思饮食，肌肉消瘦。宜服猪肚丸

鳖甲一两，用童子小便并醋共一升，热浸，炙尽为度　白术　薯蓣各一两　胡黄连　人参去芦头　青橘皮　紫菀去土　桃仁去双仁，汤浸，去皮尖　木香　甘草炙。各半两　柴胡去芦头，一两一分

上件药捣，罗为末。入在净猪肚内系定，煮令极烂为度。出，与药同杵，令黏丸如梧桐子大。每服二三十丸，不计时候，温水饮下。

《张氏家传》香甲丸　治男子、妇人、童男、室女气血虚疏，肌肤消瘦，百节痛，潮作温，五心烦热，四肢逆冷，可思饮食，中满气滞，妇人经血凝涩。建脾胃，畅神气，充肌肤，泽颜色。

柴胡　生干地黄　荆三棱各三分　鳖甲醋煮黄　神曲炒　杏仁　熟干地黄　麦蘖炒。各一两。　牛膝　木香　姜黄　当归各半两　白术　芎各一分

上为细末，白面糊丸如梧桐子大。每服十丸，空心茶清下，或米饮亦得。

《圣惠》灸法：小儿羸瘦，食饮少，不生肌肤，灸胃俞穴各一壮。在第十二椎下两旁各一寸半陷者中，炷如小麦大。《婴童宝鉴》。灸三壮。

病后虚羸第十四

《巢氏病源》小儿虚羸候：此谓小儿经诸大病，或惊痫，或伤寒，或温壮而服药，或吐利、发汗病差之后，血气尚虚脾胃犹弱，不能传化谷气以荣身体，故气力虚而羸也。

钱乙论虚羸云：脾胃不和，不能乳食致肌瘦。亦因大病或吐泻后，脾胃尚弱，不能传化谷气也。有冷者，时时下痢，唇口青白。有热者，温壮身热，肌肉微黄，此冷、热虚羸也。冷者木香丸主之，夏月不可服，如有证，则少服之。

热者胡黄连丸主之，冬月不可服，如有证，则少服之。二方并见本门。

钱乙论用药识证云：郑人齐郎中者，家好收药散施人。其子忽脏热，齐自取青金膏三服并一服而服之，服毕至三更，泻五行，其子困睡。齐言曰：睡多亦惊，又与青金膏一服，又泻二行，加口干而身热。齐言：尚有微热未尽，又与青金膏。其妻曰：用药十余行未安，莫生病否？召钱氏至，曰：已成虚羸。先多煎白术散时时服之，方见胃气不和门中后用香瓜丸，方见盗汗门中十三日愈。

《外台》：《千金》疗少小伤寒，久病不除，差复剧，羸瘦骨出。五味子汤方

五味子十铢　大黄六铢　麦门冬六分，去心　芒硝五分　石膏一分　甘草炙　当归　黄芩　黄连　前胡各一分

上十味切。以水三升，煮取一升半，分服二合，下利即止，增减量之，效。

钱乙木香丸

木香　青黛别研　槟榔　豆蔻去皮。各一分　麝香别研，一钱半　随续子去皮，一两　蛤蟆三个，烧存性

上为细末，蜜丸绿豆大。每服三五丸至一二十丸，薄荷汤下。食前。

钱乙胡黄连丸

方胡黄连　黄连各半两　朱砂

以上二物为细末，研入朱砂末，都填入猪胆内，用淡浆水煮。以杖子于铫子上，用线钓之，勿着底，候一炊久取出；研入芦荟、麝香各一分，饭和丸如麻子大。每服五、七丸至三二十丸，米饮下，食后。

病后声不出第十五

钱乙论：肾怯、失音相似。病吐泻及大病后，虽有声而不能言，又能咽药，此非失音，为肾怯。不能上接于阳故也。当补肾，地黄丸主之。方见虚寒门中。失音，卒病耳。《吉氏家传》小儿患后声不出方。

酸枣仁去壳，一钱　白茯苓半钱　朱砂二钱

上件为末，丸如○大。每服一丸，人参汤下。

病后不能语第十六

《圣惠》治小儿诸病后六七岁不能语。鸡头丸方

雄鸡头一个，烧灰　蝉三枚，微炒　甘草炙微赤，锉　远志去心　木通锉。各半两　麦门冬去心，焙　人参去芦头。各一两　当归锉，微炒　黄芪锉　川芎各三分

上件药捣，罗为末。炼蜜和丸如绿豆大。每服以粥饮下五丸。量儿大小加减，不计时候服之。钱乙附方同。云：久服取效。鸡、蝉二物，宜求死者用之。不可旋杀。孙真人所谓杀生求生，去生更远，不可不知也。

卷第二十二

癥瘕积聚　凡十门

积聚第一

茅先生：小儿有奶积候。但是吐下奶来有臭酸气，此候因儿叫未住，母将奶与吃，致不消化，日久停滞，胃冷而至此。所治者，先用丁香散方见泻痢门中调胃，后下实积，牛黄丸。方见实热门中。取下奶积后，下匀气散补。方见胃气不和门中。常服健脾散方见胃气不和门中即愈。

茅先生：小儿有食积候。夜间肚微微作热，或呕或泻，此因饮食伤饱而更睡至此。所治者，下实积，牛黄丸通下；后用匀气散补气。二方并见同前。常服万灵丸方见本门即愈。

茅先生：小儿有气积候。面黄白，不进食，肚微痛，夭矫啼叫。此因患诸般气候，久而不安，传归气积至此。所治者，用万灵丸、匀气散、醒脾散有二方：一方见胃气不和门中，一方见慢脾风门中、健脾散相夹调理即愈。余方见同前。

茅先生：小儿有中脾积候。面黄如土色，或带黄而面带虚，脐上微痛，肚皮热，饮食减少，才食便言脐上及肚中痛，所食不化，头微热。此因先食硬物，不然冷物所伤在脾。所治者，先下青金丹方见本门中取下脾中积，后用匀气散、醒脾散补。常服健脾散、万灵丸即愈。余方并方同前。

茅先生：小儿有虚中积候。浑身微热，不思饮食，渴，日多昏昧，抱着一似睡未觉，此候因多端，久泄泻不止而虚得。此候所治者，先下青金丹，通尽肚中积；后用匀气、醒脾散调理。常服万灵丸、保童丸方见一切疳门中调理即愈。余方并见同前。

茅先生：小儿有实积候。大便不通，风毒疮疖，喉闭胙腮，喉中涎响。此因儿子生来饥猛，饮食无度，至有前件候。所治者，先用夺命散方见急慢惊风门中吐下热涎，后匀气散、醒脾散调理。二方见同前。常服牛黄膏方见膈热门中、镇心丸方见一切惊门中、天竺黄散方见实热门中与服即愈。其前项诸般积气候，各说分明，下药各有等降。若然前积，调理不退，如变面黑，久泻不止，腹肚胀满，手心自生疮，气出粗，泻黑色，瘦弱不能坐立，眼视，鼻口燥黑，死候不治。

汉东王先生《家宝》：小儿积病可医者九：

面上虚肿是积。积者，是脾之所系。脾主身之肌肉，故应面，故知是脾积。其脾系土，土无正形，故早晚浮肿不定，多则早浮，其睡则脾不磨，上面作肿。若病后有此证，则是虚中积。宜用调脾、消积、行气等药。

面合地卧是积。何以合地？其受积在脾，是冷积，何以知之？其脾好土，故知之在脾。其冷者属阴，故知伤冷、硬食得之。宜下热积气药耳。

腹胀是积，其积在肺。何以知之？其肺主于气，才当受积，其气便冷，腹胀满，气急，故知之在肺。如腹胀，先宜调气后转，转后更宜调气。

小便如油是积，其积在小肠。何以知之？其积受于脾，脾当转心，心不受触，则入小肠。小肠是心之腑，故知在小肠。则节其水道，小便如米泔、油相似也。

发黄是积、是积伤心气。心主血脉，荫遍身毛发，被积气所干则发黄，故知是积伤心，宜下空心散方未见，及取积药。此人必时复发热也。

赤白痢是积。其积在肺，受传大肠，及有外伤冷而得。何以知之？其肺主西方庚辛金，其色白，后赤则是外邪。故知肺传大肠，则为赤白痢也，宜取后调气。

两眼黄赤、睛青是积，其积在肝。何以知之？肝主东方甲乙木，色青，却被积气所干，即黄赤。睛青者，眼属五脏，肝是其主，肝若受积，故令眼睛青。是肝受积，若传胆、其人口苦，不要吃物，宜凉药退之。

遍身虚肿是积，其积不在脏只在腑。何以知之？为其积曾取后，被药发动，即不在脏，故出皮肤之间为肿也。只宜下，取虚中积药，然后补之耳。

多泻白粪是积，是受冷，积在脾。何以知之？脾主化，受冷积在脾，冷滑而泻白粪，故知在脾。宜先转，后热药补之。

汉东王先生《家宝》：小儿积病不可医者六：

喘急是肺积。肺主气，其喘急则肺绝，其人当面白，全无血色，故不可医也。

面黑是肾积。其人面黑者是肾绝也，人当不辨好恶，眼直无光，只得一日而死也。

吐热气是荣积。其不医者，是血绝不可治也。血主心，心不能管，故出热气不止耳。

手脚心生疮是卫积。卫者气也，胃气不生，故手足生疮。若卫绝则气不回，只得半日而死也。

恶心、吐、干呕是胃积，何以不医？胃主化食，其胃绝则恶吐，故不治。其人必食乳不化，不食亦干吐呕，面色青黄，无血色也。

泻久住又泻，是积咬脾烂。何以知其脾烂？其人当泻白粪，为食不消，住了，却放粪赤黑而死，即知脾烂不可治。

钱乙论：积病口中气温，面黄白，目无精光，或白睛多，及多睡畏食，或大便酸臭者，当磨积，宜消积丸方见本门，甚者当白饼子下之方见搐弱门中，后和胃。

《婴童宝鉴》论：小儿五积为脏气不行，蓄积一处不动，故曰积。夫心为伏梁在脐上。上攻其心，下攻胃口；脾为痞气，在胃口上横之；肝为肥气，在脐之左边；肺为息贲，在脐之右畔；肾为贲屯，在脐之下。各有变动，非食之所成，乃气积也。脏属阴，故在一处而不动也。

《婴童宝鉴》：小儿有聚，谓六腑之气留聚也。腑属阳，阳气运转不停，故其聚不定一处，发而腹痛。积聚之候，皆面黄瘦劣，嗞啀，不生肌肉，发立或肌体浮肿，腹急多困，多为水气。

《五关贯珍珠囊》辨小儿积候：面虚肿，腹肚胀，多睡、小便如油，泻痢，眼黄，头发疏黄，腹内虚鸣，吐逆。

《五关贯珍珠囊》论虚中积候：凡惊中虚积者，谓因惊取，复惊发动是也。所下粪青秽。凡虚中有积者，因伤食而泻又吐，如此渐虚，其病未差，故曰虚积也。又虚中之积，有积而频频取转，却取转不着，致其积尚伏，故亦曰虚中积。若惊积取下、则粪随惊青。如是食积，即粪成块子。凡疳中虚积者，因疳病转泻，虚而疳不退，故虚中尔。所取下粪裹白色也。

《小儿形证论》八种疾病。杨玄操云：多吐、多泻、多困、多热是也。

面肿、手脚肿，是虚中有积。腹胀不思饮食，是胃中有积。合面吃土炭，痢痛，大腹中有积。面多黑，困不眼开，脾脏中有积。小便似油，脚手肿，肾脏中有积。渴，泻不止，膀胱中有积。腹内虚鸣，小便赤黄，小肠中有积。多吐逆，不吃食，上膈中有积。

《惠眼观证》脏腑积候：浑身虚肿者，脾之有积，久取不下，号曰虚中积。先塌气，后取之。肚腹肿，四肢黄色者，受水气，须取之。小便如米泔，肝脏受积，此候用取之。头发黄者，疳劳候欲发，此背之积，用取之。眼睛黄，鼻出水者，肝肺有积，曰风疳之候，当取之。赤白滞痢者，此脏腑内又积，用取之。肠内虚鸣者，此气虫之候，用取之。多吐逆，或日近及气酸臭可取。若已又不可遽取，恐作慢脾，且调理。合地而卧，此虫攒心，用取之。

《保生》论小儿积病脉：其脉沉实。积者，小儿恣餐，毒食瓜桃李果、肥滑黏腻之物，蕴成积聚。其形候面色黄白，头发焦立，腹胀虚鸣，面仆地卧，小便如油，频频多滑，久患赤白痢，以上皆是积病。若小儿肥实，宜与葱汤丸取，方见惊积门与吉氏同。次银白散补。方见乳癖门中。《玉诀》同。

《保生》论小儿积病死候：其脉洪大，下黑血，形瘦不行，坐久患积。腹急如鼓，项软，四肢冷，口噤都不食。以上并是死候，不可用药医救。

茅先生小儿初受诸积歌：

小儿诸积病，还因乳哺成。
先从腹肚胀，次及面虚盈。
多睡面合地，小便似油清。
发黄兼滑泻。吐逆肚虚鸣。
白痢更并赤，眼黄因得名。

茅先生小儿又受积歌：

小儿因受诸般积，面肿腹胀因伤食。
腹内虚鸣合地卧，多渴发黄并痢疾。
眼黄吐逆并多睡，尿色如泔疳积极。

茅先生又小儿积病不治歌：

候得小儿诸积病，百个难医一个命。
胃积多生手掌疮，疳劳吐泻应难整。
孩儿生下五色恶，瘦弱伶仃无差日。
久泻止来又忽泻，口中热气奔奔突。
手足生疮朝暮热，不用苦药多是卒。

茅先生小儿六般积不治歌：

小儿六件积为凶，面黑瘦恶药难冲。
久泻多方止不住，手脚心痛命须终。
颊红热极并惊久，口中热气命还穷。

《玉诀》小儿积伤候歌：

积伤腹痛睚饶啼，喘促痰高乳食稀。
泻痢无常频发热，面黄虚肿本伤脾。

此患看虚实与下，次调胃气即妙。又一本云：此看虚实先❶。取葱汤丸方见惊积门中，与吉氏同，次银白散补。方见乳癖门中。

《千金》治小儿结实，乳食不消，心腹痛。牛黄双丸方

牛黄　太山甘遂各半两　珍珠六铢　杏仁浸去皮尖　芍药　黄芩各一两　巴豆去皮膜，十八铢

上七味末之，蜜丸。一岁儿饮服如麻子二丸，但随儿大小加减之。

《千金》紫双丸　治小儿身热头痛，食饮不消，腹中胀满。或小腹绞痛，大

---

❶ 先：原脱。据日抄本补。

小便不利，或重下数起。小儿无异疾，惟饮食过度，不知自止，哺乳失节，或惊悸寒热，惟此丸治之。不差更可重服。小儿欲下，是其蒸候，哺食减少，气息不快，夜啼不眠，是腹内不调。悉宜用此丸，不用他药，数用神验。千金不传方。臣亿等详序例中，凡云：服紫丸者，即前变蒸篇中十四味者是也。云服紫丸不下者，服赤丸，赤丸差驶病重者，当用之。方中并无赤丸，而比用朱砂又力紧于紫丸，疑此即赤丸也。

巴豆去皮，十八铢　麦门冬去心，十铢　甘草炙，五铢　甘遂　朱砂各二铢　蜡八铢　蕤核仁汤浸，去皮，十八铢　牡蛎火煅令赤，八铢

上八味，以汤熟，洗巴豆研，新布绞去油。别捣甘草、甘遂、牡蛎、麦门冬，下筛讫。研蕤核仁令极熟，乃内散，更捣二千杵。药燥不能相丸，更入少蜜足之。半岁儿服如荏子一双；一岁、二岁儿服如半麻子一双；三四岁者，服如麻子二丸；五六岁者，服如大麻子二丸；七岁、八岁服如小豆二丸；九岁、十岁微大于小豆二丸。常以鸡鸣时服，至日出时不下者，投粥、热饮数合即下。丸皆双下也，下甚者饮以冷粥即止。

《外台》曾青丸　疗大人、小儿久寒积聚，留饮宿食，天行伤寒者，服之二十愈。久服令人延年益寿。浩仲堪云：扁鹊曾青丸，疗久癖积聚，留饮宿食，天行伤寒，咳逆消渴，随病所在，久病羸瘦，老少宜服，药或吐或下，或汗出方。

曾青　朴硝各二分　茯苓　寒水石　大黄　附子炮。各三分　巴豆二分，去心、皮，熬

上七味各异捣，下筛。巴豆、硝石合捣六千杵，次内附子捣相得，次内茯苓捣相得，次内大黄捣相得，次内曾青捣相得，次内寒水石捣相得，次内蜜和捣千杵。大人服如大豆二丸；小儿五岁以下如麻子大一丸；二三岁儿如黍米一丸。如服药，以饮薄粉粥清下，当覆卧，令汗出。吐下气发作，服二丸；霍乱服三丸，泄泻不止服一丸，可至二丸。一方用曾青三分。忌猪肉、冷水、芦笋、大酢。崔氏同。

《外台》疗大人、小儿痰实结聚宿癖，羸露瘦弱，不能饮食。真珠丸方

真珠研，半两　蕤仁五十枚，一云二百枚　麦门冬去心，一两　巴豆七枚，去心、皮，熬。一云四十枚

上四味捣筛，蜜和丸。期岁儿服二丸小豆大；二百日儿服如麻子大二丸。渐增，以知为度。当下病赤黄白黑葵汁，勿绝药，病尽下自止。久服令小儿肥白无病，已试验。《婴孺》方同，用丹砂不用真珠。

《博济方》：消除积滞，化胃久伏积聚。丹砂丸

巴豆一分，去皮，以米醋煮一二十沸，却入新水内，洗七遍净，去膜并心、皮。入乳钵内，一向研如粉，量出油　豆蔻四个，为末　木香　朱砂细研。各一分

上件同研令细，以面糊和为丸如菘菜子大。每服三五丸，小儿一丸。酒食所伤，盐汤下，温水亦得。小儿疳气，肚胀，腹聚，米饮下。

《博济方》：下虚中积久，曾取转不得者。抵圣丸

犀角镑末，二钱　蝎梢三七个　银末　朱砂各一钱　巴豆二十枚，去皮、膜　芫花二钱。同巴豆用好醋二盏，煮令醋尽，拣出巴豆，以冷水浸洗、控干，芫花再炒令干。捣末，取二分用

上件同为细末，再研如面，将巴豆别研如糊，和匀，以水煮面糊为丸如小

绿豆大。如小儿因惊积聚，黏滑毒物在于脾胃，累曾取下，变成虚积，枣汤下。体热、困闷，眼合不开，黄连、甘草、薄荷、桃仁汤化腻粉一字许下。一岁以上、三岁以下二丸；小可只一丸，米饮下。大人吃食吐逆，心腹胀满，夜有盗汗，日渐羸瘦，用姜枣汤下。妇人血气，米醋汤下五七丸。更在临时约其虚实加减用之。张氏家传方同，名紫金丹。

《博济方》治小儿虚中有积，时作壮热，烦渴，腹脏不调。圣饼子

延胡索七个大者　石燕子一枚，为细末　粉霜半钱　腻粉五钱

上件四味同研至细，滴水和为饼子，如黑豆大，以灰火烧熟，再研为末，以水和为丸如豌豆大。每服一丸，嚼破，温汤下，临卧服。

《灵苑》治小儿虚积乳癖。软金丹方

腻粉二钱　硼砂皂子大　硇砂半皂子大　黄连　元精石　黄鹰条　粉霜各半钱　巴豆一个，分作两片，半生用，半烧过

上件八味，细研令匀，用枣瓤和搜，以面剂裹，文武火中煨，面熟取药，旋丸如黄米大。每服用甘草、薄荷汤下一、二丸。量儿大小加减。

《灵苑》治惊风，止吐逆，腹内有癥积，疏脏腑。大丸方

滑石三分　天南星二钱　腻粉一钱　巴豆七粒，去皮，纸裹压去油

上件四味并同研为细末，以糯粥研为丸如黄米大。若腹内有癥积，临卧时炮皂角子煎汤下；惊着用葱白汤下；若有涎吐逆，用丁香母一个煎汤下。每服一丸至三丸，量儿大小加减。

太医局七宣丸　疗风气结聚，宿食不消，兼沙石、皮毛在腹中。及积年腰痛，冷如冰石，脚气冲心，烦愦闷乱，头旋暗倒，肩背重闷，心腹胀满，胸膈闭塞，风毒气连及头面。大便或秘，小便时涩，脾胃气痞，不能饮食，脚转筋掣痛挛急，心神恍惚，眠寝不安等疾。

大黄湿面裹煨，十五两　桃仁去皮尖，爁，六两　枳实爁　木香　柴胡去苗，洗　诃梨勒皮各五两　甘草爁，四两

上为末，炼蜜为丸如梧桐子大。每服二十丸，米饮下，食后或临卧服。稍增至四十丸，取宣利为度，量虚实增减。觉病势退即服五补丸，不关男女、老少并可服饵，量力加减。

《谭氏殊圣方》：

小儿心硬辨应难，撞肋冲心有数般，
忽即当心一片硬，不然分作两边安。
丁香牛黄石膏共，天竺生犀丸作丹，
更入茯苓并枳壳，频服三粒必心宽。

镇心丸

丁香半分　天竺黄　石膏各一分　生犀末一钱　牛黄少许

上为末，蜜丸如绿豆大。每服二粒，春夏枳壳汤下，秋冬茯苓汤下。

茅先生小儿诸积病青金丹

滑石末　白丁香罗过　天南星各二钱匕　青黛罗过，平钱满挑二钱　轻粉重二钱　水银秤二钱，先以锡二钱于铜铫内煮溶，便以水银拌和，泻出于地，冷用。　川巴豆去皮心、膜，七十二片无缺损者。井华水浸一宿，悬当风处吹干，烂研

上前件药同拌合，用软饭为此○大。巴豆不出油。依形证用汤使下项。伤寒后取积痰，煎葱汤吞下；取疳虫，用牛肉炙汁下；惊风，肚中紧硬，面青黑，金银薄荷葱汤吞下；因伤着肚中及腹皮上，微热肚胀，夜间作热，似疳又不是疳，面青黄色，眼微黄，此肚中有积，用皂角子二七粒，灰内煨过，用水一盏，煎至半盏下；有积作泻，鱼鲊汤下；气积，炒茴香汤下。凡下此药，周岁十四

丸；三岁十八丸；七岁二十四丸，看大小加减下。须是四更初下，至天明通下积来。尽时可依形证候下药补之。临吃此药，恐先吐下些小涎来、亦不妨。

茅先生小儿诸积万灵丸　依形证用之。

木香　黄连　蓬莪术各半分　陈橘皮　青橘皮各去皮瓤，一分　槟榔一个重钱半已来者用

上为末，每匕药一钱。用巴豆一粒去心膜，用醋煮巴豆一个，煮药令巴豆紫色。用杏仁一个去皮尖，灯火上煅，留性。二味都研，用醋面糊为丸如○许大。每服五丸、七丸、十丸，薄荷姜汤吞下。

《婴孺》治小儿结实不散，乳食不消，心腹痛。双丸子方

太山甘遂炒　牛黄各二分　真珠一分　杏仁汤去皮尖　芍药各四分

上为末，蜜丸麻子大。一岁儿饮下二丸，量儿加减。

《婴孺》治小儿痰实结聚。麦门冬双丸子方

麦门冬四分，去心　蕤仁二百枚，去皮膜　丹砂三分　巴豆四十枚，去皮心，炒

上为末，蜜丸黍米大。一岁二丸；三、二岁服麻子大四丸。《外台》方同，用真珠不用丹砂。

《婴孺》治孩子自下后，得寒热，血结成癖气，在左胁下，或寒饮，或冷食积聚，气动胸心，留热，不下食饮，暗瘦，宜先服少饮子散，气下。食后服紫双丸去宿积，自充溢也。饮子方紫双丸见前《千金方》。

柴胡　茯苓　人参　白术　鳖甲醋涂，炙香熟。各二分

上切如豆大，水二升，煮五合。空心分温三四服，相去如人行一二里久，再服粥以将息。

《婴孺》治小儿核肿，壮热有实方。

麝香三铢，别研，汤熟入　大黄　前胡各四分　甘遂　石膏各三分　黄芩　甘草炙　青木香各二分

上为粗末，水七升，煮一升九合。每服三合，日四服下，夜三服。

《婴孺》治小儿肿满结实，诸治无益者。太山甘遂丸方

太山甘遂炒　葶苈炒　芍药　郁李子　杏仁去皮尖，炒　车前子　黄芩　猪苓各三分　泽漆叶炒　鳖甲炙。各二分　柴胡四分

上为末，蜜丸。竹叶饮下，以利为度。一二岁儿服小豆大十丸；四五岁服十五丸。以意量之。

汉东王先生《家宝》灵砂丹　下虚中积，脏腑虚滑泄泻，久经取转，里急后重，久积恶痢，暴泻不止，神效无比方。

通明硇砂一钱，细研　颗块辰砂通明有墙壁者，一分，细研

上二味滚研极细，用蜡半两，先于盏内溶成汁，入去皮巴豆取三七粒全者煎，候巴豆紫色为度即漉出巴豆，细研。入前二味再研匀于黄蜡内，三分中取一分，再溶成汁，倾药于内，急搅令匀，刮出，于瓷合内取收之。每服：暴泻恶痢旋绝力，三丸如绿豆大，浓煎艾汤，先呷三五口，然后吞下；水泻，冷水吞下；如取积，每服三丸如梧桐子大，浓煎甘草汤放冷吞下，临卧服。其久积，药随积下；其小，可不动便安。

钱乙消积丸方

丁香九个　缩砂仁十二个　乌梅肉三个，焙　巴豆二个，去皮、油、心、膜

上为细末，面糊丸黍米大。三岁以上三五丸；以下三二丸。温水下无时。

钱乙紫霜丸　消积聚。

巴豆去油、心、膜　杏仁去皮尖。各二十一个　代赭石一钱，研细水飞

上为细末，饭丸如粟米大。每服三、五丸至十丸，煎皂角仁汤下，无时。儿小者减之。

钱乙真珠丸　取小儿虚中一切积聚，惊涎，宿食，乳癖。治大小便涩滞，疗腹胀，行滞气。

木香　白丁香真者　丁香末　轻粉各半钱，留少许为衣　白滑石末二钱　巴豆仁十四个，水浸一宿，研极腻

上为末，研匀，湿纸裹烧，粟米饭丸麻子大。一岁一丸，八九岁以上至十五岁服八丸，炮皂子煎汤放冷下。挟风热难动者，先服凉药一服；乳癖者，减丸数，隔日临卧一服。

钱乙消坚丸　消乳癖及下交奶，又治痰热膈实，取积。

硇砂末　巴豆霜　轻粉各一钱　黄明胶末，五钱　细墨少许　水银砂子两皂子大

上同研细末，少入面糊为丸如麻子大。倒流水下，一岁儿服一丸，食后。

张涣万灵丹　治小儿脾胃久不和，挟积。服温热药皆不效，此药神妙。

肉桂　川黄连　蓬莪术各一两　肉豆蔻仁　槟榔　陈橘皮去白，焙干　木香　丁香各半两。以上捣，罗为细末，次用　巴豆去皮、心、膜　杏仁麸炒，去皮尖。二件并于灯下烧灰存性。各二七个

上件同再捣，拌匀，滴水丸黍米大。每服，未周晬一粒；二三岁二粒；三四岁三粒；五七岁五粒；十岁以上七粒。用生姜汤放冷下，乳食后。久积或乳癖，并宜常服。

《婴童宝鉴》治小儿积聚黄瘦，吐食。比亭丸方

比亭　马牙硝　朱砂各末，一钱匕　腻粉一钱　巴豆六十个，去壳，细研出油

上件研匀，用饼剂中裹之，煨令熟，去饼。硬者留少许；润者滴水为丸如绿豆大。荆芥汤下，一岁一丸。

《良方》治小儿虚中积，朝发寒热，心腹胀满疼痛者。妙香丸

辰砂一两　牛黄　生龙脑　麝香各一分　金箔一十四片　粉霜　腻粉各一钱　蜡二两　巴豆一百二十个，肥者

上丸如弹子大，量虚实加减，龙脑浆水下，夜半后服。脏虚即以龙脑米饮下，每服三丸如小豆大。欲药势缓，即按令扁。疾坚者，加至十丸，皆以针刺作数孔，以行药力。小儿取积，丸如绿豆，治小儿吐逆尤效。

此药最下胸中烦及虚积。

《九籥卫生》飞霜丹　理一切虚中积，下痢脓血，里急后重，脐腹撮痛方。

硇砂三分，去砂石，秤　粉霜三钱

上件同研匀，用薄纸拗作小纸箱子，方阔二寸半，深四分许，将药末铺在箱内。次掘一地坑，深三四寸，其阔约碗盖得着。用火烧令极热，即去其火，惟留熟火三两挺，铺在坑底。置药箱子在内火上，急用瓷碗盖坑口，周围以细土壅塞，无令透烟。凡烧，须防盖定后火灭，频以手按试碗，足热方可。烧时，须用好熟炭，火即不灭也，大约令烧如两炊饭久，即药成也。如火灭，即再装火烧之，烧及两炊饭久，便候碗冷，即开碗取出药。烧碗上有药烟着碗，亦一处揩下，再研令细。凡药得熟，自于火上凝。更次入腻粉九钱匕；龙脑一钱匕。又再滚研令匀，水浸蒸饼心，丸如绿豆大。大人每服十丸至十[1]时一服，取下黑

---

[1] 十：本段文至此为页末，底本下页页边记有“原本落六页”小字批注。视下段文意亦不甚衔接，疑有脱文。

物，不用服补药。发时一服，如用补只煎醋石榴皮汤与吃，日二服，逐日下黑物为效。忌鸡、鱼、果子。乳母亦忌。

《吉氏家传》取积雄黄丸方

雄黄三钱　郁金半两　巴豆二十粒，去皮、膜，出油

上末，面糊丸如萝卜子大。加减与服。每服五丸，空心茶清下。

《吉氏家传》取积青榴丸方

轻粉炒，一钱匕　青黛炒，三钱匕　脑麝各半字重　巴豆去心、油。春冬三十五粒，秋夏二十四粒

上末，面糊丸如○此大。每服五丸，米饮化下。

《吉氏家传》消渴去积紫霜丸方

大赭石　木香炮　乳香　肉桂　杏仁去皮尖　丁香各一钱　陈皮一钱半，去白　巴豆十五粒，去油　肉豆蔻一个，炮

上件末，煮面糊如○此大。每服七丸，饭饮下。

《吉氏家传》取小儿一切积，累用药取不下，腹胀，泻痢频并。乳香丸方

乳香　硇砂　没药各一块，皂子大　芥菜子四十九粒　巴豆一粒，生

上用大枣一枚，裹湿纸重封，灰火内炮熟，取出去纸，与枣子肉乳钵内研为膏。若不通，研入少许飞罗面。丸如绿豆大。每服七丸，周岁三丸，三更用淡姜汤下，取下原伤物。

《吉氏家传》治惊疳积滞，或渴，或泻，或热。芦荟丸方

芦荟一钱，先乳钵内研　使君子不去皮壳　芜荑半钱，去皮取仁　槟榔一个　胡黄连　沉香　木香各一钱　麝少许　龙胆草　朱砂各半钱　夜明砂二钱，绢袋洗去土

上焙干末，用醋胆丸如○此大。每服十粒，米饮下，常服妙。

《吉氏家传》治小儿久积惊疳。退积滞，化风涎，利膈镇心。真珠丹

真珠末　巴豆霜去油用霜　滑石各一分　半夏三分，姜浸七次　续随子仁三分　白附子半两　寒食面二分　天南星半两，姜浸七次

上末，滴水丸○如此大。每服二丸，二岁者一二丸加减，用葱白汤下。疳积，使君子汤下。

《吉氏家传》治果子伤积。追魂散方

白丁香　轻粉　官桂去皮。各三钱

上末，冷水调下半钱，睡时服。来日取下所伤物，用异功散煎紫苏、冬瓜汤调，三服和气。异功散方见胃气不和门中。

《吉氏家传》取惊积桃符丸方

朱砂　天麻末　鈆白霜各半钱　轻粉二钱　水银皂子大　巴豆三粒，去皮膜

上末，入飞罗面滴水丸如○此大。惊候壮热，或吐，或泻，脉沉缓，眼色困，此是惊积。周岁以下五丸，桃符汤下，加减服之。

《吉氏家传》镇心取积睡惊散

郁金半两　辰砂半钱　麝香　乳香各一字　陈皮二两，去白，用一分　巴豆十四粒，同郁金炒熟，不用巴豆

上末。每服一字，看大小加减，薄荷汤下。

《吉氏家传》治虚中积胜金饼子方

粉霜　延胡索　巴豆霜各半钱　轻粉一钱　朱砂一块，皂子大　石燕一个

上末，冷水为饼子，如梧桐子大。每服一丸，皂子汤下，大小加减。

《吉氏家传》治小儿诸般气积木香散　或惊结不通，此药立取下方。

木香末一钱半　陈皮二钱　巴豆五粒，去心、膜

上将陈皮、巴豆同炒黄色，只取下巴豆五片，余不用，与前木香末同研匀。

每服半钱或一字，陈米饮下。若吐泻，瓦缸内煎香附子汤下，大小加减。

《吉氏家传》惺惺丸　治小儿疳劳黄瘦，虚中伏积，久患赤白痢。但是虚中伏积宜用此药取，更不动脏腑方。

阳起石　轻粉　粉霜　黄鹰条　白丁香各一钱　朱砂一钱半　硇砂挑一钱匕　小银砂一钱　石燕一个，火煅五次，汤淬五度

上为细末，汤浸蒸饼为丸如此○大。每服七丸、十丸至十五丸。用火煅皂皂，葱白汤下。非时服，不动脏腑。

长沙医者丁时发传：治小儿惊热，乳食积聚不消。朱砂丸方

朱砂　腻粉　麝香　雄黄各半分　巴豆七粒，去皮出油

上件为末，蜜丸如粟米大，一岁一丸，荆芥汤下，大小加减。

长沙医者丁时发传青黛三圣丸　治小儿痰涎膈实，奶癖惊风。消奶食蛔疳。疳积腹痛。常服极妙。

青黛一分　牵牛末三分　腻粉一钱

上为末，面糊为丸，米饮下。

长沙医者郑愈传大碧丹　水癖，食癖，五积，果子毒，但是腹中疾。并治五积奶不消，四季服之。

光明砂二钱　滑石　腻粉　白上硫黄　鹰粪各一钱　小巴豆七粒。斑者去心、膜❶，水浸一宿，淘二七度，研如泥，去油

上为末，一处同研令匀，入巴豆膏浸煎，红米饭为丸，青黛为衣。半周一丸，一岁二丸，量大小加减用之。春冬煨皂角汤，秋夏煎萝卜汤下。如惊，煎金银薄荷汤下。

长沙医者郑愈传三出丸去积聚方。

陈皮去瓤　缩砂　藿香　京三棱　蓬莪术　芫花各一分，同醋煮干为度　巴豆五十粒，和壳瓦上焙焦为度

上先六味为末，次外杵巴豆令烂，方与诸药相拌令匀，以醋面糊为丸如绿豆大，朱砂为衣。每服三五丸，薄荷汤化下，乳食后。

癥瘕第二

《巢氏病源》：小儿癥瘕癖结候：五脏不和，三焦不调，有寒冷之气客之，则令乳哺不消化，结聚成癥癖也。其状按之不动，有形段者，癥也；推之浮沉者，瘕也；其弦急牵强，或在左或在右者，癖也。皆由冷气、痰水、食饮结聚所成，故云癥瘕癖结也。

《圣惠》论：夫小儿寒温失调，饮食不化，与脏气相搏，结聚不动，名为癥也。其食结在腹，喜寒，四肢洒洒如霍，不能饮食，常自隐隐而痛，此则食癥也。

《婴童宝鉴》：小儿瘕者，在腹中疼痛癥，不痛定一处者，瘕也。

翰林待诏杨大邺问：小儿结癥成块者为何？答曰：小儿不慎嗞味，尝吃粘滑、腻肥、腥膻、瓜果，胃口不和，结实难化，癥痞于胸膈之间，攻冲荣卫，则呕逆频频，喘粗眼涩，更加频渴。或归于下部则泄泻频并，两胁虚胀，便只和脾胃，或更疏泻。或则饮食不化，渐次成癥。大约诸般，皆妇人体息，须凭救疗，使早暮痊除。不寻根源，久而为蔑。

《五关贯珍珠囊》小儿癥瘕候：凡应癥瘕癖结，并是抚养乖理，哺喂不时，致乳食结聚而不化，故成此疾。

《惠眼观证》：凡小儿生下有瘕癖气；有疳虫攒心气；有胎惊疝气；有抱

❶ 膜：原作“腹”。据上下文义改。

心吊气。瘕气者，发时横来左右，胁下筑痛，或多吐逆，急下鲊汤丸通利，方见急慢惊风门中。后以匀气散服之。见胃气不和门中。疳虫攒心气者，其候伏面，服去虫药。如渴水未住，便下塌气散方见肿满门中夹黄连饮子服之。方见本门。胎惊疳气者，生下多夜啼，或吊上肾，乃以宽气药、参苓散治之，方见胃气不和门中。又用葱涎膏贴外肾。方见初生不大小便门中。醒后汗出，又渴水无时，乃以槐角丸方见腹痛门中及宽气药调理二三日，亦已通利与匀气。生下未周岁至两岁，一见阴肿者，此胎中大受极热，或父之传受。先用牛黄丸疗之，方见风热门中。后匀气。始用芸薹子为末，冷水调贴之。如未退，却用寒水石、白缮土、酸醋调涂。乃常吃郁金、甘草、牙硝，三味为末，蜂糖熟水调下。

《婴童宝鉴》小儿癥瘕歌：

三焦不调顺，胸中寒气极。
痞满喘还粗，噫出酸气息。
乳哺不能消，结聚成癥癖。
有形名曰癥，浮动当为积。
弦强癖之源，分明记胸臆。

《外台》：《广济》疗少小及大人腹中宿食，积成癥癖，两胁妨满，气息喘急，不能食，面黄，日渐瘦，腹大胀硬，除百病。紫双丸方。《圣惠》名代赭丸

代赭　丹砂各研　大黄各八分　青木香五分。《圣惠》用二两　当归五分。《圣惠》用一两　桂心四分。《圣惠》用二两　犀角屑三分。《圣惠》用二两　巴豆六分，去心皮，别捣。《圣惠》用半两

上八味捣筛，蜜和丸如桐子。大人小儿量之，十岁儿服大豆许二丸；六岁者小豆许二丸。以下临时斟酌，要泻病出为度。久疾日一丸，以溏泻而已，不在猛泻。忌如常法。

姚和众方　治小儿癥瘕。

上用煮老鼠肉汁，煮粥为食。

《圣惠》治小儿癥瘕，壮热头痛，呕逆腹痛，寒热，头发作穗，及食癖、乳癖气。鳖甲散方

鳖甲一两，涂醋炙令黄，去裙襕　枳壳麸炒微黄，去瓤　木香　川大黄锉，微炒　京三棱微煨，锉　槟榔各半两　人参去芦头　赤茯苓　柴胡去苗。各三分　桂心一分

上件药捣，粗罗为散。每服一钱，以水一小盏，煎至五分，去滓温服，日三服。量儿大小以意加减。

《圣惠》治小儿癥瘕羸瘦鼠肉煎方

鼠肉五两，生用　鳖甲三分，生用　甘遂一分，末　陈橘皮半两，汤浸，去白瓤，焙

上件药，除甘遂末外并锉，以水二大盏，煎至五分，去滓，下甘遂末匀搅。一二百日儿奶癖，一日与服之尽半合；二三岁儿，一日服尽一合；四五岁儿，一日服尽二合。如利多即少服，看儿虚实与服之。如是利不止，煮大麦面汤解；煮鼠肉汁作粥服之亦佳。

《圣惠》治小儿癥瘕，胁下坚硬如石，四肢黄瘦，不欲乳食。甘遂丸方

甘遂煨令微黄　蕤仁汤浸去皮，研入。各一分　雄黄细研　丹砂　石膏各细研，水飞　牡蛎烧为粉。各半两　麝香半分，细研　巴豆半分，去皮、心，绢囊盛，于淳酒中煮半日，取出焙干

上件药捣，罗为末，与巴豆都研令匀，炼蜜和丸如黍米大。每服以粥饮下一丸，日二服。量儿大小加减服之。

《圣惠》治小儿癥瘕羸弱，不能乳食。鳖甲丸方

鳖甲涂醋，炙令黄，去裙襕　京三棱微煨，锉　川大黄锉碎，微炒　槟榔　郁李仁各半两，汤浸，去皮，微炒　木香　青橘

皮汤浸，去白瓤，焙　肉桂去皴皮　柴胡去苗　人参　桔梗各去芦头　防葵各一分

上件药捣，罗为末，炼蜜和丸如绿豆大。五六岁儿，空心以粥饮下七丸，晚后再服。更随儿大小以意加减。

《圣惠》治小儿癥瘕、腹痛、黄瘦。大黄丸方

川大黄三分，锉碎，微炒　知母　牡蛎烧为粉　枳壳麸炒微黄，去瓤　当归各半两。锉，微炒　鳖甲一两，涂醋炙令黄，去裙襕

上件药捣，罗为末，炼蜜和丸如绿豆大。三四岁儿，每服空心以粥饮下五丸，晚后再服。更量儿大小以意加减。

《圣惠》治小儿癥瘕百病，痞癎，腹胀，黄瘦，发歇不常，客忤痞痢，及吐逆不定，心腹多痛，及惊风天瘹等。牛黄丸方

牛黄细研　犀角屑　木香　当归各微炒。各半两　人参去芦头　川大黄锉碎，微炒　光明砂细研，水飞过　槟榔各三分　麝香细研，一分　鳖甲一两，涂醋炙令黄，去裙襕　巴豆以淡浆水一碗大煮，尽去皮，出油，别研。各一分　代赭二分　肉豆蔻二枚，去壳　杏仁二十枚，汤浸，去皮尖、双仁，麸炒微黄

上件药捣，罗为末，都研令匀，炼蜜和丸如绿豆大。百日以下儿，乳汁下一丸、二三岁儿，空心粥饮下二丸。胸膈有病，吐出；在脏腑有病，即利出恶物为验。后又得吃浆水粥一日，其利自止。五日至十日吃一服，永无滞结。更量儿大小加减服之。

《圣惠》又方

朱砂细研　杏仁各一分，汤浸，去皮尖、双仁，别研如膏　巴豆霜半分　鳖甲涂醋炙令黄，去裙襕　犀角屑各半两

上件药捣，罗为末。入巴豆、杏仁都研令匀，炼蜜和丸如黄米大。百日儿乳汁下一丸；三四岁儿薄荷汤下三丸。随儿大小加减服之。

《圣惠》》治小儿食癥，或时寒热，四肢黄瘦，不欲饮食。礞石丸方

礞石　干姜炮裂，为末　杏仁汤浸，去皮尖、双仁，麸炒微黄。各一分　巴豆去心，皮，纸裹，压去油　硇砂各半两

以上五味，研令细，以米醋一茶碗，煎如膏，次用：

京三棱微煨，锉　皂荚去皮，涂酥炙令黄，去子　蓬莪术各一分

上件药捣，罗为末，以所煎膏和丸如绿豆大。三岁儿每服以茶清下一丸；儿稍大，临时以意加之。张涣方三棱煎，同治脾虚挟积。

《圣惠》治小儿食癥，寒热羸瘦，不能饮食。宜服防葵丸方

防葵　京三棱微煨，锉。各半两　肉豆蔻去壳　木香　枳壳麸炒微黄，去瓤　麝香各一分，细研　川大黄锉碎，微炒　鳖甲各一两，涂醋炙令黄，去裙襕

上件药捣，罗为末，炼蜜和丸如绿豆大。三岁儿每服以粥饮下五丸，日二三服。更量儿大小以意临时加减。

《圣惠》治小儿食癥久不消代赭丸方

代赭细研　巴豆去皮、心，研，纸裹压去油　丁香各半两　黄连去须　五灵脂　桂心各一分　麝香细研　腻粉各一钱　芦荟二钱，细研

上件药捣，罗为末，都研令匀，炼蜜和丸如绿豆大。三岁儿空心以粥饮下二丸。量儿大小以意加减，当取下一切恶物为效。

《圣惠》治小儿食癥，吃食不得，四肢消瘦。宜服木香丸方

木香　槟榔　京三棱微煨，锉　杏仁汤浸，去皮尖、双仁，麸炒微黄　当归锉，微

炒　犀角屑各一分　鳖甲涂醋炙令黄，去裙襴　朱砂细研，水飞过　代赭各半两，细研　巴豆半分，去心，研，纸裹压去油

上件药捣，罗为末，都研令匀，炼蜜和丸如黍米大。三岁儿空心以暖水下三丸，晚再服。量儿大小临时加减。

《圣惠》治小儿食癥，大肠涩，心腹妨闷。大黄丸方

川大黄锉碎，微炒　赤芍药　大麻仁　鳖甲各三分。涂醋炙令黄，去裙襴　防葵　法曲炒微黄　白术　青橘皮各一分，汤浸，去白瓤，焙

上件药捣，罗为末，炼蜜和丸如绿豆大。三岁儿每早晨以温水下五丸。晚后更量儿大小，以意加减。

《圣惠》又方

京三棱煨，锉为末　五灵脂各半两　巴豆霜半分

上件药都研令匀，以醋煮面糊和丸如绿豆大。每服空心茶清下二丸。量儿大小加减服之。

《圣惠》又方

菖蒲末半两　巴豆二十枚，去皮研烂，以头醋一中盏熬成膏

上件药入巴豆膏，和丸如绿豆大。每服空心以茶清下一丸。量儿大小加减。

《圣惠》又方

腻粉一钱　干胭脂一分　巴豆霜半分　朱砂半两，细研，水飞过

上件药都研令匀，以醋煮面糊和丸如绿豆大。每服空心，煎橘皮汤下二丸。量儿大小加减服之。

《圣惠》治小儿积年厌食，并治血气及癥块。硇砂丸方

硇砂半两，细研　青礞石细研　穿山甲炙令黄焦　磁石烧，醋淬七遍，捣碎研如粉　京三棱微煨，锉　干漆捣碎，炒令烟出　赤石脂细研。各一分　虻虫炒微黄，去翅足　水蛭炒令微黄。各五十枚　巴豆十五枚，去皮、心，研，纸裹压去油

上件捣，罗为末，入巴豆都研令匀，用软饭和丸如小豆大。每服三丸，小儿一丸。以烧蒸饼灰汤下，一复时后，取下恶物。若是血气块，当归酒下，不过五服差。

《博济方》：消癥瘕积聚，血结刺痛。木香硇砂煎丸

木香　大黄炮　荆三棱生用　巴豆去皮膜，不出油用，细研之　官桂去皮　筒子漆炒　青橘皮去白　蓬莪术炮　附子炮，去皮脐　干姜炮。各一分　香墨一指节大，细研　硇砂半两，以好醋一盏浸一宿，去砂石

上将大黄末、荆三棱末、巴豆等三味，同于银石器内，以好醋一升，煎一、两沸；次入硇砂同熬成膏，次入诸药末和匀，再入臼，杵千百下为丸如绿豆大。每服五丸。伤冷食、冷酒、冷水，结聚腹内，气块痛，用干姜汤或橘皮汤下；夹食伤寒，白汤下亦得；黏食不消成气块，即用煮面汤下；食牛、羊、鱼、鳖肉成气块不散，用所伤汁下；宿酒不消，酒下；血气，当归酒下；妊娠不服要转，淡茶下；加至七丸。小儿三丸，常服一两丸。

张涣大腹子汤　治癥癖腹满，小便不利方。

大腹皮一两，锉　槟榔　枳壳麸炒，去瓤　赤芍药　人参去芦头　知母　陈橘皮汤浸，去白。各半两　甘遂一分，慢火煨令黄

上件捣，罗为细末。每服一钱，水一小盏，煎至五分，去滓温服。量儿大小加减。

张涣圣效丹　治癖结、诸病久不差方。

当归洗、焙干　木香　好朱砂细研，

水飞　桂心各一两　甘遂慢火煨令黄　京三棱炮，乘热锉　鳖甲各半两。涂酥炙黄，去裙襕。以上捣，罗为细末。次用　麝香　蕤仁各一分，汤浸，去皮，别研　巴豆三七个，去皮心、膜，绢袋盛，用好酒煮一宿，取出别研

上件都拌匀，都研细，用黄蜡六两慢火熔，同诸药搅成膏，如黍米大。每服，未周晬小儿一粒；二三岁二粒；四五岁三粒；六七岁五粒；十岁以上七粒，温米饮下，乳食后。量儿大小加减。

《惠眼观证》双参饮子本名胡黄连饮子

人参　胡黄连　枇杷叶拭去毛　干葛　甘草　元参　麦门冬

上各等分，为末。每服一大钱，水半盏，煎两三沸，去滓，旋旋与吃。

癖气第三

《圣惠》论：夫绝乳小儿，五脏调和，荣卫气理，则津液流通，虽复多饮水浆，不能为病。若调养乖方，三焦痞隔，则肠胃不能宣行。因饮水浆，便令停滞不散，更遇寒气相搏，结聚而成癖。癖者谓僻侧，在两胁之间有时痛也。

茅先生论：小儿生下五个月日，上至七岁，有结癖在腹成块如梅核大，来去或似卵大，常叫疼痛不住者，亦分数类。在右胁下痛者为癖气，下蓬莪术散方见痃气门中夹健脾散方见胃气不和门中与服即愈。如见面黑眼视，泻黑血，鼻口冷，手足冷，不进食者死。

钱乙论：小儿病癖，由乳食不消，伏在腹中，乍凉乍热，饮水或喘嗽，与潮热相类，不早治必成疳。以其有癖则令儿不食，致脾胃虚而热发，故引饮水过多，即荡涤肠胃，亡失津液，胃不能传化水谷。其脉沉细。益不食，脾胃虚衰，四肢不举，诸邪遂生，鲜不瘦而成疳矣。

钱乙论癖为潮热云：曹宣德子三岁，面黄，时发寒热，不欲食而饮水及乳不止。众医以为潮热，用牛黄丸、麝香丸不愈，及以止渴干葛散服之，反吐。钱乙曰：当下白饼子主之方见搐搦门中，后补脾，乃以消积丸磨之方见积聚门中，此乃癖也，后果愈。何以故？不食但饮水者，食伏于管内不能消，至令发寒。服止渴药吐者，药冲脾故也，下之即愈。

《婴童宝鉴》：小儿食癖者，是小时失乳，或母无乳暴将食哺之，或动或不动，食在于脾，儿不能消化，结聚成块。其腹内左右不定，或如梨栗，覆杯之状是也。

《婴童宝鉴》：滞寒不流，又夹痰涎成癖，自然有声。

《婴童宝鉴》：小儿癖者，于腹中来往不常者是也。

《千金》牛黄鳖甲丸　治少小癖实，壮热、食不消化，中恶忤气方

牛黄　厚朴姜制　茯苓　桂心　芍药　干姜炮。各半两　鳖甲醋炙香熟　麦面　柴胡　大黄　枳实麸炒　川芎各一两

上十二味末之，蜜丸如小豆大。日三服，以意量之。

《千金》治小儿宿食癖气、痰饮，往来寒热，不欲食，消瘦。芒硝紫丸方

芒硝　大黄各四两　半夏汤浸七遍　甘遂各二两　代赭一两　巴豆二百枚，去皮膜　杏仁汤去皮尖，一百二十枚

上七味末之，别捣巴豆、杏仁治如膏，旋内药末，捣三千杵，令相和合。强者内少蜜。百日儿服如胡豆一丸，过百日至一岁服二丸，随儿大小以意节度。当候儿大便中药出为愈，若不出，更服

如初。王氏名保童丸，治伏积，寒热，吐泻，大便久不调，诸惊痫，伏涎，温壮等皆疗之。庞医云：人家有此药者，可保小儿无误。

《外台》：《古今录验》还魂丸疗大人、小儿伤寒四五日及数年，诸癖结坚心下，饮食不消，目眩，四肢疼，咽喉不利，壮热，脾胃逆满，肠鸣，两胁里急，飞尸、鬼疰、邪气。或为惊恐，伤瘦背痛，手足不仁，口苦舌燥，天行发作有时，风温不能久住，吐恶水方。

巴豆去心、皮，熬　甘草炙　朱砂　芍药各一两　麦门冬二两，去心

上五味各捣、下筛，合和以蜜，捣三千下，丸如梧桐子大。每服两丸，葱枣汤下。小儿二岁以上服如麻子大二丸，日二服。忌海藻、菘菜、野猪肉、芦笋、生血物。

《外台》：《广济》疗老小腹中癖气方。

牛膝　枳实炙　鳖甲炙　茯苓各八分　桔梗　芍药　白术　人参　厚朴　大黄　桂心　槟榔各六分

上十二味捣、筛，蜜和丸。空肚温酒服如梧子二十丸，日二服，渐加至三十丸。老、小减丸，微利。忌生冷、油腻、小豆、黏食、苋菜、桃、李、雀肉、大醋、生葱、猪肉。

《外台》：《必效》疗大人、小儿癖方。

上取车下李仁，微汤退去皮及并仁，与干面相半捣之为饼。如犹干，和淡水，如常搜面，大小一如病人手掌。为二饼微炙便黄，勿令至熟，空肚食一枚，当快利。如不利，更食一枚，或饮热粥汁即利，以快利为度。至午后利止，即以醋饭止之，利后当虚。病未尽者，量力一、二日更进一服，以病尽为限。小儿亦以意量之。不得食酪及牛、马肉，无不效。但病重者，李仁与面相半，轻者以意减之。后服者，亦任量力频试差。神效。

《外台》：急救小儿闪癖，治之方。

青葙苗六月六日采　知母　黄连去毛　大黄　栀子仁　瓜蒌　常山　葳蕤各八分　苦参皮十二分　甘草炙　蜀漆洗。各五分

上十一味捣、筛，蜜和为丸如梧子大。饮服五丸，渐加至十五丸，日再，以知为度。因至利，小儿减丸量度服。忌猪肉、热面、葱蒜、生菜、海藻、菘菜。

《外台》：《广济》疗小儿痃癖发，腹痛不食，黄瘦。鳖甲丸方

鳖甲炙　郁李仁各八分　防葵　人参各五分　诃梨勒皮七颗　大黄四分　桑菌三分

上七味捣、筛，蜜丸。大小量之，以酒饮乳服五丸至十丸。《圣惠》独治痃气发动，但鳖甲、防葵、大黄、郁李仁各半两，人参、桑菌各六分，诃梨勒三分。

《外台》：刘氏疗小儿冷癖、痃癖气，不下食，瘦，时时肋下痛方。

防葵　当归　枳实炙　厚朴炙　楮实　人参　黄芪　茯神　诃梨勒皮　白术各八分　牛膝　郁李仁去皮　柴胡　大麻仁　芍药　橘皮　防风　紫菀去土、洗　薏苡仁各六分　鳖甲炙　三棱根各十二分　桂心七分　大附子二枚，炮　干姜末二分　甘草炙　干地黄　大黄各十分　五味子四分　槟榔仁四颗　仙鼠二枚，如无，以粪二合代

上三十味捣、筛，蜜和丸如梧子。大小增减，以意量之。须饮服之良。

《子母秘录》治小儿气癖方。

上用三棱汁作羹粥，以米面为之，

与奶母食。每日取一枣大与小儿吃，亦得作粥与痫热食之。治小儿十岁以下及新生百日，无问痫热、无辜痃癖等，皆理之。秘妙不可，具言大效。

《子母秘录》治小儿闪癖，头发竖黄，瘰疬羸瘦方。

上用林檎杵末，以和醋敷上，癖移处就敷之。

刘禹锡治小儿闪癖方。

上用蛸蝶❶煮食之。

陈藏器治小儿闪癖，大腹痞满方。

上用鹳脚骨及嘴，并煮汁服之；亦烧为黑灰饮服。

陈藏器治小儿闪癖方。

上用苦瓠取未破者，煮令热解开，熨小儿闪癖。

《圣惠》治小儿腹中癖气不散，肌肉瘦瘁，或多心烦，不能饮食，食即吐逆，或大小便秘涩，及天瘹、惊风并宜服。大紫霜丸方

代赭细研　朱砂细研，水飞过　犀角　杏仁汤浸，去皮尖、双仁、麸炒微黄。各半两　麝香　牛黄各研细　巴豆各一分，去皮心，研，纸裹压去油　当归　川大黄各锉，微炒　鳖甲各三分，涂醋炙令黄，去裙襕

上件捣，罗为末，入研了药，更研令匀，炼蜜和捣三二百杵，丸如麻子大。每服粥饮下二丸。惊风、天瘹，荆芥、薄荷汤下。更量儿大小加减服之。以利下恶物为效。

《圣惠》治小儿癖气腹痛。前胡丸方

前胡　桔梗各去芦头　赤芍药　赤茯苓　枳壳麸炒，去壳　川大黄锉碎，微炒　当归锉，微炒　郁李仁各半两，汤浸去皮，微炒　鳖甲一两，涂醋炙令黄，去裙襕

上件药捣，罗为末，炼蜜和丸如绿豆大。三岁儿每服空心以粥饮化破五丸服。量儿大小加减服之。

《圣惠》治小儿腹中结聚，胁下有癖，手足烦热。鳖甲丸方

鳖甲一两，涂醋炙令黄，去裙襕。《婴孺》用五分　川大黄半两，锉碎炒。《婴孺》用五分　柴胡去苗　赤茯苓各半两，《婴孺》各用一两　干姜一分，炮裂，锉。《婴孺》用一两　桂心半两　蛴螬十枚，干者微炒。《婴孺》用二十个　䗪二十枚，微炙

上件药捣，罗为末，炼蜜和丸如麻子大。二三岁儿空腹以粥饮下三丸，日三服。量儿大小以意加减。

《圣惠》治小儿癖气，久不消散。防葵丸方

防葵一两　川大黄三分，锉碎，微炒　人参　诃梨勒皮　桑菌　郁李仁各半两，汤浸去皮尖，微炒

上件药捣，罗为末，炼蜜和丸如麻子大。每服以温酒下五丸，日二服。量儿大小加减服之。

《圣惠》治小儿宿食不化，积成癖气，两胁妨闷，气急，不能下食，腹大胀硬。小紫双丸方

代赭细研　川大黄各一两，锉碎，微炒　丹砂细研，水飞过　木香　犀角屑　杏仁汤浸去皮尖，麦麸炒微黄　当归各半两，锉，炒　巴豆一分，去皮、心，研细，纸裹压去油用

上件药捣，罗为末，入研了药，更研令匀，炼蜜和丸如绿豆大。三岁以上，每服空心以温水下二丸。更量儿大小以意加减，取下恶物为效。

《圣惠》治小儿癖气，手脚心热，面色痿黄，不思饮食，日渐羸瘦。鳖甲丸方

鳖甲涂醋炙令黄，去裙襕　川大黄各一两，锉碎微炒　柴胡三分，去苗　人参去芦

---

❶ 蛸蝶：即蛸蛑 yóu móu。即“梭子蟹”。

头　赤茯苓　当归锉，微炒。各一分　桂心　白术　木香各一分　槟榔　京三棱微煨，锉　生姜各半两，切作片子，焙干

上件药捣，罗为末，炼蜜和丸如绿豆大。三岁儿空心以粥饮研下五丸。更量儿大小以意加减，当下诸恶物为效。

《圣惠》治小儿癖气，手脚心热，脾胃虚弱，不下饮食，面色痿黄，渐加羸瘦。京三棱丸方

京三棱微煨，锉　防葵　木香　枳壳麸炒微黄，去瓤　人参去芦头　赤茯苓　白术　桂心各半两　郁李仁三分，汤浸去皮，微炒　川大黄锉碎，微炒　鳖甲各一两，涂醋炙令黄去裙襕

上件药捣，罗为末，炼蜜和丸如小豆大。以粥饮下，随年丸数，日三服。儿稍大，即以酒下之。

《圣惠》治小儿羸瘦，腹内有癖气，胁下坚满，时有腹痛，虽食不成肌肉。鸡骨丸方

乌鸡骨一具。酒浸炙令黄　川大黄锉碎，微炒　鳖甲涂醋炙令黄，去裙襕　黄芩　泽泻　柴胡去苗　桔梗　人参各去芦头　赤芍药各一两　枳实半两，麸炒微黄　杏仁汤浸，去皮尖、双仁，麸炒微黄　防葵各三分　䗪五枚，微炒令黄

上件药捣，罗为末，炼蜜和丸如绿豆大。四五岁儿以粥饮下七丸，日二服。看儿大小临时加减服之。

《圣惠》治小儿癖气，胁下妨闷，手足微肿，并宜服枳壳丸方

枳壳麸炒微黄，去瓤　牵牛子生用　黄柏锉。各半两　川大黄锉碎，微炒，三分　牡丹　甘遂煨令微黄　桂心各一分

上件药捣，罗为末，炼蜜和丸如绿豆大。每服以温水研破二丸服之，日再服。看儿大小以意临时加减。

《圣惠》治小儿癖气不消，四肢黄瘦，时有腹痛。大黄丸方

川大黄锉碎，微炒　鳖甲涂醋炙令黄，去裙襕　大麻仁研入　赤芍药各三分　防葵　神曲微炒　白术　木香各一分

上件药捣，罗为末，炼蜜和丸如绿豆大。每服以温水化五丸服之，日二服。量儿大小以意加减。

《圣惠》治小儿癖气，壮热瘦瘁，不欲乳食。诃梨勒丸方

诃梨勒皮　柴胡去苗　川大黄锉碎，微炒　赤芍药　鳖甲涂醋炙令黄，去裙襕　厚朴各半两，去粗皮，涂生姜汁炙令香熟　大麦糵炒令微黄　川芎　赤茯苓　枳壳麸炒微黄，去瓤　干姜炮制　桂心各一分

上件药捣，罗为末，炼蜜和丸如绿豆大。每服以粥饮下五丸，日三服。量儿大小以意加减。

《圣惠》治小儿癖气坚硬，瘦瘁，不欲食。芫花丸方

芫花醋拌，炒令干　鳖甲涂醋炙令黄，去裙襕　川大黄锉碎，微炒　桃仁汤浸，去皮尖、双仁，麸炒微黄。各半两　京三棱微煨，锉　雄黄细研。各一分

上件药捣，罗为末，炼蜜和丸如粟米大。三岁儿每服空心以生姜汤下三丸。量儿大小以意增减服之。

《博济方》治小儿诸癖，每至午后时作寒热，微有咳嗽，胁肋癖硬。烧青丸

轻粉二钱　元精石　粉霜　硇砂各一分　白面三钱

上件五味同细研，滴水和为饼子，以文武火烧熟为度，再研，滴水和为丸如黄米大。每服七丸，浆水下。三岁以下服五丸。

《婴孺》知母丸　治少小、大人胁下有疾，心下癖癥，头中苦痛，微眩，面黄，小便赤色，往来寒热，手足厥冷，

不能饮食，夏秋转甚，令人淋沥。或苦手足烦躁，或疟病之后，余疹不除，朝差夕增，乍寒乍热，心胸下有疹结，及连疟后疾不止。或是温疫，或欲作疟，头项苦强，或胸膈间痰热癖饮。小儿痞疹，胁下癥坚，及伤寒后七八日结热，痰积不除，久则寒热头痛，逆害食饮，胃中烦躁，夜卧苦烦，朝差夕甚，有如温疟，此是热结不去。此方能除热消饮，治寒热，和胃气，利小便。胸膈间痰热留饮，面黄，小儿壮热，诸癖癥并主之，又不令吐下方。

知母　大黄各三两　黄芩　杏仁炒　常山各二分　蜀漆　甘草各一两　麻黄二两，去节　牡蛎六分，煅赤

上为末，蜜丸相子大。饮下五丸，日进三服。加至二十丸，老小半之。小儿以意加减。

《婴孺》防葵丸　治老小痃癖，不食，羸瘦神验方。

防葵　当归　旋覆花　橘皮　诃梨勒皮　吴茱萸　桂心　桔梗各四分　杏仁六十个，炒　大附子一个，炮　大黄十二分　鳖甲六分

上为末，蜜丸梧子大。每服十五丸，日再服。

《婴孺》治小儿痃癖方。

质汗出西蕃，如凝血。蕃人煎甘草、松泪、柽乳、地黄并热血成之

上取半匕，以水半盏，研如稀糊，更研朱砂调令匀。若五岁以下，空心只作一服。服之得利，恶物出，如不利，随粪出差，三五日大愈。量儿大小与之。

《婴孺》治小儿闪癖，身体壮热，频服冷药，冷气漫心成癖。下焦又冷，肠结，大便难方。

茯苓　芎　鳖甲炙　枳壳炙　芍药各二分　柴胡四分

上切，以水一大升三合，煎至三合。空心为二服，去五六里再服。忌苋子。

《婴孺》治小儿羸瘦，腹中有癖，两胁坚满，时痛，食不生肌。鸡骨鳖甲丸方

宿乌鸡胸膈骨一具，酒浸一宿，炙黄　鳖甲炙　蜀漆　柴胡　桔梗　人参各四分　芍药　大黄　黄芩　杏仁各五分　枳实一分半，炒　防葵切　白术各三分　䗪虫五个，炙

上为末，蜜丸豆大。四五岁儿服二丸，日再服佳。

《婴孺》治小儿水癖黑丸子方

当归四分　细辛　附子炮　干姜　胡椒汗。各三分　盐豉二合　巴豆十枚，去皮，炒　狼毒炙，一分　杏仁去皮，炒。十个

上为末，蜜丸胡豆大。饮服三丸，日一服。

《吉氏家传》治腹肚不调，并癖气久不愈方。

知母　牡蛎　枳实各六分　鳖甲醋煮，炙　甘草各四分　大黄三分

上末，蜜丸如绿豆大，粥饮下五丸。

《朱氏家传》治小儿腹痛不调，兼癖气。知母丸方

知母六分　鳖甲四分，炙　牡蛎　枳壳各三分，炒去壳　大黄十二分，纸裹煨熟

上件为末，蜜丸如绿豆大，饮下五丸。大人以意下服。

长沙医者丁时发传治七八岁儿多睡，或时壮热，日加羸瘦，身虽不痛，有时痢脓，呕逆不食，是癖气之候。其状似疟疾，人多不识此患方。

柴胡　黄芩各一分　枳壳二片，炒　甘草炙　知母　芍药各二分　大诃梨勒一个，大者，煨，取皮。小者二个

上件为末，水一盏煎服。

长沙医者丁时发传大戟饼子　治小儿食癖，胁下有一块，饮食不生肌肉方。

大戟半两，匀切作片子，以好醋浸一宿，取出焙干为末，用药末一钱　好面一钱

上滴水和丸，捻作饼子如小钱大，厚三分。鏊上煿熟。米饮嚼下一饼，儿小减服。

长沙医者郑愈传治诸癖肠结，不思饮食，或时吐逆。练香丸散方

青皮　白僵蚕　甘草　诃子各二钱，并煨过存性，研为末　没药　乳香　巴豆霜各一钱，别研

上和匀，为末。呕逆兼泻不止每服二字，米饮调下。如要思食、消癖，却入巴豆，以稀面糊为丸，每服五七丸，薄荷汤吞下，日进三两服。量虚实加减用之。

长沙医者王兑传二丁散　治小儿诸癖，久不消，腹痛，乍寒乍热，泄泻无时，多渴黄瘦，或下痢，腹胁有块如掌，癖侧石硬方。

拣丁香　白丁香　没石子各二钱　硫黄　密陀僧各三钱

上为细末，研匀。每服一字至半钱。白汤调下，空心临卧日二服。以消为度。

《千金》灸法：小儿癖，灸两乳下一寸，各三壮。

乳癖第四奶脾是

《圣惠》：夫小儿乳癖者，由乳母食饮无常，醉饱过度，便即乳儿，不知𠟸[1]节。小儿脾胃虚嫩，不能消化，或乳母偏卧一向，乳儿不能回转，儿亦睡着，乳瞋滞偏于胁下，因兹结聚成块而痛者是也。其候面色青黄，发歇壮热，吐乳多睡，口内生疮，渐渐黄瘦，腹内结块不散，故名乳癖也。

茅先生：小儿生下，中遍身忽发寒候，遍身黄肿，小便赤黄，体微蒸热。此候本因胎热，又因哭后母爱惜，将奶与吃，不消化，遂为奶积。所治者，先用牛黄膏方见膈热门中、天竺黄散方见实热门中、调中饮方见胃气不和门中，三个药与服即愈。如见黄色入睛，眼目视，气喘鱼口，手握拳，恶候不治。

钱乙论：腹中有癖，不食，但饮乳是也。当渐用白饼子下之。

《婴童宝鉴》：小儿奶癖者，谓小儿未会吃食，唯饮其乳，其乳拥猛。或其母当烦之次，便乳其子，子饮乳拥结不消，又夹顽涎结成痞块在腹内，或动不动，有时腹痛是也。

《玉诀》小儿奶癖积伤候歌：

奶脾痞结积因伤，腹胀筋青面色黄，
热发有时或渴饮，疳伤脾热口生疮。

此患先解利，后取积，次调胃气无误矣。

又一本云：先用惺惺丸取，次银白散调气。二方并见本门。

《圣惠》治小儿乳癖结实，或有滞恶停积不散，令儿日渐羸瘦，面色痿黄，春夏多发，不欲饮食，京三棱散方

京三棱微煨，锉　川大黄锉碎，微炒　槟榔　鳖甲涂醋炙令黄，去裙襕　赤茯苓各半两　枳壳一分，麸炒微黄，去瓤

上件药捣，罗为散。每服一钱，以水一小盏煎至五分，去滓，分为二服，日三四服，逐下恶物为效。

《圣惠》治小儿乳癖，壮热体瘦，宜服朱砂丸方

朱砂半两，细研，水飞过　雄黄细研，一钱半　寒水石　龙脑各细研　腻粉　槟榔末各一钱

---

[1] 𠟸 zǔn：同“撙”。抑制、节省。

上件药都研令匀，炼蜜和丸如绿豆大。三、二岁儿以生姜汤下三丸，日再服。量儿大小以意加减。

《圣惠》治小儿乳癖，手脚心热，面色青黄，不下乳食，日渐羸瘦。人参丸方

人参去芦头　生姜切，干炒　桂心　赤茯苓　白术　枳壳麸炒微黄，去瓤　木香　当归锉，微炒　槟榔　京三棱微煨，锉　鳖甲涂醋炙令黄，去裙襕　川大黄锉碎，微炒。各半两

上件药捣，罗为末，炼蜜和丸如绿豆大。每一岁儿以粥饮化下三丸，日三服。量儿大小以意加减。

《圣惠》治小儿乳癖，呕吐，腹胀，寒热，枳壳丸方

枳壳麸炒微黄，去瓤　木香　赤茯苓各半两　人参去芦头　柴胡去苗。各三分　桂心一分　川大黄一两，锉碎，微炒

上件药捣，罗为末，炼蜜和丸如绿豆大。每服以温水化破三丸服之，日三服。量儿大小加减服之。

《圣惠》治小儿乳癖，面色黄悴，食乳微细，日渐羸瘦。鳖甲丸方

鳖甲涂醋炙令黄，去裙襕　京三棱微煨，锉　槟榔各半两　人参去芦头　赤茯苓　白术　枳壳麸炒微黄，去瓤　木香　当归锉，微炒　桂心各一分　川大黄一两，锉碎，微炒

上件药捣，罗为末，炼蜜和丸如绿豆大。每服以粥饮研下三丸，日再服，以利为度。更量儿大小以意加减。

《圣惠》治小儿乳癖，胁下坚硬，大便难，小便赤。大黄丸方

川大黄锉碎，微炒　诃梨勒皮各半两　乌梅肉微炒　陈橘皮汤浸，去白瓤，焙　木香各一分　郁李仁汤浸，去皮，微炒　川朴硝各三分　桔梗一分，去芦头

上件药捣，罗为末，炼蜜为丸如绿豆大。一岁儿每服以粥饮研下五丸，晚后再服。更量儿大小以意加减。

《圣惠》治小儿乳癖结块，久不消化，诸药无效。宜服化癖丸方

巴豆霜半两　腻粉　朱砂细研。各一钱　黄鹰粪一分　硇砂　雄雀粪各一字

上件药都研如粉，用糯米饮和丸如黍米粒大。一岁儿每服空心煎皂荚仁汤下二丸，取下恶物为度。

《圣惠》治小儿乳癖不消，心腹胀满。木香丸方

木香　京三棱微煨，锉　槟榔　人参去芦头　青橘皮汤浸，去白瓤，焙　赤茯苓各一分　牵牛子微炒　草豆蔻去皮。各半两　郁李仁一两，汤浸，去皮，微炒

上药捣，罗为末，以醋煮面糊为丸如麻子大。每服以粥饮下三丸。量儿大小加减服之。

《圣惠》治小儿乳癖，胁下结块不消。腻粉丸方

腻粉一钱　雄雀粪一分，微炒

上件药都研令匀，以枣瓤和丸如粟米大。以新汲水下一丸，取下黏滞恶物为效。量儿虚实、大小以意加减。

《谭氏殊圣》治奶癖。

诃子五个，磨去两尖　密陀僧三钱　硫黄　轻粉　白丁香　黑丁香　粉霜　硼砂各一钱

上件八味为末。每服半钱，男儿患，用女儿奶汁化服；女儿患，用男儿乳汁化下。

《谭氏殊圣》治月里孩儿奶癖方。

紫河车　人参

上各等分为末。用好醋调，拍成饼子如大钱子大。如左畔有奶脾者，药贴左畔脚心，用绯帛子扎，干后见效。左右一般使药。

《谭氏殊圣》治小儿奶癖方。

白丁香 黑丁香各十二个 石燕子 舶上硫黄 寒水石 密陀僧各三钱 腻粉两个

上件为末。每服一钱，用第二遍米泔水调下，服即取下病来，如末，更一服。

《谭氏殊圣》又方

密陀僧 诃子 丁香 草蔻 木香等分

上研，罗为细末，入腻粉少许再研。每服一钱半，米饮下。如不动，来日再服立效。

《谭氏殊圣》又方。

黑丁香二十个 舶上硫黄 密陀僧各半两 白丁香五个

上生用，为细末。如一岁者，只一字，临卧服；如三、两岁者，便服半钱，用奶汁下。

《养生必用》治小儿奶癖，羸瘦危困，胁下硬有形即是。

青礞石末半两 汞粉半钱 寒食面一钱半

上研令匀，以乳汁和，分为二十饼子，熨斗上以慢火爆干。一饼子分为四处，随饮食化服四分之一，隔日一次服，八服取效。未吃得饮食，化如糊，抿在儿口内。

张涣三棱散 治小儿乳癖结实不差方。

京三棱炮，锉碎 赤茯苓 当归洗，焙干 鳖甲涂醋炙令黄，去裙襕。各一两 白术 枳壳麸炒，去瓤 木香各半两

上件捣，罗为细散。每服一钱，水一盏，入生姜七片，煎五分，去滓。放温，时时与服。

《婴童宝鉴》治小儿奶癖软银丸方

水银结成砂子 白丁香末 腻粉各一钱 鹰条末各一钱匕 巴豆二十一个，去膜研，略去油 续随子四十九个，去壳

上件同研匀，枣肉为丸如绿豆大。一岁一丸，温水下。

《玉诀》惺惺丸 治小儿虚积，及实积乳癖方。

阳起石一分 黄鹰条秤二钱 白丁香 朱砂各一钱 轻粉一钱半 麝少许，末之 硇砂一字，醋化 石燕子五个，醋淬，煅七次 黄连七钱 续随子一百个，去壳，去油

上浸蒸饼，丸黍米大。每服三十丸，大小儿加减。炮皂子并葱煎汤，临睡吞下。

《玉诀》银白散 生胃气，取下后宜服此方。

人参 茯苓 甘草炙 白术麦面炒 白扁豆去皮 藿香叶

上各等分，末一钱，紫苏汤调下。

《张氏家传》治小儿奶脾方。

上用芫花一两醋浸三日，净洗，大黄半两，为末，入蒜一斤研，同药末研烂匀。男左女右，用药涂在乳母手心，熨擦癖上。时闻患人口中，如闻得药气，即时取了，立效。

《董氏家传》治小儿奶癖、脾极效方。

紫河车二两 寒食面三两

上同为细末。每服一匙许，水调涂足心，病在左涂左；病在右涂右。涂于红帛上缚之良久，其病大便中下去，救人甚多矣。大便尽洗去。

《庄氏家传》治小儿奶脾，疳瘦尽，青皮丸方

上用青皮不计多少，去白，干用，为细末，猪胆丸如绿豆大。每服五丸、七丸任意，汤下，日进三服。

《孔氏家传》治小儿奶脾方。

上用密陀僧不拘多少，研极细。以

大蒜自然汁调，稀稠得所，涂于有奶脾处。据其大小周遍，又不可涂之太过。须臾，候儿口中有蒜气息，即是药透。仔细以手揉之，觉奶脾似消及五六分，即便用温浆水洗去。切须则度，不可令消尽，恐药毒损气也。如未消，药先干，即别使温水润之。

《王氏手集》治小儿奶癖方。

白芥子　芸薹子各等分

上二味为末，水调摊纸上，贴奶癖。又用醋面饼子盖之立效。少顷急去，如不去即成疮。

《赵氏家传》治小儿奶癖，发寒热，肌瘦，可思饮食，渐渐黄瘦，欲成疳气。如圣丸方

大丁香二十一个　密陀僧半两　粉霜一字半　舶上硫黄二钱半　硇砂一钱　白丁香四十个全者

上为末。每服半钱，冷面汤调下，日一服，正午时见效。三岁以上每服半钱，三岁以下每服一字。

《吉氏家传》治奶癖积热，发疳，水银丸方

水银结砂，一钱　硇砂　白丁香各半钱　轻粉　脑子各少许　香墨　鹰条　巴豆醋煮令干　青黛罗过　黄明胶用蚌粉炒黄色　百草霜各一钱

上末，滴水丸如绿豆大。用薄荷汤下三、五丸，看儿大小加减妙。

长沙医者郑愈传治小儿奶癖方。

上用紫河车不以多少，为末。每用一钱，冷水调贴癖痛硬处。

《庄氏集》俞穴灸法：乳癖，用粗线两条，各量两乳头中间阔狭，于两乳头上垂下，照令端直方停，对两乳于左右肋上各灸七壮，炷如麦粒大。

痃气第五

《圣惠》论：小儿痃气者，由饮食不调，生冷过度，与脏气相搏，结聚之所成也。其状脐胁两旁上下有物弦直，大者如臂，小者如指旋起急痛，故名痃气也。

茅先生论：小儿生下五个月日，上至七岁，有结癖在腹成块，如梅核大，来去或似卵大，常叫疼痛不住者，亦分数类。在左胁下痛者为痃气，下蓬莪术散方见本门中夹健脾散，方见胃气不和门中。与服即愈。如见面黑眼视，泻黑血，鼻口冷，手足冷，不进食，死。

《圣惠》治小儿痃气急痛京三棱散方

京三棱微煨，锉　枳壳麸炒微黄，去瓤　大腹子　鳖甲涂醋炙令黄，去裙襕　神曲微炒　诃梨勒皮　蓬莪术　麦糵炒令微黄　厚朴去粗皮，涂生姜汁炙令香熟　青橘皮汤浸，去白瓤，焙。各一分　黑三棱半两，锉

上件药捣，细罗为散。每服以粥饮调下半钱，日三服。更量儿大小加减服之。

《圣惠》治小儿痃气，发即紧痛，不欲饮食，大黄散方

川大黄锉碎，微炒　鳖甲各一两。涂醋炙令黄，去裙襕　麝香细研　木香各一分　京三棱微煨，锉　槟榔　甘草炙微赤，锉。各半两

上件药捣，细罗为散，都研令匀。每服以粥饮调下半钱，日三四服。更量儿大小以意加减。

《圣惠》治小儿痃气，两胁下紧痛，羸瘦。鳖甲丸方

鳖甲涂醋炙令黄，去裙襕　京三棱微煨，锉　川大黄锉碎，微炒。各一两　人参去芦头　干姜炮裂，锉　白术　枳壳麸炒微

黄，去瓤　柴胡去苗　当归锉，微炒　赤芍药　陈橘皮汤浸，去白瓤，焙　厚朴去粗皮，涂生姜汁炙香熟。各半两

上件药捣，罗为末，炼蜜和丸如绿豆大。每服以生姜汤下七丸，日三服。更量儿大小加减服之。

《圣惠》治小儿痃气，不能下食，肌体瘦，防葵丸方

防葵　当归去芦头　桂心　诃梨勒皮　陈橘皮汤浸去白瓤，焙　川大黄锉碎，微炒　鳖甲涂醋炙令黄，去裙襕　桔梗去芦头。各半两　杏仁二十枚，汤浸，去皮尖、双仁，麸炒微黄　附子炮裂，去皮脐　吴茱萸汤浸七遍，焙干，炒。各一分

上件药捣，罗为末，炼蜜和丸如麻子大。每服以粥饮下五丸，晚后再服。更量儿大小以意加减。

《圣惠》治小儿痃气，食不消化，四肢瘦弱，宜服此方。

鳖甲涂醋炙令黄，去裙襕　川大黄锉碎，微炒　京三棱微煨，锉。各半两　枳壳麸炒微黄，去瓤　川芎　桔梗去芦头　赤茯苓　赤芍药　干姜炮裂，锉　桂心各一分

上件药捣，罗为末，炼蜜和丸如麻子大。每服以粥饮下五丸，日三服。更量儿大小增减服之。

《圣惠》又方

京三棱一两。微煨，锉　鳖甲三分。涂醋炙令黄，去裙襕　川大黄锉碎，微炒，二两

上件药捣，粗罗为散。每服一钱，以水一小盏，煎至五分，去滓，分温二服，晚后再服。更量儿大小以意加减。

《圣惠》又方

鳖甲一枚。涂醋炙令黄，去裙襕

上捣，细罗为末。每服一钱，以童子小便一小盏，煎至五分。量儿大小分减服之，日三服。神效。

茅先生小儿痃气，一切气疾。蓬莪术散

蓬莪术　青橘皮去白瓤　益智各半两　木香一分　糯米一两

上为末，每服一大钱。用陈米饮调下，日进四服。

痞结第六

《巢氏病源》小儿痞结候：痞者塞也。小儿胸膈热实，腹内有留饮，致令荣卫痞塞，不得宣通，其病腹内气结胀满，或时壮热是也。

《婴童宝鉴》小儿痞结歌：

胸中热兼实，荣卫不通彻，
脏腑岂能和，经中号痞结。
气满腹肚胀，时时变寒热，
何必问神祇，此是分明诀。

《葛氏肘后》若患腹中痞结，常壮热者方。

大黄炙使烟出　龟甲炙令黄　茯苓各三分

上捣为末，蜜丸。服如大豆一枚，日三。看儿大小增减。

《千金》鳖甲丸　治少小腹中结坚，胁下有疹，手足烦热方。

鳖甲醋炙香熟　芍药　大黄各三十铢　茯苓　柴胡　干姜炮。各二十四铢　桂心六铢　䗪蛴螬各二十枚

上件末之，蜜和。服如梧子大七丸，渐渐加之，以知为度。

《千金》治小儿痞气，胁下、腹中有积聚，坚痛。鳖头丸方

鳖头一枚　虻虫　桃仁　䗪虫各十八铢　甘皮半两

上五味末之，蜜丸。服如小豆大二丸，日三。大便不利加大黄十八铢，以知为度。《圣惠》方同，但用大黄无

甘皮。

《千金》治小儿心下痞，淡癖结聚，腹大胀满，身体壮热，不欲哺乳。芫花丸方

芫花　黄芩各一两　大黄二两半。《婴孺》用十铢　雄黄二两半。《婴孺》用十铢

上四味末之，蜜和，更捣一千杵，三岁儿至一岁以下，服如粟米大一丸。欲服丸，内儿喉中，令母与乳。若长服消病者，当以意消息与服之，与乳哺相避。

陈藏器治小儿痞满方

上用三白草捣，绞汁服，令人吐逆。除胸膈热疾，亦主疟及小儿痞满。按此草初生无白，入夏叶端半白如粉，农人候之莳田，三叶草白便秀，故谓之三白。

陈藏器又方

上用甜藤叶捣，敷小儿腹，除痞满闪癖。

《圣惠》治小儿腹内痞结，壮热羸瘦，多啼。宜服前胡散方

前胡去芦头　川大黄锉碎，微炒。各三分　枳壳微炒，微黄　赤茯苓　犀角屑　郁李仁汤浸，去皮，微炒　鳖甲涂醋炙令黄，去裙襕。各半两

上件药捣，粗罗为散。每服一钱，以水一小盏，煎至五分，去滓，看儿大小分减温服，微利为度。

《圣惠》治小儿腹内痞结，身体壮热，中焦壅闷，肠胃不利，柴胡散方

柴胡去苗　赤茯苓　川芎　鳖甲涂醋炙令黄，去裙襕　枳壳麸炒微黄，去瓤　赤勺药　桃仁汤浸去皮、尖、双仁。麸炒微黄　槟榔各半两　甘草一分，炙微赤，锉

上件药捣，粗罗为散。每服一钱，以水一小盏，煎至五分，去滓温服，日三服。更量儿大小加减服之。

《圣惠》治小儿腹内痞结，壮热憎寒，大小便不利。大腹皮散方

大腹皮锉　陈橘皮汤浸，去白瓤，焙　桔梗去芦头　鳖甲涂醋炙令黄，去裙襕。各三分　人参去芦头　赤芍药　川大黄锉碎，微炒　木通锉。各半两　甘草一分，炙微赤，锉

上件药捣，粗罗为散。每服一钱，以水一小盏，煎至五分，去滓。看儿大小分减温服之。

《圣惠》治小儿腹内痞结，壮热不能乳食，心胸烦壅。宜服槟榔散方

槟榔　川大黄锉碎，微炒。各半两　枳壳麸炒微黄，去瓤　人参　柴胡各去芦头　知母　赤芍药　地骨皮　甘草炙微赤，锉。各一分

上件药捣，粗罗为散。每服一钱，以清水一小盏，煎至五分，去滓。放温，量儿大小分减服之。

《圣惠》治小儿腹内痞结，虽服汤得利，而滞实不去，心下坚满，按之辄啼，内有伏热诸候，集成此疾，宜服破痞除热甘遂散方

甘遂一分，煨令微黄　青橘皮汤浸，去白瓤，焙　黄芩　川大黄锉碎，微炒。各半两

上件药捣，粗罗为散。每服一钱，以水一小盏，煎至五分，去滓。量儿大小分减温服，以利即止。

《圣惠》治小儿腹内痞结，多惊。牛黄丸方

牛黄　麝香各细研　甘遂煨令微黄　川椒去目及开口者，微炒去汗。各一分　巴豆霜半分　蜈蚣一枚，去足，炙令黄　蚱蝉七枚，微炙　川芒硝　真珠末　雄黄细研。各半两

上件药捣，罗为末，都研令匀。用炼成蜜一合，入白腊一两，合煎令熔，和丸如麻子大。每服以粥饮下二丸，以

利为度，如未利，再服。看儿大小以意加减。

《圣惠》治小儿腹内痞结妨闷。硝石丸方

硝石　柴胡去苗　川大黄锉碎，微炒　黄芩各半两　细辛洗，去苗、土　当归锉，微炒　茯神　赤芍药　甘遂煨令微黄　木香　甜葶苈隔纸炒令紫色。各一分　巴豆十枚。去皮、心，纸裹压去油

上件药捣，罗为末，都研令匀，炼蜜和丸如绿豆大。每服一岁儿一丸，二岁二丸，三岁三丸，四五岁儿可服五丸。并空心以粥饮下，以得快利为度，若未利，明旦再服之。更量儿虚实以意加减。

《圣惠》治小儿腹内痞结，乳食不消，心腹刺痛。甘遂丸方

甘遂煨令微黄　真珠末各一分　黄芩　赤芍药　杏仁汤浸，去皮尖、双仁，麸炒微黄　巴豆霜各半两

上件药捣，罗为末：入杏仁、巴豆霜同研令匀，炼蜜和丸如麻子大。二三岁儿空腹，以温水下二丸，以利为效，未利再服。更随儿大小以意加减。

太医局进食丸　治乳食不消，心腹胀满，壮热喘粗，呕吐痰逆，肠鸣泄泻，水谷全出。或下痢赤白，腹痛后重，及食癥，乳癖，痃气，痞结，并皆治之。

代赭醋焠，研　当归去芦头，锉，微炒　朱砂细研水飞　枳壳麸炒微黄，去瓤　木香各半两　麝香细研，一分　巴豆霜半分

上件药捣，罗为末，入研药匀，面糊为丸如麻子大。每一岁儿服一丸，温米饮下。更量虚实加减服之，食后。

《婴孺》鳖甲足丸　治少小里急、胁下支坚方。

鳖头、足一具，酒二斤，浸一宿，炙干　蛴螬四十个，炙　虻虫二合。去头、足、羽　蚱蝉　蜣螂各炙二十个　干姜　人参各三两　云母炼　芎各二两　桂心一两　牛黄一分

上为末，炼蜜为丸如小豆大。二丸，日再。

《婴孺》治小儿八痞，曾青丸　一、当心下坚痛，大如小杯，名蒸痞，曾青主之。二、如板起于胁下，抢心，名蛇痞，龙骨主之。三、夹脐如手，名鱼痞，龟甲主之。四、绕脐腹雷鸣，名寒痞，干姜主之。五、当心如杯，不可摇动，名虫痞，牡丹主之。六、心下如盘，名气痞，鳖甲主之。七、生于寒热，腰背痛状如疟，名血痞，䗪主之。八、脓出腹中痛，名风痞，蜚蠊主之。

曾青　干姜　䗪虫　紫石英　牡丹皮去心　桂心各二分　大黄　龙骨各五分　蜀漆七分　龟甲亦云鳖甲　真珠　蜚蠊各三分　细辛六分　附子炮，四分

上十四味为末，视上所说，依病所主，皆倍药分，和以蜜，未食服桐子大四丸。此是五六岁儿所服，若小儿，以意量之。日三服，丸子大小，量儿与之。服之当微烦，勿怪。腹中诸病皆出，神效。忌猪、鱼、菜物。据上八说，疑别有鳖甲并用也。

《婴孺》治小儿先得寒热，腹坚牢强痞，不能饮食，不生肌肉，时苦壮热。鸡骨丸方

芎　当归　紫菀　大黄蒸，三升米下　茯苓各三分　杏仁去皮炒　桂心各四分　杜衡　白芷　石膏各二分　半夏一分，洗　黄雌鸡一个，破腹，勿令中水，去肉取两胁翼及胫骨，干之，炙令黄色

上为末，蜜为丸如小豆大。每服二丸，日进三服，稍稍加之，神效。

《婴孺》治小儿患腹中痞结，常壮热方。

大黄炙烟出　鳖甲炙黄　茯苓等分

上为末，蜜丸大豆大。饮下，日三。小儿加减之。

《婴孺》治小儿胁下有痞，手足烦热。五参丸方

人参　苦参　丹参　沙参　元参　防风各一两　干姜　附子各半两，炮　䗪虫五个，炙　大黄四两，蒸三升米下　蜀椒一合，去汗　巴豆二十个，去皮、心，炒　葶苈一合，炒

上为末，别研巴豆，入匀，杵万下，蜜丸如小豆大。一岁儿一丸，日再，稍加丸数。

《婴孺》治小儿胁下积气，羸瘦骨立，圊便不节。大鳖头足丸方

鳖头、足一具，酒浸一宿。炙令黄　干漆二分，炒　紫芝　芍药　人参　栝楼根各三分　甘草四分

上为末，蜜和丸如胡豆大。一丸，日进三服。鳖截之，去颔、下段足，取腕前。

《婴孺》治小儿痞气，胁下胀满，腹中积聚、坚痛。鳖头丸方

鳖头一个　虻虫　䗪虫　桃仁炒。各三分

上为末，蜜丸如小豆大。二丸，日进三服，以知为度。如不利，加大黄三分。

《婴孺》治小儿服汤已得大利，温壮已折，而滞实不去，心下坚，痞满不可按，辄啼，内有伏热诸候，集成此疾。宜服破痞除热。甘遂汤方

甘遂　甘草炙。各二分　黄芩　大黄各四分

上以水二升，破鸡子二个和，取白投水中搅，令沫上，吹去之，内药煮九合。为二服。

《吉氏家传》取小儿痞方。

白丁香　紫丁香各四十九粒　舶上硫黄　密陀僧各一块，皂子大　五倍子一个，枣大　黄鹰条末炒一钱　麝少许

上末。如小儿瘦者，粟米饮下半钱；肥者大米饮下。并第七椎下两边灸之，须齐下火。痞、蛔虫自出如麸片相似，效。

宿食不消第七

《巢氏病源》小儿宿食不消候：小儿宿食不消者，脾胃冷故也。小儿乳哺、饮食，取冷过度，冷气积于脾胃，脾胃则冷。胃为水谷之海，脾气磨而消之，胃气和调则乳哺消化。若伤于冷则宿食不消。诊其三部，脉沉者，乳不消也。

《圣惠》：夫小儿宿食不消者[1]，由脾胃冷故也。凡小儿乳哺饮食，取冷过度，则冷气伤于脾胃。缘胃为水谷之海，与脾为表里，脾气磨而消之。其二气调和则乳消哺化，若伤于冷，则宿食不消也。

汉东王先生《家宝》：小儿宿食不消，身体发热或发吐泻，宜用水精丹利之方见夹食伤寒门中，却下补药调理。如身上热不退，泻不止，仍发渴、心躁，宜进玉珍散二三服。如更不退，须进银涎散一二服，却将调胃气药相间服。若只泻清水，宜用白龙丸二三服。三方并见本门。

钱乙论：食不消，脾胃冷，故不能消化，当补脾，益黄散主之。方见胃气不和门中。

《千金》治小儿宿乳不消，腹痛，惊啼。牛黄丸方

牛黄三钱　附子炮裂，去皮、脐。二枚

---

[1] 者：此下至“则冷气伤于脾胃。缘”25字原脱。据《圣惠》卷88补。

真珠　巴豆去皮、膜　杏仁汤浸，去皮、尖。各一两

上五味，捣附子、真珠为末，下筛；别捣巴豆、杏仁，令如泥，内药及牛黄，捣一千二百杵，药成。若干，入少蜜足之。百日儿服如粟米一丸，三岁儿服如麻子一丸，五、六岁儿服如胡豆一丸，日三，先乳哺了，服之。膈上下悉当微转，药丸全出者病愈，散出者更服，以药丸全出为度。

《千金》崔文行平胃丸　治丈夫、小儿食实不消，胃气不调；或温壮热结，大小便不利者。有病冷者，服露宿丸方在《千金》中热药，后当进此丸调胃方。

大黄二钱　小草　甘草炙　芍药　川芎　葶苈各一两　杏仁汤浸，去皮尖，五十枚

上七味末之，蜜丸。饮服如梧子五丸，日三。一岁儿二丸，渐加之。《千金翼》有菖蒲、当归、干姜、茯苓、麦门冬、细辛，无杏仁，为十二味。

《外台》：《小品方》疗小儿宿食不消，发热。九味当归汤方

当归　甘草炙　芍药　人参　桂心　黄芩　干姜各一分　大枣五枚　大黄二分

上药切，以水一升半，煎取六合，去滓分服。增减量之。

《圣惠》治小儿宿食不化，少欲饮食，四肢消瘦，腹胁多胀。诃梨勒散方

诃梨勒皮三分　人参去芦头　白术　麦蘖炒令微黄　陈橘皮汤浸，去白瓤，焙　槟榔各半两　甘草一分，炙微赤，锉

上件药捣，粗罗为散。每服一钱，以水一小盏，煎至五分，去滓。量儿大小分减温服，日四五服。

《圣惠》治小儿宿食不消，心腹胀闷。陈橘皮散方

陈橘皮汤浸，去瓤，焙　高良姜锉　人参去芦头　槟榔各一分　白茯苓　甘草炙微赤，锉。各半两

上件药捣，粗罗为散。每服一钱，以水一小盏，入生姜少许，枣一枚，煎至五分，去滓。不计时候，量儿大小分减温服。

《圣惠》治小儿宿食不消，壮热腹胀。代赭丸方

代赭细研　当归锉，微炒　朱砂细研，水飞过　枳壳麸炒微黄，去瓤　木香各半两　麝香一分，细研

上件药捣，罗为末，入研了药，更研令匀，炼蜜和丸如麻子大。每服以粥饮下二丸，更随儿大小以意加减。

《圣惠》治小儿宿食不化，发热有时。槟榔丸方

槟榔　牵牛子微炒　川大黄锉碎，微炒。各半两　干姜炮裂，锉　枳壳麸炒微黄，去瓤　甘草炙微赤，锉各一分

上件药捣，罗为末，炼蜜和丸如绿豆大。每日空心以温水下五丸，晚后再服。更看儿大小，临时增减服之。

《圣惠》治小儿宿食不消，多吐痰涎。人参丸方

人参去芦头　丁香　干姜炮裂，锉　白术　陈橘皮汤浸，去白瓤，焙。各一分　半夏半两，汤洗七遍，去滑

上件药捣，罗为末。炼蜜和丸如麻子大。每服以温水下五丸，日三服。量儿大小以意加减。

《圣惠》治小儿宿食不消，心腹虚胀。丁香丸方

丁香　木香　乳香细研　雄黄细研　青橘皮汤浸，去白瓤，焙。各一分　肉豆蔻去壳　槟榔各二颗　巴豆霜半分　硫黄半分，细研　朱砂细研，水飞过。半两

上件药捣，罗为末，入研了药，都研令匀，炼蜜和丸如黍米大。每服以粥

饮下三丸。量儿大小加减服之。

《圣惠》治小儿宿食不消，心腹胀闷。五灵脂丸方

五灵脂　代赭各一两　巴豆霜一分

上件药捣，罗为末，入巴豆霜同研令匀，用面糊和丸如粟米大。每一岁以温水下一丸，加至三丸即不添也。

《圣惠》治小儿宿食不消。肉豆蔻散方

肉豆蔻一枚，去壳　川大黄一分。锉碎微炒

上件药捣，粗罗为散。每服一钱，以水一小盏，煎至五分，去滓温服，日三服。更随儿大小以意加减。

太医局青木香丸　大人、小儿宽中利膈，行滞气，消饮食。治胸膈噎塞，腹胁胀痛，心下坚痞，肠中水声，呕哕痰逆，不思饮食方：

木香二十两　补骨脂炒香　荜澄茄各四十两　黑牵牛二百四十两，炒香，别捣，取末一百二十两　槟榔四十两。酸粟米裹，湿纸包，灰火中煨令纸焦，去饭

上为细末，入牵牛末令匀，渐入清水和令得所。丸如绿豆大。每服二十丸，茶汤、熟水任下，食后服。每酒食后可服五丸、七丸。小儿一岁服一丸。怀妊妇人不得服之。

《谭氏殊圣方》：

壮热时时又作寒，都缘食作不多安。
早求洗肺为良药，免得儿心似火煎。
白术桔梗橘皮散，蜜调和合去顽涎。
水银磨入生犀服，一粒神丹病永痊。

褊银丸

白术　桔梗　陈橘皮各一分　银箔三片，水银一钱。同结成砂子　犀角末一钱，研　巴豆二粒。去皮。枣一个，裹烧熟

上为末，蜜丸小豆大，捻令褊。薄荷水研下一丸。

《婴孺》治少小腹大，短气有进退，食不安，谷为之不化方。

黄芩　大黄　甘草炙　麦门冬去心　芒硝各二分　石膏一两　桂心八铢

上切。以水三升，煎取一升，分为三服。一岁以上为五服。

《婴孺》治少小癖实，壮热，食不消化，中恶忤气。牛黄鳖甲丸方

鳖甲　麦曲炒　麦门冬去心　柴胡去芦头　大黄　干姜　芎各一两　牛黄二分　厚朴炙　茯苓　桂心各半两　芍药五分

上为末，蜜丸小豆大。一服二丸，日进三服。

《婴孺》治小儿食不消，腹满不利。鸡子汤方

鸡子五个，去白　乱发一鸡子大，梳去垢恶

上取鸡子汁淋发上，及热，数按之令汁出，取服。量儿大小与之。无毒，得下妙。

汉东王先生《家宝》治婴孩、小儿乳食不消，腮肿，舌肿，惊躁，渴泻，惊热、惊疳。玉珍散方

滑石白者佳　石膏煅。各半两　甘草炙　蚌粉水淘，澄去砂石，却连盏在火上煅通红，刮下，用水飞过，细研，秤　白附子　白僵蚕直者，去丝炒。以上各一分

上为末，入脑、麝各少许。每服婴孩一字，二三岁半钱，五七岁一钱，麦门冬熟水调下。如渴、泻，乌梅汤调下；惊疳，灯心汤调下；小儿气怯者，脑、麝须极少许。

汉东王先生《家宝》治婴孩乳食不消，发渴，心躁。银涎散方

上用粉霜不拘多少，入乳钵研令极细。每服婴孩一字，四五岁以下半钱，煎莲花汤下，冬月用莲肉煎汤下。

汉东王先生《家宝》治婴孩乳食不

消，泻不止。白龙丸方

白龙骨　白石脂各一分

上为末，滴水丸如〇大。每服三丸，紫苏、木瓜汤吞下，一日三服。量儿大小加减。

《刘氏家传》小儿心腹胀满，疳气，伤食，臆肚，泻痢不转方。

青州枣一个　巴豆一粒，去心

上巴豆安枣内，慢火炙令焦黑，乳钵细研，入麝少许，用少饭丸如麻子大。一岁一丸。如伤食，用热米饮下；如泻，用冷熟水下。忌生冷、油腻、热物。

《张氏家传》麝香安中丸　治小儿饮食不化，宽中止吐方。

甘松叶二两，去土　益智　丁香皮　香附子各三两　术一两　南木香半两　麝香一钱

上七味除麝别研外，余药同为细末，白面糊为丸。更用生蜜、熟油少许一处和。剂量大小丸如黍米大。每服二十丸至三十丸，姜汤下，不计时候。

《张氏家传》邢和璞真人常服，安神道气，消酒食，益脾胃，老人小孩皆可服。昭陵每食后嚼数片，身体安健。尝赐吕申公。刘斯立名延年草。裕陵亦赐韩魏公。

青皮一斤。汤浸三日，日三换。候苦味去尽，然后去瓤，切做指面大方片子　上等白盐花五两，再淋煎用，要雪白　甘草六两，锉，秤，炙　新舶上茴香四两

上用甜水一斗，同药入金锅内熬银锅亦得，不住手搅，勿令着底。置密器中收，不得走气。候水尽取出，慢火炒令干，不得有进气。选谨慎者一人专主之。去甘草、茴香不用，只收贮青皮。如伤生冷及果实、蔬菜之类，即嚼数片，随即无恙。常服一、二片极佳，以其尤宜老人。邢和璞所以名万年草，斯立又以延年草目之也。

《庄氏家传》小儿常服消乳食方。

白芷半两　槟榔一个　青橘一分，去白　巴豆四粒，炮去皮，去油

上件为末，同研，面糊为丸如粟米大。温水下三丸至五丸，常服。

《庄氏家传》治小儿惊热。化聚滞、奶食，坠涎，利大肠。宜服真珠丸方

真珠细研，水飞　天竺黄为细末　朱砂研，水飞。各一分　丁头代赭　雄黄各研，水飞　麝香研。各半两　杏仁三十粒。汤浸，去皮尖、双仁者，麸炒令微黄　巴豆十个。去皮，用油煎令褐色，杏仁同研

上件药都捣细为末，研令匀，炼蜜为丸如绿豆大。每服以生姜汤下一丸。三岁以上，加减服之。

《庄氏家传》治小儿惊风，奶食不化；或外风伤冷毒、泻血，一切诸疾，悉皆治之。金箔丸方

金箔四十九箔　朱砂水飞　水银　牛黄　青黛各研　白僵蚕微炒　蝉壳洗去泥土　麻黄去节　白附子　天麻酒浸，炙　麝香别研　犀角　干蝎　天南星炮。各一分　腻粉一钱，研

上件修事了，入乳钵内研令匀细，用生蜜和为锭子，以油罩子裹。每服二丸，梧桐子大，薄荷汁化下。伤寒用生姜、薄荷汤化下。小儿诸疾，无不神效。

《庄氏家传》治小儿惊疳，化涎消食。胡黄连丸方

胡黄连　牛黄　朱砂　麝香少许　芦荟四味各研　青黛　钩藤炙　管仲[1]　腻粉少许　鹤虱　雷丸　天竺黄研。各等分

上件一十二味捣，罗为末，面糊为丸如粟米大。每服三丸至五丸。如有惊

---

[1] 管仲：即贯众。

食，只取下食，如无不动。

《王氏手集》进食丸　安和脾胃，消化积滞，止呕畹吐利；除心腹胀满，利胸膈，散满痞。常服消水谷，进乳食方。

丁香一钱　肉豆蔻二个　木香半钱　巴豆九个，去皮，生用　五灵脂七钱

上为细末，面糊为丸如绿豆大。每岁一二丸，食后生姜汤下，日二服。

《吉氏家传》千金丸　治小儿食不消方。

木香　乌梅炒　肉桂各一钱　硇砂半钱　胡椒半分　巴豆三十粒，取霜

上为细末，稀糊为丸芥子大。每服十丸或十五丸，紫苏汤下。

《朱氏家传》治小儿气，开胃进食。木香丸方

木香　人参　白茯苓　青皮　陈皮各去瓤　肉豆蔻以上各一分　京三棱一两，炮

上为末，面糊丸麻子大。每服十丸，姜汤下。

《朱氏家传》治小儿奶食伤心，作壮热，喘息不调，咳嗽，多睡。洗心散方

甘草一钱，生　麦门冬一分半，洗净　皂角半两，入沙糖涂酥，炙后于盆下盖良久，出火毒方用

上烂杵，不罗。每服二钱，水一盏煎至八分，作五服，时时吃。

伤饱第八食不知饱附❶

《巢氏病源》小儿伤饱候：小儿食不可过饱，饱则伤脾，脾伤不能磨消食也，令小儿四肢沉重，身体苦热，面黄腹大是也。又小儿食不知饱候：小儿有嗜食，食已仍不知饱足，又不生肌肉，其亦腹大，其大便数而多泄，亦呼为豁泄❷，此肠胃不守故也。

《圣惠》论：夫小儿气血不调，肠胃虚嫩，凡于乳哺，须是合宜。若乳食过多，脾胃胀满，不能消化，故谓之伤饱也。

《仙人水鉴》小儿吃食太多伤脾，即不食呕逆方。

半夏二分。生　黄葵子　防风　远志　款冬花　桂心　前胡　干姜各一两

上并捣为散。空心米饮下一钱，服之立效。乳母不可服。

《圣惠》治小儿伤饱太过，脾气稍壅，面色赤黄，手足俱热，心腹胀闷。槟榔散方

槟榔　枳壳麸炒微黄，去瓤　人参去芦头　川大黄锉碎微炒。各半两　赤茯苓　神曲炒微黄　陈皮汤浸，去白瓤，焙　甘草炙微赤，锉　麦蘖炒微黄。各一分

上件药捣，粗罗为散。每服一钱，以水一小盏，入生姜少许，葱白二寸，煎至五分，去滓温服，日三四服。更量儿大小，以意加减服之。

《圣惠》治小儿伤饱，心腹滞闷，不能乳哺。宜服前胡散方

前胡去芦头　槟榔　川大黄锉碎，微炒　枳壳麸炒微黄，去瓤　赤茯苓　沉香各半两　诃梨勒皮三分　木香　甘草炙微赤，锉。各一分

上件药捣，粗罗为散。每服一钱，以水一小盏，入生姜少许，煎至五分，去滓温服，日三四服。更量儿大小以意加减。

《圣惠》治小儿乳食过度，腹中胀满。木香散方

---

❶ 附：原作“时”。据目录改。
❷ 泄：原作“治”。据《病源》卷47改。

木香　鳖甲涂醋炙令黄，去裙襕　牵牛子微炒　川大黄锉碎，微炒。各半两　赤茯苓一分

上件药捣，细罗为散。每服以温浆水调下半钱，晚后再服。更看儿大小，以意增减服之。

《圣惠》治小儿伤饱，心腹妨闷，胁下或痛。宜服赤芍药丸方

赤芍药　柴胡去苗　赤茯苓　诃梨勒皮　槟榔各半两　川大黄锉碎，微炒　鳖甲涂醋炙令黄，去裙襕。各三分　桂心　木香各一分

上件药捣，罗为末，炼蜜和丸如绿豆大。每服以粥饮下五丸，日三四服。更量儿大小以意加减。

《婴孺》治伤饱羸瘦，不生肌肉，乳食不化。芍药丸方

芍药七分，炙　柴胡四分　大黄三分　桂心一分　茯苓　干姜　鳖甲炙。各二分

上为末，蜜为丸。一岁儿先哺乳，吞小豆大三丸，日三服。

《婴孺》治少小伤食苦饱，卧失衣当风，居温地，其为病：腹大膨脝，时泄，困甚，如寒热状，又如霍乱，动作时利，腹出脓血。大黄丸方

大黄　苦参　人参　桔梗　杏仁去皮尖　芎各三分　半夏洗　黄芩各二分　葶苈四分。炒

上为末，蜜为丸小豆大。一丸，日进三服。

《千金》附方　治小儿食不知饥饱方。

上用鼠屎二、七枚，烧为末服之。

丁奚第九

《巢氏病源》小儿大腹丁奚候：小儿丁奚病者，由哺食过度，而脾胃尚弱不能磨消故也。哺食不消则水谷之精减损，无以荣其气血，致肌肉消瘠。其病腹大颈小，黄瘦是也。若久不差则变成谷癥。伤饱名哺露病，一名丁奚。三种大体相似，轻重立名也。

《五关贯珍珠囊》：小儿丁奚，谓之鼓槌、鹤膝候。凡小儿或因吐而泻久不差，或病退不能行，膝大、肠红，号曰丁奚。七岁以下号鼓槌风，十五以下名鹤膝风。盖此并是风冷伤于肾所致，肾主骨故也。

《庄氏家传》疳肚、丁奚辨证云：小儿腹大如有青筋见，即曰疳肚也，如无青筋乃名丁奚。是因过饱伤食而得之。

《婴童宝鉴》小儿丁奚歌：

腹高颈细体痿羸，精彩全无只爱啼，

久病谷癥脾胃裹，小儿如此号丁奚。

《葛氏肘后》若患疳气，大腹瘦弱方。

上捣生薤根，以猪脂煎，稍稍服之。

葛氏又方

上用熟炙鼠肉，若伏翼肉哺之。《本草》亦治哺露。

《葛氏肘后》：小儿丁奚、癥癖、黄瘦、发脱等病方。

代赭研　大黄　朱砂研。各四分　龟甲炙，三分　芍药　青木香　杏仁去皮，熬，别研　巴豆去心、皮，别研，熬　知母各二分

上捣、筛，蜜丸。百日儿服如胡豆大；二百日儿服如小豆大；三百日儿如大豆；四百日儿如梧桐子。每服微下为限。大效。

《千金》仙人玉壶丸　治小儿羸瘦、丁奚，不能食，食不能化方。

雄黄　藜芦　丹砂　礜石一方用矾石　巴豆去皮、膜。各二两。《万全方》止用各一两　八角附子炮裂、去皮脐二两。《万全方》却用三两

上六味先捣巴豆三千杵，次用礜石又捣三千杵，次内藜芦三千杵，次内附子三千杵，次内雄黄三千杵，次内丹砂三千杵，内蜜又捣万杵佳。若不用丹砂者，内真珠四两。每内药辄治五百杵，内少蜜恐药飞扬。治药用王相吉日良时，童子斋戒为良。天晴明日无云雾，白昼药成，密器中封之，勿泄气，着清洁处。小儿百病，惊痫痞塞及有热，百日、半岁者以一丸如黍米，小儿乳头与服之。一岁以上如麻子一丸，日三，以饮服。小儿大腹及中热恶毒，食物不化，结成积聚，服一丸。小儿寒热头痛，身热及吐哯，服一丸如麻子大。小儿羸瘦，丁奚，不能食，食不化，浆水服二丸，日三。又苦酒和如梧子，敷腹上良。

《圣惠》治小儿丁奚，骨中微热，腹内不调，食不[1]为肌肤，或苦寒热，腹大。鸡骨丸方

雄鸡骨一具，炙令黄　赤芍药半两　赤茯苓半两。《婴孺》用一两　石膏细研，水飞过　川大黄锉碎，微炒　紫菀洗去苗土。各半两。《婴孺》各用五分　陈橘皮半两，汤浸、去白瓤。《婴孺》用三分　白矾烧灰　细辛洗去苗土　附子炮裂，去皮脐。各半两　黄芩　甜葶苈隔纸炒令香。各三分　桂心三分。《婴孺》用二分

上件药捣，罗为末，炼蜜和丸如麻子大。每服以粥饮下五丸，日三服。更量儿大小以意加减。《婴孺》方同，但分两殊。仍云《康氏方》。

《圣惠》治小儿丁奚、癥癖，黄瘦发脱。代赭丸方

代赭细研　川大黄锉碎，微炒　朱砂细研，水飞过。各半两　鳖甲半两，涂醋炙令黄，去裙襕。《婴孺》用三钱三字　巴豆霜半分，《婴孺》用一分　赤芍药　木香　知母　杏仁汤浸，去皮尖、双仁，麸炒微黄。各一分

上件药捣，罗为末，都研令匀，炼蜜和丸如麻子大。每服以粥饮下二丸。更量儿大小加减服之。日一二服，以溏利为度。《婴孺》方同，专治癥癖。

《圣惠》治小儿丁奚，虽食不生肌肉，腹大，食不消化。宜服赤芍药丸方

赤芍药　川大黄锉碎，微炒　鳖甲涂醋炙令黄，去裙襕。各三分　桂心　赤茯苓　柴胡去苗。各半两

上件药捣，罗为末，炼蜜和丸如麻子大。每服煎蜜汤下五丸，日三服。

《圣惠》治小儿丁奚肚大，青脉起，不生脂肉，四肢干瘦，头大发黄。麝香丸方

麝香细研　肉豆蔻去壳　干蟾涂醋炙令黄　夜明砂　地龙并微炒。各一分　朱砂细研，水飞过　五灵脂各半两　白矾灰一分　蜣螂三枚，去翅、足，炙令熟

上件药捣，罗为末，都研令匀，炼蜜和丸如绿豆大。每日空心以温水下五丸，晚再服。量儿大小以意加减。

《圣惠》治小儿丁奚，腹胀，干瘦，毛发焦黄。宜服二圣丸方

大蛤蟆一枚。端午日收，眼赤者佳　臭黄二两。为末

上净取却蛤蟆肠肚，然后满腹着臭黄末，以纸裹上以泥封，令干，更泥，如此可三遍。待泥干，即于大火中烧令烟尽，捣、罗为末，用粟米饮和丸如粟米大。儿一岁以粥饮下一丸。服药后以生、熟水浴儿，拭干，以青衣覆之令睡，良久有虫出即效。

《圣惠》治小儿丁奚肚大，四肢瘦弱。野鼠丸方

野鼠一枚。去皮、脏，炙令焦　干姜炮裂，锉　厚朴去皮，涂姜汁，炙令香熟用之

---

[1] 不：原脱。据《圣惠》卷88本方补。

桂心　甘草炙微赤，锉。各一分

上件药捣，罗为末，以枣肉和丸如绿豆大。三岁儿每服用生姜汤下七丸，日三服。量儿大小以意加减。

《圣惠》治小儿丁奚腹胀，头大颈细，手脚心热，唯吃冷水。此是脉藏内疳。大黄丸方

川大黄一分。锉碎，微炒　蛇蜕皮二条。烧灰　蝉壳三七枚　巴豆霜一字　铅霜半钱，细研　干蛤蟆一枚。涂酥炙黄　皮巾子灰有孔子处取半钱

上件药捣，罗为末，都研令匀，炼蜜和丸如绿豆大。三岁儿每服空心以浆水粥饮下三丸，后以桃、柳汤洗，拭干。以青衣盖，良久有虫出为妙。量儿大小以意加减服之。

《婴孺》治小儿羸瘦，不生肌，食饮不多，腹大，面目痿黄，不长。主百病。鳖甲丸方

鳖甲炙　桂心各三分　大黄五分　人参　前胡　茯苓　干地黄　芍药　干姜各二分　黄芩一分半　䗪虫十枚。炙

上为末，蜜丸小豆大。三丸，日进三服。量与之佳。

《婴孺》芍药丸　治小儿百病，有寒热，大腹，食不消化，不生肌肉，痿痹方。

芍药　茯苓　大黄各五分　柴胡四分　鳖甲三分，炙　桂心二分　人参一分。一方二分

上为末，蜜丸。三岁以下服三小豆大，不知加之；七八岁三桐子大，不知加之。若腹坚大者，加鳖甲一分；渴者，加瓜蒌二分。病甚者服二十日效。已试大良。一方有杏仁二两，人参三分。

《婴孺》治新生少小儿客忤所中，惊痫发热，哺乳不消，中风反掣，口吐舌，卒疰逢忤，面青，目上摇，腹满丁奚，羸瘦颈交，三岁不能行。麝香紫双丸方

麝香　黄连　丹砂　乌贼鱼骨　桂心各一两　雄黄　附子炮，去皮脐　牛黄各二两　特生礜石半两。烧　赤足蜈蚣一条。炙　巴豆六十粒。去皮、心，入绢袋子，内灰，煮半日

上为末，蜜和，杵三千下，埴[1]合密收，勿令燥泄。儿生十日、二十日、三十日服二黍大；四十日至百日服二麻子大；一岁、三岁以意增之，大其丸子。儿虽小而宿实甚者，当加丸子，不必依此例也。巴豆别研入药内。

《婴孺》治小儿不生肌肉，丁奚大腹，食不消。芍药丸方

芍药　大黄各一两　桂心二两　茯苓　柴胡各四两

上为末，蜜和杵熟。一岁，大豆许二丸，不知稍加之，食后服。炼蜜须三、五沸用。

《婴孺》治小儿伤食，失衣当风，温冷水浴，苦腹大丁奚，时利，寒热如疟，不欲饮食，不生肌及消羸不欲动摇方。

人参　麦门冬去心　大黄　黄芪　苦参炒　芎　礜石煅　甘草炙。各三分　半夏洗　远志去心　黄芩各二分　硝石四分

上为末，蜜丸黑豆大。先食服三丸，四岁桐子大三丸，量与之。

《婴孺》治腹中有热满，不思饮食；及大小便不利，若苦腹痛，癖便脓血、下重，丁奚大腹痛，脱肛，胁下有痞方。

狼毒二分　附子一个，炮　川椒汁　巴豆去皮。各四分

上为末，以饴丸茱萸大。茶饮下一

[1] 埴：坚土。

丸，天明及日一再服一丸，数服消痞下食，日进三服。

《婴孺》治小儿坚痞，面黄羸瘦，丁奚，不欲食，食不生肌肤，心中懵懵烦闷，发时时寒热，五脏虚胀，腹中疞痛，常若下痢。八痞丸方

蜀漆七分　细辛四分　龙胆五分　干姜二分　附子四分。炮　牡丹　虻虫疑是䗪虫，非虻虫　猬头酒浸，炙黄　曾青无曾青，空青代之　桂心各三分

上为末，蜜丸桐子大。饮下二丸，日进三服，以知为度。忌猪、鱼、生菜等物。

张涣大麝香丹方　治小儿羸瘦，腹大见青筋及丁奚等病方。

麝香　粉霜各研　朱砂细研，水飞　白矾灰各半两　五灵脂　肉豆蔻仁　干蟾涂酥炙。各一两　干地龙一分，炒　夜明砂半两　干蜣螂七枚。去翅，炙黄熟

上件捣，罗为末，与朱砂等同研匀细，炼蜜和丸黍米大。每服三粒至五粒，温水下。量儿大小加减服之。

《庄氏家传》治小儿疳气，腹大，气急，不思饮食。塌气丸方

青橘皮不拘多少，用汤浸开　巴豆每青橘皮一个，用巴豆一个，使麻线系合，热麸中炒熟，去巴豆不用

上捣，罗为末，面糊为丸如绿豆大。三岁以上每服五丸或七丸，米饮下，不计时候。

哺露第十

《巢氏病源》小儿哺露候：小儿乳哺不调，伤于脾胃也，脾胃衰弱不能饮食，血气减损不荣肌肉，而柴辟羸露其哺，脏腑之气不宣，则吸吸苦热，谓之哺露也。

《婴童宝鉴》小儿哺露歌：

小儿哺露病尩羸，饥饱多伤损在脾，
脏腑不通身有热，如柴骨立渐枯衰。

《圣惠》治小儿哺露伤饱，手足烦热，羸瘦不生肌肉。鸡骨丸方

鸡骨煮熟。黄雌鸡左右肋骨一具，炙黄　赤芍药　川大黄锉，微炒　紫菀洗，去苗土　赤茯苓　柴胡去苗。各半两　细辛　黄芩　桂心各一分

上件药捣，罗为末，炼蜜和丸如绿豆大。每服以温水下五丸。早晨、晚后各一服。量儿大小加减服之。

《圣惠》治小儿哺露，腹坚，体热，羸瘦。鳖甲丸方

鳖甲涂醋炙令黄，去裙襕　肉苁蓉酒浸一宿，刮去皴皮，炙令干。各三分　常山半两

上件药捣，罗为末，炼蜜和丸如麻子大。每服以粥饮下五丸，日三服。量儿大小以意加减。或下青白黑物即愈。

《圣惠》治小儿哺露，失衣当风湿，冷水浴，苦腹大，时痢，或寒热如疟，不欲食，纵食不生肌肉或不消化，四肢羸瘦。人参丸方

人参去芦头　麦门冬去心，焙　半夏汤洗七遍，去滑　黄芪锉　川大黄锉碎，微炒　白茯苓　柴胡去苗　黄芩以上各三分　诃梨勒煨，用皮　甘草炙微赤，锉　鳖甲涂醋炙令黄，去裙襕。各一两　川芎半两

上件药捣，罗为末，炼蜜和丸如麻子大。一二岁儿每服以粥饮下三丸；四五岁❶儿服五丸，日三服，量儿大小，以意加减。

《婴孺》治少小积寒，久热，不能食，饮食不化；哺露，坚痞，大腹，下痢不禁。芍药丸方

芍药　紫菀各三分　桂心　茯苓　鳖

❶ 五岁：此下 15 字原脱。据《圣惠》卷 83 本方补。

甲炙。各二分　柴胡一分　大黄五分

上为末，蜜丸如桐子大。一岁以上每服三丸，日进三服。病甚者夜一服，三岁以上加至十丸。无忌。哺露，气盛者加鳖甲四分。

《婴孺》治小儿哺露，腹坚热，下痢不止方。

鳖甲　常山各一分　肉苁蓉半分

上为末，蜜丸小豆大。一服二丸。便下青赤白黑，久寒自除。

《婴童宝鉴》：小儿哺露，灸大椎穴。又灸尺泽。在腕内横纹中尖。又灸九角。

卷第二十三

五疳辨治　凡九门

五疳论第一

《圣惠》论：夫小儿托质胞胎，成形气血。诞生之后，骨肉轻软，肠胃细微。哺乳须是合宜，脏腑自然调适。若乳母寒温失理，动止乖违，饮食无常，甘肥过度，喜怒气乱，醉饱伤劳，便即乳儿，致成疳也。又小儿百日以后，五岁以前，乳食渐多，不择生冷，好餐肥腻，恣食甘酸，脏腑不和，并生疳气。凡五疳者：一曰肝疳，其候摇头揉目，白膜遮睛，流汗遍身，合面而卧，目中涩痒，肉色青黄，发疏头焦，筋青脑热，腹中积聚，下痢频多，久而不痊，转甚羸瘦。此是肝疳，亦名风疳也。二曰心疳，其候浑身壮热，吐利无恒，颊赤面黄，胸膈烦满，鼻干心燥，口舌生疮，痢久不痊，多下脓血。有时盗汗，或乃虚惊。此是心疳，亦名惊疳也。三曰脾疳，其候腹多筋脉，喘促气粗，乳食不多，心腹胀满，多啼咳逆，面色痿黄，骨立毛焦，形枯力劣，胸膈壅闷，水谷不消，口鼻常干，好吃泥土，情意不悦，爱暗憎明，肠胃不和，利多酸臭。此是脾疳，亦名食疳也。四曰肺疳，其候咳嗽气逆，皮毛干焦，饶涕多啼，咽喉不利，揉鼻咬甲，壮热憎寒，口鼻生疮，唇边赤痒，腹内气胀，乳食渐稀，大肠不调，频频泄利，粪中米出，皮上粟生。此是肺疳，亦名气疳也。五曰肾疳，其候肌骨消瘦，齿龈生疮，寒热有时，口鼻干燥，脑热如火，脚冷如冰。吐逆既增，乳食减少，泻痢频并，下部开张，肛门不收，疳疮痒痛。此是肾疳，亦名急疳也。今以一方同疗之，故曰五疳也。

汉东王先生《家宝》治五疳论：小儿五疳，因过食甘甜，或因惊气入腹，或缘患后不长肌肉，致成疳疾。不思乳食，朝好暮恶，或发潮热，四肢羸瘦，腹急气喘，头发稀疏，喜食泥土，变成疳劳。宜进鸡肉煎丸方见疳劳门中，及消疳芦荟丸方见五疳可治、不可治门中，兼服调胃气观音散方见胃气不和门中并四顺散。方见温壮门。《葛氏肘后》四味饮同。

钱乙论五疳论：肝疳，白膜遮睛，当补肝，地黄丸主之方见虚寒门中。心疳，面黄颊赤，心壮热，当补心，安神丸主之方见虚热门中。脾疳，体黄腹大，食泥土，当补脾，益黄散主之方见胃虚不和门中。肾疳，极瘦，身有疮疥，当补肾，地黄丸主之。肺疳，气喘，口鼻生疮，当补脾肺，益黄散主之。二方见同。

《婴童宝鉴》五脏五疳论：心脏生疳，状如大人劳疾，两颊赤色，面色黄白，身体壮热，胸中满闷，鼻口生疮，气喘呕逆，脓黑痢赤，虚汗饶多，渐加消瘦，此心疳也。肝脏受疳，目生白膜，面色青黄，夜汗饶多，时加气拥，摇头鼻痒，毛立发稀，覆地而卧，腹中症块，下痢无时，常加羸瘦，此肝疳也。脾脏受疳，粪中有米，臭气糟酸，好食泥土，心腹胀满，肚有青脉，咳嗽恶心，口鼻干焦，情怀不乐，憎明好暗，肌肉内消，此脾疳候也。肺脏受疳，咳嗽气喘，鼻下生疮，咬指捻眉，吐利冷沫，腹满不食，壮热憎寒，皮上粟生，喉中嗌塞，洞赤白泔，皮肤燥涩，此肺疳候也。肾脏受疳，下冷上热，洞泄脱肛，下部开张，更加疳䘌，浑身疮癣，时发憎寒，奶食不消，夜多啼叫，小便如水，胸胁似汤，日渐尫羸，久而沉困，此是肾疳候也。凡上件疳，皆属五脏六腑也。是肾疳候也。凡上件疳，皆属五脏六腑也。

五疳候第二

茅先生论：小儿生下有五疳。风疳，主肝候，面青黄色，眼生障膜，头摇，揉眼鼻。惊疳，主心候、面黄赤，身壮热，或泻色青黑，惊叫，口鼻干燥、遍身虚汗。气疳，主肺候，面黄白，咳嗽，鼻下赤烂，上渴气喘，毛发焦黄，形容枯瘦。食疳，主脾候，面色痿黄，腹热青筋，好吃泥土，捋眉咬甲，多喘叫，粪内有虫，细如马尾，憎寒热。急疳，主肾候，面青黑，不进奶食，虚汗，口生疮，疝气，上焦热，爱吃冷水，鼻口干燥。

上件五疳，其候各别，逐一各有所管，下药各有能通、能实、能冷、能温。具说可依，调理莫乱差误。风疳，欲要调理，先用匀气散方见胃气不和门中夹醒脾散有二方。一方见胃气不和门中，一方见慢脾风门中及镇心丸方见一切惊门，调理得退三五分，并进得食，便下青金丹方见夹惊伤寒门中一服与通下。肝上被虚涎盖之，而又眼开通得积尽，再下匀气散、醒脾散与调一日。腹脏调和后常服镇心丸夹芦荟丸方见一切疳门中。牛黄膏方见膈热门中与服，如此治之即愈。惊疳，所治先将匀气散夹醒脾散、朱砂膏、方见惊积门中。活脾散有二方。一方见胃气不和门中；一方见慢脾风门中，四个药相交调理三、二日，渐次精采，有黄粪下来，便下青金丹通下积，再下匀气散、醒脾散。补气后常服朱砂膏夹芦荟丸调理即愈。气疳，所治者先用调中饮方见胃气不和门中夹醒脾散、雌黄丸方见咳嗽门中。龙涎膏方见热渴门中，四个药相夹调理二三日渐退，便下青金丹通下积，再下匀气散。补气后常服芦荟丸、调中饮，与服即愈。脾疳，所治先用匀气散、醒脾散，两个药调理三二日，渐有黄粪变时，便下槟榔散方见虫动门中，下疳虫尽时，再下匀气散补除。又将调中饮夹醒脾散，再调理二日。又下青金丹取疳积，再将匀气散补气。后常服芦荟丸、健脾散方见胃气不和门中调理即愈。急疳，所治者先用沉香睡惊饮方见霍乱门中夹镇心丸及调中饮、龙涎膏夹朱砂膏与调，二三日渐精采，便下青金丹与通积，再用匀气散补。后常服芦荟丸、金铃散方见心痛门中。朱砂膏调理即愈。前件五疳候状各别，下药各有文理，莫令误下。上件五疳，如调理不退，形候传变，唇口生疮，鼻口黑燥，泻出黑血，项软、遍身冷，舌卷，骨露恶瘦，死候不治。

茅先生小儿五疳死候歌：

脚心衬着都不觉，抱着昏沉手足垂。
疾状未除身体冷，无休泄滑沫相随。
项筋舒展全无力，五绝疳劳仔细知。

汉东王先生《家宝》小儿五疳歌：

心惊疳：

浑身壮热盛，四肢全不任，
面黄并脸赤，怕冷爱重衾。
口鼻常干燥，根源即渐深，
只因惊扑着，此病本从心。

肝风疳：

摇头揉口鼻，白膜眼中瞒，
揩磨常泪出，两目不曾干。
颜容面青色，浑身疮癣斑，
毛焦并发立，此病本从肝。
脾瀼疳：
食物难消化，心中爱吃泥，
腹高青脉起，头发薄稀疏。
喘息饶呵欠，无欢只欲啼，
痢多酸臭气，此病本从脾。
肺气疳：
啼多并嗽逆，口鼻腔生疮，
昏昏饶爱睡，体瘦又滑肠。
四肢无气力，容貌不同常，
泻脓并吐血，此是肺家伤。
肾家急疳：
泻痢时频并，吐逆转加深，
大肠肛又脱，壮热腹兼惊。
乳食全难进，肢梢冷似冰，
急疳难治疗，本是肾家兴。

五疳可治不可治候第三

《圣惠》小儿五疳可治候论：凡小儿疳在内，眼涩腹胀，痢色无常，或如泔淀，日渐羸瘦，此候可疗。若鼻下赤烂，自揉其鼻，头上有疮，生痂痛痒，渐渐流引，绕于两耳，时时目赤，头发稀疏，脑皮光紧，头大项细，肌体羸瘦，亦可治也。若唇口被蚀，齿龈作五色，或尽峭黑，舌下有白疮，上腭有窍子，口中时有臭气，齿龂渐染欲烂，亦可治也。若下部开张，有时赤烂，痒不可忍，下痢无常，亦可治也。若疳蚀脊膂，十指皆痒，自咬指甲，头发作穗，脊骨如锯，有时腹胀，有时下痢，若急治之，无不差也。

《圣惠》小儿五疳不可治候论：凡小儿肝脏疳，若目睛带青脉，左胁下硬，多吐涎沫，眼角左右有黑气所冲，不可治也。心脏疳，若爱惊啼，常好饮水，便食辛味，耳边有脉，舌上有黑靥者，不可治也。脾脏疳，若肚大唇无血色，人中平满，下痢无度，水谷不消，好吃泥土，皮枯骨露，不可治也。肺脏疳，若咳逆气促，多吐白沫，身上有斑，生如粟米大，色若黑者，不可治也。肾脏疳，若爱食酸咸，饮水无度，小便如乳，牙齿青黑，耳脑干燥，肩竦骨枯，不可治也。又五疳有五绝候：一、衬着脚中，指底不觉疼。二、抱着手足，垂弹无力。三、病未退，遍身不暖。四、脏腑泻青涎及沫不止。五、项筋舒展[1]无力。如此之候，皆不可治也。凡医用药，切在审详也。

五疳第四

《颅囟经》治小儿五疳，兼腹肚虚胀，疳气烦闷，或时燥渴。紫霜丸方

大黄　黄连　代赭各一分　朱砂　麝香各少许　杏仁去皮尖，别研　肉豆蔻　巴豆去皮，以冷水浸，别研。各一两

上件细研，以蜜为丸如赤豆大。每服空心米饮下一丸。五岁、十岁只可服五丸，临时加减。忌冷水、油腻、炙爆。

《仙人水鉴》治小儿五疳八痢，急慢惊风，日渐羸瘦。宜服肥孩儿芦荟丸：

芦荟　白附子末　白芜荑末各一钱　朱砂　胡黄连末　雄黄各二分　青黛　黄连末各七分　轻粉抄一匕　诃子二个，末　使君子二十个，烧　麝香半钱　巴豆十四个，去皮、心、膜，用纸十重出油

上十三味，先将十二味合研匀，次入巴豆霜再研如面拌和匀，用熊胆少许，

---

[1] 展：原作"异"。据《圣惠》卷86改。

热汤半盏，浸汤瓶口上良久，熊胆溶作水，滤去滓，入面半匙煮成糊，和药丸如小绿豆大。每服五七丸，用薄荷汤吞下。

《圣惠》治小儿五疳，头热眼涩，胸高脚细，头大腹胀，面黄鼻干，惊悸盗汗，肌肉羸瘦，寒热不定。宜服金蟾丸方：

干蟾一枚大者，涂酥炙令焦黄　地黄[1]半两，微炒　麝香半分，细研　天竺黄　朱砂　雄黄各细研　胡黄连　蛇蜕皮灰　蝉壳微炒。各一分　莨菪子半合，水淘去浮者，水煮令芽出，候干，炒令黄黑色

上件药捣，罗为末，都研令匀。以糯米饭和丸如绿豆大。每服以粥饮下三丸。量儿大小加减服之。

《圣惠》治小儿五疳，头大项细，心腹胀满，皮肤干皱，毛发焦黄，鼻下赤烂，口舌生疮，泻痢不止，日渐羸瘦。四灵丸方：

大蟾一枚，去却四足，擘开腹，去肠肚；入胡黄连末一两在腹内，以线缝合。用湿纸三两重裹，沙泥四面固济，令干，微火出阴气，便用熟火三斤烧令通赤，即住待冷，去泥及纸灰。捣细，罗为末，更入后药　芦荟　麝香　熊胆各一分

上件药同研令细，以面糊和丸如麻子大。每服以粥饮或奶汁下三丸，日三服。三岁以上加丸服之。

《圣惠》治小儿五疳，乳食不长肌肤，心腹胀满；或时下痢，壮热昏沉，眼涩口干，爱吃生冷，毛发干立，揉鼻多嚏，日渐羸瘦。五疳丸方《太医局方》名五疳保童丸。

青黛　雄黄　麝香　芦荟各细研　熊胆研　胡黄连　黄连去须　龙胆去芦头　苦楝根　白鳝鱼炙令焦黄　蛤蟆灰　蜗牛炒冷微黄　夜明砂微炒　蟾头一枚，炙令焦黄　五倍子　青橘皮浸，去白瓤，焙　天浆子内有物者，微炒。各一分

上件药捣，罗为末，都研令匀，用粳米饭和丸如绿豆大。每服以粥饮下三丸，日三服。量儿大小以意加减。

《圣惠》治小儿五疳，面色痿瘁，头热发干，胃气不和，心腹满闷，宿食不消，或时下痢，瘦弱无力。宜常服使君子丸方：

使君子　丁香　没石子　胡黄连　夜明砂微炒　黄连去须，微炒　肉豆蔻去壳　熊胆　青黛　芦荟并细研。各一分　脑麝各细研，一钱　蟾头一枚，炙黄焦

上件药捣，罗为末，烧粟米饭和丸如绿豆大。每服以粥饮或新汲水下五丸，日三服。三岁以上，加丸服之。一方用眉醉皂子大。

《圣惠》治小儿五疳，羸瘦，毛发干黄，吃食不常。雄黄丸方：

雄黄　麝香　芦荟各细研　黄连去须　胡黄连各一分　蟾头一枚，炙令焦黄　朱砂半两，细研，水飞过

上件捣，罗为末，都研匀，猪胆汁和丸如绿豆大。每一岁一丸，新汲水下，日三服。

《圣惠》治小儿五疳，毛发干立，枯瘦烦热，肚大脚细。蟾头丸方：

蟾头一枚，炒令黄焦　青黛　龙脑各细研　巴豆去皮心，研，纸裹压去油　干蝎炒　白附子炮　腻粉研入。各一分　牛黄　麝香　天竺黄　雄黄　朱砂各细研，一分

上件药捣，罗为末，入青黛等同研令匀，以水浸，蒸饼和丸如绿豆大。每一岁以粥饮下一丸。

《圣惠》治小儿五疳，寒热腹胀，四肢羸弱。杀疳丸方：

---

[1] 地黄：《圣惠》卷86作“地龙”。

青黛二钱　蝉壳五枚，微炒　朱砂　雄黄　熊胆　芦荟　麝香各细研　蛇蜕皮灰　腻粉研入，一分　胡黄连一分　瓜蒂二七枚　田父一枚，炙令黄　蟾酥两皂荚子许大，研入

上件药捣，罗为末，都研令匀，熬豮猪胆汁浸，蒸饼和丸如黄米大。每服以薄荷汤化破三丸服。量儿大小以意加减。

《圣惠》治小儿五疳，形体羸瘦。蛇蜕皮丸方：

蛇蜕皮一条。烧灰　麝香半分，细研　夜明砂　地龙各微炒　青黛细研。各一分　干蟾一枚，炙令黄焦　蚱蝉四枚，微炒，去翅足

上件捣，罗为末，糯米饭丸如绿豆大。每服粥饮下五丸，日三服。量儿大小增减。

《圣惠》治小儿五疳，烦热羸瘦，不欲乳食。青黛丸方：

青黛细研　诃梨勒皮各三分　麝香　芦荟　熊胆　朱砂各细研，一分

上件药捣，罗为末，都研令匀，以粳米饭和丸如绿豆大。每服以沙糖水下三丸，日三服。三岁儿以上，加丸服之。

《圣惠》治小儿五疳，百病无辜，一切痢，肌肤羸瘦。牛黄丸方

牛黄　朱砂各细研　牡蛎粉　人参去芦头　杏仁汤浸，去皮尖、双仁，研如泥。各一分　赤石脂　代赭石各细研，半两　虎睛一对，酒浸一宿，微炙　巴豆十枚，去皮心，研，纸裹压去油

上件药除杏仁、巴豆外，捣、罗为末，都研令匀，炼蜜和丸如绿豆大。每一岁以冷水下一丸。

《圣惠》治小儿五疳，惊热。保童丸方：

青黛　芦荟各细研　干蟾头炙微焦黄　黄连去须　熊胆研入。各一两　夜明砂　蜗牛壳　地龙　蝉壳各微炒　使君子　牛黄细研。各一分　朱砂　脑麝各细研，一钱

上件药捣，罗为末，入研了药，令匀，以糯米饭和丸如粟米大。每服以粥饮下五丸。量儿大小加减服之。

《圣惠》治小儿五疳，面黄发枯，头热盗汗，卧则合面，饥即食土，疳虫蚀于口鼻，泻痢日夜无常，肌体羸瘦无力。芦荟丸方：

芦荟细研　朱砂细研，水飞过　胡黄连各半两　脑麝各细研，半分　牛黄细研　蝉壳　蜗牛壳　夜明砂各微炒　蜣螂微炒，去翅足　熊胆研入　蚺蛇胆　倒钩棘针　瓜蒂各一分　蟾酥一钱，研入

上件药捣，罗为末，研令匀，炼蜜和丸如绿豆大。每服以奶汁研一丸，点入鼻中后，以桃柳汤洗儿，以青衣盖裹。候有虫子自出，即以粥饮下三丸，日三服。三岁以上，加丸服之。

《圣惠》善治小儿五疳，能充肌肤，悦泽颜色，宜常服此保生丸方：

干蛤蟆一枚，于小罐子以瓦片盖口，勿令透气，烧灰　蜣螂微炒，去翅足　母丁香　麝香细研　夜明砂微炒　苦葫芦子　胡黄连　熊胆细研　甜葶苈隔纸炒令紫色。各半两

上件药捣，罗为末，以软粟米饭和丸如绿豆大。每服以粥饮下三丸。量儿大小以意加减。

《圣惠》又方：

鲤鱼胆二枚　猬胆三枚　狗胆一枚　白附子炮裂　乌贼鱼骨炙令黄。各一分

上件药，先捣乌贼鱼骨并白附子为末，相和，内入猪胆中候干，捣、细罗为散。每服以暖水调半钱服之。量儿大小以意加减。

《圣惠》治小儿五疳，不生肌肉。

酒煎干蟾丸方：

干蟾一枚，用无灰酒一升，煎至酒半升以来，却去蟾骨，更煎令熟烂后，于乳钵内并酒研烂，令如膏次用后药 肉豆蔻二枚，去壳 槟榔一枚 甘草一寸，炙微赤，锉 乳香研入 麻黄去节 胡黄连 黄连去须。各半两 朱砂 腻粉 麝香 牛黄各细研，一钱 丁香 芦荟研入。各一分

上件药捣，罗为末，都研令匀，入蟾膏内和丸如绿豆大。每服以粥饮下五丸，日三四服。

《圣惠》治小儿五疳羸瘦。蛇蜕丸方：

蛇蜕皮 干地龙 蜗牛各一分 干蟾半两

以上四味，入瓷合子内，以泥封闭，使炭火烧令遍身赤，即住候冷，取出研，罗为末；更入黄丹一钱，微炒同研。

丁香 阿魏细研。各半钱 朱砂一分，细研

上件药同研令匀，以蒸饼和丸如麻子大。每于空心，以熟水下二丸。量儿大小，加减服之。

《圣惠》治小儿五疳金粟丸方

谷精草寒食前后花出时，取令干 白蔷薇根花出时收用 丁香末 蛤蟆雄者，炙为末。各一两

上件药取上二味，端四日用水一斗，宿浸端午日至二升，去滓澄清，重于小铛中煎成膏；后入丁香、蛤蟆末令匀，和丸如黍米大。在怀抱每服半丸，三岁一丸，七岁二丸，十岁三丸。才服药后，以桃柳汤于盆中从头淋浴之，候汤冷，以衣拭干，青衣盖下。不得冲风，恐虫不出，如睡最佳，良久如醉。疳虫于头面、背膂如汗津，如虮子，或如麸片并微细色白稀者，七日内差，不再服。如色黄赤，当隔日更依前法服。虫黑者，不用服药。此方入朱砂为金粟丸，入青黛为青金丸，入麝香为万胜丸。

《圣惠》治小儿五疳，齿焦，四肢黄瘦，百晬后至十五岁以前，并宜服此。五蟾丸方

干蟾五个大者，细锉和骨，用好酒五升，文武火煎至二升，滤去骨。于砂盆内研，以绢滤去滓，入熟蜜四两，于❶重汤内煮令成膏 胡黄连 黄连去须 白芜荑轻炒，去皮。各二两

上件药捣，罗为末，入前煎内和丸，如麻子大。每服用人参汤下三丸，乳汁下亦得。量儿大小加减服之。

《圣惠》治小儿五疳麝香丸方

麝香 熊胆 蚺蛇胆 赤小豆为末 牛黄各一分 蟾酥如柳叶二片

上件药同研如粉，用瓜蒂半两煮取汁，和丸如麻子大。三岁，每服空心以粥饮下三丸。量儿大小以意加减。

《博济方》治小儿一十五种风疾，五般疳气。变蒸寒热，便痢枣花粪，脚细肚胀，肚上青筋，头发稀疏，多吃泥土，挦眉毛，咬指甲，四肢羸瘦，疳蛔咬心，泻痢频并，饶惊多嗽，疳蚀口鼻，赤白疮疳，眼雀目。此皆能治疗，入口大有神效。至圣青金丹

青黛上细好者，二分，研。《良方》三分 腻粉一分。《良方》一钱 雄黄二分，研。《良方》二两 麝香半分，研 龙脑少许，研。《局方》一字 朱砂一分，研。《良方》一钱 胡黄连二分。《良方》二两 熊胆一分，用温水化入药。《良方》一钱 白附子二枚。《良方》一钱。《局方》一钱 芦荟一分，研。《良方》一钱 蟾酥一皂子大。《局方》一字 铅霜少许。《良方》皆同。《局方》一字 水银一皂子大。《局方》一钱，腻粉研，

---

❶ 于：原作“令”。据日抄本改。

不见星

上件一十三味细研、杵，罗为末后，再更都入乳钵内细研令匀；用豮猪胆一枚取汁熬过，浸蒸饼少许为丸如黄米大。曝干，于瓷器内收，密封，或要旋取。每服二丸，各依汤使如后。小儿患惊风、天瘹、戴上眼睛，手足搐搦，状候多端，但取药一丸，用温水化破，滴入鼻中，令嚏喷三五遍后，眼睛自然放下，搐搦亦定，更用薄荷汤下二丸。小儿久患五疳，四肢瘦小，肚高，捋眉，吃土，咬指甲，发稀疏，肚上青筋，粥饮下二丸。小儿变蒸寒热，薄荷汤下二丸，化破服。小儿久患泻痢，米饮下二丸。小儿久患疳蛔咬心，苦楝子煎汤下二丸。小儿患鼻下赤烂，口齿疳虫并口疮等，用孩儿子奶汁研二丸，涂在患处。小儿患疳眼雀目，用白羊子肝子一枚，以竹刀子批开，内药二丸，在子肝子内以麻缕子缠定，用淘米泔水内煮令熟，空腹吃。仍令乳母常忌毒鱼、大蒜、鸡鸭、猪肉等。此药若小儿常隔三二日吃一服，永无百病，不染横夭之疾。凡有患，但与服，必有功效。

《灵苑》治五疳，肥孩儿。红丸子方

郁李仁一百粒，用温水浸，去皮尖　坯子燕脂一分　麝香半钱，别研

上先研郁李仁细烂，次入燕脂、麝香同研，用粳米饭为丸如麻子大。每服三丸至五丸，一日三服，用薄荷汤下。量儿大小临时加减丸数。

《灵苑》青黛丸　肥孩儿，治五疳，杀虫化食，长肌肉，退风热方。

蚵蚾十个，酒浸，炙令黄紫色，去膏　使君子去壳取肉　青黛别研，更留少许滚衣　槟榔　白芜荑淘过，醋炒令紫　夜明砂各半两　肉豆蔻一分，面裹煨黄，去面并用　黄连一分半，炒紫色　巴豆半分，用麸炒令紫色，去壳别研　蛇皮一条，烧灰　麝香不以多少

上件药杵末，先研巴豆令细，次入猪胆一个，只取汁同研令匀，旋入药末，搜合为丸如米，就更用少许软饭再研得所，为丸如大麻子大。三岁以下，每服一丸，五岁以下二丸，十岁以下三丸，食后用熟水吞下，日进五服。如患风热，大便涩，用急汤下五丸至七丸，以通利为度。如未通，更进一服。忌鸡肉、肥腻、甜等物。

《灵苑》木香丸　兼治小儿七岁以上，五般疳气，肚痛腹胀，气喘方。

木香　厚朴用生姜自然汁浸过，炙令黄色为度　川大黄微炒　人参各一两　槟榔三两，鸡心者　芍药　肉桂去粗皮　羌活　京三棱　独活　川芎　干姜炮。各半两　肉豆蔻六个，去壳　大附子一分，炮去皮脐　陈橘皮二两，用汤浸，去白瓤，干取一两

上件药一十五味，精细拣择，杵为末，以瓷罐盛，密封系。如要服食，用生牵牛子末二两，药末二两同研，合和一处，以炼蜜为丸如梧桐子大。心腹胀满，一切风劳冷气，脐下刺痛，口吐清水，醋心，痃癖气块。男子肾脏风毒，攻刺诸处，及脚气，目眩头痛，心间不快者，临卧用橘皮汤下三十丸，来日微转为度。如未差，则每夜更服十丸，觉安便止。忽浑身壮热，四肢疼痛不可忍，口内狂言，此是阳毒伤寒，经三日后，临卧时温水下三十丸。如未转时，更加丸数。妇人血海不调刺痛，积年血块，胃口呕逆涎沫，手足烦，头热，不思茶饭，用生姜汤下三十丸，以转为度。如未差，则每夜更服十丸，疾差即止。小儿七岁以上，五般疳气，肚痛腹胀，气喘，空心用生姜汤下三五丸。饱闷不消，腹泄不止，临卧暖酒下三十丸，一服必

愈。若食毒痈疽发背，半身不遂，并皆治之。

《谭氏殊圣方》：

五岁疳传力最微，频频嗞哐更饶啼，
形容疲弱声无力，满口生疮发又稀。
此病名为疳膈疾，三焦流转却还脾，
紫花石胆当门子，红橘苍甘请不疑。

龙香散

白术炮，一分　石胆半钱，研　麝香少许　龙齿　陈皮末各一钱

上为末，米饮下半钱，二岁以下一字。

《谭氏殊圣》：治五疳羸瘦，毛发稀疏，揉鼻咬甲，好食泥土，腹大颈细，痢如泔淀，乳食不消，小便白浊。蛤蟆丸方

绿矾半斤，为末　枣一升半，去核

上先用醋五升，并矾煮枣熟，后入黄连四两，诃子去核二两，使君子二两，夜明砂二两，蛤蟆四个，烧灰存性同捣碎，入前药内搅匀，直到干焦为度；再杵，罗为末，枣肉丸如黍米大。三四岁每服三十丸，米饮下。乳食前。

汉东王先生《家宝》治小儿五疳，不长肌肤，不思饮食，日渐黄瘦，常服杀虫。芦荟丸方

芦荟　芜荑去皮　青黛　槟榔　宣连各一分　蝉壳二十一个　胡黄连半两　真麝香少许　獖猪胆二枚

上为末，猪胆为丸如大麻子大。每服五七丸。十岁小儿三二十丸，并用饭饮吞下。

张涣夜明丹　治五疳腹胀，目涩多睡方。

夜明砂一两，微炒　干蛤蟆五个，烧存性，并为细末。次用　芦荟　青黛　胡黄连　草龙胆　苦楝根各半两

上件一处拌匀，粳米饭和丸如黍米大。每服十粒，米饮下，不拘时候。量儿大小加减

《婴童宝鉴》治小儿五疳。圣功散方

苦楝根生子东引者，米泔浸一宿　鹤虱

上件为散，每服半钱。熟水调下，连进二服。

西京丁左藏柏叶散　治五疳脚细肚胀方。

侧柏叶五两，干、为末　白附子炮　蜣螂炮熟，焙干　麦芽炒。各一两　木香三钱　伏苓　人参　青皮去白。各一分

上为细末。每服一钱，米饮调下。忌生冷、油腻、果子。

西京丁左藏芦荟丸　治小儿五疳方。

青黛　胡黄连　麝香　芦荟　雷丸　贯众　牛黄生用　鹤虱各半两　地龙　蛇蜕烧灰。各一分

上为细末，蒸饼心和丸芥菜子大。空心米饮下，三岁五丸。

西京丁左藏青黛丸　治小儿五疳方。

青黛　雄黄　牛黄　麝香　巴豆去心膜。各一分　胡黄连半分

上为细末，生醋为丸如黄米大。每服二丸，空心温酒下。

《刘氏家传》治小儿五疳羸瘦，合面卧地，筋青脑热，吐泻无度，浑身壮热，口舌生疮，痢下脓血，心腹胀满，喘促气急，乳食全少，多啼呕逆，饮食不化。或时憎寒，多涕咳嗽，鼻下赤烂，十指皆痒，蚀于唇齿，生疮出血，肛门不收，毛发焦黄，但是疳疾神效。金蟾丸方

干蛤蟆五个，烧灰　胡黄连　鹤虱　肉豆蔻　苦楝根　白皮　雷丸　芦荟　芜荑各半两　雄黄一分，飞过

上为末，面糊为丸绿豆大，雄黄为衣。每服十五丸，饭饮下。

《张氏家传》香蟾丸　治五疳。杀

虫消肚膨，止痛住泻痢，生肌肤方。

干蛤蟆酥炙黄色　大黄连洗，去须　芜荑仁　芦荟

上各等分为末，猪胆、面糊为丸如此〇大。每服四十粒，用饭饮吞下，不拘时，一日二服至三服。忌生冷、宿食、毒物。

《张氏家传》五胆丸　治小儿五疳方。

五灵脂　黄连

上等分捣，罗为末，用蒸饼滴水为丸如黍米大。每服五丸至七丸，米饮汤吞下。

《张氏家传》五疳丸方

熊胆　芜荑去皮。各一钱　麝香一字　胡黄连别杵为末，秤一分　大干蟾用上，别去膊，锉碎，入在藏瓶内，盐泥固济，以炭火烧通红，取出停一夜，取药研为细末，秤一分

上件先将芜荑研极细，次入麝香，次入胡黄连、蟾末，研令匀，倾出，却研熊胆，以沸汤熔化，再入前四味，更研令匀，糊为丸如绿豆大。每服二三岁十丸，四五岁十五丸。米饮下，食前服。

《庄氏家传》熊胆丸　治小儿五疳八痢，肌瘦体黄，虽进奶食，不长肌肤，及疗诸疳等疾方。

熊胆一分　宣连　胡黄连各末　朱砂别研　白芜荑仁　芦荟各研　草龙胆　木香各末　麝香各一钱　肉豆蔻三个

上十物并合和一处研匀，用豮猪胆取汁化熊胆和为丸，如小绿豆大。每服一岁儿三丸，二岁五丸。量儿大小加减，日一服，温米饮下。

《庄氏家传》治五疳芦荟丸方

芦荟　宣连　胡黄连三味等分，同入汤浸，慢火煎令味浓

上揉宿蒸饼和得所，丸如绿豆大。空心，米饮下。随小儿大小加减丸数，若能只服浓药汁尤妙。

《王氏手集》治五疳，消化宿滞，进食长肌，肥孩儿。保童丸方

胡黄连　草龙胆末炒紫色，秤各半两　使君子　木香　芦荟细研。各一钱　大麦蘖半两。巴豆三、七个，去皮心，同麦蘖炒，令蘖紫色，去巴豆不用，以蘖为末　川苦楝一分，炒紫色

上为细末，同研令细，用醋糊为丸如绿豆大。每服十粒至十五粒，米饮下，不计时候。服此药大治小儿疳腹胀。

《王氏手集》使君子丸　治五疳羸瘦，毛发稀疏，揉鼻咬甲，好食泥土，腹大泄泻，痢如泔淀，乳食不消，小便白浊。进乳食，杀疳虫方。

使君子二十一个　没石子　肉豆蔻各三个　黑附子炮　木香各半两　槟榔二个　诃子皮十二个，去核　缩砂仁二十个，去皮

上件药捣，研为末，面糊和丸如绿豆大。每服十五丸，食前温米饮下。

《吴氏家传》黄芪饮子　治小儿五疳，或伤脾、腹胀、发黄，时时壮热，头上虚汗，日渐黄瘦，或泄泻方。

绵黄芪一两　人参　陈皮微炙，不去白　白茯苓　白槟榔极大者　甘草炙。各半两　肉豆蔻一个小者

上为粗末。每服三钱，水一大盏，慢火煎至七分，滤去滓。时时与服，温吃。

《赵氏家传》治小儿五疳，退热黄，荣肌肤，解积热，压惊消，进饮食方。

使君子二十一个　胡黄连半两　五灵脂　蟾头炙令焦。各一分　麝半钱，研　芦荟　熊胆各研，二钱

上为末，烧粟米饭为丸，绿豆大。每服二十丸，米饮下。

《吉氏家传》治十五种风，五疳气

疾，变蒸伤寒，肚上青筋，头发稀少，吃泥土，挦眉毛，咬指甲，四肢羸瘦，疳蛔咬心，泻痢频频，饶惊多嗽，疳口鼻赤，疳眼雀目。神效牛黄膏方

牛黄　真珠末各半钱　轻粉　芦荟　铅白霜　水银用少锡研细砂子。各一钱　雄黄各二钱　熊胆用温水化入众药　白附子　青黛　朱砂　胡黄连各二钱　脑麝少许

上件为末，蜜丸如○此大。如小儿非时天瘸，手足搐搦，喉内作涎声，用麝香薄荷汤磨下一丸。小儿五疳，四肢瘦小，肚高，挦眉，咬甲，发疏，肚上青筋，用饭饮化下一丸。或变蒸，久泻痢，疳眼等疾，用鸠梨化下一丸。奶母忌鸭肉三五日。如诸般惊积在腹，并疳蛔肚胀，危困不可治者，此药治之。

《朱氏家传》治五般疳气。黄连丸方

黄连　芫荑炒，去衣　龙胆草　郁金各等分

上为末，米糊为丸麻子大。每服十丸，饭汤下。

长沙医者丁时发传治五疳方。五疳五色在消详，黑气侵唇入死乡，肚大渴时身火热，雄黄丸子是奇方。雄黄丸

雄黄　黄连各一分　巴豆半分　白姜一分。巴豆、白姜用醋一碗，煮干为度，不用巴豆　朱砂一钱

上件为末，蒸饼心丸。每服五丸、七丸，熟水吞下。

萧景仁献《海上方》治小儿五疳丸

黄连　大黄　黄柏　苦参各二钱　芜荑　使君子一个

上用醋煮糊为丸如小绿豆大。每服五丸，白汤吞下，空心服。

萧景仁献治小儿患后不思饮食方。

上用黄连，不以多少，为细末，猜猪胆为丸如绿豆大。每服五丸，麦门冬熟水吞下。

风疳第五 *赤名肝疳。风疳生核附*

《圣惠》云：小儿风疳者，由肝脏壅热，乳食不调之所致也。是以孩子十旬之内，三岁之间，气血未调，骨肉轻软，凡于动静，易为所伤。若乳母昧于寒暄，失于调适，滋味不节，喜怒无常，或外中风寒，内怀惊恐，便即乳儿，邪气未除，伤儿脏腑，致成风疳也。其状摇头揉目，眼赤多睡，脑热发焦，百脉拘急，渐渐黄瘦者，是其候也。

《圣惠》治小儿风疳，日渐羸瘦，多睡壮热，面色青黄，或时吐乳。龙脑散方

脑麝　牛黄　雄黄　朱砂各细研　熊胆　蚺蛇胆并研　黄连去须　蚱蜢微炒　天麻　蜗牛炒令微黄　蓝叶　川大黄锉，微炒　五灵脂　马兜铃以上各一分

上件药捣，细罗为散，入研了药令匀。每服以温水调下半钱。量儿大小，以意加减。

《圣惠》治小儿风疳，瘌鼻揉眼，不知痒处。胡黄连丸方

胡黄连　人参去芦头　地龙微炒　代赭细研　赤石脂各半两　蜗牛肉二枚　猪牙皂荚二挺，去黑皮，涂酥炙焦黄，去子　大蜣螂五枚，去翅足，微炒　青黛　蟾酥并研入　木香　槟榔　黄连去须　天麻　当归锉，微炒　犀角屑　干蝎　蝉壳各微炒　羌活　使君子　白芜荑　驴胎耳炙令焦黄　蛤蚧头尾全者，涂酥、炙微黄　朱砂　麝香　芦荟　牛黄并细研。各一分

上件药捣，罗为末，入研了药，令匀，以猜猪胆汁和丸如绿豆大。每于空心以粥饮下三丸。量儿大小以意加减。

《圣惠》治小儿一切风疳、搐搦。牛黄丸方

牛黄　朱砂　雄黄　龙脑各细研　黄连去须　桂心　白附子炮裂　川大黄锉，微炒　腻粉研入　人参去芦头　茯神　巴豆二十枚，去皮心，研，纸裹压去油

上件药捣，罗为末，都研令匀，以瓜蒌瓤和丸如绿豆大。浓煎葱白汤下三丸，取下恶物为度。量儿大小以意加减。

《圣惠》治小儿肝肺风热，心脾壅滞，体瘦壮热，致成风疳。宜常服解风热，杀疳芦荟丸方

芦荟　天竺黄　青黛　朱砂各细研　蚺蛇胆研入　胡黄连　蛇蜕皮灰　使君子　天麻　丁香　黄连去须　木香以上各一分　白龙脑　牛黄各细研，一钱　蝉壳微炒　麝香细研。各半分

上件药捣，罗为末，入研了药令匀，炼蜜和丸如绿豆大。每服空心及近晚，以粥饮下三丸。量儿大小临时加减。

《圣惠》治小儿一切风疳，日渐羸瘦，体热心惊，摇头揉鼻，四肢烦躁，皮肤黄黑，毛发干枯，日久不差。蝉壳丸方

蝉壳微炒　朱砂　麝香　雄黄各细研　甜葶苈隔纸炒令紫色。各一分　干蝎微炒　龙脑　牛黄炒，细研。各半分　青黛半两，细研　蜣螂五枚，去翅足，炒微黄　腻粉一钱，研入　蟾头一枚，涂酥炙微黄　乌蛇三分，酒浸，去皮骨，炙令微黄　巴豆十枚，去皮心，研，纸裹压去油

上件药捣，罗为末，入研了药令匀，用猪胆汁和丸如黄米大。每服以粥饮下三丸。量儿大小以意加减。

《圣惠》治小儿风疳，身体壮热，或时吐逆，心神烦躁。胡黄连方

胡黄连　犀角屑　芦荟　天竺黄各细研　燕脂研入　羚羊角屑各半两　麝香　牛黄　朱砂　雄黄各细研　天浆子　白僵蚕　干蝎并微炒。各一分　蟾酥一钱，研入

上件药捣，罗为末，都研令匀，以猪胆汁浸，蒸饼和丸如麻子大。每服以粥饮下三丸，不计时候。量儿大小以意加减。

《圣惠》治小儿风疳羸瘦。蛇蜕皮丸方

蛇蜕皮烧灰　天南星炮裂　干蝎　蝉壳各微炒　芦荟　朱砂并细研。各一分　蟾头一枚，炙令黄　天浆子七枚，微炒　青黛半两，细研　蜣螂七枚，去翅足，微炒

上件药捣，罗为末；独头蒜烧熟，并醋、饭和丸如绿豆大。每服空心以粥饮下三丸。量儿大小加减。

《圣惠》治小儿风疳，肌体多热，烦渴心躁，夜不得眠卧。芦荟丸方

芦荟细研　天麻　胡黄连各半两　麝香　铁粉　熊胆　雄黄　朱砂各细研　干蝎微炒　水银以上各一分

上件药捣，罗为末，以枣肉研水银星尽，都和丸如绿豆大。每服以温水下三丸。量儿大小以意加减。

《圣惠》治小儿风疳，鼻口多痒，肌体羸瘦，摇头揉目，昏昏多睡。夜明砂丸方

夜明砂　干蝎　白僵蚕各微炒　白附子炮裂　牛黄　麝香　朱砂　青黛各细研　甜葶苈隔纸炒令紫色。以上各一分　蟾酥半分　乌蛇三分，酒浸，去皮骨，炙微黄　雀儿饭瓮二七枚

上件药捣，罗为末，用猪胆汁和丸如绿豆大。每服以粥饮下三丸。量儿大小，增减服之。

《谭氏殊圣方》：

肝疳腹胀体痿黄，面色如金形渐伤，
咬甲挦眉多吃土，爱盐糟米怕羹汤。
朝朝囊泻吐还逆，昼夜频添不忍当，
但取密陀僧作末，为丸令服号医王。
玉合丹

寒水石　白矾各二两　黄丹三味研匀，入合子，大火煅过，别研　密陀僧各半两　硫黄一分，研

上再研细，蒸饼，丸绿豆大。冷水下四丸，甘草汤亦得。

《谭氏珠圣方》：掐鼻挦眉泻又青，皆头疮痛怕光明，朝朝合面便凉处，不住抓头屡热惊。此是肝家疳体相，早求良药急看承，丁香芦荟牙硝等，熟捣三黄会有灵。拨云散

大黄　胡黄连　黄芩各一分，末　丁香　马牙硝　芦荟各半分，末　天浆子炒，七枚

上件杵，罗为末，用独头蒜烧熟，并醋饮和丸如绿豆大。空心，粥饮下三丸。量儿大小加减。

《万全方》治小儿肝疳，肌体多热，烦渴心躁，夜不得眠。龙胆丸

龙胆　升麻　麝香研入　水银　干蝎炒　铁粉　熊胆　雄黄　朱砂并细研。各一分　芦荟研　天麻　胡黄连各半两

上件捣，罗为末，以枣肉研水银星尽，都和丸如绿豆大。每服三丸，以温水下。

《庄氏家传》治小儿风疳。顺肝气，进饮食。芦荟丸方

芦荟一钱，别研，秤，或只以皂角水磨　草龙胆一两，净洗，锉、焙干，秤

上件药一处捣，罗为末，用不蚛皂角三挺，以水二升挼汁，用生绢滤去滓，入银器内慢火熬成膏，入前二味药调和得所，丸如绿豆大。每服三丸至五丸，薄荷汤吞下。

张涣熊胆天麻丹　治风疳羸瘦，摇头揉目，百脉拘急方。

真熊胆　使君子去壳　胡黄连　天麻　羌活　蝉壳各一两　芦荟　干蟾酥炙黄。各半两

上件捣，罗为细末，粳米饭和丸黍米大。每服十粒，煎荆芥汤下。量儿大小加减。

张涣又方乌蟾丹

乌蛇酒浸去皮骨，炙令黄　干蟾酥炙黄　蛇蜕皮烧灰。各一两　胡黄连半两

以上捣，罗为细末。次用：麝香　芦荟　熊胆各细研，一分

上件一处拌匀，白面糊和丸如黍米大。每服十粒，薄荷汤下。量儿大小加减。

《万全方》治小儿肝疳羸瘦。酸枣仁丸

酸枣仁微炒　芦荟研　蝉壳去头足，炒　朱砂研　干蝎微炒　天南星炮裂　蛇蜕皮烧灰。各一分　青黛半两，研入　龙脑半分，研入　蟾头一枚，炙令黄　蜣螂去翅足，微炒　天浆子微炒。各七枚

上件杵，罗为末，用独头蒜烧熟，并醋饮和丸如绿豆大。空心，粥饮下三丸。量儿大小加减。

《赵氏家传》风疳丹　治小儿禀受不足，乳哺失宜，肤华浮脆，胃犯风冷，正气微弱，客邪在内，令儿津液不固，自汗自利，中寒气痞，关膈不通。成哯吐乳片，肌肉不生，精神昏塞，不欲啼笑；以致囟户不敛，头骨开张，龟胸解颅，丁奚无辜，无所不至。邪客于心，则成惊痫；邪客于脾，则成风疳。如有此病，但能日与二三服，自然令儿乳哺充肥，风消气伏，神验无比。予尝以救小儿得效，不可胜数。

朱砂　硫黄　丁头大赭石三味各生研细　蛇黄火煅、醋淬七遍，研细。各一分　蜣螂去翅足，炒　地龙盘曲者，锉、炒，去上滓。各三个　蝎全者，二十个　使君子大者十个，取肉　没石子一个　蛇蜕头涂酥炙，一个　天浆子炙　白附子生。各七个

白花蛇一寸，酒浸一宿，不去皮骨，焙干　大附子　乌头各取并向尖上，一、半个　半夏生姜汁制，焙干　麝香秤　续随子　丁香　赤石脂各一钱

上二十味为细末，和匀，以粟米饭搜丸如麻子大。量儿大小，汤饮下十粒。

风疳生核附：

汉东王先生《家宝》治小儿风疳，气攻项下，生核子。皂角膏方

皂角大者一茎，烧存性　糯米一合，炒黑色　草乌头❶　黄皮三钱，炒黑色

上为末，每用不拘多少，以井华水调贴。如未安，须用水精丹取，后用调气观音、人参散等药补，仍再贴，兼与疳药相间服。三方并在后。

汉东王先生《家宝》治婴孩、小儿，虫积、食积，胎积、惊积，恶物食伤。水精丹方

滑石生，为末，二钱　天南星生，为末，一钱　水银粉秤，半钱　芫荑取仁，一百片　巴豆五十粒，去壳，不去油

上先研巴豆令极细，次下芫荑仁复研，方入众药，研令极匀，扠烂饭为丸如〇大。每服三丸、五丸，以岁数加减，米汤泡生葱吞下。服时须令婴孩、小儿心空，不可吃乳食，稍饥方可进药。如膈下有食，方得转泻。切忌生硬、果实、肉食等物。近夜卧服尤佳。

汉东王先生《家宝》补虚，调胃气，进乳食，止吐泻，久不进食。神妙观音散方

白扁豆　石莲肉炒，去心　人参焙。各一分　茯苓一钱半，焙　甘草炙　香白芷　绵黄芪捶碎，用蜜水拌，炙　木香炒各十钱　神曲二钱

上为末。每服婴孩一字，二三岁半钱，四五岁一钱。用水一药注或半银盏，枣子半片，煎十数沸服。

汉东王先生《家宝》补虚，调胃气，进乳食，止吐泻。人参散方

人参　茯苓　莲肉去心，炒。各一分　黄芪半两，捶碎，蜜水拌，炙　甘草二钱，炙

上为末。每服婴孩一字，二三岁半钱，四五岁一钱。以水一药注，或半银盏，入枣子半片，煎十数沸服。

惊疳第六亦名心疳

《圣惠》：夫小儿惊疳者，由心脏实热之所致也。凡小儿襁褓之内，血气未调，脏腑细微，骨肉轻软，因其乳哺不时，致生壅滞。内有积热，不得宣通，心神多惊，睡卧不稳，胸膈烦闷，口舌生疮，颊赤面黄，发枯皮燥，多渴吃水不止，乳食渐微，久而不全，体瘦壮热，故名惊疳也。

《仙人水鉴》治小儿惊疳，朱砂丸。五岁至十五岁，并宜服之。

朱砂三钱，研　青黛一两，研　黄连　郁金为末　夜明砂炒焦黑。各半两　麝香　熊胆用冷水一鸡子多，浸一宿。各一钱

上同研如粉，次入浸熊胆，水和为丸如绿豆大。空心、临卧，金银薄荷汤下三丸至五丸。忌生冷、油腻，神效。

《圣惠》治小儿惊疳，体热黄瘦。真珠散方

真珠末半两　金银箔各细研，五十片　没石子一枚　犀角屑　羚羊角屑　天竺黄　朱砂　雄黄　牛黄　麝香并细研　甘草炙微赤，锉　川大黄　当归各锉，微炒　胡黄连各一分

上件药捣，细罗为散。每服以茵陈汤调半钱，日三服。量儿大小增减服之。

❶ 草乌头：原作“草马头”。据上下文义改。

《圣惠》治小儿惊疳，心神烦躁，体热瘦瘁，眠卧不安。龙脑丸方

龙脑　牛黄　雄黄　芦荟　熊胆　青黛各细研，一钱　麝香　腻粉　蟾酥各研，半分　天竺黄　朱砂各细研　雀儿饭瓮　胡黄连各一分　蜗牛三、七枚，微炒

上件药捣，罗为末，同研令匀以水浸，蒸饼和丸如绿豆大。不计时候，以薄荷汤下三丸。量儿大小以意加减。

《圣惠》治小儿热过惊疳。青黛丸方

青黛半两，细研　干蝎五枚，微炒　白附子炮裂　天竺黄　芦荟　牛黄　麝香各细研　胡黄连　地龙微炒。各一分

上件药捣，罗为末，用夜明砂半两，糯米中炒熟为度，去米入汤，细研夜明砂为糊，入诸药末同研令匀，丸如绿豆大。三岁以下淡生姜汤下三丸，以上加五丸，不得多服。

《圣惠》治小儿惊疳久不差。芦荟丸方

芦荟半两，细研　龙脑二分，细研　麝香　熊胆各细研　黄连去须　蛇蜕皮灰　蜣螂去翅足，微炒　蝉壳　地龙各微炒　蜗牛炒令微黄　田父炙令黄。各一分

上件药捣，罗为末，炼蜜和丸如绿豆大。每服以粥饮下五丸。更量儿大小增减服之。

《圣惠》治小儿惊疳，心热搐搦，胸膈多涎不食。龙脑丸方

脑麝各细研，一钱　蟾酥　腻粉研入半钱　金箔十四片，细研　天竺黄细研　干竭微炒　犀角屑　胡黄连　甜葶苈隔纸炒令紫色。各半两　牛黄　雄黄　熊胆　芦荟　朱砂　青黛各细研　真珠末研入　天浆子微炒　田父炙微黄　土蜂窠各一分

上件药捣，罗为末，以糯米饭和丸如绿豆大。每服以薄荷汤下三丸，汗出并吐出涎为效。三岁以上，加丸服之。

《圣惠》治小儿惊疳，肌肤羸瘦，心神烦热，口鼻疳匿虫。宜服青黛丸方

青黛　牛黄　麝香　芦荟　朱砂　雄黄各细研　犀角屑　真珠末　琥珀末　胡黄连各一分　蟾酥一杏仁大，研入　夜明砂微炒　瓜蒂各半分　龙脑半钱，细研　干蟾一枚，烧灰　蝉壳七枚，微炒　虎睛一对，酒浸一宿，微炙　母丁香十枚　蜣螂二枚，用大麦面作饼子裹，烧灰

上件药捣，罗为末，都研令匀，以猪胆汁和丸如黍米大。每服奶汁化破二丸。一丸滴儿鼻中，一丸灌入口内，立效。

《圣惠》治小儿惊疳，眼热涩，多睡，心悸不安，肌肉黄瘦。虎睛丸方

虎睛一对，酒浸，炙令黄　山栀子去皮　天竺黄细研　犀角屑以上各半两　子芩　川大黄锉，微炒。各一两　麝香细研　巴豆去皮心，研，纸裹压去油　真珠研末　牛黄细研。各一分　龙胆去芦头　黄矾烧令赤，各三分

上件药捣，罗为末，都研令匀，炼蜜和丸如麻子大。每服以奶汁下三丸。量儿大小加减服之。

《圣惠》治小儿惊疳，乳食留滞，身热脑干，睡中惊悸。天竺黄丸方

天竺黄　雄黄　熊胆　麝香　朱砂　芦荟各细研　干蝎微炒　犀角屑　胡黄连　丁香各一分　龙脑一钱，细研　蟾酥一杏仁大，研入　巴豆三粒，去皮心，纸裹压去油

上件药捣，罗为末，入研了，药令匀，用糯米饮和丸如绿豆大。每服空心，以温水下三丸。

《圣惠》治小儿惊疳壮热及睡中多汗，心神烦躁，多惊。铁粉丸方

铁粉三分，细研　麝香一钱，细研　朱砂　天竺黄　青黛　熊胆　蛇黄各细研　使君子末　黄连以上各一分

上件药都研令匀，以米饭和丸如麻子大。一二岁每服用粥饮下三丸；三四岁每服五丸，日二三服。

《圣惠》治小儿惊疳，遍体生疮。使君子丸方

使君子十枚　田父三枚，炙微黄　黄连半两，去须　雄黄　麝香　朱砂各细研，一分

上件药捣，罗为末，入研了药令匀，以糯米饭和丸如绿豆大。一岁以粥饮下一丸，日三服。

《圣惠》治小儿惊疳，遍身壮热，痰涎不利。青黛丸方

青黛半两　脑麝　腻粉　晚蚕蛾微炒　蟾酥各半分　白僵蚕一分，末

上件药都细研为末，炼蜜和丸如黍米大。每服以薄荷汤调腻粉半分，化破二丸服。得吐泻出涎黏恶物为度。量儿大小以意加减。

《圣惠》治小儿惊疳，心悸壮热，手足抽掣。牛黄丸方

牛黄　雄黄　天竺黄　朱砂各细研　犀角屑　蝉壳　干蝎并微炒。各半分　蜗牛三、七枚，炒令黄　天浆子三、七枚

上件药捣，罗为末，都研令匀，炼蜜和丸如绿豆大。每服以薄荷汤下五丸。看儿大小临时增减。

《圣惠》治小儿惊疳，身体壮热，发歇不定，腹中壅闷。宜服腻粉丸方

腻粉　麝香细研。各一分　蟾酥半钱　牛黄　朱砂各细研，一分　巴豆二十枚，用油一小盏，于铫子内煎，候热，即一个个抛入油内，爆者拈入水内，总了控出，去黑皮及油用

上件药并须精好，都研令匀，用水浸，蒸饼和丸如黄米大。每服以粥饮下一丸，日二服，相利为效。

《圣惠》治小儿惊疳，退上焦热。胡黄连丸方

胡黄连末一分　天竺黄半两　芦荟　熊胆　腻粉各半钱　脑麝　牛黄　雄黄　朱砂各一钱

上件药都细研如粉，用软饭和为丸如粟粒大。每服以粥饮下五丸，日三服。

《圣惠》治小儿惊疳兼诸疾，常服万寿丸方

人参去芦头　白茯苓　青橘皮汤浸，去白瓤，焙　犀角屑　朱砂细研，水飞过。各半两　木香三分　川大黄　当归并锉，微炒　牛黄　麝香并细研。各一分

上件药捣，罗为末，入研了药令匀，以烧饭和丸如黍米大。每服以温水下五丸，日三服。

《圣惠》治小儿惊疳，腹中有癖气，夜啼不止。牛黄丸方

牛黄细研　人参去芦头　柏子仁　茯神　赤芍药　羌活各一分　柴胡去苗　川大黄锉，微炒　蛇蜕皮烧灰　大麻仁　鳖甲涂醋，炙令黄，去裙襕　槟榔各半两　蚱蝉二七枚，去翅足，微炒

上件药捣，罗为末，都研令匀，炼蜜和丸如绿豆大。每一岁于乳食前以粥饮下一丸。

太医局熊胆丸　杀疳退惊，治壮热昏愦，呕吐痰涎，颊赤面黄，鼻干目涩，有时盗汗；或即虚惊，荏苒不除，乳食不进方。

熊胆研　胡黄连末各二钱　细墨烧淬，半钱　麝香一分，研　使君子面裹炮熟，杵末　天浆子麸炒。各七个　寒食面三钱　螺儿青黛一钱，研

上件一处同研匀，用白面糊丸如黍米大。每服五丸至七丸，米饮下，不计时候服。

《谭氏殊圣》治小儿惊疳黄龙丸方

胡黄连一两　麝香　牛黄　朱砂各

一钱

上为末，用猪胆为丸如麻子大。用薄荷汤下三丸至五丸。多泪亦可服。

钱乙大胡黄连丸　治一切惊疳，腹胀虫动，好吃泥土、生米，不思饮食，多睡，嗞啀脏腑，或秘或泻，肌肤黄瘦，毛焦发黄，饮水，五心烦热。能杀虫，消进饮食，治疮癣，常服不泻痢方。

胡黄连　黄连　苦楝子各一两　白芜荑去扇，半两。秋初三分　芦荟别研　干蟾头烧存性，别研。各一两　麝香一钱，别研　青黛一两半，别研

上先将前四味为细末，猪胆汁和为剂，每一胡桃大，入巴豆仁一枚置其中，用油单一重裹之，蒸熟去巴豆，用米一升许，蒸米熟为度；入后四味为丸，如难丸少入面糊，丸麻子大。每服十丸、十五丸，清米饮下。食后、临卧，日进三、二服。

张涣参黄丹　治惊疳挟热，夜卧惊悸方。

人参　胡黄连　天竺黄半两，研　干蝎二十一个，微炒　天浆子二七个，干者，微炒

以上为细末。次入：

青黛　朱砂各一分　龙脑一钱，并细研

上件一处拌匀，炼蜜和丸如黍米大。每服十粒，人参汤下。量儿大小加减。

张涣又方天竺黄丹

天竺黄一两，细研　晚蚕蛾　白僵蚕各微炒　川黄连各半两

以上捣，罗为细末。次用：

朱砂　青黛　麝香各细研

上件拌匀，粳米饭和丸如黍米大。每服七粒至十粒，煎人参汤下。量儿大小加减。

《万全方》治小儿心疳，体热黄瘦。真珠散

真珠末　麦门冬去心。各半两　金银箔各研，五十片　天竺黄　牛黄　麝香各细研　胡黄连　甘草炙　羚羊角屑　川大黄炒　当归微炒　朱砂　雄黄研　茯神　犀角屑各三分

上捣，罗为散。每服以茵陈汤调半钱。量儿大小服之。

《万全方》治小儿心疳肚热，及睡中多汗，神思烦躁，多惊。铁粉丸

铁粉研，三分　麝香一钱，研　牛黄半分，研入　朱砂　天竺黄　青黛　蛇黄　熊胆各研　人参　茯苓　使君子　黄连并为末。各一分

上件药都研令匀，以粟米饭和丸如麻子大。一二岁每服三丸，以粥饮下；至三四岁每服五丸，日二服。

《庄氏家传》治小儿惊疳。常服诸疾不生，皮肉光润。保生丸方

干蛤蟆头一个大者，温水洗七遍，晒干，涂酥，炙令黄熟　宣连　胡黄连　人参　使君子各半两

先以五味一处捣，罗为末。

香墨二两，细研　朱砂　芦荟各细研，半两　好麝香一分，细研

上九味再一处同研匀细，用豮猪胆汁浸，蒸饼心为丸如黄米大。每服十丸至十五丸，清粥饮下，日三二服，煎竹叶甘草汤下亦得。

《庄氏家传》治小儿惊疳。龙脑丸方

脑麝　牛黄　芦荟　雄黄　熊胆　青黛各研　宣连　朱砂水飞。各一分　胡黄连　没石子各半两

上件药为末，再研，炼宣州苦蜜和丸如绿豆大。每服五丸至七丸，薄荷汤或米饮、新水下亦得。

《吉氏家传》治惊风疳方。

麝香半字　辰砂一字　真阿魏半钱

上阿魏先研，次二味同细研，入少汤，丸如麻子大。每服三、五丸，金银薄荷汤下，须臾吐泻妙。

《朱氏家传》治小儿肚大项小，即是惊疳方。

钩藤　甘草各二分　人参　瓜蒌各一分

上件为末。以水一茶碗，入药二钱，煎取一大合，去滓重煎，温服。

长沙医者郑愈传治惊疳，冷泻，霍乱、吐泻痢。调中平气。

人参　藿香　黄橘皮各二钱　木香　丁香　胡椒各二七粒　茯苓　良姜各一钱半　甘草三钱，炙　诃子二个，取肉

上件为末。每服一字或半钱，薄荷汤下。吐泻，粥饮下。

食疳第七亦名脾疳

《圣惠》：夫小儿食疳者，由脾胃不调，乳食过度，伤于脏腑之所致也。是以小儿百日之内，肠胃尚微，哺乳犹少。三岁之外，气血渐盛，乳食则多。其乳母须在调适寒温，知其撙节，减省五味，令气血和平，则孩孺无病也。若饮食不节，生冷过多，积滞不消，在于肠胃，致成食疳也。其状面色痿黄，肌体羸瘦，腹大脚细，毛发干焦，鼻口常干，好吃泥土，脑中大热，肚上青筋，口舌生疮，水谷不化，下痢无度，渐渐困羸者，是其候也。

《圣惠》治小儿疳气。长肌肤，益颜色，化宿食。治腹胀，利气调中，能破积聚。槟榔丸方

槟榔　朱砂　代赭　麝香各细研　乳香研入　五灵脂　肉豆蔻去壳　木香　阿魏面裹煨，面热为度。各一分　蟾头一枚，炙黄焦　巴豆七枚，去皮心，研，纸裹压去油

上件药捣，罗为末，同研令匀，以面糊和丸如黍米大。每服以温生姜汤下二丸。量儿大小以意加减。

《圣惠》治小儿食疳，腹中多痛，大肠或痢，鼻痒干瘦，时有体热。木香丸方

木香　胡黄连　蟾头炙令焦黄　麝香　芦荟　青黛　雄黄各细研　香墨　熊胆各一分　使君子半两

上件药捣，罗为末，炼蜜和丸如绿豆大。每服以粥饮下五丸。量儿大小以意加减。

《圣惠》治小儿食疳，水谷不消，心腹胀满，好吃泥土，肌体瘦弱。诃梨勒丸方

诃梨勒皮三分　肉豆蔻一枚，去壳　青黛　麝香　芦荟　朱砂各细研　熊胆研入。各一分

上件药捣，罗为末，都研令匀，用酒煮粳米饭和丸，如黍粒大。每服以粥饮下三丸，日二服。量儿大小增减服之。

《圣惠》治小儿食疳，腹胀体瘦，宿食不消，多啼壮热。代赭丸方

代赭　朱砂各细研　赤石脂各一分　巴豆十枚，去皮心，研，纸裹压去油　杏仁二七枚，铜针穿，灯上燎作声为度，别研

上件药并须新好，入乳钵同研令匀，用饮和丸如粟米大。每服以粥饮下一丸，乳汁亦得。量儿大小以意加减。

《圣惠》治小儿食疳，心腹虚胀、妨闷，或时热渴。大黄丸方

川大黄锉，微炒　黄连去须　桂心　代赭细研。各一两　朱砂　麝香各细研　巴豆去皮心，研，纸裹压去油。各一分　木香　杏仁汤浸，去皮尖、双仁，麸炒黄，研如膏。各半两　肉豆蔻二颗，去壳

上件药捣，罗为末，入巴豆、杏仁，都研令匀，炼蜜和丸如麻子大。每服以

粥饮下三丸。量儿大小加减服之。

《圣惠》治小儿食疳腹胀。桃花散方

桃花一分　干蟾涂酥，炙令焦　肉豆蔻去壳　青黛细研　赤芍药　紫笋茶各半两

上件药捣，细罗为散。每服以温粥饮调下半钱。看儿大小临时加减。

《圣惠》治小儿食疳，不欲饮食，羸瘦。抵圣散方

蟾一枚，涂酥，炙微黄　蜣螂去翅足，微炒　麦蘖微炒　神曲炒微黄。各一分

上件药捣，细罗为散。每服以粥饮调下半钱。量儿大小加减服之。

《博济》治小儿疳食气，头面虚肿，腹内泄泻，面色痿黄，头发作穗，心腹胀满，肚上青筋。蚵蚾黄连丸方

疥蛤蟆一个，洗腹肚，以酒浸，炙令黄、香熟住　木香　沉香　丁香各一分　麝香少许　胡黄连　黄连九节者　木鳖子烧令烟黄。各半两　巴豆二十一粒，用水淘洗，去心、膜并油，并以纸裹用重物压出油，再研如面

上件一十味细杵，罗为末，以水浸，蒸饼为丸如萝卜子大。空心，临卧，米饮下一丸，三岁以上二丸至三丸。忌黏滑物。

张涣使君子丹　治脾疳能食，不生肌肉，或时下痢方。

使君子二两，去皮炒　丁香　木香　厚朴姜汁制　没石子南蕃者　胡黄连　肉豆蔻并捣，罗为细末。各二两。次用　真芦荟　麝香各研，一分

上件同拌匀，以粟米饭和丸黍米大。每服十粒，煎橘皮汤下，乳前。

张涣木香煎　治食疳，不知饥饱，积滞内停，腹大脚细，下利无度方。

南木香锉　肉豆蔻　使君子各去壳　胡黄连　五灵脂各一两　干蟾二个，酥炙

以上捣，罗为细末。次用：

巴豆七个，去皮心、膜，纸裹出油，细研　麝香一分，细研

上件同拌匀，滴水于石臼中捣一二百下，和如黍米大。每服二粒至三粒，温生姜汤下，乳食后。看儿大小加减。

张涣槟榔丹　治食疳，能食不生肌肉，宜常服方。

槟榔面裹炮，面干为度　胡黄连　木香各一两　代赭石一分

以上各捣，罗为细末。次用：

香墨烧存性，细研　麝香研细。各一分

上件同拌匀，糯米饭和丸黍米大。每服十粒，煎橘皮汤下，食后。量儿大小加减。

张涣肉豆蔻丹治食疳，肌瘦挟积，常服尤佳方。

肉豆蔻　使君子各去壳　青橘皮炒黄　牵牛子一分，炒黄

以上捣，罗为细末。次入：

芦荟一分，研　麝香一钱，研

上件一处拌匀，用糯米饭和丸如黍米大。每服十粒，生姜汤下，食后。量儿大小加减。

《万全方》治小儿脾疳，水谷不消，心腹胀满，好吃泥土，肌体瘦弱。诃梨勒丸

诃梨勒皮三分　肉豆蔻一枚，去壳　槟榔半两　陈橘皮去瓤　人参　芦荟　青黛　麝香　熊胆　朱砂五味并细研。各一分

上件捣，罗为末，都研令匀，用酒煮粳米饭和丸如黍粒大。每服三丸，粥饮下。量儿岁数增减服。

《万全方》治小儿脾疳，心腹虚胀、妨闷，或时热渴。大黄丸

川大黄锉，炒　黄连　桂心　代赭细研　巴豆去皮心，研，纸裹压去油　朱砂

麝香研。各一两　木香　人参　杏仁汤浸，去皮尖、双仁，麸炒黄，研如膏　京三棱各半两　肉豆蔻二颗，去谷

上件捣，罗为末，入巴豆、杏仁都研令匀，炼蜜和丸如麻子大。一服三丸，以粥饮下。

《张氏家传》治小儿消疳消食丸方

神曲　麦蘖　胡黄连　芜荑等分

上为末，酒煮糊为丸如粟米粒大，饮下。

《庄氏家传》治小儿脾疳，冷热泻方。

宣连一分　木香半分

上件二味微炒过，罗成细末，米饭为丸如粟米大，每服五丸、七丸，米饮下，日三服，大妙。

《孔氏家传》治小儿脾疳方。

胡黄连　使君子　五味子　槟榔各一钱　南木香半钱

上为末，粟饭丸如绿豆大。饭内与五、七丸，日三服。

《王氏手集》消疳丸　治小儿食疳乳癖，腹胀羸瘦，揉鼻咬甲，好食泥土，下痢色杂，烦渴，面黄，寒热，喘满，不生肌肤方

诃子皮五个　槟榔二个　肉豆蔻一个　木香　丁香　荜澄茄　青皮各一钱　缩砂十个　粟米一合　巴豆二十一个

上为粗末，与巴豆一处炒令黄色，拣去巴豆不用，为末，墨水面糊和丸。每服十丸，食前粟米饮下。

气疳第八*亦名肺疳*

《圣惠》：夫小儿气疳者，由乳食不调，内有壅热，伤于肺也。肺主于气，其气不荣则皮毛枯燥，咳逆上气，多涕交流，壮热憎寒；揉鼻咬甲，唇边赤痒，鼻内生疮，脑热多啼，腹胁胀满，乳食减少，下利无常，皮上粟生，粪中米出，渐渐羸瘦。故名气疳也。

《圣惠》治小儿气疳，壮热憎寒，腹胀下利，皮肤干燥，眼涩揉鼻，乳食难化，日渐羸瘦。麝香丸方

麝香细研　熊胆研入。各半钱　赤茯苓一钱　胡黄连　芦荟细研　京三棱微炒　桂心　川大黄锉，微炒。各一分　槟榔一枚　当归锉，微炒　木香各半分

上件药捣，罗为末，炼蜜和丸如绿豆大。每服乳食前以温粥饮下三丸。量儿大小以意加减。

《圣惠》治小儿气疳，发毛干立，口无津液；或时下利，多渴，不欲饮食。芦荟丸方

芦荟　牛黄　青黛　熊胆　雄黄　麝香各细研　蝉壳微炒　人参去芦头　黄连去须　蜣螂去翅足，微炒。各一分　诃梨勒皮三分　蛤蟆一枚，涂酥、炙微黄

上件药捣，罗为末，都研令匀，以软饭和丸如绿豆大。每一岁以暖水下三丸，常服令儿悦泽无病。量儿大小以意加减。

《圣惠》治小儿气疳，头发干立，心腹胀满，肌体黄瘦，乳哺不消。麝香丸方

麝香　朱砂　芦荟各细研　肉豆蔻去壳　槟榔　夜明砂微炒　青皮汤浸，去白瓤，焙。各一分　胡黄连半两　干蟾一枚，涂酥、炙微黄

上件药捣，罗为末，都研令匀，以枣肉和丸如绿豆大。每一岁以粥饮下三丸，日三服。

《圣惠》治小儿气疳。能益颜色，长肌肤，消积滞，杀疳虫，宜常服。朱砂丸方

朱砂　麝香　熊胆　芦荟各细研　蜗

牛炒令微黄　使君子　五灵脂　胡黄连各一分

上件药捣，罗为末，都研令匀，以烧饭和丸如绿豆大。每服以粥饮下五丸。量儿大小以意加减。

《圣惠》治小儿气疳，瘦无力。五灵脂丸方

五灵脂　蟾头涂酥炙微黄　蝉壳　夜明砂各微炒　蜗牛湿者　青黛细研。各一分　麝香　雄黄各细研，半分

上件药捣，罗为末，入研了药令匀，用糯米饭并蜗牛和丸，如绿豆大。每一岁以温茶下一丸，后用藿香汤洗儿，后以青热衣盖，令虫尽出。

《圣惠》治小儿气疳，腹胀烦热，大便难。槟榔丸方

槟榔　木香　青黛细研。各半两　续随子一分　麝香半分，细研　蟾头一枚，涂酥，炙令焦黄

上件药捣，罗为末，入研了药令匀，炼蜜和丸如绿豆大。每服以温水下三丸。看儿大小，临时加减。

《圣惠》治小儿气疳，腹内有积恶滞结之物，宜先服搜病青黛丸方

青黛　木香各一分　槟榔　肉豆蔻去壳。各一枚　麝香半分，细研　黄连一两，去须　巴豆　川大黄锉，微炒　鳖甲涂酥、炙令黄，去裙襕。各半两

上件药先取黄连、巴豆二味，以淡浆水三碗，煮令水尽；候干，取出巴豆，去皮心，研如膏，纸裹压去油，其黄连曝干，然后与诸药都捣，罗为末，用猪胆汁和丸如麻子大。一二岁，每服空心以粥饮下二丸；三四岁，每服三丸至四丸。每隔三日一服。量儿大小加减服之，取下恶物为效。次宜服诃梨勒丸补之。

取下恶物后，宜服诃梨勒丸方

诃梨勒皮　草豆蔻　人参去芦头　白术　陈皮汤浸，去白瓤，焙　白茯苓各半两　甘草炙微赤，锉　丁香各一分

上件药捣，罗为末，炼蜜和丸如麻子大。一二岁每服以粥饮下三丸、三四岁每服五丸，空心、午后各一服。量儿大小以意加减。

《圣惠》治小儿气疳，腹胀时痛，体瘦。代赭丸方

代赭　朱砂各细研　川大黄　当归各锉，微炒　桂心　草薢锉　木香各半两　麝香半分，细研　巴豆一分，去皮心，研，纸裹压去油

上件药捣，罗为末，入研了药令匀，炼蜜和丸如黄米大。一二岁儿，每服用粥饮下三丸，三四岁每服五丸，空心、午后各一服。量儿大小以意加减。

《圣惠》治小儿气疳，不欲乳食，时复腹痛。木香丸方

木香　胡黄连　当归锉，微炒　诃梨勒煨，用皮。各半钱　麝香一钱，细研　青橘皮一分，汤浸，去白瓤，焙

上件药捣，罗为末，用粟米饭和丸如绿豆大。每服不计时候，以粥饮下三丸。量儿大小以意加减。

《谭氏殊圣方》:

小儿多热积为惊，口内饶干面色青，
咬甲爱盐仍吃土，时时咳嗽夜多声。
气疳传脏心头痛，捣眼揉眉不转睛，
求取草龙胆一个，丁香顿服便惺惺。

龙香丸

丁香母三个　麝少许　青黛一分　蟾一个，去肚，炙令黄色

上为散，煮浆水饭为丸如粟米大，温水下三丸。

张涣麝香丹治小儿肺疳，皮毛枯燥，咳嗽上气方。

紫苏子微炒　五味子各一分　半夏半两，汤洗七次　胡黄连一两　干蟾一枚，涂

酥、炙微黄。

以上捣，罗为细末。次用：

麝香　芦荟　朱砂各细研

上件一处拌匀，以枣肉和丸如黍米大。每服五粒至七粒，米饮下。量儿大小加减。

张涣灵砂丹　因嗽成疳，最宜服之。

人参半两，去芦头　甜葶苈研　五灵脂　胡黄连并为细末　麝香　芦荟各细研　杏仁麸炒，去皮尖。各一分　辰砂半两，细研

上件一处拌匀，以粳米饭和丸如黍米大。每服十粒，煎人参汤下。量儿大小加减。

张涣五灵脂丹　久嗽恐成疳，常服尤佳方。

五灵脂　蝉壳微炒　款冬花各半两　蟾头一枚，涂酥、炙微黄。

以上并为细末，次用：

青黛细研　雄黄细研。各一分

上件药一处拌匀，糯米饭和丸如黍米大。每服十粒，煎人参汤下，不拘时候。量儿大小加减。

《万全方》治小儿肺疳，壮热憎寒，腹胀下利，皮肤干燥，眼涩揉鼻，乳食难化，日渐羸瘦。麝香丸

麝香细研　熊胆研入。各半钱　赤茯苓一钱　款冬花　杏仁麸炒微黄　胡黄连　芦荟研　京三棱微炮　桂心　川大黄微炒。各一分　当归微炒　木香各半分　槟榔三枚

上件捣，罗为末，炼蜜和丸如绿豆大。每服五丸，乳食前以温粥饮下。量儿大小以意增减。

《万全方》治小儿肺疳，不欲乳食，时复腹痛。胡黄连丸

胡黄连　当归锉，微炒　诃梨勒皮　木香各半两　青橘皮汤浸，去白瓤，焙　紫苏子　杏仁汤浸，去皮尖，麸炒微黄。各一分　麝香研入，一钱

上件捣，罗为末，用粟米饭和丸如绿豆大。每服三丸，以粥饮下。量儿加减服。

张国林小儿肺疳方　安师云：此方救人甚多，渠家见单卖此药。

真珠七十粒　辰砂半钱　人参　甘草各二钱　麝香半字　轻粉五钱匕　白附子一个

上件先将人参、甘草锉碎、炒熟，白附子炮、碾末，次研入真珠、辰砂、麝香、轻粉匀毕。每服半钱或一字，用金银薄荷煎汤调服。日进一服，食后。只三服，其肺疳立愈。

长沙医者郑愈传治腹胀似鼓，兼日晚肚热，名为气疳。木香散方

木香一钱　牛蒡子瓦上焙，炒　陈皮各二钱　腻粉一字

上件为末。每服半钱，陈橘皮汤调下。

急疳第九亦名肾疳

《圣惠》：夫小儿急疳者，由乳哺不调，甘肥过度之所致也。甘味入于脾而动于虫，但虫因甘而动，伤于脏腑。若上蚀齿龈，则生疮出血，齿色紫黑；下蚀肠胃，则下利无常，肛门开张。生疮赤烂，皮焦发立，乳食不消，身体羸瘦，若不早疗，便至膏肓。故曰急疳也。

《圣惠》治小儿急疳，羸瘦，下利，口内生疮，杀虫。雄黄丸方

雄黄　芦荟　青黛　朱砂各细研　龙胆去芦头　黄柏微炙，锉　黄矾烧令通赤　当归锉，微炒　白矾烧令汁尽　细辛　莨菪子水淘去浮者，水煮芽出，炒令黄　甘草炙微赤，锉。各一分　麝香一钱，细研　蚱

蝉三、七枚，微炒，去翅、足　干蟾一枚，涂酥、炙令黄

上件药捣，罗为末，入研了药令匀，以面糊和丸如绿豆大。不计时候，以粥饮下五丸。量儿大小以意加减。

《圣惠》治小儿急疳虫，口内及齿龈作疮。宜敷熊胆散方

熊胆细研　甜葶苈微炒　莨菪子炒令微黑　蛤蟆灰　人粪灰　白矾灰　麝香细研　雄黄细研　芦荟细研　硫黄细研。以上各一分

上件药捣，罗为散，都研令匀。如有疮处，宜薄敷之。如鼻痒，即取少许，逐日吹鼻中二三遍，以瘥为度。

《圣惠》治小儿急疳，痒随爪作疮，瞬息大如钱，或在头面、口齿中。宜敷蚺蛇胆散方

蚺蛇胆三大豆许　黄矾　白矾灰　芦荟　麝香以上各一钱

上件药细研为散。若头面、身上有疮，以清泔洗，裛干；敷一大豆许，良久水出即止。重者不过三度差。如在口齿中，宜频贴之。

《圣惠》治小儿急疳疮累医未效。蜗牛灰散方

蜗牛灰　白狗粪灰　蜣螂灰　白矾灰　人粪灰　芦荟　蛤蟆灰　兰香秆灰　蚺蛇胆　蜘蛛灰　地龙灰以上各一分

上件药，捣细研如粉。以苇管斜批，吹少许入鼻中。如齿龈上有疮，即蜜和涂于纸上贴之：下部有疮即纳之。

《圣惠》治小儿急疳，口生白疮，诸疳并主之方。

熊胆　蚺蛇胆　芦荟龙脑　牛黄　麝香以上各一分

上件药细研，以井华水一小盏，搅和令匀，瓷器盛。重汤缓火，数以篦搅，盏四畔勿令药干着盏。欲吹鼻时，先七日，孩子及乳母断生冷、浆豆、诸荤辛、热面、鱼肉等，兼少食盐。然后取二豆许，渐渐吹鼻及涂口疮上。

《圣惠》治小儿急疳，瘦弱生疮。宜服　天灵盖丸方

天灵盖一两　砒霜半分　胡黄连半两　人粪半两　莨菪子一分

上件药，都以黄泥裹，烧令通赤，去泥放冷。取药入麝香半分，同研为末，以面糊和丸如黍米大。不计时候，以乳汁研下一丸，一岁一丸。三丸以上，不得加服。

《圣惠》治小儿急疳，虫蚀口鼻及下部生疮方。

干蟾一两。半为末，半两烧灰　销金银甘埚一两　银末一大豆许　人粪灰一两　麝香一两

上件药捣，罗为细散。有虫蚀处，即着药粉之。三七日以来，勿食一切腻肥。

《圣惠》治小儿急疳，口鼻及下部皆赤烂方。

大蒜二两　甜葶苈半两　干蛤蟆一两　干地龙二枚　乱发灰一分

上件药，细锉相和，入竹筒中，置瓦内，以煻灰火烧之取沥。少少涂儿口鼻顶项及壳头等处。

《圣惠》又方

精白羊肉二两　芜荑仁半两　豉一合　川椒二、七粒，去目　酱豆一匙

上件药相和，烂研令细。每取一枣大，敷疮上，日三易之。

《圣惠》又方

蔓菁花盛时并根拔取，阴干

上件根茎一握，去头尾，以大麦面并酱汁，和作团裹之，于炭火中烧令烟尽，取出候冷；入麝香一钱，同研为末。每贴时先以米泔净洗，取帛拭干后

可敷药。若儿小，恐痛甚，以意少少敷之，不过三数遍瘥。口鼻及下部疮悉治之。

谭氏香连散

急疳频泻绿和青，好睡多饶局绿惊，才觉翻身还又泻，唇干焦渴欲烟牛。

胡黄连　熊胆各一钱　丁香　麝　芦荟各半钱　五灵脂　赤箭芝　白龙骨各一分

末半钱，陈米饮下。日夜五六服。

张涣立圣膏　治急疳侵蚀。

人乳半合　黄盐粟大　白矾枣大　石胆豆大

研，绵裹，内乳汁中浸一宿，有味，慢火熬膏涂口。如鼻疮，滴入。有肿处以三棱针刺去血后涂。《圣惠》多青矾、升麻。

丁时发治急疳芦荟丸

急疳频泻色偏青，多睡身黄作怒睛，芦荟杵丸多与服，莫交传久肚膨脝。

芦荟　黄柏　大黄各一钱　朱砂半钱　巴豆一粒，去油

上件为末，用獖猪胆汁调于饭上；蒸少时，入麝香少许为丸如○大。每服三五丸，熟水吞下。

卷第二十四

无辜疳　凡五门

无辜疳第一*亦名无辜病。无辜痢病附*

《巢氏病源》小儿无辜病候：小儿面黄发直、时壮热、饮食不生肌肤、积经日月遂致死者，谓之无辜。言天上有鸟、名无辜，昼伏夜游，洗濯小儿衣席，露之经宿，此鸟即将从上过，而取其衣与小儿着，并席与小儿卧，便令儿着此病。

《圣惠》小儿无辜：脑后有核如弹丸、捏之皮下转是也。凡小儿有此物，如禽兽舌下有噤虫，若不速去，当损其命。此核初生，软而不痛，中有虫如米粉。得热渐长大，大则筋结定，定即虫随血气流散，有所停留，子母相生，侵蚀脏腑，肌肉作疮。或大便泄脓血，致使小儿渐渐黄瘦，头大发立，手足细弱，从兹夭折也。

《圣惠》：夫小儿无辜痢者，大腹、泄痢脓血，毛发皮肤枯槁。肌体日渐瘦羸，肠胃既虚，痢无时节，故名无辜疳痢也。

汉东王先生《家宝》：小儿无辜疾者，古云天上有一鸟名无辜。因晒小儿衣物，失取过夜，遇此鸟过尿之，令儿啼叫。诸病所生日渐黄瘦者，非也。盖此是八邪所伤得之，其八邪者，饥、饱、劳、役、风、惊、暑、积，谓之八邪。久则令人日渐黄瘦、吃食不长肌肉，夜间多哭，身上或发微微壮热，多渴，吃食不知饥饱、或生疮癣是也。

《婴童宝鉴》：小儿无辜之疾者，腹中有块，身上生痈，肌体羸瘦，毛发焦落，有腹气喘，冷痢脱肛、吃食爱吐，即是无辜。明其病据者是也。按《元中记》云：有一雌禽无雄，一名姑护，一名瘸星鬼。此禽但喜夜飞于人家庭院，见露小儿衣，即忙立其上，遗其毛羽，令儿患无辜之疾。至死不埋，死后即其魂魄化为斯鸟之子也。俗云天瘸、即非天瘸人，乃指鸟之为害尔。故名曰瘸星鬼也。

《万全方》小儿无辜论：夫小儿无辜疳者，其候面黄发直，时时壮热，身无润滋，头露骨出，脑热腹胀；好食肉酱，饮水无度，因而成痢。痢如泔色，背冷腹热，又生积块，脑后有核是也。

《玉函关》无辜论云：

自永徽四年，有鸟焉自西域而来，转于海内，形如鸱雕，又若伏翼，不知其何物也，亦无有能识者。昼隐石室中，夜出撮蚕毛翅，有毒虫如毫末遗于衣上，入肌肤毛孔中，致寒热不常，作疾状类疳。若褓褓婴儿不慎于衣服或洗或浴，夜张于檐楹，则致虫毒而作是疾。病由无辜而得，故号曰无辜疾。凡浴衣服，濯以兰汤、烘以软火，永无害焉。又有寒温不常，乳食不节，传作疳疾，状类无辜，面黄发疏，身体枯羸，齿腥血出，头鼻生疮，寒热往来，夜卧多汗，便餐泥土；脏腑不调，似结似痢，粪中虫出，尿如米泔。作诸疳者，未有不因冷积留滞、蕴热不除。寒、温、饥、饱、喜、怒、虚、实八证之中；肝、心、脾、肺、肾五脏之内，言其五八者，原自此始。若久不差，手足如筒，龟胸锯脊，壮大青筋，肉干骨露，项细喉出，喘促不常，温潮间作，寒竞无时，口含清涎，乳食向减，渐成疳劳恶瘦之候。《函关》别论解颅鹤膝、六腑停风、哺露丁奚、五脏失血，言胎而受焉。或见身体如紫光，目黄睛散，喘促心陷，两胁膢满刺痛，气短，皮生紫疮。牙根黑烂，舌如白梅，干哕塞逆，乳食直泻，满面槁色，唇如枯骨，耳焦干黑，皆为恶候，不可治疗。未有此证，并分轻重得疾之源，用药调理。

《朱氏家传》无辜病八片绵歌：

孩子无辜气，多因母作为。
若人能慎护，安得见尪羸？
惊薄成风疾，喧寒作气痿。
须交除病乳，莫更着重衣。
吃食无令早，能言不怕迟。
论中八不许，胸起力频微。
头皮光哲哲，毛发薄离离。
肝拥侵双眼，脾黄入四肢。
浑身生瘾疹，遍体是疮痍，
泻痢无休歇，憎寒少定时。
绣球全不顾，竹马岂能骑。
白晕眸中现，清涎口畔垂。
斗牙须咬甲，举手要揩眉。
夜夜餐瓜果，朝朝食土泥，
胃伤肠肚胀，肺盛喘何疑！
饮食无休歇、耽眠似醉迷。

《葛氏肘后》疗小儿无辜疳痢方。

龙骨　当归　黄连　人参各二两　甘草三两半

上五物，捣、下筛，蜜和丸如梧子大。一服两丸，白饮下之，日再。五岁以上服五丸。若不能吞丸，即研饮与之。此方是张大夫传，效。

《外台》崔氏无辜闪辟、或发干，瘰疬，头发黄耸分去，或乍痢乍差。诸状既多，不可备说。大黄煎丸方

大黄九两，锦纹新实者。若微朽，即不堪用。削去苍皮，乃秤

上一味，捣筛为散，以上好米醋三升和之。置铜碗内，于大铛中浮汤上，炭火煮之。火不用猛，又以竹木篦搅药，候堪丸乃停。于小瓷器中密贮。儿年三岁一服七丸如梧子，日再服。常以下青赤脓为度。若不下脓、或下脓少者，稍稍加丸。下脓若多，丸又须减。病重者，或至七八剂方尽根。本大人、小儿不等，以意量之。此药唯下脓及宿结、不令儿痢。禁牛、马、驴、鸡、猪、鱼、兔、肉、生冷、黏滑、油腻、小豆、荞麦。乳母亦同此忌。

《外台》刘氏疗孩子头干，肚中有无辜者，益脑散方

地榆六分　蜗牛十二分，熬　青黛三合　麝香　人粪烧灰　兰香根烧灰　蚺蛇胆各一分　龙脑香两豆许

上八味捣散。以饮下半钱匕。量儿大小与服之。忌如常法。

《外台》：《备急》疗小儿无辜疳痢方。

当归　龙骨　黄连　人参　没石子　甘草炙。各一两

上六味捣散蜜丸。服三丸，日再，以差为度。大小增减量之。

《外台》救急疗小儿瘦，头干，无辜兼痢方。

上用马齿苋捣、绞汁，服三合，以差止。

《子母秘录》治小儿无辜、痢赤白，兼成疳方。

上用胡粉熟蒸，熬令色变，以饮服之。

《传验》治一岁至两岁小儿无辜病方。

上用夜明砂熬捣为散、任意拌饮并吃食与吃。三岁号干无辜。

《圣惠》治小儿无辜疳，项细肚大，毛发干立作穗。鳖甲散方

鳖甲三分，涂醋炙黄、去裙襕　槟榔三颗　沉香　漏芦　牛蒡子炒　使君子　赤芍药　诃梨勒皮　甘草炙微赤、锉。以上各半两

上件捣罗为散。每服一钱，以水一小盏，煎至五分，去滓。不计时候，量儿大小分减温服。

《圣惠》治小儿无辜疳气寒热，积滞不化，腹肚胀痛。人中白散方

人中白一分　麝香半分　蛤蟆涂酥炙焦　芦荟各半两

上件药细研为散。每日空心及晚后用熟水调下半钱，服后当下恶物。量儿大小加减服之

《圣惠》治小儿一切无辜疳，黄瘦，腹痛或痢，有虫；冷之与热悉主之。朱砂丸方

朱砂一分，细研。一方用三分　菖蒲　漏芦各一两　雄黄一分，研细。一方用三分　干蟾一枚，涂酥炙令黄　麝香一两、细研。一方用一分。《万全方》亦用一分

上件药捣罗为末，都研令匀。用粟米饮和为丸，如麻子大。每服以粥饮化下二丸，空心、午后各一服。随儿大小以意加减。

《圣惠》治小儿无辜疳及诸惊热。牛黄丸方

牛黄　麝香　朱砂　珍珠各细研　牡蛎烧为粉。各一分　赤茯苓　赤芍药各三分　虎睛一对，酒浸，炙微黄　杏仁汤浸，去皮尖、双仁，麸炒微黄　甘遂煨令黄　甘草炙微赤，锉　巴豆去皮心、研，纸裹压去油。各半两

上件药捣罗为末，都研令匀；用蒸饼和为丸，如麻子大。百日儿每服以乳汁下一丸；二岁以粥饮下三丸。量儿大小以意加减。

《圣惠》治小儿无辜疳，宜常服蝉壳灰丸方

蝉壳灰　澱花　蛇蜕皮灰　附子去皮脐，生用　朱砂　麝香并细研。各一分　干蝎二十一枚，微炒

上件药捣罗为末，都研令匀。以熟水浸寒食蒸饼和丸，如麻子大。每服以粥饮调化五丸。量儿大小以意加减。

《圣惠》治小儿无辜疳，腹中癖起，四肢瘦弱。宜常服鳖甲丸方

鳖甲涂醋炙令黄，去裙襕　黄连去须　夜明砂炒　桔梗去芦头。各一两　麝香一分，细研　诃梨勒二枚，一生一熟，煨　蝎虎一枚雄者，微炙

上件药捣罗为末，炼蜜和丸如绿豆大。每服以粥饮下五丸，日三服。量儿大小加减服之。

《圣惠》治小儿无辜疳方。

干蛤蟆三枚，涂醋炙黄焦　苣胜半两，微炒

上件药捣罗为末，入少许五味和为剂，内入羊肠，两头紧系，于麸碗中安之，上以麸覆之。却将碗合蒸一炊久，去麸取药并羊肠细切，捣如膏，更入炼蜜和丸如绿豆大。每服以粥饮下七丸，日二服。量儿大小以意加减。

《圣惠》治小儿无辜疳，脑热发干立。吹鼻散方

硝石三分　熊胆一分　麝香一大豆许

上件药相和，细研为散。取一小豆许吹两鼻中，得黄水出为效。

《圣惠》治小儿冷热无辜疳，或时惊热、或时夜啼，大便青黄白汁，头热身热，头发作穗，四肢黄瘦，不多食物。决明子丸方

上用马蹄决明子二两，捣罗为末，炼蜜和丸如麻子大。每于食后以熟水下三丸。更量儿大小加减服之。

《圣惠》治小儿无辜疳，肚胀；或时泻痢，冷热不调。宜服漏芦散方

上用漏芦一两，捣细罗为散。每以猪肝一两，散子一钱，盐少许斟酌，以水煮熟，空心顿服，粥饮下。

《圣惠》又方

上用地胆草捣罗为末。每服以羊肉二两、药末一钱，入盐少许，以水煮熟，空腹顿服。

《圣惠》治小儿无辜疳、痢久不差，渐至羸弱。朱砂散方

朱砂细研　白马夜眼微炒　丁香　地榆微炙、锉。各一分

上件药捣，细罗为散。每服以粥饮调下半钱，日三服。服讫即吃鸡肝，粟米粥饮，效。

《圣惠》治小儿无辜疳痢，鼻中干塞，眼内有白晕、黄昏不见物，体热心烦，口干，顶上生疮。胡粉散方

胡粉　白龙骨末　胡黄连末各二钱

上件药同炒过后，更研令细。每服以鸡子清调下半钱。日三四服。量儿大小加减服之。

《圣惠》治小儿无辜疳痢，羸弱不欲饮食；及腹内虫作动多、吐清水。漏芦丸方

漏芦二两　猪肝爆干　楮株根白皮锉。各一两

上件药捣罗为末，炼蜜和捣一二百杵，丸如弹子大。每服以温水研一丸，不计时。量儿大小分减服之。

《圣惠》又方

上用鸡肝一具，薄切、爆干，捣、细罗为散。每服以粥饮调下半钱，日三服。每吃药后，宜吃粳米软饭少许。

《圣惠》又方

上用地胆草一两，捣、细罗为散。每服一钱，以猪肝一两，入盐少许煮熟。不拘时候，量儿大小分减食之。

《圣惠》治小儿无辜疳痢不止方。

上用没石子二枚，炒令赤黑色，捣、细罗为散，以面半匙和作饼子，爆熟，却研为末。不计时候，以粥饮调下半钱。量儿大小加减服之。

《博济方》煅金液丹　小儿三、五岁患无辜泻痢亦可服。

硫黄一名石亨脂，一名金液。取三、五两至十两并煅。得舶上黄为第一：余黄并使得，但无夹杂为上。碎碾，入罐子内，可及八九分，无妨

上件药，取煅药罐子一个盛药在内。下盖子了。采狗蹄草一大握本名石龙芮，水鉴草一大握稻田中生，一茎四花如田字亦名水田草，独茎生，将二草入铁臼内烂捣，更入一掬黄土同杵，匀如泥若无上件二草，且只使益母草代之亦可；便将裹药罐子底下并周匝，可厚五、六分，只至口缝不裹。然后置于平地上，四面簇炭五六斤，上面安熟火一斤已来烧之。直候火烧药罐子九分来通赤，专看口缝处有碧焰子起，便急手拨炭火，急将柴灰三斗都盖，勿令气焰出。直候冷，拨灰取出，刮去泥土以上是煅一度诀也，度度依此煅之。第二度依前法杵药草，裹固煅之，如前法煅五度。若火候得所，煅出如熟鸡子香，即是候也。若急要服，只煅两度亦可服之煅度数多者为妙。煅度数足，便于净地上埋炉子一宿出火毒，凡遂度了，刮去下面砂石尤妙，又取出炉子，于铫子内着水煮

一二十沸，然后敲破炉子，取药杵烂，更入乳钵内点煎，水研烂如泥，并无粗者，却研令干。每一两药，用蒸饼一两已来，浸、握出水了，入药内和合；更于茶臼内杵令匀如面可，丸如桐子大，日晒干。孩子留末子细研，以米饮调，以盂子灌之。夜啼心惊、奶伤有痰涎者，并速研药一分以来令服之，日二服，自然便效，逐下积物。多多与服，并无忌。若三五岁患无辜泻痢，并服之。

《谭氏殊圣方》：

小儿腹胀气频粗，喘息多饶四体虚，
乍热乍寒时乍泻，冲心撞肋号无辜。
干姜巴豆醋中煮，油尽神功总不如，
更入雄朱相共合，小儿得吃重命苏。

救生丸子

巴豆醋一升，入干姜三块同煮，醋尽，取巴豆仁研如泥　雄黄各半两　朱砂一分，研

上以蒸饼为丸如黄米大，芍药汤下两丸。忌毒物。《灵苑方》同。

张涣蝎虎丹　截无辜疳祛毒方。

干蝎虎一枚雄者、微炙　蜗牛壳　溯花　兰香根各一分

以上捣，罗为细末。次入：

水磨雄黄　麝香各细研，一分　龙脑半分，细研

上件同拌匀，煎米醋打白面糊和丸黍米大。每服十粒，煎脂麻汤下，乳食后。

张涣香甲汤　截无辜疳癖方。

沉香　鳖甲涂酥炙令黄，去裙襴　牛蒡子微炒　安息香　诃梨勒皮炒　乳香研。各半两　漏芦一两

上件捣，罗为细末，同乳香拌匀。每服一钱，水八分，入人参少许，煎四分去滓，放温热服。量儿大小加减。

张涣无辜疳痢玉粉散　定痢截疳方。

胡粉一两　白龙骨　水磨雄黄各细研，微炒　楮木根白皮　漏芦　白马夜眼洗净焙干。各半两

上件捣，罗为细末，都拌匀。每服一字至半钱，以鸡卵清调下，乳食前。

张涣二肝丹　治无辜疳痢不止方。

地胆草　菖蒲一寸九节者　漏芦各一两　胡黄连　地榆各半两

以上捣，罗为细末。次用：

鸡肝薄切　猪肝同入盐少许，用诸药煮肝熟。各一两

上件同于石臼中捣一二百下，成膏和丸如黍米大。每服十粒，麝香汤下，食前服。量儿大小加减。

张涣梅肉散　治无辜疳疾，渴不止，眼出障翳，身体浮肿方。

乌梅肉炒干　绵黄芪　干葛各一两　川黄连　栝楼根　干姜炮　甘草炙。各半两

上件捣，罗为细末。每服一钱，水一盏，煎至六分，放温，时时与服。

张涣蓝叶汤　治无辜疳血痢不断方。

蓝叶一两　地龙　人参去芦须　乌梅肉　冬瓜仁　黄连　赤茯苓　蜗牛壳微炒。各半两

上件捣，罗为细末。每服一钱，水一小盏，煎至六分，去滓温服。乳食前。

张涣天灵丹　治无辜疳痢久不差方。

天灵盖一个　干蟾一两烧灰　胡黄连　莨菪子水淘去浮者、炒令黑色。各半两　砒霜一分，同天灵盖湿纸三五重裹，胶泥固济，于木炭火上，烘令通赤，取出候冷

以上都捣，罗为细末。次入：

麝香一分

上件都拌匀，软饭和丸如黍米大。每服五粒，乳汁下。量儿大小加减服之。

张涣温脏汤治小儿无辜疳痢久不止，手足逆冷方。

肉豆蔻去壳　干姜炮。各一两　龙骨　当归　厚朴去粗皮，涂生姜汁炙令香熟。各半两　附子一枚重半两，炮去皮脐　茅香半分，锉

上件捣，罗为细末。每服一钱，水八分一盏，入生姜三片，煎至五分，去滓温服，乳食前。

张涣朴附丹治无辜疳痢，赤白相杂方。

厚朴涂生姜汁，炙令香熟　诃梨勒皮面裹，炮。各一两　附子一枚，炮去皮脐　龙骨　乌梅肉　赤石脂各半两

上件捣，罗为细末。炼蜜和丸如黍米大。每服十粒，米饮下，乳食前。

《刘氏家传》　治孩子无辜疳痢方。

上用威灵仙，洗、焙为末。好酒和令微湿，入竹筒内，牢塞口，九蒸九曝。如干，添酒重湿之。以白饭和丸如桐子大。每服二十至三十丸，温酒下。如孩子不能饮，令母含药灌之。

《张氏家传》保童丹　治小儿三十六种无辜，闪癖、惊痫，魍魉❶一切病悉疗之。

巴豆去皮尖、膜，炒令紫，水煮六七分，裹以新布去油　牡蛎粉炒黄　牛黄各一分　朱砂　杏仁汤浸，去皮尖、双仁者。各一两　虎睛一枚

上件药杵为末，更研为粉。巴豆、杏仁别研为膏，炼蜜为丸，入臼杵三千下后丸，以密器盛。每服二丸，如梧子大，用米饮下。

《吉氏家传》治小儿三十六种无辜，闪癖、惊痫、魍魉。保童丸方

巴豆去心，炒黄色，再炙除油　牛黄各一分　杏仁去皮尖　朱砂各一两　虎睛一个

上末，巴豆、杏仁别研为膏，炼蜜为丸。臼中杵三千下后丸如桐子大，密器盛载。每服二丸，米饮下。如小儿一切痢，口生疮，鼻下赤及下部生疮，饮食不进，日渐黄，日晚面头赤色，夜多盗汗、惊悸，睡中呷笑，眼睛膜白。与冷药即泻，与热药即口鼻生疮。盛或皮肤壮热，并宜服之。

无辜针烙法第二

《圣惠》：凡小儿无辜疳，头干发立，身无滋润，头露骨出，脑热腹胀，鼻中多痒，好食酱肉，数渴饮水则多为痢。痢如泔色，背冷腹热，腹中有块，渐加黄瘦。或有邪鬼之作，亦是闪癖之类。脑后两边皮中有筋肉结作小核如杏子大，多时不除，即流入腹中，遂成前状。须有烙破结子者；或有灸其结子者；又有割皮挑出结子者，稍胜于灸。然病者至深，小儿忍痛不任，恐动其脉，往往变为痫疾。今参详最妙者是烙，烙亦更无别法，但看小儿病状，相似有结子者，速依此法烙之。

上以铁针尖利者，烧针头似火色，看核子大小，作一纸钚子束定无辜，仍须捏定，以针当中烙之，可深二豆许，即贴沉香膏。方在次。

《圣惠》治小儿针无辜核后，宜炼沉香膏贴之方：

沉香一两，锉　黄丹六两

上件药以清麻油一升，先下沉香煎，候香焦黑，漉出，下黄丹不住手搅，以慢火煎之。候滴于纸上如黑锡无油，旁引即膏成。每贴法以篦子于烂帛上摊膏，令稍薄，贴之。一日一换，勿令风着针处为妙。

《圣惠》治小儿针烙后，宜服压惊茯苓散方

---

❶ 魍魉 wǎng liǎng：传说中的怪物。

茯神　川升麻　犀角屑各半两　代赭细研　川大黄锉碎，微炒　钩藤各一分

上件药捣，粗罗为散。每服一钱，以水一小盏，煎至四分，去滓。放温，渐渐服之。

《圣惠》治小儿无辜针烙后，宜服消肿利气压惊犀角散方

犀角屑　琥珀　芦荟各细研　诃梨勒皮以上各半两　龙齿三分，细研　黄连去须　麝香细研　槟榔　干姜炮裂、锉。各一分

上件药捣，细罗为散。每服以粥饮下半钱，日三服。看儿大小以意加减。

《圣惠》治小儿无辜针烙后，宜服青金丹方

巴豆去皮心　硫黄各一两　苦楝根皮　醋石榴根皮锉。各二两

上件药于铁鼎子内，满着水煮七昼夜，如水干，即旋添热水。日满即去楝根、石榴根。取巴豆并硫黄同研，更入桂心、槟榔、木香、细辛末各一分，马牙硝、橘皮、干姜、蓝花末各半分。同研令匀，用饭和丸如麻子大。每日空心以温水下两丸，常得溏利为效。三岁以下日服一丸。

《圣惠》又方

上用青黛半两，细研为散。每服以水磨犀角调下半钱。空心午后各一服。量儿大小以意加减。

《婴童宝鉴》灸法：小儿无辜丁奚，灸眉冲，从瞳子直上发际一寸是。又灸玉枕，在顶上高骨。各三壮。

一切疳第三

《圣惠》：夫小儿疳疾者，其状多端，虽轻重有殊，形证各异，而细穷根本，主疗皆同。由乳哺乖宜，寒温失节，脏腑受病，血气不荣，致成疳也。其五脏及诸疳等，今以一方同疗之，故谓一切疳也。

钱乙论诸疳云：疳在内，目肿腹胀，利色无常，或沫青白，渐瘦弱，此冷证也。疳在外，鼻下赤烂自揉，鼻头上有疮不着痂，渐绕耳生疮。治鼻疮烂兰香散。方见鼻疳门中。诸疮，白粉散主之。方见疳疮门中。肝疳，白膜遮睛，当补肝地黄丸主之。方见虚寒门。心疳，面黄颊赤，身壮热，当补心安神丸主之。方见虚热门中。脾疳，体黄腹大，食泥土，当补脾益黄散主之。方见胃气不和门中。肾疳，极瘦，身有疮疥，当补肾地黄丸主之。筋疳，泻血而瘦，当补肝地黄丸主之。肺疳，气喘，口鼻生疮，当补脾肺益黄散主之。骨疳，喜卧冷地，当补肾地黄丸主之。诸疳皆依本脏补其母及与治疳药。冷则木香丸，热则胡黄连丸主之。二方并见病后虚羸中。疳皆脾胃病亡津液之所作也。因大病或吐泻后，以药吐下，致脾胃虚弱、亡津液。且小儿病疳，皆愚医之所坏病。假如潮热是一脏虚、一脏实而内发虚热也，法当补母而泻本脏则愈。假令日中发潮热，是心虚热也，肝为心母，则宜先补肝，肝实而后泻心，心得母气则内平而潮热愈也。医见潮热，妄谓其实，乃以大黄、牙硝辈诸冷药利之，利既多矣，不能禁约而津液内亡，即成疳也。又有病癖，其疾发作寒热，饮水胁下有形硬痛。治癖之法，当渐消磨，医反以巴豆、硇砂辈下之。小儿易虚易实，下之既过，胃中津液耗损，渐令[1]疳瘦。又有病伤寒五、六日，间有下证，以冷药下之太过，致脾胃津液少，即使引饮不止而生热也。热气内耗，肌肉外消，他邪相干，证变诸端，因亦成疳。又有吐泻久病，或医妄下之，其虚

[1] 令：原作“冷”。据上下文义改。

亦甚，津液燥损，亦能成疳。又有肥疳，即脾疳也。身瘦黄，皮干而有疮疥。其候不一，种种异端，今略举纲纪：目涩或生白膜，唇赤，身黄干或黑，喜卧冷地；或食泥土，身有疮疥，泻青白黄沫，水利色变易，腹满，身耳鼻皆有疮，发鬓作穗，头大项细，极瘦，饮水，皆其证也。大抵疳病当辨冷热、肥瘦。其初病者为肥热疳；久病者为瘦冷疳。冷者木香丸，热者胡黄连丸主之。方见同上。冷热之疳尤宜如圣丸。方见疳泻门中。故小儿之脏腑柔弱，不可痛击，大下必亡津液而成疳。凡有可下，量大小虚实而下之，则不至为疳也。初病津液少者，当生胃中津液，白术散主之。方见胃气不和门中。惟多则妙。余见下。

张涣论：小儿百晬以后，形骨轻软，肠胃细微，乳哺须是合宜，脏腑自然调适。若乳母寒温失理，动止乖违，饮食无节，甘肥过度，喜怒气乱，醉饱伤劳便即乳儿，定成疳病。又周晬以后，五岁以前，食物渐多，不择生冷，恣食肥腻甘酸，并生疳气。但小儿一切疳病，种类甚多，最为紧急。

《婴童宝鉴》诸疳通论：夫小儿疳证，互谕多端，言词烦迷，愈失大旨。但小儿发立焦黄，肌体瘦劣，腹肚疼痛，爱吃泥土，泻痢无常，盗汗不止，腹大即喘，脚细难行，洞下脱肛，时时壮热，面覆地卧，心喜啼呼，腹中虫生，粪中有米，便如泔淀，呕吐无时，有似瘦劳。更加寒颤，如此之状即是疳也。凡一十二种各异其名：在心为惊疳；在肝为风疳；在肺为气疳；在脾为肉疳；在肾为急疳。此五脏之五疳外，更十二般疳而重言别论。干疳虽能乳食，见者皆餐，最便酸咸之物。急疳泻痢脱肛，其粪五色，虽食不生肌肉，睡多汗出，此急疳之候也。风疳手足颤疢，双目微牵，或笑或嗔，爪甲青色，状如神祟，此风疳之候也。肉疳眼涩而痛，食物不消，体羸黄瘦，四肢无力，腹胀气喘，此肉疳之候也。脊疳虫攻，脊膂指背皆痒，头发焦立，皮肉枯燥，两胁胀满，一日数利，脊如锯齿，此脊疳之候也。口疳唇皮齿黑，舌上生疮，两龈溃烂，并虫自出，此口疳之候也。脑疳鼻下赤烂，以手自揉，身热体干，目赤如朱，此脑疳之候也。食疳夜间潮热，或即憎寒，手足俱冷，能乳即瘦，有如盗汗，此食疳之候也。奶疳因病后得之，乳母壅毒冲上，或是吃乳母之畩奶也。初只气促，虽能乳食，渐加羸瘦，泻久不止，三焦壅热，五脏困乏，此奶疳之候也。蛔疳合面而卧，气急面黄，时哭声高，又似心痛；或即发作有时，只在月初谓月朔虫头举也。脾疳常吃泥土、生米及盐，心意不悦，身体黄，口内多涎，泻痢有虫，此脾疳之候也。气疳或吃热乳，或因重病，渐成此患；忽然咳嗽，初得更服冷药，使日夕浑身壮热，脚冷如冰，气促而喘，渐渐目昏，此气疳之候也。

《惠眼观证》：疳病形候，本因餐瓜果油腻，恣食甘甜黏滑之物，故生疳气。但见肌肉瘦弱，肚高脚细，脏腑或闭或泄，或涩或泻，或滞或痢，则先调气，两日后，量大小下鲊汤丸通利，方见急慢惊风门中。如许得脉细实，则重下鲊汤丸取下恶物，次日塌气方见肿满门中、匀气方见胃气不和门中、醒脾方见利门中、平胃方见哕逆门中调理，后常服乌犀角丸方见肥疳门中夹芦荟丸、方未见。参苓散，方见胃气不和门中。吃一月日，长肥即安。若久患累经医治，传变成骨蒸疳劳，口生疮，上焦虚热往来，荏苒岁月，即成丁奚、哺露。此由脾气大瘕虚怯，先宜塌气，二日气行，即下醒脾，贵得气实而进少食，却与匀气夹柴胡丸与服方见骨蒸门中，退骨蒸热。如或热退，即下芦荟治劳。此病但多用匀气调理，丁奚、哺露二候一同。但丁奚尤可便用鲊汤丸利之，取下疳虫。若哺露肠腹多青筋，及吃物不变。且用前调理，候一月气实乃可通利。

《庄氏家传》小儿二十四候：

第一候：泻脓血，日渐瘦，是冷热疳。

第二候：脚细肚高，胸前骨生，爱吃泥土酸咸；日久通身黄，时时吐逆下痢，腹内疼痛，是脾疳。

第三候：鼻下赤烂，爱揉眼，兼血痢，是肺疳。乃因吃着承热物或病奶，所损心肺，加之咳嗽，更以服凉冷药过多，便上热下冷，渐渐昏沉，日夜烦哭。

第四候：皮肤皱，面无颜色，身上燥痒，心烦。

第五候：头生疮，毛发稀疏，鼻生疮，是肺疳。

第六候：头生疮，毛发稀焦，是肝疳。

第七候：牙变黄赤不定，是肾疳。

第八候：头发焦干，鼻下疮生，是肺疳。

第九候：咬指甲，毛发作穗，四肢沉重，是心疳。

第十候：肚上筋生，齿龈虫蚀，是骨槽疳。

第十一候：吐逆腹胀，是胃疳，又名奶疳。

第十二候：齿龈臭烂，面无颜色，心不思食，是脾疳，又名口疳。

第十三候：爱合面卧，多睡如醉，腹胀气急。盖是因曾吃生肉，如此腹内有虫，是心脾疳。

第十四候：鼻内干痛，口中臭气，齿根有鲜血，是肝肺疳。

第十五候：脚细肚高，并肚上有青脉，是脾疳。

第十六候：非时生疮，爱吃冷水，是热疳。

第十七候：皮肤上生粟子，粪中米出，是脾冷疳。

第十八候：气满腹胀及口干，是心胃疳。

第十九候：爱餐生米面、炭、砖瓦，是脾胃疳。

第二十候：揉鼻揩眼及咬指甲，爱饮水，是肝渴疳。

第二十一候：多寒热，爱卧不起，是骨热疳。

第二十二候：爱饮水，眼目不开，是肝疳。

第二十三候：肌体或热或凉，发渴无时，是急疳。

第二十四候：齿龈黑，唇颐开，开则赤，是心疳积热。

《颅囟经》治小儿孩子诸色疳疾，或腹内虚胀，惊痫，头发立，常咬手指，脊疳、疳劳，臂胫细弱，仍立不得；及鼻下常赤，清涕涎流不止，舌上生疮，脑疳、口疳，腹上筋脉。保童丸方

虎睛半只　朱砂　麝子各一分　牛黄　龙脑　巴豆　川芎　桔梗　羌活　枳壳　檀香　茯神　人参　当归　代赭　鹤虱　白术各半两

上为末，下香、砂、巴豆，拌令匀，炼蜜丸如梧子大。一岁至五岁每日一丸，十岁每日两丸，并空心米饮下，但稍知。孩子病甚，即加药与之。孩子未较，奶母忌生冷、油腻、炙爆、毒鱼、大蒜、米醋。

《颅囟经》治孩子疳痢、诸色疳，并一十五种病状：一、腹大；二、皮肤

黑黄；三、骨节粗；四、眼赤；五、口赤；六、鼻中生疮；七、头发黄；八、咬指甲；九、爱吃土；十、爱吃甜物；十一、身热；十二、头大；十三、脐凸；十四、项细；十五、面无光。并宜常服保童丸方

朱砂半分　牛黄　麝香　蟾酥各少许　阿魏二分

上先将朱砂于净器中研如粉，入诸药。一时以蒸饼为丸，忌羊血、生冷等。

《颅囟经》治孩子疳气，或酿肚胀，上筋脉，头大项细，吃物不知足，夜中即起，腹内长鸣方。

大黄一两　陈橘皮二两，酸醋二合浸二日，晒干　蜣螂二十个，去翅足子，热烧醋安之，以盃盖地上去火毒，候冷取出，炒过

上件为末，蜜为丸。每日空心熟水下十丸，忌如常。

《葛氏肘后》：小儿一切疳方。

上用牛筋术白皮少许，捣取一合或半合与服之。

《仙人水鉴》：小孩子头发焦黄赤，日渐黑瘦，宜服此百中散方

黄葵花　白芷　延胡索各二分　槟榔十分，生用　郁金四分　干蚯蚓一条，生用　黄盐六分，陶隐居云：北海黄盐草粒粗，以作鱼鲊及咸菹　干蛤蟆末少许　白米一勺　牛肉脯二分　倒悬囊一个。灰蜘蛛是

上捣为末，炼蜜为丸如麻子大。空心，煎骨汁下一丸与吃了。专候所往，取下虫。此疾求除根本。

《集验方》治小儿疳气不可疗。神效丹

绿矾用火煅通赤，取用酽醋淬过复煅，如此三度

上细研，用枣肉和丸如绿豆大。温水下，日进两三服。

《子母秘录》治小儿疳方。

上用益母草绞汁，稍稍服。益母草，茺蔚草也。俗名郁具金。田野间甚多

《小儿宫气方》治小儿一切疳疾。

蜗牛壳七个，净洗，不得自尘，令干

上向酥蜜中，瓷盒盛。却用纸糊于饭甑内蒸之，下馈即安置，至饭熟取出细研。渐渐吃，一日令尽之。

《药性论》杀疳虫治疳瘦方。

上端午日取蛤蟆眉脂，以朱砂、麝香为丸如麻子大。疳瘦者空心一丸，脑疳以奶汁调灌鼻中。《颅囟经》以此药治一切疳，吹鼻不吃。

《食疗》治小儿疳方。

上瓜叶阴干研末，酒服半钱。

《元和纪用经》麝香丸　主小儿疳瘦，面黄发穗，骨立，减食，肌热，惊痫，疳虫。

麝香　芦荟　胡黄连末

上等分，研匀。滴水丸黄米大。一岁三丸，三岁五丸至七丸，人参汤下，日三。无比奇效。一云胡黄连四分，余二物各二分。疗疳痢，温疟，无比尤验，一名圣丸，疳药无如此者。小儿癫痫，惊风，五疳，三虫，服之立见功效，蛔虫作疾，枯悴，久痢不住，热药调护最难得法，唯此若神。经以四味饮、黑散、紫丸、至圣散、五加皮治不能行，蜀脂饮并此麝香丸七方，谓之育婴七宝。紫阳道士一名保子七圣至宝方，专为一书者，此是也。

《圣惠》治小儿一切疳，腹肚胀满，手脚枯细，眼目口鼻生疮，身体壮热，痢下泔淀，日渐羸瘦，面无光泽。

青黛散方

青黛　雄黄　石盐各细研　朱砂细研，水飞过　白矾烧令汁尽　薰陆香研入。各一两　麝香细研　蚺蛇胆研　细辛　黄连去须　青矾　黄矾各烧通赤　盐绿　黄

柏锉　苦参锉　桂心　杏仁汤浸，去皮尖、双仁，麸炒微黄　干姜炮制，锉　藜芦去芦须。各半分　附子炮裂，去皮脐　熊胆研入　莨菪子水淘去浮者，水煮，令芽出。焙干，炒令黑黄色　石胆细研。各一分　蛤蟆一枚，涂醋炙微焦

上件药捣，细罗为散，同研令匀。如疳在内，三岁每服以井花水一合调下半钱，一岁一字，三岁以上临时加之。若口内疳疮，以蒜一片，研和少许散，每夜涂之。须臾，自然流引涎出。若鼻内有疮，用蒜如皂荚子大研和少散，纳入鼻中。若外有疳疮，以猪脂和散涂之立差。

《圣惠》治小儿一切疳五胆丸方

龙胆去头芦　虎胆　熊胆　猪胆　芦荟亦名象胆　麝香　白矾灰　荆芥各一分

上件药都研为末，先取东引石榴根半斤碎锉，以水三大碗，煮至半碗，去滓；以慢火煎如膏，下诸药末，又熬令可丸，即丸如绿豆大，用瓷器中收。如患诸疳有虫者，或揩鼻、揩眼，手剜指甲及下部者，取一丸以荆芥汤化为汁，候儿睡后，点少许于鼻中。脑上、十指、下部中虫闻，皆化为水。

《圣惠》治小儿一切疳，面肿项细，腹肚胀满，四肢羸瘦，身上生疮，鼻流清涕，头发稀疏，日渐尫弱。夜明砂丸方

夜明砂　蝉壳各微炒　芦荟　熊胆　朱砂　青黛各细研　蜣螂微炒，去翅足　蛇蜕皮烧灰，半两　蟾头一枚，炙黄焦　麝香　牛黄各细研，一分

上件药捣，细罗为散，以糯米纳在猪胆中，水煮熟，取出糯米，为丸如黍米大。每服以薄荷汤下五丸，量儿大小加减服之。

《圣惠》治小儿一切疳青金丸方

蛤蟆三分，涂酥炙黄焦　鹤虱半两　黄连去须　腽肭脐酒制，炙微黄　麝香细研　夜明砂微炒　芦荟砒霜以熟绢裹，取生猪肉半斤重裹，炙猪肉熟取出。各一分

上件药捣，罗为末，研入麝香令匀，煮枣肉和丸如梧桐子大。三岁以下以粥饮研破一丸服。三岁以上，相度加丸服之。

《圣惠》治小儿一切疳青金丹　一名还命保生丹，神秘，百发百中极验方。

雌蟾一枚、仍以端午日午时取之。用蝇子系双脚，稍宽得所，勿令损伤。以胡黄连一寸许，当心以线系，一半令入蟾口中，须系令定，倒悬之。以生铜器盛取蟾涎。至黄昏却解放，勿令伤损，只取其涎。蟾肚下有斑点者是雄，不堪用；白净者是雌蟾也。　青黛　芦荟　人粪　蝉壳　猪牙皂角　雄黄各一分

上件药用瓷瓶一所，纳药入瓶中。密盖瓶口，黄泥固济，候干，以炭火烧之令通赤，去火。待冷。打破瓶取药。细研为末，用蟾涎并麝香一分，和研令匀，丸如绿豆大，用铜盒子盛之。如有小儿患一切疳，先令暖浆水浴，以软帛子拭干后，更以温水下五丸。量儿大小加减服之。若药干，便以乳汁浸化破与服。须臾似醉，勿怪，是药力。如蟾涎较少，和药较硬，即更添入乳相和，同研为妙。

《圣惠》治小儿一切疳，抵圣丸方

麝香　熊胆　朱砂各细研　瓜蒂　蚺蛇胆各一分　蟾头一枚，炙令焦黄　赤小豆炒熟　牛黄细研。各半分

上件药捣，罗为末，都令研匀，炼蜜和丸如绿豆大。每服以粥饮下三丸。如儿小，即以乳汁化破与服。量儿大小，以意加减服之。

《圣惠》治小儿一切疳，神效使君子丸方

使君子　没石子　木香　胡黄连　黄连去须　熊胆　芦荟各细研　诃梨勒皮　阿胶捣碎，炒令黄燥　仙灵脾　天灵盖涂酥炙令黄。各半两　麝香一分，细研

上件药捣，罗为末，用水浸蒸饼和丸如麻子大。每服以粥饮下三丸，日三服。随小儿大小加减用之。

《圣惠》治小儿一切疳，长肌肉。丁香丸方

母丁香二七枚　胡黄连　黄连去须。各半两　朱砂一分　牛黄一分　麝香各细研。一分　蛤蟆一枚，用酒二升，烂煮去骨，入猪胆汁更熬成膏　芜荑一分　猪胆五枚，去汁

上件药捣，罗为末，入诸药于蛤蟆膏内，和丸如粟大。空心粥饮下五丸，日晚再服。

《圣惠》治小儿一切疳。胡黄连丸方

胡黄连　芦荟研细　麒麟竭　地龙微炒　熊胆研入。各半两　蟾酥半钱

上件药捣，罗为末，用面糊和丸黄米大。空心以粥饮下三丸，晚后再服。

《圣惠》治小儿一切疳，肌体干瘦，发立毛焦，心神烦热。熊胆丸方

熊胆研入　蜗牛炒令微黄　黑狗胆　黄连去须　胡黄连　丁香　麝香细研　沉香　鲤鱼胆　水银以枣肉少许，研令星尽　青黛各一分

上件药捣，罗为末，和研令匀，炼蜜和丸如黄米大。不计时候，以冷水下五丸，粥饮下亦得。量儿大小加减服之。

《圣惠》治小儿一切疳，日渐黄瘦，无问远近皆效。龙胆散方

龙胆去芦头　木香　蜗牛炒令黄　夜明砂　地龙各微炒　熊胆　芦荟　麝香并细研。各一分　朱砂细研，水飞过　青黛细研。各半两　干蟾头一枚，炙令黄焦

上件药捣，罗为末，每服以粥饮调下半钱。量儿大小以意加减。更吹少许入鼻中，虫子自出，黄白色可医，黑色难治。

《圣惠》治小儿一切疳，头发成穗，面目痿黄，鼻痒口干，爱食泥土，心腹虚胀，肚有青筋，四肢壮热。芦荟丸方

芦荟细研　丁香各半两　生麝香各细研　胡黄连　木香　牛蒡子各一分　熊胆半钱，细研　狗胆　猪胆　蟾头涂酥炙微焦各一枚　猬胆七枚　龙脑一钱，细研　鸡胆十枚

上件药捣，罗为末，用猪胆汁和丸如麻子大。每服以冷水下一丸，两岁以上加丸数服之。

《圣惠》治小儿一切疳，体瘦皮干，毛发焦黄，心热烦渴。杀疳保童丸方

青黛半两　熊胆　芦荟　蟾头灰　蜗牛炒令黄，为末　水银以少枣肉研，令星尽。各一分　黑狗胆一枚　鲤鱼胆五枚　麝香半分

上件药以青黛等细研，次下诸胆、研令匀，入炼了蜜和丸如黄米大。每服以冷水下五丸。量儿大小加减服之。

《圣惠》治小儿一切疳　田父丸方　田父，大蛤蟆也。

田父一枚，涂酥炙　蛇蜕皮一条　母丁香二七枚　夜明砂微炒　麝香细研。各一分　干漆捣碎，炒令烟出　朱砂细研。各半两

上件药捣，罗为末，先取半两，用醋一中盏熬成膏，后入余药和丸如黍米大。每服以粥饮下三丸。量儿大小以意加减。

《圣惠》治小儿一切疳青黛丸方

青黛一分　脑麝　腻粉　蟾酥各一钱

上件药并都研令细，用水浸蒸饼和丸如绿豆大。每服以温水下三丸。量儿大小加减服之。

《圣惠》治小儿一切疳，心腹虚胀，

爱食泥土，四肢壮热。辟宫丸方

辟宫一枚，去头脚尾，面裹煨熟　麝香半钱，细研　熊胆研入　黄连去须。各一钱

上件药捣，罗为末，蟾酥和丸如黍米大。每服研猪肝汁下五丸。量儿大小以意加减。

《灵苑》千金丸方　治小儿一切疳，久令儿肥壮无疾。

川楝子肉　川芎等分

上二味同为末，以猪胆汁杵和为丸如麻子大。量儿大小加减丸数。每以饭饮吞下，一日二服。常服三丸至五丸。《张氏家传》丸如绿豆大，分五分。用朱砂、青黛、白定粉、光墨、密陀僧，名为五色丸。非时进米饮下。《孔氏家传》治疳热下虫方同，用腊月干猪胆膏为丸，如干、汤化动，丸绿豆大，十丸、十五丸肉汤下。疳虫如发，便看即见，稍迟便化。

太医局芦荟丸　治疳气羸瘦，面色痿黄，腹胁胀满，头发作穗，揉鼻咬甲，好吃泥土；痢色无定，寒热往来，目涩口臭，齿龈烂黑。常服长肌、退黄、杀疳虫、进乳食。

干蛤蟆　大皂角以上二味。净分，同烧灰存性，为末。每末一两。入下项药　青黛一分，研　芦荟研　麝香研　朱砂飞，研。各一钱

上合研匀，用汤浸蒸饼和为丸如麻子大。每服三岁服二十丸，不计时候，温米饮下。更量大小加减。

《谭氏殊圣方》：

聤耳头疮面肿光，捋眉咬甲色痿黄。
嗞喱尿白时赤痢，炙烧食疗未相当。
夜明砂共炙蟾末，芦荟神功等麝香。
如此勿令迟救疗，四味元来药最良。

乌光丹一名明蟾丸

夜明砂干，半两　蟾末五分，但是蟾头。炙令焦黄，勿烧为灰　麝香　芦荟各一钱

上为末，蒸饼皮为丸如绿豆大。温水下三丸。

茅先生小儿疳及诸病保童丸方

皂角灰　川乌头炮　硫黄别细研　陈橘皮去瓤。各一两　白姜半两　川巴豆六十粒，去皮心膜，不去油，浸汤一宿，别研

上件为末，拌合，用软饭为丸如绿豆大。每服十丸，浓煮饭饮下。

茅先生小儿疳疾芦荟丸方

黄连　木香　槟榔　丁香各半两　腻粉一钱　芜荑去皮，取一分　青黛罗过，三钱。一钱半入药，一钱半为衣　麝香少许

上为末，研匀，用猪胆五个、川巴豆二十粒，同猪胆盏盛于饭面上蒸三五次取出，只用猪胆油，不用巴豆。将油拌前药为丸○此大，每服十丸、十四丸，用葱饭煎饮下。

茅先生治小儿疳方。

上用猪胆一个，以黄连末实一半，用巴豆一粒，须是全不损者安其中。又以黄连末实之及满，着饭甑内蒸熟；取出黄连，去巴豆及猪胆汁，为细丸。每服五十丸，陈米饭饮吞下。

《婴孺》青黛散　治小儿五种疳。若在内，则眼涩，腹胀，痢色无常定，或如疳淀；日渐羸瘦，此内疳之疾也。若鼻下赤烂，自揉其鼻，头上有疮，疮不着痂，渐流利，绕耳生疮，有时目赤，头发渐稀，头皮光紧，渐渐羸瘦，头大项细，此名头疳也。若唇口被蚀，齿龈作五色，或尽峭黑；舌下白疮，上腭有孔子，口中见臭气，齿龈被蚀，口唇败烂，此名口疳也，若疳蚀脊膂，十指皆痒，自咬甲，头发焦干，两膂虚空，脊梁如锯，有时腹胀，有时下痢，此脊疳也。若下部开胀，痢下脓血，有时赤烂，

痒不可忍，痢无其度，臭不可堪，此名急疳之候也。此五种疳候，同治一方。使用各别，须审形候，依疳治之，大验。

青黛二两　麝香　雄黄　朱砂　石盐　蚺蛇胆　盐绿　细辛　黄矾烧汁尽　薰陆香　黄连　黄柏　苦参　杏仁去皮尖，炒　桂心　干姜各一两　藜芦烧灰　莨菪子炒　附子炮，半两

上十九味，为散令匀，坩含收之，量病传药。若疳在内，以井华水调下，三服止，且将息。不减，再服一杏仁许；三岁半钱。量大小以意加减。若口中有疮，用酥少许每夜安唇内，须臾自至疮所。若鼻中疮及鼻赤烂，以酥和绿豆大两丸纳鼻中，日三、二度。若头上疮，以散敷之。下部外赤烂，以散敷之。若脊膂空虚，准前与服，仍以酥和散摩脊膂上。亦治野鸡痔病，绵裹纳之；外有头者，掐破，以散敷之。又治有疮无名、诸癣疥，用猪脂和涂之。大人口中有疮，绵裹含之。小儿白秃疮，以泔清洗去痂，拭干，先涂油，后敷散，差。忌浆水热面、猪、鱼、鸡、蒜、蒜、滑腻、一切动风物。

《婴孺》治小儿疳，或频壮热，眼赤涩，多揩眼揉鼻及头生疮，毛发自落。或视物不明，手足心热，时出蛔虫；或身生肥疮及作痢；或青黄赤白不定，口及下部生疮，乃至齿落生无辜，兄弟姊妹相传而死者。神验方。

黄连　苦参粉　龙胆各一分　木香　丁香　青葙子　犀角并为末。各半分　朱砂研　青黛　麝香　发烧灰。各一铢　绯绢方一寸。烧灰　石硫黄　雄黄　矾石烧灰　胭脂研　蚺蛇胆各一铢，和前药都研

上为末，蜜丸如小豆大。空腹清白饮下三丸，日再服。又有半豆许为末吹鼻中，取其一豆许吹下部中，亦取少许贴牙龈上。忌腥臊鲊鱼、一切毒物、鸡、猪、菘菜、芹菜等物。

钱乙胆矾丸治疳消癖，进食止泻，和胃遣虫方。

胆矾真者，一钱，为粗末　绿矾须真者，二两　大枣四十个，去核　好醋一升

以上四物同熬，令枣烂。和后药：

使君子二两，去皮　枳实三两，去瓤，炒　黄连　诃梨勒去核。各一两，并为粗末　巴豆二七个，去皮，破之

以上五物同炒令黑，约三分干。入后药：

夜明砂一两　蛤蟆灰存五分性，一两　苦楝根皮末半两

以上三物再同炒，候干，同前四物杵，罗为末。

上用前膏和，入臼中杵千下；如末成，旋入熟枣肉，亦不可多，恐服之难化。太稠，即入温水。可丸即丸，如绿豆大。每服二三十丸，米饮、温水下，不拘时。

《良方》治小儿诸疳诸痢，食伤气胀，体羸头大，头发作穗，壮热不食，多困，齿烂鼻疮，丁奚潮热等疾。牛黄煎方

牛黄二钱　麝香一钱　龙脑半钱　大蚵蚾一枚，去皮骨腹胃，炙为末。无灰酒一盏，猿猪胆一枚同熬成膏　胡黄连　诃子炮　使君子去壳　蝉壳不洗　没石子　芦荟　芜荑　熊胆　夜明砂　朱砂　雄黄各一分　木香　肉豆蔻春夏各半分，秋冬各一分

上丸如麻子大。饮下五、七丸。惊疳，金银薄荷汤下。干疳腹胀，桃仁茴香汤下。疳虫，东引石榴、苦楝根汤下。五岁以上十丸。此丸尤治疳痢挟热，而痢者不可服。

《良方》治瘴及五岁以上疳气，腹胀气喘。木香丸

青木香　大附子炮，去皮脐　人参　厚朴　官桂去无味者　羌活　京三棱　独活　干姜炮　甘草炙　川芎　川大黄锉，微炒　芍药各半两　内豆蔻六枚，去壳。止泻方用　鸡心槟榔　陈橘皮去白。各二两　牵牛子一斤，淘去浮者，揩拭干，熟捣为细四两，余滓不用

上十五味为末，瓷器盛之，密封。临服用牵牛末二两，药末一两同研令匀，炼蜜为丸如梧桐大。心腹胀满，一切风劳冷气，脐下刺痛，口吐清水白沫，醋心，痃癖气块，男子肾脏风毒攻刺四体；及阳毒脚气，目昏头痛，心间呕逆及两胁坚满不消。卧时橘皮汤下三十丸，利为度。此后每夜二十丸。女人血利，下血刺痛，积年血块；胃口逆，手足心烦热，不思饮食，姜汤下三十丸，取利，每夜更服二十丸。小儿五岁以上疳气，腹胀气喘，空心，温汤下五、七丸。小者减丸数服。凡胸腹饱闷不消，脾泄不止，临卧，温酒下，取利。食毒、痈疽发背，岚瘴气，才觉头痛，背膊拘急，便宜服之。快利为度。常服可以不染瘴疾。凡瘴疾皆因脾胃实热所致，常以凉药解。膈上壅热，并以此药通利弥善。此丸本治岚瘴及温疟大效。李校理敦裕尝为传，刻石于大庾岭，蒙效者不可胜数。予伯氏任闽中，尝拥兵捕山寇，过漳浦，军人皆感疟。用此治之，应时患愈。予在江南时，值岁发温疟，以此药济人，其效如神。皆以得快利为度。又记：凡久疟服药讫，乃灸气海百壮，又灸中管三十壮尤善。《张氏家传》云：刑部李学士治疳御瘴方，得之于马都丞，分两稍别，木香、附子各二两，大黄、人参、厚朴各一两，桂、槟榔、豆蔻、陈皮各三两，余皆半两，牵牛子一升。

《聚宝方》胡黄连丸　小儿常服疳药方

胡黄连半两　宣连　白芜荑仁　木香各二两

上四味为末，獖猪胆和于盏内，坐饭甑中蒸两度，丸如粟米大。每服二十丸，米饮下。

西京丁左藏黄瓜丸　治小儿疳疾。

熟黄瓜一个，去瓤留盖，纳好黄连，盖却；又蒸熟，去黄连　白芜荑仁　麦蘖　夜明砂　龙胆草各一分　巴豆炒，去皮膜，五钱　神曲猪胆浸一宿，慢火炙　麝香各半两

上为细末，用蒸黄瓜丸如绿豆大。常服三丸，饭饮下。

西京丁左藏紫霜丸　治小儿五疳、八痢，及一切疳。

木香　赤石脂　龙骨　枳壳去瓤，麸炒　附子　白姜炮　黄连　肉豆蔻　密陀僧各半两　巴豆一十五个、去皮膜，浆水半盏，煮尽水，去油，细研用　麝香半钱

上为末，蒸饼心和丸如麻子大。一岁一丸，三岁五丸。每服三丸汤使，如后常服温水吞下。鼻痒、脑疳

橘皮汤下；吐泻、食疳，生姜汤下；羸瘦、脾疳，煎枣汤下；疳气肚胀，橘皮汤下；筋疳多泻，盐汤下；肝疳眼涩、生疮，黄连汤下；骨蒸热，覆地食泥土，腊茶清下。

西京丁左藏蛤蟆丸肥孩儿，常服得效方。

干蛤蟆大者一个，泔浸三宿，去肠肚、头爪，净洗，酥炙、令黄香　陈皮去白，一分　胡黄连一两　郁金　芜荑仁各半两

上为末，于陶器内用獖猪胆汁和，令稀稠得所，放饭上蒸熟为度；取出半日，丸如绿豆大。常服五、七丸，陈米饮下。

西京丁左藏龙胆丸治小儿疳，兼肥

孩儿方。

龙胆草二两　青黛一两　麝香一分

上同研匀，馒头底水浸烂如糊，和丸如绿豆大。常服杀蛔进食，长肌肤，大有神效。食后每服米饮下三丸至五丸。

《惠眼观证》乌梅散治疳病经取腹中疼痛方。

乌梅　延胡索各一分

上二味为末。每服一大钱，水八分一盏，甘草一寸捶碎，煎至四分，去滓温服。

《刘氏家传》小儿疳芦荟丸方

芦荟研　黄连去毛　白术　使君子肉　芜荑仁不见火。各一分　巴豆半两，连壳银器内煅存性，取一分

上末之。研饭丸如粟米大。每服五丸或七丸，饭汤下。

《刘氏家传》治疳方。

草龙胆末之　白芜荑仁去皮，研。各一两

上米饮丸如此○大，不拘时候。此药能进食，长肌肉。须小儿会食方可服，盖吃食方可疳也，日二三岁至十数岁者可服。初服三五日间下疳虫是效，每服五丸。

《刘氏家传》象守陈南仲治小儿一切疳，诸药无效方。

上用大麻子取沥，和干蒸饼末为丸如绿豆大。每服十五、二十粒，空心粥饮下。

《张氏家传》治小儿诸般疳。神曲散方

神曲　陈橘皮不去膜　大黄纸裹，炮熟　芍药各三铢　桔梗　芎　厚朴姜制　枳壳去瓤，麸炒　白茯苓各一分　人参四铢　甘草二分，炙

上为细末。无时候，入姜一片，如茶法煎一钱匕服。

《张氏家传》沉香丸　治小儿疳气方。

沉香　巴豆面裹，油煎令黄色即出，入乳钵，研如面　肉豆蔻　大黄湿纸裹，煨香熟　木香　干姜炮。各一两　槟榔二两半　青橘皮三分

上件八味，面糊为丸如绿豆大。小儿疳气，以姜、橘皮汤下一丸至二丸。量大小加减吃。

《庄氏家传》治小儿诸疳，头面微肿，腹内作痛，色黄肚胀，不思饮食，多嗽不止。芦荟丸方

芦荟研　芜荑各半分　干蟾用头并脊背秤　木香　宣连　干蜗牛　辰砂研。各一分　熊胆真者，研，一钱　丁香二钱，新者　麝香一字，秤、研　使君子取仁，一分

上为细末，面糊为丸麻子大。每服二十丸加至三十丸。日三、两服，米饮下。此药常用至效，须久服见功。

《庄氏家传》小儿疳伤丸子方

黄连　巴豆去皮心，出油了　芜荑　草薢各半两

上为末，豮猪胆丸，入麝少许，朱砂为衣，如麻子大。米饮下一两丸，量儿大小。

《庄氏家传》疳药保童方

朱砂一分，研　石菖蒲　牛膝　官桂各半分

上同为末，用白羊肾一对煮熟，一处捣，和丸如绿豆大。空心，温水下二丸。

《庄氏家传》疳疾二十四候：

第一候：泻脓血，日渐瘦，是冷热疳。宜服八香丸方

胡黄连一钱　脑麝各半钱　牛黄半分　芦荟一钱半　蟾酥五十子，作块者亦得　白花蛇半两，酒浸去骨　蝎梢一分

上为细末，猪胆丸如黄米大。每服五丸，米饮下，一日三服。如患甚，仍

用生米泔调作散，半钱服。

治小儿脾疳，面黄多睡，手足浮肿方。

桑白皮焙　汉防己焙　人参　茯苓　胡黄连炮　麝香各一分

上为末，炼蜜丸如麻子大。用米饮下五丸，一日二服。

第二候：脚细肚高，胸前骨生，爱吃土泥酸咸。日久通身黄，时时吐逆下痢，腹内疼痛，是脾疳。宜服此：

虎睛一对、焙　牛黄　朱砂　麝香各一分　桔梗半两，煨

上为末，炼蜜丸。生姜汤下三丸至五丸。

治小儿脾疳，泻血、肚大、气喘方。

丁香　白术　龙脑　干蝎　胡黄连　夜明砂炒。各一分

上为末，软饭丸米粒大。芜荑汤下。

第三候：鼻下赤烂，爱揉眼，无血痢，是肺疳。乃因吃者乘热物或病奶，所损心肺；加之咳嗽，更以服凉冷药过多，便上热下冷，渐渐昏沉，日夜烦哭方：

龙脑　朱砂各一分　钩藤　玄参各一两　胡黄连半两，炮　麝香一钱

上为末，炼蜜丸如黄米大。米饮下三丸至五丸。

治小儿五疳、八痢，及发焦黄、肚胀、手足瘦细，肚上筋脉起，揩眼，鼻涕垂至口，咬指甲。或下部生疮及大小便不通。宜服此药疗之方。

芦荟　夜明砂炒　蛇蜕皮灰　黄牛角屑各一分　蟾酥少许

上为末，更入麝香少许，炼蜜丸如绿豆大。每服三丸，用米饮下。服药间仍先用桃柳汤洗浴孩儿了，将青皂衣盖之。更用药一丸至二丸，安在孩儿脐中。便着醋面糊与青皂帛贴之，候虫出为度。如无虫，但汗出为妙。服药三日后，宜减一丸。

第四候：皮虚皱，面无颜色，身上燥痒，心烦，宜用药疗之。

治小儿五疳，面色黄瘦，身体壮热，吃乳食不能消化；眼目涩痛及胸膈痰涎，爱食酸咸，常多泻痢。宜服此方。

胡黄连　母丁香　黄连微炒，去毛　芦荟　熊胆研。各半两　麝香一分，细研　蟾头一枚，涂酥炙焦黄

上为末，用牛胆和丸绿豆大。如患心脏疳，煎芜荑甘草汤下三丸。食疳泻血或赤白痢，新汲水下三丸。吐逆不止及水泻，生姜汤下。眼疳，羊子肝血与酒和，看多少，微煎，下三丸。

第五候：毛发稀疏，鼻生疮，是肺疳。

治小儿一切疳，肌肤消瘦，泻痢不止，口鼻生疮，水谷不化方。

蛤蟆灰　白矾　乌贼鱼骨炙　密陀僧各一分　麝香半分

上为末，炼蜜丸如豆大。温水下三丸。《圣惠》方同，但麝香用半两。

第六候：头生疮，毛发稀焦，是肝疳。方：

肉豆蔻　蟾灰全者。各一个　桔梗炮　茯苓煨　大黄煨。各一两　脑麝各一钱

上为末，软饭丸麻子大。粟米饮下三丸，只可两服。

治小儿头项细，心腹胀满，皮肤干皱，毛发焦黄，鼻下赤烂，口舌生疮，泻痢不止，日渐羸瘦方。

大蟾一个，去四足，劈开腹，去肚肠；入胡黄连一两，和在内，线缝合。以湿纸三重裹，用泥固济四面，令干。微火出阴气。更用炭三斤烧令通赤即住。候冷，净去泥土，细研如粉　麝香　熊胆　芦荟各半两

上一处细研如泥，面糊丸如麻子大。

米饮下三丸，乳汁亦得。三岁以上加丸。

第七候：牙变黄赤不定，是肾疳。宜服此药。

治小儿肾疳，并疝气偏坠寒热方。

没药炮　甘草各一分　硫黄　木香炮　胡黄连各一分

上为末，用蒸枣肉丸如麻子大。茯苓汤下三丸，可两服。

治小儿五疳瘦羸。定命牛黄丸方

牛黄　朱砂　雄黄　麝香　丁香　脑子各一钱　瓜蒂三个　蟾酥半分

上为末，用温水浸，蟾酥和丸如穄米大。每服先用温水化两丸，滴入两鼻中，令嚏三五声。再以温水下三五丸，日可三服，神妙。《圣惠》亦有此方，但瓜蒂用三十枚、丁香一分，余药皆同。

第八候：头发焦干，鼻下疮生，是肺疳。

理小儿五疳、八痢，腹胀羸瘦，头发焦干，口鼻生疮方。

黄连　白芜荑与黄连同炒焦　夜明砂用水淘五次，焙。各一两

上为末，豮猪胆汁和丸如绿豆大。三丸至五丸，不计时候，麦门冬熟水下。久患疳气，服药无效，或腹胀气促不能饮食，米欲下，取出疳虫即差。

第九候：咬指甲，毛发作穗，四肢沉重，是心疳。

治五疳、八痢，心藏热方。

芦荟半两，研　轻粉　青黛　香墨　飞罗面各一钱　使君子一个　蜗牛五个，和肉炒焦，细研　麝香半钱

上为末，研细，滴水为丸芥子大。生地黄汁化下一丸至二丸，薄荷汤亦得。

治小儿疳渴，常服五疳不生方。

大蛤蟆两个，长流水内刮去肚肠之法，酒三升，瓶内煮令烂，去骨，研如粉　黄连四两，别为末　麝香一钱　朱砂一钱半

上先将蛤蟆膏与黄连末同研，后更与麝香、朱砂等研匀，作丸如绿豆大。每服十丸，陈米饮下。如患疳，用黄蜡茶调下。如难丸，入些酒面糊不妨。

第十候：肚上筋生，齿龈虫食脾，骨槽疳。

治小儿脾疳手足浮肿方。

桑白皮炮　汉防己　人参　茯苓　胡黄连　麝香各一分

上为末，炼蜜丸如麻子大。食前，米饮下五丸。与第一候第一方同。

治小儿疳蚀动唇齿及疮生方。

蟾头一个大者。烧灰　麝香半钱

上研匀如粉，掺于疮上，立效。

治小儿一切疳毒有疮方。

苦楝皮五斤，锉　七姑叶半两，锉　甘草　白矾各二两　葱白十茎

上粗捣令匀，用水五斗煮五、七沸，旋旋添洗疮处。如久患，两服立效。

第十一候：吐逆腹胀是胃疳，又名奶疳。

治小儿因吃着患热病，奶次腹痛；并及惊风、毒奶，便乃下痢吐逆。又名奶疳。

桃仁去皮尖，炒　胡黄连各半两　沉香　朱砂别研。各一分　金箔五片

上为末，软饭丸麻子大。米饮下五丸，奶汁下亦得。

治小儿胃疳及进食方。

胡黄连　芦荟各一分　肉豆蔻一个　槟榔　干蟾炙。各半个　夜明砂半分，炒　朱砂　麝香各半钱

上为末，炼蜜丸如绿豆大。一岁一丸，米饮及乳汁下亦得。如是疳盛，次加二丸至三丸，取下虫屎为验。五日一服。

第十二候：齿龈臭烂，面无颜色，心不思食，是脾疳。又名口疳。

治小儿唇口及齿根宣露，牙龈生疮臭烂方。

葶苈炒　胡黄连各二钱　黄丹半两

上为末。每半钱于牙龈上贴之，不得咽津。

治小儿鼻下赤烂，心烦躁；鼻中生疮，渐渐转多。及身上焦燥，日夜疼痛。急治之方。

诃子二个　豆蔻三个　黄连六分　防风半两　朱砂一分

上为末，饭丸麻子大。每服荆芥汤下三丸。

第十三候：爱合面卧，多睡如醉，腹胀气急，是心脾疳。

治小儿合面卧地，多睡；或气急面黄，哭声高叫；或心痛口干。盖是因曾吃生肉，如此腹内有虫。

鹤虱二分　茯苓一两，煨　木香一分　苦楝根三两　桧株根半两

上先将二味根用水一斗煎成膏，然后杵三味为末，搜和成丸黍粒大。每服三、五丸，米饮下。

治小儿一切疳。蜗牛丸方

蜗牛四十九枚，用小罐子一个，泥固济令密，烧通赤，烟尽为度，去泥，只用蜗牛灰　蛇蜕皮二条，为末　芦荟　熊胆　夜明砂淘泥，炒　黄连各一分　瓜蒡一十四个，别为末　麝香半钱　干蟾一个，要前脚以前一截，用泥固济罐子，与蛇皮一处烧，烟尽为度

上为末，猪胆丸绿豆大。饭饮下三丸。《圣惠》方同。

第十四候：鼻内干痛，口中臭气，齿根有鲜血，是肝肺疳。

治小儿肠鸣泻痢，口鼻干，常有鲜血，日夜痛方。

白术炮　硫黄各一分　枳壳炒　胡黄连　当归各半两

上为末。每服半钱，熟水调下。

治小儿一切疳方。

蟾头一个，炙　腻粉　豆豉　芜荑　黄连各一分

上为末，软粟米饭为丸麻子大。早晚米饮下。

第十五候：脚细肚高，并肚上有青脉，是脾疳。

治小儿通身黄瘦，大小便结涩，脾所召也。

汉防己炒　甘草炙。各一两　桑白皮　木通　木香各半两　槟榔一个　胡黄连一分

上为末。每服一钱，水七分盏，生姜少许，煎至五六分，温二服。

治小儿疳气，进饮食。黄芪散方

黄芪　五味子　厚朴姜汁炙　白术　陈橘皮　芍药　甘草炙　苍术　干姜　干蝎　当归各一两　木瓜三两

上为末。每服半钱，米饮调下。

第十六候：非时生疮，爱吃冷水，是热疳。

治小儿肝脏风热，眼中不见物，及有汗方。

石决明　乳香各一分　龙胆二分　大黄半两煨

上为末。每服两钱，用薄荷温水调下。

治小儿一切疳热渴方。

蚧蛤蟆大者用二个　蜗牛虫半升，用井水淘、洗净为度。然后用新瓦罐子一个，入二味虫在罐内。用盐泥固济了，不得透风。更进火烧，令通赤。候冷，二味取出，不用饼子　大黄　黄连各二分　麝香一分

上为末，面糊为丸如芥子大。每服三丸至五丸，米饮下。

第十七候：皮肤上生粟子，粪中米出，是脾冷疳。

治小儿疳气脾虚。冷香连丸方

胡黄连　宣连各半两

上为末，软饭为丸如黍米大。每服空心，夜卧用温水下五丸。

治小儿一切疳方。

芦荟　胡黄连　朱砂　青黛　麝香各一分　蟾酥少许

上为末，饭为丸芥子大。每服空心临卧，温水下五、七丸。

第十八候：气满腹胀及口干，是心胃疳。

治小儿疳气，腹虚肿有似水气方。

肉豆蔻一个　木香炮　麝香　朱砂各一分　胡黄连半两，煨

上为末，饭为丸麻子大。米饮下三、五丸。

治小儿通黑，状如鬼形，是疳病所致。方：

丁香　木香　熊胆　干姜各一分　蜣螂一个，去手足，用面炒

上为末，蜜丸如麻子大。每服三丸、五丸，二宜汤下。如无，只米饮下。

第十九候：爱餐生米面、炭、瓿、瓦，是脾胃疳。

治小儿惊风五疳，芦荟丸方

芦荟　胡黄连　牛黄　天竺黄　草龙胆　茯苓各半两　脑麝　人参　川大黄　雄黄各一分　生犀屑二分

上为末，炼蜜丸绿豆大。每服三丸，薄荷汤下，温酒亦得。化下亦无妨。

治小儿夜间壮热或憎寒，手足冷。虽然能食，只是消瘦，往往下痢。方：

胡黄连一两　桔梗一分　麝香一钱　铁焰粉二分，炒

上为末，糯米糊研作丸，麻子大。米饮下三、五丸。

第二十候：揉鼻揩眼及咬指甲，爱饮水，是肝渴疳。宜先用止渴药。

治小儿疳渴方。

人参　干葛　黄芩　柴胡　甘草炮。各一分

上为末。每服一钱，水一盏，煎五分，去滓。候冷，分为五服。每吃药时，更点铅白霜、寒水石共研一字服之，方治疳。

小儿杀疳令肥保贞丸方

上用大蝙蝠一个，用罐子内盛，火煅存性。候冷研细，麝香少许，用粳米饭为丸黍粒大。熟水下三丸。

第二十一候：多寒热，爱卧不起，骨热疳，用药疗之。

治小儿骨热。解毒犀角散方

柴胡银州者　川大黄　甘草炙　川芎　茯苓　芍药　面葛　桑白皮　地骨皮　山栀子仁　黄芩　贝母各半两

上为末。每服一大钱，水一盏，入青蒿一枝、小麦十粒，煎七分，温温服。大段有患，更入麻黄、连翘二味与前药等分为末，煎服之。见效。

治小儿因惊后天瘹，并一切疳热。黑锡丸方

黑锡一块，可半果子大　水银半两　金银箔各一两

以上四味同熬，细作砂子。

芦荟半两　朱砂　牛黄各一分

上为末，炼蜜丸绿豆大。一岁以下梨汁化一丸服之，一岁以上用酒或温水下两丸。

第二十二候：爱饮水，眼目不开，是肝疳。

治小儿手足动，眼目不开，有时语笑；或即嗔怒，兼多惊，手指甲青，状形似死，妄称天瘹。通神丸方

茯苓　龙齿各煨。半两　铅丹　胡黄连各一分　银箔五片　麝香一钱　钩藤一两，煨

上为末，炼蜜丸麻子大。每十丸，

米饮下。

治小儿疳渴，和气止吐逆方。

人参　白茯苓各一两　木香　藿香　甘草炙。各一分　干葛二两

上为末。每服一钱。水一盏，煎七分，去滓，温温服。

第二十三候：肌体或热或凉，发渴无时，是急疳。

治小儿惊热后生疳。宜服天竺黄丸方

天竹黄研　青黛　白附子　黄连炒　地龙炒　麝香研　夜明砂净洗，炒用　龙胆各一分　干蝎五个，炒

上为末，拌和匀，用糯米粥丸如麻子大。淡姜汤下三丸。切忌鸡肉。

第二十四侯：齿龈黑，唇懒开；赤则心疳积热。

治小儿心脏积热生疳。桃花丸方

寒水石一两，用炭火烧热，研如面细　朱砂半钱，细研，合和如桃花色

上为末，水浸蒸饼丸如粟米大。冷水下三、五丸，服旬日，自然安妙。

《庄氏家传》治小儿疳。芦荟丸方

芦荟　大蛤蟆一个，用酥涂，炙令黄　青黛　鹤虱　黄连各等分

上为末，用猪胆为丸如麻子大。米饮下五丸，三岁以上十丸。如要治风疳，更入羌活。

《庄氏家传》芦荟丸　治小儿疳及惊热方。

芦荟一两　使君子用仁　青黛各半两　胡黄连一两半

上为细末，入麝香一钱，研匀。獖猪胆为丸黄米大。每服一二十丸，温熟水下。

《庄氏家传》治小儿疳药方。

胡黄连　丁香　芦荟各半两　牛黄半钱　麝香半字　熊胆一分

上件六味，滴水为丸。每服五丸，冷水下。

《庄氏家传》治小儿夏至后立秋前，宜服杀疳退黄瘦、肥孩儿使君子丸方

使君子　宣连　胡黄连　木香　丁香　天竺黄　肉豆蔻各二分。先捣为末，后研　雄黄　青黛　麝香　牛黄各一分　蛤蟆一个，去肚中物，酒浸一宿，炙黄焦，为末　龙脑少许

上件为末，用狗胆汤浸一宿，取汁相和，面糊为丸如黍米大。米饮下，随小儿大小加减服。

《庄氏家传》治小儿有疳，头大项细，潮热及惊；四肢羸瘦，鼻下赤烂，口舌生疮，泻利不调。或时呕吐，脚细肚大，毛发焦黄，一切惊疳，宜服此药方。

大蟾一枚，去脚、肚、肠、四足，净洗，入胡黄连一两在内用线缝合，湿纸三五重裹，然后泥固，候干，用炭火三斤，烧令通赤，为末。入诸药合和　雄黄末　麝香各一分　牛黄　生龙胆各半分　芦荟二钱

上件都细研为末，合一处研细，又却取糯米粥为丸如黄米粒大。每服五七丸，温米饮下。

《庄氏家传》治小儿疳气方。

芦荟　天竺黄　牛黄　熊胆　胡黄连　轻粉　青黛　雄黄各一钱

上件，同研细。入獖猪胆和丸黄米大。米饮下五七丸。

《孔氏家传》截疳丸方

巴豆六钱，去皮膜，纸囊裹，出尽油，取霜　黄连半两、为末　轻粉一钱匕　京三棱炮，取末，二钱　麝香半钱匕　皂角和皮用，四钱，炙令半生半熟，拌

上为末，以烂饭为丸如绿豆大，更以朱砂为衣。每服临卧，米饮吞下。量儿岁数加减。初服时四岁小儿可三丸，

不泻，泻即歇一日与五丸。常服止一两丸。

《孔氏家传》治小儿疳药方。

黄连二两　川楝子一两　芎半两

上为末，猪胆汁拌和，却入猪胆中，线子系定，于石器内浆水煮五七沸，取出；挂、风一宿，倾出。为丸如绿豆大，每服五七丸，米饮下。

《孔氏家传》搜疳丸方

胡黄连半两　宣连　芜荑仁各一两　麝香少许

上为细末，次入芜荑，研匀方入麝。以豮猪胆汁煮面糊为丸，如绿豆大。每服二十丸，米饮下。不拘时，日二三服。

《孔氏家传》治疳亦可常服方。

豆蔻仁　使君子仁　南木香各一分　黄连半两

上为细末，饭为丸。每服十丸，饭饮下。

《孔氏家传》毛世显小儿疳药方。

上用牛胆酿五灵脂，研细，再用胆汁丸。每服五七丸，米饮下。

《孔氏家传》小儿疳药方。

黄连二两　芜荑略炒，去扇　胡黄连各一两　青橘浸，去白　使君子用仁　神曲炒。各半两　麝香研，一分

上为细末。猪胆熬面为糊，丸如粟米大。每服十丸，熟水下。

《孔氏家传》治疳无比丸方

代赭石二钱　芜荑去皮　雷丸　干漆　神曲各半两

上为末，粟米糊为丸如芥子大。每七丸至十丸，米饮下。食前，日二用麝熏之，如有虫，即下。

《王氏手集》治小儿疳患牛黄膏方

巴豆纸二十重裹，出油尽，白雪色　郁金为衣。各一两　英粉二两，不可见火，做粉，腊日入水瓶盛，用糯米一升，至清明日取晒干　使君子十个大者，用肉　雷丸半两

上件为末，面糊丸如○大。饮下三五丸，量大小。

《王氏手集》斧碪丸　杀疳，温脾胃，思食生肌。韩道昌方

没石子白者　肉豆蔻去皮。各一个　使君子十四个，去皮　楝丁香　芦荟细研　木香细锉　硇砂水飞　荆三棱微炮，锉碎　胡黄连各半两

以上九味同为末。

白矾　绿矾　胆矾各半两

上件三味矾用酽醋一升，去核熟枣肉一两，只得于石器内，慢火熬成稀膏，后入九味药在内，熬稠，取出。石上涂少熟油，碪千百下，丸如绿豆大。每服三五丸，食前，陈粳米饮下。

《赵氏家传》治小儿十五种疳。芦荟丸方

芦荟锉研、一分　白芜荑焙　川芎炒。各半两　使君子面裹、炮，一两

上三味捣为细末，入芦荟于乳钵内同研极细，以羊胆三个取汁，和蒸饼为丸如麻子大。每服五七丸，米饮下。

《吉氏家传》治疳肚如鼓方。

密佗僧　风化灰各一钱　黄丹半钱

上为末。以猪肉炙一片，用药半钱蘸上与吃。如不食吃，乳母嚼与。

《吉氏家传》治诸疳蚵蚾丸方

蚵蚾一个，淘，浸一宿，去骨，炙黄色　胡黄连末　巴豆去心油，醋煮十数沸　青黛　朱砂为衣。各一钱　麝香少许　定粉一分，研　宣连一两，煨，去毛后炮，出火气

上件为末，红米饭丸。每服二丸，米饮下，乳汁亦可。

《吉氏家传》治疳皂角丸方。

乳香　没药　麝香各少许　槟榔　朱砂各一钱　腻粉二钱　巴豆七粒　白丁香四十九粒

上各细研，用煮枣肉为丸绿豆大。每服三丸，皂角汤下。

《吉氏家传》治一切疳芦荟丸方

芦荟　朱砂各一钱　芜荑　胡黄连各二钱　熊胆半钱　巴豆去尽油，二七粒　蟾一个　麝香少许

上末，用醋酒化芦荟糊，和丸如绿豆大。每服五丸，饭饮下。

《吉氏家传》治疳调中顺气丸方

枳壳一两　大黄一两半、炒　木香　柴胡各半两　桂心一分　人参　茯苓各三分

上末，炼蜜为丸如绿豆大。每服五丸，香熟水下。

《吉氏家传》治疳困方。

龙胆草　蚌粉

上件等分。每服半钱，米饮下。

《吉氏家传》治诸疳蚵蚾丸方

巴豆十五粒，冷水浸，去心皮、膜，出油，用水煮十沸　朱砂为衣　青黛　定粉各一钱　麝香半钱　胡黄连一两，去毛，炒，地上去火毒

上末，红米饭丸如绿豆大。每服三五丸，米饮下，或乳香汤下，不计时。

《朱氏家传》疳药，常服长肌肤，去百虫。保童丸方

青黛　宣连　朱砂各二钱　芦荟一钱　使君子十个　脑麝各半钱

上件八味用獖猪胆炼过，为丸。三丸、五丸，熟水下。

长沙医者郑愈传治小儿疳疾方。

宣连用巴豆半两，拍碎，水三升，煮令干。用水洗宣连，去巴豆不用　使君子仁　芜荑仁各一两　青黛半两　肉豆蔻二两，醋面裹、煨熟　轻粉　麝香各少许

上为末，面糊为丸如黄米大。每服五七丸，饭饮吞下，不计时候。

洪州张道人传治小儿一十二种疳：肝疳、急疳、风疳、肉疳、脊疳、虫疳、脑疳、食疳、蛔疳、脾疳、肾疳、心疳。定生死；有此候者，取得虫，青者死；黄者可治。须服定命丹方。

木香　夜明砂　麝香各一分　蝉蜕三个　胡黄连二钱　金银箔各五片

上件为末，软大米饭为丸麻子大。米饮下三粒，日三服。忌酸咸油腻。

第一肝疳：小儿虽饮奶乳，渐喜肉食，尤爱酸咸。只服前定命丹，次服此药。

肉豆蔻三个　枳壳焙、三分　茯苓　胡黄连各半两　大黄　甘草各一两　丁香　麝香各二钱

上八味为末。每服一字，米饮下，日二服。久者五服，有效。

第二急疳：小儿疳痢，下赤色脓血，下部脱肛。虽有精神，命在须臾。但服此沉香丸方。

沉香　人参　蝎　胡黄连　乳香各一分　龙骨　甘草各一两

上件枣肉为丸麻子大。每服三丸，米饮下，日二服。久患七服，见效。

第三风疳：小儿手足拘拳，眼目不开，有时自笑；或嗔怒惊叫，手爪甲青，状似鬼形，色似天瘹。须服此金箔茯苓散

金箔五片　茯苓　牛膝　胡黄连各一两　龙骨一分，生　木香　麝香各一钱

上件为末。每服一字，米饮下，日二服。忌油腻。

第四肉疳：眼目常痛，饮食不下，食物不消，日渐羸瘦，服此调中丸。

鳖甲醋炙　当归　黄芪　人参　附子炮　桂心　胡黄连各一两　雄黄少许

上为末，枣肉为丸麻子大。每服三丸，米汤下。忌鱼、油物。

第五脊疳：十指爪甲痒痛，头发焦干，腹肚虚鸣，脊骨如锯；时时下痢，状如青淀，或脓或血，服此朱砂丸方

天灵盖炙，一个　柴胡烧　白术　麝香各一钱　槟榔一个

上件蒸枣为丸如麻子大。每服三丸，米饮枣汤下。

第六口疳：漏失。

第七脑疳：鼻下赤烂，身心烦躁，鼻内生疮，头发自落，日夜痛无休歇，状似鬼形。服此安息丸方

安息香　丁香　胡黄连　麝香　雄黄各一两　肉豆蔻二钱　金银箔各五片

上件炼蜜为丸麻子大。每服三丸，米饮下。

第八食疳：小儿夜间壮热，或时憎寒，手足或冷；兼生阴汗，渐加消瘦，多饶虚肿，往往下痢。铁粉丸方

铁粉此是熬盐鏊子，凡要用，将烧红或醋泼外，其盐霜色起，刮，铁粉也　朱砂各二钱　木香　桔梗各半两　胡黄连一钱　青州蝎五个

上件为末，白米饭丸，麻子大。每服三五丸，米饮下。

第九蛔疳：小儿合地，面无颜色，啼声乍高，状似心痛。往往口干，发动有时。医人不识，妄呼见祟。不知小儿曾吃生肉，肉化为虫，此方大效。苦楝丸

苦楝根　鹤虱　朱砂各一两　槟榔三个　麝香一钱

上件为末，面糊丸小豆大。每服三丸，白汤下。日可三服，忌毒物。

第十奶疳：由乳母胃气不足，小儿吃着冷奶，便生吐逆，渐成奶疳，宜急治。莫交肿毒，便身通黄，状似橘皮。宜服木香散方

黄芪　人参　龙脑各一分　蝎　干姜　橘皮去白。各一两　附子　甘草各一两

上件为末。每服一字，乳香汤调服，日进二服。重者不过七服。忌毒物。

第十一脾疳：小儿常吃泥土，日久遍身通黄。人不识，或呼为阴黄。宜服虎睛丸方

虎睛一个　牛黄二钱　桔梗　麝香　胡黄连各一钱

上件为末，炼蜜为丸麻子大。每服三丸，食前，米饮下。日二服。

第十二肺疳：小儿多是吃着热味食及病奶，损伤心肺，便生喘嗽。愚医不辨冷热，以药攻之，变成黄肿，渐觉昏沉。服此杏仁散。

杏仁二、七个　甘草　款冬花各二钱　麝香　胡黄连各一钱　半夏汤洗七度，半两

上件为末。每服一字，枣汤调下。日进二服。

五疳出虫第四诸疳虫附

《圣惠》论：夫小儿五疳之疾，皆由乳哺不调，寒温失节之所致也。若久而不差，则腹内有虫，肌体黄瘦，下痢不止。宜服药出之，则疳气渐退。其虫状如丝发，或如马尾，多出于腹背及头项上；若虫色黄白及赤者，可疗；青色者，不可疗也。

《颅囟经》治孩子疳痢，辨虫颜色，定吉凶。朱砂丸方

朱砂半石莲大　阿魏如朱砂大　蝙蝠血三两滴　眉酥少许

上细，和少许口脂调，先桃柳枝煎汤浴儿，后看小儿大小，以绿豆大填儿脐中贴之，用青衣盖儿。看虫出来，黄色轻，青黑色重。

《圣惠》治小儿五疳及惊风出虫，定生死。干蟾丸方

干蟾一枚，五月五日者良　蛇蜕皮一条，大者　谷精草二两，与以上药同入罐子内，以盐泥固济，曝干，烧令通赤，放冷，研　胡黄连　瓜蒂　母丁香以上二味同研末

牛黄 白龙脑 朱砂 雄黄 芦荟 天竺黄 麝香各细研。一分 青黛半两

上件药都入乳钵内，研令极细。用獖猪胆汁煎面糊和丸，如绿豆大。一、二岁儿以温米泔半合化下五丸。服药后，以桃柳汤浴儿。着青衣盖，疳虫当出衣上及眉毛鬓边，如细麸片子；或如掺面尘。毒黑色者难治，黄白色易医。仍宜粥饮下二丸，日三服。甚者半月内差。

《圣惠》治小儿五疳瘦弱，毛发干焦，口鼻多痒，有虫。宜用麝香丸方

麝香 芦荟 粉霜 朱砂细研。各一分 蟾酥一白豆许大 皂荚三寸，烧为灰 蛇蜕皮五寸，烧灰 蝙蝠三枚，取血拌入药末

上件药都细研，以油熔蜡和丸如小豆大。先以桃柳汤洗儿，后用药一丸涂于脐中。上以醋面封之，良久即虫出。黄白赤者易治，黑者难疗。

《圣惠》治小儿五疳，四肢干瘦，腹胀气粗，频揉鼻眼，宜服出虫芦荟丸方

芦荟 牛黄各细研 蝉壳各一分 腻粉 粉霜 硫黄细研 麝香细研。各一钱 田父一枚，烧，烟似绝便住 青黛半两，细研 巴豆十枚，去皮心，研，纸裹，压去油 蛇蜕皮一条，烧灰

上件药捣，罗为细末，入研了药令匀，以粳米饭和丸如绿豆大。每服温水下两丸。良久，煎桃柳水浴儿，后以青衣盖遍身，当有虫出。白黄者可治，青黑色者难治之。

《圣惠》治小儿五疳，四肢黄瘦，腹胀气粗，发干作穗，眼鼻多痒，精神昏闷，不欲乳食。宜服出虫水银丸方

水银三分 硫黄二味结为砂子细研 砒霜 朱砂细研，水飞过 芦荟细研。各半两 蛤蚧一枚，涂酥炙令微黄 乌驴蹄灰 蟾灰 雄黄 蝉壳微炒 天灵盖涂酥炙黄焦 故皮巾子 白狗粪灰各一分

上件药捣，罗为末，入研了药，令匀。以苦参半斤锉碎。用水五升，浸一宿，煮至一升，去苦参。后熬成膏，用和诸药，丸如绿豆大。后入去却汁獖猪胆内盛，悬于舍东，阴七日，候干。以麝香蜜水下三丸。后便煎桃柳汤浴儿了，以青衣盖，遍身虫出，或泄恶气，并泻恶物，便是病源已出。小儿每三岁加一丸服之。

《圣惠》治小儿五疳，下痢羸瘦，鼻痒有虫。田父散方

田父炙微黄 胡黄连各三分 夜明砂微炒 蛇蜕皮烧灰。各半两 白矾灰 莨菪子水淘去净者，炒令黄黑色。各一分 牛黄 朱砂 麝香各细研。一分

上件药捣，罗为末，都研令匀，以糯米饭和丸如绿豆大。一二岁儿空心以熟水下三丸。服药后用桃柳汤洗浴儿了，以青衣盖覆良久，当有虫子出。黄白赤者易治，黑色者难医。量儿大小加减服。

《圣惠》治小儿五疳有虫。定命天灵盖丸方

天灵盖灰 汗袜灰 麝香 驴蹄护干灰各一分 砒霜半分 蟾酥一片，如柳叶大

上件药都研为末。炼蜜和丸如麻子大。空心以温水下二丸。后以桃柳汤浴儿了，澄浴水清，看盆内，当有虫如蚁子。白即吉，黑即凶。更看儿大小，以意加减服之。

《圣惠》治小儿五疳久不差，羸瘦极甚。出虫丸方

朱砂 麝香 牛黄 蜗牛子炒微黄 夜明砂微炒 熊胆各一分 蟾酥半钱

上件药都细研，以面糊和丸如绿豆大。每服以温水下三丸。更别以水研一丸，滴向鼻中，得嚏五七声。良久当有

虫汗出，立效。

《圣惠》治小儿五疳出虫干蟾丸方

干蟾烧灰，一枚　天灵盖烧灰，半两　麝香细研，半分　蝉壳微炒，去足　鳖甲涂酥，炙黄焦，去裙襕。各一分

上件药捣，罗为末，用烧饭和丸如绿豆大。二岁以下以蛤粉汤下一丸，三岁以上至五岁二丸。服药后续以桃柳汤浴儿，后用青衣盖之，当有虫子出。赤白者易治，黑者难医。

《圣惠》治小儿五疳出虫熊胆丸方

熊胆　朱砂　麝香　蚺蛇胆各细研　蜣螂微炒　瓜蒂以上各半两

上件药捣，罗为细末，入研了药，令匀。用豮猪胆汁和丸如绿豆大。先用桃柳汤浴儿了，用粥饮下三丸。以青衣盖，当有虫出也。

《圣惠》治小儿五疳有虫定命散方

干蛤蟆烧灰，一枚　蛇蜕皮炒令黄　蝉壳各一分

上件药捣，罗为末，入麝香末半钱，研匀。但是一切疳至午时后以暖水调下半钱，一二岁即服一字。后煎桃柳汤放温，浴儿了，便用青衣盖。当有虫出，即效。

《圣惠》治小儿五疳，手足干瘦，腹胀筋起，鼻痒，昏沉多睡，宜服出虫蟾头丸方

蟾头涂酥炙黄焦，二枚　青黛细研　皂荚先于厕中浸七日，后以水洗净，刮去黑皮，涂酥炙令焦黄，去子　硫黄细研，一分　巴豆去皮心，研，纸裹压出油，七枚　麝香细研，半分

上件药捣，罗为末，炼蜜和丸如绿豆大。空心以粥饮下三丸，良久当有虫出。量儿大小以意加减服之。

《圣惠》治小儿五疳颊热，干瘦；或渴不欲乳食。宜服出虫芦荟散方

芦荟细研　胡黄连　熊胆研入　朱砂细研。各半两　雄黄细研　代赭各一分　麝香细研，半分　干蟾一枚，涂酥炙焦黄

上件药捣，细罗为散。先用桃柳汤浴儿，后以粥饮调下半钱。然后着青衣盖覆，其虫自出。量儿大小加减服之。

《圣惠》治小儿五疳羸瘦，腹胀不欲乳食。宜服出虫螳螂散方

螳螂炒令黄，三分　蜗牛子炒，令微黄　蝉壳微炙。各七枚　丁香　地龙微炒。各三分　蟾酥研入　麝香　蛇蜕皮灰各一钱

上件药捣，细罗都研为散。先以桃柳汤浴儿，后以粥饮调下半钱。便以青衣盖覆，当有虫子自出。赤白者易治，青黑者难治。

《圣惠》治小儿五疳，体热干瘦，发立，鼻痒，有虫，不欲乳食。青黛丸方

青黛　芦荟各细研　人中白各半两　猪牙皂荚生用　蝉壳微炒。各半分　麝香细研，一分　胡黄连三分　蟾涎　人乳汁各少许

上件药捣，罗为末。取五月五日午时修合，以粽子内枣肉及蟾涎、乳汁和丸，如黍米大。先以桃柳汤浴儿，后以粥饮下三丸，后着热青衣裹儿，看身上有虫出。青黑者不堪，白黄赤者易差。

钱乙胡黄连麝香丸　治疳气羸瘦，白虫作方。

胡黄连　白芜荑去扇。各一两半　黄连　木香各半两　辰砂别研，一分　麝香别研、一钱

上为细末，面糊丸绿豆大。米饮下五七丸至十丸。三五岁以上者，可十五丸、二十丸，无时。

钱乙榆仁丸　治疳热瘦悴，有虫，久服充肥方。

榆仁去扇　黄连去须，各一两

上为细末，用猪胆七个，破开取汁；

与二药同和，入碗内。甑上蒸九日，每日一次。候日数足，研麝香半钱，汤浸宿蒸饼同和成剂，丸如绿豆大。每服五七丸至一二十丸，米饮下，无时。

钱乙大芦荟丸治疳杀虫，和胃止泻方。

芦荟研　木香　青橘皮　胡黄连　黄连　白芜荑去扇秤　雷丸　鹤虱微炒。各半两　麝香别研，二钱

上为细末，粟米饭丸，绿豆大，米饮下一二十丸，无时。

张涣桃柳汤 服诸疳虫药，后用此法助之方。

桃枝　柳枝各二两

上件并锉碎，以水两大碗煎数沸，通手浴儿甚佳。浴儿毕，用一青衣服盖之，疳虫自出为验。

张涣雄黄丹治五疳羸瘦，或多生虫方。

胡黄连　干蟾酥炙黄　川黄连去须　白芜荑各一两　干漆半两

以上捣，罗为细末。次用：

麝香一分，细研　水磨雄黄半两，细研

上件一处都拌匀，以猪胆汁和丸如黍米大。每服十粒，以新汲水下。量儿大小加减。

张涣猪肚丹治小儿疳瘦益汗，多倦少力，大便有虫，曾经大效方。

川黄连拣净　木香　胡黄连各一两　肉豆蔻　白芜荑　芦荟　羌活　鳖甲酥炙，去裙襕。各半两

上件捣，罗为细末，用豮猪肚一个，洗刮令净。先以好香白芷二两纳肚中，蒸极熟；去白芷不用，却入诸药，缝合；再蒸如泥，取出。同猪肚捣二三百下，成膏，如黍粟大。每服十粒，米饮下，不拘时候。量儿大小加减。

西京丁左藏黄连丸 治小儿五疳出虫方。

巴豆去心膜，出油，细研　黄连末　熊胆焙，研。如是新者，盏内坐于瓶上，慢火熬干如糊，和药。各一分

上件匀，或滴水丸如麻子大。每服三丸，米饮下。

《庄氏家传》小儿取疳虫方

槟榔二个，为末　芜荑　鹤虱炒　狼牙各一两

上为末。每服二钱，饭饮调下。三岁者卧时沙糖下二钱，妙。

《孔氏家传》杀疳虫药方。

上用苦参炒带烟出，为末。米饮下。

《王氏手集》五疳出虫神圣五疳丸方

独脚仙二个　红娘子七个，榆株者　青黛半两　眉酥　雄黄各半钱　胡黄连　麝香　熊胆　芦荟各一钱

上件为细末，用猪胆一个，药入在内，饭上蒸过，丸如芥子大。每服一丸，倒流水少许，用箸头化破，男左女右鼻内灌之。良久，头面上虫出如虮虱为效。

《王氏手集》治小儿疳瘦有虫，诸药不效者方。

蛤蚧一个，头脚全者，汤浸去皮骨、取肉，以手拔碎　使君子二十个，去壳，汤浸去皮，用竹刀子切、焙干

上二味一处以石碾为末。用豮猪子肝连下切，可重三四两许，批作三四重，逐重将药末掺在肝上，以新箬叶包裹，麻皮缠缚。研仓米饮三二合，慢火煮令熟，取出放温，去箬叶，切与小儿吃，作三次与食。未会吃物，将肝碎，焙干碾为末，米饮调与服。或作小丸子，亦得。当取下虫来。大忌犯铁器。

《吉氏家传》治疳积，杀虫吐逆归命丸方

生犀一分　牛黄　猪胆　雄黄　狗胆　鲫鱼胆　牛胆各半两。四胆皆阴干用

上七味都末。取水煮面糊为丸如麻子大。每服三丸加减，煎枣汤下。

《吉氏家传》治疳积有虫胜金散方

丁香　生犀各半两　川楝子　芜荑　芦荟各一钱

上为末。每服半钱，陈米饮下。

《吉氏家传》治五般疳气出虫方

干地黄　蜣螂炙　蛇皮炙　胡黄连　蝉蜕等分

上末。入麝香少许，醋丸如绿豆大。七岁以下四丸，二岁二丸。忌毒物。

《吉氏家传》治热疳出虫方。

夜明砂　蜗牛子　麝香各少许

上研夜明砂及麝，以蜗牛子为丸绿豆大。每服三丸，粥饮下。良久，桃柳枝并乳香汤浴，用青皂衣裹定孩儿；一食间，遍身虫出。后用补药黄柏，蜜炙炒黄为末。半钱粥饮下。

《吉氏家传》治小儿肚大有虫方。

苦参　宣连各半两　腻粉一钱

上末。每服一钱，沙糖酒调下，四更时与服，宣下虫妙。

《吉氏家传》治疳虫咬心痛胜金丸

小儿虫咬痛钻心，日夜连连不可禁，芦荟牛黄龙齿麝，胡黄连合胜如金。熊胆汁丸如小豆，每服三粒自功深，须着米泔交送下，免忧虫蚀敢来侵。

龙齿　芦荟　麝香各一字　牛黄半字　胡黄连半钱

上捣，研极细，熊胆为丸小豆大。米泔下三丸。

《朱氏家传》治小儿疳气，不思饮食，常服退疳杀虫龙胆丸方

龙胆草　苦参　川楝子各等分

上件为末，水煮糊为丸如黍米大。每服十五丸，饭汤吞下，日进三服。

长沙医者郑愈传治小儿疳虫，肥润脏腑，进食杀虫保童丸方

鹤虱　大黄　芦荟各一分半　龙胆半钱　木香　青皮各一钱　肉豆蔻一个　宣连　胡黄连各一钱半。入巴豆肉一钱，同炒过，去巴豆不用

上为末。面糊为丸如此○。大每服十丸或七丸，米饮下，兼能止痢。白痢，白姜汤下；赤痢，甘草汤下；水痢，陈米饮下；常服，薄荷汤下。

疳疾吹鼻第五

《颅囟经》治孩子吹鼻青黛散方

青黛　细辛各一钱　宣连　瓜蒂　芦荟　地龙各半钱　朱砂一字

上为末，细研和合，吹鼻中，入麝香少许。

《颅囟经》保童丸方

朱砂　麝香　新蟾酥各等分

上研合成剂，盒子内盛，丸如麻子大。又于一盒子内浸一丸，以箸头点入鼻中。亦名问命丸。但孩子病甚，即与吹之，或得七喷，可以治之；五喷即甚，三、两喷必死矣。此不可深着水浸，临时入水亦不畏。

《颅囟经》治孩子脑疳鼻痒，毛发作穗，面色赤。益脑散方

地榆炙　蛤蟆烧。各一分　蜗牛壳二十一个　青黛　石蜜各二分　麝香二大豆许

上为散。吹鼻，当有黄水出。忌甜物。

《圣惠》治小儿一切疳，吹鼻问命散。如嚏多，疾轻易疗；如不嚏者必死矣。青黛散方

青黛细研　细辛各半两　芦荟　麝香各细研　瓜蒂　干地龙微炒　黄连去须。各一分

上件药捣，细罗为散。每用少许吹在鼻中，得嚏即吉。

《圣惠》治小儿一切疳，吹鼻。亦名通顶散方

白矾灰　麝香　熊胆各细研　藜芦去芦头　丁香　黄连去须　胡黄连　干蛤蟆灰细研。各一分　赤小豆二百粒

上件药捣，细罗为散，都研令匀。每用少许吹鼻中，当有虫出。

《圣惠》治小儿一切疳，脑闷昏沉，宜先用吹鼻散方

青黛研　踯躅花各一分　黄连去须　瓜蒂　干地龙炒　麝香研。各半分

上件药杵，罗为末。用少许吹在鼻中，若嚏五七遍，其疾则轻；若三、两嚏者，急治之；如不嚏，必死之候。

《圣惠》治一切疳吹鼻散方

瓜蒂　赤小豆炒熟。各二七枚　胡黄连半分　倒钩棘针二十枚

上件药捣细为散。每日早晨以半字吹两鼻中，并用粥饮调一字灌之。每一度吹鼻，灌药一服。

《圣惠》治小儿一切疳，羸困脑闷。定命通顶散方

滑石　干燕脂各一分　蟾酥杏仁大

上件药，都细研为散。每用两黄米大，吹入两鼻中，有嚏二五声，神效。

《圣惠》治小儿一切疳，脑热发干。吹鼻散方

熊胆　朱砂各一钱　麝香半分

上件药，同研令细。五月五日取蟾酥和丸如黍粒大。取一粒研为末，吹两鼻中。甚者兼以奶汁调涂口中及齿龈上。更甚者暖水下三丸。

《圣惠》治小儿一切疳，鼻塞壅闷，宜用泻脑散方

谷精草烧灰　细辛　芦荟　瓜蒂各一分

上件药捣，细罗为散。每用黄米大，吹在鼻内，当出恶物为效。

《圣惠》治小儿一切疳，鼻痒发干，吹鼻散方

蜗牛壳微炒　蛤蟆灰各一分　麝香一钱　瓜蒂末半分

上件药细研为散。每用麻子大，吹入鼻中，日三四度。后便煮益母菜粥与吃，佳。

《圣惠》治小儿一切疳，心烦脑热，宜用灌鼻丸方

青黛　黄连末　芦荟　瓜蒂末各一钱　龙脑一杏仁大　蟾酥半杏仁大

上件药都研为末，用粳米饭和丸如绿豆大。以奶汁化破两丸，滴在鼻中。每日三、两度用之效。

《圣惠》治小儿一切疳，头发干疏，脑热烦闷。吹鼻散方

瓜蒂七枚　葱白一茎，切，晒干　黎芦　英粉各半钱　麝香一字

上件药捣、罗，都研为散。每用绿豆大，吹左右鼻中，良久有虫子出，仔细看如断绵，此是病根出也。

《圣惠》治小儿一切疳，头发干立作穗，眼睛有膜，鼻头生疮，宜用吹鼻通脑散方

蚺蛇胆研入　犀角屑　谷精草各一分

上件药捣，细罗为散，入麝香同研令匀。每使时候儿睡着，以粳米大纳入鼻中。有虫出似马尾，长三、二寸，便是病也。

《圣惠》治小儿一切疳定命丸方

朱砂细研　蛇蜕皮灰　青黛细研。各一分　麝香半分细研　瓜蒂　干蝎微炒。各二十枚

上件药捣，罗为末，都研令匀。用狗胆汁和丸如黍米大。每度以乳汁化破一丸，男左女右，滴入鼻中。得嚏三、五声为效。

《圣惠》治小儿一切疳，及有名无名疮疥，孩子头干，脑有无辜子，或时

喉闭。并用吹鼻散方

蛤蟆灰　甘草末　地榆末　蜗牛壳各一分　麝香　兰香灰　龙脑各半钱　青黛　人参灰各一钱　花蛇胆半分

上件药都细研。每日取少许吹于鼻中，其患渐差。其发生出，皆如漆色。切忌五辛。

《圣惠》治小儿一切疳，揉眼鼻挦耳，发干，吹鼻散方

蜗牛壳二七枚，洗去土　蛤蟆灰　地榆锉。各一分　青黛细研　兰香灰　麝香细研，半分

上件药捣，罗为末，相和更研，令极细。每日两度以苇筒子吹半粳米大于鼻中，觉有效，即日一度吹之。

《圣惠》治小儿一切疳，眼鼻痒，脑热发立，干瘦。宜用此吹鼻散方

熊胆　黄柏各一分　丁香　蛤蟆五月五日者，炙黄　皂荚各半两　麝香一钱，细研

上件药，细罗为散。每用小豆大，吹于两鼻中。嚏出疳虫为效。

《圣惠》治小儿一切疳，脑热鼻塞，宜用通顶定命散方

芦荟细研　瓜蒂　鹅不食草　猪牙皂荚各一分　麝香一钱，细研

上件药捣，细罗为散。每取少许吹于鼻中，当嚏出疳虫。黑者难治，赤白黄者易治。

《圣惠》治小儿一切疳通顶散方

青黛细研　藜芦各一分　蟾酥半杏大，研入　赤小豆二十粒　麝香半分，细研　瓜蒂七枚

上件药捣，细罗为散。每度用一绿豆大，吹入鼻中。当有虫子出，如米心大。黑者难治，赤白黄者易治。

《圣惠》治小儿一切疳吹鼻散方

上取棘针、瓜蒂等分。捣，细罗为散。每用黍粒大，吹入鼻中，日二度佳。

茅先生：小儿患甚，不知人事。既无脉形，候又不好。可用此吹鼻散试。如搐入鼻中，打喷嚏来即吉；不打喷嚏来即死。又名问命散

青黛末　细辛　瓜蒂　黄连各等分

上入麝香少许，为末。每服用指甲挑少许，搐入小儿鼻中。依前法所言。

张涣通圣散　治一切疳证，可以卜轻重逆顺方。

瓜蒂半两　细辛　干地龙炒　白矾灰　藜芦去芦头。各一分

上件为细末。每用少许吹鼻中，得嚏即吉，若有虫出即差。

卷第二十五

诸疳异证　凡十一门

走马疳第一

茅先生：小儿生下有走马疳候，甚即遍沿作崩沙候。牙边肉肿烂，口内气臭，身微有潮热，吃食不得，齿缝出鲜血，齿常动、似欲脱，肉烂自漏落。此候因肚中疳气盛而奔上，上焦蒸得牙如此。所治者先以黑铅散，方见本门一日三次揩，杀牙边肉内虫。然后将朱砂膏方见惊积门中、牛黄膏方见膈热门中、天竺黄散方见实热门中夹调理。如甚，则下秋霜散揩牙上方见本门，然常服三解牛黄散方见实热门中，如此调理则愈。如调理不退，候极齿落三个，面光净，爪甲黑，死候不治。

《惠眼观证》：走马疳，疳蚀之极也。乃五脏蒸热上攻，口齿溃烂。先以淡淡盐汤洗口内，次下紫金散掺之方见本门，与茅先生同。如大段甚，即下秋霜散掺方见本门，再以天竺黄散夹地黄膏与吃即安二方并见重舌门中，若见先落齿一个，即死候不治。相次面光，发而腮漏，见骨而卒。

《小儿形证》四十八候走马疳歌：

疳名走马意如何，急疾生虫胃热多。

肾冷又攻牙齿动，血腥气臭不通呵。

齿龈紫色为深极，肺绝殃深事转多。

若使齿牙都又黑，肾家亦绝奈医何。

此病先与退脾肺风热，宜吃槟榔散五七服方见烦热门中，后用此药贴龈上。以大枣一个，砒少块，去枣核，入砒在内缠定，烧灰存性，临卧时贴龈上，数次效。

《惠济》小儿走马疳候歌：

牙龈风肿热攻伤，患者须知走马疮，胃崩沙疾。

口气和脓并血臭，一回乳食污衣裳。

邪传肾脏风毒壅，热极胸膛未可量。

牙焦落地犹闲事，唇口都穿命亦亡。

此候先用葱汤丸取，次用蛇床散贴之。二方并与《黄氏家传》方同。葱汤丸见惊积门，蛇床散见本门中。

《仙人水鉴》治小儿走马疳虫透损骨者方。

上用天南星一枚，当心剜作一窍子，安好雄黄一块在内，用大麦面煨，候雄黄熔作汁，以盏子合定，出火毒一宿，去面研为末，入好麝香少许，扫在疮上，验。

《集验方》治小儿走马疳：

上用蚕退纸不计多少，烧成灰存性，入麝香少许，贴患处佳。

《博济方》治小儿走马疳蚀唇、颊、齿，牙浮动宣露，口臭。至妙秋霜散

信砒一钱　粉霜　腻粉各半钱　麝香少许

上件四味同研，令细如粉。每用时以指头拈一粟米许，揩在患处牙龈上立效。

《博济方》治大人、小儿齿龈损烂及走马疳。麝香膏

麝香一两　猪牙皂角三挺，存性烧用

白矾二两　绿矾一两半，二味同研碎，入铫子内枯了用　腻粉　水银各半两　苦楝根白皮　黄柏　密佗僧各一两

上件杵为末，用无灰酒三升熬成膏，患者先净漱口涂之。久患者取药一匙，砒霜、粉霜末各一钱拌和匀使，绝妙。一方通十一味，内不用砒霜、腻粉。

《灵苑》治小儿走马疳牙龈腐烂，恶血口臭，牙齿脱落立验。麝香散方

麝香　铜绿各一钱　黄连三钱

上三味并为末，以枣肉一个，水银一钱，同研如泥，入前药末共研令匀。有患处敷少许，以兰香叶覆之，立差。肉消者可待肉生。

《灵苑》又方

蛤蟆一个，烧作灰留性　青橘皮　甘草　青黛各一分

上件四味杵，罗为细末，入麝香少许，研合令匀。或小儿满口臭烂，落下牙齿，用鹅毛扫于疮上，立差。

《谭氏殊圣》治走马疳方。

上用尿桶内白不拘多少，焙干为末，入麝香少许，研细，揩牙立效。

《谭氏殊圣》又方

上用蜣螂不以多少，烧过碾为末，入麝香少许，和匀。掺在疮上，其血化毒水，立效。

《谭氏殊圣》又方

癞蛤蟆一个，五月五日午时新瓦二口盛在里面，更用杨柳条五尺安在里面，用火烧　麝香少许　胆矾二钱

上件研为末。每服用少许，以柳条子去皮挑在疮上，立效。

《谭氏殊圣》又方

草乌头炮去皮尖　御米壳焙干　铜青各生，一钱

上件为末，用淡盐水漱口，绵子揾干，用药干掺点之。

《谭氏殊圣》玉线子治走马疳方。

雄黄一钱　黄丹半两　麝香　砒霜各少许

上件四味，用七七四十九粒绿豆，盏子内共砒一处煮熟，不用绿豆；将四味为末，面糊为丸，牙缝里填。

茅先生小儿走马疳黑铅散。《惠眼观证》名紫金散方。

黄丹　蛇床子炒令黑　地龙炒令黑。各半两　青矾一分，煅过

上末。每服一字，揩牙龈上，一日三次揩。

茅先生小儿崩沙秋霜散方

好砒半两　白矾四分

上用水三分一盏，先煎水令海眼沸来，便下砒煅，水干为度；即下白矾末同煅，干为末，取出入好麝香少许，好坯子少许，同拌合为末。每使一字，用鹅毛点拂牙龈上，一日三四回拂即愈。

茅先生小儿崩沙方。

鸡内金　芦荟　白矾火煅　乳香　地龙　麝香

上各少许为末，候小儿睡着，以药末掺牙龈上。

钱乙龙骨散　治疳口疮、走马疳方。

砒霜　蟾酥各一字　粉霜半分　龙骨一钱　定粉一钱半　龙脑半字

上先研砒粉极细，次入龙骨再研，次入定粉等同研，每用少许敷之。

《良方》治小儿走马疳唇齿疮烂，交巡狼狈，用此即差。

砒霜　粉霜二物先研极细　石灰罗过，次研

上等分相合，左右转研各千下，当极腻如面。每以鸡羽尖摭少许扫疮上，其疮即干，慎勿多用。恐入腹中，有大毒，慎之。海州东海县民家卖此药，每百钱一扫如米许大，无不差者。

《九籥卫生》绿云散　疗大人风疳牙宣、小儿走马疳方。

砒霜一钱　胆矾一分　定粉　石灰各半两

上件同研匀，每用半字揩患处。

《聚宝方》麝香散　治小儿走马疳，牙龈宣露。

麝香一字　退石灰皮　密佗僧各一分　砒霜半分

上四味为末，每用一字，水油调，翎子扫在龈上后口中吐黑水，三、两次佳。

《聚宝方》芦荟散　治小儿走马疳，效。

芦荟　蟾酥真者　大麻仁　腻粉　麝香　铜青各一钱　石胆烧灰，一字

上七味为末。每用先以谷草、茼草二味，盐浆水煎汁洗，揾干用药少许遍涂疮上。若小可疮痍，只用散子入乳汁或浆水调涂之。

西京丁左藏定命散　治小儿走马疳方。

白矾　绿矾已上各等分。炒一大钱

上同研匀，用大麦面五钱、萎葱一寸研烂，将面同搜和软硬得所为饼子，将研匀者药裹在中心，用文武火烧存性，于地坑内出火毒一宿，又研如粉，入铅霜二钱，同研令细。每服一剜耳许，揩牙上一二遍。

西京丁左藏蟾灰散　治小儿走马疳方。

干蛤蟆一个大者，烧存性　五倍子已上一钱　麝香少许

上同研，蜜水调涂齿根上，未止更用之。

西京丁左藏圣散子　治小儿走马疳方。

胆矾　龙胆草各一两

上同于瓦瓶中煅，烟尽，略存性，贴疮上。

西京丁左藏生金散　治小儿走马疳方。

天南星一个重一斤者　绿矾一两

上先安排南星在干地上，用矾与南星同处，四边以灰火烧，烟尽为度。取出后研如粉，入当门子一粒，先含，浆水洗贴之。

西京丁左藏捍牙散治小儿走马疳，脱落牙臼方。

盐瓜螯烧灰，抄三钱　砒霜抄一钱　麝香少许

上研令匀，鸡毛扫于牙床上，牙臼落者依旧安得。扫药了却粘住，神效。

《惠眼观证》秋霜散　治崩沙齿龈欲落方。

粉霜　砒霜　白矾各一钱

上为末，用北艾一大团裹定上件药末，以石灰渗艾上后，用碗盛；发火烧尽，细研。以手捻少许揩齿上，用盐汤漱口。烧时以盏子盖定，恐走了药气。

《刘氏家传》走马疳方。

蜂窠　雄黄　砒

上雄、砒二物共与蜂窠等分，将砒入蜂窠内，可深一米厚以下，火煅过，细研，入麝研极匀细。候睡着掺药于牙龈上，神效。

《刘氏家传》季琬麝香散　治小儿走马急疳口臭，牙齿损烂，及攻蚀唇、鼻、腮、颊，累治未效者可用此方，立验。

麝香一钱，真者　黄柏一两，去皮、杵末　青黛半两，上好者　雄黄一分，飞，研

上件杵研极细。如有患者，先次绵缠箸擦却齿上，蚀损死肌。以软帛拭去恶血，量疮大小干掺，日夜五次用之。或血盛并多不定者，加定粉半两，同研

用如前法。

《张氏家传》治小儿走马疳虫蚀齿及口、鼻、唇颗作窍方。

隔虎刺中虫一个　隔虎刺木如虫长短，要用两节。川人谓之隔牛刺

上将刺木并虫都一处烧作灰，入麝香少许，研细。凡贴疮，先使蜜涂虫咬处所，临时用药贴之，来日揭起立效。

《张氏家传》小儿走马疳方。

砒霜　白矾各二钱半　粉霜　硇砂各一钱

上件药入锅子内，以瓷器盖口，用文武火烧，研匀。于地上开坑子，放锅子在内，候药冷取出细研；更入寒水石七钱，再研极细。每服半钱，分作两服擦牙龈。

《张氏家传》又方

上用大枣一枚，去核，将真砒一黑豆大在枣内，外面纸裹讫，泥固济烧成灰，研极细。鸡毛扫病处立效。

《张氏家传》又方黑神散

龙胆草锉　青胆矾

上等分，用甘锅子一个，先入胆矾在内；次入龙胆草，用盐黄泥固济，留一眼子，周回用炭火烧至眼子上，烟断为度，放冷取出，研细，入麝香少许。如有患人，看疮内大小干擦贴之，立效。牙疼干擦。牙根有鲜血出并肿烂牙，擦之即愈。

《庄氏家传》治小儿走马疳方。

绿豆五钱　腻粉三钱　粉霜　青黛　砒霜　麝香各一钱

上研极细，每用灯心点在牙龈上患处，立止。或疮口大，及颊、腮或透成血条出者，即以小篦子抄药贴之。此药须旋合，恐力慢。

《庄氏家传》又方

麝香　雄黄　熊胆

上等分研为末，或贴或吃。

《庄氏家传》治小儿走马疳并诸疳疮蚀烂牙龈，及口中生疮久不较者。

大枣一枚，去核，内胆矾一豆大，灯上用大针簪定：烧烟断，放地上出大毒。

上细研，入麝香少许。每用少许掺疮上，勿令多及咽，恐令人吐。

《庄氏家传》又方

五倍子不拘多少，微炒，放冷捶碎，再令炒焦黄

上捣罗为细末，贴疮上。痛者以痛止，不痛者以痛为效。

《庄氏家传》治走马疳骨槽风等。雄黄散方

雄黄半两　水银　铜绿各半钱　麝香半字

上先将雄黄同水银研令星尽，次入铜绿、麝香，研匀细。先用盐浆水揩患处，揾令干，次贴药。有涎吐之。如走马疳先剪去死肉，贴药，其效甚捷。

《庄氏家传》治小儿走马疳药方。

伏翼蛤蟆各一个　小儿寸屎　麝香各少许

上三味，穰在蛤蟆腹内，用火烧为灰。去小儿疳疮处一字，多贴立愈。

《孔氏家传》治小儿走马疳牙龈烂者方。

上以好朱砂少许，细研，入麝香少许，一处研匀。用纸捻子蘸一粟米大，纴在牙缝内，不过三、两上即效。

《孔氏家传》治小儿走马疳。无比散方

麝香一分，别研　真蟾酥　绿矾各半两　胆矾　没药各二分

上四味一同用大砖一口，凿中心作窍穴子，勿令透地，便安四味药在穴中，周回用红着炭三斤烧过，取出同麝香再研匀。如有患者，以鸡翎微湿沾药末，

扫于小儿齿上，立效。

《王氏手集》治小儿走马疳口鼻生疮，牙龈肿烂，诸药不能治者方。

槲叶十片，干者　麝香少许

上以芦荟为末，水调涂叶上，炙干又涂、又炙，凡涂炙数遍为末。疮湿干掺。

《赵氏家传》麝香散　治小儿走马急疳口臭，牙龈损烂，及攻蚀唇、鼻、腮、颊，累治未效，服此立验方。

麝香一钱，真者　黄柏一两，去皮　青黛半两　芦荟　雄黄飞。各一分

上为末。有患者，先以绵缠箸，展擦却齿龈蚀损死肉，以软帛拭去恶血。量疮大小干掺，日夜五次用之。或血盛并多不定者，加定粉半两同研，用如前法。

《朱氏家传》治小儿走马疳牙龈臭烂。《经效》乳香散方

乳香研　密佗僧　黄丹各烧，研，水飞　白矾煅　青矾烧过　轻粉各等分

上和研令极细，每用一字许，贴牙上；少顷以青盐汤漱口，日用数次。

《吉氏家传》治走马疳一字散方

天麻　麻黄　川芎　地龙　川乌炮。各等分

上为末，每服一字，薄荷汤下。

《吉氏家传》走马疳方。

胆矾二钱　麝香少许　乳香一块

上末，将涂龈上，立安。

《吉氏家传》治走马疳，并乳母腰间生疮。麝香散方

熊胆　猪牙皂角烧存性，秤　芜荑仁　蝼蛄烧存性，秤，此乃何古织女

上各等分，同为末研，入麝香少许。若走马疳齿落，用蜜调贴牙龈上。乳母下腰间生疮，亦用蜜调贴之。

《吉氏家传》治走马疳方。

黄连一两　白矾一两

上烧存性为末，掺牙上。

《吉氏家传》又方

不蛀皂角切、去子，每一窍子入硫黄一块如绿豆大，烧存性，二钱

上末，秤二两，入麝香、腻粉半钱，同研，揩牙。忌动风物。

《吉氏家传》蛇床散治小儿走马疳方。

蛇床子　蚕故纸共烧为灰　麝香少许

上为细末，每用少许，干贴牙上。

《朱氏家传》治小儿走马疳，牙床臭烂不可近。红龙散方

信砒火飞过　坯子杂坯子也。各一钱　朱砂少许

上为末。每服少许，敷牙床上，然后用盐水灌漱。

安师传走马疳药方。此疳齿中不住血出。

上用蚕连纸烧灰止血，时间令住。若用地骨皮中嫩处为末贴之，便未止。

长沙医者丁时发传治小儿走马疳方。

铜青　香白芷等分

上半字掺之。

口齿疳第二

《圣惠》：夫小儿口齿疳者由脏腑壅热，乳食不调，内有疳虫上蚀于口齿故也。其候唇口痒痛，牙齿峭黑，舌上生疮，脑中干热，龈肉赤烂，颊肿齿疼，热毒熏蒸，口多臭气，故曰口齿疳方。

《颅囟经》治孩儿蚀口齿，齿龈宣露，臭秽不可近方。

葶苈子炒　梧桐律等分

上件和研，以腊月猪脂调，微煎作膏，取柳木箸子绵裹，微微揾药，时时烙。

《金匮要略》小儿疳虫蚀齿方。

雄黄　葶苈各少许

上二味末之，取腊月猪脂和，熔以槐枝，绵裹头四五枚，点药烙之。疑非仲景方。

《千金》治疳虫蚀齿根方。

上用地龙置石上，着一撮盐，须臾化为水，以面展取，却待凝厚，取以内病上。又以皂荚去皮涂上，虫即出。

《圣惠》治小儿口齿疳生疮臭烂。青黛丸方

青黛　朱砂　熊胆　芦荟各细研　胡黄连　瓜蒂各一分　牛黄　脑麝各细研　蟾酥研入　人中白　鸡舌香　蝉壳微炒，去足　夜明砂　蜣螂灰。各半分

上件药捣罗为末，都研令匀，用口脂和丸如绿豆大。以乳汁研破一丸，涂于口内及滴在鼻中。以桃柳汤洗儿，其疳虫自出。一方加安息香一分，研孩儿茶一分，研冰片半分，连上方共十七味，用甘草汤化服。和蟾酥丸如绿豆大，朱砂为衣，服法如上方。

《圣惠》治小儿口齿疳疮蚀口鼻中欲尽。蜗牛散方

蜗牛壳二七枚，烧灰　角蒿一两，烧灰　麝香末　黄柏末　细辛末各半钱　右胆一杏仁大

上件药都细研，每取少许，日三度贴之。

《圣惠》治小儿口、鼻、齿、舌疳疮，无不差。芦荟散方

芦荟　盐绿　胡粉各一分　蜗牛壳炒　真珠末。各半两　青黛　黄连末。各一两　麝香半分，研

上件药都细研为散，先以甘草汤洗疮，然后敷药。口疮但裛干涎掺药。鼻中即先点少酥，然后掺之。

《圣惠》治小儿口齿疳生疮。雄黄散方

雄黄　朱砂各细研　硝石　蚺蛇胆研入　黄连去须　苦参锉。各一分　麝香半钱，细研　鸡屎矾三大豆大，细研

上件药捣罗为末，同研极细。不问口疮赤之与白，生在舌上、腮、脸、颊中及齿龈上，并宜涂之。

《圣惠》治小儿口齿疳，鼻舌生疮及头面悉主之。芦荟散方

芦荟细研　土绿　胡粉研入。各半两　蜗牛壳炒令黄　黄芩各一两半　麝香细研，一分　石盐　真珠末　青黛细研。各一两

上件药捣，细罗为散，同研极细。先用甘草汤洗及漱口，了将此散绵裹贴于齿上，及散涂药亦得。如有涎旋吐，勿咽之。

《圣惠》治小儿疳䘌口齿疮，悉主之莨菪膏

莨菪子　葶苈子各生用　硫黄　臭黄　麝香　熊胆　芦荟　蚺蛇胆　白矾灰七味并细研。各一分

上件药捣罗为末，都研令匀；取腊月猪脂二两入于铫子内，以慢火上熔化，然下诸药末相和搅匀为膏。每用约杏仁大，以绵裹火炙，烙齿龈及疮上。

《圣惠》治小儿忽有口疮疳，及齿龈生烂肉口臭。雌黄散方

雌黄细研　箬叶炙令黄色　螺师壳炙令黄。各一分　黄芩半分

上件药捣罗为末，夜间即与，贴掺在齿龈及疮上。

《圣惠》治小儿口齿疳䘌血。梧桐律散方

梧桐律　麒麟竭　白矾　黄丹各一分

上件药细研如粉。每用一字贴牙齿缝，不计时候用之。

《圣惠》治小儿牙齿疳疮，臭烂不差。蜗牛散方

蜗牛壳烧灰　白狗粪　人粪　蝙蝠　蟾头五味各烧灰　麝香　青黛已上各半两

上件药都细研为散，每取少许吹于鼻中；又以蜜和，贴口齿上立效。

《圣惠》治小儿疳疮满口齿彻鼻。马齿苋散方

马齿苋干者　没石子　麻黄去根节。各半两　麝香一钱，细研　兰香根灰，二钱

上件药捣，细罗为散。每取半钱贴于疮上，日夜四五度用之。

《圣惠》又方

麝香　五灵脂各末，一钱　蜜半两　蟾酥三片子如柳叶大，铁器上以慢火煿令焦黄色，别研为末

上件药与蜜调和入铫子内，以慢火熔化成膏。去却疮上烂物，然后取药涂在疮上，日夜四五度用之。

《圣惠》治小儿口中疳疮蚀齿根宣露。干漆散方

干漆捣碎，炒令烟出　硫黄细研　文蛤灰　兰香灰　蛤蟆烧为灰　没石子　马齿苋末各半两　麝香一分，细研

上件药捣，细罗为散，用腊月猪脂四两并药末于铫子内相和，煎热；用槐枝子绵缠，及热蘸取烙齿根上，令血止。每日二上，以肉生为度。

《圣惠》治小儿䘌疳蚀口齿骨出。益母草散方

益母草灰　川升麻　麝香细研　人中白烧灰　黄柏锉。各一分　牛黄半分，细研　胡黄连半两

上件药捣，细罗为散。净揩齿，后用药少许干掺齿龈上，日三用之。

《圣惠》治小儿口齿疳疮疼痛肿烂。白矾散方

白矾灰　黄矾　人中白各烧赤　蛤蟆灰　人粪灰　雄黄　盐绿　蚺蛇胆　麝香并细研。各一分

上件药同研令细。每用药时，先以发裹指点清水洗口齿上，然后用蜜调散如膏，以篦子薄涂于齿龈上。日三五度用之。

《圣惠》治小儿口齿疳宣露，脓血不止。角蒿散方

角蒿灰　细辛　川升麻　地骨皮　牛膝灰。各一分

上件药都捣，细罗为散，每夜取三大豆许，安齿根下，用抄纸长二寸、阔一豆许，贴于药上，来朝去之良。

《圣惠》治小儿口齿疳虫䘌。五倍子散方

五倍子三分，末　黄丹一分，微炒

上件药同研为末，以棉裹贴于齿上，涂之亦得，日四五上。

《圣惠》治小儿口齿疳宣露。熨烙方

腊月猪脂三两　臭黄一两，细研

上件药以槐枝三五茎削令尖，揩拭齿龈令净，煎猪脂沸，即却以绵裹槐枝头点猪脂，次点臭黄，乘热烙齿。日三五度，良。

《圣惠》治小儿疳蚀齿龈，兼颊腮内疮烂。麝香煎方

麝香一分　定粉　黄柏末各半两

上件药都细研为散，以好蜜一两于瓷器内先煎五七沸，即入药末相和，更煎三、两沸，放冷于患处贴之。日四五度，效。

《圣惠》治小儿口疳及齿龈生烂肉，及口臭，虫蚀作孔。黄柏散方

黄柏一两，炒，捣为末　青黛半两　麝香一钱

上件药都研罗令匀，每取少许掺贴疮上，日三四用之。

《圣惠》治小儿疳疮蚀口齿鼻及下部欲死方。

上先以米泔洗疮上，拭干；以鸡屎

矾烧灰敷之，日三上效。

《谭氏殊圣》治小儿牙疳方。

白矾　胆矾

上各等分，并飞、研为末，入麝香少许和匀，揩牙立效。

《谭氏殊圣》治小儿、大人牙疳，诸恶疮皆治之方。

黄丹飞过　乳香　白矾飞　坯子烟脂各一钱　轻粉　麝香少许

上件为细末，看疮大小临时用药。先用浆水洗疮净，上药干掺。

《婴孺》漱口水治疳、坚牙、杀虫、生齿方。

莨菪子　独活各四分　甘草五分，炙　芎　当归各二分　竹叶六分　猪椒根二分，即蔓椒根也

上为末，晨夕取一匕，水八合，煎取四合，候温暖下地黄汁少许，含并漱口。

《聚宝方》黄矾散　治大人、小儿齿龈宣露滑槽风，小儿急疳，龈肉烂恶肿痛。

黄矾一两，研入，甘锅烧过者　生地黄干者　梧桐律　川升麻各半两　干蛤蟆头二枚，炙焦

上五味为末，每用半钱干贴，良久吐津，甘草水漱口，一两服立效。一方用熟干地黄及蟾头烧灰。

《刘氏家传》象守陈南仲治小儿口中疳疮，皆下部有虫。

上烧大麻子烟熏之。

《庄氏家传》治小儿牙疳坏烂方。

百药煎　坯子胭脂

上各等分为细末，罗过贴患处。

《孔氏家传》治小儿齿蚀疳疮等方。大人亦用。

密陀僧　雌黄　绿豆粉　雄黄　薰陆香　定粉各等分

上研匀，净漱，干贴口内。

《吴世家传》青霞散　治小儿口齿疳方。

蛤蟆一两，烧灰　甘草炙　青黛各一分

上研为细末，更入真麝少许。或儿满口有疮臭烂落下牙齿者，以鸡翎扫上立效。凡用先以盐汤漱口了，干拭用。

《赵氏家传》治小儿口疳，唇齿皆损、臭烂方

铜绿四钱　信砒　麝香各三字

上先用帛抹口，研之，每用少许敷疮。应是口齿疳疮皆可用，不可咽下；虽无妨，但略吐耳。

安师传治小儿口齿并喉腭疳疮如白膜者。药神妙不可言方。

上用轻粉、黄丹等分，用乳汁和涂疮上，即时如壳退下。

《圣惠》口有疮蚀，烂臭秽气冲人。灸劳宫二穴各一壮。手心中以至名指屈之，指头掌中着处是。

鼻疳第三亦名䘌疳

《巢氏病源》小儿䘌鼻候：䘌鼻之状，鼻下两边赤，发时微有疮而痒是也。亦名赤鼻，亦名疳鼻。然鼻是肺气所通，肺候皮毛，其气不和，风邪客于皮毛，次于血气。夫邪在血气随虚处而入停之；其停于鼻两边，与血气相搏成疮者，谓之䘌鼻也。

《圣惠》论：夫肺气通于鼻，鼻者肺之候。若小儿乳食不调，上焦壅滞，令疳虫上蚀于鼻也。其候鼻中赤痒壮热，多啼，皮毛干焦，肌肤消瘦，咳嗽上气，下痢无常；鼻下连唇生疮赤烂，故曰鼻疳也。

《婴童宝鉴》：小儿鼻下烂为疳，气上攻肺，故而痒而烂。

《婴童宝鉴》小儿鼻下赤歌：

䘌鼻生疮在两边，赤为疳鼻不虚传。

久停风热来攻肺，难与崩沙共一源。

《颅囟经》治孩子疳蚀唇鼻及诸疮方。

硫黄　干漆　文蛤

上等分烧灰，稍烟尽，研为末，入麝子少许。以帛拭疮脓血后，用药干掺之，立效。

《千金》治疳虫蚀鼻生疮方。

上烧铜箸头，以醋淬之数过，取醋敷之。又以人屎灰涂之差。

《子母秘录》治小儿鼻下两道赤者，名曰䘌鼻，亦名赤疳鼻。以米泔洗，敷黄连末，日三四度，佳。

《圣惠》治小儿鼻疳。羸瘦壮热，多睡昏沉，毛发焦黄，体无润泽，虫蚀口齿。雄黄丸方

雄黄　熊胆　青黛　芦荟　麝香各细研　细辛　干漆捣碎，炒令烟出　蛇蜕皮炙　蜣螂　地龙　蝉壳各炒　兰香子　狗头骨灰　龙胆去芦头　蜗牛壳炒令黄　黄连去须

上各等分，捣罗为末，入研了药，都研令匀，以软饭和丸如绿豆大。每服以冷水下三丸，日三服。量儿大小增减服之。

《圣惠》治小儿鼻疳生疮，痛痒不止。甘草散方

甘草炒，锉　地榆锉　人粪灰　兰香根灰。各一分　蚺蛇胆　麝香各细研，一分　蜗牛壳一两，炒令黄　龙脑半分，细研

上件药捣，细罗为散，入龙、麝等研令匀，每服以粥饮调下半钱。亦可吹于鼻中。三岁以下可服一字。

《圣惠》治小儿鼻疳痒，吹鼻。蝉壳散方

蝉壳炒　青黛研　蛇蜕皮灰　滑石　麝香细研。各等分

上件药捣，细罗为散，都研令匀。每用绿豆大吹入鼻中，日三用之，疳虫尽出。

《圣惠》治小儿疳虫蚀儿鼻。石胆散方

石胆　人粪灰。各三分　雄黄一分　头发灰，半两　鲫鱼一枚长三寸者，开肚涂盐，烧作灰

上件药都细研令匀，先以甘草汤洗疮，拭干后贴此散，日三用之。

《圣惠》治小儿疳虫蚀儿唇鼻。麝香散方

麝香　石胆各研　莽草炙　地龙各一分　莨菪子生用　人粪灰。各半两　雄黄细研，半分

上件药捣罗为末，都研令匀，贴于疮上，日三用之。

《圣惠》治小儿鼻疳，虫蚀鼻，痒痛不止。芦荟散方

芦荟　黄柏末各一分　青黛　雄黄各半分

上件药都细研为散。日三度，以少许敷疮上差。

《圣惠》治小儿鼻口疳蚀生疮，黄瘦不食乳方。

石胆　芦荟各一分

上件药细研为散，掺在蚀处。其蚀伤肉当化为脓，但频擦即生好肉，亦不别有损动，渐差。

《圣惠》治小儿疳疮虫蚀鼻方。

黄连半两，去须，捣罗为末　石胆一分，研

上件药都研令匀，以生油调涂于鼻中。

《圣惠》又方

雄黄研　瓜蒂各一分

上件药捣，细罗为散，研令匀，以

生油调涂于鼻中。

《圣惠》又方

干蛤蟆一枚，涂酥，炙焦黄　麝香一分

上件药同细研为散，以腊月猪脂调涂于鼻中。

《圣惠》又方

上研熊胆半分为细末，以汤化调涂于鼻中。

《圣惠》又方

黄柏末　雄黄细研。各一分　麝香一分，研

上件药都细研令匀，以生油调。日三四上涂之。

《圣惠》又方

蛤蟆灰，一分　人中白半分　麝一钱

上件药都细研，干贴鼻内，日三用之。

《圣惠》治小儿鼻疳痒吹鼻方

地龙炒，二条　瓜蒂一分　蛤蟆头烧，一枚　麝半钱

上件药捣，细罗为散，同研令匀。日二三度，用少许吹鼻中。

《圣惠》治小儿鼻眼耳痒数揉之，皮干毛立，宜用吹鼻方

蜗牛壳一分，炒令微黄　蛤蟆灰　麝香各一钱，细研　瓜蒂七枚

上件药捣，细罗为散，研入麝香令匀，用少许吹入鼻中，日三四度，兼点少许口中，甚佳。

茅先生小儿鼻下赤烂为鼻疳方

青黛炒，一钱半　黄柏　黄连　杏仁去皮尖，炒。各一分　轻粉少许

上为末，用芭蕉自然汁调涂赤烂处。

汉东王先生《家宝》治小儿肺积，鼻内生疮及鼻下赤烂。泽泻散方

川泽泻　川郁金生　甘草炙　山栀子仁炒。以上各一分

上为末。每服婴孩一字，二三岁半钱，五七岁一钱，甘草汤调下，一日二服。宜再用青金散敷之。

汉东王先生《家宝》又方青金散

铜青　白矾生。各一钱

上为末，每用少许傅鼻下。

钱乙兰香散方

兰香叶菜名，烧灰，二钱　铜青半钱　轻粉二字

上为细末令匀，看疮大小干贴之。

张涣石胆散　治鼻疳病，疳虫上蚀于鼻，赤痒及连唇生疮，赤烂方。

石胆一两　地龙一分，洗净　须发烧灰　莨菪子生用。各半两

上件捣，罗为细末，入麝香一钱，同研匀。每服一字，贴于疮上。

《吉氏家传》治鼻下赤烂疳方。

青黛一钱　麝香少许　熊胆末半钱

上末，睡时贴少许在鼻下。

《朱氏家传》治小儿鼻下湿痒疳疮方。

上用大枣一枚，去核，以白矾一块内枣中，文武火煅存性，细研，涂疮。如疮干，以麻油调涂。

眼疳第四

《龙木论》治小儿疳眼外障。此眼初患时，皆因脑头上有疮，或因经日多时，泻痢潜冲，疼痛泪出难开，膈间伏热，气肝风入眼。初患此疳时，痒涩揉眉，咬甲致令翳生赤肿疼痛、泪出难开，睑硬白睛遮满，怕日合面卧，不喜抬头，此疾不宜烧灸头面，恐损眼也。切忌点药，宜服杀疳散、退翳丸方并见本门。

《圣惠》论肝开窍于目，目者肝之候，若小儿内有疳气，肌体瘦羸而脏腑挟于风热痈滞不得宣通，因其乳食过多，胸膈痰结，邪热之气上攻于目则令脑热

目痒，或赤烂生疮，或生障翳渐渐遮睛，久而不差，损于眼目，故号眼疳也。

《玉诀》小儿眼疳生翳歌：

摇头揉目热生疳，爱暗憎明不奈观。

雀目每因风气盛，斑疮腑热翳侵满。

此患先与凉膈，后泻肝，次淋洗之，即无误也。又一《玉诀》上，此患小儿疳热宜泻疳散、蕤仁膏凉膈退热方并见本门。又一《玉诀》云：小儿疳眼，雀目斑疮，入眼者，先与利膈退热良心经，后与疳药也。

《龙木论》杀疳散方

防风　龙脑　牡蛎　白芷　细辛　五味子各二两

上为末。每服一钱，食后粥饮调下。

《龙木论》退翳丸方

黑参　防风各一两　细辛　石决明　车前子各半两　桔梗　黄芩各一两半

上为末，炼蜜为丸梧桐子大。空心茶下十丸。

《圣惠》治小儿眼疳及雀目。天南星散方

天南星炮裂　谷精草　甘草炙赤，锉　黄芩各半两　麝香一分，研

上件药捣，细罗为散；用羊子肝一具，切破入药末二钱，用串子炙令熟，空心服，后用不淘米煮粥半盏压之。

《圣惠》治小儿眼疳，诸药未效。宜服使君子散方

使君子五颗　诃梨勒皮三颗　甘草一分，炙微赤，锉　干蟾头一枚，涂酥，炙焦黄

上件药捣，细罗为散；以羊子肝一枚于砂盆内用生米泔一合同烂研，绞取汁。食后调下半钱。三岁以下即可服一字。

《圣惠》又方

谷精草　川大黄细锉，微炒　姜石捣，研，水飞过　甘草炙微赤，锉。各半两

上件药捣，细罗为散；以羊子肝一枚，用竹刀子切破，内药末一字，在肝里面使线子缠定，以醋煮熟放冷，任意食之，不过三五枚子肝见效。

《圣惠》又方

夜明砂微炒　姜石捣，研，水飞过　川芎已上各三分

上件药捣，细罗为散，用羊子肝一枚，以米泔半盏同研，绞取汁，调下半钱，日三服。三岁以下可服一字。

《圣惠》又方

黄连末　麝香　朱砂并细研。各一分

上件药都研令匀，每服半钱。用猪子肝切破入药，以绢袋子盛，用米泔煮熟放冷食之。量儿大小增减。

《圣惠》又方

羯羊肝一具，切开　决明子一两

上捣罗决明子为细散，掺于肝内，用米泔两碗煮，泣尽为度。不计食前后，量儿大小任意食之。

《圣惠》又方

姜石捣，研，水飞过　寒水石各一两　豉一合，微炒

上件药捣，细罗为散。每于食后以米泔调下半钱。量儿大小，加减服之。

《圣惠》治小儿眼疳赤痒。谷精草散方

谷精草一两　苍术去皮，微炒，锉　蛇蜕皮灰。各一分　定粉一钱

上件药捣，细罗为散。每服一钱，用羊子肝一具，以竹刀子劈开，掺药在内，用线缠定，米泔煮熟。承热先熏过眼，次服其汁，后食其肝。儿小即分减服之。

《圣惠》治小儿眼疳，渐渐急小多赤。夜明砂散方

夜明砂微炒　川芎各一两　天竺黄

犀角屑　羚羊角屑　白僵蚕微炒　甘菊花　车前子各半两

上件药捣，细罗为散。每日常于午时以温水调半钱服。量儿大小加减服之。

《圣惠》又方

决明子　蕤仁汤浸，去赤皮　黄连去须。各半两

上件药捣碎，用水一大盏，入古钱四十文，煎取五分，绵滤澄清。日点三四度，差。

《圣惠》治小儿眼疳，不见物者方。

寒水石一两，捣罗为末　水银一分

上件药相和，点少水，研令水银星尽为度。每服以米泔研猪子肝半具，绞取汁，调下半钱。量儿大小加减服之。

《圣惠》治小儿眼疳，怕日赤烂，泪下疼痛，不久眼睛将落，宜早治之。姜石散方

姜石以浓米泔浸七日，晒干，捣、研，水飞过　桑耳捣罗为末　豉晒干，捣罗为末。以上各一两

上件药同研令匀。三岁以下每服半钱；三岁已上至七岁每服一钱。用羊肝，或猪肝、牛肝两指大，去膜细切，以水研，绞取汁调下，日三服。

《圣惠》又方

白芷　桑耳　槐白皮锉。各一分　姜石一两，捣，研，水飞

上件药捣，细罗为散，每用猪子肝一片两指大，切入药末三钱，却系定，以米泔内煮熟。量儿大小斟酌与食之。

《圣惠》治小儿眼疳，生障翳不开。朱砂散方

朱砂细研，水飞过　雄黄细研。各半两　川大黄锉碎，微炒　石决明　胡黄连　神曲微炙。各一两

上件药捣，细罗为散，每服以蜜水调下半钱，日三服。量儿大小以意加减。

《圣惠》治小儿眼疳，白翳不退。胡黄连丸方

胡黄连为末　朱砂细研，水飞过。各半两　青黛　雄黄各细研，一分　麝香一钱，细研　金银箔各细研，五十片

上件药都研令匀，用酒煮面糊和丸如绿豆大。以温茶下三丸，日三服。量儿大小加减服之。

《圣惠》治小儿眼疳，生翳膜遮睛，欲失明。铃石散方

铃石　石决明　甘菊花　井泉石　夜明砂炒　黄连去须。各一分

上件药捣，细罗为散。每服二钱，以米泔同煮猪子肝一具，令烂熟。量儿大小分减服之。

《圣惠》治小儿眼疳生翳膜，体热。夜明砂散方

夜明砂　蜗牛壳各微炒　子芩　豆豉炒干。各半两　朱砂一分，细研

上件药捣，细罗为散。每服一钱，以水一中盏，入绿豆半匙，都煮熟放冷。量儿大小，和滓分减服之。

《圣惠》治小儿眼疳，及疱疮入眼。宜服清神散方

恶实炒　木通锉　晚蚕沙各一分

上件药捣，细罗为散。每服以温水调下半钱，日三服。量儿大小以意加减。

《圣惠》治小儿眼疳，及雀目、翳膜遮障，宜服此方。

蛤粉一分

上化黄蜡汁，与蛤粉相和，丸如皂荚子大。用羊子肝一枚劈破，内药丸在内，着线子系定，入米泔内；用夜明砂、黄芩末各一钱同煮令熟，将子肝于临卧时任意服之，神效。

《圣惠》治小儿眼疳，睛肿欲垂落者方。

上以生鸡子清涂掌中，徐徐拓之，

逐手渐差。

《圣惠》又方

上以紫草花烂捣，以生油调涂之便差。

《博济方》治小儿多时泻痢，眼生翳膜，并疳眼退翳如圣散

蛇蜕皮两条，各长二尺，用细烛烧灰，研或只烙熟　谷精草一两，去根土　蝉壳去足　石决明各一分　黑附子末二钱，去脐子　定粉四钱

上件前三味先捣罗为末，次入诸药同研为散。每服一字。半羊子肝一具劈破掺末，用麻皮线缠，米泔煮熟，先熏眼后与吃。如未能吃食，研汁灌之。

《灵苑》治肝肺壅热，眼生胬肉、赤脉，涩痛。及赤眼障翳，睛疼，痒痛羞明；及小儿风疳烁阳眼，神妙羚羊角丸方

羚羊角镑屑，日晒干脆，为末　甘草生　白何首乌　瓦松以纱绢内洗去土。各一两　生干地黄洗　郁金炮过，用地土去火气。各二两

上件六味并细镑，曝干，捣罗为细末，炼蜜为丸如梧桐大。每服十五丸，用浓煎淡竹叶黑豆汤冷下，食后临卧服。小儿丸如绿豆大，每服七丸至十丸。

《谭氏殊圣方》：

小儿疳眼恨三光，终日冥冥若避藏。
嗞睚饶啼常不住，依随无以得相当。
土瓜决明硶砬石，甘草黄连川大黄。
更入元参相和服，拨云见日耀晖芒。

退云散

草决明　土瓜根　大黄炮　元参各半两　甘草炙　宣连　硶砬石井泉石是，研。各一分

上细为散。每服一钱，水一盏同煎至七分，五度与吃。

张涣井泉石散　治眼疳，邪热攻于眼，目渐生翳障，致损睛瞳方。

井泉石一两　晚蚕沙　夜明砂各微炒　石决明　甘菊花　黄连去须。各半两

上件捣罗为细末。每服一钱，用米泔一盏，入生猪肝少许，煎五分，肝烂为度。于温时时服，乳食后。

《聚宝方》灵石散　治小儿疳眼昏涩，或泻痢久则患雀目疳眼。

灵石各出青状，粗块如卵大小，大常盛毛中动

上一味为末，更研极细；水飞过，再研如面。每服一大钱，猪子肝一叶劈开，掺末在内，麻皮在外缠。米泔水一盏煮肝令熟，倾器中趁热熏眼。待气冷，空心吃，用少水下。不过数服见效。

《聚宝方》黄散子治疳眼雀目。

新牛胆　郁金　青蛤粉各三两　猪胆三个　大黄　黄连各半两　雄黄一钱

上七味为末，入胆中填满，荫干为末，每服大人一钱，小儿半钱，新水调下。赤眼、气眼、雀目日进三服，三五日差。疳目五日差，食后服。

《玉诀》泻肝散方

木贼　威灵仙　紫参　家菊　羌活　蝉蜕去足　大黄生　甘草炙　石决明各等分　脑子少许

上为末，每用药二钱。豮猪肝一两劈开去膜，掺药在内，线缠，米泔煮熟，嚼下。

《玉诀》蕤仁膏方

蕤仁四十九粒，去皮出油　脑子少许

上研成膏，用灯心点少许。

《吉氏家传》治疳眼拨云散方

草决明一钱　土瓜　大黄　元参　硶砬石　宣连各半两

上末每服一钱。水一盏，煎七分，食后温服。

《吉氏家传》治一切疳眼，目昏暗

洗肝饮子方

青葙子　钩藤　柴胡　山栀子　甘草炙　紫菀　石膏

上等分。每服三钱，水二升，煎至六合，徐徐服之。

《胡氏家传》治小儿疳瘦。大治肝疳作眼疾，白膜遮睛，诸药不痊者，猪胆黄连丸

胡黄连　雄黄细研　夜明砂细研。已上各等分　猪胆一个　麝香少许，不入胆煮

上为末，以猪胆汁调药，稀稠得所，却入元胆皮，内以线紧系口，米泔水煮五七沸，取出放冷，先以麝香于乳钵内研细，却入药一处同研（不用胆皮，只取出药）候细，用软饭为丸如大麻子大。每服十丸，大者加至十五丸，米饮吞下。如疳气盛，须用陈米饮下。

《朱氏家传》拨云散　治小儿疳服方。

草决明　土瓜　石决明　黄连各一分　元参　大黄炮。各半分

上为末。每服一钱，水一盏，煎七分，分作五服。食后温服。

《圣惠》小儿疳眼，灸合谷二穴各一壮，炷如小麦大，在手大指次指两骨间陷者中。

脑疳第五

《圣惠》：夫小儿在胎之时，其母挟于风热，生下之后热毒之气犹在脏腑，不得宣通。因其哺乳不节，胸膈壅滞，则令头皮光急，发枯作穗，脑热如火，体多汗流；或头生疮，或腮虚肿。若久不差，损儿眼目，渐渐羸瘦，头大项细，故谓之脑疳也。

《仙人水鉴》：小儿三岁以下多睡卧，合面在地者，便是脑中疳气，宜服此方。

黄葵菊花最相当，二物偏宜孩子良。更入釜悬釜下墨，消石入口柏兼香。

葵花　菊花　釜下墨　消石　柏叶各等分

上为散吹入鼻中，永不合面卧地也。吹鼻中有恶物，似泥泄数条，即便是脑中疳气，此是杀人之本。

《神仙水鉴》：小儿脑疳，乳母宜服此方。

柏叶　松叶　黄葵花　鼓子花　鳖甲　虎骨　槟榔　大黄各二两

上并生为末，与醋三升煎膏，丸如绿豆大。每日空心饮下三丸，效。

《药性论》治小儿脑疳方。

上研芦荟，不以多少为细末。每用少许吹鼻中，杀脑疳鼻中痒。

《圣惠》治小儿脑疳，身热发枯。牛黄丸方

牛黄　芦荟各细研　熊胆研入　胡黄连　木香　犀角屑各一分　脑麝各细研　蟾酥研入。各半分　青黛细研，半两

上件药捣，罗为末，都研令匀，以面糊和丸如黄米大，每服以温水下五丸，日三服。量儿大小以意加减。

《圣惠》治小儿脑疳，是胎热所为。其疾但头皮光急，头发作穗，或有疮痍，或时腮肿。若患此疾多损眼目。宜服青黛丸方

青黛细研　龙胆去芦头　川升麻　赤茯神　川大黄锉碎，微炒　黄连去须。各半两　蓝子　甘草炙微赤，锉　蜀漆各一分

上件药捣，罗为末，炼蜜和丸如绿豆大。每服以温水下五丸，日三服。量儿大小加减服之。

《圣惠》治小儿脑疳。眼涩，多睡，惊悸，不吃奶食，黄瘦，宜服虎睛丸方

虎睛一对，酒浸一宿，微炙　犀角屑

真珠末 川大黄锉碎，微炒 栀子仁 子芩各半两 麝香半分，细研 天竺黄 龙胆去芦头 牛黄细研。各一分 巴豆十枚，去皮心研，纸裹压去油

上件药捣，罗为末，都研令匀，炼蜜和丸如麻子大。一岁儿以乳汁下一丸，日三服。儿稍大即以意加丸服之。

《圣惠》治小儿脑疳久不差。肌体黄瘦，头面干枯，眼鼻生疮，壮热多渴。宜服化疳丸方

蛤蟆炙 青黛细研 朱砂细研，以水飞过。各半两 谷精草灰 牛黄 麝香各细研 木香 丁香 芦荟 犀角屑 羚羊角屑 槟榔 胡黄连各一分 熊胆 腻粉并研入 砒黄细黄。各半分

上件药捣，罗为末，入研了药末，炼蜜和丸如粟米大，每一岁以粥饮下一丸，日三服。

《圣惠》治小儿脑疳，羸瘦烦热。龙脑丸方

脑麝 雄黄各一分 胡黄连末 牛黄 朱砂 熊胆 芦荟 干蛤蟆灰。各一分

上件药都研令如粉，以水化熊胆和丸如麻子大，若硬更入糯米饭同丸。每服用薄荷温汤下三丸，日三服。量儿大小以意加减。

《圣惠》治小儿脑疳，头发干立作穗，眼有白膜，鼻头有疮。通脑丁香散方

丁香 蜗牛壳炒令黄 赤小豆 不蛀皂角并子。各一分

上件药细罗为散。每取少许，以竹管子吹入鼻中，五疳悉用之。若病重者，鼻内出虫子，每日两度吹入鼻中，良。

《圣惠》治小儿脑疳，烦热，皮干瘦悴。青黛散方

青黛 兰香根 蚺蛇胆研入 人粪灰 脑麝细研。各一分 甘草炙微赤，锉 地榆各半两 蜗牛子一两，炒令黄

上件药捣，细罗为散，都研令匀。每服以粥饮调下半钱，日三服，量儿大小以意加减。亦可用少许吹于鼻中。

《圣惠》治小儿脑疳，鼻塞头痛，眼目昏暗，羞明怕日。吹鼻龙脑散方

脑麝各细研少许 蜗牛壳炒令黄 蛤蟆灰 瓜蒂 黄连去须 细辛各一分

上件药捣，细罗为散，入瓷合内贮之，每取少许吹于鼻中，每日两上用之。

《圣惠》治小儿脑疳，鼻痒，毛发作穗，面黄羸瘦。益脑吹鼻散方

地榆末 蛤蟆灰 谷精草各一分 青黛半两 干蜗牛壳十四枚，微炒 麝香一分

上件药同细研为散，以两黄米大吹入鼻中。当有黄水出为效。

《圣惠》又方

上用鲫鱼胆滴于鼻中，连三五日用之，甚效。

长沙医者郑愈传治脑疳，亦鼻下赤烂兼人中有疮方。

藜芦末 蟾灰 白矾 干酱各一分

上件为末，酥调涂鼻下等处。

脊疳第六脊疳附

《圣惠》：夫小儿脊疳者，由乳哺不调，甘肥过度，肉生于虫，攻于脊膂，渐渐黄瘦，时时下痢，覆地而卧，毛发干焦，身体壮热，烦渴不止，脊骨如锯，谓之脊疳也。

《圣惠》治小儿脊疳，头大项细，四肢黄瘦，肚大胸高，毛发干立。金蟾散方

蟾一枚大者，涂酥炙令焦黄 夜明砂微炒 桃白皮 樗根白皮 地榆 黄柏各锉 诃黎勒煨，用皮 百合 白芜荑微炒 人参去芦头 川大黄锉碎，微炒 黄连去须。

各三分　胡粉三钱　丁香三七粒　槟榔一分

上件药捣，细罗为散。每服用粥饮调下半钱，日三服。量儿大小以意增减。

《圣惠》治小儿脊疳，渐渐黄瘦。以手指击之，背如鼓响，脊骨高是也。此因奶热所致。宜服地骨皮丸方

地骨皮　紫参　黄芪锉　川大黄锉碎，微炒　郁李仁汤浸，去皮尖，微炒。各半两　龙胆去芦头　子芩　枳壳麸炒微黄，去瓤　木香　猪苓去黑皮　海蛤细研。各一分

上件药捣，罗为末，炼蜜和丸如绿豆大。每服以温水研下五丸，日三服。量儿大小加减服之。常得微利为效。

《圣惠》治小儿脊疳，肌肤羸瘦，背脊骨高，身体寒热，面无颜色。宜服胡黄连丸方

胡黄连　青黛细研　地龙微炒　黄连去须。各半两　朱砂　麝香　芦荟　牛黄各细研　当归　干蝎各微炒　木香　犀角屑　蛇蜕皮烧为灰　独活已上各一分　蟾酥一钱，研入　蜣螂五枚，微炒，去翅足　槟榔一分　猪牙皂角五挺，去皮，涂酥炙焦黄　蜗牛二七枚，炒令微黄

上件药捣，罗为末，以猪胆汁和丸如绿豆大。每服以粥饮下五丸，日三服。量儿大小增减服之。

《圣惠》治小儿心肺久热，致成脊疳，渐渐羸瘦。牛黄丸方

牛黄　朱砂　麝香各细研　真珠末　杏仁汤浸，去皮尖、双仁，麸炒微黄　赤芍药　赤茯苓　甘草炙微赤，锉　牡蛎粉　蛤蟆灰。各一分　犀角屑半分　巴豆十枚，去皮、心，研，纸裹压去油

上件药捣，罗为末，入研了药更研令匀，用糯米饭和丸如绿豆大。每日早晨以荆芥汤下二丸。量儿大小增减服之。

《圣惠》治小儿脊疳，日渐羸瘦，腹中有虫。杀疳丸方

没石子　瓜蒂　鹤虱　蟾头炙令焦黄　芦荟　青黛并细研。各半两　麝香细研　腻粉研入。各一分

上件药捣，罗为末，以糯米饭和丸如黍米大。每服以粥饮下五丸，日三服。量儿大小以意加减。

《圣惠》治小儿脊疳，腹内有虫，上攻背膂，脊骨渐高，肌体羸瘦。芦荟丸方

芦荟　青黛　朱砂　麝香各细研　熊胆研入　胡黄连　贯众　地龙微炒　黄连去须　蝉壳微炒，去足　雷丸各半两　蛤蟆一枚，涂酥，炙令焦黄

上件药捣，罗为末，用蜗牛肉研和丸如麻子大。每服以粥饮下五丸，日三服。量儿大小增减服之。

《圣惠》治小儿脊疳，四肢瘦弱，腹胀，壮热，头发干疏，时烦渴，脊骨如锯。青黛丸方

青黛　朱砂各细研　夜明砂微炒　定粉各一分　蟾酥研入　熊胆细研　羚羊角屑　犀角屑各半分　黄连半两，去须　麝香一钱，细研

上件药捣，罗为末，用软饭和丸如绿豆大。每一岁以粥饮下二丸。

《圣惠》治小儿脊疳，虫攻背膂，渐渐骨高、瘦弱。化疳丸方

腻粉研入　胡粉　胡黄连　雷丸　鹤虱　蜣螂去翅足，微炒　地龙微炒。各一分

上件药捣，罗为末，以鸡子白和，用竹筒内盛，于炊饭处蒸饭熟为度，用熊胆汁和丸如绿豆大。每服以清粥饮下三丸，日三服。量儿大小以意加减。

《圣惠》治小儿脊疳，下痢羸瘦。白矾丸方

白矾灰，三钱　田父三分，烧灰　蛇

蜕皮一条，炒令焦黄　青黛　朱砂　芦荟各细研　鹤虱　莨菪子水淘去浮者，水煮令芽出，炒黑色。各一分　麝香一钱，研

上件药捣，罗为末，同研令匀，以烧饭和丸如绿豆大。每一岁儿以粥饮下二丸。

《圣惠》治小儿脊疳，体热瘦悴，心烦多渴，不欲乳食。青黛丸方

青黛　芦荟　朱砂各细研　鹤虱　熊胆研入。各一分　胡黄连半两　麝香一分，细研

上件药捣，罗为末，同研令匀，炼蜜和丸如绿豆大。每服用温水下三丸，日三服。量儿大小加减服之。

《朱氏家传》治小儿脊疳，泻血不止方。

定粉　好枣十个，捣碎　头发少许，剪碎

上件为团砖衬，火煅通赤，细研，米饮下半钱。

《庄氏家传》治小儿久下血不止，谓之历脊疳方。

上用穿山甲，米醋浸，炙为末。每服一钱，米饮调下，食后服。

奶疳第七

《圣惠》：夫乳下孩儿，有奶疳气者，由乳母恣食生冷、油腻、甘酸之物，传气乳中；或食交奶，伤儿脏腑，遂致寒热不调，肌体羸瘦，哺乳渐少，面色青黄，口中生疮。或时吐呕，昏昏多睡，毛发干焦。因其食乳成疳，故谓之奶疳也。

《仙人水鉴》：小儿奶疳，令孩子日渐黄色劣，母宜服此方。

桃仁　杏仁各七个，生用　犀角灰　羚羊角灰　干漆熬灰　雄黄各二分　黄盐八分，陶隐居士：北海黄盐草粒粗，以作鱼鲊及咸菹）　金牙[1]生　鳖甲生　远志　太阴元精石各六分　光明砂少许　白羊肉十五分，生，干莫入盐

上件一十三味，并捣为散，以牛乳煎为膏，丸如绿豆大。每日空心煎羊骨汁下。神效无比。余有亲来弟益员外家有一子，并是母乳之。长成后，一无肌肉，黄瘦，日常多病。后细寻根源，是奶疳。依此法治之后，母更乳小儿，永无诸疾状，是药效也。庸医不辨根源，误人生命，须细详之。

《圣惠》治小儿奶疳，腹大黄瘦，或时吐乳，壮热下痢。干蟾丸方

干蟾一枚，涂酥炙微焦　木香　丁香　熊胆细研。各半分　肉豆蔻二颗，去壳　雄黄　朱砂　青黛　麝香各细研　胡黄连　赤石脂　代赭各一分

上件药捣，罗为末，都研令匀，炼蜜和丸如黍米大。一岁儿以粥饮下二丸。早晨一服，申时再服。量儿大小以意加减。

《圣惠》治小儿奶疳，羸瘦，壮热多睡。牛黄丸方

牛黄　雄黄　熊胆　朱砂　麝香　芦荟各细研　甘松　胡黄连　丁香　腻粉研入。各一分　巴豆半分，去皮、心，研，纸裹压去油　水银半两，以少枣肉研令星尽　龙脑半分，细研

上件药捣，罗为末，都研令匀，以黑狗胆汁和丸如黄米大。每服以粥饮下三丸。量儿大小以意加减。

《圣惠》治小儿奶疳，肚胀，四肢瘦弱，不欲乳食。朱砂丸方

朱砂　雄黄并细研　槟榔各一分　夜明砂微炒　黄连去须　鳖甲涂醋炙焦黄，去

---

[1] 金牙：即金牙石。

裙襴　干蛤蟆涂酥炙令焦黄。各半两

上件药捣，罗为末，以糯米饭和丸如黍米大。每服以粥饮下七丸，日三服。量儿大小以意加减。

《圣惠》治小儿奶疳，体瘦烦热，毛发干悴，乳食减少。蟾头散方

蟾头一枚，烧灰　蝉壳微炒，去足　蛇蜕皮灰。各一分　蜗牛子三七枚，炒微黄　麝香一钱　青黛半两

上件药都细研为散。每服以粥饮调下半钱，日三服。量儿大小加减服之。

《圣惠》治小儿奶疳，腹大筋青，发稀体瘦。宜服此方

肉豆蔻一颗，去壳　麝香一钱，细研　朱砂细研　五灵脂　田父炙微黄　夜明砂　地龙　蜣螂去翅、足，三味微炒　白矾灰。各一分

上件药捣，罗为末，都研令匀，以软饭和丸如绿豆大。不计时候，以温水下五丸。量儿大小以意加减。

《圣惠》治小儿奶疳，腹胀吐乳，渐渐羸瘦。使君子丸方

使君子　诃黎勒皮　槟榔　朱砂　麝香　熊胆三味细研　夜明砂微炒　丁香末各一分　蟾酥半分，研入

上件药捣，罗为末，都研令匀，以软饭和丸如黍米大。每一岁儿以粥饮下二丸。量儿大小加减服之。

《圣惠》治小儿奶疳，壮热体瘦。胡黄连丸方

胡黄连半两　牛黄细研，半分　蛇蜕皮　麝香细研　使君子各一分　蛤蟆一枚，涂酥炙焦黄

上件药捣，罗为末，以面糊和丸如绿豆大。每服以粥饮下五丸，日三服。量儿大小以意加减。

《圣惠》治小儿奶疳，黄瘦体热心烦方。

青黛　蟾酥　黄连末各半两　熊胆　牛黄各一分

上件药都研如粉，以猪胆汁和丸如绿豆大。每服以粥饮下五丸，日三服。量儿大小加减服之。

《圣惠》治小儿奶疳、羸瘦，食乳不生肌肉方。

朱砂　麝香　芦荟各细研　五灵脂　胡黄连各一分　使君子二枚

上件药捣，罗为末，都研令匀，以烧饭和丸如绿豆大。每服以粥饮下三丸。量儿大小以意加减。

疳肥第八

《谭氏殊圣》治小儿疳肥，疮多生头上，浸淫久不差，及耳疮等悉皆治之。

石碌　白芷各一分

上以生甘草水洗疮，敷药自愈。

《惠眼观证》乌犀丸　治疳肥，脏腑不和，头面疳疮，口鼻干燥，吐逆乳食方。

皂荚不蚛者烧过，秤二分　硫黄别细研，秤　陈橘去瓤。各一钱　白姜一钱半，炮　川乌头炮、去皮尖，一分　巴豆十粒，去皮膜

上以前五味为末，令细。别研巴豆令烂。入诸药中研拌极令匀，以糊为丸如此○大。常服侵早、临睡进三丸至五七丸，大小加减。以香熟水下。如伤食潮热，或因积而泻，以饭饮下二十丸至三十丸，并无妨。

疳瘦第九

《仙人水鉴》：小孩子三年内宜神仙水花丸，亦名紫微夫人青黛长生散。能治孩子疳气，身如金色，瘦悴不下食，

多不成肌肉，渐渐黑瘦，食入口即吐逆，时寒时热方。

硝石一分　波斯青黛　青葙子　青木香　葵花　凌霄花　远志　柴胡　代赭　金牙石　元精已上各二分　蜣螂二枚　槟榔一枚，生　橘皮去瓤　水蛭各二七个　虎睛一枚

上一十六味细捣为末，分二处。一分蜜为丸麻子大，一岁以下清水下三两丸。一分为末，二岁以下米饮下一字。

钱乙橘连丸　治疳瘦。久服消食，和气、长肌肉方。

陈橘皮一两　黄连一两半，去须，米泔浸一日

上为细末，别研入麝香半钱，用猪胆七个，分药入在胆内，浆水煮，候临熟以针微刮破，以熟为度，取出以粟米粥和丸绿豆大。每服十丸至二三十丸，米饮下。量儿大小，与之无时。

《博济方》治小儿疳气羸瘦，腹大颈小，头发稀疏，脏腑不调，或泻或秘。万寿丸

干蜗牛　干蚯蚓各半两　蛇蜕皮一分　干蛤蟆头三枚　使君子　墨石子各炮五个　麝香一分

上件药上四味入罐子内，封闭口，炭火烧通赤，取出捣，罗为末，后三味为末，同实加减。

《吉氏家传》治疳黄瘦方。

绿矾二钱，成块者　硇砂半钱

上件安铫内，炒干为度，同研为剂。每服时旋丸如黍米大，饭饮下。腹甚大，十日可效。

《吉氏家传》治小儿一切疳瘦，夜多盗汗，肌热。益儿丸方

人参　白术　茯苓　柴胡去苗　甘草炙　陈皮去白　鳖甲醋炙，去裙襕　京三棱湿纸裹煨香熟。已上等分

上细末，蜜炼丸如○此大。每服一丸，米饮化，食前，日三服。

《朱氏家传》肥儿丸　小儿常服疳药方。

白芜荑去壳，秤　黄连去须　神曲　麦蘖等分

上为末，用獖猪胆煮糊丸如大麻子大。每服三十粒，食前米饮下。《张氏家传》《庄氏家传》方皆同。或治疳积，或治疳瘦。

《朱氏家传》治小儿脾疹疳瘦、惊积方。

朱砂半两，细研　麝香一分，细研

上件药都一处研匀，糯米饭和丸如黍米大。每服十粒，米饮下。不拘时候，量儿大小加减。

《万全方》治小儿一切疳，吐胀腹满，手脚枯细，眼目口鼻生疮，身体壮热，痢下泔淀，日渐羸瘦，面无光泽。雷丸丹

雷丸生　鹤虱生　使君子去壳，生　胡黄连微炒　芦荟研。各半两　麝香半两，研入　蟾一枚，酒浸一宿，慢火炙熟，去皮、足、骨，焙　木香　肉豆蔻各一分　芜荑一两，去皮，微炒，研入　朱砂二钱，研为少许为衣

上件药捣，罗为末，研合令匀；用獖猪胆四个，以汁倾入瓷盏中，外以重汤煮过，和杵为丸如黍米大。每服五丸至七丸，麦门冬熟水下。早晨、日午空心临卧服。

《万全方》治小儿一切疳，手脚枯细，腹肚胀满，痿黄羸瘦，不欲乳食。宜服蚵蚾丸

上用干蛤蟆一枚大者，以酒喷令湿，地上一夜令胀，内莨菪子二两在蛤蟆腹中，封口大饼子内，烧令烟尽，放冷取出，捣罗为末，入腻粉一钱，以软饭和

丸如绿豆大。每服三丸，以粥饮下。

《张氏家传》治小儿疳瘦，滑泻或下痢腹胀；退食，生胃气。使君丸方

使君子一两，去皮，面裹煨熟　厚朴去皮，姜制，炒　甘草炙　诃子生熟各半，去核。各半两　陈皮一分，水浸去白，焙

上件同为细末，炼蜜为丸如鸡头大。三岁已上一丸，三岁以下半丸。或乳汁化下，或清米饮汤化下。

《张氏家传》治小儿疳瘦，退面黄、长肌肉；或头发作穗，杀疳虫。麝香芦荟丸方

麝香三钱　芦荟半两　蛤蟆五个，烧作灰

上将三件药都捣，罗为末；后再入獖猪胆一枚，尿汁拌药为丸如绿豆大，晒干。每服七丸至十丸，麝香汤下。

《张氏家传》治小儿疳瘦芜荑丸方

芜荑去皮，生研　黄连生用。各一两

上件捣为细末，猪胆和丸如绿豆大。空心，米汤下十丸。

《张氏家传》芦荟丸　治小儿疳瘦痿黄，肌体壮热，揉鼻、吃土等疾方。

芦荟一两　胡黄连半两　宣黄连二两　麝香一字，令研入

上为末，用猪胆数个拌，盛尽前药末，麻系口了，放净碟内于蒸饼甑内炊；候蒸饼熟取出研烂，饭丸如麻子大。一岁二丸，二岁七丸，三岁十五丸，以温米饮下。

《庄氏家传》治小儿疳瘦六神丸方

丁香　肉豆蔻去壳，面裹烧，烧熟去面　南木香各一两　芦荟　使君子去壳　诃子皮去核。各半两

上为细末，面糊丸黄米大。空心，米饮下三十丸。

《庄氏家传》小儿肉疳，吃食不肥，肌肤干瘦方。

鳖甲小便浸，炙　当归各一两　黄连　牛黄　桔梗　朱砂各一分　麝香少许

上为末，炼蜜丸麻子大。煎枣汤下三丸服。

《庄氏家传》疳瘦、疳泻方

使君子　没石子各二个，并一生一熟　麝香一钱

上同为末，滴水为丸如绿豆大。每服三丸至五丸，冷米饮下。

《庄氏家传》治肌瘦杀疳方。

芦荟半两　熊胆　牛黄　郁李仁微炒，别研　麝香各一分　胡黄连一两　干蟾一个，破肚净洗，酒浸一夕，慢火炙焦黄，别研，罗

上用面糊丸如绿豆大。冷粥饮下五丸，日三服。

《孔氏家传》神圣丸肥小儿疳药，常服永无肠脏之疾方。

胡黄连去皮　宣连去毛　白芜荑去皮　木香　芦荟各一钱　使君子二十枚

上除芦荟一味外，五味银器内用猪胆汁熬成膏，后入芦荟同丸如绿豆大。每服五七粒，空心，日午、临卧米汤下，神效。

《孔氏家传》猪肚丸　治小儿疳热而瘦，皆可服方。

柴胡　黄连　秦艽各一两，净　芜荑二两，用丸，上爆干，去壳，取肉别为末，临时食用

上用猪肚一个中庸者，破开净洗，入前药三味末于内，以酒半瓶，童子小便一升煮干，舂令得所；放芜荑末又舂匀，丸如桐子大。每服二十丸，饮下。

《王氏手集》治小儿疳瘦，大人五劳七伤方。

宣黄连半斤，去须及芦头，为细末　獖猪肚一个，去脂膜，将黄连末穰在内缝合，于三斗米内蒸，以米熟软为度

上件取出烂研，丸如粟米大，风干。随儿子大小加减，日三服。三岁儿每服五七丸至十丸。大人服如梧桐大，每服二十丸，空心米饮下。

《王氏手集》治小儿疳患，瘦弱不成，腹肚或泻痢，诸药不效方。

大蜘蛛十个，于碗内用盐一两菴之，用盖合定，以文武火内炮过，去须，脚皮肌肚肉用　麝香随多少用　芦荟　朱砂各二钱半，细研内朱砂减一半用为衣

上同研令匀，蜜丸如绿豆大。量儿大小，每服五丸或七丸，蜜熟水下。

《王氏手集》芦荟丸　治小儿积疳，腹胀羸瘦，面黄烦渴等疾方。

芦荟半分，研　芜荑仁　使君子去壳，秤　肥黄连去须，秤　胡黄连　青橘去白　草龙胆各一分　槟榔　没石子各二个

上为细末，豮猪胆汁煮面糊为丸如豌豆大。每七粒或十粒量岁数加减，温服。

吴氏芜荑丸　治五疳黄瘦，肚急。长肌、杀虫、肥儿。

芜荑净肉　京三棱　白术　槟榔　川楝子　木香各一分　熊胆　芦荟各别研　硇砂用绢裹水飞过。各一钱　黄连一两净去须苗

上件除芜荑、熊胆、芦荟、硇砂外，其余细锉，微火焙燥，碾罗为末；入前件药，用雄猪胆汁和为丸如绿豆大。每服饭饮下十粒至二十粒，日三服。

《赵氏家传》猪肚丸　治小儿肌瘦，肥儿、消疳方。

宣连二两　肉豆蔻　陈橘皮去瓤　人参　栝楼根　杏仁去皮尖，秤　胡黄连　槟榔　柴胡各一两

上为细末，用豮猪肚一个，入药三分之二在内，以麻线缝合，银石砂器内煮烂，研如泥；更入所留药末一分，同和丸如梧桐子大。儿子若小，丸如绿豆大，每服十丸，米饮下。空心，临卧各一服。

《赵氏家传》斧槌丸　治小儿疳，久服肥白方。

干蛤蟆一个　白矾　胆矾　绿矾各半两。四味同入罐子，内炭火烧，矾枯为度　京三棱　石三棱　鸡爪三棱

水下，不计时候。用好朱砂为衣亦可。

《王氏手集》万灵丸　治小儿疳瘦，不食，常可服方。

黄连　川芎　川楝子去皮

上等分为末，以豮猪胆汁和，内胆中用饮浆水煮熟，取出去胆皮，入麝香少许，烂研丸黄黍大。三五岁儿五七丸，米饮下。

《王氏手集》治小儿疳瘦，滑泄吐逆。进奶食，治渴。芦荟丸方

芦荟　木香　宣连去须　诃子皮各一分　没石子二个　使君子七个　麝香半钱

上为细末，粟米饭和丸如黄米粒大。每服十丸至十五丸，日进三服。如入青黛少许不妨。

《吴氏家传》治五疳黄瘦，肚急。长肌肉，杀虫，肥孩儿。芜荑丸方

芜荑去壳，取净肉，不焙，别研　京三棱　白术　槟榔　川楝子　草薢　鹤虱　雷丸　淡芜荑　黑狗脊　木香各半两　没石子三个　使君子十个　芦荟　熊胆各一钱

上为末，醋煮干枣，取肉烂研，入少面糊和药极熟，丸如绿豆大。每服七丸，米饮下。

《赵氏家传》治小儿疳瘦玉柱杖散方

黄芪二两　白茯苓半两　人参　白术各一两

上为末，以水一盏，药一钱，煎七

分，温服。

《赵氏家传》治小儿诸疳，羸瘦不生肌肉。大芦荟丸方

芦荟　木香　红芍药　没石子各半两　使君子去皮，一分　肉豆蔻二钱　人参一钱　胡黄连一分

上为细末，入麝香半钱，别研令细，与药拌匀，蜜水打面糊为丸。每服十五丸，米饮下，空心，食前服。

《吉氏家传》治小儿圣疳，药十日肥。治五疳诸痢。发立焦黄，肌瘦，腹中疼痛，爱吃泥土，泻痢无常，盗汗，腹大喘粗，脚细难行，洞下脱肛，时时壮热，面覆地卧，心喜啼呼，腹内虫生，粪中米出，便如泔淀，呕吐无时；有以瘦劳，更加寒颤。此疾真是疳也，宜此方。

黄连去须　白芷　苦参　丁香　青黛　麝香　朱砂上各等分

上件为细末，獖猪胆丸如芥子大，别以朱砂为衣。每服十五丸，米饮下。更看虚，烂研如粉，用粟米饭为丸如绿豆大。每服五丸，米饮下，一日两服。

张涣金粟丹　治腹大疳瘦，如吃泥土，泄利不调方。

母丁香　草龙胆　厚朴生姜汁制　好朱砂细研，水飞　青黛研。各一两　干蟾五枚，涂酥炙焦黄　夜明砂微炒　诃子皮微炮　蝉壳各半两　川黄连冬用二两，夏用一两

以上捣罗为细末。次用：

麝香研，半两

上件药一处拌匀，用炼蜜一半，白面糊一半，丸黍米大。每服十粒，米饮下，不拘时候，量儿大小加减。

张涣香蟾丹　治肌瘦面黄，胸高，脚细方。

干蟾五枚，水浸，去骨，用瓦藏瓶一枚，须头上取门，入蟾瓶内，盐泥固济，木炭火烧，留一窍，以烟息为度。取放地上一宿，出火毒　胡黄连二两　蛇蜕皮一两，烧灰　地龙半两，微炒　天竺黄　蝉壳各一分

以上并为细末。

上用黄瓜蒌一个，去瓤，用黄连末填满，蒸烂取出；用朴消末一钱盖头，临夜方取下，然后露一宿，研烂为丸许○大。每服五丸，熟水下。

《万全方》灸法：黄帝疗小儿疳痢、脱肛，体瘦、渴饮，形容瘦悴，诸般医治不差者。灸尾翠骨上三寸骨陷间三壮，炷如小麦大。岐伯云：兼三伏内用桃柳水浴孩子，午时当日灸之后，用青帛子拭。兼有似见疳虫子随汗出也，此法神效不可量。

干疳第十

《圣惠》：夫小儿干疳者，由乳食不调，心脾积热之所致也。其候身体壮热，或即憎寒，舌涩口干，睡多盗汗，皮肤枯燥，发立毛焦，乳食虽多，肌肉消瘦，四肢无力，好睡昏昏。日往月来，转加尫悴，故号干疳也。

《仙人水鉴》：小儿患疳气久不差，遂受旁疾，宜服此独治干疳方。

天灵盖　生鳖甲　波斯青黛　黄盐以上各一分。陶隐居士：北海黄盐草粒粗，以作鱼鲊及咸菹

上并同研令细。日服一字，空心热水下。若是湿疳，不治。干疳治之，不过三服，神效。

《圣惠》治小儿干疳，心脏烦热，眼目赤涩，皮肤干燥，夜多盗汗，羸瘦不能乳食。天竺黄散方

天竺黄半两　牛黄　雄黄　朱砂　芦荟　麝香各细研　蟾头炙令焦黄　胡黄连　犀角屑　木香　甘草炙微赤，锉　钩

藤各一分　龙脑一钱，细研

上件药捣，细罗为散，都研令匀。每服以温水调半钱服，日三服。量儿大小以意加减。

《圣惠》治小儿干疳，体瘦烦热，眠卧不安，宜服此方。

牛黄　雄黄　芦荟　青黛各细研　丁香　黄连去须　熊胆研入　蛇蜕皮灰　天竺黄　天浆子微炒　犀角屑各一分　胡黄连半两　蟾酥半钱，研入　麝香一分，细研

上件药捣，罗为末，更研令匀，以炼蜜和丸如绿豆大。每服以粥饮下三丸，日三服。量儿大小以意加减。

《圣惠》治小儿干疳，肌体羸瘦，皮毛干焦，发歇寒热，昏昏多睡。青黛丸方

青黛三分，细研　牛黄　芦荟　朱砂　麝香　雄黄各细研　胡黄连　蛇蜕皮灰　龙胆去芦头　蝉壳微炒。各一分　蟾一枚，涂酥炙焦黄

上件药捣，罗为末，都研令匀，用面糊和丸如黍米大。每服以粥饮下三丸，日三服。量儿大小临时增减。

《圣惠》治小儿干疳，面青目涩，脑热鼻疮，眼生障膜，毛发焦黄，肌卢羸瘦。蜗牛丸方

蜗牛　谷精草各烧灰　夜明砂微炒。各三分　瓜蒂末半两　干蟾一枚，涂酥炙令焦黄　雄黄　麝香各一分

上件药都研为末，用蒸饼和丸如绿豆大。每服以粥饮下三丸，日三服。量儿大小加减服之。

《圣惠》治小儿干疳，烦渴壮热，皮肤枯燥，日渐羸瘦。牛黄丸方

牛黄半钱，细研　雄黄细研　黄连去须　芦荟　天竺黄各一分　脑麝各细研，一钱　甘草半分，炙微赤，锉

上件药捣，罗为末，都研令匀，用糯米饭和丸如绿豆大。每一岁以粥饮下一丸，日三服。

《圣惠》治小儿干疳，瘦弱不能乳食，发立脑干，肌体柴瘦。胡黄连丸方

胡黄连末半两　朱砂　波斯青黛　芦荟各三分　麝香一分　蛇蜕皮一条，烧灰　蟾酥杏仁大

上件药都研为末，用猪胆一枚，取法酒一盏，和药末都于铫子内熬如膏，丸如绿豆大。五岁至七岁以粥饮下五丸，日三服。三岁以下三丸。

《圣惠》治小儿干疳，乳食不成肌肤，日渐羸瘦，身体壮热，毛发干枯，四肢无力。蟾酥丸方

蟾酥　麝香　蝉壳微炒，去足　干地龙微炒　蛇蜕皮灰，各一分　猪胆二枚　青黛　龙脑　朱砂细研。各三分

上件药除蟾酥外细研，以猪胆化蟾酥，和丸如粟米粒大。每以温水研五丸，吹鼻内。量儿大小以意加减。

《圣惠》治小儿干疳，日久不差。骨立形枯，诸治无效。青黛散方

青黛　朱砂　芦荟　地龙微炒　夜明砂各微炒　干蛤蟆灰　熊胆各一分　麝香二分

上件药都细研为散。每服半钱，空心以粥饮调下。又用少许药吹入鼻中；后以桃枝汤看冷热浴儿，衣盖，有虫子出为效也。

《圣惠》治小儿干疳，面色痿黄，肌体羸瘦，宜服此方。

芦荟　龙胆去芦头　牛黄细研　胡黄连各一分　青黛三两，细研　麝香一钱，细研

上件药捣，罗为末，都研令匀，蒸饼和丸如黄米大。每服以粥饮下五丸。量儿大小以意加减。

《圣惠》治小儿干疳，体热羸瘦，

心神烦躁，少得眠卧。宜服牛黄丸方

牛黄细研　朱砂细研，水飞过　子芩　犀角屑各半两　麝香一分，细研

上件药捣，罗为末，都研令匀，以糯米饭和丸如麻子大。每服用粥饮下三丸。量儿大小增减服之。

《王氏手集》治小儿干疳。蛤蟆丸方

蛤蟆一个，烧灰，一钱　牛黄　麝香各一字　蔓荆子　蝉蜕各一钱

上为末，粟米饭和丸如麻子大。每服二丸，陈米饮下。

内疳第十一

《圣惠》：夫小儿内疳者，由乳哺无常，伤于脏腑之所致也。其候乳食不消，心腹虚胀，眼目涩痒，体热皮枯，肠胃不调，痢下五色，渐渐羸瘦，虫食肚肠，日月弥深，痢转不止，故号内疳也。

《圣惠》治小儿内疳，乳食不调，心腹胀满，肌肤羸瘦，下痢无常。木香丸方

木香　蝉壳微炒，去足　麝香细研　黄连去须　黄丹微炒　熊胆研入　夜明砂微炒　干蝉涂酥炙微焦。各一分　赤石脂半两　肉豆蔻一颗，去壳　田父半两，炙令微黄

上件药捣，罗为末，用水浸蒸饼，丸如麻子大。每服以温粥饮下二丸。量儿大小以意加减。

《圣惠》治小儿内疳，四肢羸瘦，腹胀鼻痒，皮肤干燥，下痢不常。芦荟丸方

芦荟　雄黄各细研　没石子　蝉壳微炒，去足　蛇蜕皮灰　丁香　熊胆研入。各一分　麝香细研　蟾酥研入。各一钱　黄连半两，去须

上件药捣，罗为末，炼蜜和丸如黄米粒大。每服以粥饮下三丸，日三服。别研一丸，吹入鼻中。量儿大小以意加减。《圣惠》又收治疳痢。

《圣惠》治小儿内疳，下痢不止，体瘦食少，腹痛羸弱。杀疳丸方

雄黄　密陀僧　麝香　芦荟各细研　蜗牛壳　母丁香　鹤虱　白矾灰　没药　地龙微炒　熊胆研入。各一分　肉豆蔻去壳　黄连去须，微炒　艾叶炒令黄　定粉微炒。各半两　蟾酥一钱，研入

上件药捣，罗为末，以面糊和丸如绿豆大。不计时候，以粥饮下三丸。量儿大小以意加减。

《圣惠》治小儿内疳，下痢不止，肌体消瘦，诸治未差，宜服麝香散方

麝香　芦荟各细研　蛇蜕皮灰　夜明砂微炒　蜗牛壳　黄连去须，微炒　没石子各一分　黄丹　定粉各微炒，一两　诃黎勒半两，煨，用皮

上件药捣，细罗为散，都研令匀。每服以粥饮调下半钱，早晨、午后各一服。看儿大小加减服之。

《圣惠》治小儿内疳，体瘦下痢。丁香散方

丁香　当归锉，微炒　朱砂　蚺蛇胆　牛黄各细研　白马齏酒浸，炙黄色。各一分　犀角屑半两

上件药捣，细罗为散，都研令匀。每服以粥饮调下半钱，日三服。量儿大小以意加减。

《圣惠》治小儿内疳，下痢不止，昏沉多睡。胡粉丸方

胡粉微炒　青黛细研。各半分　黄连末一分，微炒　麝香一钱

上件药同研令细，以猪胆一枚取汁和丸如黄米粒大。不计时候，以粥饮下五丸。量儿大小以意加减。

《圣惠》又方

丁香末　牛黄　黄连末细研　雄黄各一分　蟾酥半分

上件药同研令细，以猪胆汁和丸如黍米粒大。不计时候，以薄荷汤下五丸。量儿大小以意加减。

《谭氏殊圣方》：

小儿脏病最难知，索出时时又要归。

大抵内疳人少会，唯闻打瓦更锁龟。

不求皂豆丁香白，岂信人间有妙医。

宝命丹

皂角一两，炙令焦黑色，去皮，为末，取三分　巴豆二七个，去心膜，细研，新瓦上出油了用之　雄雀儿粪二钱

上细末，以粟米饭丸绿豆大。空心，温水下三丸。

卷第二十六

诸疳余证　凡十五门

疳热第一

汉东王先生论小儿发热，形瘦，多渴，吃食不长肌肉者，谓之疳热。

《颅囟经》治孩子诸疳，或热攻冲心，肺气急，昼夜有汗，日渐羸瘦，不吃乳食。调中丸方

柴胡　茯苓　人参　木香　桂心　大黄湿纸裹煨　枳壳麸炒，去穰　甘草炙　鳖甲醋炙。各等分

上件蜜丸如桐子大。每岁两丸，至五岁三丸，热熟水下，忌如常。

《博济方》治小儿疳热杀虫青黛散

青黛　芜荑仁　夜明砂各别研　川大黄细锉，蒸三度，焙干为末。各半两　黄连一钱半，为末　苦楝根三两，细切，焙干为末　麝香一钱匕，别研　雄黄透明者　朱砂好者，各别研，一分

上件九味为细末。每服看小儿大小，服一钱或半钱。如要解苦，用蜜水调下、日再服。米饮调下亦可。此宜常服。

《谭氏殊圣》治小儿疳热，身多壮热，黄瘦，久服令肥。金瓜丸方

黄连　黄柏　甘草微炮　青皮去白

上各等分为末，入麝香少许，用猜猪胆一个，入药在胆内，用线系定，入石器内，用浆水煮五七沸取出，风吊一宿取出，丸如绿豆大。每服五七丸，米饮下。加减《玉诀》方同，外以朱砂为衣，仍治脾疳。《博济方》同，《刘氏家传方》亦同，云：或添胡黄连，若早晨服使君子丸，方见疳痢门中。晚服金瓜丸，永无疾，消食长肌肉。《庄氏家传方》同，仍加夜明砂一味，等分。《赵氏方》亦同，名凉疳药。长沙朱司理以为有神效。

茅先生：小儿疳热，四肢如柴，不能起止。柴胡散方

柴胡　知母　贝母去心　茯苓　茯神　干葛　甘草炙。各等分

上为末。每服用小麦一匙头，药一匙头，水一盏，同煎六分，去滓服。

《婴童宝鉴》治小儿疳热。大金粟丸方

草龙胆末　宣连各一两　芦荟末，半两　芜荑　巴豆霜　大黄各一分　木香二分

上件为末，用猪胆为丸如粟米大。每服三丸，甘草汤下。

《玉诀》：《手集》地骨皮散　治小儿热疳，进食方

地骨皮拣择令净，干，用粗葛皮包洗过后，干秤　黄芪锉，焙　柴胡去芦头，洗，锉、焙。三味各一两　人参锉，焙　白茯苓去黑皮、锉，焙　甘草炙，焙。三味各半两

上为细末。每服一钱或半钱，白汤点服。

长沙医者丁时发传治疳热方：疳热频传疳在心，有时膨胀气相侵；毛干直上时多渴，药效还知惜似金。惜金丸

莲心　宣连各半钱　芦荟　木香　柿蒂各半钱　巴豆霜七粒

上件为末，猪胆为丸粟米大。五丸，用熟水吞下。

《殊圣》治热黄疳。

蛤蟆内蛆，焙，末，半钱，酒下，效。

伤寒六物黄芩汤　治腹大短气，热有进退，食不安，谷不化。

黄芩　大青　甘草炙　麦门冬　人参　白茯苓焙　甘草炙。各半两

末，服一钱，白汤点服。

疳渴第二

《圣惠》论：夫小儿疳渴者，由脏腑夙有疳热，心肺壅热之所致也。此皆乳母恣食五辛，或饮热酒，多味酸咸，夜餐炙爆，心胸气滞，便即乳儿，致脏腑生热，热则烦躁，故令儿渴不止也。

《圣惠》治小儿疳多渴，体热烦躁，少得睡卧。宜服天竺黄散方

天竺黄细研　黄连　马牙硝　栀子仁　葛根锉。各半两　甘草炙微赤，锉　牛黄细研　款冬花　紫菀洗去苗土　犀角屑　土瓜根各一分

上件药捣，细罗为散，都研令匀，不计时候，以蜜水调下半钱。量儿大小加减服。

《圣惠》治小儿疳渴，口干烦躁，体热羸瘦，不欲乳食，宜服此方。

蜗牛壳微炒　蟾头涂酥，炙令焦黄　胡黄连各半两　朱砂　青黛各细研，一分

上件药，捣细罗为散，都研令匀，每服以蜜水调下半钱，不计时候。量儿大小以意加减。

《圣惠》治小儿疳，大渴不止。铅丹丸方

铅丹　铅霜各一分　黄连末　石膏末各半两

上件药，都研为末，以糯米饮和丸如绿豆大。每服用新汲水淘米泔研下五丸，日三四服。量儿大小以意加减。

《圣惠》治小儿疳渴，壮热惊悸，宜服此方。

龙骨细研　龙胆去芦头　乌梅肉微炒　地龙粪　黄连去须。各一分

《圣惠》治小儿疳热烦渴，干瘦。黄连丸方

黄连去须　天竺黄　牛黄各细研　甘草炙微赤，锉　栀子仁　款冬花　葛根　紫菀去苗土　犀角屑各一分　川朴硝半两　竹沥二合

上件药捣，罗为末，先用竹沥拌和，更入熟蜜和丸如绿豆大。每服以新汲水研破五丸服之，日四五服。量儿大小临时加减。

《圣惠》治小儿热疳渴方。

黄连末半两　定粉一两，微炒

上件药，同细研令匀，不计时候，以熟水调下半钱，更看儿大小以意增减。

《谭氏殊圣》治小儿疳瘦羸弱，脏腑虚怯，滑泄不止，饮食减少，引饮无度。六神丸方

丁香　木香　肉豆蔻面裹煨　芦荟一分　使君子仁　诃子皮煨。各半两

上为末，枣肉和丸如绿豆大。每服三五丸，米饮下。

钱乙龙粉丸　治疳渴方。

草龙胆　定粉微炒　乌梅肉焙，秤　黄连各二分

上为细末，炼蜜丸麻子大。米饮下一二十丸，无时。

张涣《遗方》青香丸　治小儿疳渴，引饮不休，肌体羸劣。

胡黄连　青黛　朱砂　鹤虱各等分

上为末，豮猪胆和丸如绿豆大。每服三丸，米饮下。

《吉氏家传》又方

干葛　胡黄连　甘草炙　黑参　麦门冬去心，等分

上件为末。每服一钱，水半盏，姜一片，煎四分。

庄氏治疳热青黛丸

青黛一两　胡黄连　天竺黄　宣连各半两　朱砂飞，一分　麝一钱　肉豆蔻二个　牛黄半钱　蟾一个，端午酥炙，酒浸，去肠肚

末，绿豆粉煮糊丸如芥子，空心夜汤下三丸。

《玉诀》地骨皮散　治热疳，进食。

地骨皮拣净，粗葛包洗　黄芪焙　柴胡焙。各一两　紫菀　犀角　土瓜根各一分

散，不时，蜜水调半钱，量加减服。

胡黄连散　治疳渴，黄瘦，壮热不乳。

胡黄连　旱莲子　龙胆　青黛　乌梅肉微炒　知母各半两　牛黄一分

捣，罗，枣瓤丸如绿豆。甘草汤下五丸，日三，意裁。

五胆丸　治渴疳。

猪胆　狗胆　牛胆　鲫鱼胆　猬胆各一枚

四胆汁入牛胆内，灶北后悬，候干，丸如黍。新汲水下二丸，空心、午后各一服。更量。

胡黄连丸　治疳热渴，干瘦。

胡黄连　犀角各一分　生地黄汁二合　麝半钱　羊子肝一具，研取汁　蜜半合

末，和汁、蜜等，竹叶汤调药汁一匙，加减。

黄连丸　治疳热烦渴，干瘦。

黄连　天竺黄　牛黄　甘草炙赤　栀子仁　款冬花　葛根　紫菀　犀角各一分　川朴硝半两

罗，竹沥二合和，更入熟蜜，丸如绿豆，新汲水研五丸服。更量，日四五。

又蜗牛子三五十枚，合净盘内，令行，有似银泥处，腻粉和揩，丸如黍。不时，汤下二丸。

治疳渴饮水不休麝香丸

麝　人中白各一分

研，药饼丸如麻子。一二岁皂荚汤下二丸，更裁。早、午各一服。

刘氏：大猪胞一个，甘草一两寸，劈，入胞内，水一斗煮三升，去甘草，胞焙末。服三钱，汤调下。

庄氏：活大鲇鱼一个，蛤粉涂顶上，刮下涎，入粉同研，丸鸡头大，服一丸；小鲇鱼一个，水半盏浸，涎水化一丸止，和气散一二服，补。

又

井泉石一名石甘遂　太阴元精石　马牙硝等分，

末，入生硫黄少许，服半钱，生米泔水调。

疳劳第三

《婴童宝鉴》：小儿胎中受毒热，流于骨髓之间，生下百日后仍有惊疾，便服冷药，过剂则利，利而腹冷，骨中热，谓疳劳也。

《惠济》小儿疳劳候歌：

好餐时果好餐甜，此疾成疳不在占。

腹有青筋时胀起，满皮黄色病厌厌。

口疮眼肿盘为面，渴饮无时泻作泔。

那更全身虽瘦弱，试将手触火炎炎。

此患只须先取转，虚中疳积是名谈。

《颅囟经》治孩子疳劳，肺气热咳嗽，四肢渐瘦，心肺干。地黄煎方

生地黄汁五两　蟾酥　鹿角胶半两　生三汁　蜜各一两

上先将地黄汁安铛内慢火煎，手不

住搅，约五六沸下蜜，次下胶，又下姜汁，慢火煎后如稀饧，即住火。每食后两度共与一匙头。忌毒物。

《张氏家传》治三焦膈寒，五脏涩滞，气逆痰涎。米食后恶涎，太阳昏痛；及治山岚瘴气，吐逆，不美饮食，面色浮黄，指甲青黑。小儿疳劳吐乳；及大人小儿久病乍安，神气未复，寒热往来，并皆救疗。三和饮子惠海长老方

紫团人参三两半，洗，锉　甘草一两半，炙，锉　绵黄芪五两，酒浸一宿，洗净，锉

上件三味同入木臼内，用木杵捣碎为散。每服三大钱，生姜三片，水二盏，枣三个，同煎去滓，取八分，不拘时候。

《吉氏家传》金瓜散　治小儿疳劳，黄瘦骨热，盗汗方。

宣连　黄柏炙，去皮　甘草炒　青皮去白，炒

上等分为末，猜猪胆汁调成膏，盛入胆袋内，麻绵紧缚，汤内煮数沸取出。当风悬一宿，去胆袋，入麝香少许，研，为丸如此〇大。每服五丸，麦门冬水吞下。

《吉氏家传》芦荟丸　治小儿疳劳羸瘦，骨热盗汗方。

芦荟　丁香　使君子肉炒　胡黄连　朱砂　肉豆蔻　安息香　熊胆以上各一分　轻粉半钱　麝香少许

上研为末，猪胆汁煮糊为丸，如此〇大。每服五丸或七丸，熟水下。

汉东王先生治十岁上疳劳壮热，形瘦。鸡肉煎丸

宣连二两　银柴胡一两　芜荑　鹤虱川。各半两　秦艽净　知母　使君子　子芩各一两

末，黄雌鸡一只，重一斤，专以大麻子饲五日，开臀后去肠肚，洗，拭干入药，线缝。黑豆铺甑底，厚三寸，安鸡四旁及上，又以豆裹，日出时蒸，至晚取药。用鸡净肉和研，如干，入酒糊丸如麻子大，如绿豆。空心麦门冬汤一二十丸。意裁。十五外，温酒下。忌猪肉。

疳嗽第四

《惠眼观证》防己丸　治疳嗽不止方。

汉防己　牵牛子　马兜铃炒　甜葶苈别研

上各等分为末，枣肉为丸，如此〇大。每服十丸，煎糯米饮下。与温肺散相间服。

《惠眼观证》又方温肺散

栝楼根半两　甘草炙，一分

上为末。每服一钱，蜂糖熟水调下。

疳积第五

茅先生：有小儿中疳积候。面带青黄色，身瘦肚膨胀，头发立，浑身或热，肚中微痛。此因疳盛而传此候。所治者先用匀气散方见胃气不和门中、醒脾散方见慢脾风门中调理一日，后下青金丹取下疳积方见积聚门中，再下匀气醒脾散补，常服保童丸方见一切门中即愈。

《玉诀》疳气腹胀潮热候：先与调胃气，后与取虚积药，次服疳药也。

《玉诀》五积疳候歌：

小儿五积病，还因乳母生。

生因伤腹肚，以渐面虚盈。

多睡须舍地，小便带油清。

发黄多滑泻，吐逆乱交横。

《灵苑独圣》青金丸　治小儿疳积方。

川巴豆三两，净肉　硫黄二两，不研。

二味同用生绢袋盛，悬于瓷罐中，不得着底，以水煮三日三夜，如水竭即旋添，熟汤取出，弃硫黄，只用巴豆，去皮、心　独活　柴胡　桔梗　干姜炮　防风五味各一两，生　青黛三两

上件为末及细者，以水煮面糊为丸如绿豆大。每服一丸至二丸。食伤虚肿用橘皮汤下；霍乱吐泻及赤痢用甘草汤下；白痢用干姜汤下；赤白痢用干姜甘草汤下；水泻用冷水下；小便不通用灯心汤下；大便不通米饮下；妇人血气当归酒下；元气炒茴香酒下；腰痛茱萸汤下；小儿疳积用米饮下；气疾橘皮汤下；气块症癖用热酒下；伤寒头痛甘草汤下，并用临卧时服。如脏腑实热，临时更加减丸数。

钱乙牛黄丸　治小儿疳积方。

雄黄研，水飞　天竺黄各二钱半　牵牛末，一钱

上同再研，面糊为丸粟米大。每服三丸至五丸，食后薄荷水下。兼治疳消积，常服尤佳。大者加丸数。

张涣遗方　褐丸子　治小儿疳气，腹胀如鼓，及奶癖、食癖。

萝卜子一两半，炒　黑牵牛一两，炒　胡椒一分半　木香一两　蓬莪术湿纸裹煨，切作片子，半两

上为细末，面糊为丸粟米大。每服二十丸，煎仙人骨汤下。

《张氏家传》金砂丸　壮元气，治脾胃虚弱，经年积滞冷气，蛊毒诸疾；去久虚积气，消食壮气，理诸般风气，脱肛下血，左瘫右痪；治一切风，筋骨中风气等疾；妇人血风攻赖刺，月候不调，四肢倦怠，头面浮虚，气冲喘急；小儿疳气，头渐无发，腹大，脚小无力，履地不得者，并皆治之。山长老方。

针砂四两，用水淘洗五十余次，用好米醋八盏入熟铁铫内，煮干，以铁匙抄烟尽，水星出，即倾下　苍术米泔浸一宿，去粗，秤、切　木香面裹煨熟，去面不用　白术切。各半两　附子炮，去皮尖　蓬莪术洗，切　甘草切爁。各一两　陈橘皮米泔浸一宿，去瓤，净取二两

上件为末，醋糊丸如绿豆大。每服二十丸至三十、四十丸，常服，米饮下。治脾生姜汤下；治风气酒下；被饮食所伤，用所伤物下；若饮食罢，用所羹汁下三二十丸。解积进食，大有所益，不拘时服。

《庄氏家传》参苓散　治小儿因积成疳，久致脾胃虚弱，不思饮食方。

人参　茯苓　川芎各一两　甘草炙　芍药　黄芪各半两　青皮一分，不用白

上为末。每服一钱，水一小盏，煎三五分，去滓，温服。

《庄氏家传》香甲丸　治小儿积疳，潮热盗汗，羸瘦烦渴，手足心热，服之皆效，轻骨长肌方。蔡梦翁、家翁苦黄瘦，不食，多汗，喜叫哭，服之效。

木香一分　鳖甲去裙襕，醋炙　槟榔　使君子用肉　柴胡去芦　黄连去须。各半两

上为末，豮猪胆和丸绿豆大。每服二十丸，日中临卧米饮下。久发潮热，多汗无力者，服之即效。

《孔氏家传》胡黄连丸　治肌瘦，肥肠，消积气方。

黄连半两　木香一分　麝香半钱　槟榔一个

上为细末。后入麝香，酒糊为丸如绿豆大。熟水下。

《赵氏家传》治小儿青蒿丸　大疳药，偏疗小儿久积疳气，日渐羸瘦，面黄，头发作穗，好食土，咬指甲，捻鼻；兼治骨蒸劳热及取疳虫，退诸脏积热。小儿常服遍身香为效方。

白槟榔一个　白芜荑四十九个　黄连去须，十四茎　夜明砂一分，以上为末　太阴玄精石　麝香　小葱子炒　朱砂各半钱　芦荟　天竺黄　青黛各一钱

上将后七味同研细，与前四味一处再研匀，令极细，取青蒿自然汁半升，慢火熬汁，仍用獖猪胆一个，取汁，同搜药丸，如粟米大。每服五丸至七丸，并用米饮下，酽醋汤亦得。取疳虫，煎酸石榴汤下，二十服取尽虫。

换骨丹

陈粟米一合　陈皮　青皮　黑牵牛各半两　巴豆一分

一处炒焦黄，去巴豆，入木香半两，为末，糊丸黍大，橘皮汤下十丸。

刘氏：疳积瘦瘁，项小肚大，脚胫大，行不得。

青黛　芜荑　青礞石　雷丸　芦荟　使君子　黄连

等分，末，雄猪胆盛挂当风处，干焙研，猪胆丸小豆大或粟米大，量服。惊风，薄荷金银汤下十丸。

王氏芦荟丸　治疳积，长肌。

芦荟　胡黄连各一分　黄柏二两　黄连　青皮各一两　青黛半钱　巴豆四十九粒

同炒赤，去巴豆，末，蒸猪胆汁丸绿豆大，饮量与。

吴氏治疳积有虫，常服：

芦荟钱半　黄连一两　黄柏一两　麝一钱　芜荑仁去膜　使君子各半两

除芦荟、麝，入巴豆二七粒炒焦黄，去巴豆。罗，猪胆糊丸如麻子。饭饮下一二十丸，食后临卧服。

吉氏蟾酥丸　治疳，消积思食。

蟾蜍　青黛　龙胆草各一两　腻粉半钱　茴香一钱　板青　陈皮　木香　使君子　夜明砂　川黄连各半两

末，粟米粥同猪胆丸如粟，饭饮下五七丸。

豆蔻散　治疳积或冷利，腹大脚小，身热面黄，或惊积。

肉豆蔻二个　胡黄连一钱　使君子四个　青黛　楝根　芜荑各半两　夜明砂钱半　麝少许

末，一钱、半钱，蜜、水或粥饮调。一厚朴、甘草各半两。

疳泻第六

茅先生：小儿有中疳泻候，浑身瘦弱，肚膨多渴，通下瀼粪，凡十处种粪即移三五处，粪内有虫。此因疳积盛，而食得物不成腹肚至此。所治者先用青金丹、方见积聚门中。香连散、方见一切泄泻门中乳香散调理方见一切泄泻门中即愈。常服保童丸。方见一切疳门中。

《石壁经》三十六种疳泻、瀼泻候歌：

唇白毛干额上青，定因有积又多惊。

肚高癥瘕同鸡子，泻得如糟黄色形。

莫将热药令先止，泻住肠中便作声。

渴发忽看身又热，虚风肿起更惊人。

其候因不慎饮食，或食交乳，致使然也。腹中有片子，或如鸡子，又如三二子大。所以作泻，粪出如糟，毛发硬，面无光，或青黄色，目多反视。当分水谷，乃须温和药和气即愈。若药热则作肿而死。

《凤髓经》此候歌括一同。有注云：宜与惺惺丸方见本门、银白散方见霍乱门。《玉诀》同。

《小儿形证论》四十八候疳、泻、瀼泻歌一同。后云：此候因吃食饱、惊着，唇白为候。不得止，赤不可与热药，又不可和气，却只将惊积药与服，后服

疳伤药辰砂丸方见本门。

《仙人水鉴》粉霜丸　治小儿疳，一切泻方。

粉霜　白丁香各一钱　巴豆二个，不出油

上为末，烂饭为丸如许〇大。每服井华水下二丸。

钱乙没石子丸　治泄泻、白浊及疳痢滑肠，腹痛者方。

木香　黄连各一分　没石子一个　豆蔻仁二个　诃子肉三个

上为细末，饭和丸麻子大，米饮下。量儿大小加减，食前服。

《博济》胡黄连丸　治疳疾泻痢。

胡黄连　丁香　密陀僧各半两　肉豆蔻一个　槟榔一枚　红雪一两　诃子生一枚，煨一枚

细研，入麝一分，绿豆末少许，水丸如麻子。三岁下一丸，上五丸。脑疳鼻痒及赤烂，黄连汤；脾虚羸瘦、泻痢、四肢虚肿，青州枣汤；肝疳、眼涩生疮，甘草汤；骨疳冷地卧，爱食土，紫苏茶调，常服米饮；肺疳上气喘急，橘皮汤；筋疳泻血，盐汤；疳虫及泻无定，生姜汤。

钱乙如圣丸　治冷热疳泻。

胡黄连　白芜荑炒　川黄连各二两　使君子一两　麝半钱　干蛤蟆五枚，酒熬膏

末，膏丸麻子大，人参汤下。二三岁五七丸。无时。

《宝鉴》赤虎丸　治诸般疳泻。

朱砂　胡黄连　宣连　芦荟　腻粉各一钱　肉豆蔻炮，一个　巴豆二十一粒，麸炒黑　硫黄二钱　麝少许

研，粟米糊丸如萝卜子，甘草汤化，一岁一丸。朱氏无粉黄。

《良方》治疳泻不止，日夜无度，渐羸。吴婆散

桃根　白皮　黄柏蜜炙　黄连各一分　厚朴姜炙　木香　槟榔　丁香各一钱　没石子钱半　楝根白皮半分　芜荑一分

末，服一字，三岁上半钱，六岁一钱，紫苏、木瓜、米饮调下，乳食前，日三。疳泻无不验。药性小温，暴热泻或非宜。

《聚宝》治疳泻及夏末秋初泻痢。香连丸

木香一分　川黄连半两　没石子一个　肉豆蔻二个　诃皮三个　胡椒四十粒

吴茱萸一合，慢火炒紫色，去茱萸，为末，酒糊丸如麻子。秆草汤下十丸，空心食前，日三四。

刘氏治疳腹胀，多渴，频泻腥白脓血，或痢。四肢疼痛，黄瘦，疳虫咬心，常吐青水，不食。百日至十岁皆宜，夏月疳泻，下恶物立止。麝香丸

大活蟾一个，巴豆十粒勿损，入蟾口，养罐中，候自死破取巴豆，洗濯蟾里外，去肠胃，切数段，研巴豆如面，同水二升，蟾入银锅，文武火煎烂，去骨，入无灰酒煎。

夜明砂一两　宣连　大芜荑各二两。上药同膏煎如饧，入后药　朱砂一分　鹤虱纸上炒青　芦荟　麝各半两

末，入前膏，丸绿豆大，日干。一岁儿初服一丸，五七渐加至两丸，更量。

胡黄连饮　治疳热泻无时，饮食进退，面黄髓黑，日渐瘦瘁。

胡黄连　黄药子　人参　甘草炙　白术炒　秦艽　柴胡

等分，㕮咀服二钱，水一盏，嫩桃、柳枝各七寸，乌梅少许，煎八分，澄清作两分，食后、卧时各一服。小便赤，验。便清止药。便成肌，进食，大抵十五岁儿宜此。

王氏治疳肚大并泻。无比丸

青橘皮一个，巴豆七粒，麻皮缚，麸炒烟出，去巴豆，罗橘皮末，醋糊丸如绿豆，朱砂衣。陈米饮下五七丸，数日效。

吉氏治疳泻，不食腹胀。芦荟丸

丁香　肉豆蔻去皮　木香各半两

面裹，慢火煨熟，入芦荟一两，使君子半两，末，稀糊丸如黍。米饮下一二十丸。

疳痢第七

《圣惠》论：夫小儿疳痢者，由乳哺不节，生冷过度，伤于脾胃，致脏腑不调，冷热相搏，大肠虚弱，水谷不聚，变为下痢也。其候面色痿黄，肌体羸瘦，盗汗壮热，皮毛干枯，嗜食酸咸，心腹虚胀，泄痢恶物，日夜无常，故名曰疳痢也。

《宫气方》疳痢羸瘦。毛焦歌：

孩子杂病变成疳，不问强羸女与男，
恰似脊傍多变动，还如瘦疾困耽耽。
项热毛焦鼻口疳，皮肤枯槁四肢瘫；
青黄赤白时时痢，泔淀稠脓涕一般；
眼涩面黄鼻孔赤，谷道开张不欲看；
唇焦呕逆不哺乳，壮热憎寒卧不安。
用药必须青黛散，孩儿百病服来看。

日华子治小儿疳痢方：

上用鸡卵醋煮，治久痢，和光粉炒干，止小儿疳痢。

《圣惠》治小儿疳痢，腹大口干，四肢羸弱，下痢不止。神圣散方

干蛤蟆一枚，五月五日取者，去足、肚肠　独头蒜一颗，捶碎　川椒半两，去目

以上二味入蛤蟆腹中，用大麦面饼子，裹烧令焦黄色，捣、罗为末。

麝香一钱　龙脑半钱　芦荟一分　朱砂二钱　雄黄二钱

上件药，与前药同细研为散。每服以粥饮调下半钱，日三四服。量儿大小加减服之。

《圣惠》治小儿疳痢不止。肉豆蔻丸方

肉豆蔻一枚，去壳　胡黄连一分　砒霜半分，细研　巴豆十枚，去皮心，油煮色黑，纸裹压去油

上件药捣，罗为末，用糯米饮和丸，如黍米大。每服以冷水下一丸。切忌热物。

《圣惠》治小儿疳痢，四肢干瘦，腹胁胀满，食不能消。朱砂丸方

朱砂　硫黄各一分　蟾头灰，三钱　巴豆七粒，去皮心，研，纸裹压去油

上件药都研如粉，以面糊和丸如黄米大。每服以甘豆汤下三丸。量儿大小以意加减。

杨大邺歌：

疳痢形容瘦似柴，或然如乳吐虫蛔；
沉沉无力多饶睡，叫哭连声目不开。
丁香碎与生犀末，调治三焦恐可回。

《宫气》解疳热、疳痢、杀虫，水研青黛服。

《外台》疗疳痢晓夜无度。

樗根浓汁、粟米泔各一鸡子壳许，灌下部。亦可作丸。

《图经》

地榆煮汁如饴服。

孟诜

樗白皮一握，仓米五十粒，葱白一握，炙甘草二寸，豉二合，水一升煮半升，顿服，意快。叶亦可。又常胆水服。

《经验》治疳痢肚胀。

鸡子破眼，纳巴豆一粒去皮，腻粉一钱，五十重纸裹，饭甑上蒸三度，研入少麝，添面糊丸如米。食后，临卧温汤下二三丸。

刘氏：三岁儿口疮壮热，及手足心烦，大便极臭，即疳痢。

黄连　黄柏　地榆炙　白头翁　高良姜　酸石榴皮　姜　当归各二分　白术一分　龙骨四分

切，水二升，煮八合，量服。口疮，芦荟末、赤地麦捣末涂；下部，蚺蛇胆、黄连、麝捣敷，兼以竹筒吹。亦主疥疮。

龙骨丸　治疳痢日夜无度，羸瘦。

龙骨　橡实各半两　雄黄　麝　牛黄　白土各一钱　朱砂　诃皮煨　青黛各一分　蜗牛炒微黄，二十枚

罗，面糊丸如绿豆。粥饮下五丸，日三。

黄连散　治疳痢不止。

黄连炒　白茯苓　阿胶炒黄　黄柏炙　人参　诃皮微煨　桃白皮炙。各半两　丁香一分　没食子煨、二枚

罗，米饮调半钱，量服。

治疳痢，不食，瘦弱。肉豆蔻丸

肉豆蔻一枚　木香半两　人参　诃皮煨　朱砂　麝各一分

罗，软饭和丸如麻子。粥饮化三丸，日三四，量服。

丁香丸　治疳痢不止，渐困。

丁香　黄连　橡子　白矾灰。各一分　巴豆七枚，醋浆水碗半，煮净，霜

罗，面糊和丸如黍。冷粥饮下三丸，量加，日三。

治疳痢羸瘦麝香丸

麝一分　蛤蟆灰，一枚　铁粉　黄连　鳖甲醋炙，净。各半两

罗，软饭丸如麻子。温水下五丸，日三，更量。

治疳痢渐瘦抵圣丸

巴豆霜五枚　硫黄一钱　粉霜半钱　朱砂　没石子各一分

研，糯米饭丸如黄米，冷水下二丸，量服。一无霜、石子，有蟾头灰，名朱砂丸

《养生》治脾受湿，泄痢不止，米谷不化，亦治疳气下痢。若散，一名戊己丸

吴茱萸　黄连　白芍药俱锉如豆。各五两，同炒赤

末，煮糊丸如梧子。空腹浓米饮下二十丸，日三，未知加。或散二钱，水一盏煎七分，和滓温服。忌生冷、油腻。

王氏使君子丸　治疳痢。

没石子去壳　使君子面裹煨。各五个　木香　红芍药　宣连煨　芦荟　麒麟竭　麝各一分　干蟾炙赤　长槟榔各一个　肉豆蔻二个

散，研一二百，粟米烂饭丸如麻子。不时米饮下二十丸，夏、秋常服。

丁时发水银丸　疳痢赤白，腹撮痛，时虚汗。

水银皂子大　墨　乳香各少许　百草霜一分　巴豆十一粒，醋一盏，煮干，霜　青黛钱半　黄明胶炒　五灵脂　轻粉各半钱　巴豆十一粒，醋一盏，煮干霜

末，滴水丸如黍，干柿汤吞三丸。

治五疳泻痢蚵蚾丸

蚵蚾一个，酒半升，炙尽　芜荑　鹤虱　川楝子　使君子　黄连各一两　夜明砂　朱砂　槟榔　青黛各半两

猪胆汁丸，汤吞五丸。

《圣惠》：黄帝疗疳痢脱肛，体瘦，渴饮，灸尾翠骨上三寸骨陷中，三壮，炷如麦。岐伯云：兼三伏内有桃柳水，浴孩子，午正时，当日灸，用青帛子拭，见疳虫随汗出，此法神效。

疳痢久不瘥第八

《圣惠》论：夫小儿疳痢久不瘥者，

由脏腑宿挟疳气，或乳食不节，冷热相乖，肠胃既虚，逐令下痢而不瘥，连滞日月，故名久疳痢也。

《圣惠》治小儿疳痢久不瘥，龙骨散方

龙骨　赤石脂各半两　诃梨勒煨，用皮　密陀僧　醋石榴皮锉，微炒　麝香研入。各一分

上件药捣，罗为细散。每服以粥饮调下半钱，日三四服。量儿大小以意加减。

《圣惠》治小儿疳痢久不瘥，体瘦羸弱，皮毛干燥，发无润泽。朱砂丸方

朱砂细研，水飞过　青黛　田父灰　牛黄各半两　麝香　粉霜　芦荟　雄黄各一分　蛇蜕皮三尺，烧灰　胡黄连末，三分　虎睛一对，酒浸一宿，炙微黄　蟾酥一钱

上件药都研为末，用软饭和丸如麻子大。每服以粥饮下五丸，日三服。量儿大小以意加减。

《圣惠》治小儿疳痢久不瘥，四肢羸瘦，宜服砒霜丸方

砒霜　雄黄　朱砂　麝香　干蟾灰各一分

上件药，同研为末，汤浸蒸饼和丸如粟米大，每服以冷粥饮下一丸，日再服。忌热物。

《圣惠》治小儿疳痢久不瘥，肚大青脉，四肢渐瘦。芦荟丸方

芦荟一两　粉霜一分

上件药，同研为末，以日煎黄连汁至浓，和丸如绿豆大。每服食前以米粥饮下五丸。量儿大小以意加减。

《水鉴》圣丸子　治疳痢经年不定时，似白胶。

寒水石　白矾枯　水蓼　雄黄　光明砂　黄丹熬　砒霜　鸡子皮灰各二分　大黄生，四分。《圣惠》炒，半两

末，蟾酥丸如麻子。一月儿二丸，更量。石榴皮汤、姜汤任下。《圣惠》蟾酥半分，面糊丸如粟。新汲水下三丸。

《千金》治疳痢崔氏：晋代地多五疳，蚀人五脏，见脊骨，下脓血，手足烦疼，无力，夜卧烦躁，面失血色，肩髀疼，面及手脚有浮气，或下血死。

雄黄　青葙子各二两　苦参三两　矾雌黄　铁衣　藜芦各一两　麝二分

筛，以酸枣许竹管内，吹大孔中，日一三服，效。儿大豆许。

《圣惠》青黛散　治疳痢久不瘥，日羸。

青黛一两　麝　雄黄　朱砂　蚺蛇胆　黄柏蜜炙　苦参　桂心　白矾枯　杏仁麸炒黄　附炮裂，净　莨菪子淘，煮芽出，炒黄。各半两　干姜炮裂　细辛　藜芦各一分

散，井华水调半钱，日三。一岁一字，三岁半钱，意裁。口疮，鼻痒，酥如绿豆大，安鼻中。头疳，下部赤烂，散敷。

黄连散　治疳痢久不瘥，肌瘦面黄，发焦，啼叫。

胡黄连　白矾枯　白龙骨各半两　胡粉炒，一分

研，一岁儿米饮调一字，二岁半钱。量儿量病服。

龙胆丸　治疳痢久不瘥，体热心烦，不食。

龙胆　麝各一分　苦楝根皮　臭樗根皮并炙黄　使君子　胡黄连各半两　蟾酥半钱

罗，面糊丸如绿豆。一岁一丸，粥饮下，意加。

治久疳痢不瘥，腹胁胀满。麝香丸

麝一分　巴豆半两，油煎黑净，霜

研，烧饭丸如黍米，粥饮下一丸，空心，午后服。

芜荑丸

羊子肝一枚，切片，芜荑末半两掺肝内，线缠，米泔煮熟，糯米饭丸如麻子。粥饮下五丸，早晚各一服，量与。

疳痢腹痛第九

《圣惠》论：夫小儿疳痢腹痛者，由痢多而肠胃虚弱，冷气在内，与脏腑气相搏，真邪交击，故令腹中疞痛也。

《圣惠》治小儿疳痢，腹胀疞痛，日夜三二十行。宜服白术散方

白术一两，微炒　当归五两　地榆锉，微炒　木香　赤芍药　甘草炒，各半两

上件药捣，粗罗为散。每服一钱，以水一小盏，煎至五分，去滓，不计时候。量儿大小分减温服。

《圣惠》治小儿疳痢腹痛，不下乳食。草豆蔻散方

草豆蔻去皮　醋石榴皮锉，炒微黄　子芩各三分　龙骨一两　高良姜锉　干姜炮裂，锉。各一分　当归半两，锉，微炒

上件药捣，罗为散。每服一钱，以水一小盏，入薤白一茎，煎至五分，去滓，不计时候。量儿大小分减温服。

《圣惠》治小儿疳痢，脾胃虚冷，乳食不化，脐腹疼痛。熊胆丸方

熊胆　硫黄细研　干姜炮，制，锉　诃梨勒煨，用皮。各一两　定粉一两，炒微黄　附子一枚，炮，炙，去皮脐　砒霜一钱，细研　巴豆七枚，去皮心，研，纸裹，压去油　黄丹一两，点醋炒，令紫色

上件药捣，罗为末，汤浸蒸饼和丸如黄米大。每服以冷水下二丸。量儿大小以意加减。切忌热物。

治疳痢腹痛不止。胡黄连丸

胡黄连半两　没药　木香各一分

罗末，糯米饭丸如绿豆。粥饮下五丸，日三四，意裁。

治疳痢腹胀疞痛。木香丸

木香　肉豆蔻去壳　附子[1]生，净　青橘皮去白，焙。各半两　朱砂　人参各一分　巴豆净，霜　蟾酥各半分

末，醋糊丸如粟，粥饮下二丸，日二，意加。

疳湿第十 *疳痢湿䘌附*

《圣惠》：夫小儿乳食不节，冷热相乖，伤于脏腑，致疳气也。若脾胃虚弱，则哺乳不消，大肠虚寒，遂变泄痢。因其久痢不止，肠胃俱虚，为水湿所乘，腹内虫动，侵蚀下部，故名疳痢湿䘌也。

《葛氏肘后》小儿谷道湿方。

上用杏仁熬令黄，捣，以稀涂道之。

《千金》除热结肠丸　断小儿热，下黄赤汁沫及鱼脑杂血，肛中疮烂，坐䘌生虫方。

黄连　柏皮　苦参　鬼臼　独活　橘皮　芍药　阿胶各半两

上八味末之，以蓝汁及蜜丸如小豆大，日服五丸至十丸。冬无蓝汁，可用蓝子，合舂蜜和丸。

有䘌虫在下部方。

麝香　矾石　巴豆去皮膜　附子炮　真珠　雄黄

上六味等分治合，取桑条如箭簳长三寸，以绵缠头二寸，唾濡绵，展取药着绵上，纳谷道中。半日复易之，日再，神效。

《千金》治湿䘌姜蜜汤方。

生姜汁五合　白蜜三合　黄连三两

上三味，以水二升，别煮黄连，取

---

[1] 子：原脱。据上下文义补。

一升，去滓，纳姜蜜更煎取一升二合，五岁儿平日空腹服四合，日二。

巢氏：疳湿病，多因久痢脾胃虚弱，肠胃间虫动，浸蚀五脏，使人心烦懊闷，上蚀者口鼻齿龈生疮；下蚀者肛门伤烂，皆难治。或因久痢，或因脏热嗜眠，或好食甘美，并令虫动生病。

《千金》

艾叶五升，水一斗煮升半，分三服。

又

煮地榆汁浴，日三。

治虫蚀下部。

胡粉、雄黄等分，末，着谷道中。

《外台》下部虫蚀，大肠赤烂：

水银一两，浆水煮，唾研，安竹筒中，吹下部。

梅师治虫䘌。

蛤蟆灰醋和，敷，日三、五。

《圣惠》方

干蛤蟆酥，炙，一枚　木香　硫黄各半两　麝一分

罗，散。三岁温水调一字，日再，意裁。

又

楝株根皮、石榴株皮，锉，水大盏，煎六分。量儿温服，日三四。

又

青黛研，麻油涂，次贴，日三、四。

治疳痢羸瘦，下部湿䘌。丁香散

丁香　胡粉炒。各一分　桃白皮炙　黄柏炙　黄连　白茯苓各半两

罗，粥饮调半钱，早晚各一服，量儿。

治疳痢久不断，体羸，昏昏不睡，下部湿䘌，食饮不下。

蚺蛇胆大豆许，煮木通汁，研，粥饮调，早晚各一服。并涂五心、下部。

钱乙金华散　治一切湿疮，癣疳。

黄柏　黄连各半两　黄丹火飞，一两　轻粉一钱　麝一字

研，温水洗、贴。

蛔疳第十一

《圣惠》治小儿蛔疳，虫毒腹胀，青筋急满，日渐枯瘦，食物不着肌肉，或时下蛔虫，或时腹内多痛。蟾酥丸方

蟾酥　麝香　五灵脂　巴豆去皮心，研，纸裹，压去油。各一分

上件药，同研令极细，用酒半盏，同入铫子内，以慢火熬，不住手搅，候堪丸，即丸如黄米大。每服以陈橘皮汤下三丸，空心及晚后服之。随儿大小以意加减。

《谭氏殊圣》治疳蛔。却蛔散方

苦楝皮有子者良，荫干，内赤色者杀人不用　鹤虱　密陀僧各二分　白槟榔一个，炮，乘热杵

上为细末，米饮下一钱，连吃三服，虫自出。

汉东王先生《家宝》治小儿蛔虫，搅刺腹肚疼痛，常服内化，其虫永去根本。化虫丸方

芜荑　川鹤虱各一分　槟榔二钱

上为末，用獖猪胆为丸，如大麻子大。每服三岁五丸；五七岁十丸，陈米吞下，一日三服。

丁在藏杀虫散　治小儿疳蛔咬腹方。

干漆　五灵脂　定粉以上各等分

上为末。每服半字，葱白汤下。

丁在藏干漆散　治小儿疳蛔咬心痛方。

狗脊　干漆　大麻仁　鹤虱以上各等分

上为细末，炒香。每服一钱，精羊肉汤调下。

《圣惠》蛔疳者，儿多食甜物、油

腻、生冷，在肠胃不消化成虫。其候合面卧觉，气急，颜色痿黄，肌体羸瘦，啼哭声高，又似心痛，发歇无时，每月初二、三、四日，其虫甚，人不识，呼为鬼祟，不早治虫蚀脏腑，必致危笃。

《玉诀》歌：

哭恶痰青蛔咬心，涎生积冷痛难任。

每餐甜物并时果，致得虫生病转深。

先下积取蛔疳，次温脾胃。

《圣惠》狼牙草散　治蛔疳干瘦，发立或痢。

狼于草　射干　鼠尾草各一分　使君子　醋石榴皮　贯众根　槲皮　钩藤　龙胆　栗刺　棠梨根各半两　故绵灰　发灰各一两

罗，五六岁儿服一钱，水小盏，煎五分，早晚各一，温服。意裁。

蚺蛇胆丸　治蛔疳壮热，眼赤或涩常揉；及发黄秃，视物不明，手足心热。时出蛔虫，下痢或青、黄、赤、白。身体口鼻下部生疮，虫蚀齿落，项生无辜，肌体羸瘦，兄弟姐妹，相传至死。

蚺蛇胆　丁香　黄连　苦参　青葙子　犀角　木香　米砂　雄黄　青黛　硫黄　麝　牛黄　胭脂　龙胆　白矾灰　发灰　绯绢灰　干蛤蟆灰。各一分

罗末，蜜丸如麻子，粥饮下三丸量服。水化二丸，吹鼻中，敷疮处。

青黛丸　治蛔疳兼诸疾。

青黛　朱砂　芦荟　胡黄连　鹤虱各一分

末，猪胆汁丸如绿豆。空心，汤下三丸，有虫下。

治蛔疳虫出熊胆丸

熊胆一分　狗脊去毛　白芜荑　干蟾头炙焦　黄丹炒紫　蛇蜕灰。各半两

罗，枣肉丸如绿豆，粥饮化三丸。更以藿香汤浴儿，青热衣盖，虫出。意减。

使君子丸　治疳蛔出虫。

使君子　雄黄　熊胆各一分　牛黄　蟾酥　麝各一钱

研，软饭丸如麻子。疳极者，桃柳汤浴，粥饮调三丸。

又：鹤虱　胡黄连　槟榔　熊胆　干蟾酥，炙黄。各半两

散，空心，汤调一字。服后杀虫如马尾，瘥。三岁上半钱。

吴氏蛔疳七宝丹

青皮去瓤　干姜麸炒　木香面裹，炮赤　巴豆净肉，米醋一碗，煮干，水洗去油　肉豆蔻生　槟榔　肉桂去粗皮，不见火。各一两　硇砂半两，汤澄慢火熬如煎盐，纸盖收飞者

细末，面糊丸如梧子，朱砂衣。空心服一、二、三粒。欲消食，食后服。酒食伤，诸般积，胸膈不快或腹痛，姜汤；中酒，葱姜汤；心痛，炒姜汤；妇人血气，当归酒；泻肚，陈米饮；赤痢，甘草汤；白痢，干姜汤；脾泄泻，煨姜一块，细嚼汤咽；心腹胀满，浑身倦怠，温酒；转筋霍乱，紫苏藿香汤；中毒药，五倍子雄黄汤；大小便不通，桐木根汤；吐逆，檀香汤；膈上食毒、虚痰，姜蜜酒；头风，腊茶清：儿急慢惊风，金银薄荷汤；疳蛔，石榴汤。

疳疮第十二

钱乙论：疳在外鼻下赤烂，自揉。鼻头上有疮不着痂，渐绕耳生疮。治鼻疮烂，兰香散。方见鼻疳门中。诸疮，白粉散主之。方见本门。

《千金》治小儿疳疮方。

上以猪脂和胡粉敷之，五六度。

《千金》又方

上嚼麻子敷之，日六七度。《圣惠》用大麻仁一字，入少水研，取汁与饮之，候虫出即住服。

《千金》又方　亦治疳䘌。

上用羊胆二枚，和酱汁于下部灌之。猪脂亦佳。

《圣惠》治小儿面鼻，身上生疮，及近口生湿疮，并赤白疮等。及疳气入腹，渐渐羸瘦方。

白狗粪　蛤蟆　地龙　蜗牛壳　兰香和根　人粪各烧灰，半两　熊胆　芦荟　麝香各一分

上件药细研为散。若口中生疮，先以盐酱水净漱口，以绵裹药少许含之；若鼻内生疮，吹少许在鼻中。如鼻外生疮，去痂敷之。疳气入腹，以新汲水空心调服半钱。

《圣惠》疮生面、鼻，不痒不痛，汁流即成疮。亦生身上，儿多患之，亦是风湿搏血气，名疳疮。

鸽粪散　治口中及各处疳疮。

鸽粪　人粪灰　白矾灰　青黛　麝各一分

研，日三敷。

麝香散　治面头生疳，口中臭气

麝　蚺蛇胆　瓜州黄矾　芦荟各一分

研，洗净敷，口内恶气，贴药，日三。

熊胆膏　治身、口、面疳疮，并诸疳疾。

熊胆　蚺蛇胆　芦荟　牛黄　龙脑各一分　麝半两

研，井华水三合瓷器盛，重汤煮，数添水，可半日，投糯米三五粒，煮烂，篦子数搅，勿令四畔干，取二豆许，渐吹鼻中，及涂口疮，频使药，两日即停一日，儿发青止。

又

狗粪中米，烧；马街虫曝干并敷。

钱乙白粉散

乌贼鱼骨三匕　白及二匕　轻粉一分

细末，先口含浆洗，不时敷。

张涣：诸疳羸瘦，毛发焦黄，口鼻生疮。四珍丹

干大蟾一枚，去四足，纳胡黄连半两在腹内，线缝湿纸裹，泥固烧赤　芦荟半两　麝一分

研，白面糊丸黍米大。服五七粒，粥饮下。量加减。

治疳疮不瘥熊胆膏

熊胆　蚺蛇胆　芦荟各半两　牛黄一分　龙脑一钱　瓜州黄矾一分

研，井华水三合，银器盛，重汤煮膏，涂。

庄氏

烧肠灰敷。

赵氏治疳疮。夺命散

五灵脂　莴苣菜阴干　地黄花　黄丹炒　白矾飞　染胭脂　麝少许

末，看疮大小，浆水洗贴。

赵舍人治疳疮年深见骨，或干或湿。至宝散

白蚬壳泥中多年，色白丸小　密陀僧同蚬壳煅。各一两　无名异半两

细末，入麝半钱，研，盐汤温浆水洗，掺药，膏药盖，不五、七次即生肥肉，生六分止。不然疮瘢高大。如丈夫、妇人有年深不较疮，亦治。

郑愈治疳甜疮。

蚌粉煅　黄柏　黄丹各一钱　腻粉半钱　巴豆三粒，烧

末，麻油调涂。

疳肿第十三

茅先生小儿疳肿塌气丸气肿、水肿

不用此药。

巴豆壳用醋煮，黑色为度　青橘皮去白　萝卜子等分

上为末，醋面糊为丸如此〇大。每服五丸至七丸中庸，赤小豆煎汤下。

长沙医者郑愈传治小儿上气喘促，头腹虚肿，时时作声，四肢无力，常有冷热疳气，虚肿。大黄散方

大黄半两，煨　川芎　甘草　黑牵牛　犀角末　朴硝各一分

上件为末。每服二钱，水二盏，煎至三分，入生姜三片同煎，如虚肿入少许蜜，如不肿不用蜜。

吉氏治疳气肿满。

陈米半两，巴豆二十一粒，炒焦　木香二钱　陈橘皮　樟柳根焙。各一分　萝卜子轻炒，钱半

末，半钱，赤小豆汤温调下。

疳后天柱倒第十四

汉东王先生《家宝》治小儿久患疳疾，体虚，久不进饮食，患来日久。诸候退，只是天柱骨倒，医者不识，谓之五软候。须进金灵散、生筋散方并见本门。

汉东王先生《家宝》生筋散方

木鳖子三个　蓖麻子三十个

上各取肉，同研。每用一钱许，津唾调贴，急抱揩项上，令热贴之。

《吉氏家传》贴头起项膏治小儿疳热胆冷，头项软倒方。

川乌末　肉桂末　芸苔子　天南星　蓖麻子各一钱　黄丹炒，一钱匕

上大蒜一颗，煨熟去皮，乳钵内研和药细。每用一钱，入米醋和匀，贴项上一日许。

《吉氏家传》狼毒丸　治小儿胆热肝风，天柱倒折，宜服此药。更用前起头贴项药。

狼毒酒浸，焙　白附子　大附子炙　天麻　防风　羌活以上各一分　朱砂　地龙去土。各一钱　麝香一分

上为细末，法酒煮糊为丸如此〇大。每服七丸至十五丸。用黑豆薄荷汤，入酒一滴吞下。

《形证论》他病天柱骨倒歌：

天柱才倒非心脾，吐泻失调至尫羸。

大患伤寒无汗脉，《凤髓》：却被伤寒无浮脉。定因妙药疗他迟。

无此卒然生此患，又兼不辩四肢肥。

身软难堪头似石，面红唇赤脸如绯。

此病多因伤肾热，《凤髓》：胆热。后来因作伏热病作又相随。

肝受热风天柱倒，但将凉药与维持。

贴须性热筋方缓，立见温和请莫疑。

吐泻项软唯调气，伤寒柱倒不须医。

《石壁经》云：或伤寒，或吐或泻，乘虚邪毒透入肝脉，热邪所浸，致筋软长，或手足软，或项颈软，须凉膈。若吐泻，先调胃气，贴项，并服凉肝胆药，勿太热，亦恐过冷。

汉东王先生金灵散

直白僵蚕去丝炒，末，薄荷酒调服一钱，日三，更须生筋散贴。

《形证论》贴项药。

川乌头　白芷　地龙　五灵脂　赤小豆

等分，末，姜汁，酒调贴项上，更服竹茹散

竹茹散

菊花三钱　黄芩　人参各一钱　大黄半两　甘草一钱

末，竹叶汤下。

《玉诀》贴项药。

草乌头、赤小豆等分。末，姜汁调，摊帛上贴，经宿项立起。

疳气灌入阴第十五

汉东王先生《家宝》治小儿疳气灌入阴，黄亮色。乌金膏方

通草　黄皮　大黄各一分，烧

上各烧存性为末。每用一钱，獖猪胆调成膏，于阴上涂。如未退，煎蛇床子汤洗，后再调涂之。

卷第二十七

吐哕霍乱　凡十二门

吐逆第一

《巢氏病源》小儿呕吐逆候：儿啼未定，气息未调，乳母忽遽以乳饮之，其气尚逆，乳不得下，停滞胸膈则胸满气急，令儿呕逆变吐。又乳母将息取冷，冷气入乳，乳变坏，不捏除之，仍以饮儿，冷入儿腹，与胃气相逆，则腹胀痛，气息喘急，亦令呕吐。又解脱换易衣裳及洗浴露儿身体，不避风冷，风冷因客肤腠，搏血气则冷❶入于胃，则腹胀痛而呕逆吐也。凡如此风冷变坏之乳，非直令呕吐，胃❷虚入于大肠则为利也。

汉东王先生《家宝》小儿吐奶说：小儿吐奶有数般，或是风疾所致，则其吐不可安也。吐奶更夹痰，才吐却即风生。若止吐后，其风无止处，更入外风则潮，热闭胃管，后变惊风。胃主四肢，被痰涎闭却即搐；心主神，被外邪所干即惊；神不定，故变惊风也。故止住吐即惊风发，手足搐搦，口眼翻张，头项强举。虽多服名药，亦不能救疗耳。

小儿吐奶，鼻青，客风伤肺。客风者，则是外风也。鼻青是肺之外应也。夜间烦躁者，是肺气逆而为之也。身上发热者，肺主身之皮毛，外邪所伤，故乃发热。宜下伤寒药，后平胃气耳。

小儿吐奶，唇黑多哭是伤脾，湏夹痰也。唇是脾之外应，被食所伤故黑。其夹痰者，脾能生涎，故痰冲胃而吐奶食。

小儿吐奶身热，其奶成片子者，是胃有热，积久即生风也。其人必四肢生疮，多渴面黄是也。

小儿吐奶不化，夹清水是胃冷。其人必面青唇白是也，宜暖胃止之。

小儿吐奶，早晚发热则是惊，吐而不睡是也，宜与调惊。

汉东王先生《家宝》：乳食不化，腹急气逆病证，须进塌气丸二三服下却胸膈方见本门，却进观音散二三服方见胃气不和门中，但生胃气药皆可以意与之。又乳母不忌口，吃生冷物，冷气入乳则乳变坏。又不捏除之，仍以此乳与儿吃，冷乳入腹与胃相逆，则腹胀、气急肚痛，或变为泻，亦依前项药调理。如不退却，用羌活膏治之方见本门。

钱乙：吐乳泻黄，伤热乳也。吐乳泻青，伤冷乳也。皆当下。

《惠眼观证》：凡生下无故吐乳，此因乳母冷热不调，啼中喂乳，致令胸膈气逆，旧乳不化，所以多吐。吐下奶瓣或带酸气，谓之奶积。急以牛黄丸疗之，方见风热门中。仍服匀气平胃汤药。若脾胃虚滑，吃食多吐，只以平胃丸方见哕逆门中夹芦荟丸服之。方未见。若至正、二月间，方以鲊汤丸利之。方见急慢惊风门中。

《小方脉》论小儿热盛，患急热而

---

❶ 冷：原作“热”。据《病源》卷47改。

❷ 胃：原作“肠”。据《病源》卷47改。

吐，更下热药，脾胃热而胃口闭，所以吐伤，水谷不通。凡下汤药、乳食只伏在管，胃口不开；脾伏，乳食上下不动。若下取药，胃口不开，只在胸膈不上不下，乃是结肠翻吐候也。歌曰：得患初因是热伤，热极吐逆也寻常。医人不会看形候，又服热药怎生当。至今胃开并肠结，莫服冷药不须凉。若还更取儿当死，先须闭胃后通肠。

《婴童宝鉴》小儿呕逆歌：

风冷吹双乳，乳坏气须凝。

乳儿成呕吐，气喘腹膨脝。

解脱当风下，洗浴向檐楹。

喘中还喂奶，气逆在胸停。

皆成呕逆病，医者贵调停。

《石壁经》三十六种内吐乳候歌：

吐乳从来胃气实，奶满胃中生吐逆。

吐多遍身有风生，惊邪本是从斯得。

吐定无过脑后温，吐出奶来无变色。

先与定气后除惊，如此医流无费力。

此候胃气实，其乳或气不定，或食交奶，或怒未息，或行房了便乳孩儿，使划时便吐。其奶吐出若不变色无害。若色青黄，或如水之状，或其中有虫者，治须凉膈，以温物暖其脑后，避恶风吹其风府也。既生其气，又凉其上焦，即止也。

《风髓经》歌括同。有注云：宜与玉露散方见本门。《吉氏家传方》同。

《形证论》四十八候吐乳歌一同。后云：此候青色者是惊，黄色者是风热，有涎者是惊奶，乳解者是伤奶，成块者是胃冷，临时辨别用药。

《本草》主小儿饮乳后吐逆，入腹亦出方。

上用破芦节中取虫二枚，煮汁饮之。虫如小蚕。

《本草》主小儿吐乳方。

上用仙人杖，水煮服之。

《千金》治小儿吐乳，补虚羸止渴方

上以牛乳入生姜、葱白煎量服。

《仙人水鉴》小儿吐，累医不差方。

水精一分　当门子三枚　胡黄连三分　干蝎一枚，以火烧之，切令黑角　代赭　金箔各二分　黄盐四分。陶隐居云：北海黄盐草粒粗，以作鱼鲊及咸菹

上和药同研令细匀，于中夜取蟾酥为丸，如黍米大，一丸至两丸，热水吞下，服之立差。

《广利》治小儿吐乳，暖胃正气方。

上用杉木皮以水煎服。生广西，如桑株。

《经验后方》治小儿吐不定。

五倍子二个，一生一熟　甘草一握，用湿纸裹，炮过

上同捣末，每服米泔调下半钱，立差。

《图经》治小儿呕吐逆方。

上取壁钱虫上钱幕二、七枚，煮汁饮之。虫似蜘蛛，作白幕如钱在暗壁间，此土人呼为壁茧。

《圣惠》治小儿呕吐不止，心神烦闷，恶闻食气。人参散方

人参去芦头　丁香　菖蒲各一分

上件药捣，细罗为散。每服一钱，以水一小盏入生姜少许，煎至五分去滓，放温。量儿大小以意加减，渐渐与服。

《圣惠》治小儿呕吐烦渴。葛根散方

葛根锉　人参去芦头　桑根白皮锉　白术　陈橘皮汤浸、去瓤，焙。各半两　半夏一分，汤浸七遍，去滑

上件药捣，粗罗为散。每服一钱，以水一小盏入生姜半枣大，煎至五分去滓，放温。量儿大小渐渐与服。

《圣惠》治小儿呕吐不定。丁香散方

丁香　人参去芦头　白茯苓　木香

葛根锉　甘草炙微赤，锉　枇杷叶拭去毛、炙微黄。各一分　麝香半分，细研

上件药捣，细罗为散，入麝香同研令匀。不计时候，以生姜汤调下半钱。量儿大小以意加减。

《圣惠》又方

藿香　丁香　代赭　甘草炙微赤，锉。各半两

上件药捣，细罗为散。不计时候，以温水调下半钱。量儿大小以意加减。

《圣惠》治小儿呕吐心烦，不纳乳食。丁香散方

丁香　人参去芦头。各一分　茅根锉　麦门冬去心。各半两　甘草炙微赤，锉　陈橘皮汤浸，去白瓤，焙。各一分

上件药捣，粗罗为散。每服一钱，以水一小盏，煎至五分去滓，稍热频服。量儿大小以意加减。

《圣惠》治小儿脾胃气逆，呕吐不止。肉豆蔻丸方

肉豆蔻去壳　木香　诃梨勒皮　朱砂细研。各一分　人参半两，去芦头　麝香细研，一分

上件药捣，罗为末，都研令匀，用面糊和丸如麻子大。三四岁儿不计时候，以粥饮下三丸。量儿大小以意加减。

《圣惠》治小儿呕逆。人参散方

人参去芦头　白术　干姜炮制　半夏汤洗七遍，炒令黄　桑根白皮　陈橘皮汤浸去白瓤。各半两

上件药捣，粗罗为散。每服一钱，以水一小盏，入生姜少许，枣一枚，煎至五分去滓。量儿大小分减，温服。

《圣惠》治小儿饮乳后吐不止。丁香丸方

丁香一分　藿香半两。《颅囟经》用一分　人参三分，去芦头。《颅囟经》用二分

上件药捣，罗为末，炼蜜和丸如绿豆大。每服以粥饮研下三丸。《颅囟经》亦治孩子霍乱，吐泻、面色青、冷汗，或四肢冷。

《圣惠》治小儿吐逆不定。丁香散方

丁香　花桑叶　人参去芦头　白茅根锉　藿香各一分

上件药捣，粗罗为散。每服一钱。以水一小盏，煎至五分去滓。量儿大小分减服之。《九籥卫生》五神散，治吐逆方同，内花桑叶多一分。《孔氏家传》又以此方治霍乱。

《圣惠》治小儿吐乳。麝香丸方

麝香一分细研　杏仁汤浸，去皮尖、双仁，微炒研入　丁香各一分

上件药捣，罗为末，以粟米饭和丸如麻子大。每服以人参汤研下三丸。量儿大小加减服之。

《圣惠》治小儿吐乳。菖蒲丸方

菖蒲　人参去芦头　赤茯苓各半两

上件药捣，罗为末，炼蜜和丸如麻子大。每服以生姜汤化破三丸服之。量儿大小以意加减。

《圣惠》治小儿吐乳不定。枇杷叶散方

枇杷叶拭去毛，微炙黄　母丁香各一分

上件药捣，细罗为散。如吐者，乳头上涂一字，令儿咂便止。

《圣惠》又方生地黄汁　人乳各一合

上件药相和，煎三五沸，徐徐与儿服之。

《圣惠》治小儿吐乳，令乳母服此方。

人参一两，去芦头　生姜切，焙干　陈橘皮汤浸去白瓤，焙。各半两

上件药捣，筛为散。每服三钱，以水一中盏，煎至六分去滓，分温二服。服了良久，令儿饮乳，大效。

《圣惠》治小儿吐奶方。

雄黄　马牙硝各一分　壁鱼儿五枚

上件药入瓷碗子内，研如泥，以乳汁半合调之，使药注子内。灌少许，把孩儿抬项，吐出黑血即定。

《圣惠》治孩子吐奶方。

上取田中地龙粪一两研末，空心以粥饮调下半钱，不过三二服。

《圣惠》治小儿吐乳黄色方。

上多与驴乳吃，令大肠稍利，得利即毒气便散。

《圣惠》又方上捣韭根汁，滴豇豆大入口中，差。

《圣惠》又方

上取新热马屎一块，绞汁半合，灌之效。

《圣惠》治小儿百日内积痰在胸膈，吐乳方。

上取书中白鱼七枚，烧灰细研，以乳汁调一字服之。

《圣惠》又方

上取故壁下鼠负虫七枚，炙令焦细研，以乳汁调半钱服。

《灵苑》黑丸子　退热定吐逆，兼治小儿食伤方。

山茵陈　蜀升麻　常山各半两　芒硝半分　麻黄去根节，用一两　官桂一分，去粗皮　附子一分，烧黑留心

上同为末，须重罗令极细，旋炒一大钱，入杏仁二粒，去皮尖，灯上烧黑存性。巴豆一粒，压去油，寒食面糊为丸如绿豆大，小儿丸如麻子大。每服五丸，伤寒手脚心冷，冷茶清下，日三服。吐血、眼眦血出者，生油、冷酒下。吐不止，茅根竹叶汤下。热攻泻血，蜜炒，生姜汤下。失音，竹沥酒下，不过十服声出。

太医局苏合香丸　疗传尸，骨蒸，殗殜，肺痿，疰忤鬼气，卒心痛，霍乱吐利，时气鬼魅，瘴疟，赤白暴利，瘀血月闭，痃癖，丁肿，惊痫，鬼忤中人；小儿吐乳，大人狐狸等病方。

苏合香油入安息香膏内　薰陆香别研　龙脑研。各一两　朱砂研，水飞　白术　丁香　青木香　白檀香锉　沉香　乌犀镑屑　荜茇　安息香别为末，澄去砂石，用无灰酒一升熬成膏　香附子去皮　诃黎勒烧，取皮　麝香研。以上各二两

上为细末，入研药匀，用安息香膏并炼白蜜和剂。每服旋丸如梧桐子大。早朝取井华水，温冷任意，化服四丸，老、小儿可服一丸，温酒化服亦得，并空心服之。用蜡纸裹一丸如弹子大，绯绢袋盛，当心带之，一切邪神不敢近。

太医局小丁香丸　消积滞生冷、留饮宿食，止痰逆恶心、霍乱呕吐。治心腹胀满，胁肋刺痛，胸膈痞满，噎塞不通。常服顺脾胃，进饮食。又治小儿吐逆不定方。

丁香三两　肉豆蔻三十个　木香一两半　五灵脂一十二两　巴豆去皮出油，二百一十个

上为细末，入巴豆令匀，面糊和令得所，丸如黍米大。每服五丸至七丸，温生姜汤下，橘皮汤亦得，食后服。如霍乱吐逆，煎桃叶汤放冷下。小儿吐逆不定，三岁儿服三丸，五岁以下服四丸，用生姜桃叶汤下。

太医局丁香散　治小儿胃虚气逆、呕吐不定，精神羸困，霍乱不安方。

丁香　藿香去枝梗。各一分　人参半两，去芦头

上件同杵，罗为散。每服一钱，水半盏，煎五、七沸，入乳汁少许去滓，稍热时时服，不计时候。

《谭氏殊圣》治小儿吐逆，下膈和胃。紫朴散方

上用厚朴去粗皮，以生姜汁炙令香熟，为细末。每服一字或半钱，米饮调下，温服。

《谭氏殊圣》治小儿吐逆不定方。

上用干姜炭火烧及八分，研如粉。每服一字至半钱，以蜜汤放冷，调下立效。

《婴孺》王子汤　治小儿吐下不止方。

赤石脂九钱　黄连　甘草炙　干姜各六铢　黄芩二钱　胶一挺，如指大　黄蜡一弹子大

上以水三升煮取一升，纳蜡并胶令烊尽。为三服或四五服，以意加减良。

《婴孺》治小儿吐下后，内虚气奔上，饮食呕逆而烦方。

厚朴六分　桂心四分　枳实三个、炙　生姜二分

上切，以水二升煎至一升一合，为三服。

汉东王先生《家宝》治婴孩、小儿乳食不化，腹急气逆。塌气丸方

巴豆十片，是五个也　胡椒十粒　丁香十个　青橘十个，汤浸一宿，不去皮瓤，每个入巴豆半个，胡椒一粒，丁香一个，麻线缠结之

上用酽米醋一碗煮青橘，候醋干为度，取出，细切青橘，同诸药焙干为末，粟米糊为丸如粟米大。每服三岁五丸，五岁七丸，七岁十丸。饭饮下，一日三服。

汉东王先生《家宝》治婴孩小儿吐逆不止。羌活膏方

羌活　独活各去芦头　人参　白茯苓　防风蚕头者　肉桂去粗皮、不见火　全蝎炒　水银各一两　硫黄三钱，同上项水银研令青色，各不见水银星方可用

上为末，炼蜜为膏。每服旋与婴孩如黑豆大，二三岁如龙眼核大，五七岁如龙眼大，薄荷汤化下。

钱乙香银丸　治吐方。

丁香　干葛各一两　半夏汤浸十次，切、焙　水银各半两

上三味同为细末，将水银与药研匀，生姜汁丸麻子大。每服一二丸至五七丸，煎金银汤下，无时。

张涣养中汤方　养脾胃，治呕吐不止。

大附子炮裂，去皮尖脐，一枚　沉香　木香各半两　人参一两　官桂　半夏汤浸七遍，焙干。各一两

上件捣，罗为细末。每服一钱，水一小盏，入生姜三片，煎五分去滓，放温时时服。

张涣香参汤方　消寒痰，治呕吐。

藿香叶　人参　舶上丁香皮　丁香　白茯苓各一两　青橘皮去白　木香　甘草炙。各半两

上件捣，罗为细末。每服一钱，水一小盏，入生姜二片煎至五分去滓，温服。

张涣万安丹方　治胃虚久吐。

半夏汤洗七遍，焙干为末　硫黄末　白术炮为末。各一分　朱砂半两，细研，水飞　附子一枚，炮制去皮脐，别捣为细末

上件同拌匀，生姜汁和丸如黍米大。每服十粒，米饮下。

张涣菖阳散方　和心胃，治呕吐。

菖蒲一两，一寸九节者　丁香　人参　木香　檀香各半两

上件捣，罗为末。每服半钱至一钱，生姜自然汁少许同白汤调，放温令下。量儿大小加减。

张涣匀气汤方　宽中止呕吐。

白术三分　人参　丁香　木香　甘草炙　青盐　厚朴生姜制，炒香熟。各

半两

上件慢火炒香熟为度，碾、罗为细末。每服半钱至一钱，沸汤点服。

张涣温膈汤方　匀气治呕逆。

丁香　草豆蔻去皮用　人参去芦头。各半两　青橘皮　槟榔　甘草炙。各一分

上件捣，罗为末。每服半钱至一钱，入生姜自然汁少许，温汤调下。

张涣香朴散方　调冷热，治呕吐

丁香　麦门冬去心。各半两　厚朴去粗皮，涂生姜汁，炙令香熟　人参去芦头。各一两

上件为细末。每服一钱，水一小盏，入生姜二片，枣一枚，同煎至五分去滓，温服。

张涣白术汤方　治呕吐，滋津液。

白术一两　陈橘皮汤浸去白，焙干　人参去芦头　桑根白皮锉　半夏汤浸七遍，焙干。以上各半两

上件捣，罗为细末。每服一钱，水一小盏，入生姜三片，煎至五分去滓，温服。

张涣香葛汤方　治呕吐后渴甚，津液燥少。

藿香叶　白茯苓　甘草炙。各半两　丁香　干葛根锉　人参去芦头。各一两

上件捣，罗为细末，次用麝香一钱细研，同拌匀。每服半钱至一钱，生姜汤调，放温服。量儿大小加减。

张涣枇杷叶汤方　治呕吐烦渴。

枇杷叶一两，拭去毛，炙微黄　丁香　人参去芦头　白茯苓　甘草炙。各半两

上件捣，罗为细末。每服半钱，煎紫苏汤调下。量儿大小加减。

张涣遗方藿香散　治小儿脾胃不和，吐逆。

藿香叶半两　人参　丁香　菖蒲一寸九节者　半夏姜汁制。各等分

上为细末。每服一钱，水八分盏，生姜二片，煎至四分去滓服。

张涣遗方银液乳香丸　治小儿久吐不定。

红牙大戟　半夏二铢，用浆水煮软，切、焙，干秤　乳香　贯众　粉霜各一分　朱砂　腻粉各一钱　水银砂子，一皂子大

上为细末研匀，用黄蜡熔丸和如绿豆大。每一岁二丸，二岁三丸。以上量大小加减丸数，研大麻仁水下。

张涣遗方真朱丸　治小儿久吐，诸药不效者，此方神验。

水银砂子　轻粉各一钱　丁香一分　红牙大戟一两半，浆水煮过　乳香　五灵脂末。各半两

上为细末，用黄蜡九钱，重熔，入药末搅匀，和丸如粟米大。每服五丸，煎马齿苋汤下。

《婴童宝鉴》治小儿只吐不泻，腹中疼痛。玉露散方

上以寒水石烧为末。每服半钱，姜水调下。

《婴童宝鉴》治小儿吐逆。人参散方

人参末三分　丁香末一分　藿香末　甘草炙。各半两

上件和匀。每服一字半钱，饭饮下。

《良方》治大人、小儿吐。紫粉丸

针砂醋浸一夜，辟去醋，便带醋炒，且候并铫子红色无烟乃止，候冷细研，更用醋团火烧通赤，取候冷再研极细

上件药用面糊丸如梧桐子大。每服四十丸，粥饮下。服讫，便吃一盏许粥，已不吐。如未定，再服决定。小儿小丸之，随儿大小与此药，极神异。然吐有多端，《良方》中有数法，皆累验者，可参用之。

《良方》大人、小儿吐逆。软红丸

辰砂　信砒各半两强　胭脂一钱　巴

豆七个，取霜

上熔蜡少许，油三、两滴和药为剂，以油单裹之，大小如绿豆大，小儿如芥子。浓煎槐花甘草汤，放温下一丸。忌热食半时久。此药疗人吐只一服止，尝与人一丸。偶两人病，分与两人服，两人皆愈。

《九籥卫生》藿香散　疗小儿呕不定，虚风喘急方。

藿香　白附子等分

上同为细末，米饮调下一钱。

《九籥卫生》草金散　疗小儿吐逆方。

烂大栀子三个　草乌头一个

上件同于小藏瓶内，用泥固济烧，烟尽取出，研细。每服一字，生姜汁调下。

《聚宝方》香茅散　治小儿吐乳。

藿香　白茅根　丁香花蕊叶　人参各一分

上五味为末。每服一钱，水一小盏煎至五分，加减服。

《聚宝方》白饼子　治小儿吐逆。

白滑石　黄鹰条各一钱　半夏一枚，炮　蛤粉半钱

上四味为细末，薄面糊为丸如豌豆大，捏为饼子。每服三饼，煎丁香汤下。新生儿，汤内研灌半饼。

《三十六种》治吐乳。人参散方

人参半两　藿香　丁香各一分

上为末。每服半钱，水半盏，乳香少许，同煎至二分温服。

《宝童方》治翻胃吐逆，腹内虚鸣。

天台乌药醋炙或炒　半夏各半两　白姜一分　羊屎十粒，羊腹内者

上件用文武火炒为末，熔为丸如此○大。每服五丸至七丸，红酒下。

《刘氏家传》醒脾散　治小儿脾胃滞、吐食，一切慢惊、慢脾风，大能醒脾。如危困多睡，饭饮调下一字至半钱，止吐泻方。

大天南星一个，重三钱以上者

上件热汤烫七次，开脐入朱砂一块如黄豆大，薄纸湿裹。开地穴深四寸，方丸八寸，药仰安穴内，地上以黄泥饼盖，用泥固脐，用炭火二斤地上烧，候火尽冷后取，末之，入脑麝少许，金银薄荷汤下一字至半钱。

《刘氏家传》小儿吐逆方。

薄荷　茴香炒。各等分

上用生藕汁二合，麦门冬饮二合，调半钱下。

《刘氏家传》小儿翻胃吐逆方。

上用硫黄研细，生姜汁入沙糖，调硫黄一大钱，下立止大人亦治。

《刘氏家传》治小儿气胃不和，脏腑泄泻，不思乳食，或哯奶呕逆。异攻散方

藿香叶　白术炒　人参　白茯苓　陈皮炒　木香　肉豆蔻面裹炮，去面不用。各等分　甘草炙

上为末。每服小半钱，紫苏饭饮调下。

《刘氏家传》平胃丸　治小儿一切吐不住，兼常服大壮胃气方

马芹子　白僵蚕去丝　丁香各半两

上件为细末，炼蜜为丸如此○大。煎陈橘皮汤化下。

《庄氏家传》蝎梢丸　镇惊、化痰、祛风，兼止嗽、定吐逆，除一切惊积方。

蝎梢炒　半夏汤洗七遍　丁香拣者炒　朱砂　白附子炮制。各一分

上件为末，生姜自然汁煮面糊为丸如绿豆大。每服十丸，加至十五丸，用姜汤下，不拘时候。

《庄氏家传》治吐奶方。

莲子心七个　丁香三个　人参三寸

上细为末。以绵裹乳汁浸，令小儿吮吃妙。

《庄氏家传》又方

藿香半两　何首乌　白扁豆　甘草炙　糯米以上各等分

上为细末。半钱，用水一小盏，入淡竹茹，煎至七分冷服，临卧空心。

《孔氏家传》治小儿吐奶方。

上用生姜、橘皮等分煎汤，与乳母服。

《孔氏家传》醒脾散　治小儿因吐胃虚生风，胃气欲脱方。

人参　天南星等分，各碾

上为末。旋抄，每服二味各半钱，冬瓜子三、七粒，水一盏半煎两茶脚许，通口服，不计时候，以胃气生为度。大人亦可服，须倍煎之，以知为度。

《孔氏家传》治小儿吐不止方。

上用香白芷为末。每服一字，煎茅根汤调下，淡甘草汤亦得。

《王氏手集》香葛半夏散

治痰逆呕吐，胸膈痞滞、烦渴胃昏、壮热头痛方。

藿香　干葛　牙硝　滑石各三分　半夏半两　甘草炙，二分

上同为细末。每服一钱，水八分盏，入生姜二片，木瓜少许，同煎四分去滓，温服，不计时候。

《王氏手集》治小儿久吐。玉壶丸方

半夏　白面各一两　天南星大者一个　天麻半两

上件为末，姜汁化柳胶为丸黄米大。每服十丸至十五丸，浆水煮四沸，服以煮浆水下。如无浆水，以柳枝三两茎煮之亦妙，后服太医局丁香散方见本门。

《王氏手集》丁香膏　治大人、小儿吐逆方。

丁香　藿香各一分　硫黄二分　柿蒂十个　水银　木香各一钱　蜡茶　槐花各半两

上先研水银、硫黄令匀，入在众药末内，炼蜜和成膏，以蜡纸裹。大人一杏核大，煎桑叶汤下，甚者三服。小儿量大小加减，一皂子大，薄荷汤化下。

《赵氏家传》治小儿吐逆不定，虚困生风。硫黄半夏丸方

硫黄一钱　半夏半两，汤浸洗七遍　蝎梢　白附子炮。各一分

上为细末，面糊丸如绿豆大。生姜米饮下。

《赵氏家传》不换金散　治小儿吐逆方。

片子姜黄　草龙胆各一两　干葛一两半

上为细末。五岁以下小儿每服半钱，用重帛子裹药在内，以线扎定，放入甜水半盏中，用慢火煎存三分以来。温服。

《吉氏家传》治吐奶腹胀方。

代赭石　麝香　巴豆各一分　赤石脂　杏仁各半两

上件细末，蜜丸如桐子大，米饮下。三日儿一丸，百日、一岁二丸。

《吉氏家传》治吐奶方。

母丁香三、七粒　僵蚕直者七个，净洗去粉，炒

上焙干为末。每服一字，煎枣汤调下。

《吉氏家传》治吐奶。豆蔻散方

肉豆蔻面裹炮赤熟，去面为末　草果子炮去皮。各一个　缩砂去皮　甘草炙　肉桂不见火。各一钱　陈皮半钱，去白

上为末。每服半钱，陈米饮调下。

《吉氏家传》玉露散　治小儿吐奶，面赤烦躁方。

不灰木煅　滑石

上为细末。每服半钱或一字，生油并水调下。

《吉氏家传》治翻胃呕逆方。

朱砂　硇砂　硼砂各半钱　巴豆七粒，去油　柏子仁七十粒

上末，用酸醋浸，蒸饼糊为膏，油纸裹旋如此○大。米饮下一丸，常服姜汤下。

《朱氏家传》治小儿交奶吐下方。

豆蔻　母丁香　宣连各一两

上件为散，空心米饮调半钱服之。

长沙医者李刚中治小儿吐药方。

川当归洗、锉　甘草炙。各一分　桂心去粗皮，不见火　枳壳汤浸去瓤切，麸炒黄色　北五味子拣净。各半两

上五味修制了一处，为细末。每服一钱，水七分，煎半盏温服。大人亦可加药末三钱，水一盏，煎七分服。

长沙医者丁时发传肉豆蔻散　治小儿脾胃不和，憎寒壮热，腹痛呕吐，不纳乳食方。

白豆蔻　肉豆蔻　甘草炙　川芎　陈皮去皮　枇杷叶去毛炙。各一分　黄芪炙　干木瓜　人参各半两

上为末。每服一钱，水五分，姜枣同煎三分，去滓服。

长沙医者郑愈传治小儿吐逆方。

上取旧船上石灰，不计多少为末。每服小儿一字，先滴油一点在浆水内，调药灌下。大人半钱。

长沙医者郑愈传治吐逆藿香散方

藿香　赤曲各二钱　半夏一钱，姜汁制

上件为末。每服半钱，南木香汤下，木瓜汤亦得。三服立止，次用调中散方在次。

长沙医者郑愈传调中散方

枳壳二钱，煮遍　陈皮　半夏　人参各一钱

上为末，每服一钱。水一盏，姜枣煎六分服。

长沙医者郑愈传治吐方。

丁香　胡椒　半夏　干葛各一钱

上为末。每服一钱，生姜一片，水一平盏，煎至六分，去滓温服。量儿大小加减。

长沙医者郑愈传治吐又方

鸡舌香二个　母丁香七个　附子炮去皮　硫黄　水银　锡砂子各二钱

上为末，糯米粥为丸如梧桐子。米饮化下一丸，不计时候。

长沙医者郑愈传治小儿吐逆不定方。

丁香四十九个　葛根末，一钱　半夏七粒，汤浸洗七次

上件四味为细末，用温汤浸，蒸饼为丸如黄米大。每服十丸，煎葛根汤下，不计时候。

长沙医者郑愈传大戟膏　治小儿、大人吐方。

大戟水略煮过，焙干为末　丁香各半两　腻粉一钱，研　水银砂子　朱砂各一钱半

上件五味为末，黄蜡半两，乳香皂皂大，用蜡同化为汁，和药为膏，旋丸如绿豆大三、五丸，小儿如黄米大二三丸。热吐，研脂麻冷水下。冷吐，煎丁香汤下。惊吐，煎马齿汤下。

长沙医者郑愈传油朱散　治小儿吐方。

滑石　丁香各末　猪牙皂角去皮，用蜜炙黄色。各一钱

上件为末。每服半钱，用浆水半盏，滴好油一点在浆水，下抄药在油星上，候沉下调灌之，不计时候。

长沙医者郑愈传水银丸　治小儿啼叫不止，乳母便将奶喂，因被怒气未定，为涎裹乳，留滞胸膈，面色痿黄，或时发热、吐逆方。

上用积聚门中三出丸药末五七铜钱，入水银、艾同研令匀，星尽为度。亦用醋面糊为丸如绿豆大，朱砂为衣。金银薄荷汤下三五丸，乳食后。

《圣惠》：小儿呕吐奶汁，灸中庭一穴一壮。在膻中穴下一寸陷者，炷如小麦大。

《婴童宝鉴》灸法：吐食灸上管、中管各三壮。

吐哯第二

《巢氏病源》小儿吐哯候：小儿吐哯者，由乳哺冷热不调故也。儿乳哺不调，则停积胸膈，因更饮乳哺，前后相触，气不得宣流，故吐哯出。诊其脉浮者，无苦也。

《本草》小儿呕逆与哯乳不同，宜细详之。哯乳，乳饱后哯出者是。

茅先生：小儿生下有中吐哯奶形候。奶不稳而从口角头自流出，身微热，口鼻微冷，面目青黄，眼慢。此候因乳母房室淫泆，儿子叫，更将乳与吃，而阴阳不顺，儿子胸膈不快，吃乳停滞在于胃，不消化而胃冷致此。奶不稳，遂自然从口角头流出。所治者，先以睡惊沉香饮子方见霍乱门中夹丁香散与服方见吐利门中，夹活脾散调理即愈有二方，一见胃气不和门中，一方见慢脾风门中。恐脾虚受热，狂躁不睡，眼偏微喘，传归慢脾风，恶候不治。

又小儿吐哯奶死候歌：

吐哯多时治不痊，脾虚狂躁睡难安。

眼偏上视多微喘，传慢须知命入关。

《婴童宝鉴》小儿哯奶歌：

乳母寒温不节量，致令壅滞在胸膛。

更加新乳相投触，不得宣通入胃肠。

此名哯奶须调理，诊得轻浮尚不妨。

《石壁经》三十六种内哯奶候歌：

囟陷时时动不停，吐中时觉乳生腥。

眼浑青碧生白膜，汗出津津脚似冰。

气细元因伤胃冷，气粗却是欲生惊。

是风从早宜医疗，暖胃和脾气乃平。

此寒热相胜使然也。气急则是胃实，当凉则愈。若囟门陷下，气细，当生胃气。若浑身热甚，目中白膜，甚者气出喘粗，若不急治，必作瘛疭。

《凤髓经》歌括同，有注云：气散，宜与地黄散；气粗宜与葱汤丸取。地黄散见霍乱吐利门。葱汤丸见惊积门。《吉氏家传》方同。

《小儿形证论》四十八候哯奶歌一同，后云：此候是惊奶冲胃气，或交奶冲脾，或是气奶，或是病奶，致吐

出远闻腥气，与蛜蝌丸方见一切痫门中。气细脉沉与调胃散方见积热门中。

《葛氏肘后》小儿哯哺吐下方。

甘草炙　人参　当归　干姜各一分

上为末，水一升煮取五合，分服，日三。汤或内半分麝香益佳。哯哺吐下如霍乱状。此方出《小品》。

《婴孺》治小儿吐哯，膈上有冷方。

细辛　橘皮各一分　大黄　甘草各三分　干姜二分

上切，以水二升半煮取八合，温一合，日三服。

《婴孺》治小儿吐哯。当归汤方

当归　黄芩　甘草　芎　黄连各一分　细辛　干姜各二分半

上切，以水二升煮取八合，服半合，日三，温服。

张涣：婴儿饮乳过多，胸膈不快，或多吐哯，大便奶瓣不消，宜用消乳丹方，兼宜令儿乳后常服。

木香　丁香　青橘皮炒黄　肉豆蔻各半两　牵牛子一钱，炒黄

上件捣，罗为细末，滴水和丸如针头大。每服三粒至五粒，粘在奶头上令儿吮之。

《婴童宝鉴》治小儿哯乳。玉真散方

白术半两　半夏七个　椒半分，去目、汗

上件为末，每服半字，水一呷调下。大者一字。

《三十六种》治哯奶。青皮散方

青皮　滑石　硫黄研。各一钱

上为末。每服半钱，藿香汤调下。

哕逆第三

《巢氏病源》小儿哕候：小儿哕，由哺乳冷，冷气入胃，与胃气相逆，冷折胃气不通，则令哕也。

《千金翼》论：胃中虚冷，其人不能食者，饮水即哕。

《千金》治小儿哕方。

生姜汁　牛乳各五合

上二味煎取五合，分为二服。《圣惠》同以牛乳二合，姜汁一合，银器中煎一沸，一岁儿饮半合。

《千金》又方

上取牛乳一升，煎取五合，分五服。《外台》以羊乳煎，无，即以牛乳代。《圣惠》同，只煎三、两沸。

《古今录验》治小儿哕方。

鹿角粉　大豆末

上等分相和，乳调涂奶上饮儿。

《圣惠》治小儿哕不止。丁香散方

丁香　藿香　白茅根锉。各一分　人参半两，去芦头　花桑叶三两、炙

上件捣，罗为散。三四岁儿每服一钱，以水一小盏入生姜少许，煎至五分去滓，不计时候带热服之。更量儿大小以意加减。

《圣惠》治小儿哕逆不止，心神烦乱。人参散方

人参　白术　白茯苓各半两　甘草炙、锉　藿香各一分

上件药捣，粗罗为散。每服一钱，以水一小盏，煎至五分去滓，不计时候，稍热服之。量儿大小以意分减服。

《圣惠》治小儿哕，不纳乳食。草豆蔻散方

草豆蔻三枚，去皮　甘草一分，炙，锉　人参半两

上件药捣，粗罗为散。每服一钱，以水一小盏，煎至五分去滓，不计时候温服。量儿大小以意增减。

《圣惠》治小儿多哕，心胸烦闷。麦门冬散方

麦门冬一两，去心，焙　甘草一分，炙，锉　人参　陈皮　厚朴去粗皮，涂生姜汁，炙令香熟。各半两

上件药捣，粗罗为散。三四岁儿每服一钱。以水一小盏，煎至四分去滓，稍热频服。更量儿大小以意加减。

《圣惠》治小儿哕，乳母服人参散方。

人参三分　陈皮一两，去白

上件药捣，粗罗为散。每服三钱，以水一中盏，入生姜半分，煎至六分去滓，热服，至夜三四服。乳母服讫，即乳儿甚效。

《惠眼观证》平胃丸　养实胃气，大治干呕方。

马芹子生　白僵蚕直者　丁香

上各等分为末，炼蜜为丸，如此○大。每服一丸，用陈皮一片炙过，煎汤化下。凡诸疾觉胃气稍怯，即服之。

霍乱吐利第四

《巢氏病源》小儿霍乱吐利候：霍

乱者，阴阳清浊二气相干，谓之气乱。气乱于肠胃之间为霍乱也。小儿肠胃嫩弱，因解脱逢风冷，乳哺不消而变吐利也。或乳母触冒风冷，食饮生冷物，皆冷气流入乳，令乳变败，儿若饮之，即成霍乱吐利。皆是触犯腑脏，使清浊之气相干，故霍乱也。挟风而挟实者，则身发热、头痛、体痛，而腹吐利。凡小儿霍乱皆须暂断乳，亦以药与乳母服，令血气调适，乳汁温和故也。小儿吐利不止，血气变乱，即发惊痫也。

《千金翼》问曰：病有霍乱者，何也？答曰：呕吐而利，此为霍乱。

茅先生：小儿生下有中诸般泻候，各别各有所见，下药分次第。下项小儿有中霍乱吐泻候，上吐下泻，遍身微热，不能乳哺。此候因吃食冷热不调，气不顺，脾家受热，胃冷不消化致此。所治者，先用沉香睡惊饮方见霍乱门中夹丁香散方见吐利门中、乳香散方见一切泄泻门中、活脾散与服安乐。有两方，一方见胃气不和门，一方见慢脾风门中。如传变，大渴不食，面脸红，眼微视，气小不语，汗多，恐化慢脾风，死候不治。

汉东王先生《家宝》：凡婴孩小儿霍乱而成吐泻，仍须进大七宝散二三服方见本门，并观音散二三服方见胃气不和门中，温白丸二三服。如不退，恐脾困不进乳食，须进惺惺散二三服。如依次用药不退，往往变作慢脾风，慢惊风。如得此患，宜进竹沥膏二三服，间惺惺散三方并见利久不止门中调胃气药，并沉香散与之方见本门。

张涣谨按：小儿霍乱吐利，由阴阳不和，清浊相干，与大人无异。如救火拯溺，宜速疗之。兼宜用圣石丹治之方见冷吐门中。又宜顺正汤方见本门。

翰林待诏杨大邺问：小儿霍乱吐奶者为何？答曰：凡将息小儿之道，切慎择奶母：精神爽健，精神详慢，智惠深远；身无疾病，脂肉肥润，温厚淳善。能调理乳食，何疾更生，众疾易愈。缘不慎诸味，恣意乱餐孩儿，或变蒸，或乘寒哺乳，或蒸热饲儿，或醉后嗔怒，或悲啼不常，惊乱神气，乳食失节，即吐泻可疑。

《惠眼观证》霍乱吐泻形候：忽然吐泻，谓之霍乱吐泻。如有渴，即下沉香饮子方见吐利门中夹平胃丸服之。方见哕逆门中。苦未有渴，量大小下鲊汤丸，通一二遍。白涎方见急慢惊风门中，只依前用沉香饮子，平胃丸调理。或尚猖狂躁，夜睡不得，喘息急促，此死候不治。

《玉诀》：小儿霍乱，有此两证。若胃冷霍乱，身无大热，但只微温，面顐青黄，宜银白散调气。若腹痛多喘，口吐清水，面色不定，干哕不常，宜芦荟丸杀虫二方并见霍乱门中，后调气。歌曰：霍乱皆因胃气伤，冷热攻脾气受殃。或积或虫寒与热，胃虚干呕不寻常。

《石壁经》三十六种霍乱吐泻歌：

先以青黄面色看，定因风热在脾间。

发如直立人多怕，开眼无休定有涎。

胃逆更看风起搐，常疑唇白口多干。

舌上有疮为热极，难过二七入黄泉。

此候青白满面者，冷痰在胃间也，亦主吐泻。若黄赤，胃有热积所致也，亦主发霍乱。此胃虚实，皆作此证也，治各看其候调治。若失治，则口干燥烦渴；若搐搦逆候，口中疮，鸡子白满口者不治，不过二、七日亡也。

《千金》治小儿霍乱吐利方。

人参一两　厚朴姜制　甘草炙。各半两　白术炮，十八铢

上四味㕮咀，以水一升二合煮取半升。六十日儿服一合，百日儿分三服，

期岁分二服，中间隔乳服之。乳母忌生冷油腻等。一方加干姜一分，或加生姜三分。

《外台》刘氏疗小儿霍乱吐利不止方。

人乳汁二合　生姜汁粟米许　籧篨一小把　龙骨六分　豆蔻取仁，碎似荞麦大，二、七枚

上以乳煎取一合，着少许牛黄、麝香、兔毛灰等和，分为三服。如渴，以糯米汁着蜜与吃，食即差止。

《外台》：《广济》疗老少冷热不调，霍乱吐利，宿食不消。理中丸方

人参　白术　甘草炙　高良姜各八分　干姜　桂心各六分

上六味捣筛，蜜丸。空腹以饮服如梧子大三十丸，日二服，渐加至四十丸。老小以意减之。忌生冷油腻、生葱、海藻、菘菜、桃李、雀肉等物。

《外台》：《备急》疗小儿霍乱吐利方。

人参四分　厚朴　甘草各二分，炙　干姜一分　白术三分

上五味切，以水一升煮取四合，分服之。

《外台》：《古今录验》疗小儿霍乱吐利。人参白术汤方

人参六分　白术　茯苓各四分　厚朴　甘草各三分，炙

上五味切，以水一升半煮取六合，分温服立效。《婴孺》治期岁儿。

《海药》主小儿吐利霍乱方。

上用寡妇荐，取二、七茎煮饮之。

《子母秘录》主小儿霍乱吐利方。

上用芦叶细切，煮热汁饮，任性多少得止。

《圣惠》治小儿霍乱后，吐泻不止，烦闷。半夏散方

半夏汤洗七遍，去滑　黄连去须　干姜炮制，锉　陈橘皮汤浸，去白瓤，焙　人参去芦头　当归锉，微炒。以上各半两　黄芩　甘草炙微赤，锉。各一分

上件药捣，粗罗为散。每服一钱，以水一小盏煎至五分去滓，不计时候。量儿大小分减，温服。

《圣惠》治小儿霍乱不止，和胃气，定吐泻。立效方

胡椒七枚，拍碎　人参去芦头　生姜各半两　陈橘皮一分，汤浸去白瓤，焙　红粳米四十九粒　枣三枚

上件药都细锉和匀，分作七服。每服以水一小盏，煎至五分去滓，不计时候。量儿大小分减，温服。

《圣惠》治小儿霍乱，吐泻不定。丁香散方

丁香　木香　甘草炙微赤，锉　葛根锉　枇杷叶拭去毛，炙微黄。各半分　藿香　人参去芦头　桑黄各半两

上件药捣，细罗为散。不计时候，以麝香汤调半钱。量儿大小，以意加减服之。

《圣惠》治小儿霍乱吐泻，心烦闷。丁香丸方

丁香　地黄花　桑叶　朱砂细研。各一分　甘草半两，炙微赤，锉

上件药捣，罗为末，研入朱砂令匀，炼蜜和丸如黍米大。每服以生姜温汤下二丸。三岁以上以意加之。

《圣惠》治小儿霍乱，吐泻不止，心神烦渴方。

人参去芦头　陈橘皮汤浸去白瓤，焙。各半两　麦门冬去心，焙　诃梨勒皮微煨　丁香　桂心各一分

上件药捣，粗罗为散。每服一钱，以水一小盏，煎至五分去滓，不计时候温服。量儿大小以意加减。

《圣惠》治小儿霍乱，吐泻不止，食饮不下。肉豆蔻散方

肉豆蔻一枚，去壳　丁香　黄芪锉　枇杷叶拭去毛，炙。各半分　桂心　人参　甘草炙，锉　白茯苓各半两　陈皮一分

上件药捣，细罗为散。一岁儿每服以温水调下半钱。量儿大小以意加减。

《圣惠》又方

干桑叶　藿香各半两

上件药捣，细罗为散，不计时候，以粥饮调下半钱。量儿大小以意增减。

《圣惠》又方

肉豆蔻　甘草炙，锉　藿香各一分

上件药捣，粗罗为散。每服一钱，以水一小盏，煎至五分去滓，不计时候，量儿大小分减，温服。

《圣惠》治小儿霍乱，吐泻不止。龙骨散方

龙骨末，一分　草豆蔻末，半两　烂籧篨末，半分

上件药都研令匀，以奶汁三合，煎至二合去滓，别入牛黄、麝香、兔毛灰各一字，生姜汁少许调令匀，分为三服。如人行五里一服。

《圣惠》治小儿霍乱，吐泻不止，心胸烦闷。菖蒲散方

菖蒲　肉豆蔻去壳　人参去芦头　白茯苓各一分

上件药捣，细罗为散，不计时候，以温生姜汤调下半钱。量儿大小，以意加减。

《圣惠》治小儿霍乱，吐泻不定。人参散方

人参去芦头　陈橘皮汤浸，去白瓤，焙　黄连去须　厚朴去粗皮，涂生姜汁，炙令香熟。各一分

上件药捣，细罗为散。每服以陈粟米粥饮调下半钱。三岁以上，加药服之。

《圣惠》又方

甘草半两，炙微赤，锉　肉豆蔻去壳　干姜炮制，锉。各一分

上件药捣，细罗为散。每服以冷水调下一字。二岁以上加药服之。

《圣惠》又方

人参一分，去芦头　丁香半两

上件药捣碎，以奶汁三合，煎五、七沸去滓放温。量儿大小分减，渐渐服之。

《圣惠》又方

丁香末，一钱　消梨一枚，绞汁　奶汁一合

上件药相合令匀，少少与儿服之。

《圣惠》又方

上用桑椹一枚，炙焦黄，细研，以奶汁灌之。

《圣惠》又方

上用蠮螉窠微炙，捣，罗为末，以奶汁调一字服之。

《博济方》治小儿霍乱，吐泻不定。乳香丸

乳香　朱砂各一钱。研　半夏半两，汤洗七遍，姜汁炒黄

上件三味为末，面糊为丸如绿豆大。每服五丸，米饮下，日三服。《张氏家传》方同，半夏却用一两，又名香砂丸。

《博济方》治小儿吐奶及霍乱吐泻不止。真朱散

石亭脂抄一钱匕　白滑石末，炒，三钱

上件二味，同研千余遍，看儿大小，生姜糯米泔调下一字，立差。

汉东王先生《家宝》治婴孩小儿霍乱吐泻，不进乳食。大七宝散方

木香炮　丁香炒　官桂去粗皮，不见火　茯苓　麻黄去节　当归　甘草炙　人参　大腹皮　诃子　川楝子二味去性　秦艽炒。各一钱　地榆二钱，炒　肉豆蔻一

个，炮　藿香取叶一钱半，炒

上为末。每服婴孩一字，二三岁半钱，四五岁一钱。水一药注或半银盏，入枣子半片煎十数沸，温服。

汉东王先生《家宝》：补虚调胃气，定霍乱，治吐止泻，进乳食。沉香散方

沉香　茯苓各一分　甘草炙　丁香　藿香取叶秤。各一钱　木香炮　官桂去粗皮，令尽，不见火。各半钱

上为末，每服婴孩一字，二三岁半钱，五七岁一钱，以意加减。紫苏木瓜汤调下，一日三服。

张涣顺正汤　顺阴阳，治霍乱吐利方。

白豆蔻　高良姜微炮　藿香叶　当归洗，焙干　草豆蔻面裹炮　陈皮去白，焙干。各半两　丁香一两

上件捣，罗为细末。每服半钱至一钱，温粥饮调下。

张涣二姜汤　分清浊，治霍乱吐利方。

高良姜　川面姜各一两　丁香　人参各半两　甘草一分，炙

上件捣，罗为细末。每服半钱，米饮汤调下。

张涣健脾膏　治一切霍乱吐利，皆可服之方。

丁香　藿香叶　人参各一两　沉香　木香各半两

上件捣，罗为细末，炼蜜和丸鸡头大。每服一粒，粟米饮化下。

张涣香连散　分清浊，定霍乱吐利方。

木香　川黄连去须。各一两　人参　厚朴去粗皮，涂生姜汁炙令香熟。各半两

上件为细末。每服一钱，粟米饮调下。

张涣快膈散　定霍乱吐利，服药多吐，即先服此药。

甘草半两，炙　高良姜微炮　肉豆蔻去壳　丁香各一分

上件捣，罗为细末。每服半钱，新冷水调下。

《婴童宝鉴》治小儿霍乱吐泻。藿香散方

藿香　香薷并末。各一分　白茯苓末，二钱

上件研服半钱，姜汤下。如人行三五里进一服，连进三服。

《保生信效》治霍乱吐泻转筋方。

硫黄　焰硝　晋矾　滑石并细研　白面以上各一两

上将面与药再匀研，滴水丸如梧桐子大。每服三四十丸，熟水下。小儿量与，仍别作一等小丸。

《三十六种》治霍乱吐泻。木香散方

木香细锉　人参　藿香各等分

上为末，每服一钱，水五分煎至三分服。

《三十六种》又方桃仁膏

桃仁　杏仁　巴豆各一粒　朱砂少许

上同研饭为丸如米大。每服一丸，以饮吞下。

《刘氏家传》：小儿霍乱吐泻方。

草豆蔻　槟榔　甘草各等分

上末之，姜煎一钱，空心服。

《王氏手集》大姜煎丸　治脾胃伏寒，吐利不止，霍乱烦闷，身体疼痛，发热嗜卧，手足厥逆方。

干姜二两　人参　白术　甘草各一两　黑附子半两

上为细末，炼蜜为丸。一两作八十丸，每服一丸。白汤六分盏化破，再煎至四分，连滓温服。

《吉氏家传》治霍乱吐泻丁香散方

丁香一钱　藿香半两　枇杷叶七片，

汤洗泡去毛，炙为末

上细末，每服一字或半钱，饭饮调下。只两服住。

《吉氏家传》治霍乱吐泻不止方。

干姜炮　人参　白术各四钱　厚朴二分，姜汁浸，炙

上细锉，分作四服。每服水二盏，煎至六分，以意加减。

《吉氏家传》地黄散　治小儿脾胃气衰弱，霍乱吐泻，呕逆不食，烦躁迷闷方。

干地黄　厚朴姜汁拌炒　干葛　人参　茯苓　藿香叶　黄芪蜜炙　白术麸炒。各一分　丁香　诃子炮，用肉。各一钱

上为细末。每服半钱或一钱，用苍术煮饭饮调下，并进四五服。

长沙医者丁时发传霍乱吐泻方：孩儿霍乱胃虚鸣，手冷如冰面色青，冷热未和多吐利，名方顺气便惺惺。

顺气散

人参　藿香　丁香各一分　茯苓　干葛　甘草炙　天台乌药各半两　红橘皮一两

上件为末。每服半钱，用水六分入枣一个，姜一片、同煎三分温服。

霍乱第五或霍乱吐而不利，或霍乱利而不吐，或止霍乱而不吐利

《本草》主小儿恶气霍乱方。

上用梳篦垢水和饮之。

《葛氏肘后》：孩子霍乱，已用立效方，必有神验。

人参　芦箨各二分　扁豆藤二两　仓米二撮

上㕮咀，以水三升煮，细细温入口，即当甚效。《千金方》同，仓米只以一撮，又用水二升煮八合。

《葛氏肘后》又方

人参四分　厚朴炙　白术　甘草炙。各一分　生姜三分

上㕮咀，以水二升煮取五合，去滓，分五服，中间隔乳服之。奶母忌生冷油腻、果面等，大效。《外台》方同，但厚朴、白术、甘草各二分，余同。

《千金》治孩子霍乱，已用立验方。

人参一两　木瓜一枚　仓米一撮

上三味㕮咀，以水煮分服。以意量之，立效。

《千金》治小儿霍乱方。

上研尿滓，乳上服之。

《千金》又方

上用牛涎灌口中一合。

《外台》：《必效》主小儿霍乱方。

上取厕屋户帘，烧灰，研。以饮服一钱匕。

《外台》：《必效》又方

上用诃梨勒一枚，先煎沸汤，研一半许与儿服，立止。再服神妙。

《外台》刘氏疗百日以来及蓐内儿霍乱方。

上以人乳半合及生姜汁少许，相合煎服，入口定。

《外台》刘氏又疗小儿霍乱方。

生姜四分，研　香薷　薄荷各一两

上三味以水煎，分温，儿与奶母俱服之，甚良。

《外台》刘氏疗小儿霍乱，空吐不利方。

人参七分　生姜四分　厚朴二分，炙　橘皮一分　兔骨一两，炙

上五味切，以水一升二合煎取四合服之，即利下部。又以杏仁、盐少许，皂角末少许，面和硬搜如枣核大，以绵裹纳之，便通。奶母忌热面。大效。

《外台》刘氏又疗小儿霍乱，空利

不吐方。

乌牛蘸草一团，蘸舒移切　生姜　人参各三两

上三味切，以甜不酸浆水一升半，煎取五合，分服之。如孩子渴，取蛐蟮粪，烂龙骨一两，以浆水煎，澄清，与儿吃即差。

《外台》刘氏又疗小儿霍乱，不吐不利，肚胀妨满，上下不通方。

甘草四分，炙　当归二分　石盐三分

上三味切，以浆水一升半煎取六合，去滓。牛黄、麝香各半钱匕，研，蜜半匙，相合以下灌之，即通。奶母与浆水、粥吃，勿吃面、肉等。

《外台》刘氏又疗小儿干霍，渴热及壮热，眼色慢，四大困闷方。

上以乌豆二升，净干择，生姜一两切，以水三升煎乌豆，皮欲烂即滤取汁二合。和少许蜜吃，即变吐。如人行六七里，又与吃，无问大人、小儿，并与服之，效。

《外台》刘氏又疗小儿热霍，诸药不差方。

上用芦叶二大两，糯米三大合，水三升，先煮叶，入米煮取一升，入蜜少许和服差。不足，即取桑叶二升，

生姜半两，切，以水三升煮，取一升，着一匙白米为饮服。

《圣惠》治小儿霍乱不下乳食　麦门冬散方

麦门冬一两去心，焙　白茯苓　人参去芦头　陈橘皮汤浸，去白瓤，焙　干木瓜各一分　厚朴去粗皮，涂生姜汁，炙令香熟　茅香各半两

上件药捣，粗罗为散。每服一钱，以水一小盏，入生姜少许，煎至五分，去滓，不计时候。量儿大小分减，温服。

《圣惠》治小儿霍乱不欲乳食丁香散方

丁香一分　人参半两，去芦头

上件药捣，粗罗为散。每服一钱，以水一小盏，煎至五分去滓，不计时候。量儿大小分减，温服。

《圣惠》治小儿霍乱不止肉豆蔻散方

肉豆蔻一分　藿香半两

上件药捣，粗罗为散。每服一钱，以水一小盏，煎至五分去滓，不计时候。量儿大小分减，温服。

《圣惠》治小儿霍乱但利不吐方。

乌牛粪半两，烧灰　人参三分　生姜半分，切

上件药用甜淡浆水一大盏，煎至五分，去滓，不计时候。量儿大小分减温服。

《圣惠》治小儿霍乱吐逆不止人参散方

人参　藿香　葛根锉。各半两　白术　厚朴去粗皮，生姜汁炙令香熟　甘草炙，锉。各一分

上件药捣，粗罗为散。每服一钱，以水一小盏，煎至五分，去滓，不计时候。量儿大小分减，温服。

《圣惠》治小儿霍乱不止籧篨散方

故籧篨篾半两　盐一字　牛黄一黑豆大，细研　乳汁一合

上件药，将乳汁煎二味三、两沸，去滓。调入牛黄服之立差。

茅先生：小儿吐哯，霍乱睡惊。沉香饮方

沉香　丁香各一分　槟榔　甘草炙。各半两　肉豆蔻一两

上为末，每服半钱。一钱用枣子半个，水五分盏同煎三分，通口服。

《婴孺》治小儿霍乱，腹胀不得利。牛泄方

上取牛泄绞汁，百日儿服一合，二

百日一合半，二岁、一岁二合。

《婴孺》治小儿霍乱，呕吐不止。人参饮子方

人参六分　厚朴三分，炙　粗仓米二合，淘

上以水二升，煮取七八合，绞汁。百日服半合，一岁三服。《外台》方同。

《婴孺》治小儿霍乱吐乳不止方。

上以人参煎汤服立已。

《婴孺》又方

上取薄荷叶未干者，研汁，量多少，捻鼻令口开灌之。

《婴孺》治小儿霍乱，乳母服之方。

扁豆茎一升，先炙，令萎，切细　人参三两，切之

上以水三大升半，取汁煮粟米少许为粥，与乳母服之。衣裹乳，勿令露之，每欲乳儿，先捏去少许，然后乳母乳儿。常服大佳。

《婴孺》治少小大吐下，心结坚，食饮不下，呕逆欲死，并霍乱后吐下不止，短气烦满。半夏汤方

半夏四分　黄芩　甘草各二分　干姜　橘皮　当归　人参各三分

上以水四升，煮一升半，二百日儿服三合。若腹痛加当归二分，呕逆甚加橘皮三分。

《玉诀》银白散　取积，取虫，后生胃气，使不霍乱方。

人参　茯苓　甘草炙　白术麦麸炒　白扁豆去皮

上各等分，末一钱，紫苏汤调下。一方有藿香叶等分。

《玉诀》芦荟丸　治霍乱后干哕不常方。

芦荟　安息香　胡黄连　枳壳麸炒。各一钱　使君子三、七个，炒　芜荑一分　淀粉一钱半　麝香少许

上末，豮猪胆糊丸如此○大，五、七丸，米饮吞下。

《惠眼观证》香参膏　治霍乱泻住，吐不住方。

人参一指大，锉之　丁香一十四粒　藿香一钱　糯米七十粒，同丁香炒合米黄

上件四味同为末，用枣肉和为膏。每服一指头大，用盐姜汤下。

《惠眼观证》石黄散　治霍乱吐泻不住方。

硫黄半两　滑石一分

上二味同研令细。每服半钱，米泔下。

《吉氏家传》治霍乱吐不食奶丁香散方

丁香二十个　母丁香一个　藿香一钱　半夏五个，汤泡七次

上件末，都以姜汁浸三宿，焙干再为末。每服一字，藿香汤下。

长沙医者郑愈传治霍乱候，呕逆不止，心胃虚热。人参散方

人参　陈皮　桔梗　甘草炙　白芷各二钱

上件为末。每服一钱，水五分，入淡竹叶煎二分，入芦荻根煎亦得。

吐利第六但吐利而不霍乱

《巢氏病源》小儿吐利候：吐利者，由肠虚而胃气逆故也。小儿有解脱，而风冷入肠胃，肠胃虚则泄利，胃气逆则呕吐。此大体与霍乱相似而小轻不剧，闷顿，故直云吐利，亦不呼为霍乱也。

钱乙论小儿初生三日内吐泻壮热，不思乳食，大便乳食不消，或白色，是伤食，当下之，后和胃。下用白饼子，方见本门。和胃用益黄散主之。方见胃气不和门中。

钱乙论小儿初生三日以上至十日，吐泻，身温凉，不思乳食，大便青白色，乳食不消，此上实下虚也。更有兼见证：肺主睡露睛、喘气，心主惊悸、饮水，脾主困倦饶睡，肝主呵欠顿闷，肾主不语畏明，当泻。见儿兼脏，补脾益黄散主之。此二证多病秋夏也。益黄散方见胃气不和门中。

钱乙论夏秋吐泻，五月二十五以后吐泻身壮热，此热也，小儿脏腑十分中九分热也。或因伤热，乳食吐乳不消，泻深黄色，玉露散主之。六月十五日以后吐泻身温，似热，脏腑六分热四分冷也。吐呕乳食不消，泻黄白色，似渴，或食乳，或不食乳，食前必服益黄散，食后多服玉露散。七月七日以后吐泻身温凉，三分热七分冷也。不能食乳，多似睡，闷乱，哽气、长出气，睡露睛，唇白、多哕，欲大便，不渴，食前多服益黄散，食后少服玉露散。八月十五日以后吐泻，止冷无阳也，不能食乳，干哕，泻青褐水，当补脾，益黄散主之，不可下也。玉露散方见本门，益黄散方见胃气不和门中。

钱乙论吐泻：广亲五太尉病吐泻不止，米谷不化，众医用补药，言用姜汁调服之。六月中服温药，一日益加喘吐不定。钱曰：当以凉药治之，所以然者，谓伤热在内也。用石膏汤三服，并服之。众医皆言：吐泻多而米谷不化，当补脾，何以用凉药？王信众医，又用丁香散三服。钱后至曰：不可服此，三日外必腹满身热，饮水吐逆。三日外一如所言。所以然者，谓六月热甚，伏入腹中而令引饮，热伤脾胃即大吐泻。他医又行温药，即上焦亦热，故喘而引饮，三日当死。众医不能治，复召钱至宫中。见有热证，以白虎汤三服，更以白饼子下之，一日减药二分，二日、三日又与白虎汤各二服。四日用石膏汤一服，旋合麦门冬、黄芩、脑子、牛黄、天竺黄，茯苓、以朱砂为衣，与五丸，竹叶汤化下，热退而安。

钱乙论虚实下药云：冯承务子五岁，吐泻壮热不思食。钱氏曰：目中黑睛少而白睛多，面色㿠白，此子必多病。面色㿠白神怯也，黑睛少肾虚也，黑睛属水，本怯而虚，故多病也。纵长成必肌肤不壮，不耐寒暑。易虚易实，脾胃亦怯，更不可纵酒欲，若不保养，不过壮年。面上常无精神光泽者，如妇人之失血也。今吐利不食，壮热者，伤食也，不可下，下之虚。入肺则喘，入心则惊，入脾则泻，入肾则益虚，此但以消积丸磨之，为微有食也。如伤食甚则可下，不下则成癖也。实食在内，乃可下之，下毕，补脾必愈。随其虚实无不效者。

钱乙有吐泻问难云：广亲宫七太尉，七岁，病吐泻。是时七月，其证全不食而昏睡，睡觉而闷乱、哽气、干呕、大便或有或无、不渴。众医作惊治之，疑睡故也。钱曰：先补脾后退热，与使君子丸补脾，退热石膏汤。次日又以水银、硫黄二物下之，生姜水调下一字。钱曰：凡吐泻五月内，九分下而一分补。八月内，十分补而无一分下。此者是脾虚泻，医妄治之，至于虚损，下之即死。当只补脾，若以使君子丸即缓。钱又留温胃益脾药止之。医者李生曰：何食而哕？钱曰：脾虚而不能食，津少即哕逆。曰何泻青褐水？曰：肠胃至虚，冷极故也。钱治而愈。

钱乙附方，凡小儿吐泻当温补之。余每用理中丸以温其中，以五苓散导其逆，五苓最治小儿吐。连与数服，兼用异功散等温药调理之，往往便愈。若已虚损，当速生其胃气，宜与附子理中丸，并研金液丹末，煎生姜、米饮调灌之，唯多服乃效。服至二三两无害。候胃气已生，手足渐暖，阴退阳回。然犹瘛疭，即减金液丹一二分，增青州白丸子一二分，同研如上服。以意详之，渐减金液丹，加白丸子，兼用异功散、羌活膏、温白丸、钩藤饮子之类调理至安。依此治之，仍频与粥，虽至危者，往往死中得生，十救八九。

《婴童宝鉴》：小儿为乳母饮酒，淫泆情乱，乳子为疾；其候吐泻青黄水，身热、啼叫如惊，不治。

《婴童宝鉴》小儿吐利歌：

小儿吐利早须医，只为肠虚逆气为，

更有中它汤药毒，必加烦躁在心脾。

《千金》治少小吐利方。

乱发半两，烧　鹿角六铢

上二味末之，米汁服一刀圭，日三服。

《千金》又方

上用热牛屎合之。一作牛膝。

《千金》又方

上用热特猪屎，水解取汁少少服之。

《外台》：刘氏疗百日以下蓐内儿吐利方。

面一钱，炒　乳汁二两　龙骨六分

上三味煎龙骨，和炒面服之即差。

《圣惠》治小儿吐利，发热不欲乳食。人参散方

人参半两，《婴孺》用四两　干姜炮，锉　桂心各一分，《婴孺》各用三分　甘草一分，炙，锉，《婴孺》用四分　黄芩二分，《婴孺》用六分

上件药捣，粗罗为散。每服一钱，以水一小盏，枣一枚，煎至五分去滓，不计时候，稍热服之。随儿大小以意增减。

《圣惠》治小儿吐利，腹胁虚闷。诃梨勒散方

桂心一分　诃梨勒皮　人参　白术　甘草炙　厚朴去粗皮，涂生姜汁炙令香熟　陈皮各半两

上件药捣，粗罗为散。每服一钱，以水一小盏，煎至五分去滓，不计时候，稍热服之。量儿大小以意加减。

《圣惠》治小儿冷热不和，吐利不止。白术散方

白术　木香　丁香　陈皮焙。各一分　麦门冬三分，去心，焙

上件药捣，粗罗为散。每服一钱，以水一中盏，煎至五分去滓，不计时候，稍热服。量儿大小以意加减。

《圣惠》治小儿吐利兼胸胁胀满草豆蔻散方

草豆蔻去皮　木香　五味子　人参　白茯苓　陈皮汤浸去白。各一分　诃梨勒皮　甘草炙，锉。各半两

上件药捣，粗罗为散。每服一钱，以水一小盏，煎至五分去滓，不计时候，稍热服。随儿大小以意加减。

《博济方》治小儿未及周晬，吐泻不止，因乳母气血劳神，或热奶伤胃，致有痰涎。中和散方

雄黄好者少许　大黄　五灵脂各等分

上件三味同研为细末。每服一字，磨刀水调下。

《谭氏殊圣》治小儿吐泻方。

白滑石　硫黄各等分

上细研，淘糯米泔调下一字。新生小儿未满月及百日舌上生疮，口中白膏厚如池纸，用坯子燕脂少许，儿病用女乳汁，女病用儿乳汁同调，涂舌上一宿，立效。

《谭氏殊圣》治小儿吐泻不止乳香丸方

乳香　朱砂各一钱　半夏半两，汤浸七遍，切破，用生姜汁炒令黄色

上为末，面糊为丸如绿豆大。每服三、二丸，如五岁以上五六丸，米饮下。

茅先生：小儿吐泻丁香散方

丁香二七粒　肉豆蔻一个　木香一钱

以上三味研损，用醋面裹，热灰煨，令面赤色取出，不用面，入后药：

藿香　桂心各半钱

上此二味和前三味拌合为末。每服一字半钱，用陈米饭煮饮调下。

《婴孺》皇子汤　治少小痢下、吐逆，壮热数日不止，不得乳哺，或但羸困欲死方。

甘草炙　牡蛎煅末　芍药　桂心各三两

上为粗末。一岁儿水一升，内四方寸匕，煮三合顿服，日再。小儿以意加减。此能除热止痢，上下神验。

《婴孺》治少小惊，兼少小下痢，及吐十日以上。以意量之与服，二十日以上依此方合服。若七八日以上倍加药，过此以意消息增减。神妙方。

大黄三钱　钩藤六合　黄芪二分　细辛半分　蛇蜕皮三寸，炙　蚱蝉二个，炙　甘草一分，炙

上切，以水一升半煮五合，绞去滓，研牛黄五大豆许，入汤中。一服一枣许，日三夜一，亦同。灸两耳前三炷，必差。无牛黄，以真麝香代之。

《婴孺》治少小寒中吐利及客忤。温白丸方

附子炮　桔梗各二两　人参一两　干姜二分

上为末，炼蜜丸。二十日儿麻子大一丸，五十日儿胡豆大一丸，百日儿小豆大一丸，不知加之。

《婴孺》醋酒白丸子　治吐利寒中并客忤方。

半夏洗　人参各三分　桔梗　附子炮去皮脐　干姜各四分

上为末，以苦酒和丸小豆大。一服一丸，日三服。此是一岁服法。

钱乙异功散　温中和气，治吐泻，思食。凡小儿虚冷病，先与数服，以正其气方。

人参切去顶　茯苓去皮　白术　甘草炒　陈橘皮各等分

上为细末。每服二钱，水一盏，生姜五片，枣二个，同煎至七分，食煎温热服。量多少与之。

钱乙玉露散　一名甘露散方

甘草生，一分　寒水石嫩而微青黑，中有细纹者是　石膏坚白而手不可折者，有墙壁坚白石膏是，如无，以方解石代之，敲段，段皆方是也。各半两

上同为细末。每服一字或半钱，一钱食后温汤调下。

钱乙治壮热白饼子方　又名玉饼子

滑石　轻粉　半夏　天南星二钱，汤浸七次，为末。同上各一钱　巴豆二十四个，去皮膜，水一升，煮水尽为度

上研匀，巴豆后入。众药以糯米饭为丸，小绿豆大，捏作饼子。三岁以上三、五饼子，以下三饼子，煎葱白汤临卧服。

钱乙附方金液丹　治小儿吐泻，虚实极最妙。沈存中《良方》论金液丹云：亲见小儿吐利剧，气已绝，服之复活者数人。真不妄也，须多服多验。

钱乙附方　治小儿脾胃虚寒，吐泻等病及治冷痰。

齐州半夏一两，汤泡七次，切，焙　陈粟米三分，陈粳米亦得

上㕮咀，每服三钱，水一大盏半，生姜十片同煎至八分，食前温热服。

张涣治小儿三焦不调，停寒膈上，乳哺不消，胸膈痞满，甚则喘逆，吐利，肌体痿黄。匀胃散方

甘草一分，炙　藿香叶　白豆蔻　人参去芦头。各一两　木香　干姜炮　厚朴去粗皮，涂生姜汁炙令香熟　丁香各半两

上件捣，罗为细末。每服一钱，水一小盏，入生姜二片，煎至六分，去滓温服。

张涣益中汤方　治呕吐兼泻利。

人参去芦头　青橘皮　丁香各半两　桂心　诃梨勒皮各一分　草豆蔻三枚，去皮炒

上件捣，罗细末，每服半钱至一钱，米饮调下。量儿大小加减。

《婴童宝鉴》治小儿吐利不止不二丸方

巴豆三十个，去心膜细研，别用好黄连半两水浸，染纸两张裹豆，令出油　朱砂末，一钱重　寒食面一钱九

上件研匀，滴水为丸如绿豆大。以新汲水磨下一丸。

《万全方》治脾胃气虚，止吐泻。人参散

人参　白茯苓　白术　干葛　陈橘皮去瓤　厚朴姜汁涂，炙。以上各等分

上件为末，每服半钱，用沸汤点。量大小服之。

《惠眼观证》沉香饮子　大治吐泻方。

沉香　丁香　藿香各半钱。刘氏各用一钱　肉豆蔻二个　槟榔二个。刘氏用一个　甘草炙，一钱。刘氏各一分

上为末。每服一大钱，水一小盏，入老姜一小指大，捶碎同煎三两沸，去滓，温服。

《惠眼观证》醒脾散　治吐泻，脾困多睡，不思饮食方。

人参　木香　茯苓　陈皮去白　甘草　草豆蔻去皮　厚朴同硇砂一钱，胆水一碗，入此二味煮，令干，都细切，焙。以上各一分　白术半两

上为细末。每服一钱，以冬瓜子煎汤下。

《刘氏家传》人参异功散　治小儿泻利，止呕逆，顺气补虚方。

人参一钱半　白术半两　青皮　陈皮　茯苓　甘草各一分　豆蔻三个，入诃子

上末之。每服一钱，陈米饮调下。如秋间合则入诃子，春夏不[1]用。或用紫苏、木瓜煎五、七沸，半盏，末半钱，或加至一钱，逐日早服。如是小儿伤风，应诸般伤寒，但以此药正却，气候和然后以红棉散方见挟惊伤寒门中治之，无有不效。

《刘氏家传》醒脾散　治小儿吐泻脾困方。

人参二分　丁香二十粒　白茯苓　白术各一分　藿香　甘草炙。各一钱　天南星一个，七、八钱重，去心，用缩砂仁十个入在天南星内，面裹煨熟，面焦黄为度，去面不用

上件同为细末。每服一钱，水六分，生姜三片，冬瓜子十四粒同煎，三分温吃。不拘时候服。

《张氏家传》降灵丹　一名来复丹，治小儿非时吐泻古方。

舶上硫黄　雪白硝石二味各一两，并于沙石铫或银器内用文武火慢炒，溶令作珠子，无令火紧，太过即不中，须倾在纸上于冷收之，研细末，二味先成末乃妙　莲花青皮　年久陈皮炒干　上等无石五灵脂以上各一两

上为细末，白面糊为丸豌豆大。每服十五丸，空心，食前温米饮下。备小

[1] 不：原作“下”。据文义改。

儿服食者，丸作麻子大，看大小加减之。二味配类，阴阳均平，有天地中和之气。可冷可热，可缓可急，治阴阳不调，冷热相制，荣卫差错，上下隔塞，心肾不升降，水火不交养；丈夫、女人、老幼、婴儿危证候，并可救治。但一点胃气在，服者无不获安。邪热炎上烦躁者，一服定；冷热攻注急痛者，并一服定。诸霍乱，吐泻水谷，汤药不住，一服定。大般吐逆，唇口青色，手足厥冷，脚转筋者，两服定。着热烦躁，昏塞倒地，不省人事者，两服省。只时下不得吃水。若泻利，不问赤白、冷热，量深浅与服；或非时吐泻，气痞，食不下者，每服三十丸，甚者五十丸，轻者二十丸。小儿十丸、十五丸；婴儿三丸、五丸；新生牙儿一丸、两丸，化破令服。小儿因惊成痫，发歇多日，变成虚风，或作慢惊者，五、七丸并服，两服定。慢惊本非风，胃气欲绝故也。若已绝即难救，亦得时暂生尔。若胃气稍在，虽困死亦可救也。大人亦然，但一切危急，不识证候并治之。此药不问神圣通灵，救人之宝，其色不定，随时变动，慎勿轻传。

《张氏家传》六神丹　定吐泻方。

丁香　木香　肉豆蔻面裹炮熟　诃子肉　使君子仁各一分　芦荟二分

上件为细末。薄面糊为丸如绿豆大，粥饮吞下。

《张氏家传》小儿惊风或吐或泻，脾困不进饮食或伤风，潮热或喘后出汗，宜服此调中六神散方

白术　茯苓　甘草　藿香叶　草果子各一分　丁香二钱

上为细末。每服一钱，紫苏、米汤煎下。应气不匀，疳泻痢，神妙。

《张氏家传》治小儿吐泻紫霜丸方

代赭石　陈皮去白，巴豆肉半钱同炒干，巴豆不用　木香　杏仁去皮尖研。各一分　肉桂去皮不见火　丁香各半钱　藿香叶二钱

上为细末，粟米饭为丸小绿豆大。每服七粒，藿香汤吞下。吐泻，炙藿香、橘皮汤吞下。吐，煎枣子汤吞下。

《张氏家传》治婴孩荣卫虚，脾胃弱吐泻，异功散方

人参　白术　甘草炙　白茯苓　白扁豆　陈皮去白。各等分

上件为细末。每服半钱，陈米饮调下。

《庄氏家传》木香丸　治大人小儿吐利方。

木香　白茯苓各等分

上为末，炼蜜和丸梧子大。每服二十丸，生姜米饮下。小儿量大小化服三、五丸。

《庄氏家传》：小儿吐泻方。

舶上硫黄　藿香

上二味等分为末。每服半钱，生糯米泔水调下。

《庄氏家传》羌活膏　治小儿吐泻不止，烦渴闷乱，欲成脾风，手足微搐。但非次发热不能辨认证候，请于一时中并服，随手有应。冬末春初最宜频服。一方治小儿困惊，发热涎潄，累径痫病，因伤乳食吐泻后，气虚弱，精神昏倦，减乳食，手足厥冷，脉息微细，渐成慢惊，用药亦同。

羌活　独活各去芦头　人参切　白茯苓去皮切　天麻微炙　干蝎　青黛研。各一分　脑麝各半分。研　水银　硫黄各一钱。结砂子

上为末研匀，炼蜜丸皂子大，捏作饼子。五、七岁每服三饼，三、二岁二饼，一岁半饼、一饼。如身发热，煎荆芥乳香汤下。手足厥冷，人参生姜汤化下。家中旧传方有丁香，而无龙、麝、

青黛。今所合去三物，亦不曾入丁香。三、二岁小儿每服止一饼，不敢多与，恐大寒也。若吐甚，煎丁香汤化下亦佳欧阳行之所传方在前，少异。

《庄氏家传》秋深腹虚，吐泻无时，吃食微细，面目黄肿方。

胡黄连　丁香　马牙硝　密陀僧　诃子五分　豆蔻二个　槟榔一个　麝香少许

上为末，用蒸饼酒浸为丸如绿豆大。每服三丸，陈米饮下，日三服。五岁五丸，止吐用楠木汤下，止泻用绿豆汤下。

《庄氏家传》治吐泻方。

丁香　白术等分

上末，糊为丸粟大，米饮下十丸至十五丸，临时增减。

《王氏手集》大白术散　治脾胃气虚，呕吐、泄泻；外热里寒，手足厥逆，昏困嗜卧，面色青白，下利清谷，不思乳食方。

甘草炙　干姜一两半　附子一个，生用去皮，破作八片

上为细末。每服一钱，水六分盏，生姜二片，同煎至四分去滓，温服。量儿大小加减服。

《王氏手集》治小儿吐逆，兼吐利不止方。

丁香　藿香各一分　木香一钱　硫黄半两，别研极细滑　滑石二钱，研如粉

上为末。每服一钱或半钱，米饮调下，量大小与之。如泻，即用附子一枚重半两者，炮去皮脐为末；再用生姜汁捣成饼子，用白面裹之，慢火煨，面熟去面不用；只将附子切焙，再捣罗为末。每吐兼泻，即入附子末少许，如药三之一。更量虚实，以米饮调下神验。吐如激水者亦定。吐利不止，多成慢惊，宜速疗之。如已成慢惊，兼金液丹与之。

《赵氏家传》治小儿吐泻不止，温胃消食。白术丸方

白术　木香　丁香　肉豆蔻　黄连各等分

上为末，面糊为丸，如黄米大。每服十丸，米饮下。

《吉氏家传》治吐泻藿香散方

藿香一两　丁香一钱　木香　缩砂各半两

上末。每服半钱，水五分，煎三分，通口服或续加陈皮、草果、甘草、人参，尤妙。

《吉氏家传》治吐泻方。

草果子　甘草各一两。炮

上等分为末。每服半钱，米饮调下。

《吉氏家传》治吐泻，不进饮食。温脾散方

苍术二钱，细锉，先以油葱炒赤色　陈皮去白　草果子不炮，去皮用　肉桂不见火，各半钱　桔梗　甘草各一钱　僵蚕少许

上末。每服半钱，枣汤调下。

《吉氏家传》治吐泻　参苓散方

人参　白茯苓　山药　干葛　麦门冬去心　黑附子炮去皮脐　桔梗　甘草炙。各半两　莲子心　木香不见火。各一钱　藿香叶一分

上为末。每服一钱，紫苏米饮调下。

《朱氏家传》：大止小儿吐泻方。

郁金一个，刮开心，入去壳巴豆一个在内，用面裹煨熟取出，候令去面与巴豆，只用郁金一味为末。

上以米泔汁调下一字大，止小儿吐泻。

《朱氏家传》又方

龙骨一分　赤石脂　缩砂去皮。各一两

上件为末。面汤下一字或半钱，大人一钱，若止吐即入丁香一分代缩砂。

长沙医者李刚中传小儿夏秋吐泻药方。

黄连大者一两，锉碎，去须、土砂，令深色冷，使入虢丹一两，同黄连一处炒令虢丹焦赤色为度，倾出在纸上于地冷

上二味共为细末，薄煮面糊为丸如芥籽大。每服二十粒，加至二十粒。用壁土生姜煎汤吞下，更量大小加以丸数服。亦不妨须连并二服，立效。

长沙医者丁时发传一捻散　治小儿滑泄，腹胀作泻、吐逆，可思食方

陈皮　青皮　丁香各一钱　诃子肉　甘草炙。各一分

上为细末，米饮调下。

长沙医者毛彬传银白散　治小儿胃气不和、吐泻不止；痰逆，不进奶食，平胃引行诸药方。

半夏一两，汤洗七次，焙干为末，姜汁制为饼子　白扁豆微炒　罂粟子　人参洗，去芦，锉　白术洗，锉焙　山药　白茯苓以上各四钱

上七味同为细末，每服二钱，水八分，生姜二片，枣子一颗，煎六分，温服。

长沙医者毛彬传桃红散　治小儿脾胃虚弱，乘冷吐泻不定，不问冷热可服方。

人参去芦，洗锉　藿香去梗用叶　曲红色各二钱半

上件同为细末。每服半钱，米饮调下，无时。量儿大小加减。

吐利津液少第七

《圣惠》治小儿渴不止方。

芦箨　扁豆藤各半两　人参一两，去芦头

上件药细锉，分为六服。每服以水一小盏，煎至五分去滓，不计时候，量儿大小分减，稍热服。

钱乙豆蔻散　治吐泻、烦渴、腹胀、小便少方。

豆蔻　丁香各半分　舶上硫黄一分　桂府白滑石三分

上为细末。每服一字至半钱，米饮调下，无时。

张涣调胃膏方　治吐利服药不下，烦渴者即先服。

人参去芦头　白术炮　丁香各二钱　干姜　甘草炙　赤茯苓各半两

上件捣，罗为细末，炼蜜和丸皂皂大。每服一粒，用热汤化下，用新水或冷水沉之极冷即服。

张涣三和散方　治吐利、津液燥少。

白茯苓一两　乌梅肉炒干　干木瓜各半两

上件捣，罗为细末。每服一钱，水一小盏，煎至五分去滓，放温，时时服之。

张涣香豆散方　霍乱烦渴最宜服之。

藿香叶　肉豆蔻各一两　白扁豆　人参各半两　甘草一分，炙

上件捣，罗为细末。每服一钱，水八分一盏，入生姜二片，煎至四分，去滓温服。

《王氏手集》和中散　治阴阳不和，清浊相干，霍乱吐利，壮热烦渴，胸膈痞闷，腹胁胀满，面色青白，手足厥寒，困顿多睡，全不思食方。

干姜　厚朴　甘草炙。各一两

上同为细末。每服一大钱，水八分盏，生姜三片，同煎至三分去滓，温服。

长沙医者丁时发传人参散　治小儿虚热及吐泻，烦渴不止及疏转后可服方。

人参　茯苓　桔梗　干葛各半两　生犀角屑　甘草炙。各一分

上为末。每服一钱，水一中盏，入灯芯煎五分。烦渴入新竹叶煎服。大小加减与服。

吐利心腹痛第八

《圣惠》：夫小儿冷热不调，乳哺不节，使阴阳清浊之气相干而变乱于肠胃之间，则成霍乱也。而心腹痛者是冷气与真气相击，或上攻心，或下攻腹，故冷痛也。

《外台》：《广济》疗小儿霍乱，心腹刺痛吐利方。

茯苓　桔梗　人参各六分　白术五分　甘草炙　厚朴煮。各四分

上六味切，以水二升，煮取六合去滓，温服之。

《圣惠》治小儿霍乱，心腹刺痛，呕吐。丁香散方

丁香　桔梗　人参　白术　厚朴去皮锉，姜汁炒。各半两　甘草炙，锉，一分

上件药捣，粗罗为散。每服一钱，以水一小盏，煎至五分去滓，不计时候。量儿大小分减与温服。

《圣惠》治小儿霍乱，心腹痛，不欲饮食。人参散方

人参　白术　川芎　草豆蔻　厚朴姜汁炒用　当归锉炒　陈皮去白，焙　丁香　桂心各一分

上件药捣，细罗为散，不计时候，煮姜枣，米饮调下半钱。量儿大小以意加减。

《圣惠》治小儿霍乱心腹痛不止高良姜散方

高良姜锉　人参去芦头　赤芍药　甘草炙微赤，锉　陈橘皮汤浸去白瓤，焙干，半两

上件药捣，罗为散。每服一钱，以水一小盏，煎至五分去滓，不计时候。量儿大小分减服之。

《圣惠》治小儿霍乱吐泻不止，心腹痛，面色青黄，四肢冷。温中散方

白术三分　人参一两，去芦头　干姜一钱，炮制，切炒，锉　厚朴去皮，涂生姜汁炙令香熟　甘草炙微赤，锉　桂心各半两

上件药捣，粗罗为散。每服一钱，以水一小盏，煎至五分去滓，不计时候。量儿大小加减温服。

《圣惠》治小儿霍乱，乳食不消，心腹满痛宜服此方。

诃梨勒皮半两　木香　当归锉，炒　白术　藿香　陈皮去白，焙。各一分

上件药捣，细罗为散，不计时候，以生姜汤调下半钱。看儿大小以意加减。

《圣惠》治小儿霍乱，吐泻不止，心腹痛，面无颜色，渐至困乏。白术散方

白术　丁香　陈皮去白，焙。各半两　草豆蔻去皮　当归锉炒。各一分　甘草半分

上件捣，细罗为散，不计时候，以粥饮调下半钱。量儿大小加减，温服。

《圣惠》治小儿霍乱吐泻，心腹痛不定。丁香散方

丁香　干姜炮　甘草炙，锉　桂心各半分　诃梨勒皮　人参各一分

上件药捣，细罗为散，不计时候，煎姜枣汤调下半钱。量儿大小以意加减。

《圣惠》治小儿霍乱，吐泻不止，腹痛。肉豆蔻散方

肉豆蔻去壳　桂心各一分　人参去芦头　甘草炙微赤，锉。各半钱

上件药捣，粗罗为散。每服一钱，以水一小盏，入生姜少许，煎至五分，去滓，不计时候。量儿大小分减，温服。

《婴孺》治小儿卒吐利，腹痛及久

下。当归汤方

当归　人参　甘草炙　干姜　黄芪各四分　细辛三分

上以水四升，煮取一升半，三四岁儿为三服，小儿以意增减水药。

《婴童宝鉴》治小儿霍乱吐利，腹中疼痛。针头丸方

巴豆肉二个，水半盏煮干　阿魏鸡头大一块　舶上硫黄一块，同阿魏大

上件研匀，以薄糊搜作饼子如钱眼大。每服一饼子，针头穿定，灯上烧，留三分性，淡姜汤化开服。

《庄氏家传》大人参丸　和脾胃止呕吐，治泄泻青黄，止腹痛多啼，进乳食方。

丁香　木香　白术各半两　藿香叶一两半　人参二两

上为细末，炼蜜丸鸡头大。每服一丸，粟米饮化下。

《赵氏家传》正气人参膏　治小儿脾胃气虚，中寒腹痛，泄利呕逆，不入乳食，夜啼多哭，睡中饶惊，吐利蛔虫，虚烦闷乱，常服止烦渴，调脾胃进饮食方。

人参　干木瓜　甘草细锉，炒。各半两　陈橘红　罂粟米炒　干姜炮　茯苓各一分

上为末，炼蜜和为膏。每服一皂子大，米饮汤化下。

冷吐第九

张涣温脾散方　散寒湿，治呕吐。

厚朴去皮，姜汁拌炒，用一两　丁香　白术　干姜各半两　肉桂一分

上件捣，罗为细末，每服一钱，煎人参汤调下。

张涣治小儿胃气不和，乳哺重沓及食入不消或吸风冷即令呕吐，若不止最为大病。圣石丹方

真阳起石　半夏洗七遍，焙干。各半两　人参去芦头　木香　白茯苓　丁香各一两　礞石木炭火烧一伏时，四两　不灰木木炭火烧一伏时，四两

以上捣，罗为细末，次用：

杏仁　巴豆二件连皮于灯上烧为度。各二七个　阿魏各一两

上件同为细末，用汤泡炊饼和丸如龙眼大。每服一粒，水一盏，入生姜一皂子大，同拍碎，煎五分放温，时时服之。煎药时于银器中煎，石器亦可。

《九籥卫生》流星散疗小儿胃气虚冷，痰吐呕逆方。

半夏十四个，大者生用　胡椒四十九粒

上同为粗末。每服半钱，水一盏入生油七滴，煎至四分，去滓温服。

《庄氏家传》治小儿胃虚寒，腹胀，吐逆。丁香丸方

丁香　木香　藿香　牛黄以上各半两　脑麝各一钱　腻粉少许

上一处为末，面糊为丸小豆大。热汤化一丸服之。

《吉氏家传》治脾胃冷吐逆，水食不下，嗄奶，胃冷吐食，因乳母多食酒、肉、淹藏毒物得之。嗄奶宜与惊药微疏。下中结丸方

禹余粮火煅赤，米醋碎半两　巴豆面裹煨，七粒　朱砂皂子大　淀粉炒，三分　麝香少许

上件为末，蒸饼为丸绿豆大。每服三、五丸，远志汤下。

长沙医者相濡传肉豆蔻丸　治小儿胃冷呕吐不止，诸药不效者方。

肉豆蔻面裹煨令香熟为度，去面不用，半两　丁香一钱

上同为末，水煮白面糊为丸如芥子

大。量儿大小加减，每服三、五丸，浓煎藿香柿蒂汤下便止。如大人患吐，加丸数，亦如此汤使服之。如渴，以所煎汤作熟水饮之。

长沙医者丁时发传　治小儿乳哺饮食温冷过度，伤于脾胃，肠胁胀满，多吐痰涎方。

人参　丁香　干姜　半夏洗七遍。各半两　白术　陈皮各一两

上为末，面糊和丸如麻子大。每服十粒，温汤下。

热吐第十

《圣惠》治小儿呕吐不止，心神烦热。麦门冬散方

麦门冬去心，焙　淡竹茹各半两　甘草炙，锉　人参　茅根　陈皮去白，焙。各一分

上件药捣，粗罗为散。每服一钱，以水一小盏入生姜少许，煎至五分去滓，稍热频服。量儿大小以意加减。

《圣惠》治小儿呕吐，心胸烦热。麦门冬散方

麦门冬去心　厚朴去皮，姜汁炒用　人参各半两

上件药捣，粗罗为散。每服一钱，以水一小盏，入生姜少许，枣一枚，粟米五十粒，煎至四分去滓。放温。量儿大小，渐渐与服。

《圣惠》治小儿呕吐，心烦热渴。芦根粥方

生芦根锉，二两　粟米一合

上以水二大盏，煎至一盏去滓，投米作粥入生姜，蜜汁少许食之。

太医局定吐救生丹　治小儿伏热，生涎，心膈烦躁，壮热霍乱，乳食不下，呕哕恶心，或发吐逆方。

川大戟浆水煮，切，焙干为末，一十五两　腻粉　粉霜各研七两半　龙脑研，二两半　乳香八分，研　丁香为末。各五两　水银　铅与水银同结砂子　黄蜡各十二两半

上合令研匀，每溶蜡一两，入蜜二钱半和为丸，如黄米大。每一岁儿服一丸。

如烦躁研生芝麻、马齿水下，如吐逆，煎丁香马齿汤下。更量虚实加减，食后临卧服之。此药除热化涎，下膈止吐逆。若胃虚伤冷，呕吐不止者不可服。凡小儿吐逆，宜速疗之，久不止，遂为慢惊，常宜此药备急。

钱乙辰砂丸　治惊风，涎盛潮作及胃热吐逆不止方。

辰砂别研　水银砂子各一分　牛黄脑麝各别研半钱　生犀末　天麻　白僵蚕酒炒　蝉壳去土　干蝎去尾炒　麻黄去节根　天南星汤浸七次，切，焙干秤。各一分

上同为末，再研匀，熟蜜丸绿豆大，朱砂为衣。每服一二丸或五、七丸，食后服之。煎薄荷汤送下。

张涣丁香益胃汤方　治胃虚挟热，呕吐不止。

丁香　人参去芦头。香一两　诃梨勒皮一分　官桂　大黄炮黑黄。各半两

上件捣，罗为细末。每服一钱，水一小盏，入生姜二片，煎至五分，去滓温服。

张涣保命膏方　治吐逆不定，服热药过多不能差者。

山大戟　丁香　大黄炮　不灰木烧红放冷　甘遂各一分

以上先为细末，次入：朱砂　水磨雄黄并研细，水飞。各半两　粉霜　水银用

钱结砂子。各一钱　巴豆去皮心膜，不出油，细研十个，上件都研匀，用黄蜡四两，银石器中溶掩成膏，旋旋取和丸如黍米大。每服末周晬一粒，二三岁两粒，四五岁三粒，六七岁五粒，十岁以上七粒，新汲水下。

《孔氏家传》凡小儿胃热吐清胃散方

上用生姜薄切，以生面拌，晒极干略焙为末，用紫苏汤调下。

挟惊吐第十一

张涣三香丹方　治挟惊呕吐不止。

藿香叶　丁香各一两　半夏汤洗七遍，焙干，半两

以上捣，罗为末，次入：

腻粉　龙脑　麝香当门子。各一钱

上件同拌匀，生姜取汁，打白面为糊和丸黍米大。每服十粒，人参薄荷汤下。量儿大小加减。

《谭氏殊圣》方：

小儿惊膈吐还频，昼夜连连不暂停，
绿水槐黄泔淀汁，和虫乳食一时喷，
丁香研共生犀服，五胆牛黄立有勋，
若有得逢如此药，直饶命困却还魂。

归命丹

丁香　藿香各一分　生犀末　牛黄各半分　猪　鲫　狗　猬　熊胆　鱼胆等分，或多些无妨，共研半两

上为末，丸如绿豆大。量儿大小，一岁以下煎苦楝汤，研下二丸。

《谭氏殊圣》治小儿惊食，胃管不快，吐逆乳食或心胸发热。定吐丸方

丁香二十一枚，为末　蝎梢四十九条　半夏三个，洗，焙干为末

上件研匀，煮枣肉如小黍米大。每服七丸至十丸，金银煎汤吞下。如伤暑，霍乱吐泻，煎香茸散送下，神效。

《良方》治久患翻胃及小儿惊吐，诸吐并医。田季散

上好硫黄细研半两　水银与硫黄再研无星，一分

上同研如黑煤色。每服三钱，生姜四两取汁，酒一盏同姜汁煎，熟调药，空心服。衣被盖覆，当自足指间汗出，迤逦遍身，汗彻即差。常有人患反胃，食辄吐出，午后即发，经三年不差，国医如孙兆辈，皆治疗百端无验，消羸殆尽，枯黑骨立，有守藏卒季吉见之，日此易治也，一服可差。始都不信之，一日试令合药，与少钱市药，次日持药至，止一服，如法服之。污出皆如胶，腥秽不可近，当日更不复吐，遂又楚人田医，善治小儿诸吐，亦用此药，量儿长少服一钱至一字，冷水调下，吐立定。此散极浮，难调，须先滴少水，以指缓缓研杀。稍稍增汤，使令调和。若添入汤酒，即药浮泛，不可服。

《王氏手集》睡惊丸　治热化涎，镇心神，治惊悸吐逆方。

半夏末制者　乳香　犀角末各一钱

上件同为末，用生姜自然汁煮面糊为丸如绿豆大。每服七粒至十粒，薄荷水夜卧服。

毒气吐第十二

《巢氏病源》小儿服汤中毒，毒气吐下候：春夏以汤下，小儿其肠胃脆嫩，不胜药势，遂吐下不止。药气熏藏腑乃烦懊顿乏者，谓此为中毒，毒气吐下也。

《千金》治毒气吐，不腹胀，逆害乳哺。藿香汤方

藿香一两　生姜三两　青竹茹　甘草炙。各半两

上四味㕮咀，以水二升煮取八合，

每服一合，日三。有热加升麻半两。

《王氏手集》：消奶毒，令儿吃奶无毒方。

升麻锉，半两　大麻子捣破，一合

上两味酒浸，每日早晨与奶子一盏吃了，要乳时须先捏去些小，方与儿吃。并儿有奶毒亦解。

卷第二十八

泄泻羸肿　凡十五门

一切泄泻第一

《养生必用》论下利，谓古人凡奏圊圊，圈也泻者，皆谓之利。寻常水泻，谓之利。米谷不化，谓之米谷利，或言下利清谷清，冷也。痢，谓之滞下，言所下濡滞脓血点滴，坐圊迟久，岂不谓之滞下也。痢有四种：寒、热、疳、蛊是也。白多为寒；赤多为热，兼以后重；赤白相杂为疳；至蛊则纯下血。随证用药，不若今人之妄也。

茅先生论霍乱、吐泻、积泻、惊泻、疳泻、渴泻、伤泻、冷泻、热泻、诸般泻，形状各别，下药殊等。如调一泻患，见变眼微视，口内生疮，鼻口干燥，泻久不止，并下黑血，囟门肿陷，不能进食，大渴不止，死候不治。兼看三关脉微，微青黑、肿起亦死。

钱乙论笃病诀安云：黄承务子二岁，病泻，众医止之十余日，其证便青白，乳物不消，身凉加哽气，昏睡，医谓病困笃。钱氏先以益脾散三服方见胃气不和门中、补肺散三服方见喘咳上气门中，三日身温而不哽气，后以白饼子微微下之方见吐利门中，与益脾散二服，利止。何以然？利本脾虚伤食，初不与大下，揞置十日，上实下虚，脾气弱，引肺亦虚，补脾肺，病退即身温，不哽气是也。有所伤食，仍下之也，何不先下后补？曰便青为下，脏冷先下，必大虚，先实脾肺，下之则不虚，而后更补之也。

钱乙附方：惊风或泄泻等诸病烦渴者，皆津液内耗也。不问阴阳，宜煎钱氏白术散，使满意取足饮之，弥多弥好。方见胃气不和门中。

《婴童宝鉴》洞泄死候：大泻不止，体热多困，眼缓溏泄，囟陷不动。

《婴童宝鉴》：小儿交奶，为乳母有孕，气血不荣，其乳饮子，则其候发立，腹急时泻，胸背皆热，夜啼，肌瘦，一如积聚之疾也。

《婴童宝鉴》：小儿水痢癖者，因饮水时被惊，或啼未住而饮水也。

茅先生小儿诸泻死候歌：大泻应难止，浑身热困多，缓睛溏泄滑，囟陷见奔波。

《千金》治小儿下痢，腹大且坚方。

上以故衣带多垢者，切一升，水三升，煮取一升，分三服。

《千金》又方

上腹上摩衣中白鱼。亦治阴肿。

《千金》治少小泄注四物粱米汤方

粱米　稻米　黍米各三升　蜡如弹丸大

上四味以水五升，东向灶煮粱米三沸，去滓；复以汁煮稻米三沸，去滓；复以汁煮黍米三沸，去滓；以蜡内汁中和之。蜡消取以饮之，数试有效。

《古今录验》治冷热不调，或下带水，或赤白青黄者方。

上用酸石榴子五枚，合壳舂绞取二升汁。每服五合至二升，尽即断。小儿以意服之二、三合。

太医局香连丸　治小儿冷热不调，泄泻烦渴，米谷不化，腹痛肠鸣，或下痢脓血，里急后重，夜起频并，不思乳食，肌肉消瘦，渐变成疳方。

龙骨　黄连去须，微炒　白石脂　白矾烧，令汁尽　干姜炮。各半两

上件药捣罗为末，醋煮面糊和丸如麻子大。每一岁儿服十丸，米饮下，乳食前服。如烦渴，煎人参汤下，更量儿大小，以意加减，日三四服。《圣惠》龙骨丸方同，仍治洞泄。

《谭氏殊圣》治小儿泻痢方。

上用地榆，略炒为细末。每服一钱匕，陈米饮调下。

《养生必用》治大人、小儿、老人、虚人，不以冷热泄泻神方。

黄连[1]去须，锉如豆，若是例大即以新布裹，石上盘之根须自别　吴茱萸锉如豆　白芍药各三[2]两

上三味，铛盆内慢火炒至赤色，取下放冷，杵罗为细末。每服三钱匕，水一盏半，煎至八九分，去滓。取六分清汁，空腹食前温服，日三四服。小儿量与。若是不喜药人，大段嫌苦，即以水浸蒸饼，丸如桐子大，更丸一等如绿豆、黄米大。小儿并十五丸至二十丸，温米饮下。若作散，只以沸汤或温米饮调下并可服。病泄痢之人，若不禁生冷、鱼肉、肥腻，与不服药同。

《养生必用》治老人及诸虚人下痢、滑泄，百方治之不效方。

赤石脂真者别研　干姜末研匀。各一两

上以面为糊和丸如桐子大。每服二十丸，空腹温米饮下。未知，加至三五十丸。小儿小丸与服。赤石脂，河东陕西有真者，今齐州所出，乃桃花石，不入断下药。

茅先生小儿泻痢三圣丸方

黄连　木香各细切　茱萸各一钱

上用铜铫，先放黄连，炒令色变，便下茱萸同炒，烟起便放木香，三味同炒，一时间取出，放冷，入矾灰二钱，都为末，用醋、面糊为丸○此大。每服十丸、十五丸，同葱饭饮吞下。

茅先生小儿泻痢香连丸方

木香　黄连用茱萸半两，同于铫内炒令烟起，取出去茱萸　肉豆蔻　诃子炮，去核。各半两　阿胶面炒　朱砂各一钱

上件为末，饭饮为丸○此大。每服十丸、十四丸，用饭饮吞下。儿小，碎之。

茅先生小儿一切泻痢乳香散方

乳香二钱，用荷叶于炭火上炙令半熔，放地碗盖，别烂研　肉豆蔻　白姜　甘草炙　草果子以上各一分

上四味细锉，用醋、面作包裹，于热灰内煨，令赤色取出为度，去面为末，入乳香末拌和。每服半钱、一钱，用陈米饭饮调下。

茅先生小儿一切泻痢香连散方

木香湿纸裹，炮　甘草炙　橡斗子去粗皮　五味子去心内尘　莲房细丝　诃子炮，去核

上六味各等分为末。每服一字、半钱，用陈米饭煎饮调下。

《婴孺》治小儿不调适水利枳壳汤方

枳壳四分，炙　人参　黄芩　榉皮　茯苓各十分

上切，以水四升煮一升二合。二岁儿为四服，以次量之。

《婴孺》治小儿及老人一切利及成疳者方。

---

[1] 黄连：此下22字原脱。据日抄本补。
[2] 三：原作“分”。据日抄本改。

白龙骨　白石脂各五分　鸡粪矾炒　黄连　胡粉炒　茯苓　阿胶炙。各四分

上为末，蜜为丸，桐子大。米饮下十五丸，日进二服，加至二十丸，差。小儿以意加减。

《婴孺》治小儿注下三四日，增减水药皇子汤方

龙骨　牡蛎煅赤。各一两　人参　干姜　甘草炙　赤石脂各三分　细辛　附子炮。各二分　黄连五分

以水四升煮一升半，为三服，日进三服。儿小，量之。

《婴孺》治小儿泄痢黄连丸方

黄连　茯苓　黄芩　赤石脂各四分　枳壳炒，一分　人参五分　甘草炙，二分

上为末，蜜丸。一二百日儿，麻子大五丸，沾乳上送。一二岁儿，小豆大十丸，次量加之饮下。

张涣诃子汤方　治泄利。

诃黎勒皮　人参去芦头　木香　白茯苓各一两　陈橘皮汤浸去白　甘草炙。各半两

上件捣罗为细末。每服一钱，水八分一盏，入生姜二片，煎至五分，去滓温服。

张涣治小儿脾胃虚弱，不能饮食，以渐伤损荣卫，致令肌体羸瘦，时时下利，面色青白。丁香黄芪散方

绵黄芪锉　丁香　当归洗，焙干　白术　鳖甲涂醋，炙黄，去裙襕　人参去芦头。各一两　胡黄连　甘草炙。各半两

上件捣罗为细末。每服一钱，水一盏，入生姜二片、枣二枚同煎至五分，去滓温服，食前。

张涣遗方人参散　治小儿胃气虚弱，泄泻不止。

人参　白茯苓　甘草炙　枇杷叶各半两　丁香一分　肉豆蔻二个　藿香　厚朴姜汁制。各一两　青皮　当归洗　干姜炮。各一分

上为细末。每服半钱，水半盏，生姜一片，煎至三分，温服。

《婴童宝鉴》治小儿泻日霞丹方

白垩　砒霜　黄丹各末　麝香各一钱匕

上件和匀，糯米饮为丸，如芥子大丸。第一丸时，取一口气于药上，向下不用，一岁一丸，米饮下。

《惠眼观证》斗门散　治泻方。

橡斗子　诃子用肉。各六个，并三生三炮　甘草六寸，半生半熟

上为细末。每服一钱，陈米饮调下。

《惠眼观证》溪螺散　治泻方。

舡底下溪螺四十九个，先以水浸出泥　干葛粉半两

上将葛粉掺在螺上，盛在碗内，却盏子盖之一宿，来早取螺上粉晒干。使每服一钱，以退猪汤调下。

《宝童方》治泻痢香姜散

黄连去须　生姜各半两

细切，同黄连共炒为末。每服一钱，陈米饮下。

《张氏家传》调理小孩儿泻痢肉豆蔻散方

肉豆蔻　大诃子肉　青皮　附子炮，去皮　厚朴姜制过，炒熟。各半两

上件焙干为末。每服大小加减，粥饮调下，空心服。

《张氏家传》：小儿冷热不调，作泄泻，腹痛作痢。香连丸方

木香　黄连去毛　诃子　阿胶炒焦

上等分细末，饭为丸如麻子大。每服二三十粒，陈米饮吞下，空心服。忌生冷、油腻、面。

《张氏家传》橘皮膏　治小儿泻痢，和气方。

丁香一分　陈皮去白　枳壳麸炒，去瓤　甘草炮　诃子炮，去瓤。各半两

上为细末，炼蜜为膏。每服一皂子[1]大，煎生姜汤化下。

《庄氏家传》治小儿风冷入肠胃，腹痛泄泻。虚风胃风汤方

人参去芦　官桂去皮　白术　川芎　天麻肥白者　大附子炮制，去脐皮。各等分

上为粗末。每服二钱，水一盏、入粟米煎七分，去滓温服。

《庄氏家传》治小儿泻方。

百草霜　屋梁尘各二钱　硇砂半字

上细研，用蜡为丸如绿豆大。温水吞下三丸。

《庄氏家传》治泻方。

川乌头一个半两大，炮，去皮　黄丹二钱，火煅，取焦为度

上件药为末，面糊丸如青豆大。每服小儿三丸，大人五丸，如泻，用井华水吞下；赤痢，甘草汤下；白痢，干姜汤下。神验。

《庄氏家传》干泻散　治小儿脾癖方。

黑三棱去皮　神曲炒　鳖甲生用　蓬莪术　陈橘皮　蜗牛壳自干死者，于墙壁上寻

上等分为细末。每服半钱，热米饮调下，不拘时候。

《孔氏家传》治小儿久新泻利，不问冷热，分利水道。茯苓丸方

白茯苓五分　黄连一两　阿胶炒，三分

上为末，以烧粟饭和丸如绿豆大。粟米饮下二十丸。

《孔氏家传》吴婆散　治小儿疳热冷泻，腹肚虚胀，皮肉消瘦，唯存骸骨，泻利不止方。

宣连去须　白茯苓　真阿胶炙　人参　黄柏蜜炙令赤　丁香以上各一分　诃黎勒皮煨，去核，二枚　桃白皮三分　没石子一枚，紧实者

上并为细散。每服一二字，白米泔调下。不拘时候，与良方不同。

《王氏手集》妙应散　治肠虚受风，身体壮热，洞泄下痢，谷食不化，冷热相搏，腹痛，下利五色，脱肛后重，烦渴羸瘦，全不思食方。

黑附子炮　甘草烧黑　黄连各三分　白石脂　白术　陈皮　干姜各半两　赤石脂　龙骨各一两　木贼烧灰　刺芥烧灰。各三两

上为细末。每服一钱，儿小一字、半钱，米饮调下。

《王氏手集》木香治中丸　匀冷热，止泄泻，利胸膈，消胀满，除腹痛，止呕逆，散痞气，进乳食方。

甘松　蓬莪术　甘草　青皮各一两

上件为细末，炼蜜为丸。入檀香一两，名香橘丸。如绿豆大。每服随小大，五、七丸至十丸，食前温生姜汤下。

《王氏手集》白术散　和中益胃，散风湿，治肠鸣泄泻，米谷不化，利下青白，腹痛呕逆，胁肋胀满，气痞不散，体热多睡，全不思食方。

芍药　当归　官桂　人参　白术　茯苓各半两　粟米炒，一两

上为粗末。每服一大钱，水六分盏，煎至三分，去滓温服。

《王氏手集》温胃固肠丸方

肉豆蔻　缩砂仁　丁香　龙骨　诃子皮炙　赤石脂

上各等分，白面糊为丸如绿豆大。每服一二十丸，饭饮下，量儿小大。

《王氏手集》治小儿脏冷，滑泄不

---

[1] 皂子：原作“皂皂”。据文义改。下同。

止，肠鸣腹痛。比圣丸方

青州枣二十五个，去核，黄丹二钱，匀分在枣肉内烧，烟绝用　诃子皮　草豆蔻仁面裹，烧麦熟为度，去面。各半两　肉豆蔻　木香

上为末，醋煮，面糊为丸如小黄米大。每服二十丸，米饮下。

《王氏手集》豆蔻调中汤　治脏腑不调方。

白矾　缩砂仁　五倍子各一钱　黑附子半两，去皮脐

上为细末，用墨水面糊丸如绿豆大。每服十五丸。儿小，五、七丸，食前米饮下。

《赵氏家传》治泻痢二色丸方

黑丸子巴豆七粒，和皮　杏仁二七粒，和皮。二物烧存性，同研匀细，灯上溶蜡为膏红丸子巴豆七粒，去心膜，研出油　朱砂一钱，研。二物同研匀，灯上溶蜡为膏

上二色丸，各令蜡与药等分用，旋丸如绿豆大。每服红黑各一丸，泻新水下。赤痢，甘草汤；白痢，干姜汤；赤白痢，则各之。

《吉氏家传》治一切泻痢方。

厚朴用蜜炙　白芷

上等分为末。每服二钱，蜜汤下，酒亦得。更量大小。

《吉氏家传》补小儿虚泻调中散方

人参一两　白术半两　犀角屑　桂　藿香　甘草炙。各一分上末。每服半钱，枣汤调下。

《吉氏家传》治秋泄泻玉柱丸方

乌头一个　舶上茴香一两，微炒　肉豆蔻一个，炮

上件为末，软饭丸如○此大。水泻，井水下；疳泻，米饮下；惊泻，木香汤下；大肠冷滑，干姜汤下五丸，速要差，加二丸。

《吉氏家传》银白散　治小儿脾胃气弱泄泻，不思饮食方。

人参　茯苓　甘草炙　藿香叶　白扁豆炒，微生　白术面炒

上等分为末。每服半钱至一钱，紫苏饭饮下。

《朱氏家传》治脾胃不和，泻痢。木香散方

木香　白术各一分　藿香　益智各半两　肉豆蔻三个，面裹煨熟

上为末。每服半钱或一字，量儿大小，用木瓜紫苏汤下。

长沙医者相濡传桑叶散 治小儿泄泻，虚滑频数不止方

人参　白茯苓　藿香叶　干葛以上各等分。焙

上为末。每服半钱，浓煎，桑叶汤调下。若大人患泻，加至一大钱，亦用桑叶煎汤调下。至甚者不过三服。

长沙医者丁时发传姜黄散　治小儿泄泻可思食方。

陈皮一两　诃黎勒皮　甘草炙　青橘皮去白。各半两

上为细末。每服半钱，米饮调下，或煎亦得。

长沙医者丁时发传开胃丸　治小儿乳食不消，冷热不调，泄泻频并，进饮食，止吐逆方。

木香　白术　人参　当归各一分　白豆蔻一钱半

上为细末，面糊为丸，如粟米大。麝香、温米饮下，十丸至二十丸。

长沙医者丁时发传治大人、小儿久泻、赤白痢，及水泻、瀼泻人参散方人参　五花叶去毛，炙　白术　诃子　枳壳炒，去瓤　肉豆蔻　橡斗子烧存性。各等分

上件为细末。每服半钱，用清米饮

冷调下。

长沙医者郑愈传治小儿泻桃红散方

白矾一两，枯过　赤石脂二两　生硫黄一钱

上件三味为末。每服，小儿五岁以下一钱，冷米饮汤调下；五岁以上一钱半；大人三钱。

长沙医者郑愈传治泻回阳散方

诃子炮　紫苏蒸　青皮去白　肉桂不见火。各半两　神曲　麦檗各一分半　甘草　陈皮　丁香不见火。各一分　草豆蔻一个，生

上为末。每服半钱，米饮下。

长沙医者郑愈传治小儿脾胃虚弱，脏腑滑泄，健脾丸方

干姜　良姜　桂　附子各等分

上件为末，面糊为丸黄米大。每服十丸，米饮下，大人每服二十丸。

长沙医者郑愈传治大人、小儿泻痢方。

黄柏一两　胆矾半两，为末　生姜一两，取汁

上二味搽在黄柏上，火炙紫色，炼蜜为丸如梧桐子大。煎艾醋汤，吞下五丸。小儿吐泻，米饮下五、七丸。

长沙医者郑愈传豆蔻散　止大人、小儿泻方。

上用肉豆蔻一个，去心，硫黄一块，入在肉豆蔻内去心处，却将豆蔻心末面上盖硫黄，再用面饼子裹上面，更用湿纸，慢火内烧熟为末。每服半钱，米饮汤调下，不计时候。

长沙医者郑愈传治大人、小儿湿毒，冷热不调，泄泻，乳食不化，豆蔻散方

肉豆蔻三个　草果子五个　艾叶五钱　藿香叶三钱

上件为细末。每服一钱，米饮调下。

积泻第二夹实泻并积痢附

茅先生小儿有积泻候：面带青黄，眼微黄，上渴，肚膨呕逆，遍身潮热，通下臭秽，此候多因食物过度，伤着脾胃。所治者，先用青金丹与取下积，方见积聚门中。后用匀气散、方见胃气不和门中。醒脾散、另一方，一方见胃气不和门中，一方见慢脾风门中。香连丸方见一切泄泻门中。相夹调理即愈。

小儿形证论四十八候冷泻有积歌：积伤冷泻有多般，方脉唯须仔细看，四体平和无有热，泻终不定为脾间，求医最好休言止，止住之时怕转难，取积为先方顺气，调和迤逦却求安。此病冷食在脾，浑身温和无事只时，用皂角膏取调胃散补之二方并见积热门中。

茅先生小儿痢积褊银丸方。

轻粉研　粉霜　画粉　白丁香以上各二钱

上件一时研，滴鸡子清为丸饼子○此大。一岁一饼，二岁一饼半，三岁二饼以上，随大小加用。仍先用灰火炮，令饼子黄赤色。饭饮灌下，半夜服之。

《婴孺》治小儿发热，腹内不调，时下利，不消化，颜色渐渐黄方。

厚朴炙　黄连各三分　人参　龙骨各四分

上切，以水一升八合，煮一升二合。分温，渐渐至夜服尽。乳母忌油腻、果子、生冷。

《婴孺》治八岁以上热结痰实，不能食自下方。

大黄十三分　柴胡九分　升麻　黄芩各十分　枳实六分　竹叶切，一升半　芍药　栀子仁各八分　细辛二分　知母十二分　生姜三分

上以水六升，煮一升八合，为四服。十岁儿为三服。十四五加柴胡二分、枳实一分、黄芩一分、芍药二分、栀子仁二分，除细辛加杏仁八分，亦为三服，取二升。

《婴孺》治百日儿结实痰多，自下，大黄汤方

大黄四分　升麻二分　芍药三分　竹叶切，五合　甘草一分　细辛半分　杏仁二十个，麸炒，去皮尖

上切，以水二升，煮六合，为三服。如儿末百日，用药量多少。

《婴孺》治百余日儿结实加壮热，挟实自下汤方。

枳壳　白鲜皮各二分　大黄五分　知母　子芩各四分　甘草一分半　竹叶切，五合　栀子仁　芍药　寒水石　升麻　柴胡各三分

上以水二升七合，煮取六合半，为三服。

《婴孺》治四五岁儿痰结实，自下，竹叶汤方

竹叶切，一升　大黄十三分　柴胡　栀子仁　芍药各七分　升麻　黄芩　知母各八分　细辛一分半　枳壳五分　杏仁六分，去皮炒

上以水五升，煮取一升半。四岁为四服；五六岁为三服；八九岁量加之。

《婴孺》治八九岁至十岁儿痰热结实，不能食自下汤方。

大黄　柴胡各十二分　升麻　黄芩　细辛各十分　枳壳六分　竹叶切，一升　芍药　栀子仁　杏仁去皮尖。各八分　知母三分

上水六升，煮一升八合，为四服。十岁为三服。

《婴孺》治小儿十二三、十四五结热痰多，壮热，食进少，结实者自下，大黄散方

大黄十二分　柴胡　枳壳　升麻　芍药　栀子仁各十分　竹叶一升　生姜三分　知母　杏仁去皮尖。各八分

上以水六升，煮取二升，为四服。十四五为三服，儿小量之。

《婴孺》治小儿结实，壮热头痛自下，大黄汤方

大黄　柴胡　甘草炙　生姜各十二分　升麻　知母　黄芩各七分　大青五钱　石膏十分　芍药　枳实炙。各六分

上以水四升七合，煮取一升三合，为四服，量大小与之服。

《婴孺》治小儿实不尽下，或黄或青方。

大黄三分　细辛二分半　甘草一分　黄芩一分半

上以水二升，煮七合半，为二服。

《吉氏家传》治积痢当归散方

当归　龙骨　甘草炙　石榴皮　黄柏皮各一钱　诃子二个，炮，去核

上为细末。每服半钱，陈米饮下。

《吉氏家传》治积痢芍药散方

芍药　枳壳去白，炒　甘草　地榆洗。各一钱　黄柏半两，去粗皮　川乌头一个，炮

上焙干为末。每服半钱，用白梅汤下。

《吉氏家传》治风积、伤积，累用药取不下者，腹胀泻痢频并，及诸积，乳香丸方

乳香　没药　硇砂各一块，如皂角子大　芥菜子四十九粒　巴豆一粒，生

上用大枣一枚，湿纸裹重封，灰火煨熟取出，去纸，与枣子支乳钵内，研为膏。若不通丸，入少许飞罗面，丸如绿豆大。每服七丸，周岁三丸，三岁以上五丸，五更淡姜汤下，取下元物。

惊泻第三

茅先生小儿有中惊泻候：面青色，眼微青，身微热，下泻青红水，或如草汁。此候本因先有惊，积在后，吃冷物冲发致此。所治者，先用活脾散有二方，一方见胃气不和门，一方见慢脾风门中、镇心丸方见一切惊门夹乳香散方见一切泄泻门中、匀气散方见胃气不和门中与调理即愈。

《石壁经》三十六种内惊泻候歌：

泻出还如蓝靛青，目光紧急黑添睛，

只看眼凸胞青脉《凤髓经》此一句云：只看眉中青色生，便是惊伤冷泻因。

先因冷伤脏腑，次又被惊，致使目睛青色，光转甚，眼白亦青色，目睛与白睛高甚，唇口亦青，精神不足，勿怕，当先温脾气，次去其惊，亦分水谷。

《凤髓经》此候歌括一同，仍注云：宜与四色丸方见本门，《吉氏家传》方同。

《谭氏殊圣方》：

小儿疳痢有多般，青色相和脓血斑，

昼夜频频饶搐搦，朝朝虚汗不曾干。

诃黎龙骨乌黑骨，定粉黄丹烧作丹，

等分细罗都杵末，饮中调下便身安。

铅黄散

定粉　黄丹同研，以火三斤烧过赤，冷取白，别细研　诃子用肉　龙骨烧赤　乌贼鱼骨等分

上五味为末，再研令细。每服半钱，米饮调下，若或三岁以上加半钱。忌五辛毒、鱼肉等物。此药善治小儿诸般泻痢，下部脱肛，不吃乳食，甚宜服之。

《三十六种》治惊泻大饼子方

大附子破作两片，熟炮，去皮尖　韶粉一块，附子大　藿香五钱　丁香五十粒

上件为末，滴水为饼子如棋子大。每服一饼，饭饮化下。

《吉氏家传》四色丸　治小儿惊泻青粪方。

硫黄　赤石脂　板青各一钱

上研匀，水煮面糊为丸如此○大。每服五丸至七丸，陈米饮下。

伤泻第四

茅先生小儿有中伤泻候：肚膨胀硬，身微热，微微地呕。此候本因父母爱惜儿子，将黏滑物与吃，见食得美后，一向过剩将与儿子吃，奈儿子痴食，噎着五脏，停在胸膈不消化，蓦然间泻下。所治者，先用醒脾散有二方：一方见胃气不和门，一方见慢脾风门中、匀气散与调二日方见胃气不和门中，见泻渐疏，便下青金丹与通下。元食所伤方见积聚门中，后再下匀气散、建脾散与服方见胃气不和门中即愈。

《葛氏肘后》小儿病食不消，腹满下痢鸡子汤方

上用乱发如鸡子一枚，梳去垢，㕮咀之。鸡子七枚，去白，以黄并发内鸡子汁，热数按之，令汁出，取服，大小无毒。

《千金》治少小下痢，若热不食，伤饱不乳，大黄汤方

大黄　甘草炙　麦门冬各一两

上三味㕮咀，以水二升，煮取一升。二三岁儿分三四服。

《千金》生金牛黄汤 主小儿积下不止，而发痫方。

生金三铢。一方用六铢。无生金，用熟金亦得，法应作屑。亦用成器者　牛黄三铢　细辛半分　麻黄二分，去根节　干姜炮　人参　黄连　甘草炙。各一分

上八味㕮咀，以水一升六合，煮取八合，去滓，临卧研牛黄以煮汤中。儿

有热者，用生姜以代干姜。今世乏生金，但用成器金亦善，二三两皆得用也。

太医局开胃丸 治小儿腑脏怯弱，内受风冷，腹胁胀满，肠鸣泄利，或青或白，乳食不化。又治脏冷夜啼，胎寒腹痛方。

木香 蓬莪术 白术 人参去芦头 当归锉，炒。以上各半两 麝香细研 白芍药各一分

上件捣罗为末，都研令匀：汤浸炊饼和丸如黍米大。每服十五丸，温米饮下。新生儿腹痛夜啼，可服五丸，并乳食前服。

冷泻第五

茅先生小儿有中冷泻候：腹中虚鸣，身微冷，腹肚胀满，此候因冷食所伤至此。所治者，先用乳香散方见一切泄泻门中、调中饮与吃即愈方见胃气不和门中。

《婴童宝鉴》小儿冷泻，为脾胃虚冷，不消五谷，粪不结实，腹胀而泻，泻而气酸，乃有积也。

颅囟经》治孩子水泻痢并脾冷，食乳不消，吃奶频吐。温脾散方

附子 干姜 甘草各半两。炮 白术一两

上为末，空心米饮调半钱。忌鲜鱼毒物。

《千金》治少小泄清痢藜芦丸方

藜芦二分 黄连三分 附子一分，炮裂，去皮脐

上三味末之，蜜丸如麻子大。以粥饮服二丸，立验。

《千金》泽漆茱萸汤 治小儿夏月暴寒，寒入胃则暴下如水，四肢被寒所折则壮热，经日热不除，经月许日变通身虚满腹痛，其脉微细。服此汤一剂后，得渐安神方。

泽漆 海藻 青木香各二分 吴茱萸 茯苓 白术炮 桔梗 芍药 当归各三分 大黄一分

上十味㕮咀，以水四升煮取一升半。二百日至一岁儿，一服二合半：一岁以上至二岁一服四合。

《千金》温中汤 治小儿夏月积冷，洗浴过度，及乳母亦冷洗浴，以冷乳饮儿；壮热，忽值暴雨凉加之。儿下如水，胃虚弱，则面青肉冷，眼陷干呕者，宜先与此调其胃气，下即止方。

干姜炮 厚朴姜制。各一分 甘草炙 当归 桂心各三分 茯苓 人参 白术炮 桔梗各二分

上九味㕮咀，以水二升，煮取九合。六十日至百日儿服二合半，余皆随儿大小。

《子母秘录》治小儿水泻，形羸不胜，大汤药方。

上用白石脂半两研如粉，和白粥，空肚与食。

谭氏治小儿水泻椒红丸 及人年五十以上患泻者方

上用椒二两，醋二升，煮醋尽，慢火焙干，为末，瓷器贮之。每服二钱匕，酒或米饮下之。

《婴孺》治小儿冷下大良方。自五岁至百日以上一二岁儿，以意增减水药。

人参 甘草炙 干姜 厚朴炙 半夏洗 赤石脂各四两 黄连 龙骨各六分 枣十五个

上切，以水五升，煮取一升半，为五服，一日尽。

钱乙温中丸 治小儿胃寒，泻白，腹痛，肠鸣，吐酸水，不思食，及霍乱吐泻方。

人参切，去须，焙 甘草锉，炒 白

术各为末。一两

上姜汁面糊丸绿豆大。米饮下一二十丸，无时。

张涣川椒丹方　小儿夏伤湿冷，入于肠胃，泄泻不止方。

川椒一两，去闭目双者并黑子，拣净，慢火炒香熟为度　肉豆蔻半两

上件捣罗为细末，粳米饭和丸如黍米大。每服十粒，米饮下。量儿大小加减。

张涣助胃丹方　治泄注不止，手足逆冷。

附子一枚，重半两，炮制，去皮脐　舶上硫黄　干姜炮　肉豆蔻　肉桂　白术炮。各半两

上件捣罗为细末，白面煮糊和丸如黍米大。每服十粒，米饮下，食前。

张涣粟煎汤方　治肠胃受风冷，泄注不止，身体壮热。

白术炮　当归洗，焙干　川芎　人参去芦头　肉桂　芍药各一两

上件捣罗为细末。每服一钱，水一小盏，入生姜三片、粟米一匙头许，煎至五分，粟米熟，去滓，放温服。

张涣诃黎豆蔻丹方　治泄利不止。

诃黎勒皮　草豆蔻仁各一两　白术　干姜各炮　川黄连　当归洗，焙干。各半两

上件捣罗为细末，粟米饭和丸如黍米大。每服十粒，米饮下。量儿大小加减。

《婴童宝鉴》治小儿冷泻补脾丸方

龙骨烧末　乳香　芜荑各末　麝香各一钱匕　肉豆蔻一个，炮末

上件和匀，研饭为丸如萝卜子大。一岁三丸，饭饮下。

《张氏家传》治小儿伤冷，水泻白色，或脏滑不止者，诃子散方

诃子炮过，去核　龙骨好者碎　丁香略焙。各一分　甘草半分，炮，切

上件同捣罗为细末。每服三岁以上半钱，三岁以下一字，用陈米饮调下。

《孔氏家传》治小儿脏寒，大便痛，奶瓣不消方。

没石子一个　乳香皂子大

上研匀，用枣肉为丸如粟米大。乳汁下二丸，无时服。

《孔氏家传》又方

上用肉豆蔻一枚，用面裹，慢火炮，候面熟取出，研极细，面糊丸如粟米大。乳汁下一二丸，无时。

《孔氏家传》治小儿脏腑不调，大便青色方。

白术　人参　茯苓各一钱　甘草炙，半钱

《孔氏家传》治小儿脏腑不调，大便青色方。

白术　人参　茯苓各一钱　甘草炙，半钱

上末一钱，水一小盏，煎七分，温服。

《王氏手集》肉豆蔻丸　治饮冷过多，脾胃受湿，泄泻频并，时发腹痛，减食困倦，肌瘦腹大方。

肉豆蔻一两　黑附子半两，炮裂

上为细末，面糊为丸绿豆大。每服五、七丸至十丸、十五丸，乳食前，煎萝卜橘皮汤下。

《吉氏家传》治久患冷泻，大肠虚滑，万安散方

白术姜浸，煮三、五沸　甘草炮赤。各一钱　乌头半两，火炮裂　干姜一分　草果子一个，面裹煨，同面用

上末，用生姜煎一钱。如泻，便用紫苏木瓜汤调异攻散三服。异攻散方在胃气不和门中。

《吉氏家传》治久泻虚冷醒脾散方

天南星　冬瓜子去壳　雄黄各一钱

上末。每服一字，冬瓜肉煎汤下，一日三服，仍一面服异攻散方见同前。

《吉氏家传》治水泻方。

上用川乌头大者，生，去皮尖，为细末，以滴井水为丸如小绿豆大。每服十丸，小儿细丸，加减与服，并用井花水下。

长沙医者易忠信传治小儿脏寒滑泄，下痢不禁，牡蛎丸方

牡蛎一两，别研　硫黄半两，别研

上件药用砂锅子一个，先入牡蛎，中留一窍，安硫黄在中心，以瓦子盖口，用赤石脂固缝，盐泥固济，白炭火三斤，煅令火尽为度，取出，糯米糊为丸如麻子大。每服三、二十粒，米饮吞下。

热泻第六

茅先生小儿有中热泻候：浑身微热，上渴，蓦地泻下如水。此候本因儿子当风日，或日下夹去被，日晒得五脏受虚毒热，忽然引水吃过多，致不消化如此。所治用乳香散夹三圣丸、二方并见一切泄泻门中。龙涎膏与服方见热渴门中即愈。

《婴童宝鉴》小儿热泻，为脾胃受热，故五谷不能实也。

《婴孺》治三岁儿，热实不胀满，下不止方。

麦门冬一两，去心　大黄五分　甘草三分，炙　当归　柴胡　人参　黄芩各四分

上以水三升，煮一升二合，为三服，大利便止。

张涣清胃散　治挟热泄利方。

川楝子　黄柏微焙，炙　当归洗，焙干　地榆炙　黄连去须，炒。各半两

上件捣罗为细末。每服一钱，水八分，煎至四分，去滓温服，乳食前。

《婴童宝鉴》治小儿热泻如水三霜丸方

砒霜一钱匕　百草霜　巴豆霜各二钱匕

上件研匀，溶蜡搜、旋丸，独帚汤下一丸。

《刘氏家传》小儿热泻不止方。

木香　黄连

上等分末之，陈米饮和丸绿豆大。每服三丸至五丸，陈米饮下。

《孔氏家传》治小儿脾热，泻如黄涎，又似枣花，凉脾方

香白芷　甘草各半两

上为细末。每服一小钱，水五分，煎至三分，温服，日二服。

洞泄第七

《巢氏病源》小儿洞泄下利候：春伤于风，夏为洞泄。小儿有春时解脱衣服，为风冷所伤，藏在肌肉，至夏因饮食居处不调，又被风冷，入于肠胃，先后重沓，为风邪所乘，则下利也。其冷气盛，利为洞泄，洞泄不止为注下也。凡注下不止者，多变惊痫，所以然者，本挟风邪，因利脏虚，风邪乘之故也。亦变眼痛生障，下焦癖冷，热结上焦，热熏于肝故也。

《五关贯真珠囊》小儿洞泄候：洞泄者，凡风冷入肠，则下利洞泄，肛门脱，小儿则肿也。

《千金》治少小洞注下痢方。

上用蒺藜子二升，捣汁，温服，以差为度。

《千金》又方

上用木瓜取汁，饮之。

《千金》又方

上炒仓米末，饮服之。

《千金》又方

上用酸石榴，烧灰末，服半钱匕，日三服。

《千金》又方

上用狗头骨灰，水和服之。

《千金》又方

羊骨灰　鹿骨灰

上二味，并水和服之，随得一事，即用之。

《千金》又方

上炒豉令焦，水淋汁服之，神验。冷则酒淋服。

《千金》又方上用五月五日百草末，吹下部。

《外台》刘氏疗小儿洞泄，水利不止方。

厚朴炙　黄连各一两

上二味切，以水一升煎取六合，分服。杂痢，此方并治之。

《子母秘录》治小儿洞下利方。

上用羊角中骨烧末，饮服方寸匕。

《子母秘录》又方

上烧蛤蟆末，饮调方寸匕，服之。

《圣惠》治小儿脾胃气不和，洞泄，下利不止，羸瘦，食少，厚朴散方

厚朴去粗皮，涂生姜汁炙令香熟　人参去芦头　诃黎勒煨，用皮　白术　黄连去须，微炒　地榆微炙，锉。各一分　甘草炙微赤　干姜炮裂，锉。各半分　肉豆蔻一枚，去壳

上件药捣，细罗为散。每服以粥饮调下半钱，日三四服。量儿大小以意加减。

《圣惠》治小儿洞泄，下利不止，渐至羸困，密陀僧散方

密陀僧　黄丹　定粉　白矾各一两

上件药以新瓷瓶盛，用纸筋泥固济，以文火烧令通赤，候冷取出，入龙骨末一两，同研令细。每服以粥饮调下半钱，日三四服。量儿大小加减服之。

《圣惠》治小儿洞泄下利，羸困，三圣散方

地榆半两，微炙，锉　厚朴三分，去粗皮涂生姜汁炙令香熟　诃黎勒煨，用皮，半两

上件药捣，细罗为散。每服以粥饮调下半钱，日三四服。量儿大小临时加减。

《圣惠》又方

没石子微煨　诃黎勒煨，用皮。各半两

上件药捣，细罗为散。每服以粥饮调下半钱，日三四服。量儿大小临时加减。

《圣惠》治小儿洞泄，下痢不差，乳食全少，宜服如圣散方

黄连三分，去须，微炒　鹿茸去毛，涂酥，炙微黄　厚朴去粗皮，涂生姜汁，炙令香熟。各半两

上件药捣，细罗为散。每服以粥饮调下半钱，日三四服。量儿大小加减服之。

《圣惠》又方

楮叶半两　诃黎勒煨，用皮，一分　橡实七枚，微炒

上件药捣，细罗为散。每服以粥饮调下半钱，日三四服。量儿大小加减服之。

《圣惠》治小儿洞泄，下利不止，黄连丸方

黄连一两，去须，锉，微炒　女萎半两，微炒

上件药捣，罗为末，炼蜜和丸如梧桐子大。每服以热水化下三丸，日三四服。量儿大小加减服之。

《圣惠》又方

上用牛角烧灰，细研为散。每服以粥饮调下半钱，日三、四服。量儿大小加减服之。

《婴孺》治小儿注利，肠澼下重，附子丸方

附子　干姜各炮　前胡炒　芎炒。各四分

上为末，蜜丸大豆大。两丸，饮下，日三夜一。大人亦可服。

《婴孺》治小儿洞利，昼夜不止方。

黄芩　干姜　人参各三分

上为末，蜜丸如大豆大。每服三丸，饮下，日进三服。

张涣厚朴散治洞泄注下方。

厚朴　生姜汁制　诃黎勒炮，取皮　肉豆蔻各一两　白术　干姜各半两。炮

上件捣罗为细末。每服一钱，水八分一盏，入生姜、粟米各少许，煎五分，去滓温服。

《万全方》治小儿冷热不调，时有洞泄，下利不止，龙骨丸

龙骨　黄连　白石脂　白矾烧令汁尽　干姜炮　木香以上各半两

上件药捣罗为末，醋煮面糊为丸如麻子大。每服以粥饮下五丸，日三四服。量儿大小加减服之。

《刘氏家传》小儿水泻注下方。

黄连　石莲等分，炒黄色

上末之，每半钱。水泻，新汲水调下；白泻，粟米饮下。

水谷泻第八

《圣惠》：夫小儿水谷利者，由寒温失宜，乳哺不节，或当风解脱，血气俱虚，为风冷所伤，留连在于肌肉，因其脾胃不和，大肠虚弱，风邪入于肠胃，肠胃既虚，不能制于水谷，故变为下利也。

《千金》温中大黄汤 治小儿暴冷，水谷下，或乳冷下，青结不消，或冷实吐下，干呕烦闷，及冷滞赤白下者良。若已服诸利汤去实，胃中虚冷，下如水，干呕，眼陷，烦扰，不宜利者，可除大黄。若中乳，乳母洗浴，水气未消，饮儿为霍乱者，但用大黄也。小儿诸霍乱宜利者，便用大黄；不消利宜温和者，则除之方。

大黄六分　干姜炮　桂心　厚朴姜制　甘草炙。各一分　当归　人参　茯苓　白术炮。各二分　桔梗三分

上十味㕮咀，以水二升半煮取八合。凡儿三十日至六十日，一服二合。七十日至一百日，一服二合半。二百日以来，服三合。

《千金》治卒大下利热，唇干口燥，呕逆引饮，泻心汤方

人参　甘草炙　黄芩　橘皮　栝楼根各一两　黄连二两　半夏三两，洗去滑　干姜炮，一两半

上八味㕮咀，以水六升，煮取二升，分三服。胡治云：治老小利，水谷不化，腹中雷鸣，心下痞满，干呕不安，无橘皮、瓜蒌；若寒，加附子一枚；渴，加瓜蒌一两；呕，加橘皮一两；痛，加当归一两；仲景用大枣十二枚。

《圣惠》治小儿水谷利，羸瘦面黄，不欲饮食。厚朴散方

厚朴去粗皮，涂生姜汁，炙令香熟　龙骨　黄连去须，微炒。各半两　丁香　当归锉，微炒　木香　白术　肉豆蔻各一两

上件药捣，细罗为散。每服以粥饮调下半钱，日三四服。量儿大小加减服之。

《圣惠》又方

白矾一两，烧令汁尽　诃黎勒煨，用

皮，半两　醋石榴皮三分，锉，微炒

上件药捣，罗为末，炼蜜和丸如绿豆大。不计时候，以粥饮下五丸。量儿大小加减服之。

《圣惠》治小儿水谷利，日夜不止，地榆散方

地榆微炙，锉　厚朴去粗皮，涂生姜汁，火炙令香熟。各三分　黄连一两，去须，微炒　阿胶半两，捣碎，炒令黄色

上件药捣，细罗为散。不计时候，以粥饮调下半钱。量儿大小加减服之。

《圣惠》又方

干枣十颗，去核　胡粉一两

上件药相和，捣为一饼子，急火中烧令赤，取出，置地上，以碗合之，勿令透气，待冷，细研为散。不计时候，以粥饮调下半钱。量儿大小加减服之。

《圣惠》治小儿水谷利，腹痛，神效木香散方

木香半两　诃梨勒煨，用皮，三分　龙骨　黄连去须，微炒　当归锉，微炒　赤芍药微炒。各一两

上件药捣，粗罗为散。每服一钱，以水一小盏，煎至五分，去滓，温服，不计时候。量儿大小分减服之。

《圣惠》治小儿水谷利不止　龙骨散方

白龙骨　白石脂　黄连去须，微炒　胡粉炒令黄。各三分　干姜半两，炮裂，锉

上件药捣，细罗为散。不计时候，以粥饮调下半钱。量儿大小加减服之。

《圣惠》又方

赤石脂一两　附子炮裂，去皮脐　干姜炮裂，锉　橡实　当归锉，微炒。各半两

上件药捣，细罗为散。不计时候，以粥饮调下半钱。量儿大小加减服之。

《圣惠》治小儿水谷利，日夜略不暂止。橡子散方

橡实二两，微炒　干柏叶半两，微炙

上件药捣，细罗为散。不计时候，以水煮乌梅汁调下半钱。量儿大小加减服之。

《圣惠》又方

上以诃梨勒煨，用皮二两，捣罗为末，炼蜜和丸如麻子大。每服以温水研化五丸，日三四服。量儿大小以意加减。

太医局胃风汤　治大人、小儿风冷乘虚入客肠胃，水谷不化，泄泻注下，腹胁满，肠鸣疞痛，及肠胃湿毒，下如豆汁，或下瘀血，日夜无度，并宜服之方。

人参去芦头　白茯苓去皮　川芎　桂皮去粗皮　当归去苗　白芍药　白术以上等分

上为粗散。每服二钱，以水一大盏，入粟米百余粒，同煎七分，去滓。稍热服，空心食前，小儿量力减之。

《婴孺》治小儿水谷痢，及无问老小、日夜百余行方。

橡斗子一升，炒　干楮叶二两，炙

上为末，以水煮乌梅汁，下方寸匕，日再服。仍取少许精羊肉裹药，内下部中，痢出更内之。

张涣肉豆蔻丹　治泄泻，水谷不消方。

肉豆蔻　木香各一两　青橘皮半两，炒黄　黑牵牛一分，微炒

上件捣罗为末，滴水丸如黍米大。每服十粒，生姜米饮下。量儿大小加减。

《刘氏家传》治小儿冷滑泻痢，水食全出，没石子丸方

没石子两枚，炮　诃梨勒炮，用皮　干姜炮　乌梅肉　枯矾以上各等分

上为末，面糊为丸如小绿豆大。温饭饮送下。

长沙医者丁时发传降仙丹 治小儿水

谷不分，泄泻，及赤白脓血痢，腹痛不可忍方

硫黄　焰硝各研二味，以黑瓷瓦盏，慢火煞成汁，便取出，研匀细　五灵脂水洗去砂石，澄，焙干，取末　白矾煅。各二钱半

上四味研匀，软饭为丸如小绿豆大。每服二十粒，粟米饮吞下，大小加减。赤白痢，罂粟壳煎汤下。水泻，冷水下。下脓血痢，甘草乌梅汤下。忌生毒物等。

暴泻第九亦名卒利，亦名暴利

《巢氏病源》小儿卒利候：小儿卒利者，由肠胃虚，暴为冷热之气所伤，而为卒利。热则色黄赤，冷则色青白，若冷热相交，则变为赤白滞利也。

《千金》治小儿暴利方。

上用小鲫鱼一头，烧末，服之。亦治大人。

《千金》又方

上烧鲤鱼骨末，饮服之。一方作龙骨。《圣惠》烧鲤鱼尾。

《千金》又方

上用赤小豆末，酒和涂足下，日三。油和亦得。

《圣惠》治小儿冷热气不和，忽暴下利，腹内疼痛，胡黄连散方

胡黄连　母丁香　桂心　木香　肉豆蔻去壳　当归锉，微炒　麝香细研。各一分　犀角屑半分

上件药捣，细罗为散。每服以粥饮调下半钱，日三四服。量儿大小加减服之。

《圣惠》治小儿暴利，腹痛不食，干姜散方

干姜炮裂，锉　甘草炙微赤，锉。各一分　人参去芦头，三分　诃梨勒煨，用皮　厚朴去粗皮，涂生姜汁炙令香熟。各半两

上件药捣，粗罗为散。每服一钱，以水一小盏，入薤白一茎，煎至六分，去滓，不计时候。量儿大小分减温服。

《圣惠》治小儿暴利　黄连散方

黄连去须，微炒　胡粉炒令微黄　黄柏微炙，锉。各三分　桃白皮微炙，锉　丁香各半两

上件药捣，细罗为散。不计时候，以粥饮调下半钱。量儿大小加减服之。

《圣惠》治小儿暴利　龙骨散方

龙骨　黄连去须，微炒。各一两　当归锉，微炒　枳壳麸炒微黄，去瓤。各半两

上件药捣，粗罗为散。每服一钱，以水一小盏，煎至五分，去滓，不计时候。量儿大小分减温服。

张涣阿胶丹方　治泄利身热，及暴泻注下。

真阿胶炙熟　干姜各一两　芍药　当归洗，焙干　川黄连　肉豆蔻各半两

上件捣，罗为细末，炼蜜和丸如黍米大。每服十粒，粟米饮下。量儿大小加减。

《张氏家传》神仙玉粉丹　补一切虚，不热，男子、妇人、小儿皆可服。冷积暴泻，见功尤速方。

精明舶上硫黄一斤，去砂石尽，打碎

上用豮猪肚七个，旋采桑根白皮三斤，寸锉。将猪肚一个净洗，只以硫黄实之，用麻线缝合，水二斗，先将桑根白皮一斤同煮一伏时，其余猪肚亦用慢火养之，不得令冷。候煮满一伏时，别以猪肚换之，又用白皮内一斤同煮再一伏时，又换猪肚并桑白皮。过三伏时，不换白皮，只换猪肚，共煮七伏时。水耗以热汤添，不得用冷水。候满七伏时取出，用温水淘净，研至细，候烈日日中晒极热再研，煮糯米粉为糊丸如梧桐

子大。每服空心米饮下十粒至十五粒，大率驱除宿冷，其功效无比，老人经久可服。

曩泻第十亦名曩痢

《圣惠》：夫小儿曩痢者，由秋夏晨朝，多中暴冷之气。冷气折其四肢，则热不得泄，热气入腹则变为痢，或作赤白。小腹胀痛，肌体壮热，其脉洪大急数，皆由冷热气相并，连滞不差，故为曩痢也。

《外台》：刘氏疗小儿曩痢方。

甘草炙　茯苓各六分　人参　黄连各四分　厚朴炙　生姜各二分　龙骨八分

上七味切，以水一升，煎取三合。欲卧先取盐面、麝香为小丸，内下部中，然服此饮，分服甚妙。忌如常法。此方疑药多、水少，恐古今之异，宜少增水数。

《圣惠》治小儿曩痢不止，腹痛，肉豆蔻散方

肉豆蔻去壳　干姜炮裂，锉　朱砂细研　龙骨　诃梨勒煨，用皮　茅香锉　厚朴去粗皮，涂生姜汁，炙令香熟　枳壳麸炒微黄，去瓤。各一分

上件药捣，细罗为散。每服以温浆水调下半钱，日三四服。量儿大小加减服之。

《圣惠》治小儿曩病，两胁虚胀腹痛，不欲饮食，厚朴散方

厚朴去粗皮，涂生姜汁，炙令香熟　诃梨勒煨，用皮　当归锉，微炒　赤芍药　枳壳麸炒微黄，去瓤。各一分

上件药捣，细罗为散。每服以米饮调下半钱，日三四服。量儿大小加减服之。

《吉氏家传》治曩疳泻，至一二年泻白痢，羸瘦方。

肉豆蔻　草豆蔻仁各二个　缩砂仁四十个

上同为末，用面糊丸。如弹子大，爆干，依旧为细末。每服一钱，煎诃子汤下。

利久不止第十一泻痢同

《巢氏病源》小儿久利候：春伤于风，至夏为洞泄。小儿春时解脱，为风所伤，藏在肌肉，至夏因为水谷利，久经连滞不差也。凡水谷利久，肠胃虚，易为冷热。得冷则变白脓，得热则变赤血，若冷热相加，则赤白相杂。利久则变肿满，亦变病䘌，亦令呕哕，皆由利久脾胃虚所为也。

《圣惠》：夫小儿久赤白痢者，由冷热不调，热乘于血，血渗肠间，与冷气、津液相杂而下。甚者肠虚不复，故赤白连滞，久不差也。

《凤髓经》滑肠泻歌：宜与香连丸、紫霜丸二方，并与《吉氏家传》方同，香连丸方见冷热痢门，紫霜丸方见腹痛下痢门。

脾中有积热迟留，至使终年泻不休，
项软见人多哽气，更兼清水鼻中流，
少闻有似黄金色，若有垂肠更不收，
形证又看胸膈上，胸前深赤汗如油，
眼上脉红难疗理，唇赤生疮命亦休，
大抵调脾方定泻，古人用药有纵由。

《千金》治痢下久不差神验七味散方

黄连八分　龙骨　赤石脂　厚朴　乌梅肉各二分　甘草炙，一分　阿胶三分，炙

上治下筛，浆水服二方寸匕，日二。小儿一钱匕。

《千金》治少小久痢淋沥，水谷不调，形羸不堪大药汤者，宜此枳实散方

上用枳实二两，炙，治下筛。三岁以上饮服方寸匕。若儿小以意服，日三。

《外台》：文仲、华佗治老小下痢，柴立，不能食，食不化，入口即出，命在旦夕，久痢神验方。

黄连末　乱发灰　醇苦酒　蜜各半鸡子壳许　白蜡方寸匕　鸡子黄一枚

上六味于铜器中炭火上，先内苦酒、蜜、蜡、鸡子黄搅调，乃内黄连末、发灰，又搅煎，视可取出为丸。久困者，一日一夜尽之。可者，二日尽之。《肘后》同。

《外台》：《千金》云：吾患痢三十余年，诸疗无效，唯服此方得愈也。安石榴汤疗大注痢，及白滞困笃欲死，肠已滑，医所不能疗方。

干姜生姜倍之　阿胶各二两。别以水渍之　黄柏一两，细切　石榴一枚，小者二枚

上四味切，以水三升煮取一升二合，去滓，内胶令烊，顿服。不差，复作。疗老人、小儿亦良。人羸者，稍稍服之，不必顿尽，须臾复服。石榴，须预取之。《肘后》同。一方无黄柏，用黄连。

《外台》：刘氏疗小儿脓痢，直从春至秋冬以来不差者方。

薤白切，一合　生姜　芜荑各一分　子芩　黄柏　阿胶　芍药　厚朴炙　人参各二分　地榆　当归各三分　香豉一合，绵裹

上十二味切，以煮银水重滤者一升半，煮取九合，分服，以差为度。秋末、冬末加赤石脂半两、干姜一分、白术二分，大小量之。忌如常法。

《外台》：《必效》疗小儿久痢，无问冷热，疳痢悉主之方。

枣一枚去核，勿令皮破。内胡粉，令满

上二味于炭火中烧令如炭，于瓷器中研之，以米饮和分服。一岁以下分服之，不过三颗差。王郎中处得之此方，传用甚效。

《宫气方》治小儿久痢不较。

上用没石子二个切，熬令黄色，研作末，馄饨内食之。

《圣惠》治小儿久赤白痢，渐至羸弱，胃气全虚，不欲饮食。丁香散方

丁香　厚朴去粗皮，涂生姜汁，炙令香熟　黄连去须，锉，微炒　当归锉，微炒　诃梨勒煨，用皮　白术锉，微炒　伏龙肝各半两　木香一分　赤石脂一两

上件药捣，细罗为散。每服以粥饮调下半钱，日三四服。量儿大小加减服之。

《圣惠》治小儿久赤白痢，肌体羸瘦，四肢烦热。朱砂丸方

朱砂半两　巴豆七枚，去皮心研，纸裹压去油　麝香一钱　雄黄　硫黄各一分

上件药都研为末，汤浸蒸饼和丸黍粒大。每服以新汲水下二丸，日三服。量儿大小加减服之。

《圣惠》治小儿久赤白痢，累医不差。黄丹丸方

黄丹　密陀僧　定粉各半两

以上三味同细研，用醋拌于生铁铫子内，烧如茶褐色。

砒霜一分　巴豆十枚，去皮心研，纸裹压去油　诃梨勒半两，煨，用皮，捣为末　麝香一钱

上件药同研为末，用生姜自然汁浓研，香墨浸蒸饼和丸如黍粒大。每服以冷甘豆汤下三丸，日三四服。量儿大小加减服之。

《圣惠》治小儿囊痢，经久不断，增减有时。黄连丸方

黄连去须，微炒　人参去芦头　赤石脂　龙骨　甘草炙微赤，锉　黄芩　厚朴去粗皮，涂生姜汁，炙，令香熟　白茯苓

枳壳麸炒微黄，去瓤。各半两　乌梅肉一分，微炒

上件药捣，罗为末，炼蜜和丸如麻子大。每服以粥饮下七丸，日三四服。量儿大小临时加减。

《圣惠》治小儿曩痢久不差，腹多鼓胀，痢如枣花，宜服通玄丹方

巴豆一两　油一升　麝香一钱，细研

上件药，先将油于铛内，以急火煎巴豆，看爆出者收之，去皮心，纸裹压去油，入麝香研，以粟米饭和丸如麻子大。每服以冷水下二丸。量儿大小加减服之。

《博济方》治小儿社后泻痢，久患不差，大肠滑泄，乌龙散

龙骨　黄丹　定粉　猪指甲子各等分

上件四味，同入一瓷罐子内，安药，以物塞口，用火煅令通赤，放冷取出，研为末。每服半钱，米饮调下。

《谭氏殊圣方》：

小儿泻痢甚青黄，久患时多转滑肠，
下部脱肛频努咽，朝朝焦瘦渐羸尪。
斗门散

诃子　枳壳　地榆各等分

上为末。每服一钱，米饮调下。一岁以下半钱。

《婴孺》治小儿下利不住　龙骨汤方

龙骨　甘草炙　黄连各四分　当归　干姜各一分

上以水四升煮一升二合，未食，温分三服。

《婴孺》治小儿利，以服汤，利去实，实去后而不住，龙骨汤方

龙骨五分　甘草炙　干姜　当归　黄连　赤石脂　附子炮裂，去皮脐　前胡各三分

上以水四升煮一升二合，为五服，旦服至午，令尽。

《婴孺》治小儿冷热痢，经时不止，体羸不堪，余治差而又发。黄连煎方

上用黄连好者二两，水七升，蜜八合，煎取一升三合，绞去滓。百日儿半合，二百日、一岁一合。

《婴孺》治小儿下痢，经时不断，羸瘦，脾胃冷弱，食不消化。鸡骨丸方

鸡骨一具，宿雌鸡胸前及肋骨，全用一具　黄连六分　厚朴三分　曲炒　甘草炙　白术各四分　麦糵炒黄　乌梅肉各二分　人参　赤石脂　黄芩　白龙骨各五分　桔梗二分

上为末，蜜丸小豆大。白饮下二十五丸，日二服。量儿大小与之。汉东王先生《家宝》治婴孩、小儿久泻脾虚，不进饮食，食讫仍前泻下，米谷不化。温白丸方

白术一分，用米泔浸少时，切炒　丁香半钱，炒　半夏七遍一钱半，汤泡洗

上为末，生姜自然汁煮，面糊为丸如此〇大。每服半岁三丸，三五岁五七丸，淡生姜汤吞下，早晚各进一服。

汉东王先生《家宝》治婴孩、小儿久泻，脾困不思乳食，恐作脾风。惺惺散方

天麻　全蝎炒，各半钱　木香炮　糯米　人参　茯苓各微炒　白扁豆炒　山药焙　甘草炙。各一钱

上为末，每服婴孩一字，二三岁半钱。用水一药注或半银盏，枣子半斤，煎十数沸服。

汉东王先生《家宝》治婴孩久泻，久患脾虚，发搐变作慢惊风，或作慢脾风等。竹沥膏方

白术一分，蜜炒　大附子去皮脐，炮了秤一钱　全蝎七个，每个用七叶薄荷裹，汤泡麻黄，令软缠定，慢火炙黄色　犀角镑末，秤一钱　厚朴用甘草水煮，焙干，一分

上为末，竹沥为膏，旋丸。婴孩每服一黑豆大，二三岁一皂子大，四五岁龙眼核大。以意加减，薄荷汤化下。

张涣香矾丹方 治泄泻久不差。

木香　白矾慢火枯成粉。各一两　诃黎勒皮微炮　酸石榴皮炒黑。各半两

上件捣，罗为细末，炼蜜和丸如黍米大。每服十粒，粥饮下。量儿大小加减。

张涣定利丹方 治痢久不差。

密陀僧　白矾　定粉　黄丹各一两

以上四味，以新瓦器盛，纸筋和泥固济，文武火烧令通赤，候冷取出又入：龙骨　黄连各一两。为细末，上件同研匀，粟米饭捣成膏如黍米大，每服五粒至七粒。血痢，黄连汤下；白痢，用阿胶汤下；相杂，米饮下。量大小加减。

张涣红脂丹方　治赤白痢久不差。

赤石脂　干姜　肉豆蔻各一两

上件捣，罗为细末，白面糊和丸如黍米大。每服十粒，米饮下，食前。

张涣妙应膏方 治久痢赤白，诸药未效。

密陀僧取末　黄丹研　定粉研。各半两

以上同研细，用醋拌于生铁铫子内，烧如茶褐色，再入：诃黎勒　木香各一两。别捣，罗为细末　真砒霜　麝香各一钱　巴豆十粒，去皮心膜，出油，上件都研匀细，用黄蜡四两，慢火熔，同诸药熬成膏。每服黍米大，未周晬小儿一粒，二三岁二粒，四五岁三粒，六七岁五粒，十岁以上七粒。若血多，甘草汤放冷下；脓多，艾叶汤温下。临眠睡服。

《婴童宝鉴》治小儿久泻不差饼子方

腻粉一钱　定粉五钱匕　白面十钱匕

上件和匀，用鸡清搜作饼子十个，炮热，用米饮磨下一饼，小者半饼。

《婴童宝鉴》治小儿秋后痢不差者，饼子方

北矾烧末　定粉　白面各半两　腻粉少许

上件和匀，水搜作饼子，如小钱大，饭饮磨下一饼。

《九籥卫生》铅金丹 疗小儿久痢脓血方。

朱砂　砒霜　黄丹　粉霜　草乌头各一钱　巴豆霜一分，研去油

上件同研匀，熔黄蜡一分，和丸如绿豆大。每服三丸，温浆水下。取积，用乳香汤下。

《刘氏家传》治小儿脏腑久泄泻不止方。

人参　白术　茯苓　甘草　陈皮　藿香　丁香　木香　肉豆蔻

上等分为末。每服二钱，以藿香合糯米煮粥饮调下。或只入姜钱，水煎亦可。

《张氏家传》治赤白痢，并久泻不止，通神丸方

没药　乳香　五灵脂三味研为末。每味以一大钱匕　巴豆七个，薄纸裹，压出油

上件滚拌，研令细，滴水为丸。大人，绿豆大；小儿，粟米大。浓研，木瓜水下一丸。

《张氏家传》治小儿诸般泻痢久不止，经验木香丸方

肉豆蔻面裹，煨熟　木香　诃子煨，取皮秤用。各等分

上件捣，罗为末，面糊为丸如绿豆大。每服十丸，温米汤下。小儿泻止后又肚胀，一日两服或三服。

《庄氏家传》治小儿急惊积，及壮热、面黄、久泻，青黛丸方

青黛二钱　朱砂　粉霜　腻粉各研　乳香同粉霜研　水银砂子各一钱　硇砂一钱半，白汤泡瓷器内，煎干秤　巴豆三十粒，

去皮心膜，细研，压出油，只用霜

上件八味为末，枣肉为剂，施丸之。小可患及常服绿豆大。取惊积，每服豌豆大或皂子大，并用煨皂儿去皮心，只用白仁煎汤，使温调破与服。

《王氏手集》治痢久不止方。

上取鸡子一枚，和蜡作煎饼与食。

《王氏手集》神圣乌金散　治小儿肠胃虚弱，久利脓血，腹痛后重，减食羸瘦，及疳痢肿满方。

皂角针灰　破故纸各半两

上为末，每服一平钱，食前麝香米饮调下。忌生冷油腻，量小大加减。

《吉氏家传》治气痛久泻，利不止。木香散方

陈皮　青皮各半两　肉豆蔻二个　丁香一钱

上为末。每服一字，陈米饮下。

《吉氏家传》治久泻不止，不思饮食。丁香散方

丁香　肉豆蔻　陈紫苏　陈皮　盐木瓜各等分

上末。每服半钱，米饮调下。

《吉氏家传》治疳痢久不差救急方

鸡屎矾一两，炙　黄柏二两，炙　母丁香十个　麝香二钱

上细末。每日平旦取一钱匕，以米饮调服。次煮罂粟粥热服。

《吉氏家传》治久泻不止方。

厚朴姜炙　桔梗炙　芍药　诃子　当归各等分

上末。每服一钱，饭饮下，止有神效。

《吉氏家传》治久痢不止，变水泻方。

楚梅煅，存性　白矾煅。等分

上末，水煮糊为丸，如绿豆大。每服十丸，米饮下，紫苏汤亦得。

长沙医者丁时发传治小儿泻痢，久不住方。

上取橡斗子，每一枚用胆矾填，合定一枚，用细泥裹煅，煨火泥干橡斗子，烟退取出，去泥细研，滴井华水为丸如绿豆大。每服三丸，甘草白姜汤下。

长沙医者丁时发传治小儿冷热作泻，热药不止，宜服此药方

槐花　石榴皮　地榆　黄连　诃子各等分

上为末，冷水调下半钱。

长沙医者丁时发传筱帚丸治小儿久痢方。

黄连二钱，末　大蒜半个，炮熟

上入黄连末，为丸绿豆大。每服五七丸，煎净，筱帚汤下。

长沙医者丁时发传治小儿久痢不差，宜服砒霜丸方

砒霜　雄黄　干蟾灰各一分　麝香一钱

上件为末，汤浸蒸饼和丸如粟米大，米饮下一丸。

长沙医者丁时发传又方

芜荑半两　羊子肝一枚

上件药以肝切作片子，以芜荑末掺在肝内，线子缠，以米泔煮令熟，捣烂，糯米饮和丸如麻子。每服五丸，用米饮下，早晚各一服。

长沙医者郑愈传治小儿脾胃不和，脏腑滑泄，久痢不止方

厚朴　肉豆蔻面裹煨　陈皮　丁香　木香　藿香　甘草炙　人参　茯苓　白术以上各等分

上件为细末，用炼蜜和为剂。每服皂子大，米饮化下。

《庄氏集》俞穴：秋深冷利不止，灸脐下二寸、三寸间动脉中三壮。

利渴不止第十二泻痢同

《巢氏病源》小儿利兼渴候：此是水谷利，津液枯竭，脏腑虚燥则引饮。若小便快者利断，渴则止；若小便涩，水不行于小肠，渗入肠胃，渴亦不止，利亦不断。凡如此者，皆身体浮肿，脾气弱不能克水故也，亦必眼痛生障。小儿上焦本热，今又利，下焦虚，上焦热气转盛，热气熏肝故也。茅先生小儿有中渴泻候：上大渴，饶睡，肚膨，睡中或惊，便下白汁。此候先因硬物食无所度而伤损脾胃，至有此患。所治者，先用醒脾散有二方，一方见胃气不和门，一方见慢脾风门中、匀气散调一日方见胃气不和门中，后下调中饮方见胃气不和门中夹乳香散方见一切泄泻门中、龙涎膏调理即愈方见热渴门中。

《婴童宝鉴》：小儿渴泻，为脾胃虚，上焦热，故下泻而渴。

《千金》治小儿渴痢方。

上单捣冬瓜汁饮之。

《千金》治少小壮热，渴引饮，下痢。龙骨汤方

龙骨　甘草炙　大黄　赤石脂　石膏　桂心　寒水石　栝楼根各二两

上八味治下筛，以酒水各五合，煮散二合，二沸，去滓。量儿大小服之。

《外台》：《小品》又疗少小夏月药大下后，胃中虚，热渴，唯可饮麦门冬汤方。

麦门冬去心　甘草炙。各四分　枳实炙　黄芩　人参各三分　龙骨六分

上六味切，以水二升，煮取九合，去滓，分温服。

《外台》：《古今录验》疗小儿渴痢，榉皮饮子方

梁州榉皮十二分　瓜蒌　茯苓各八分　人参六分　粟米二合

上五味切，以水三升，煮取一升二合，去滓。分服，量大小与服之。

《外台》：刘氏疗小儿痢渴不彻，肚胀不能食方。

诃黎勒皮六分　桑皮十分，炙，末

上二味切，以水一升，煮取五合，去滓，分服之，亦治大人。

《子母秘录》：小儿赤白痢渴，及得水吃，又呕逆方。

上炙楮叶令香黄，以饮浆半升浸楮叶，使水绿色，然后去叶。以木瓜一个，切，内叶汁中，煮三二沸，去木瓜，使暖，细细服，渴停。

《圣惠》治小儿痢渴，心胸烦闷，不欲饮食，宜服黄芪散方

黄芪锉　麦门冬去心，焙　黄芩各三分　乌梅肉三枚，微炒　龙骨一两　白术　黄连微炒，去须。各半两

上件药捣，粗罗为散。每服一钱，以水一小盏煎至五分，去滓，不计时候。量儿大小分减温服。

《圣惠》治小儿痢渴不止黄芩散方

黄芩　诃黎勒煨，用皮　樗树皮各半两　栝楼根　黄连去须　当归锉，微炒。各三分　乌梅肉一分，微炒

上件药捣，粗罗为散。每服一钱，以水一盏煎至五分，去滓，放温不计时候。量儿大小分减服之。

《圣惠》治小儿痢渴，腹内疼痛不止。当归散方

当归锉，微炒　黄连微炒，去须　黄芪锉。各三分　干姜炮裂，锉　甘草炙微赤，锉。各半两

上件药捣，粗罗为散。每服一钱，以水一小盏，煎至五分，去滓，不计时候。量儿大小分减温服。

《圣惠》治小儿痢渴，体热烦闷。龙骨散方

白龙骨一两　胡黄连半两　茯神　人参去芦头　茅根锉　麦门冬去心，焙。各三分

上件药捣，粗罗为散。每服一钱，以水一小盏煎至五分，去滓，不计时候。量儿大小分减温服。

《圣惠》治小儿痢渴，烦热不止。蓝叶散方

蓝叶二分　赤茯苓一分　赤石脂一两　黄连炒，去须　木瓜仁　醋石榴皮锉，碎，炒。各半两

上件药捣，粗罗为散。每服一钱，以水一小盏煎至五分，去滓，入蜜半茶匙，更煎三两沸，不计时候。量大小分减服之。

《圣惠》治小儿痢渴，烦热不止。地龙粪散方

地龙粪　人参　乌梅肉炒。各半两　龙骨　蜗牛壳炒。各一两

上件药捣，粗罗为散，每服一钱，以水一小盏煎至五分，去滓，不计时候。量儿大小分减温服。

《圣惠》治小儿痢渴，或下五色恶物，心神烦热不止，宜服地榆散方

地榆　白茯苓　黄柏微炙，锉。各一两

上件药捣，粗罗为散。每服一钱，以水一小盏煎至五分，去滓，不计时候。量儿大小分减服之。

《圣惠》治小儿痢渴，烦热，吃水不知足。黄连散方

黄连去须，微炒　牡蛎烧，为粉。各半两　乌梅肉微炒　甘草炙微赤，锉　诃黎勒煨，用皮。各一分

上件药捣，粗罗为散。每服一钱，以水一小盏煎至五分，去滓，不计时候。量儿大小分减温服。

《圣惠》治小儿痢渴不止　榉皮散方

榉树皮一两　栝楼根　白茯苓各三分　人参半两，去芦头

上件药捣，细罗为散。不计时候，以粟米饮调下半钱。量儿大小以意加减。

《圣惠》又方

蜗牛壳微炒　龙骨各一两　夜明砂微炒　黄连去须，微炒。各三分

上件药捣，罗为末，炼蜜和丸如梧桐子大。每服以粳米粥饮，研化七丸服之，日三四服。量儿大小加减。

《圣惠》又方

夜明砂微炒　朱砂细研。各一分　干蛤蟆涂酥炙，令黄焦　龙骨各半两　蜗牛三七枚，炒令微黄　麝香一钱，细研

上以药捣，细罗为散。每服以粥饮调下半钱，日三四服。量儿大小加减。

《圣惠》治小儿痢渴不止，宜服此方。

上用定粉半两，细研，鸡子清和为饼子，以慢火炙令黄焦，碾为细散。每服以粥饮调下半钱，日三四服。量儿大小加减。

《圣惠》治小儿痢渴，小便涩，羸瘦，宜服此方。

上用榆树根白皮一两，炙微黄，锉、捣，罗为末，以粳米饭和丸如绿豆大。每服以粥饮下七丸，日三四服。量儿大小加减。

《圣惠》治小儿痢渴不止，或时呕逆，不下食，宜服楮叶汤方

楮株叶二十斤，微炙　木瓜半两，切　人参一分，去芦头

上件药以浆水一中盏煎至六分，去滓，不计时候。量儿大小分减，细细温服。

《圣惠》治小儿痢渴不止方。

上取酸石榴一枚，和皮捣，用浆水一大盏煎至五分，去滓，入蜜半合，放温。不计时候，量儿大小分减服之。

《圣惠》治小儿痢渴不止羸瘦方。

上用椿树根皮干者，捣、罗为末，以好粟米淘去泔，研，取米浓煮作糊和丸如绿豆大。每服以粥饮下五丸，日三四服。量儿大小加减服之。

太医局人参散　调中和气，止呕逆，除烦渴，治昏困多睡，乳食减少，及伤寒时气，胃气不顺，吐利止后，躁渴不解方。

人参去芦头　白茯苓去皮。各一两　木香　甘草炙，锉　藿香叶各一分　干葛锉，二两

上件为末。每服一钱，水一中盏煎七分，去滓，放温服，不计时候。

《婴孺》治小儿大热痢，兼得渴，增寒。子芩汤方

子芩　枳壳炒　黄柏各四分　石膏十二分　竹叶切，一升　榉皮十分　人参七分

上以水五升煮一升六合。七岁儿为三服，四五岁儿为四服，以次量与之服。

《婴孺》治小儿有热不调，渴痢。瓜蒌汤方

瓜蒌　知母　茯苓各八分　甘草　黄柏各四分　人参六分　黄芩　榉皮各十分

上以水五升煮一升半，五六岁儿为三服。

《婴孺》治小儿渴不止，痢不住。冬瓜汤方

冬瓜切，十合　瓜蒌十二分　茯苓　知母各八分　麦门冬五分，去心　粟米二合半

上水五升煮一升四合，新布绞去滓，量儿与之。

张涣建胃散方　治泄泻，身热烦渴。

厚朴去粗皮，生姜汁制，炙香熟　川黄连　肉豆蔻各一两　缩砂仁　干姜炮　白术炮　木香各半两

上件捣，罗为细末。每服一钱，水一小盏，入生姜、粟米少许，煎至五分，去滓。温服。

张涣碧香丹方　治小儿吐利后，大渴不止，不得眠睡，甚则成痞。

天竺黄　龙骨　不灰木烧赤，放冷　赤石脂以上各一两，为末，次用：铁粉　定粉　鉛白霜　细蛤粉各一两。并细研

上件通拌匀，入麝香半两，同研匀，滴水和丸如鸡头大。每服一粒至二粒，用蚫螺儿两个，研细，沸汤浸水，沉极冷化下，大渴即与服，神验。

《婴童宝鉴》治小儿渴泻竹茹丸方

黄连一两，好者，锉作块子，一一相似，茱萸一两，二味相和，滴蜜炒，令黄赤色，去了茱萸

上件为末，薄糊为丸如萝卜子大。每服十丸，竹茹煎，饭饮吞下。

《惠眼观证》调中散治渴，止泻方。

肉桂去皮，不得见火　人参　陈皮　甘草炙。各半两　白术　香附子炮，去毛，炒。各一钱　零陵香三钱

上为末。每服一钱，水半盏，姜一片、枣半个，煎至三分服。

《惠眼观证》香连丸 治渴泻方。

硫黄细研　牡蛎火煅。各一分　木香一钱

上三味为末，以烂饭为丸，或糊如此○大。每服十五丸，以井华水下。

《刘氏家传》小儿热渴，泻渴不止方。

川乌大者一个　龙骨重与川乌等　定粉半两　黄丹桃二钱，刀上烧

上末之，水浸，蒸饼心，和作饼子此○大。陈米饮化下。

《王氏手集》人参白扁豆散方　治

脾胃不和，不思饮食，吐泻，渴水，及小儿虚热烦躁，悉皆治疗。

人参　白扁豆去皮，炒熟　白术　茯苓各一两　罂粟子　甘草炙　山药各半两

人参　白扁豆去皮，炒熟　白术　茯苓各一两　罂粟子　甘草炙　山药各半两

上为末。每服二钱，用水一中盏入生姜二片、枣半个同煎至七分，通口服。如腹疼痛，加紫苏煎；小儿虚热，加薄荷同煎。

《吉氏家传》治五痢，吃汤不彻，肚胀不食方。

诃子皮　桑白皮各六钱

上以水二升煎至三合，服之立差。

《吉氏家传》治疳泻，渴饮无度。六神丸方

木香　丁香　豆蔻以面裹此三味，入慢火煨，候面熟为度　使君子去壳，秤　诃子去核。各半两　芦荟一两

上件为末，枣肉丸如绿豆大。每服三、五丸，米饮吞下。

《胡氏家传》治小儿冷热不调，作泻疳热发渴不定，不思饮食。白术散方

白术炮　人参　藿香叶　甘草　青橘皮去瓤。各一两　肉豆蔻一个，面裹煨熟，去面不用　丁香二十一粒

上为末。每服半钱，粥饮调下，一日二服，不拘时。

长沙医者丁时发传治小儿痢渴不止，壮热腹痛，黄芩丸方

黄芩　栝楼根　黄连去毛　当归　诃子　臭樗树皮各半两　乌梅肉五个

上件为末。炼蜜和丸如绿豆大，米饮下七丸。

下利腹痛第十三泻痢同

《圣惠》治小儿久赤白痢不止，腹痛，羸弱不欲饮食。黄连散方

黄连一两，去须，微炒　厚朴去粗皮，涂生姜汁，炙令香熟　干姜炮裂，锉　木香　艾叶微炒　龙骨各半两　当归锉，微炒　黄牛角　烧灰。各三分　乌梅肉一分，微炒

上件药捣，细罗为散。每服以粥饮调下半钱，日三四服。量儿大小，加减服之。

《圣惠》治小儿久赤白痢，腹胀疞痛。黄柏丸方

黄柏微炙，锉　当归锉，微炒。各一两

上件药捣，罗为末，煨大蒜和丸如绿豆大。每服以粥饮下七丸，日三四服。量儿大小加减服之。

《圣惠》治小儿久赤白痢，腹胁疼痛。木香散方

木香　诃黎勒煨，用皮　臭樗树皮微炙　木贼　黄连去须，微炒。各半两

上件药捣，细罗为散。每服以粥饮调下半钱，日三四服。量儿大小以意加减。

《圣惠》治小儿久赤白痢，腹内疞痛，全不思食，渐至困羸。肉豆蔻散方

肉豆蔻三分，去壳　青橘皮汤浸，去白瓤，焙　黄牛角炙令微焦　当归　地榆　厚朴去粗皮，涂生姜汁，炙令香熟　黄连去须，微炒。各半两　干姜一分，炮裂，锉

上件药捣，细罗为散。每服以粥饮调下半钱，日三四服。量儿大小临时加减。

《圣惠》治小儿久赤白痢不止，腹痛。龙骨丸方

白龙骨　黄连去须，微炒　黄柏微炙，锉　木香　诃黎勒煨，用皮。各一分　胡粉三钱，炒微黄　白矾烧令汁尽　干姜炮裂，锉　当归锉，微炒。各半两

上件药捣，罗为末，炼蜜和丸如绿豆大。每服以粥饮下五丸，日三四服。

量儿大小临时加减。

《圣惠》又方

赤石脂半两　鹿角屑　芜荑仁微炒　附子炮裂，去皮、脐　黄连去须，微炒　地榆各一分

上件药捣，罗为末，炼蜜和丸如绿豆大。每服以粥饮下五丸，日三四服。量儿大小临时加减。

《婴孺》治小儿寒痢泄，腹痛，呕逆。附子丸方

附子炮裂，去皮脐　干姜各二分　黄连　龙骨　海蛤　云实炒。各一分

上为末，蜜丸。四五十日儿胡豆大二丸，日三服，夜二服；一岁儿小豆大二丸，量之与服。

钱乙小香连丸　治冷热腹痛，水谷利，滑肠方。

木香　诃子肉各一分　黄连半两，炒

上为细末，饭和丸绿豆大。米饮下十丸至三、五十丸，频服之，食前。

张涣顺胃丹方　治泄利，虫烦腹痛。

高良姜　干漆　肉桂各一两　白术炮　肉豆蔻仁各半两

上件捣，罗为细末，白面糊和丸如黍米大。每服十粒，粟米饮下。量儿大小加减。

张涣建中丹方　治泄注不止，腹痛多啼。

胡椒　蓬莪术　肉豆蔻各半两　全蝎一分

上件为细末，白面糊和丸如黍米大。每服十粒，米饮下。

《九籥卫生》固气丸　疗小儿脾胃虚怯，泄泻腹痛方。

上用绝大肉豆蔻一枚，劈破，填滴乳香一块，用酵面裹，慢火内煨，候面熟为度，去面不用。将肉豆蔻、乳香同为细末，曲糊和丸如绿豆大。每服二十丸，乳食前米饮下。

《张氏家传》治小儿久痢腹痛，脱肛下血。圣饼子方

神曲一两　腻粉一钱匕

上件二味拌合令匀，后以鸡子清调拌上件药，稀稠得所，捏作饼子如钱大小，于火上炙令黄熟。每服一饼，于早晨空心同油饼吃之，后进饮少许。

《吉氏家传》紫霜丸　治小儿久积，胸高羸瘦，赤白痢疾，腹痛甚方。

丁头大赭石半两，令煅五遍，醋淬五遍　杏仁二七粒，取霜　乳香　朱砂　木香各一钱　宣连一分，去头　轻粉半钱　麝香少许　肉豆蔻二个，面裹炮　巴豆十粒，取霜

上为细末，稀面糊为丸如此○大。每服七丸至十五丸，紫苏、饭饮吞下。

下利羸瘦第十四泻痢同

《巢氏病源》小儿利后虚羸候：肠胃虚弱，受风冷则下利，利断之后，脾胃尚虚，谷气犹少，不能荣血气，故虚羸也。

《圣惠》：夫小儿久痢羸瘦者，由因乳食不节，脏腑夙挟疳气，肠胃冷热不调，变而为下痢。经久不差，则脾胃虚弱，谷气减少，气血不荣，故令肌体羸瘦也。

《外台》刘氏疗小儿痢后虚，手足心热，痢纵未断，亦可服之方。

橘皮　生姜各三分

上二味切，以牛乳半升，煎取四合，去滓，分温服之。

《圣惠》治小儿久痢不断，肌体羸瘦，食不消。桔梗丸方

桔梗去芦头　神曲微炒。各一两　麦蘖　乌梅肉微炒　厚朴去粗皮，涂生姜汁，炙令香熟　白术　人参去芦头　赤石脂　黄芩　龙骨　桂心　甘草炙微赤。各半两

黄连一两半，去须，微炒　黄雌鸡骨一具，净洗，去肉，酒浸一宿，炙令黄

上件药捣，罗为末，炼蜜丸如绿豆大。每服以粥饮下五丸，日三服。量儿大小加减服之。

《圣惠》治小儿久痢不差。羸瘦壮热，毛发干焦，不能饮食。雄黄散方

雄黄　芦荟　青黛　朱砂　熊胆　麝香各细研　龙胆去芦头　黄连去须，微炒　黄柏微炙，锉　当归锉，微炒　白芷　细辛　甘草炙微赤，锉。各一分　蚱蝉七枚，去足　干蛤蟆一两，涂酥炙，令黄焦

上件药捣，细罗为散，入研了药，更研令匀。每服以井华水调下半钱，日三四服。量儿大小以意加减。

《圣惠》治小儿下痢不止，瘦弱。鸡子粥方

鸡子一枚　糯米一合

上煮粥，临熟破鸡子相和搅匀，空腹，入少醋食之。

张涣龙骨汤方　治小儿痢久成疳，渐渐黄瘦。

龙骨　诃黎勒皮炮　赤石脂各半两　醋石榴皮炒黄　木香　使君子仁各一分

上件捣，罗为细末。每服半字至一钱，点麝香汤调下。

下利浮肿第十五泻痢同

《惠济论》小儿痢差后遍身肿候歌：宜与塌气散，方在后。

冷痢日久失医治，遍身浮肿却如吹，
脉洪是气化为水，沉实还因积有之，
顺气肿消为上法，气平两日定多尿，
莫交食饱还忧滞，此候原因积损脾。

《惠济论》塌气散方

茴香　白牵牛　甘草各炒　木香以上各一钱

上为末。每服半钱，紫苏汤下。

《王氏手集》止渴圣效散　治小儿因吐利，气虚津液减耗生疳，烦渴饮水不休，面肿脚浮，腹大头细，小便利白，全不吃食方。

干葛　白芷各二两。一两炒黄，一两生用　细墨二两，一两火煅过，一两生用　黄丹二两，一两炒紫色，一两生用

上同为细末。每服半钱，倒流水调下。

卷第二十九

滞痢赤白　凡十二门

八痢第一

茅先生：小儿生下，周岁上至十岁以前，有中痢疾分八种，各逐一有说。赤痢脏腑积热。白痢脏腑积冷。伤积痢其粪内一半似土色，本因奶食所伤。惊积痢其粪夹青涕色，因惊候不曾取下，惊积至此。脊沥痢时下五色不定，不吃奶，又名五花闭口痢，此五脏积毒，孔窍不开。药毒痢所出如鱼脑浆，本因患痢久而成，医人下药不对，故名药毒积痢。锁口痢都不下食，常引水吃，秋后脾虚，又名调泄泻。凡治得痢又泻，治得泻又痢，此是大肠滑，脾虚热，又名脏中有积毒而成。热毒风毒痢所出，痢如青草汁，又或如赤豆汁，时时自滴沥出，乃脾家受风热毒而成，此般痢十中无一生，系恶候。

上八般痢如见，不问色数，先用匀气散方见胃气不和门中夹醒脾散、有二方：一方见胃气不和门中，一方见慢脾风门中。香连散、乳香散调理二日。二方并见一切泄泻门中。渐有黄下来时，便下褊银丸一服，方见积泻门中。取下痢积三五行。再用匀气散、醒脾散调平其气，后常服香连丸方见一切泄泻门中夹调中饮与服即愈。方见胃气不和门中。如见大渴，都不进食，口内生疮，鼻干燥，肚膨，死候不治。

汉东王先生《家宝》：小儿八痢者，皆因八邪而生也。或冷热不匀，风热入脏则为痢也。热痢则赤，冷痢则白，冷热相加则杂赤白色，食痢则酸臭，惊痢则青，脾痢则吃食不消化，时行痢则有血，疳痢则囊泻不时，此是八痢也。

《五开贯真珠囊》小儿八般痢候：一、白脓痢；二、鱼脑痢；三、五色痢；四、血瘕痢；五、水泻痢；六、腹肚痢；七、瘕积痢；八、赤白痢。

茅先生小儿八痢不治死候歌：

痢频都不食，腹胀喘还粗，
下粪全如墨，浑身热渴俱。

一切痢第二

《圣惠》：夫小儿一切痢者，由痢色无定，或水谷，或脓血，或青黄，或赤白，变杂无常，相兼而下也。此皆乳哺不调，冷热交互，经久则脾胃虚弱，连滞不差，令肌体羸瘦也。

《婴童宝鉴》：小儿痢，为肠胃中冷热相击，经络涩滞而为痢。热多即赤，冷多即白也。

《婴童宝鉴》痢疾死候：痢频不食，腹胀喘急，下粪黑，体热，渴。

《惠眼观证》：赤白滞痢，且以平胃丸方见哕逆门中、参苓散方见胃气不和门中、醒脾散方见吐利门中三日内痢变黄，粪成大粪，即量大小肥瘦下鲊汤丸取之方见急慢惊风门中次调气，下参苓散，即用痢药，下阿胶散方见赤白痢门中、香连丸方见利渴不止门中夹平胃醒脾温和药调理。或见大渴，不进食，粪不变，下青血汁，即谓之传赤白滞，滞经二七日，乃锁口疳痢而死。泛常患痢便，可以阿胶、香连治之亦得。若三四分夹粪，须用通利，如等时，时只一点两点，来又治，兼并不进食，此亦难治。

《婴童宝鉴》小儿诸痢歌：

小儿痢下有多般，不得将来一例看，
冷痢有时青与白，或如丹色赤相干。
热侵经络为鲜血，虫毒为伤下紫肝，
肠虚日有如膏血，渴甚仍知脏腑干。
脾弱遍身成肿满，热冲肝胆翳漫漫，
更有脱肛争忍视，急求名药便平安。

《玉诀》小儿泻痢积热候歌：

小儿泻痢胃家伤，冷热传脾损大肠，
胃气失和宁化谷，邪攻变虫自非常。

夫小儿泻痢，先须调气，次服痢药。如是虫毒，须看虚实用药取之，更调胃气。

《颅囟经》治孩子初患诸色痢，乃微有疳气。

上用枳实不限多少，炒令黑，拗破看内外相似，为散。空心米饮下半钱，以岁加减服之。忌如常。

《葛氏肘后》徐王神效方 三岁小儿痢，或赤、白、谷，冷热不调。

上用鸡子一枚，破其头如粟米大，出黄、白于瓯中，和胡粉如皂荚子大，研令极匀，调还内壳中糊头，蒸令熟，以喂儿，取差止《婴孺》治赤白痢，又治脓血痢。

《葛氏肘后》疗小儿痢方，日夜数十行者。

上用鸡子一枚，破取白，半鸡子和酽醋搅如白酒，煎如稀饧，勿使干，干即难咽，灌讫，勿令吐。前后两度服之，稍有效验。

《千金》驻车丸 治大冷洞痢，肠滑，下赤白如鱼脑，日夜无节度，腹痛不可堪忍者方。

黄连六两 干姜炮，二两 当归 阿胶各三两

上四味末之，以大酢入合，烊胶和之，并手丸如大豆许，干之。大人饮服三十丸，小儿百日以还三丸，期年者，五丸。余以意加减，日三服。

《仙人水鉴》小儿秋、夏痢不止，神方。

干漆 蛤蟆各三分 砒霜一分，煮 黄丹熬 蜀葵花 远志 黄盐陶隐居云：北海盐黄，草粒粗，以作鱼鲊及咸花 滑石各二分 干蚯蚓一条，生用

上并为末，同研令细，饭丸如麻子大。患深者，不过五服，以冷水下一丸至二丸。

《仙人水鉴》孩子生下一月，患乳痢。白胶方 乳母寒气浸，儿病痢加深。仙人有神法，先使水林檎。汤煮白羊肉，充餐力自任。乳母一饱食，儿病不能临。

上取水林檎不计多少，捶碎，以水煮白羊肉食之，儿痢疾立可。

《仙人水鉴》治小儿八般痢七宝散方

鹁鸽粪二钱，取白 夜明砂好者 槐花 朱砂研，各一钱 白姜 白矾各半钱

上为末，入麝香一字，研匀。每服一钱，水一盏，煎四分，温吃。忌毒物。

孙尚药治丈夫、妇人、小儿痢方。

木香一块，方丸一寸 黄连半两

上件二味水半升同煎干，去黄连，只薄切木香，焙干为末。三服：第一橘皮汤；第二陈米饮；第三甘草汤调下。此乃李景纯传。有一妇人久患痢将死，梦中观音授此方，服之遂愈。

陈藏器止小儿痢方。

上用鸡子和蜡作煎饼与小儿食，止痢。

陈藏器治痢方。

上用生鸡子一个，连纸一幅，有肉乌梅十个，取鸡子白摊遍，连纸日干，折作四重，包撮乌梅，安熨斗中，用白炭火烧，烟欲尽取出，以盏碗盖覆，候冷，研令极细，入水银粉少许和匀。如大人患，分为二服；小儿分三服。不拘赤白痢，空心，井华水调服。如觉脏腑微有疏利，不须再服。

《贪疗》小儿、大人痢方。

上用乌贼鱼骨，炙令火，去皮，细研成粉，粥中调服之，良。

《子母秘录》治小儿痢方。

上用林檎子杵取汁服。以意多与服，差。

孟诜小儿患秋痢方。

上与虫枣食，良。

孟诜又方

上用醂柿涩下焦，健脾胃气，消宿血。作饼及餻与小儿食，治秋痢。又研柿，先煮粥欲熟，即下柿更三两沸与小儿饱食，并奶母吃亦良。

《图经》止下痢：

上用黄柿和米粉作糗蒸，与小儿食之，止下痢。

《圣惠》治小儿一切痢不差，腹痛，羸瘦，不欲饮食。当归散

当归锉，微炒　阿胶捣碎，炒令黄燥　黄芩　龙骨各三分　人参半两，去芦头　甘草一分，炙微赤，锉

上件药捣细罗为散。每服以粥饮调下半钱，日三四服。量儿大小加减服之。

《圣惠》治小儿一切痢不差，腹痛，多渴。人参散方

桔梗去芦头　当归锉，微炒　地榆微炙，锉。各三分　人参去芦头　艾叶微炒　黄芪锉。各半两　乌梅肉一分，微炒　龙骨一两

上件药捣，粗罗为散。每服一钱，以水一小盏煎至五分，去滓，不计时候，量儿大小，分减温服。

《圣惠》治小儿一切痢不差，脾胃气弱，饮食全少，腹胀无力。木香散方

木香　黄连去须，微炒　桃白皮微炙，锉。各半两　麝香一钱，细研　白矾二两，烧令汁尽　龙骨三分

上件药捣，细罗为散。不计时候，以粥饮调下半钱。量儿大小以意加减。

《圣惠》治小儿一切痢不差青金散方

定粉二两　白术一分　诃黎勒皮一分　黄丹　白矾灰　白龙骨各半两

上件药捣，罗为末，用枣一升，去核，共药都搜作丸，入瓷罐内盛，烧令通赤，取出细研为散。每服以粥饮调下半钱，日三四服。量儿大小加减服之。

《圣惠》治小儿一切痢不差。黄丹散方

黄丹　莨菪子　黄明胶各半两　青州枣三十枚，去核

上件药捣为一团，烧令通赤，放冷，捣细罗为散。每服以米饮调下半钱，日三四服。量儿大小加减服之。

《圣惠》治小儿一切痢不差，日夜度数无常，密陀僧散方

密陀僧细研　定粉　黄丹各微炒　龙骨各一分

上件药捣，细罗为散。每服以粥饮调下半钱，日三四服。量儿大小加减服之。

《圣惠》治小儿一切痢不差　鹿角散方

鹿角一两　定粉　密陀僧　黄丹　白矾各半两

上件药入瓶内，烧令通赤，放冷，取出细研为散。每服以粥饮调下半钱，日三四服。量儿大小加减服之。

《圣惠》又方

定粉　砒霜各一分

上件药同研为末，以面糊和丸如黍米大。每服以冷浆水下二丸。量儿大小以意加减。

《圣惠》治一切痢，诸药无效，宜服此方。

巴豆七枚，去皮心油　深色燕脂三钱

上件药先研巴豆为末，次入燕脂同研令细，煮枣肉和丸如黍米大。每服以冷粥饮下三丸，小儿一丸。忌食热物。

《圣惠》治小儿下痢，日夜数十行，渐至困弱。黍米粥方

黍米一合　鸡子一枚　黄蜡半两

上煮粥，临熟下鸡子，蜡搅令匀，空腹食之。

《婴孺》治小儿实下痢　细辛汤方

大黄四分　细辛一分　黄芩　甘草炙。各三分

上以水三升煮八合，为三服。去五里久再进。

《婴孺》治小儿下痢方。

龙骨　干姜　当归　鹿茸炙　附子炮　矾石烧。各二分　黄连七分

上为末，蜜丸大豆大五丸。日三服，大效。

《婴孺》治半岁儿滞痢方。

龙骨　干姜各二分　附子一分，炮　甘草

上以水三升，煮一升二合，顿服半合，日三服。

《婴孺》治小儿身羸瘦，滞痢。以服自下汤罢，其痢未断。薤白豉汤方

薤白十二茎　豉熬汤　栀子仁各五合

上以水一升煮八合。一岁为三服，三四岁再服，二百日以下为四服。一云无豉子。

《婴孺》治少小下痢方。

人参　黄芩　甘草炙　干姜各二分

上为末，蜜丸如小豆大。五丸，日三服。

《婴孺》治小儿诸痢方。

上用羊骨烧，研为末。饮调方寸匕，日二服差。

《婴孺》又方

上用黄连二两，水二升煎二合，去滓，纳犀角末四分，再煎取一合，更纳麝香末一分。早、午、晚各服一鸡子许，神验大效。

《婴孺》治小儿痢榉皮饮子方

梁州榉皮五分　桔梗　茯苓各八分　粟米二合上以水五升四合，量儿大小以意加减。

《婴孺》治小儿下痢，已服龙骨汤不已，宜此女萎丸方

女萎　黄柏各一两　附子三分，炮　黄连五分　干姜四分

上为末，蜜丸大豆大。一服十丸，日三服。夜一，稍加至十五丸。

《婴孺》治小儿痢子芩汤方

子芩二十分　竹叶八合，切　甘草　黄柏各四分　女萎　知母各六分　枳壳八分

上以水三升，煮一升，一岁儿分服。

《惠眼观证》胡黄连丸　治痢方。

胡黄连　诃子肉炮，秤二钱　朱砂一钱半

上为末，烂饭为丸如此○大。每服七丸至十丸，随大小，甘草姜汤下。

《刘氏家传》小儿痢方。

上用黄蜡熔以黄丹，调赤为度，丸绿豆大。每服七丸，乌梅甘草艾叶煎汤下。

《张氏家传》金匮丹 治大人、小儿、老人、产妇应有寒热，脏腑之疾，服之神效。西京龙门奉天寺主合此药云：是异国神僧传授。

朱砂半两，飞，研极细　黄丹二两半，炒黑色　乳香七钱，新水研细，纸箱于瓦上干之　木鳖子大者十枚，烧黑色，去皮　白胶香四钱，不杂伪者　砒霜　硝石各三两。同研，瓷合以赤石脂封固口缝，再以盐泥纸筋固济，荫干，用灰火烧通赤，候冷取药，其药如雪玉，谓之琼林玉株。此药中，唯此神异过度，炼家谓之用砒不用砒之说，此是也。一料用一两六钱　巴豆拣大者去皮心、膜，出油　杏仁大者，去皮尖，炒，研。各七十枚

上研极细研，以黄蜡一两三钱熔和为剂。要服旋丸，以全药力。每服三丸，如绿豆大，临卧浆水汤下。未效，连日服三服必效。更看老小虚实，加减大小也。

《张氏家传》缠金丹　治一切痢下积聚。老少不拘，并不疏动，极有神效。一名朱砂膏方。

辰砂一两，别研极细　硇砂明净无石者一两，别研极细，一方用半两

上先取肥者巴豆七十个，去皮，用黄蜡十枣大同煎焦黄色，取出，不用巴豆。将前药二味与蜡搅匀，放稍冷和成挺子。如有患，旋丸。如大人，豌豆大，每服二丸，温将水吞下。如赤白痢，干姜甘草汤下。骤泻，新水下。赤痢，冷黄连汤下。白痢，艾汤下。皆临卧服二丸。小儿，麻子大，更看大小，临时加减服之。

《张氏家传》衮金膏　利胸膈化痰，取虚中有积，脐腹急痛，里急后重，欲作恶痢及小儿停食发热，粪白鲊臭。呕吐酸水，下利积脓，谷食不化，全不美食。止泻痢方。

朱砂半两，细研　粉霜　硫黄　硇砂各一钱　砒霜　硝石各半钱　腻粉二钱　脑麝各半字

上件研细，用巴豆半两黄明者，去壳、心膜研如面，和前药令极匀，黄蜡三分熔和后，用重汤内煮三两丸，搜成丸，用金箔裹着旋丸，小麦大五粒至七粒，取积浆水送下。化痰，姜汤下。泻痢，米饮下。小儿，丸如麻子大，每服三、五粒。

《庄氏家传》治泻痢神验木香丸方

黄连一两，去须，锉如大豆大，吴茱萸一两同炒，令焦黄色，去茱萸　肉豆蔻二个　木香一分

上为末，蒸饼为丸如梧桐子大用面糊亦得。水泻、赤痢用米饮下二十丸。白痢，厚朴汤下。小儿，丸如许○大，服十丸。

《庄氏家传》如圣丸　治大人、小儿冷热泻痢，腹痛，米谷不消，脓血赤白并疗之方。

干姜炮　槐花炒。各一两　宣连半两，去毛

上为末，面糊为丸如绿豆大。大人，三十丸。小儿，七、八丸。看岁数加减。如常泻，温水下。赤多，米饮下。

《庄氏家传》治小儿痢阿胶丸方

阿胶　茯苓　黄连

上各等分为细末，以饭为丸，曝干。空腹，米饮下三十或五十丸。

《孔氏家传》小儿痢方。

陈橘皮炒　黄连　乌梅肉

上等分为末，陈粟米为丸。米饮下五十丸。

《王氏手集》当归黄连丸　治身体壮热，烦渴下痢，赤白相杂，后重腹痛，昼夜无度，小便涩少方。

芍药　当归　黄连　黄柏

上等分为细末，面糊为丸梧子大。每服十丸至二十丸，温米饮下，食后。

《吉氏家传》治一切痢　青金散方

定粉二两　黄丹　白矾煅　龙骨各半

两　白术一分　诃子皮二十个

上件末，干枣一升去核为一处，作团子于罐子中，用火先文后武烧青色为度，研细。米饮下一钱。血多，入黄连少许。小儿半钱。又一方入莨菪子、猪胆丸尤妙。

《吉氏家传》治诸般痢方。

诃子皮　密陀僧各一两　巴豆二十粒，去皮、油

上件末，以醋二升半熬一伏时，乘热于垍合内，凝定丸如绿豆大。每服三丸，空心米饮下。休息痢，米饮下。赤痢，甘草水下。白痢，干姜汤下。

《吉氏家传》治一切痢青金散方

黄丹　莨菪子　胡粉炒。各半钱　枣子十个

上一处捣作团，烧令通赤取出，冷，研细。空心米饮下半钱。

长沙医者丁时发传治小儿痢方。

龙骨　黄丹　定粉　猪指甲子各等分

上四味瓶罐泥封口，大火煅红，细研。服半钱一字，米饮调下。

长沙医者郑愈传治小儿痢方。

诃子三个　龙骨　乌鱼骨　黄丹醋炒。各一钱

上为末。每服半钱，米饮调下。

长沙医者郑愈传治小儿痢　针头丸方

巴豆　杏仁去皮尖。各四十九个

上用铁线串，灯焰上烧，不存性，研细，用黄蜡二钱灯上熔汁，入药和为剂，如粟米大。每服七丸，小儿三、五丸，新汲水吞下。

长沙医者郑愈传五仙丹　治痢方。

杏仁　巴豆各四十五粒，针头上并烧存性　砒霜一钱，研　腻粉二钱　百草霜半两　黄蜡一两

上件同研匀，熬黄蜡为剂，旋丸如黄米大。白汤下，不计时候。

长沙医者郑愈传治泻痢方。

胡椒　绿豆各四十五粒　黄丹半钱，飞　巴豆七粒，去皮心、膜，出油

上件为末，入少面糊丸如黄米大。每服十丸，乌梅甘草汤下。

冷痢第三亦名白痢

《巢氏病源》小儿冷痢候：小儿肠胃虚，或解脱遇冷，或饮食伤冷，冷气入于肠胃而痢，其色白，是为冷痢也。冷甚，则痢青也。

汉东王先生《家宝》泻痢病证并方：婴孩、小儿春伤于风，因衣暖解脱，为风冷所伤，藏在肌肉。至夏，因饮食、居处不调，又被风冷乘之，以入肠胃，先后重则下痢也。其冷气盛则频下，宜进元黄散二三服及下金锁散二三服。如痢下后重，腹、肚、肠、胃搅痛，则进雄朱散二三服三方并见本门。

张涣谨按：小儿脾胃久不和，食入不消，冷热不均，其气入于肠间，变为痢也。若冷气搏在肠间，津液凝则痢白。

《石壁经》三十六种内白痢候歌：

一泻时时要水浆，面珠流出汗生光。四十八候此一句云：面上微红脸淡光。

腾腾眼慢常如睡，四十八候此一句云：眼慢腾腾多燥渴。腹内几同被物伤。

努咽大肠多发痛，不思饮食面痿黄。

发焦眼碧凉浸耳，变色三朝定必亡。白痢变黑，四十八候云：变色三朝定脱肠。

此因惊、伤寒、毒物所致。此泻久、作渴，甚则腹痛、面黄，或青、或黑满面，则不治。其治，当分水谷，调气止痢。

《小儿形证论》四十八候，白痢候歌一同，后云：此候须有积、渴、水泻、

久肠脱、虚弱，特不可取，只与解脾痢药。若实，微与，取后匀气。

《葛氏肘后》徐王神效方：三岁患冷痢。

上用附子一枚，炮。水五升，合煮鸡子一枚，令熟，以哺儿，差。

《千金》治小儿冷痢方。

上用蓼菜捣汁，量大小饮之。一作芥菜。

《千金》又方

上用捣蒜，敷两足下。

《外台》：《广济》疗小儿客冷白痢方。

人参六分　厚朴炙　甘草炙。各四分　茯苓　桔梗各五分　梁州榉皮八分，炙上六味切，以水三升煮取一升。量大小，可一合为度，以差止。忌如常法。

《圣惠》治小儿冷痢，腹痛，四肢不和，饮食全少，渐至羸瘦。木香散方

木香　白术　干姜炮裂，锉。各一分　厚朴去粗皮，涂生姜汁炙令香熟　龙骨　当归锉，微炒　诃藜勒煨，用皮。各半两

上件药，捣粗罗为散。每服一钱，以水一小盏，入枣二枚，同煎至五分，去滓，不计时候。量儿大小，分减温服。

《圣惠》治小儿冷痢，腹痛。当归散方

当归锉，微炒　赤石脂　龙骨各一两　黄连去须，微炒　桂心　人参去芦头　干姜炮裂，锉　白头翁各三分　甘草二分，炙微赤，锉　附子半两，炮裂，去皮脐

上件药捣粗罗为散。每服一钱，以水一小盏煎至五分，去滓，放温，不计时候。量儿大小分减服之。《婴孺》治周岁儿赤白痢方同。云：大患冷者，加牡蛎三分，去白头翁。

《圣惠》治小儿冷痢，腹痛不止。龙骨散方

黄连去须，微炒　甘草炙微赤，锉　龙骨各一两　干姜炮裂，锉　当归锉，微炒。各三分

上件药捣罗为散。每服一钱，以水一小盏，煎至五分，去滓，放温，不计时候。量儿大小分减服之。

《圣惠》治小儿冷痢，腹痛，面无颜色，四肢瘘悴，不欲饮食。丁香散方

丁香　当归锉，微炒。各一分　人参去芦头　白术　厚朴去粗皮，涂生姜汁炙令香熟　草豆蔻去皮。各半两　白石脂一两

上件药捣细罗为散。以粥饮调下半钱，日三四服。量儿大小加减服之。

《圣惠》治小儿冷痢，多时不断。艾叶散方

艾叶微炒　黄连去须，微炒　木香各半两　当归锉，微炒　诃黎勒煨，用皮　龙骨各三分　干姜一分，炮裂，锉

上件药捣，细罗为散。每服以粥饮调下半钱，日三四服。量儿大小以意加减。

《圣惠》治小儿冷痢，下青白色物如鱼脑，腹痛，多时不断。吴茱萸丸方

吴茱萸汤洗七遍，焙干，微炒　干姜炮裂，锉　附子炮裂，去皮脐　当归锉，微炒　木兰皮锉　厚朴去粗皮，涂生姜汁炙令香熟　白术微炒　白头翁　黄连去须，微炒　黄柏微炙，锉　石榴皮锉碎，炒令微焦。各半两　赤石脂一两

上件药捣，罗为末，炼蜜和捣二三百杵，丸如绿豆大。三岁儿，以粥饮下五丸，日三四服。量儿大小临时加减。

《圣惠》治小儿冷痢，诸药无效。乳香丸方

干姜炮裂，锉　乳香各一分　地榆微炙，锉　诃黎勒煨，一两，用皮　赤石脂各半两

上件药捣，罗为末，粟米饭和丸如

绿豆大。每服以粥饮下五丸，日三四服。量儿大小加减服之。

《圣惠》治小儿冷痢，日夜数十行。附子丸方

附子一枚，炮裂，去皮脐　诃黎勒煨，用皮　甘草炙微赤，锉。各一分　白矾三分，烧令汁尽

上件药捣，罗为末，煮饭和丸如绿豆大。每服以粥饮下五丸，日三四丸。量儿大小加减服之。

《圣惠》治小儿冷痢，百药无效。醋石榴皮散方

酸石榴皮一两，锉碎，炒令微焦　硫黄一分

上件药捣，研为细散。每服以粥饮调下半钱，日三四服。量儿大小加减服之。

《圣惠》又方

诃黎勒煨，用皮，一两　桂心　赤石脂各半两

上件药捣，罗为末，炼蜜和丸如绿豆大。每服粥饮下五丸，日三四服。量儿大小加减服之。

《圣惠》治小儿久患冷痢，脾胃冷极，致大肠滑泄不绝。麝香丸方

麝香一分，细研　鹿茸一两，去毛，涂酥炙令黄

上件药捣罗为末，煮枣肉和丸如绿豆大。每服以粥饮下五丸，日三四服。量儿大小加减服之。

《圣惠》又方

当归半两，锉，微炒　大蒜一颗

上捣当归细罗为末，烧蒜熟和丸如绿豆大。每服以粥饮下七丸，日三四服。量儿大小加减服之。

《圣惠》治小儿冷痢多时，宜服此方。

上用川椒三分去目及闭口者，微炒去汗，捣罗为末，炼蜜和丸如绿豆大。每服以粥饮下五丸，日三四服。量儿大小加减服之。

《婴孺》治五六岁儿冷痢方。

当归　黄连　龙骨各四分　赤石脂　厚朴炙　干姜　酸石榴皮各二分

上切，以水三升半煮一升六合，为四服。相去一炊久服。

《婴孺》治小儿调中止痢，去冷进食。人参丸方

人参　半夏洗　茯苓　干姜各半两

上为末蜜丸。一岁，麻子大二丸。二岁，小豆大二丸。日三服。

汉东王先生《家宝》治婴孩、小儿冷气盛则频下，宜元黄散方

诃子烧去核，二钱　海螵蛸　龙骨　定粉　黄丹用银锅子同定粉一味煅令红，如无银锅子，则用瓷器煅。各一钱

上为末。每服婴孩一字，二三岁半钱，紫苏米汤调下，一日三服。

汉东王先生《家宝》治婴孩、小儿冷痢。金锁散方

官桂半两，去粗皮，姜汁炙　黄连一分，同茱萸同炒，去茱萸不用，只用黄连。

上为末。每服婴孩一字，二三岁半钱，紫苏木瓜汤调下，一日三服。

汉东王先生《家宝》治婴孩、小儿肠胃虚冷，下痢频并，日夜疼痛不可忍。雄朱散方

雄黄一分，细研，水飞过　乳香细研　白矾煅。各一钱

上为末。每服婴孩一字，二三岁半钱，陈米饮调下，一日三服。

张涣玉脂散　治冷痢，大便色青，甚则有脓方。

白石脂　当归洗，焙干　丁香　白术炮。各一两　草豆蔻去皮　厚朴生姜汁炙。各半两

上件药捣，罗为细末。每服半钱，以粥饮调下。量儿大小加减。

张涣艾汤　治白痢方。

艾叶微炒　当归各一两　干姜炮　木香　诃黎勒皮炮。各半两

上件药捣，罗为细末。每服一钱，水八分一盏，入粟米少许，煎至五分，滓温服，食前。

张涣醒脾丹　治便腥频数方。

附子一枚，重半两，炮裂，去皮脐　赤石脂　姜炮　诃黎勒皮各一两

上件捣，罗为细末，粟米饭和丸黍米大。每服十粒，粥饮下，乳食前。

张涣养藏汤　治白痢频并方。

当归洗，焙干　乌梅肉炒干　干姜　黄芪　白术炮　龙骨各一两

上件捣，罗为细末。每服一钱，水一小盏，生姜、粟米各少许，煎至五分，去滓温服，乳食前。量儿大小加减。

《惠眼观证》茱萸丸　治小儿白痢。凡患痢，见上焦虚热，生疮，下成冷毒，宜服之。

茱萸三钱，炒令黄　诃子炮，取肉一钱　乳香半钱

上除乳香别研外，并为末，再研令极匀细，以烂饭为丸如此〇大，朱砂为衣。饭饮吞下七丸至十丸，大小加减服。若药后见生疮疥，即减退丸数，与阿胶散兼服妙方见赤白痢门。

《圣惠》灸法：小儿秋深冷痢不止者，灸脐下二寸、三寸间，动脉中，三壮，炷如小麦大。

热痢第四亦名赤痢

《巢氏病源》小儿热痢候：小儿本挟虚热而为风所乘，风热俱入于大肠而利，为热，是水谷利。而色黄者为热痢也。

《巢氏病源》小儿赤痢候：小儿有挟客热入于经络，而血得热则流散于大肠，肠虚则泄，故赤痢也。

《石壁经》三十六种内赤痢候歌：

赤痢先看眼不开，定知热发有从来。

唇红面赤疮穿口一云：舌白唇红疮满口，一日之间痢百回。

滴沥腹中加刺痛，难餐胃闭食全乖。

此时脾热一云：服毒。因云极，请细消许妙药材。

此是热积所致也。当去其积，凉胃调气进饮食，治痢慎勿令药太热，热则发汗作肿多困也。

《小儿形证论》四十八候，赤痢候歌一同，后云：此候医人将热药与服，至目闭唇红，不通饮食，或下血痢至损命，切不得用热药，宜服开胃解脾毒药，如此调治三五日即安。

《葛氏肘后》治赤痢下脓，小儿得之三日皆死方。

赤石脂一斤　干姜一两　粳米一两

上水七升，煮去滓，服三合。量儿大小增减。七合止，日三服。

《千金》治小儿热痢方。

上煮木瓜叶饮之。

《千金》治少小热痢不止栀子丸方

栀子七枚　黄柏三分　黄连五分　矾石四分　大枣四枚，炙令黑

上五味末之，蜜丸如小豆大。服五丸，日三夜二服。不知稍加至十丸。

《仙人水鉴》孩儿一月之内，下痢如血方。

急须求取黄雌鸡，大腹煎汤煮，莫疑。更取牙硝一两末，充餐立救乳前儿。

《外台》：《古今录验》疗小儿热痢子芩汤方

子芩十二分　知母　女萎各六分　竹

叶切，八分　黄柏　甘草炙。各四分

上六味切，以水二升煮取一升，分服甚妙。

《图经》治热毒下痢方。

上用蜀葵叶，炙与小儿食。

《圣惠》治小儿热痢，腹痛，心烦口干，小便赤黄，不欲饮食。栀子仁散方

栀子仁　当归锉，微炒。各半两　黄柏　地榆各三分，微炙，锉　黄连一两，去须，微炒

上件药捣，细罗为散。每服以粥饮调下半钱，日三四服。量儿大小加减服之。

《圣惠》治小儿热痢，烦闷腹痛，面黄体瘦，宜服犀角散方

犀角屑　黄芩　地榆微炙，锉　甘草炙微赤，锉。各半两　赤芍药　黄连去须　知母　葳蕤各三分

上件药捣，粗罗为散。每服一钱，以水一小盏，煎至五分，去滓。量儿大小，日三四度，分减温服。

《圣惠》治小儿热痢，体瘦，口干烦躁，不欲乳食。栝楼根散方

栝楼根　白茯苓　知母　黄芩　地榆微炙，锉　甘草炙微赤，锉　黄柏微炙，锉。各半两　人参去芦头，三分　赤石脂一两

上件药捣，粗罗为散。每服一钱，以水一小盏，煎至五分，去滓，不计时候。量儿大小分减服之。

《圣惠》治小儿热痢，腹痛心烦，不欲饮食。地榆散方

地榆微炙，锉，三分　黄连去须，微炒　人参去芦头　赤芍药　杏仁汤浸去皮尖、双仁，麸炒微黄。各半两　赤石脂一两

上件药粗罗为散。每服一钱，以水一小盏煎至五分，去滓，不计时候。量儿大小分减服之。

《圣惠》治小儿热痢，腹痛，壮热心烦，不欲饮食，四肢瘦弱。子芩散方

子芩一两　知母　女萎各三分　黄柏微炙，锉　甘草炙微赤，锉　赤芍药各半两

上件药捣，罗为散。每服一钱，以水一小盏入竹叶七片，煎至五分，去滓，不计时候。量儿大小，分减温服。

《圣惠》治小儿热痢，但壮热多渴，而痢不止。乌梅散方

乌梅二枚，微炒，去核　黄连去须，微炒　蓝叶各一分　犀角屑　阿胶捣碎，炒令黄燥　甘草炙微赤，锉。各半两

上件药捣，粗罗为散。每服一钱，以水一小盏煎至五分，去滓，放温，不计时候。量儿大小分减服之。

《圣惠》治小儿热痢，壮热吐乳。熊胆散方

熊胆　蚺蛇胆各半两　黄连去须，微炒，三分　没石子一枚　干马齿菜　犀角屑各一两

上件捣，细罗为散。一二百日儿，每服用新汲水调下一字。二三岁，每服用新汲水调下半钱。空心，午后各一服。

《圣惠》治小儿热毒下痢如鱼脑。白头翁散方

白头翁半两　黄连去须，微炒，一两半　酸石榴皮微赤，锉，一两上件药捣，粗罗为散。每服一钱，以水一小盏煎至五分，去滓，放温服，

不计时候。量儿大小分减服之。

《圣惠》治小儿热痢，全不欲乳食，身体壮热。熊胆散方

熊胆一分　芦荟三分　黄连去须，微炒，半两　桔梗三分　黄芩三分　犀角屑五分

上件捣，细罗为散。二三岁儿，每服用水调下一字，五六岁儿，每服用新

汲水调下一钱。空心，午后各一服。

《圣惠》治小儿热痢，腹肚作痛，羸瘦，内外蒸热，毛发焦疏。柴胡散方

柴胡去芦头，五分　地骨皮一钱　黄连去须，酒炒，五分　知母三分，盐、酒炒　甘草炙微赤，用二分　女萎三分

上件药捣，粗罗为散。每服二钱，以水一小盏煎至六分，去滓，不计时候。量儿大小分减服之。

《圣惠》治小儿热痢变成浮肿，多渴，不进饮食，小便黄涩。木通散方

木通五分　黄芩炒，五分　滑石三分　赤芍药五分　车前子三分

上件药罗为散。每服一钱，以水一小盏煎至五分，去滓，不计时。量大小分减服。

《圣惠》治小儿生热下痢三味黄连汤方

黄连二分　黄柏五寸　阿胶指大

上以水三升煎及一升，下胶化尽，温服一鸡子大，日进三服。

《婴孺》治小儿热痢方。

黄连　赤石脂　龙骨　黄柏各一两　人参　甘草　牡蛎煅。各半两

上为末，蜜丸小豆大。一岁五丸，日进三服。大人梧桐子大，一服二十丸。

《婴孺》治小儿热痢不止　栀子丸方

黄栀子仁三分　大枣炙　矾石烧。各四分　黄连五分

上为末，蜜丸小豆大五丸。日三，稍加之。

《婴孺》治小儿若痢热不食，伤饱不乳，及百病并伤寒。下大黄汤方

大黄　甘草炙。各一两　麦门冬去心，一鸡子大

上水二升煮一升，量儿岁与之服。

《圣惠》治小儿卒下痢，腹中挟热。赤石脂汤方

赤石脂一两　黄连　石膏　甘草　龙骨　前胡　茯苓　肉桂各一分　芍药二分　知母四分　枣四个

上以水三升煮一升二合，温服二合，日四五服，神效。勿冷服。

《三十六种》治赤痢诃子散方

诃子炮　肉豆蔻炮　甘草炙

上等分为末。每服半钱，饭饮下。

《三十六种》治赤痢干姜汤方

干姜炮，一分　大枣　山栀子各四个。并烧存性上为末，粥饮调下半钱。

《四十八候》治赤痢开胃散方

白术　茯苓　人参各半钱　石莲子去皮壳、心，十个

上为末，藿香汤下半钱。

《四十八候》治脾毒痢方。

陈黑米一合　石榴皮半钱　乳香一块　阿魏少许　诃子一钱　龙骨末，三钱匕

上嚼杏仁汁为丸麻子大，陈米饮下十丸。

沙医者郑愈传犀角散

治小儿冷热不调，四肢烦热，啼叫不休，可思饮食，或时热痢方。

犀角屑，瓦上焙，一分　大黄纸裹煨　甘草炙。各半两　朴硝净者一两

上件为末。每服半钱或一字，薄荷汤下。如候急惊不退，浓磨犀角水同煎汤下。

冷热痢第五亦名赤白痢

《巢氏病源》小儿冷热痢候：

小儿先因饮食，有冷气在肠胃之间，而复为热气所伤，而肠胃宿虚，故受于热。冷热相交，而变下利，乍黄乍白，或水或谷，是为冷热痢也。

《圣惠》：夫小儿赤白痢者，由乳食不节，肠胃虚弱，冷热之气入于肠间，

变为痢也。然而赤白者，是热乘于血，血渗入肠内则赤也。若冷气搏于肠，津液凝滞则白也。冷热相交，赤白相杂。重者状如浓涕，而血杂之；轻者白脓上有赤脉薄血，状如鱼脑，亦谓之鱼脑痢也。

《石壁经》三十六种内赤白痢候歌：

鼻梁白色唇如玉，此患本来非脏毒。

只是当时爱吃泥，一云：吃茶。致使病成亲手触。此两句在《凤髓经》即云：初因脏腑冷热多，致使脾胃不消谷。

脸白目胞垂青线，莫作常疾一般看。

只看伊家手足心，点点深红若斑烂。

此病先当生胃气，次去其积，亦分水谷，定渴即止。

《小儿形证论》四十八候赤白痢歌：

赤白因积形如玉，鼻头白色非常毒。

下药冷热不依方，致使大肠多结促。

脸白眼胞如青线，若作常疾观不足。

定请看医手足心，点点斑红如血衄。

此候冷热不调，手脚心有点子，红赤色，宜宣连丸。方见蛊痢门中。

《惠济》小儿赤白痢候歌：

痢冷为青热带红，料因有积更兼风。

初时患渴常身热，饮食全妨痢愈脓。

开胃但交调上膈，腹疼须与急交攻。

重重热渴无多日，为他脉息大浮洪。

《颅囟经》治孩子赤白痢方。

阿胶　赤石脂　枳壳麸炒　龙骨　诃子炮半熟，去核。各半两　白术一分

上为末。一岁、二岁空心米饮下半钱。

《本草》治小儿赤白痢方：

上用乳腐，细切如豆面，拌醋浆水煮二十余沸，小儿患服之弥佳。

《外台》：《救急》疗赤白痢，无问新旧，入口即断方。

香豉心豉心谓合豉，其中心者，熟而且好，不是去皮取心，勿浪用之

上一味爆令干香，捣为末。大者，一大升豉心为四服，服别以酒一大升。小儿，一小升豉心还依剂为四服，和之即止下。儿更小，量气力与之。

《外台》：《近效》赤白痢日数行，无问老小方。

上用甘草二两，炙，切，以浆水四升煮取一升，去滓，顿服之。

《外台》：崔氏治大人、小儿痢，无问冷热、赤白、久新并疳湿。刘秘监积年患痢，每服此即愈方。

阿胶二两，一两炙入药，一两消作清　干姜二两　吴黄连一两　入黄无食子二枚，久痢肠滑甚者，量加至三四枚

上四味捣，筛为末，以醋溶胶清，顿和丸如梧子大。饮服十丸，五日再渐加至三十丸。老小者以意斟酌。忌如常法。一云：冷痢以酒下，热痢以粥饮下。

《外台》：《广济》疗小儿赤白痢，腹痛方。

赤白石脂　龙骨　地榆　黄连各四分　厚朴炙　人参各三分　当归　干姜各二分

上八味捣散，以饮服半钱匕，日再服之；或蜜丸，以乳汁下三丸至七丸亦佳。此方甚妙，以意量之。

《外台》：《必效》疗小儿一岁以上，二岁以下赤白痢，久不差。鸡子饼子

鸡子二枚，取白　胡粉二钱，熬　蜡一枣许

上三味以铫中熬令消，下鸡子、胡粉，候成饼。平明空腹与吃，可三顿，痢止。

《外台》刘氏疗小儿赤白痢方。

上用油麻子一抄许，炒令香，捣末，以蜜作浆调与服，大人亦疗之。《子母秘录》用麻子妙，乃是大麻子。《圣惠》亦用藿麻子调蜜和作丸，蜜水化下。

《外台》刘氏疗小儿赤白痢方。

黄柏炙，半两　当归六分

上二味切，以水一升煮取六合，分温服之佳。

《外台》刘氏又方

莨菪子　羊肉切薄布上

上二味以绵裹，内下部中，不过再差，量之可用，甚妙。

《食医心鉴》治小儿赤白痢及水痢方。

上用云母粉研作粉，煮白粥调一钱，空腹食之。

《海药》小儿赤白毒痢、蛇毒、瘴、溪等毒，一切疮肿方。

上并宜煎风延，母服。只出南中，诸无所出也。

《子母秘录》治小儿赤白痢多时，体弱不堪方。

上用宣连浓煎，和蜜服，日六七服。量其大小，每煎三分水，减二分，频服。

《子母秘录》治小儿及大人赤白痢方。

上用新槲皮一斤，去黑皮，细切，以水一斗煎取五升，去滓，更煎如膏，和酒服差。

《圣惠》治小儿赤白痢，腹内疞痛，羸弱不能饮食。白术散方

白术　人参去芦头　黄连去须，锉，炒　当归锉，微炒　地榆锉　木香　榉株皮锉　甘草炙微赤，锉。各半两　厚朴去粗皮，涂生姜汁炙令香熟，三分

上件药捣，粗罗为散。每服一钱，以水一小盏，煎至五分，去滓，不计时候。量儿大小分减温服。

《圣惠》治小儿赤白痢，烦渴寒热，腹痛羸瘦，不欲饮食。地榆散方

地榆炙，锉　阿胶捣碎，炒令黄燥　黄连去须，锉，炒。各三分　当归锉，炒　酸石榴皮锉，微炒　黄芪锉　乌梅肉微炒。各半两　龙骨烧赤　赤石脂烧赤。各一两

上件药捣，罗为细散。每服以粥饮调下半钱，不计时候。量儿大小加减服之。

《圣惠》治小儿赤白痢，腹胀疼痛，不欲饮食，四肢瘦弱。诃黎勒散方

诃黎勒煨，用皮，三分　当归锉，微炒　黄芩　龙骨　地榆微炒，锉　干姜炮裂，锉　陈橘皮汤浸去白瓤，焙　白术　甘草微炒赤，锉。各半两

上件药捣，粗罗为散。每服一钱，以水一小盏，煎至五分，去滓，不计时候。量儿大小分减温服。

《圣惠》又方

地榆微炙，锉　黄连去须，微炒　木香各半两　当归锉，微炒，三分

上件药捣，粗罗为散。每服一钱，以水一小盏，煎至五分，去滓，不计时候。量儿大小分减温服。

《圣惠》治小儿赤白痢不止地榆散方

地榆锉　黄连去须，微炒。各三分　酸石榴皮锉，微炒，半两　白龙骨　赤石脂各一两

上件药捣，粗罗为散。每服一钱，以水一盏，煎至五分，去滓放温，不计时候。量儿大小分减服之。

《圣惠》治小儿赤白痢不止　鹿茸散方

鹿茸去毛，涂酥炙微黄　甘草炙微赤，锉　诃黎勒煨，用皮。各半两

上件药捣，细罗为散。每服以粥饮调下半钱，不计时候。量儿大小加减服之。

《圣惠》治小儿赤白痢不止　三骨散方

狗骨头　羊骨　鹿骨各一两

上件药并烧为灰，细研。每服以粥

饮调下半钱，不计时候。量儿大小加减服之。

《圣惠》治小儿赤白痢，腹痛不止。当归丸方

当归锉，微炒，半两　黄连去须，微炒　龙骨　人参去芦头　鹿角灰　豆豉炒微焦。各一分　没石子微煨，二枚

上件药捣，罗为末，炼蜜和丸如绿豆大。不计时候，粥饮研下十丸。量儿大小临时加减。

《圣惠》治小儿赤白痢，瘦弱腹痛，不欲饮食。诃黎勒丸方

诃黎勒煨，用皮　地榆微炙，锉　赤石脂　当归锉，微炒。各半两　黄连去须，炒，三分　吴茱萸汤浸五遍，焙干，微炒，一分

上件药捣罗为末，炼蜜和丸如绿豆大。不计时候，以粥饮下五丸。量儿大小加减服之。

《圣惠》治小儿赤白痢，腹痛，不欲乳食。鹿角丸方

鹿角屑　芜荑仁　附子炮裂，去皮脐　当归锉，微炒。各一分　赤石脂　黄连去须，锉，微炒。各半两

上件药捣，罗为末，炼蜜和丸如绿豆大。不计时候，以粥饮下五丸。量儿大小以意加减。

《圣惠》治小儿赤白痢，努咽肠头出。蚺蛇胆丸方

蚺蛇胆一分　乌梅肉微炒，七枚　芜荑微炒　黄连去须，锉，微炒。各一两

上件药捣，罗为末，炼蜜和丸如麻子大。每服以粥饮下三丸，日三四服。量儿大小以意加减。

《圣惠》治小儿赤白痢　香连丸方

木香　诃黎勒煨，用皮。各半两　黄连去须，微炒，三分　肉豆蔻去壳，二枚　丁香一分

上件药捣，罗为末，以烧饭和丸如黍粒大。每服粥饮下五丸，日三四服。量儿大小加减服之。

《圣惠》又方

黄连去须，微炒，一两　莨菪子水浮，去浮者，水煮令芽出，候干，炒令黄黑色，一分

上件药捣，罗为末，用面糊和丸如绿豆大。每服以粥饮下五丸，日三四服。量儿大小加减服之。

《圣惠》又方

自死牛胆一枚　胡椒五十粒

上将胡椒内入牛胆中，寅日于堂屋后檐从东第七椽悬之，至四十九日取，捣罗为末，用面糊和丸如绿豆大。每服以粥饮下五丸，日三四服。量儿大小临时加减服之。

《圣惠》又方

黄丹　黄连去须　白芜荑各一两

上件药捣，罗为末，以枣肉和为一块，用炭火煅令烟尽，候冷细研，以软饭和丸如绿豆大。每服以温水下五丸，日三四服。量儿大小加减服之。

《圣惠》又方

川乌头炮裂，去皮脐，一两　香墨半挺

上件药捣，罗为末，用醋面糊和丸如麻子大。每服以温二宜汤下二丸，日三四服。量儿大小加减服之。

《圣惠》治小儿冷热痢不止，腹痛，心神烦闷。犀角散方

犀角屑　白术　黄连去须，锉，微炒　当归锉，微炒　地榆锉。各一两　木香半两

上件药捣，粗罗为散。每服一钱，以水一小盏煎至五分，去滓，放温，不计时候。量儿大小分减服之。

《圣惠》治小儿冷热痢，腹痛。诃黎勒散方

诃黎勒煨，用皮　当归锉，微炒　黄

连去须，锉，微炒。以上各一两　甘草炙微赤，锉　木香　干姜炮裂，锉。各半两

上件药捣，粗罗为散。每服一钱，以水一小盏煎至五分，去滓放温，不计时候。量儿大小分减服之。

《圣惠》治小儿冷热痢不止石榴皮煎方

酸石榴皮炙令焦，锉　黄连去须，锉，微炒　赤石脂各三分

上件药捣，粗罗为散，以水二升煎至五合，去滓，纳蜡一两。更煎三、五沸，不计时候，温服半合。量儿大小以意加减。

《圣惠》治小儿冷热痢，心神烦渴，腹痛，胸膈滞闷。乌梅散方

乌梅肉微炒　诃黎勒煨，用皮。各五枚　甘草炙微赤，锉，三分

上件药细锉，以水一大盏煎至五分，去滓，不计时候。量儿大小分减，放温服之。

《圣惠》又方

黄连去须，锉，微炒，二两　当归锉，微炒　乌梅肉微炒。各一两

上件药捣罗为末，炼蜜和丸如绿豆大。不计时候，以粥饮下七丸。量儿大小加减服之。

《圣惠》又方

诃黎勒煨，用皮，二两　地榆炙微黄，锉，一两

上件药捣，罗为末，炼蜜和丸如绿豆大。每服以温粥饮下五丸，日三四服。量儿大小以意加减。

《博济方》治男子、女人一切酒食所伤，取积滞，行冷气。保安丸

巴豆去皮。心后，一两，研细，纸裹去油了，入药内同研半两　青橘去白，切作片子，炒令转色，一两一分　黄连去毛，锉，炒令紫色　蓬莪术锉了，炒令黄色　干姜炮裂，切细，再炒少时。各一两

上件四味同为细末，入前巴豆同研令匀，以米醋糊和为丸如麻子大，用朱砂为衣。常服白汤下二丸，大人三丸。霍乱吐泻，用煨生姜汤下五丸，小儿二丸。心气痛，醋汤下三丸。白痢，干姜汤下。赤痢，甘草汤下五丸，小儿一丸至二丸。看儿大小加减与服。如疏转多即止服。

《灵苑》治诸疾及小儿赤白痢玉液丹方

白矾　黄丹　硝石各一两　砒霜一分

上四味并衮研如粉，入固济瓶子内，盖口。以五斤火煅令通赤为度，取出细研，以粳米饭为丸如绿豆大。每服二丸至三丸，小儿丸如麻子大，每服一丸。如泻血，用黄芪汤下。血痢，用冷水下。白痢，用干姜汤下。寸白虫，用芜荑汤下。水泻，米饮下。赤白带，茱萸汤下。心痛，用醋汤下。腰膝疼痛，用鹿角汤下。气痛，用橘皮汤下。

太医局不二丸　治大人、小儿一切泻痢，无问冷热，赤白连绵不差，愈而复发，腹中疼痛者，宜服之。

砒霜研，入瓷合，以赤石脂固缝，盐泥固济，烧通赤，候冷取出，一两六钱　白胶香末，四钱　巴豆去皮、心膜，出油，七十个　木鳖子烧焦，十个　黄蜡一两三钱　黄丹炒，二两半　朱砂飞，研，半两　乳香研，六钱半　杏仁去皮尖，炒，研，七十个

上合研匀，熔蜡和丸如黄米大，每钱作一百二十丸。每服一丸，小儿半丸。水泻，新汲水下。赤痢，甘草汤下。白痢，干姜汤下。赤白痢，甘草干姜汤下。并放冷服之，临卧服。忌热物一两时辰。

《谭氏殊圣》小儿水泻，赤白痢方。

罂粟壳用白蜜于新瓦壳上焙令黄色　肉豆蔻用面裹，火内炮，令面黄色为度，不用

面。各一两

上二味为细末。每服二钱，用米饮调下。

《婴孺》治百日儿患鱼脑杂赤白痢，腹痛多啼。干蓝汤方

干蓝切，五合　升麻　芍药各四分　盐豉一合半　薤白四茎上以水三升煮六合，分三服。

《婴孺》治小儿下痢并冷热　黄芪汤方

黄芪　芎　干姜　人参　黄芩　当归　甘草炙。各二分　桂心一分上以水三升煮一升二合，为二服。纳牛黄五大豆许，末入之。

《婴孺》治小儿赤白痢，经时不已。犀角丸方

犀角炙令焦　赤石脂各五分　黄连　白头翁各六分　茜草　枳壳　榉皮各三分　女萎　黄芩　龙骨各四分　黄柏　甘草炙　干蓝各二分

上为末，蜜丸。二三岁服小豆大二十五丸，日再。量儿大小与服之。

《婴孺》治二百日儿赤白痢，日夜五十行，此方大良。

干姜　白术各五分　茯苓　甘草炙。各四分　附子炮，三分

上切，以水四升煮一升，为四服。此方徐王效方也，更检痢保中。亦有芒硝半合，牡丹三两去心，上以水六升煮至三升，去滓纳芒硝为三服，此是《删繁方》。《葛氏肘后》、《徐王效方》治热痢方同。《外台》治冷热痢亦同，却附子只用二分。

钱乙白附子香连丸治肠胃气虚，暴伤乳哺，冷热相杂，泻痢赤白，里急后重，腹痛扭撮，昼夜频并，乳食减少。

黄连　木香各一分　白附子大，二个

上为末，粟米饭丸绿豆大或黍米大。每服十丸至二三十丸，食前清米饮下，日夜各四五服。

钱乙豆蔻香连丸治泄泻，不拘寒热赤白，阴阳不调，腹痛肠鸣切痛，可用如圣。

黄连炒，三分　肉豆蔻　南木香各一分

上为细末，粟米饭丸米粒大。每服米饮下十丸至三、二十丸，日夜各四五服，食前。

《婴童宝鉴》治赤白痢　黑散子方

枣子去核，五十个　北矾一两，作小块子，每一个枣子入一块矾，麻皮缠定，烧留性，冷后用

上件为末。每服半钱，水调下。赤者，更入好茶半钱。白者不用。

《婴童宝鉴》治小儿赤白痢　宣连丸方

宣连为末，用鸡清搜作饼子，炙令黄，一两　木香茱萸炒令黄，一分

上件为末，面糊为丸如萝卜子大。饭饮吞下十丸。

《婴童宝鉴》治小儿赤白痢，疼痛。乳香丸方

乳香　朱砂　砒霜各末一钱匕　巴豆二七个　蜡熔煮巴豆令黑，去豆入药，半两

上件同和，热搜令匀，候冷旋丸如萝卜子大。每服一丸，白者，干姜汤下。赤者，甘草汤下。

《聚宝方》香萸丸　治赤白痢。

黄连　茱萸各三分　诃子皮八个　木香一分

上四味为末，炼蜜丸桐子大。每服十丸至十五丸。白痢，艾汤下。赤痢，陈皮汤下。三服见效。小儿，丸粟米大，下七丸至十丸。

《三十六种》治赤白痢黄连木香丸方

黄连炮，紫色　木香炒。各一分　诃子炮，一个

上为末，炼蜜为丸绿豆大。粥饮下十丸。

《惠眼观证》阿胶散治赤白痢方。

阿胶蚌粉炒泡起住　宣连　木香　肉豆蔻仁　诃子肉　甘草炙。以上各一分　石榴皮　朱砂　白矾飞过。各一钱

上为细末，每服一钱，饭饮调下。

《刘氏家传》治小儿便赤白痢，日夜无度，腹痛不思饮食。大效如圣散方

御米壳　阿胶麸炒　绵黄芪炙　人参　甘草半炙半生

上为锉散。每服一大钱，水五分盏，煎三分，去滓温服。

《张氏家传》如圣散　治下痢，或赤或白，不以久新，一服取效。男子、妇人、小儿悉皆治之。

罂粟壳一两，赤痢蜜炙一半，白痢干炙一半　陈橘皮赤痢炙一半，白痢焙一半，半两　甘草赤痢炙一半，白痢焙一半，二钱半

如下痢赤白，二药相合而服。上为细末。每服二大钱，先放药于盏内，用百沸汤浸之，急用一盏盖合，勿令透气，等少时药微温，将清者服。候一两刻，再用百沸汤浸前滓，依前服一次，不拘时候。服药毕。忌一切生冷，可吃粥五、七日为妙。

《张氏家传》软红丸　治伤寒结胸，烦躁吐逆，不省人事及泄痢日无度数；小儿五疳八痢，羸瘦焦黄，赤白痢。

此药能取虚中积，不动脏腑，性极平善。老人、小儿及久病积毒，转取不效，肌肤困弱等。宋学士方。

乳香研　硇砂飞　轻粉　黄丹飞　粉霜各一两　巴豆去皮，不出油，二十一个

上再研匀细，以黄蜡半两熬汁，丸如梧桐子大，朱砂为衣。常服三丸至五丸，乳香汤下。

《张氏家传》治一切酒食所伤，心腹大痛，呕逆恶心，全不思饮食，暑月伤生冷果木；兼磨去远年、近日积块，并治赤白痢。小丁香丸方

丁香　肉豆蔻　五灵脂与众药同研方可用。各一两　黑豆不去皮，磨成极细末，十两　巴豆长针穿，灯上烧八、九分熟，存性，罐子内煨，教烟绝，研细，竹纸出尽油，秤一两

上件为细末，沸汤调豆末一半和药，入臼内捣尤佳，丸如黄米大。每服五、七丸至十丸，量大人、小儿加减常服，熟水下。伏暑伤冷，用桃枝汤下积滞，临卧十丸。赤痢，甘草汤下。白痢，干姜汤下。各忌热物少时。

《庄氏家传》小儿赤白痢　姜橘散方

干姜末　青橘皮末　好蜡茶末。各等分

《庄氏家传》治小儿、大人感阴冷、伏热泻痢。紫金散方

黄连一两，锉如茱萸细，用茱萸一两同炒，令紫黑色，去茱萸不用

上为末，猪胆为丸，大小任便。未断乳小儿可粟米大十丸，加至二十丸，米饮下。或大人伏暑冲热，即茱萸倍之为末，而用米饮调下。或小儿大假泻，亦倍茱萸。此以意观冷热增减茱萸也。常服大消疳积，当为丸服。遇急病散服。

《孔氏家传》治赤白下痢、骨立者方。

上用地榆一斤，水三升，煮取升半，去滓再煎如稠饧，绞滤，空腹服。

《吉氏家传》治水泻、赤白痢。茴香散方

茴香　橘皮炒　陈紫苏各半钱　良姜　甘草　石榴皮去白。各一分

上焙末，米饮调下半钱。

《吉氏家传》赤白痢方。

上用杨梅煅为末，白汤调下。

《吉氏家传》治赤白痢　香连丸方

黄连　木香　诃子皮各一两　豆蔻二个　子芩半两

上末，蜜丸绿豆大。空心，煎醋浆汤下。大人十丸，小儿五丸。空心，日午再服，煎姜蜜汤下。

《吉氏家传》治诸般痢及赤白疳痢等疾方。

黄连　黄柏好者炙。各半两　桃白皮一分　胡粉熬，一两　母丁香三个

上细末。每服二钱，小儿一钱，空心，米饮调下。

《吉氏家传》香连丸

治小儿赤白痢，腹中气痛，羸弱不思食方。

木香　宣连　胡黄连各一分

上为细末，水煮稀糊为丸，如此○大。每服七丸至十丸，饭饮吞下。

《朱氏家传》治小儿赤白痢方。

杏仁去皮尖　巴豆去油。各七个　百草霜细研　黄丹　黄蜡各一钱

上件为末，用熔黄蜡丸。大人、小儿随年服。赤痢艾汤下。白痢甘草汤下。

长沙医者丁时发传乳香丸 治小儿赤白痢不止，腹痛，不思食，及水泻方。

乳香一钱　羊粪二十粒　巴豆　杏仁　缩砂各二十一粒　五倍子二钱

上同入一罐子内，炭火烧过为末，酒蜡为丸。每服十丸，用白姜甘草汤下。水泻冷水下。

长沙医者丁时发传平胃散　治大人、小儿水泻，胃气虚弱，饮食减，可传成赤白痢，羸瘦，时复腹痛不可忍方。

丁皮炒，五钱半　陈皮去白　甘草炙。各三钱半　白姜炮，一分　肉桂不见火，二钱半

上为细末。每服一小钱，沸汤入盐点，大小加减。

长沙医者王兖传银珠丸　治小儿、大人赤白痢，里急后重，腹痛，服诸药不差。此药孕妇亦可服。

海附子捶碎，研，两个　密陀僧研　定粉研。各一两　罂粟子御米是，锉、焙、碾、罗，十个

上四味为细末，糯米粽子角七个，研烂如膏，和为丸。大人服豌豆大，小儿服黍米大，煎苏木汤吞下两丸，不拘时候。

长沙医者郑愈传赤龙丹　治冷热痢方。

大宣连用巴豆同炒过，焦香为度　吴茱萸炒过，去梗叶。各一两

上为末，醋面糊为丸绿豆大，黄丹为衣。每服一丸。赤痢甘草汤下。白痢白姜汤下。水泻痢陈米饮下。

《圣惠》灸法：小儿痢下赤白，秋末脱肛，每厕腹痛不可忍者，灸第十二椎下节间，名接脊穴。灸一壮，炷如小麦大。

白脓痢第六

《婴童宝鉴》论小儿肠寒，即下白脓，腹痛。

《颅囟经》治孩子冷毒疳痢，白脓疳靛，日加瘦弱，不吃食，腹痛方。

青木香一分　黄连半两

上末，以蜜丸如梧子大。一岁以上，空心熟水下一丸。三岁、五岁服二丸。药性热不宜多服，忌生冷。

《圣惠》收治冷热痢，二物等分。

《葛氏肘后》鸡子饼　疗小儿秋夏暴冷热，腹胀，乍寒乍热，白带下方。上用鸡子一枚，胡粉一丸，碎，绢筛，合鸡子黄白共捣、研，调熬令熟，

如常鸡子饼。儿年一岁，一食半饼，

日再不过二饼即差。儿大倍作丸，羸弱不堪与药，宜与此饼。

《王氏手集》治大人、小儿纯脓白痢，其效如神。脂附丸方

大附子一枚

上先用猪膏捞成油半盏许，蘸前件附子令裂，捞出放冷，削去皮脐，碾为细末，以枣肉和丸。大人如梧子大，小儿如绿豆大。每服五七丸至十五、二十丸，米饮汤送下，空心食前服。

《朱氏家传》治小儿白脓冷痢，脐下绞痛方。

诃子皮　青木香各等分

上件并为末，以粳米饭丸如绿豆大。米饮下五丸。

长沙医者丁时发传治小儿疳痢多有白脓，腹内疞痛，附子散方

附子炮去皮尖，一枚　龙骨　赤石脂各半两　密陀僧　黄丹　胡粉炒　乌贼鱼骨烧灰　赤芍药各一分

上件为末。每服半钱，米饮下，一日三服。

血痢第七

《巢氏病源》小儿痢如膏血候：此是赤痢肠虚极，肠间脂与血俱下，故谓痢如膏血也。

《圣惠》：夫小儿血痢者，由热毒折于血，血入大肠故也。血随气循环经络，通行脏腑，常无停滞。若为毒热所乘，遇肠虚，血渗入于肠则成血痢也。

《婴童宝鉴》：小儿肠热，即痢下鲜血，一如肠风。

《仙人水鉴》小儿血痢方。

甘草炙，一寸　大腹一个　人参　黄盐陶隐居云：北海盐黄草粒粗，以作鱼鲊及咸菹　白石脂各一分

上并捣为散，浆水二合煎取一合，米一钱匕服之，立验。

《外台》：《广济》疗小儿热毒痢方。

犀角十分　地榆六分　蜜三分　地麦草五合

上四味切，以水三升煮取二升，去滓，量大小服之。

《外台》：《广济》又方

葱白三两　香豉三合　栀子绵裹，七枚　黄连一两

上四味切，以水二升煮取九合，去滓分服。

《外台》：《广济》又疗下鲜血方。

上用栀子仁烧灰末，水和一钱匕服。量其大小，加减服之

《外台》：《古今录验》痢下落血，疗小儿痢。犀角榉皮煎方

梁州榉皮二十分，炙，切　犀角十二分，屑

上二味，以水三升煮取一升。量大小服之神良。崔氏同。

《外台》：《古今录验》疗小儿蛊毒、血痢。蘘荷汤

蘘荷根　犀角屑　地榆　桔梗各二分

上四味切，以水二升煮取九合，去滓，服一合，至再服。

《外台》刘氏疗小儿血痢方。

地榆　黄柏　黄连　黄芩各六分　马蔺子二分　茜根一两　生姜三分

上七味切，以水二升煮取一升，分服。大小量之，与一合至二合为度。陈藏器小儿寒热丹毒，中恶注忤，痢血方。

上并煮草犀根汁服之更良。生水中者，名木犀也。

《食医心鉴》治小儿血痢方。

上取生马齿苋绞汁一合，和蜜一匙匕，空心饮之。

《圣惠》治小儿血痢，烦热口干，

腹痛。黄连散方

黄连去须，微炒　犀角屑　白蘘荷根　黄芩　蔓菁根　吴蓝各一两　白头翁三分　甘草炙微赤，锉　当归锉，微炒。各半两

上件药捣，粗罗为散。每服一钱，水一小盏，煎至五分去滓，不计时候。量儿大小分减服之。

《圣惠》治小儿血痢，体热心烦，腹痛口干，不欲饮食，四肢羸瘦。羚羊角散方

羚羊角屑　地榆微炙，锉　吴蓝　黄连去须，微炒　黄芩　甘草炙微赤，锉　当归锉，微炒　阿胶捣碎，炒令黄燥　茜根锉。各半两　亦石脂一两

上件药捣，粗罗为散。每服一钱，以水一小盏煎至五分，去滓，不计时候。量儿大小分减服之。

《圣惠》治小儿血痢不止，肌体黄瘦，腹痛，不能饮食。茜根散方

茜根锉，一两　地榆微炙，锉　马蔺子微炒　黄连去须，微炒　黄柏微炙，锉　黄芩　当归锉，微炒。各三分

上件药捣，粗罗为末。每服一钱，以水一小盏煎至五分，去滓，不计时候。量儿大小分减温服。

《圣惠》又方

黄芩　当归锉，微炒。各三分　艾叶微炒，半两

上件药捣，粗罗为散。每服一钱，以水一小盏，入薤白三寸，豉五十粒，煎至五分去滓，不计时候。量儿大小分减温服。

《圣惠》治小儿血痢不止没石子散方

没石子微煨　肉豆蔻去壳。各一枚　樗根锉，三分　茜根锉，半两　茶末一分

上件药捣，粗罗为散。每服一钱，以水一小盏煎至五分，去滓放温，不计时候。量儿大小分减服之。

《圣惠》治小儿血痢地榆散方

地榆微炙，锉　黄柏去粗皮，微炙，锉。各一两半　马蔺子微炒，半两　茜根锉，一两

上件药捣，罗为末。每服一钱，以水一小盏煎至五分，去滓放温，不计时候。量儿大小分减服之。

《圣惠》治小儿血痢，身体壮热。犀角散方

犀角屑三分　地脉草一两

上件药捣，细罗为散。每服以粥饮调下半钱，日三四服。量儿大小，加减服之。《婴孺》亦收治蛊痢。

《圣惠》又方

乱发灰　鹿角屑炒令微焦。各半两　麝香一钱

上件药同研细为散。每服以粥饮调下半钱，日三四服。量儿大小加减服之。

《圣惠》治小儿血痢，腹肚疠痛方。

上用益母草半两，以水一中盏煎至五分，去滓，不计时候。量儿大小分减温服。

《圣惠》又方

上用露蜂房烧灰，细研为散，不计时候，以乳汁调下半钱。量儿大小以意加减。

《圣惠》治小儿血痢不差马齿菜汁粥方

马齿菜汁，一合　蜜半合　粟米一合

上以水一大盏煮作粥，后入二味和调，食前服之。

《婴孺》治小儿血痢方。

薤白三两　盐豉绵包，三合　栀子七个　黄连一两

上以水四升，煮及一升二合，分温三服。或服三二合，时时与之，或为三四服，如六七里久再进。若下鲜血，取栀子仁烧灰末之，和水服如胡桃仁大，

频服三四服差止。

《婴孺》治小儿痢如膏血藜芦散方

藜芦炙，三铢　巴豆去皮，炒，十四个　乱发一鸡子大烧灰　干姜五块子　蜀椒三合　汁　盐豉半升，炒

上为末。每二分匕与儿服，不能服，当哺之。

张涣水蓼丹　治血痢疳瘦方。

蛇蜕皮烧灰　鸡头壳烧灰存性。各一两　胡黄连　水蓼各半两

以上各捣罗为细末。次用：朱砂半两　真芦荟　牛黄　粉霜各细研。一分

上件都拌匀，再研细，软饭和如黍米大。每服五粒至七粒，麝香汤下。量儿大小加减，不拘时候。

张涣治热乘于血，渗入肠胃，其病则赤。黄连丹方

黄连去须，二两　当归洗，焙干，一两　白头翁　蔓菁根汤洗，焙干。各三分　木香　川楝子面裹，炮。各七两

上件捣，罗为细末，粳米饭和丸黍米大。每服十粒，米饮下。量儿大小加减。

张涣茜根汤　治血痢不差方。

茜根锉　地榆锉　黄连去须　赤石脂　阿胶炙熟。各一两　甘草炙　黄柏各半两

上件药捣，罗为细末。每服一钱，水八分煎至五分，去滓，放温服。

张涣厚肠丹　治血痢肠虚方。

黄连去须　川楝子各一两　木香　阿胶炙　吴茱萸微炒　当归洗，焙干。各一两

上件捣，罗为细末，粟米饭和丸黍米大。每服十粒，米饮下，乳食前。量儿大小加减。

张涣圣效散　治血痢久不差方。

赤石脂烧赤　白龙骨　阿胶炙。各一两　诃梨勒皮　木香　干姜炮　黄连　甘草炙。各半两

上件捣，罗为细末。每服半钱，煎粟米饮调下，食前。

张涣必效丹　治血痢频并方。

川黄连去须，二两　大枣半升　干姜一两　白矾半两

上件药瓦器盛，盐泥固济，留一窍子，以木炭火烧，烟息为度，取出，捣罗为末，白面糊和丸黍米大。每服十粒，米饮下。量儿大小加减。

钱乙附方　治小儿热痢下血。

黄柏去皮，半两　赤芍药四钱

上同为细末，饭和丸麻子大。每服一二十丸，食前米饮送下。大者加丸数。

《惠眼观证》鳖甲散　治血痢方。

鳖甲醋炙去裙襴　枳壳麸炒，去穰　诃子肉

上等分为末。每服二钱，水一盏煎至五分，去滓温服。

《惠眼观证》地槐散　治血痢及大肠血下方。

地龙去土　甘草炙。各一分　槐花炒，二分

上为末。每服半钱，陈米饮调下。

《庄氏家传》治血痢方。

甘草一寸，炙　大腹皮一个　白石脂　黄盐各一分

上为细末。用浆水调下一钱。

《吉氏家传》治小儿血痢方。

上用宣连为末，以鸡子搜作饼子，炭火煅令通赤，便盖着勿令泄气，候冷细研。空心米饮下半钱，大人一钱，以意加减服。

《吉氏家传》治小儿血痢方。

上只用熟水调下好郁金末半钱。

《吉氏家传》又方

马牙硝　蚌粉各少许

上末，用蜜为膏，井华水化少许。

《吉氏家传》地榆散　治小儿血痢，

日久不差方。

地榆一分，炒　诃子五个，炮去皮　陈槐花　黄连各一钱。炒

上为细末。每服半钱或一钱，陈米饮下。

《吉氏家传》龙骨饮子　治小儿血痢及身上生痈疖，面赤壮热方。

龙骨根草半两，一名鬼箭根，又名茅枳根　甘草节　当归　芍药　大黄蒸　连翘　栝楼根　山慈菇以上各一分

上为细末，不用罗。每服三大钱，水二盏煎取一小盏，去滓，作饮子服。

《朱氏家传》治血痢方。

诃子煨，用皮　栀子炮。等分

上件为末，空心，以粥饮调下半钱。大人一钱至二钱。

脓血相杂痢第八重下痢附

《巢氏病源》小儿赤白滞下候：小儿体本挟热，忽为寒所折，气血不调，大肠虚者则冷热俱乘之。热搏血渗肠间，其痢则赤。冷搏肠津液凝，则痢白。冷热相交，血滞相杂，肠虚者泄，故为赤白滞下也。

《巢氏病源》小儿重下痢候：

重下痢者，由是赤白滞下痢。而挟热多者，热结肛门，痢不时下而久

嘔气，谓之重下痢也。

《圣惠》：夫小儿脓血痢者，由热毒在脏，血得热则流溢，渗入大肠，与肠间津液相搏，积热蕴结，血化为脓，腹虚则泄，故成脓血痢也。

《葛氏肘后》小儿毒下及赤滞，下如鱼脑。白头翁丸方

白头翁三分　黄连六分，研　石榴皮三分，有毒除石榴皮，用犀角屑三分

上三物以水二升煮取八合，儿生四十日以五合，为三服。大者则加药。

《葛氏肘后》乳母方。

扁豆茎一升，炙令干，乃切之　人参三两

上以水三升煎取一大升半，去滓取汁，煮粟米粥与乳母食之良。常遍盖覆乳，勿冷，佳。又法：乳母常食粥，仍欲乳儿，先捻去少许即当，佳。

《葛氏肘后》：《近效》方疗小儿三岁即患痢，初患脓少血多，四日脓多血少，日夜四十余行，朱子丸方服即效。

生地黄汁，五小合　羊肾脂一小合

上先温肾脂令暖，分三四服立效。乳母须禁食，并有乳母方在卷内。

《千金》黄柏汤　治小儿夏月伤暴寒，寒折大热，热入胃，下赤白滞如鱼脑，壮热头疼，身热手足烦。此太阳之气外伤于寒，使热气便入胃也，服此方良。若误以利药下之，或以温脾汤下之，则热剧。以利药下之，便数去赤汁如烂肉者；或下之不差，后以涩热药断之，下既不取，倍增壮热者，服之既效。或是温病，热盛复遇暴寒折之，热如腹中，下血如鱼脑者，服之良方。

黄柏　黄连　白头翁一作白蔹　升麻　当归　牡蛎　石榴皮　黄芩　寄生　甘草炙。各二分　犀角　艾叶各一分

上十二味㕮咀，以水三升煮一升二合。百日儿至二百日，一服三合。二百余日至期岁，一服三合半。

《千金》治中结肠丸　断冷滞，下赤白青色如鱼脑，脱肛出，积日腹痛，经时不断者方。

赤石脂五分　吴茱萸三分　干姜炮　附子炮裂，去皮脐　当归　厚朴　白术炮　木兰皮　白头翁　黄连　黄柏　石榴皮各二分

上十二味末之，蜜丸如大豆。二岁

儿服五丸，三岁以上服十丸，十岁以上二十丸。暴下者服少许便差。积下者尽一剂更合之。

《千金》治小儿赤白滞下方。

薤白一把　豉一升

上二味，以水三升煮取二升，分三服。

《千金》又方

柏叶　麻子末。各一升

上二味以水五升煮取三沸。百日儿每服三合。

《千金》又方

上捣石榴汁服之。

《千金》又方

乱发灰　鹿角灰。等分

上二味，三岁儿以水和服三钱匕，日三。

《千金》又方

上用牛角灰水和服三方寸匕。

《千金》又方

上用烧蜂房灰水和服之。

《千金》治小儿赤白痢方

生地黄汁　白蘘荷根汁各五合

上二味微火上煎一沸服之。

《千金》又方

上单服生地黄汁一合。

《千金》又方上用五月五日蛤蟆灰饮服半钱匕。

《圣惠》治小儿脓血痢如鱼脑，腹痛。吴蓝散方

吴蓝　川升麻　赤芍药　龙骨各一两　栀子仁半两

上件药捣，粗罗为散。每服一钱，水一小盏，入豉三、七粒，煎至五分，去滓，不计时候。量儿大小分减温服。

《圣惠》治小儿脓血痢如鱼脑，困重。樗根皮散方

臭樗根皮一分，锉，炒微黄　枳壳麸炒微黄，去瓤　黄连去须，微炒　芜荑微炒　赤芍药各半两

上件药捣，粗罗为散。每服一钱，以水一小盏入豉三十粒，葱白一茎，煎至六分，去滓，不计时候。量儿大小分减温服。

《圣惠》治小儿脓血痢，每日三、二十行。立效方

枣四颗，肥干者　栀子仁四枚　干姜一分

上件药同烧为灰，细研为散。每服以粥饮调下半钱，日三四服。量儿大小临时加减。

《圣惠》治小儿脓血痢，多时不差，腹痛羸瘦，不欲饮食。人参散方

人参去芦头　当归锉，微炒　地榆微炙，锉　阿胶捣碎，炒令黄燥　黄连去须，微炒　子芩　黄柏微炙，锉　赤芍药　芜荑微炒　厚朴去粗皮，涂生姜汁炙令香熟。各半两

上件药捣，粗罗为散。每服一钱，以水一小盏入薤白一茎、豉五十粒，煎至五分去滓，不计时候。量儿大小分减温服。

《圣惠》治小儿脓血痢不差，渐加瘦弱。鸡屎矾丸方

鸡屎矾烧灰　龙骨　阿胶捣碎，炒令黄燥　黄连去须，微炒。各一两　胡粉一分，炒微黄

上件药捣，罗为末，煎酽醋为膏，和丸如绿豆大。每服以温浆水下七丸，日三四服。量儿大小以意加减。

太医局灵砂丹　治腑脏怯弱，内有积滞，脐腹撮痛，下痢脓血，日夜无度，里急后重，肠鸣腹胀，米谷不化，少气困倦，不思饮食，或发寒热，渐向羸瘦方。

信州砒霜　硝石与砒，处细研，入瓷罐

子内用石灰盖口，以炭烧半日，取出火毒　粉霜　腻粉各半两。研　枯矾　黄丹各一两半。研　朱砂飞，研，一两　桂府　滑石　乳香研。各一分

上件药研细为末，用蒸饼二两四钱和为丸，如梧桐子大。每服五丸，温粟米饮下。未愈，加丸数再服。小儿可服一丸至两丸。随儿大小，临时增减服之。

《养生必用》治热痢下重，脓血疼痛，腹中痛不可忍。老人、产妇、虚劳人、小儿并宜服黄连阿胶丸方。

黄连去须，一两半　白茯苓　白芍　阿胶杵碎，慢火炒如珠子白色，别杵为细末。以上各半两

上三物为细末，斟酌米醋多少，熬胶得所，和匀，入臼杵万下，众手丸如绿豆大。每服自二十丸为始，止于五十丸。食前温米饮下，日二三，以知为度。未知加药更丸一等如黄米大，与小儿服。

《婴孺》治肠澼水脓血　白石脂散方

白石脂二分，烧赤　桂心一分

上为末，百日儿方三分匕，着乳头哺。

《婴孺》治肠澼下脓血　燔发散方

白石脂一分　发烧　甘草炙。各二分

上为末，米汁和二刀圭，日二服。

《婴孺》治少小痢不止，或赤白滞下。结肠丸方

当归　干姜各三两　乌头半两　女萎　黄连　桂心　鸡骨　云实　附子炮。各二两

上为末，蜜丸如小豆大。一岁儿二丸，先食服，日再。禁不得热者，少饮冷水。

《婴孺》治小儿诸注下，及脓血寒热不绝。蜡蜜丸方

盐豉八十粒，炒香　巴豆十四粒，去皮心、膜，出油　大豆一鸡子大，炒　黄连三方寸　芫花一方寸　硝石一方寸　白蜡一鸡子黄大

上为末，研合，炼蜡丸之。四十日儿，服黍大一丸。一百日儿，二丸。二百日，麻子大二丸。一岁，胡豆大一丸，日进一服。肠中病下，日中药力尽，至暮不止者，复服一丸。夜半病下，鸡鸣药力尽不止者，明早复服一丸。谓下赤白也，极者不过三服。大人下病，如大豆三丸。

张涣建胃丹　治泄利兼脓血，日渐羸瘦方。

黄连一两，去须，微炒　白矾一分，枯，令汁尽　乌梅肉炒　龙骨　白石脂　神曲炒　干姜各半两

上件捣，罗为细末，醋煮面糊和丸黍米大。每服十粒，米饮下。量儿大小加减。

张涣治冷热相交，赤白相杂脓血。青橘丹方

青橘皮汤浸去白，焙　当归汤洗，焙　黄连　干姜各一两　厚朴生姜制　肉豆蔻各半两

上件捣，罗为细末，白面和丸如黍米大。每服十粒，米饮下，食前。

《王氏手集》赤石脂丸　治冷热不调，痢下脓血频数无度，肠胃虚弱，烦渴多睡，腹痛后重，身体壮热，不思乳食方。

赤石脂　干姜

上等分为细末，面糊为丸绿豆大。每服十丸、十五丸，米饮下，食前。

《王氏手集》诃梨勒丸　治冷热相搏，时发腹痛，下痢青黄，乳食不化，腹胁胀满，及下痢脓血方。

诃梨勒去核，一分　青皮　姜黄各一钱

上为细末，面糊为丸绿豆大。每服

十丸，温米饮下。量儿大小加减。

长沙医者王兑传通神丸　治小儿、大人痢疾，下脓血，里急腰重，脐腹疼痛方。

没药　五灵脂　乳香各研细，炒。一钱　巴豆七粒，去皮，心膜，压出油

上四味同研令细匀，滴水为丸如粟米大。每服一粒，生木瓜研水下，不拘时候。

《千金》灸法：小肠泄痢脓血，灸魂舍一百壮。小儿减之。穴在侠脐两边相去各一寸《翼》云：相去一寸。

五色痢第九

汉东王先生《家宝》治小儿下痢，肠虚胃冷，或毒气蕴积。其大肠虚者则变血痢，其痢状血色，蕴瘀如鸡鸭肝，随痢下是也。宜服鲊汤丸。方见本门。

《小儿形证论》四十八候五色痢歌：

五色之痢最多端，见此方知有五般。
青色只因惊积聚，黄多食积在脾间。
白色冷虚肠胃患，赤为积热最难安。
鸡肝隐积多成片，黑血相和不易安。
肤搐胸高兼露齿，脸红筋出每居前。
急安脏腑和汤散，医者留心按古贤。

又歌曰：

五色之痢莫言奇，四岁之前始有之。
青色只因惊积聚，黄因食积毒于脾。
赤黑以知心肾病，白多残害是脾为。
三七以前无变动，休令多睡饮餐迟。

此疾且须和五脏、补荣卫，方渐渐安愈。如目肿不进饮食，只与调胃散补之方见积热门中。

翰林待诏杨大�

翰林待诏杨大邺小儿五色痢候歌：

痢色原因有五般，治患先须仔细看。
青色只因惊积聚，黄多有毒在脾间。
赤色还知心肾病，白多应是肺家寒。
二七以前无变动，莫交绝食命倾残。

此候须是安和五脏，调其荣卫，始得安然。如目肿不吃食，乃恶候也。先调荣卫，后随形候用药，勿令差误，切须用意，况十中不得三、五再生。

汉东王先生《家宝》治小儿泻痢，五色脓血如烂鱼肠，并无大便，只是脓血，肠中搅痛。鲊汤丸方

粉霜　轻粉　硇砂各秤一钱　朱砂炒，一钱匕　白丁香匙炒四钱　乳香秤半钱，别研　巴豆七粒，去皮、心，不出油

上为末，蒸枣肉丸。每服婴孩三丸如粟米大。二三岁如大麻子大。四五岁亦如麻子大，并旋成丸，煎鲊汤吞下，一日二服，间调胃气药与之。

《三十六种》内治下五色恶物，心神烦热不止方。

地榆　白茯苓　黄柏炙。各一两

上为末。每服一钱，水一盏煎至五分，去滓，分三服。

《张氏家传》治小儿赤白，或五色积痢。三霜丸方

巴豆去皮，拣选白色肥好者秤三钱，研细，先用白绢包三、二十重，次用白纸外面包定，大石压令油尽，秤取二钱，轻者为用　真轻粉名水银粉，又名腻粉　粉霜各秤一钱

上三味同研匀极细，别取好黄蜡三钱，调煮三、二十沸，取出去酒令净，再溶，入药和之。如有煮酒蜡，亦堪用，和成剂，油单内盛。如服食旋丸如小绿豆大。三岁以下如粟米大。每服三、五丸，温熟水下。此方西京龙门山文太师药寮内真珠泉南壁石上刻。量儿子大小加减服之。

《吉氏家传》治五色痢，兼渴不止方。

茯苓　宣连　黄柏各等分

上件取黄柏末，以浆水如面糊良久，

和前二味为丸如绿豆大。三岁，米饮下七丸。杀疳，熟水下五丸。

《吉氏家传》治五色痢　至圣丸方

厚朴去皮，姜制　黄柏略去皮，以鸡子白涂，炙黄熟，如干再上　当归酒浸一宿

上三味等分细末，炼蜜为丸如梧桐子大。小儿细丸，厚朴汤下。每服四十丸加减。

长沙医者郑愈传　治疳痢，五色痢。定粉散方

定粉　龙骨　黄丹煅过。各二钱　诃子三个，煨熟取肉

上为末，每服半钱，粥饮下。三岁以上半钱。

休息痢第十

《葛氏肘后》治下痢，经时不止者，此成休息疗之方。

上取龙骨，炙令黄焦，捣服方寸匕，日三服。即愈。

《葛氏肘后》又方

上用龙骨四两，捣如小豆大。五升煮取二升半，冷之，分为五服，效。

《保生信效》松焙饼子　治一切块癖积滞，气血瘕聚等一二十年者。

细墨半两，焙　芫花醋浸，炒焦赤　青蒙石　大戟　干漆炒　五灵脂　荆三棱　蓬莪术　密陀僧　陈橘皮去白　牡蛎烧。各半两　巴豆一两，去皮，用湿纸三处裹烧，纸焦止　大干枣十四个，去核烧存性　白丁香　硇砂研　虻虫去翅、足　斑蝥同上。各一分

上同为细末，醋煮面糊丸如皂子大，捻作饼子。记以所伤物煎汤，或面汤送下一丸，须以齿啮咽之。其积渐渐移近下，再服，再觉移下，更一丸则积自下。若寻常要宜转，只以面汤下。血积块癖，经血闭塞，大人、小儿久痢脓血、休息恶痢皆治之。

长沙医者丁时发传玉命丹　治小儿久患赤白痢，及休息痢不止，腹肚虚鸣，日渐羸瘦、捋眉，多吃泥土，可食者方。

硫黄研　密陀僧　黄丹各半两　寒水石　白矾各研二两，用新瓦饼子入五味，用盐泥固济，煅令通赤，研匀细　麝香一字

上件六味研匀，以蒸饼为丸如小绿豆大。每服十粒，用乌梅甘草煎汤下，大小加减。忌生冷、毒物、鲊缅等。

蛊痢第十一

《巢氏病源》小儿蛊毒痢候：岁时寒暑不调，而有毒厉之气。小儿解脱，为其所伤。邪与血气相搏，入于肠胃，毒气蕴积，值大肠虚者，则变痢血。其痢状血色，蕴瘀如鸡鸭肝片，随利下。此是毒气盛热，食于入脏，状如中蛊，故谓之蛊毒痢也。

《石壁经》三十六种内脾毒痢候歌：

脾间有毒号纯阳，本为医人热药伤。

致使大肠多结涩，多饶滴血在枯肠。

如风腹闭难开眼，身热头温脚转凉。

舌赤胸高为此候，多啼喘急细消详。四十八候云：更如狂。

先须解热并开胃，便是明医用药良。

此脾受热积失治，伏毒治当以凉脾，次去其积。若胸前骨忽然高者，更加啼急则不治也。

《凤髓经》歌括同。有注云：宜与金华散、香连丸。香连丸方见冷热痢门，吉氏方同。金华散方见实热门中。

《小儿形证论》四十八候脾毒痢歌一同。后云：此候脏腑有积，或痢赤，不宜热药，宜用开胃散方见赤痢门中兼利药，量虚实，微取大抵当宣转。

《小儿形证论》四十八候风毒痢歌：

八痢之中风转难，形如青草汁多般。

毒风豆汁添邪热，胃败鸡肝片片全。

加赤不须先下积，闭眸食绝不堪看。

若归白痢还须下，脏腑频温得本源。

《千金》治下血状如鸡肝，腹中搅痛难忍，号蛊毒痢方此方乃人以谓八物茜根汤者。

茜根　升麻　犀角各三两　桔梗　黄柏　黄芩各二两　地榆　白蘘荷各四两

上八味㕮咀，以水九升煮取二升半，分三服。此蛊痢血用之。小儿分减服。

《千金》治小儿蛊毒痢方。

上用蓝青汁一升二合分为四服。

《图经》治蛊痢方。

侧柏叶焙干为末　川大黄等分

上二味同煎为汁服之，以疗男子、妇人、小儿大腹下黑血茶脚色，或脓血如淀，所谓蛊痢者，治之有殊效。又能杀五脏虫。

《子母秘录》小儿蛊毒痢方。

上用生地黄汁一升二合，分三四服，立效。《千金》收治脓血痢。

《圣惠》治小儿蛊毒痢不止，身体壮热烦闷。蘘荷散方

白蘘荷根　川升麻各一两　败鼓皮一分，烧黄焦　甘草炙微赤，锉　干蓝叶各半两　赤芍药　犀角屑各三分

上件药捣，粗罗为散。每服一钱，以水一小盏入豉二、七粒，煎至五分，去滓，不计时候。量儿大小分减温服。

《圣惠》治小儿蛊毒痢血，体瘦。黄连散方

黄连一两去须微炒　败豉皮炙令黄焦　白头翁　甘草炙微赤，锉　蓝青各半两　犀角屑　白蘘荷根　黄芩　茜根锉。各三分

上件药捣，粗罗为散。每服一钱。以水一小盏煎至五分，去滓，放温，不计时候。量儿大小分减服之。

《圣惠》治小儿蛊毒血痢发盛，心神烦闷，腹胀，不欲饮食。犀角散方

犀角屑　白蘘荷根　地榆微炙，锉　桔梗去芦头　苏木锉。各等分

上件药捣，粗罗为散。每服一钱。以水一小盏煎至五分，去滓，不计时候。量儿大小分减温服。

《婴孺》治小儿蛊毒痢　蘘荷根汤方

白蘘荷根八分　犀角　谷皮四寸，炙　升麻十分　甘草四分，炙　蓝青一升　豉三合　芍药七分

上以水四升煮一升二合。二岁儿为三服。

《婴孺》治小儿谷痢挟毒，犀角煎方

地脉草　黄连　葳蕤各十二分　黄柏　竹茹　茜草各八分　蜜一升　人参六分　牡蛎十分　梁州榉皮十四分　干蓝四分　犀角屑　甘草各五分

上切，以水一斗煮及二升半，绞去滓，下蜜，火上煎，余二升。三岁一合。三四岁一合半，日二夜一。量与之。

张涣谨按：小儿岁时，寒暑不调，而有毒厉之气入于肠间，其痢状如鸡鸭肝片，随痢而下，乃名蛊毒痢。及肛门脱出，宜白头翁散祛毒止痢方。

白头翁　黄连去须，微炒　茜根锉，焙干　苏枋木　故旧豉皮炙令黄焦。各一两　犀角屑　地榆炙，锉。各半两　甘草炙，一分

上件捣，罗为细末。每服一钱。水一小盏煎六分，去滓服。量儿大小加减，乳食前。

张涣地榆丹　消毒止痢方。

地榆炙，锉　黄连　干蓝叶　川升麻各一两　川楝子　苦楝根各半两

上件捣，罗为细末，软饭和丸黍米

大。每服十粒，米饮下。量儿大小加减，乳食前。

《四十八候》治毒痢　宣连丸方

宣连一钱，作散，用鸡子清和作饼，于瓦上烧干，再为末　肉豆蔻一个，去心脐，内入乳香，不拘多少，纸裹，火煨黄色　朱砂　木香各半钱　杏仁七粒，和皮烧　巴豆四粒，烧七粒亦得

上为末，醋糊丸如萝卜子大，陈米饮下七粒。赤痢，槐花汤下。

《宝童方》治脏毒痢，为吃诸药不愈者。

槐花半两，炒　白矾一两

上为末。每服一钱，用陈米饮下。

《孔氏家传》治蛊小品方。

上取荠苨根捣末，以饮服方寸匕，立差。一方可入地榆、臭椿根同服。

脱肛第十二

《巢氏病源》小儿脱肛候：脱肛者，肛门脱出也。肛门，大肠之候。小儿患肛门脱出，多因利久肠虚冷，兼因躯气，故肛门脱出，谓之脱肛也。

《圣惠》：夫小儿痢脱肛者，皆因久痢，大肠虚冷所谓也。肛门为大肠之候，大肠伤于寒，痢而用力，其气下冲，则肛门脱，因谓之脱肛也。

《婴童宝鉴》：小儿肠脱为泻痢久不差，冷极肚肠滑。

《玉诀》小儿泻血、脱肛候歌：

脱肛泻血本因伤，冷热攻脾损大肠。

消渴口疮添上热，气虚浮肿面青黄。

此患先调胃气，后下虚积，次和脏腑即安。

《石壁经》三十六种内翻花脱肛候歌：

本为医人下药凉，致令冷气入回肠。

鼻头一云鼻根只见多青脉，唇白相兼更齿旁一云根黄。

初患百朝常此候，若经年月脸生光。

眉红好哭唇干燥，形候分明要审详。

只当温大肠、止渴、调气则愈，慎不可食冷药也。

《颅囟经》治孩子脱肛方。

上用苦葫芦一个，并子细捣，时时水调服之。切忌动风之物。如泻血用瓜蒌一个，慢火烧令熟，细研为末，熟水下一钱。

《颅囟经》又方：

大黄二两　木贼草一分，炙　白矾半两，烧灰上为细末，空心，米饮下半钱。

《葛氏肘后》卒脱肛方。

上烧蜘蛛为灰，敷肛上。

《千金》鳖头丸　治小儿积冷久不差，后余脱肛不差，腹中冷，肛中疼痛，不得入者方。

死鳖头二枚，炙令焦　磁石四两　小猬皮一枚，炙令焦　桂心三两

上四味末之，蜜丸如大豆。儿三岁至五岁服五丸至十丸，日三。儿大以意加之。

《外台》：《古今录验》疗小儿久痢脱肛方。

鳖头一枚，炙焦　东壁土　五色龙骨各五分　卷柏四分

上四味捣散，以粉敷之，按内之即差。

《外台》：《古今录验》又方

上取铁精粉敷内之差。

姚和众治小儿因痢脱肛方：

连翘不以多少，先用水洗去土

上为细末，先用盐水洗，次用药末时时干敷脱肛上，立差。

长沙医者丁时发传治小儿脱肛不收方。

卷柏二钱　鳖一枚，火煅　白矾一钱，火煅

上件为末，先用盐水洗，次用药涂脱肛上，立差。

《千金》灸法；小儿脱肛，灸顶上旋毛中，三壮即入。

《千金》又灸尾翠骨三壮。

《千金》又灸脐中，随年壮。

《圣惠》灸法：小儿脱肛泻血，每厕脏腑摄痛不可忍者，灸百食一穴三壮，在头中心陷者是也。炷如小麦大。

《圣惠》岐伯灸法：疗小儿脱肛泻血，秋深不较，灸龟尾一壮，炷如小麦大，脊端穷骨也。

《万全方》灸法：治小儿脱肛泻血，灸第十二椎下节间，名接脊穴，灸一壮，炷如小麦大。

卷第三十

血疾淋痔　凡十九门

吐血第一

《巢氏病源》小儿吐血候：小儿吐血者，是有热气盛而血虚，热乘于血，血性得热则流散妄行，气逆即血随气上，故令吐血也。

钱乙论补下不同云：段斋郎子四岁，病嗽，身热，吐痰数日而咯血。医以桔梗汤及防己丸治之不愈，其涎上攻，吐喘不止，请钱氏，下褊银丸一大服方见痰涎门中，复以补肺散、补脾散治之方见胃气不和门中。今段氏咯血肺虚，何以下之？曰：肺虽咯血，有热故也。久即虚痿，今涎上潮而吐，当下其涎，若使不吐涎为甚便也。盖吐涎能虚，又生惊也。痰实上攻，亦使发搐，故依法只宜先下痰，后补脾肺，必涎止而吐愈。若先补其肺为逆，先下其痰为顺，先下后补为良也。

《婴童宝鉴》小儿吐血歌：

血为荣兮气为卫，二气相随无住滞。
忽然血动气来冲，便是妄行忘本位。
血随气上奔心来，吐出如屠争忍视。
便须服药好看承，解热且令依次第。

《千金》治小儿吐血方。

上用烧蛇蜕皮末，以乳服之。并治重舌。

《千金》又方

上取油三分，酒一分，和之。分再服。

《简要济众》治小儿吐血不止方。

上蒲黄细研。每服半钱，用生地黄汁调下。量儿大小加减进之。

《简要济众》治小儿吐血不止方。

上用黄连一两，去须，捣为散。每服一钱，水七分，入豉二十粒，同煎至五分，去滓，温服。量儿大小加减进之。

《圣惠》治小儿四五岁以上非时吐血，犀角散方

犀角屑　栀子仁　生熟地黄　子芩　紫参　刺蓟各一分

上件药捣，粗罗为散。每服一钱，以水一小盏，煎至五分，去滓，不计时候，温服。量儿大小加减服之。

《圣惠》治小儿吐血不止，蒲黄散方

蒲黄　乱发灰。各一分　伏龙肝半两

上件药，同研令匀细。不计时候，暖生地黄汁调下半钱。量儿大小加减服之。

《圣惠》治小儿吐血，心躁烦闷。茜根散方

茜根半两　犀角屑　川升麻　川大黄锉，微炒　黄芩　甘草炙微赤，锉。以上各一分

上件药捣，粗罗为散。每服一钱，以水一小盏，入黑豆三十粒，淡竹茹半分，煎至六分，去滓，不计时候。量儿大小，以意加减温服。

《圣惠》又方

刺蓟自然汁不限多少

上件药取汁一合，暖令温。不计时候，调下元明粉半钱，量儿大小以意

加减。

《圣惠》又方

上取生地黄汁一合，暖令温。调下面尘半钱，不计时候，量儿大小，以意加减温服。

《圣惠》又方

上以乱发烧灰，细研。每服以温水调下一字。张锐《鸡峰方》以米饮调下。

《婴孺》治少小咳唾中有血，款冬汤方

款冬花　干姜　阿胶炙。各二两　吴茱萸一升　桂心五寸　艾鸡子大　鲤鱼一条，长一尺二寸

上研细，酒和置鱼肚中，铜器中蒸熟，取汁。大人服一升，小儿一合，以意裁之。

《婴孺》治少小咳逆，甚者血出鼻衄。豚肺散方

上以豚肺，好酒浸一宿，平旦取，炙干为末。一服一撮饮下。

《婴孺》治小儿热病，鼻衄或唾血。升麻汤方

升麻八分　淡竹青皮　羚羊角各五分　生地黄七分　甘草四分　芍药六分

上以水三升❶煮一升。一岁儿为三服。

《婴孺》治小儿汁出如浆，衄血、吐血、小便出血，垂死者方。

都梁香　干地各二两　紫菀　桂心　人参　青竹叶　茯蓉各一两

上为末。酒服方寸匕，日进三服，夜一服，可至二匕。

张涣治小儿内有邪热，血流散妄行，若气逆即血随气上，或口中吐血，鼻中衄血。紫参散方

紫参　生干地黄　山栀子各一两　刺蓟　乱发各烧灰，一分

以上捣罗为细末，次用：蒲黄　伏龙肝各细研。一分

上件都拌匀。每服半钱至一钱，煎竹茹汤调下。

张锐《鸡峰方》治吐血。

上用伏龙肝末。每服二钱，水一盏，同煎至六分，去滓，温服，不以时。

张锐《鸡峰方》治吐血衄血。

上用白茅花，每服秤一钱，水一盏，同煎至六分，去滓，温服，不以时。

张锐《鸡峰》又方

上用新绵烧灰，研细。每服一钱，旋入少粗香，温酒调下，米饮亦可。

《王氏手集》青金散　治肺嗽，喘息有音及热搏上焦，血溢妄行，咳唾血出，咽嗌疼痛，烦渴、呕吐，寒热休歇，减食羸瘦方。

白及　青黛研。各半两

上同研匀。每服半钱或一钱，糯米饮调下。

嗽血第二

《王氏手集》解肌丸　治外搏风邪，内挟痰饮，寒热往来，烦渴颊赤，心忪减食，热在上焦，咳嗽有血方。

防风　地骨皮各一分

上件烧沙糖为丸。每服一丸，食后煎紫苏汤下。

《王氏手集》丸参丸　治嗽血方。

阿胶　皂儿黄　人参各半两

上件胶为细末。汤少许，烊胶和如鸡头大，白汤化下。

《朱氏家传》治咳嗽出血下涎鸡清散方

郁金半两，用皂荚浆水一盏或酸菜汁亦得，煮干为度　滑石半两，生　雄黄半两，

---

❶ 升：原作“汁”。据文义改。

醋煮半干用

上为细末。每服一字，常服，薄荷汤调下。止嗽，螺粉水下；嗽血，鸡子清调下。

鼻衄第三

《巢氏病源》小儿鼻衄候：小儿经脉血气有热，喜令鼻衄。夫血之随气，循行经脉，通游腑脏。若冷热调和，行必依其常度，无有壅滞，亦不流溢也。血性得寒，即凝涩结聚，得热即流散妄行。小儿热盛者，热乘于血，血随气发溢于鼻者，谓之鼻衄。凡人血虚受热，即血失其常度，发溢漫行，乃至发于七窍，谓之大衄也。

《千金翼》：脉浮发热，口干鼻燥，能食者即衄。

《婴童宝鉴》：小儿心热，肺气贯血，随热入肺经，为鼻衄。

《惠济》论小儿鼻衄候歌：

欲衄之候脉弦洪，鼻中干燥响如风。

气冲积血停留肺，脏腑烦冤邪脉攻。

数合出红犹可治，更加升斗命须终。

明师若欲知调治，凉血清胸始有功。清胸，清肺也。

《葛氏肘后》疗人少小亟鼻衄，小劳辄出方。

上用桑耳无多少，熬令焦，捣下筛。每衄发，辄以杏仁大塞鼻数度，即可断。《外台》法烧用为丸，以内亦得。

《仙人水鉴》小儿百日内鼻中出血方。

葵花一字急吹之，白矾水浴更相宜。此是鼻风不消药，莫教虚惧奶头儿。

《外台》：《古今录验》疗小儿鼻衄不止方。

上以马矢绵裹塞鼻孔中。

《外台》：《古今录验》又方

上烧发灰为末，吹鼻孔中亦佳。《本草》、《圣惠》、《婴孺》法同，甚妙。

《外台》：《古今录验》又方

上单服白马屎汁三合，甚良。

《外台》：深师治少小衄血方。

桂心十八铢　乱发洗，烧灰　干姜各六铢

上三味，捣筛为散。服方寸匕，日再。

《圣惠》治小儿鼻衄或唾血。升麻散方

川升麻半两　羚羊角屑　甘草炙微赤，锉　黄芩　赤芍药以上各一分

上件药捣，粗罗为散。每服一钱，以水一小盏，入淡竹叶七片，煎至五分，去滓，入地黄汁半合，更煎一两沸，不计时候。量儿大小分减温服。

《圣惠》治小儿鼻衄不止，生地黄煎方

生地黄　刺蓟各取汁半斤　蜜一合

杏仁一两，汤浸去皮尖，双仁，麸炒黄，别研

阿胶半两，捣碎，炒令黄燥为末

上件药，都入银锅中，以慢火熬为膏，不计时候，用新汲水调下一钱。量儿大小加减服之。

《圣惠》又方

刺蓟　蒲黄各半两　乱发灰，一分

上件药捣，细罗为散。每服以冷水调下半钱，不计时候。量儿大小加减服之。

《圣惠》治小儿鼻衄不止方。

乱发灰，半两　伏龙肝一两

上件药都研令匀。不计时候，以新汲水调下半钱。量儿大小以意加减。

《圣惠》又方

刺蓟汁二合　地黄汁一合　生姜汁少许

上调和令匀。徐徐服半合，仍将滓塞鼻中，即差。

《圣惠》又方

上炒桑耳，令焦熟，捣细罗为散。不计时候，以冷水调下半钱，亦吹少许于鼻中。量儿大小以意加减。

《谭氏殊圣》方：小儿鼻衄数还啼，颜色青黄渐改移，忽尔发时饶莽躁，连忙走起索东西。只缘积热三焦壅，凝水川消贝母知，更取荷衣煎五合，蜜调顿服定无凝。

凝波散

寒水石　贝母　知母为末。各一分半　马牙硝细研，川硝亦得。各一分　荷叶一两，以水一升煮五七沸，滤干，焙

上为末。每服半钱，蜜水调下。茅先生治小儿鼻血出方。

山栀仁半两，半生，半炒　陈槐花一分

上同为末，用熟水调下半钱。

《圣惠方》同，只槐花微炒，栀子不炒。

张涣抵圣散　治不以疾病鼻衄不止方。

盆硝研　乱头发烧灰，研　红蓝花取末。各一分

上同研匀细。以绵缠，揾药塞鼻中。

张涣槐花散　治衄血方。

槐花一两，炒　蒲黄半两　川面姜一分

上件捣，罗为细末。每服半钱，新水调下。

张锐《鸡峰》方治衄血。

上每用石榴花末一字许，搐鼻内。

张锐《鸡峰》又方

上每用龙骨末少许，吹鼻中。

《惠眼观证》调英散　治衄血不止方。

血余父母者上者一团，用绿竹笋壳一片，裹烧过

上为末。每服半钱或一钱，新汲井花水下。

《吉氏家传》黄药散　治小儿鼻衄不止方。

上黄药一味，为细末。每服半钱或一钱，井水调下。

大便血第四

《圣惠》：夫小儿大便血者，为心主于血脉，心脏有热，热乘于血，血性得热，流散妄行，不依常度，其血流渗于大肠者，故令大便血出也。

《千金》治大便讫出血方。

上用鳖头一枚，炙令黄黑，末之，以饭下五分匕，多少量儿大小，日三服。《外台》鳖甲一枚，炙末水调。

《千金》又方

上烧车釭一枚令赤，内一升水中，分二服。

《千金》又方

上烧甑蒂末，敷乳头上，令儿饮之。

《仙人水鉴》小孩子遗血，呼为胎风，宜使此方。人多不识，每因上厕犯之，至三岁以上，解行后有少鲜血，宜用此散子方。胎肠风最恶，日久杀孩儿。如后有鲜血，宜取一甘梨，梨内安琥珀，并蜜封烧之。宜待交梨碎，取研救孩儿。

上取一颗好梨，去心入少许琥珀末并蜜，即以面裹泥球之火中煨一伏时，取出去皮，研，以水调服立效。

《子母秘录》治小儿下血。

上取雌鸡翅下血服之。

《圣惠》治小儿大便出血，体热黄瘦，不欲饮食。羚羊角散方

羚羊角屑　黄芪锉　川升麻　黄芩　甘草炙微赤，锉　地榆锉。以上各一分　生

干地黄半两

上件药捣，粗罗为散。每服一钱，以水一小盏，入苦竹茹半分，煎至六分，去滓，不计时候。量儿大小分减温服。

《圣惠》治小儿大便出血，腹痛黄瘦，不欲饮食。槐花散方

槐花微炒　白术　熟干地黄　川芎以上各半两　黄芪锉　木香　当归锉，微炒　甘草炙微赤，锉。以上各一分

上件药捣，粗罗为散。每服一钱，以水一小盏，煎至六分，去滓，不计时候。量儿大小分减温服。

《圣惠》治小儿大便出血，久不止，面色痿黄，肌体羸瘦或时腹痛，不欲饮食。卷柏丸方

卷柏　阿胶捣碎，炒令黄燥　赤石脂各一两　槐花炒　黄牛角　炙焦　当归锉，炒　黄芪锉　川芎各一两

上件药捣罗为末，炼蜜和丸如麻子大。三岁儿，每服以粥饮下七丸，日三服。量儿大小以意加减。

《圣惠》又方

上用鹿角烧灰细研，以粥饮调下半钱，日三服。量儿大小以意增减。《婴孺》方，刮屑米饮服。

太医局没石子丸　治小儿肠虚，受热下利，鲜血或便赤汁，腹痛后重，昼夜不止，遍数频多方。

没石子　地榆各半两　黄连锉，炒，一两半　黄柏锉碎，蜜炒，二两　酸石榴皮一两

上件捣罗为细末，以醋煮面糊，和丸如麻子大。每服十丸至二十丸，温米饮下，食前服。

茅先生治小儿大便下血方。

枳壳去白，面炒　荆芥穗　甘草各等分

上为末。每服一钱，用陈米饮调下。

《九籥卫生》紫参散　疗小儿下血痛方。

臭椿根皮　贯众　紫参　酸石榴皮烧灰存性。各等分

上同为细末。每服一钱，米饮调下。腹痛煎艾汤调下。

《孔氏家传》治小儿大肠有血，上后有血如痢疾相似，但不拘十岁以上皆神效散方。

芍药　地榆　甘草炙　陈橘皮　黄连　干葛以上各等分

上为末。每服一钱，用陈米饮调下，日进三服。

《孔氏家传》治小儿便鲜血　槐花散方

黄芪一两　当归　槐花　白术　人参　芍药各三分

上为末。米饮下一钱，小儿半钱。

《吉氏家传》治泻血不定，是脾胃气冷，大肠风毒，宜服此方。

没石子一个大者　肉豆蔻一个　茶末一钱　桑根白皮二钱，炙

上件末，不计时候，以水如茶点一钱灌服立差。

《朱氏家传》小儿热气攻大肠，其病泻血，脏腑疼痛，渐如茶色难治。此病是伤寒出汗不尽，或因疮子出不足，令热气行于大肠，所以泻血。如活，先解汗，后下气。攻大肠散方

郁金一两　干姜半两　大腹皮一两半

上为末。每服半钱，陈米饮下。

小便血第五

《巢氏病源》小儿尿血候：血性得寒则凝涩，得热则流散。而心主于血，小儿心脏有热，乘于血，血渗于小肠，故尿血也。

《千金》治小儿尿血方。

上烧鹊巢灰，井华水服之。亦治尿床。

《婴孺》治大便血。

姚和众治小儿尿血方。

上用甘草五分，以水六合，煎取二合，去滓。一岁儿一日服，令尽。

姚和众又方

上用蜀升麻五分，水五合，煎取一合，去滓。一岁儿一日服尽。

《圣惠》治小儿尿血，水道中涩痛。阿胶散方

阿胶一两，捣碎，炒令黄燥　黄芩　栀子仁　甘草炙微赤，锉　车前子各一分

上件药捣，细罗为散。每服用新汲水调下半钱，日三四服。量儿大小以意加减。

《圣惠》又方

榆白皮　生干地黄各半两　甘草一分，炙微赤，锉

上件药都细锉。以水一小盏，煎至六分，去滓，温服，量儿大小以意加减。

《圣惠》又方

苦楝子一两　郁金二枚，一枚泡，一枚生用

上件药捣，细罗为散。每服煎葱汤调下半钱，量儿大小以意加减。

《圣惠》又方

生干地黄　黄芩以上各半两

上件药捣，粗罗为散。每服一钱，以水一小盏，煎至六分，去滓，温服，半合。量儿大小加减服之。

《圣惠》又方

紫菀洗去苗土　甘草炙，锉　黄连去须。各一分

上件药捣，粗罗为散。每服一钱，以水一小盏，入豉三十粒，煎至五分，去滓。量儿大小分减服之。

《圣惠》又方

葵子　车前叶　甘草炙　川朴硝各一分

上件药捣，粗罗为散。每服一钱，以水一小盏，煎至五分，去滓。量儿大小分减，温服。

《圣惠》又方

上用牛蒡根洗去土，捣，绞取汁一中盏，入生蜜一合，相和令匀。每服半合，日三四服。量儿大小加减服之。

《圣惠》又方

上取蒲黄末，以温水调下半钱。量儿大小加减服之。

《圣惠》又方

车前叶半斤，捣，绞取汁　沙糖一两

上件药，相和令匀。每服半合，量儿大小加减服之。

《圣惠》又方

上以生地黄汁，每服暖一合服之。量儿大小以意加减。

茅先生治小儿小便下血方。

生地黄汁小半盏　轻粉半钱匕

上作一服，用井花水下。

张涣车前散　治热盛积于小肠，甚则尿血方。

牡蛎半两，烧为粉　车前子　甘草炙微赤，锉　川朴硝以上各一分

上件药捣，罗为散。每服一钱，以水一小盏，煎至五分，去滓，温服。量儿大小加减，不拘时候。

《吉氏家传》尿血地黄散方

绿豆粉　滑石各一两　甘草半两，炙

上末，此病小儿是心脏积热，并脾脏、肝脏积热。如大人脾脏受病传肾，有三阴三阳之脉，小儿八岁以下只有三阳之脉，无三阴脉。所以心、脾、肝三脏受病，不传肾脏传小肠，小肠风热之极，所以尿血。每服半钱，新汲水下二

钱，二服止。忌热食、酸、咸。

《千金》灸法：尿血，灸第七椎两旁各五寸，随年壮。

大便不通第六

《巢氏病源》小儿大便不通候：小儿大便不通者，腑脏有热，乘于大肠故也。脾胃为水谷之海，水谷之精化为血气，其糟粕行于大肠。若三焦五脏不调和，热气归于大肠，热实，故大便燥涩不通也。

《外台》：《千金》紫双丸 主小儿身热头痛，食饮不消，腹胀满，或小腹绞痛，大小便不利，或重下数起。小儿无异疾，惟饮食过度，不知自止，哺乳失节，或惊悸寒热，惟此丸治之，不差，复可再服。小儿欲下，是其蒸候，哺食减少，气息不快，夜啼不眠，是腹内不调，悉宜用此丸，不用他药，数用神验，千金不传方。

巴豆去皮心，熬 蕤核仁各十八铢，别捣 麦门冬十铢，去心 甘草五铢，炙 甘遂 真朱各二铢 牡蛎熬 蜡各八铢

上八味，以汤熟洗巴豆，研，以新布绞去油。别捣甘遂、甘草、牡蛎、麦门冬，细筛毕；捣巴豆、蕤仁令极熟，乃纳诸药散，更捣三千杵。如药燥，入少蜜。足之半岁儿可服如荏子一双；一二岁儿服如半麻子作一双；三岁儿服如麻子一枚作一双；四岁儿服如麻子二丸；五六岁儿服如大麻子二丸；七八岁儿服如小豆二丸；九岁、十岁儿微大于小豆二丸。常以鸡鸣时服，至日出时不下者，饮热粥汁数合即下，丸皆双出也。下甚者，饮冷粥止之。

《外台》：《必效》疗小儿大便不通方。

上用猪苓一两，以水少许，煮鸡屎白一钱匕与服，立差。

《圣惠》治小儿脏腑壅热，心神烦躁，大便不通。大黄散方

川大黄锉，微炒 红雪各一两 犀角屑 川升麻各半两 当归 甘草炙微赤，锉 赤芍药各一分

上件药捣，粗罗为散。每服一钱，以水一小盏，煎至六分，去滓，三四岁温服一合。量儿大小加减服之。日三四服，以利为度。

《圣惠》治小儿大便不通，腹胁妨闷。芎黄散方

川芎半两 川大黄锉，微炒 郁李仁汤浸，去皮微炒。各三分

上件药捣，细罗为散。每服一钱，以温水半盏调服。量儿大小以意分减，以利为度。张涣兼治大小便不通。

《圣惠》又方

甘草炙微赤，锉 陈橘皮汤浸，去皮瓤，焙。各一分 牵牛子微炒 川大黄锉，微炒。各半两

上件药捣，细罗为散。每服煎葱白汤调下半钱。量儿大小以意加减。日三两服，以效为度。

《圣惠》治小儿大便不通，心神烦热，卧忽多惊，腹胁妨闷。丹砂丸方

丹砂半两，研细，水飞过 续随子三分 腻粉一钱

上件药都细研令匀，炼蜜和丸如绿豆大。三岁儿每服以温水下三丸。量儿大小，以意加减服之。张涣兼治大小便不通。

《圣惠》治小儿大便不通，心腹壅闷，卧即烦喘。通中丸方

巴豆霜二分 皂荚不蚛者去皮、子，烧令焦黑 川大黄锉，微炒。各一两

上件药大黄、皂荚捣罗为末，入巴

豆霜同研令匀，炼蜜和丸如绿豆大。四、五岁儿以温水下三丸。量儿大小以意加减。

《圣惠》治小儿脏腑壅滞，腹胁妨闷，大便不通。犀角丸方

犀角屑　当归锉，炒　丹砂细研，水飞过。各半两　巴豆十粒，去皮、心，研，纸裹，压去油　川大黄一两，锉，炒

上件药捣，罗为末，入巴豆、丹砂同研令匀，炼蜜和丸如绿豆大。三岁儿以温水下三丸。量儿大小以意加减。

《圣惠》治小儿大便不通，心腹壅闷。大黄丸方

川大黄一两，锉、炒　枳壳麸炒　栀子仁　郁李仁汤浸，去皮，炒。各三分

上件药捣，罗为末，炼蜜和丸如麻子大。每服以熟水下五丸。量儿大小加减服之。

《圣惠》治小儿大便不通，脐腹妨闷，宜用桃叶汤方

桃叶一握　木通二两　灯心五大束　川朴硝一两　葱白七茎

上件药细锉，用醋浆水三大碗，煎十余沸，去滓，倾向盆中，稍温，便坐儿在盆内。将滓以手帕裹熨于脐下，冷即出之，后吃地黄稀粥半盏，良久便通。

《圣惠》治小儿大便不通，连腰满闷，气急困重，宜用走马煎方

羊胆一枚　蜜一合　盐花半两

上件药同煎如饧，捻如箸粗，可长一寸，内下部中，须臾即通。

《圣惠》治小儿大便不通，心中烦热。牛黄丸方

牛黄一钱，细研　川大黄三钱，锉，微炒，捣、罗为末

上件药都研令匀，炼蜜和丸如麻子大。每服以粥饮下七丸，以利为度。量儿大小加减服之。

《圣惠》治小儿大便五六日不通，心腹烦满，宜用此方。

上取青颗盐末于脐中，以手摩良久即通。大人用之亦得。

《婴孺》方同，止内下部中，手热摩之。

《圣惠》治小儿卒大便不通蜂房散方

上用蜂房一枚，炙令微焦，捣、细罗为散。每服以粥饮调下半钱。量儿大小加减服之。《葛氏肘后》、《婴孺》方同。《婴孺》以酒调少许。

茅先生治小儿大便不通方。

朴硝三钱　大黄一两，生用

上为末，周岁一钱半，水五分，煎四分，温服。

茅先生治小儿大便不通，目赤，疮疖痈肿，热毒心热，宜服之，大人加用。

大黄一分　黑牵牛半分　槟榔一钱半　朴硝二钱

上为末。每服，一字半钱，用蜜熟水调下。

《婴孺》治小儿大便不得方。

上用半夏一分，炒黄为末，以蜜为丸黍米大。乳服一丸，日再服。此方频救垂困，功效不可具言。

《婴孺》治小儿大便不通方。

上杵白花调葵子为末，煮汁服之。

《婴孺》又方

上用猪脂一斤，水煮，取一升，服五合，日三服，儿小量之。

《婴孺》又方

上煎蜜，令可索索之，捻如匕柄，内下部中二寸许，立通。

《婴孺》又方

上取羊胆汁灌下部中，须臾通。

《婴孺》治小儿大便不通，腹满。丹参汤方

丹参　硝石　甘草炙。各等分，并杵

为末

上以水二升，煮枣三个，三沸，去滓，下末三方寸匕，又煮三沸，去滓。五岁儿服五合，不差，再服。

《婴孺》治小儿腹大鸣，及内热坚不得大便，更衣大黄丸方

大黄七分　葶苈四分，炒　牛黄三分　人参　厚朴炙　芫花炒。各二分　桂心　黄芩各一分

上为末，蜜丸小豆大，饮下三丸，不知加之。

《婴孺》治小儿胃中热，更衣起黄赤而难，或四五日乃大便难乃方。

大黄　甘草炙　瓜蒌各三分　大枣三十个

上以水二升半，煮一升。每服一鸡子许，日进三服。

《婴孺》治小儿调中利大便　牛黄丸方

牛黄　大黄　麝香

上三味，等分为末，蜜丸如小豆大。饮下二丸，日再，以利为度。

汉东王先生《家宝》治小儿大肠秘不通兼血痢　金花散方

皂子仁一分，炒　槟榔一个，生　甘草一钱，炙

上为末。每服一字半钱，沙糖，熟水调下。

张锐《鸡峰方》治大便秘结不通方。

上用麻子以水研汁饮之。

《庄氏家传》治小儿大肠风热盛不通方。

大黄一两　防风一两　朴硝二两

上件为末，用蜜汤或葱汤调下。

《孔氏家传》治小儿大便不通，于硝风散中入鹰条一二寸遂通。盖庸医见小儿大便不通，多服凉药与疏转药，积于中凉转药一并发，则其人困矣，此方最佳。

长沙医者丁时发传治小儿大便不通方。

大黄二分，锉碎，炒　陈皮一分，去瓤，慢炒

上二味为末。每服一钱，水八分，煎至五分，去滓。量大小加减服。

《外台》灸法：疗小儿大便不通，灸口两吻各一壮。

小便不通第七

《巢氏病源》小儿小便不通利候：小便不通利者，肾与膀胱热故也。此二经为表里，俱主水，水行于小肠，入胞为小便，热气在其脏腑，水气则涩，故小便不通利也。

《颅囟经》治孩子小便不通方。

茯苓　通草　冬葵子　车前子各等分

上水四合，药半两，煎一合半，作二服忌油。

《葛氏肘后》治卒不得溺方。

上取垢灰二刀圭，以酒若米饮服。

《葛氏肘后》又方

上发灰，以酒下之。又以少鸡子白，亦佳。

《千金》治小儿小便不通方。

车前草切　小麦各一升

上二味，以水二升，煮取一升二合，去滓，烂煮粥服，日三四。

《千金》又方：

上冬葵子一升，以水二升，煮取一升，分服。或入滑石末六钱。

《仙人水鉴》：小儿百日内忽患阴风痰，多杀人，尿不利者，以热治之，其疾转甚也。何以知之？孩儿在胎中时，计父母之阴阳毒气或犯孩儿，生下百日而有斯疾。医者不辨相源，必言是热，

用冷药转之不安，长大成人，遂患阴癪之疾，盖由此也。小儿因此招祸，不亦难乎。其疾，多尿涩及痛，一尿十余节是也。庸医多作淋疾，遂与石草、犀角之类，全乖其志，宜须用此方。

附子烧灰使半枚　水精一分力难排　父母手煎添水蛭一分　功加须得土衣台土衣是瓦屋上所生瓦松，取向阳者烧灰用

上量儿大小，日数与服之，立见神效。

《外台》刘氏疗小儿忽不得小便急闷方。

葱白一握　通草一两　冬葵子一合

上三味切，以水二升，煮取一升，去滓，量服。

《外台》：《广济》疗小儿热极病，小便赤涩或不通，尿辄大啼呼。滑石汤方

滑石十六分　子芩十四分　冬葵子八分　车前草切，一升

上四味，以水二升，煮取一升，一岁至四岁服一合，日每服，甚良。

《圣惠》治小儿小便不通心闷。赤芍药散方

赤芍药　瞿麦　木通锉　陈橘皮汤浸，去白瓤，炒　牵牛子微炒　冬葵子以上各一分

上件药捣，粗罗为散。每服一钱，以水一小盏，入葱白一茎，煎至五分，去滓，不计时候。量儿大小分减服之。

《圣惠》治小儿小便不通，脐腹防闷，心神烦热。栀子仁散方

栀子仁五枚　茅根锉　冬葵根各半两　甘草一分，炙微赤，锉

上件药捣，粗罗为散。每服一钱，以水一小盏，煎至五分，去滓，不计时候。量儿大小分减温服。

《圣惠》又方

滑石一两半　木通锉　川芒硝各三分　葵子二合

上件药捣，粗罗为散。每服一钱，以水一小盏，煎至五分，去滓，不计时候。量儿大小分减温服。

《圣惠》治小儿卒小便不通，小腹急闷。冬葵子散方

冬葵子一两　木通半两，锉

上件药捣，粗罗为散。每服一钱，以水一小盏，煎至五分，去滓，不计时候。量儿大小分减服之。

《圣惠》治小儿百日内小便不通，心神烦闷，脐下痞满，宜服乳煎葱白饮子方

葱白一茎，切　乳汁三合

上二味，同煎至一合半，去滓，分温为三服，相去如人行十里以来，再服，以利为度。

《圣惠》治小儿小便不通，宜用浸熨汤方

木通一两　生姜二两　葱白七茎　陈皮一两半　川椒半两

上件药都细锉，以水二大碗，煎五七沸，去滓，倾入盆内，看冷暖坐儿于盆中浸之，将滓于儿脐腹下熨之，立通。

《圣惠》治小儿小便三、两日不通欲死者。葵根散方

葵根一握，锉　壁鱼七枚，研

上以水一大盏煎葵根，取汁六分，后入壁鱼同煎五、七沸，去滓，放温。量儿大小，临时分减服之。

《圣惠》治小儿积热，小便不通。地肤子散方

地肤子　瞿麦　冬葵子　知母　黄芩　川升麻　木通锉　川大黄锉，炒　猪苓去黑皮，以上各半两

上件药捣，粗罗为散。每服一钱，以水一中盏，煎至六分，去滓，不计时

候。量儿大小分减服之。

《圣惠》治小儿小便不通，心腹满闷，坐卧不安。滑石散方

滑石末　川大黄锉，微炒　葵子各半两　甘草一分，炙微赤，锉

上件药捣，粗罗为散。每服一钱，以水一小盏，入葱白三寸，灯心一束，煎至六分，去滓。三四岁儿服一合。量儿大小，不计时候，加减服之。

《圣惠》治小儿小便不通，脐腹坚满喘急。木通散方

木通锉　甘草炙微赤，锉　葵子以上各一分　川大黄锉碎，微炒　滑石　牵牛子微炒。以上各半两

上件药都细捣，罗为散。每服煎葱白灯心汤调下半钱。量儿大小加减服之，以利为度。

《圣惠》治小儿小便不通，脐腹急痛。车前散方

石韦去毛　瞿麦各半两　小麦一两

上件药都锉，以水二大盏，煎至一盏，去滓。取汁一合，调下滑石末半钱。量儿大小以意加减。

《圣惠》又方

冬葵子　滑石　海蛤　蒲黄以上各半两

上件药捣，细罗为散。每服以葱白汤调下半钱。量儿大小以意加减。

《圣惠》治小儿小便不通，小腹妨闷方。

上用葱白一斤，连须细切，煮令熟，以绵裹，于脐下熨之立通。

《圣惠》又方

上用桑螵蛸十枚，炙令黄，捣罗为末。每服以粥饮调下半钱。量儿大小加减服之。

《圣惠》治小儿小便不通，肚痛，浆水葱白粥方

粟米二合　葱白三七茎，去须细切

上件以浆水煮作稀粥，临熟投葱白搅令匀，温温食之。

《谭氏殊圣》治小儿小便不通方。上

芥菜子烂研，以纸花贴脐下，相次通妙。

茅先生治小儿小便不通方。

山栀子　滑石各等分

上为末，每服半钱，浓煎，灯心汤调下。

《婴孺》治小儿小便不通　通草汤方

通草　甘草　滑石各二两　葵子

上以水三升，煮六合。二百日儿服半合，日三，夜一服。

《婴孺》治小儿小便不通　瞿麦汤方

瞿麦　石韦去毛。各一两　滑石二两　小麦二合

上以水三升，煮一升，服一合，日四服，夜再服。

《婴孺》治小儿暴不得小便　桃仁汤方

上用桃仁二十个，去皮尖，以酒一升，煮三沸，去滓，量儿与之。

《婴孺》治小儿小便不通　滑石散方

滑石杵末，以水二升和如薄米泔石末，澄取上汁二停　榆白皮各一两　葵子二两

上切取滑石上汁煮二味，四沸，绞去滓，调水中滑石服之，水中澄得者滑石也。

《婴孺》治小儿小便不下，热发腹满。麻黄浴汤方

麻黄　苦参　石膏各一把　滑石一升　大黄五两　雷丸四个　秦皮一两

上用水二斗煮一斗，去滓，放温浴儿妙，先自脐淋之。

《婴孺》治小儿小便不通　泥脐方。

上用滑石一升，末，以车前草汁和泥泥脐，方广四五寸，小觉干即除之，

别上新泥。冬月无车前草汁，只以水和。

《婴孺》治小儿小便不通方。

葵茎半升　葵子一升

上以水四升，煮取一升，下滑石末一分，研。服半合，日进三服。

《婴孺》治小儿热病，小便赤涩不通，尿辄啼呼。滑石汤方

滑石十六分　子芩十四分　冬瓜子八分　车前子一升　通草十二分　茯苓五分

上以水四升半，煮一升二合。一二岁为三服，百日一合。

钱乙捻头散　治小便不通方。

延胡索　川苦楝各等分

上同为细末。每服半钱或一钱，捻头汤调多少，量下与之。如无捻头汤，即汤中滴油数点，食前。

张涣葵石散方　治小便不通闷乱。

葵根一握　滑石　木通各一两　牵牛子半两，炒

上件捣为粗末。每服一钱，以水一大盏，入灯心葱白各少许，煎六分，去滓，放温服，乳食前。

张锐《鸡峰方》治小便不通方。

上用大蒜不以多少，研烂，摊在纸上，脐下贴之。

《聚宝方》治小便不通。

独颗大蒜一枚，用豆　盐花少许　山栀子三七枚

上用味烂捣，摊纸花子上，贴脐良久通。末间，更涂阴囊上，立通。

《庄氏家传》治小儿小便不通方。

上用白矾为末。每服一钱，温浆水调下。

长沙医者丁时发传石韦散　治小儿小便不通方

石韦去皮　瞿麦　滑石　甘草各一两　灯心一把

上为末。每服一钱，水八分，小麦一百粒。同煎五分去滓，温服。量儿大小加减。

大小便不通利第八

《巢氏病源》小儿大小便不利候：小儿大小便皆不利者，脏腑冷热不调，大小肠有游气，气壅在大小肠，不得宣散，故大小便壅涩不流利也。

翰林待诏杨大邺问小儿大小便秘涩者为何？答曰：乳食失度，使之四大不调，滋味有贪，遂乃五脏受病，甘甜聚食，咸酸滞涎，食滞留结于胃肠，风壅渍癖于心肺，气脉不顺，水谷不行。虽不逆于不焦，即秘结于下部。小儿不知疼痛，莫说因由，惊啼叫以频频，但怒胀而不乳，不知孩儿痛刺连脐，则面色青黄，但按脉息与治，若不见病源，只依外变用药，必克安效。

《千金》治小儿大小便不通方。

上捣白花胡葵子末，煮汁服之。

《千金》又方

上末鸡屎白服一钱匕。

《外台》：《必效》主小儿大小便不通妨闷方。

上用白蜜一合，以铛中煎为丸，内下部中即通。小便不通嚼生葱，以绵裹少许纳小便道中，即通。

《子母秘录》治小儿大小便不通方。

上用峰房烧末，酒服一钱，日再服。

钱乙郁李仁丸　治襁褓小儿大小便不通，惊热痰实，欲得溏动者方。

郁李仁去皮　川大黄去粗皮，取实者，锉，酒浸半日控干，炒为细末。各一两　滑石半两，研细

上先将郁李仁研成膏，和大黄、滑石丸如黍米大。量大小与之，以乳汁或薄荷汤下，食前服。

钱乙犀角丸　治小儿风热痰实、面赤，大小便秘涩，三焦邪热，腑藏蕴毒，疏导极稳方。

生犀末，一分　人参去须，切　枳实去瓤，炙　槟榔半两　黄连一两　大黄二两，酒浸切片，以巴豆去皮一百个，贴在大黄上，纸裹，饭上蒸三次，切，炒令黄焦，去巴豆不用

上为细末，炼蜜和丸如麻子大。每服一二十丸，临卧熟水下，未动加丸数。亦治大人，孕妇无损。

《惠眼观证》芍药散　治大小便下药不通者方。

芍药　大黄　甘草炙　当归　朴硝各一分

上为末。每服一大钱，水一盏，瓦器中煎至半盏，去滓，服即通。

《吉氏家传》治大小便不通方。

甘草节炒　槐花洗。各一两

上件末。每服一钱，茶半钱，点汤下。

吉氏又方

滑石一大钱　灯心一握

上以水二碗，煎至一盏，温服。

《千金》灸法：

小儿大小便不通，灸两口吻，各一壮。

大便失禁第九

《千金》治老人小儿大便失禁，灸两脚大指去甲一寸，三壮。及灸大指奇间，各三壮。

小便数第十

《巢氏病源》小儿小便数候：小便数者，膀胱与肾俱有客热乘之故也。肾与膀胱为表里，俱主水；肾气下通于阴。此二经俱受客热，则水行涩，故小便不快而起数也。

张涣鸡肠散方　治因膀胱有热，服冷药过多，小便不能禁止，或遗尿病。

鸡肠草一两　牡蛎粉三分　龙骨　麦门冬去心焙　白茯苓　桑螵蛸各半两

上件药捣为粗散。每服一钱，水一小盏，入生姜少许，枣二枚，煎至六分，去滓，温服。量儿大小加减。

大便青第十一

《圣惠》：夫小儿大便青者，因惊气及脾气不和，大肠虚冷，乳食不消，冷气搏于糟粕，故令大便青色也。

《圣惠》治小儿大肠虚冷，乳食不消，大便青色。白术丸方

白术　白芍药　木香　当归锉，炒。各一分　麝香一钱，细研

上件药捣，罗为末，炼蜜和丸如绿豆大。每服以粥饮研下五丸，日三服。量儿大小以意加减。

《圣惠》治小儿内冷，腹胁妨闷，大便青色，不欲乳食。诃黎勒丸方

诃黎勒一两　白茯苓　当归锉，炒。各一分　白术　白芍药　陈皮焙　厚朴去皮，姜汁炙令香熟　甘草炙。以上各半两

上件药捣，罗为末，炼蜜和丸如梧桐子大。三岁儿每服以粥饮研下五丸，日三服。量儿大小以意加减。

《圣惠》治小儿内冷大便青，不欲食，皆是胎寒。陈皮丸方

陈皮汤浸，去白瓤，焙　当归炒　人参　白芍药　川芎各半两　甘草一分，炙，锉

上件药捣，罗为末，炼蜜和丸如绿豆大。三岁儿每服以温粥饮下七丸，日

三服。量儿大小以意加减。

《圣惠》治小儿胎寒腹痛大便青。木香丸方

木香　蓬莪术　白术　人参　当归锉，炒。以上各半两　麝香细研　白芍药各一分

上件药捣，罗为末，都研令匀，炼蜜和丸如绿豆大。三岁儿，每服以温粥饮下七丸，日三服。量儿大小以意加减。

《圣惠》治小儿胎寒腹痛，大便青。川芎丸方

川芎　黄芪锉　虫各三分　牛黄细研　当归锉，炒。各半两　麝香细研　白芍药各一分

上件药捣，罗为末，都研令匀，炼蜜和丸如麻子大。每服以粥饮下五丸，日三服。量儿大小以意加减。

《圣惠》治小儿大便青不欲食，皆是胎寒。当归丸方

当归锉，炒　人参　白芍药　川芎各半两　甘草一分，炙

上件药捣，罗为末，炼蜜和丸如麻子大。每服以乳汁下三丸，日三服。量儿大小以意加减。

《吉氏家传》治小儿惊泻青屎方。

上用朱砂米粒大，细研，入轻粉少许，荆芥汤一茶脚调下。

小便白第十二

《庄氏家传》小儿尿作白米泔状，未必皆疳，乃膈热所作方

越桃一枚即山栀子也

上同灯心二十茎，煎汤细呷，即尿清。

《吉氏家传》治心藏热，口疮目赤，尿如米泔。金露散方

郁金半两　甘草锉，二两　滑石半钱

上细末。每服一字，冷，麦门冬熟水调下。

小便淋沥第十三

《巢氏病源》小儿诸淋候：小儿诸淋者，肾与膀胱热也。膀胱与肾为表里，俱主水。水入小肠下于胞，行于阴，为小便也。肾气下通于阴，阴，水液之道路。膀胱，津液之腑。膀胱热，津液内溢而流于泽，水道不通，水不上不下，停积于胞，肾气不通于阴。肾热，其气则涩，故令水道不利。小便淋沥，故谓为淋。其状：小便出少起数，小腹急痛引脐是也。又有石淋、气淋、热淋、血淋、寒淋、诸淋，形证随名，具说于后章，而以一方治之者，故谓诸淋也。

茅先生小儿生下有诸般淋沥。砂石淋所出砂石，此肾中有客热。冷淋，遗下白色，时时滴沥，此下焦极冷。热淋，涩痛不出，此肾中有客风。血淋如血，此五脏甚热，热极之候。其所治前件诸淋，用滑石散夹羊灰散与服即愈二方并见本门中。如调理冷淋，要夹温药与服。如见面黑色，肚膨胀，不进食，恶叫唇缩，死候不治。

张涣谨按：小儿小便淋涩，与大人无异，亦由膀胱有热所致。诸淋难涩，甚者，脐下妨闷，心神烦热。

《婴童宝鉴》：小儿淋者，膀胱积热，尿茎不通，乃淋涩痛也。

《婴童宝鉴》：小儿尿时啼哭，而尿少者，缘气滞膀胱，茎中涩痛者，淋也。

《玉诀》小儿淋沥候歌：

小便淋沥膀胱热，气滞因风肠里结。

聚积胞中砂石淋，热极气攻还变血。

此候解热，利下小肠风毒妙矣。又一云：此患利小便，去风毒，即无误也。

又一《玉诀》小儿淋沥候歌一同。云：先与姜黄散，方见血淋门，《凤髓经》方同。次与石韦散方见本门利小便，通心气。

《石壁经》三十六种内五种淋沥候歌：

五淋之病热相传，一一须分病本源。

或即叫啼生水积，忽然餐食在脾间。

次后复还归肾脏，至今淋沥小便悋。

但观眼尾红筋见，一云：但看眼尾红云见。有血相和汗不干。一云：青筋垂至耳旁边。

肚上青筋垂至腹，《凤髓经》云：垂至伏。注云：伏，乃阴囊也。定知砂石痛难安。

两唇干燥如皮退，四十八候：此一句：舌上如同粟米样。此是风淋定恶痊。

下阴不肿气不急，下阴才肿气相煎。

先与宽肠海金散，《凤髓经》云：先与宽肠散子吃。必能通达使安全。

此因膀胱热使然也，或热逼水聚结砂石，若肺经气滞，使小肠不分，亦为淋疾。脾积而饮食不足，亦为此疾。治当去膀胱毒气，次宽胞，胀即愈也。海金散方见本门。

《凤髓经》歌括一同，有注云：血淋宜与姜黄散方见血淋门，热淋宜与石韦散方见本门玉诀方同。

《千金》地肤子汤

治小儿热毒入膀胱中，忽患小便不通，欲小便则涩痛不出，出少如血，须臾复出方。

地肤子　瞿麦　知母　黄芩　枳实麸炒　升麻　葵子　猪苓各六铢　海藻　橘皮　通草各三铢　大黄十八铢

上十二味㕮咀，以水三升，煮取一升。一日至七日儿一合为三服；八日至十五日儿，一合半为三服；十六日至二十日儿，二合为三服；四十日儿，以此为准；五十日以上，七岁以下，以意加药益水。

《千金》治小儿淋方。

上用车前子一升，水二升，煮取一升分服。

《千金》又方

上煮冬葵子汁服之。

《圣惠》以冬葵子为散，水煎服。

《千金》又方

上取蜂房、乱发烧灰，以水服一钱匕，日再。

《千金》治淋痛方。

上用猪脂酒服三合，日三。小儿服一合，腊月者。

《圣惠》：炼腊月猪脂，去滓。每服一栗壳，暖酒一合，搅匀空心午间各一服。

陶隐居及《图经》小儿淋闭方。

上以衣鱼摩脐及小腹，即溺通也。

《圣惠》治小儿诸淋，脐下妨闷，心神烦热。石燕丸方

石燕细研　瞿麦　栀子仁　滑石细研　木通锉　葵子　海蛤细研。以上各半两

上件药捣罗为末，炼蜜和丸如绿豆大。每服以葱白汤下七丸，日三四服。量儿大小以意加减。

《圣惠》治小儿诸淋涩，水道中痛，脐下痞满。石韦散方

石韦去毛　葵子　木通锉　赤茯苓　车前子　瞿麦　榆白皮锉。以上各半两　滑石一两

上件药捣，粗罗为散。每服一钱，以水一小盏，入葱白五寸，煎至六分，去滓，分为二服。如人行十里，再服。量儿大小以意加减。

《圣惠》治小儿诸淋，及热结赤涩不通。木通散方

木通　桑根白皮各锉　冬葵子　川芒硝各一分　滑石半两

上件药捣，细罗为散。每服以葱白汤调下半钱，日三四服。量儿大小以意加减。

《圣惠》治小儿诸淋涩痛不利。石韦散方

石韦去毛　赤芍药　川大黄锉，微炒　麦门冬去心，焙　甘草炙微赤，锉　川升麻　川朴硝以上各一分

上件药捣，粗罗为散。每服一钱，以水一小盏，煎至六分，去滓，不计时候。量儿大小分减服之

《圣惠》治小儿诸淋涩，脐下连两膀胱妨闷及大肠气壅。牵牛子丸方

牵牛子微炒　川大黄锉，微炒　川升麻　郁李仁汤浸，去皮，炒，研入　川朴硝各半两　滑石　海蛤各一两。细研

上件药捣，罗为末，炼蜜和丸如绿豆大。每服用温水研下七丸，日三四服。量儿大小以意加减。

《圣惠》治小儿诸淋涩，心烦闷乱。车前子散方

车前子　麦门冬去心　石燕各半两

上件药捣，粗罗为散。每服一钱，以水一小盏，煎至五分，去滓，不计时候。量儿大小分减温服。

《圣惠》又方

冬葵子一两　瞿麦半两

上件药捣，粗罗为散。每服一钱，以水一小盏，煎至六分，去滓，不计时候。量儿大小分减温服。

《圣惠》又方

上取小豆叶，捣绞取汁。每服一合，量儿大小分减服之。

茅先生治小儿诸般淋滑石散方

滑石末　地龙去土

上二味等分为末。每服半钱一钱，用灯心、通草、甘草煎汤调下

茅先生治小儿诸淋羊灰散方

上用羖羊须，烧灰为末。每服一钱，用热酒调下。

《婴孺》治小儿、大人淋。葵子汤方

陈葵子　石韦去毛。各三分　枣三十个，去核　滑石八两

上以水五升，煮三升。一服一升，小儿减服。

《婴孺》又方

滑石一分半　石韦去毛，二分

上为末，醋水服一刀圭，大人二方寸匕。

《婴孺》治小儿小便赤涩。车前汤方

车前草汁七合　冬瓜汁五合

上相合，一二岁为四服；三四岁为三服；百日儿一合。

汉东王先生《家宝》治小儿小便淋涩不通。如圣散方

海金砂　滑石各一钱

上为末。每服一字或半钱，煎灯心汤调下。

张涣石燕丹方　治小便淋涩痛闷。

石燕烧赤，醋淬，放冷细研　瞿麦　滑石各一两　木通锉　海蛤细研。各半两

上件捣，罗为细末，炼蜜和丸黍米大。每服十粒，以葱白汤下，食前。量儿大小加减。

张涣石韦散方　治诸淋涩水道中痛，脐下妨闷。

石韦一两，去毛　冬葵子　木通锉　赤茯苓各半两　车前子　瞿麦　榆白皮锉　滑石　甘草各一分

上件药，捣罗为散。每服一钱，以水一小盏，入葱白五寸，煎至六分，去滓，温服。如人行十里再服。量儿大小加减。

张涣葵子散方　治肾热水结，化泻

有淋。甚者，水道中涩痛不可忍。

冬葵子一两　石楠　榆白皮锉　石韦去毛　木通锉。以上各半两

上件药捣，罗为散。每服半钱，以葱白汤下，日二服。量儿大小加减。

张涣又方滑石散

滑石　栝楼根　石韦去毛。各一两

上件药捣，罗为散。每服半钱，煎大麦饮清调下，日二服。量儿大小加减。《圣惠》专治石淋。

张涣朱砂散方　治心神烦躁，小便赤涩不通。

朱砂别研细，一两　滑石　犀角屑各半两　黄芩　甘草炙微赤，锉　车前子各一分

上件药捣，罗为散，入朱砂同拌匀。每服半钱，煎竹叶汤调下，食前。

《婴童宝鉴》治小儿淋涩滑石散方

滑石　瞿麦　葵子炒　芸苔子　甘草炙　山栀仁　郁金　海金砂各一分，末

上件研匀，用灯心、葱汤调下半钱。

《九籥卫生》寸金散

蒲黄　滑石各一分

上同为细末。每服一钱，煎灯心汤调下，沙糖水亦妙。

《聚宝方》通神散　治小儿五痞淋方。

石燕子一枚，先为细末，再研　石韦半两

上二味为细末。每服一字，煎三叶酸浆草汤调下。甚者再三服，差。忌生冷油腻。

《玉诀》石韦散　通小便淋热涩痛方。

石韦去毛　瞿麦　海金砂　滑石　木通　甘草炙。以上各等分

上为末。每一钱，炒灯心煎汤调下。

《三十六种》治五淋　车前子散方

车前子　滑石

上等分为末，粥饮调下。

《三十六种》治五淋　朴硝散方

朴硝三分，别研　滑石半两　甘草炙，二钱

上为末。每服半钱，葱汤调下。

《四十八候》治五淋　海金散方

海金砂二钱　滑石　甘草炙　扁竹　郁金皂角煮三五次。以上各一钱　木通　瞿麦　大黄蒸。各一分

上细末。每服一钱，煎木通汤下。风淋，蔓荆子汤；冷淋，白姜汤，日进三服。

《吉氏家传》治淋沥兼医疮毒。甘露散方

石膏　寒水石各二两　甘草一两，炙

上件为末。每服半钱，井华水调下，米泔亦得。

《米氏家传》治小儿小便不利涩痛。白附子散方

白附子　滑石各末。等分

上件以酸浆子汁调下。

长沙医者郑愈传治淋沥通神散方

石燕子一个，去煅　石韦一分　海金砂　木通各二钱

上为末。每服一钱，酸浆草汤下甚妙。不过三服。

长沙医者郑愈传治小儿小便结热涩淋等退热栀子散方

栀子仁七个　芍药二钱　木通三钱

上为粗末。每服二钱，入灯心三两条，水一盏，煎至七分，去滓，温服。

石淋第十四

《巢氏病源》小儿石淋候：

石淋者，淋而出石也。肾主水，水结则化为石，故肾容砂石。肾为热所乘，

热则成淋。其状小便茎中痛，尿不能卒出，时自痛引小肠，膀胱里急，砂石从小便道出。甚者，水道塞痛，令闷绝也。

《葛氏肘后》小儿淋若石淋方。

上散，牯牛阴头毛烧末，以酱汁一服一刀圭，日再之。

《外台》文仲疗小儿淋兼石淋方。

榆皮　瞿麦各六分

上二味切，以水一升，煮取半升，去滓，分温服之。

《外台》文仲又方

小麦一合　葱白一握

上二味，以水一升煮，去滓，取一半分服之。

《圣惠》治小儿石淋，水道中涩痛不可忍。葵子散方

冬葵子　石楠　榆白皮锉　石韦去毛　木通锉。以上各半两　滑石一两，细研

上件药捣，细罗为散。每服以葱白汤调下半钱，日三四服。量儿大小以意加减。

《圣惠》又方

滑石二两　石韦去毛　子芩各三分

上件药捣，细罗为散。每服以粥饮调下半钱，日三四服。量儿大小以意加减。

《圣惠》治小儿石淋涩痛心烦方。

甘草炙微赤，锉　干姜炮制，锉。各一两　鸡粪白半两，微炒

上件药捣，细罗为散。每服煎小麦饮调下半钱，日三四服。量儿大小加减服之。

《圣惠》治小儿五、七岁石淋，茎中有砂石不可出者，宜服鸡粪白散方

上用鸡粪白一两，炒令黄，捣、细罗为散。以水一大盏，露一宿。每服用此水一合，调散半钱服之。日三四服，当下砂石。量儿大小以意加减。

《圣惠》又方

上捣细瞿麦一两，罗为散。每服以温酒调下半钱，日三四服。量儿大小以意加减。

《圣惠》又方

上以桃胶半两，热汤一中盏，化胶令消，去滓。量儿大小分减频服。

《婴孺》治小儿石淋，小便难方。

上蝇屎以饮，服一刀圭。

《婴孺》治小儿石淋、气淋。桂心散方

桂心一分　蜂房二分

上为末，酒或麦汁服一刀圭。

《吉氏家传》石韦散　治小儿风热。砂石淋方

石韦去毛　海金砂　木通　滑石以上各等分

上为末。每半钱或一钱，瞿麦汤下。

气淋第十五

《巢氏病源》小儿气淋候：气淋者，肾虚，膀胱受肺之热气，气在膀胱，膀胱则胀。肺主气，气为热所乘，故流膀胱。膀胱与肾为表里。膀胱热，则气壅不散。小腹气满，水不宣利，故小便涩成淋也。其状膀胱小腹满，尿涩，常有余沥是也。亦曰气癃，诊其少阴脉数者，男子则气淋也。

《集验方》治气淋。抵圣散

赤芍药一两，生　槟榔一个，面裹煨黄

上为末。每服一钱，水一盏，煎七分，空心日三服。立差。儿小分减服。

《婴孺》治小儿气癃方。

上用牯牛阴聚毛灰，研，以温米饮服一刀圭，日再。其疾立差。

热淋第十六

《巢氏病源》小儿热淋候：热淋者，三焦有热气，传于肾与膀胱，而热气流入于胞而成淋也。

《圣惠》：夫小儿小便赤涩不通者，由膀胱与肾俱有热故也。肾主于水，膀胱为津液之腑。此二经为表里。而水行于小肠，入于脬为小便，今脏腑有实热，热行于脬，故令小便赤涩不通也。

《圣惠》治小儿壅热，小便赤涩不通，水道中涩痛不可忍。子芩散方

子芩　冬葵子　车前子　茅根锉。各一两　滑石二两

上件药捣，粗罗为散。每服一钱，以水一小盏，煎至六分，去滓，不计时候。量儿大小，以意分减服之。

《圣惠》治小儿脏腑壅热，心神烦躁，小便赤涩不通。大青散方

大青　川升麻　瞿麦　甘草炙微赤，锉　黄芩各半两　川大黄锉，微炒　川朴硝　滑石各三分

上件药捣，细罗为散。每服不计时候，以温水调下半钱。看儿大小以意加减。

《圣惠》治小儿心脏热盛，烦躁不安，小便赤涩不通。朱砂散方

朱砂　铅霜各细研　犀角屑　黄芩　甘草炙微赤，锉　车前子各一分　滑石细研　川朴硝各半两

上件药捣，细罗为散。入研了药，令匀。不计时候，煎苦竹叶汤下半钱。看儿大小以意加减。

《圣惠》又方

冬葵子三分　滑石细研，三分　梁上尘　黄芩　甘草炙微赤，锉。各半两

上件药捣，细罗为散。不计时候，煎葱白灯心汤调下半钱。量儿大小以意加减。

《圣惠》又方

生地黄汁二合　牛蒡叶汁　蜜各一合

上件药相和令匀。每服一合，调下滑石细末半钱。临时看儿大小加减服之。

《圣惠》治小儿热极，小便赤涩不通，尿辄大啼，水道中痛。滑石散方

滑石一两　子芩　车前子　赤茯苓各半两　冬葵子　木通锉。各三分

上件药捣，粗罗为散。每服一钱，以水一小盏，煎至五分去滓。不计时候。量儿大小分减温服。

《圣惠》治小儿小便赤涩，服药即通，无药即涩，宜服车前子散方

车前子　子芩　赤茯苓　琥珀以上各一两　滑石二两　木通三分，锉　甘草半两，炙微赤，锉

上件药捣，粗罗为散。每服一钱，以水一小盏，煎至五分，去滓，不计时候。量儿大小分减温服。

《圣惠》治小儿小便赤涩不通，宜服此方

滑石二两　木通一两　葵子一合

上件药捣，粗罗为散。每服一钱，以水一小盏，煎至五分，去滓，不计时候。量儿大小分减温服。

血淋第十七

《巢氏病源》小儿血淋候：血淋者，是热之甚。甚者则尿血，谓之血淋。心主血，血之行身，通遍经络，循环腑脏。其热甚者，血即散失其常，经溢渗入胞，而成血淋矣。

《圣惠》：夫小儿血淋者，是热淋之甚，则变成血淋也。心主于血，血之行身，通于膀胱，而热气流入于脬，即成

血淋矣。

《圣惠》治小儿血淋涩痛，心躁体热。犀角屑散方

犀角屑　黄芩　石韦去毛　当归锉　赤芍药以上各半两　蒲黄一两

上件药捣，粗罗为散。每服一钱，以水一小盏，入生地黄半分、青竹茹半分，煎至六分，去滓，不计时候。量儿大小分减服之。

《圣惠》又方

车前子　茅根锉。各一两

上件药捣，粗罗为散。每服一钱，以水一小盏，入生地黄一分，煎至六分，去滓，不计时候。量儿大小分减服之。

《圣惠》治小儿血淋，日夜淋涩，小腹及阴中疼痛。露蜂房灰散方

露蜂房灰　乱发灰各一分　滑石一两　海蛤半两

上件药都细研为散。不计时候，以温水调下半钱。量儿大小以意加减。

《圣惠》又方

榆白皮锉　瞿麦　蒲黄以上各半两

上件药捣，粗罗为散。每服一钱，以水一小盏，煎至六分，去滓。不计时候，分温二服。

《圣惠》又方

车前叶汁　冬瓜汁　蜜各一合

上件药相和令匀，看儿大小分减服之。

《圣惠》又方

石韦一两，去毛　白胶炙令黄燥　戎盐各半两

上件药捣，粗罗为散。每服一钱，以水一小盏，煎至五分，去滓。不计时候。量儿大小分减温服。

《圣惠》又方

上用牯牛阴聚毛，烧灰细研，不计时候，以粥饮调下半钱。量儿大小加减服之。

《圣惠》又方

上用蜥蜴一枚，烧灰细研为散。不计时候，以温酒调下半钱。量儿大小加减服之。

《谭氏殊圣》方：小儿淋病最愁人，惊痛连心不暂停。尿血有时三两滴，忽然惊叫不堪听。石韦石燕酸浆草，立便通流保再生。通神散

石燕子一个　石韦半两，共为末

上煎，醋草子汤下。甚者三服，大人半钱，小儿一字。醋草子即酸浆草也。

张涣蒲黄散方　治膀胱热甚血淋，水道涩痛。

蒲黄　冬葵子　生地黄各半两

上件药捣，粗罗为细末。每服一钱，以水一大盏，煎至六分，去滓温服。量儿大小加减。

《凤髓经》姜黄散　治小儿血淋方。

上姜黄一味，为细末。每服半钱，酒调下，日进三服。若通利，不可再服。

《吉氏家传》治便血并血淋方。

黄芩　巴戟　菊花　白术各等分

上件为末。用灯心煎汤，同麝香腊茶下二钱。

长沙医者丁时发传姜黄散　治血淋方。

上姜黄末半钱或十字，轻粉少许相和，沙糖水调下。

寒淋第十八

《巢氏病源》小儿寒淋候：寒淋者，其病状，先寒颤，然后尿是也。小儿取冷过度，下焦受之，冷气入胞，与正气交争，寒气胜则颤寒，正气胜则颤寒解，故得小便也。

《集验方》治小便寒淋不禁。

赤茯苓　肉桂各半两。去皮

上为末，用稀糊丸如绿豆大。每服五十丸，熟水下，不拘时候。儿小量之。

宋义叔和参八味丸　治阴虚小便难并寒淋方。

熟干地黄八两　山药　山茱萸各四两　泽泻　赤茯苓　牡丹皮各三两　桂去皮　附子　元参　赤芍药各二两

上末之，炼蜜丸桐子大。每服三十丸，煎赤茯苓汤下，日二。儿小者，丸如绿豆大。每服量大小十丸、二十丸。

痔疾第十九

《巢氏病源》痔候：痔有牡痔、牝痔、脉痔、肠痔、血痔、酒痔。皆因劳伤过度，损动血气所生。小儿未有虚损而患痔，止是大便有血出，肠内有结热故也。

《圣惠》治小儿痔疾，肛边生结核，疼痛寒热。鳖甲散方

鳖甲涂醋炙令黄，去裙襕　猬皮炙令黄。各一两　蛇蜕皮烧灰　槟榔各三分　露蜂房半两，微炙　麝香一分，细研　猪悬蹄甲七枚，炙令焦

上件药捣，细罗为散，入麝香都研令匀。每服食前以粥饮调下半钱。量儿大小加减服之。

《圣惠》治小儿久不差痔疾，肛边痒痛。桑木耳散方

桑木耳微炒　槐耳微炙　猬皮炙令黄　当归锉，微炒　羌活以上各半两　枳壳一两，麸炒微黄，去瓤

上件药捣，细罗为散。每服以粥饮调下半钱，日三、四服。量儿大小加减服之。

《圣惠》治小儿痔疾下血无时。榼藤子散方

榼藤子一枚，去壳微炙　牛角灰，一两　皂荚子一百枚，与榼藤子瓤同以酥炒令黄　醋石榴皮灰，半两

上件药捣，细罗为散。每服以温酒调下半钱，日三、四服。量儿大小加减服之。

《圣惠》治小儿痔疾结硬，焮痛不止。龟甲散方

龟甲二两，涂醋炙令黄　蛇蜕皮烧灰　猪后悬蹄甲微炙焦。各一两　露蜂房半两，微炙　麝香一分，细研

上件药捣，细罗为散。入麝香都研令匀。每服以温酒调下半钱。日三、四服。量儿大小加减服之。

《圣惠》治小儿痔疾下血不止，热毒气流注，发歇疼痛。槐鹅散方

槐鹅　侧柏炙微黄　荆芥穗　棕榈烧灰　黄牛角烧灰　牛膝去苗。各半两

上件药捣，细罗为散。每服以粥饮调下半钱，日三、四服。量儿大小加减服之。

《圣惠》治小儿痔疾下血，大肠疼痛。猬皮散方

猬皮炙令黄　枳壳麸炒，微黄去瓤　木贼　当归锉，微炒　槐鹅微炙。各一两

上件药捣，细罗为散。每服以粥饮调下半钱，日三四服。量儿大小加减服之。

《圣惠》治小儿痔疾下血不止。鸡冠花散方

鸡冠花焙令香　羌活各一两　棕榈一两，烧灰

上件药捣，细罗为散。每服以粥饮调下半钱，日三四服。量儿大小加减服之。

《圣惠》治小儿痔疾下血不止。黄芪散方

黄芪锉　枳壳麸炒微黄，去瓤　侧柏

叶炙微赤，锉，各一两

上件药捣，细罗为散。每服以粥饮调下半钱，日三四服。量儿大小加减服之。

《圣惠》治小儿痔疾下血，发歇不定方。

荆芥　枳壳麸炒，微黄去瓤　薄荷各一两

上件药捣，细罗为散。每服以粥饮调下半钱，日三四服。量儿大小加减服之。

《圣惠》治小儿痔疾痛不可忍。木贼丸方

木贼一两　榼藤子二枚，去壳，涂醋炙黄　乌贼鱼骨二两

上件药捣，罗为末，炼蜜和丸如绿豆大。不计时候，以温酒下五丸。看儿大小以意加减。

《圣惠》治小儿痔疾疼痛，肿硬不消，宜用坐药方

蛇床子　荆芥各末。半两　蜗牛二七枚

上件药烂研，涂在纸上。每发时，先用白矾热水洗痔头子后，用被褥上安药纸，坐三两上，差。

《圣惠》治小儿痔生肛边，如鼠乳，及成疮，痛楚至甚，宜服穿山甲散方

穿山甲二两，炙令黄　麝香半分，细研

上件药捣，研令匀细。每于食前，煎黄芪汤调下半钱。量儿大小加减服之。

《圣惠》治小儿痔，下血不止，肛边生鼠乳，疼痛。榉树茵子丸方

榉树茵子　黄牛角炙。各一两　葫荽子一合　蛤蟆　鳗鲡鱼头各一枚。炙令黄

上件药捣，罗为末，以水煎白胶香和丸，如弹子大。用瓶内如装香法，烧一丸，熏下部差。

《圣惠》治小儿痔疾，下部痒闷。熨药方

枳实二两，炙炒微黄　鬼箭羽　木香　鬼柏以上各一两

上件药捣，粗罗为散。以头醋和匀，炒令热，用青布裹熨，日二用之。

《圣惠》治小儿痔疾，鼠乳生肛边。烦热，疼痛。槐子丸方

槐子微炒　黄芩各一两　榼藤子二枚，去壳，炙令黄

上件药捣，罗为末，以水浸，蒸饼和丸如绿豆大。每服以桑耳汤下五丸，日三四服。量儿大小加减服之。

《圣惠》治小儿肠痔，下血不止方

上用榼藤子三枚，大者以七八重湿纸裹煨，良久胀起，取去壳用肉，细切碾罗为散。每服以黄芪汤调下半钱，量儿大小加减服之。

《圣惠》又方

上用牛角二两，炙令黄焦，捣、细罗为散，每于食前，以温酒调下半钱。量儿大小加减服之。

《圣惠》又方

上细锉，猬皮一枚，于瓶内烧烟，熏痔上差。

张涣治小儿痔疾，皆由劳伤过度，损动血气，其里有虫，甚微难见。猬皮散方

猬皮烧灰　鳖甲涂醋炙黄，去裙襕　蛇蜕皮烧灰。各一两　露蜂房半两，微炙

以上捣，罗为细末，次入麝香一分。

上件同拌匀。每服半钱，米饮调下。量儿大小加减。

张涣又方棕榈散

棕榈烧灰　荆芥去枝梗　侧柏炙黄。各一两　牛膝　枳壳　黄芪各半两

上捣，罗为细末。每服半钱，米饮调下，乳食前。

《王氏手集》治肠风下血，或成痔疾。乌金散方

槐花银石器干炒紫色，秤一两　枳壳面炒，去瓤，秤二分　荆芥穗去皮梗，秤半两

上件捣，罗为细末。每服一钱，米饮调下，儿小半钱。

长沙医者丁时发传治小儿痔疾下血，大腹疼痛。猬皮散方

猬皮炙　枳壳麸炒　当归　槐花微炙　木贼各一两

上件为末。每服半钱，用米饮调下，一日三服。

卷第三十一

三虫癞疝　凡九门

虫动第一

《巢氏病源》小儿三虫候：三虫者，是长虫、赤虫、蛲虫为三虫也，犹是九虫之数也。长虫，蛔虫也，长一尺，动则吐清水而心痛，贯心即死。赤虫状如生肉，动则肠鸣。蛲虫至细微，形如菜虫也，居胴肠间，多则为痔，剧则为癞。因人疮处，以生诸痈、疽、癣、瘘、㾦、疥、龋、虱无所不为。此即九虫之内三者，而今则别立名，当以其三种偏发动成病，故谓之三虫也。

《外台》：《肘后》三虫者，谓长虫、赤虫、蛲虫也。乃有九种，而蛲虫及寸白人多病之。寸白从食牛肉、饮白酒所成，相连一尺则杀人。服药下之，须结里溃，然出尽乃佳；若断者，相生未已，更宜速除之。蛲虫，多是小儿患之，大人亦有，其病令人心痛，清朝口吐汁，烦躁则是也。其余各种种不利，人人胃中无不有者，宜服药以除之。

钱乙论虫痛：面㿠白，心腹痛，口中吐沫及清水出，发痛有时，安虫散主之。方见本门中。小儿本怯者多此病。积痛、食痛、虚痛，大同小异。惟虫痛者，当口淡而沫自出，治之随其证。钱乙论虫与痫相似：小儿本怯，故胃虚冷，则虫动而心痛，与痫略相似，但目不斜，手不搐也，安虫散主之。方见本门。

钱乙论虫痛诀死云：辛氏女年五岁，病虫痛。诸医以巴漆❶、硇砂之属治之不效。至五日外多哭而俯仰，卧不安，自按心腹，时大叫。面无正色，或青、或黄、或白、或黑，目无光而慢，唇白吐沫。至六日，胸高而卧不安。钱详而视之，用芜荑散三服，见目不除青色，大惊曰：此病大困，若更加泻则为逆。至次日，钱见辛日夜来三更而泻，钱于泻盆中看如药汁，以杖搅之，见有药丸。钱曰：此子肌厚当气实，今证反虚，不可治也。何以然？师曰：脾虚胃冷则虫动，今反目青，此肝乘脾。又脾加泻，知其气极虚也，而丸药随粪下，即脾胃已脱，兼形病不相应，故知死病。后五日昏笃，七日而死。

张涣谨按：小儿胃气久不和，自须虫动不安。令儿腹中痛甚者，往来上下，痛有休止，状若风候。六七岁以外不因吐利而作者，多是食甘肥物等而作。若攻心，即致夭折，亦非小疾，切宜慎之。

《千金》治小儿三虫方。

雷丸　川芎

上二味各等分为末，服一钱匕，日二。

《千金》治肝劳生长虫。在肝为病，恐畏不安，眼中赤方。

鸡子五枚，去黄　干漆四两　蜡　吴茱萸东行根皮各三两　粳米粉半斤

上五味捣茱萸皮为末，和药铜器中

❶ 巴漆：《小儿药证直诀》卷中作“巴豆，干漆”。

煎，可丸如小豆大。宿勿食，旦饮服一百丸，小儿五十丸。虫当烂出。《集验方》无茱萸根，名鸡子丸。

《外台》：《古今录验》疗长虫鸡子丸方

鸡子白三枚　干漆四两，熬，一本无　蜡三两　粳米粉半斤

上四味内铜器中，于微火上煎，搅令稠，内粉令凝可丸，下置土上，才温，及内鸡子，搅令相得又煎，令可丸。宿勿食，以饮下小豆许大一百二十丸，小儿五十丸，效验。

《外台》：《肘后》疗三虫方。

茱萸根取东行指大者，长一尺　瓜蒌四两，切

上二味，细锉茱萸根，以酒一升渍之一宿，旦绞去滓。宿勿食，旦空腹先吃脯，然后顿服之。小儿分再、三服。亦疗寸白虫。

《外台》范汪疗三虫白蔹丸方

白蔹　狼牙　雚芦[1]　桃花　贯众各三分　橘皮二分　芜荑一分

上七味捣、筛，蜜丸如小豆大。宿勿食，旦以浆水服一剂，日中乃食，立下。一男子病大腹，面黄欲食肉，服此药下赤虫，如笋茎一尺，已有头目百余枚，病愈。又九江谢丘病胁下有积，大如杯，少腹亦坚，伏痛上下移，呕逆喜唾，心下常痛，欲食肉。服此药下虫无头足，赤身有口尾，二百余枚，得愈。又九江陈公病大腹烦满，常欲食生菜。服此药下白虫大如臂，小者百余枚，立差。妊身妇人不得服之。

《图经》主小儿无辜，疬子，寒热大腹，杀虫。

上用苦耽苗子煮汁服。亦生捣绞汁服。亦研，敷小儿闪癖。生故墟墙堑间，高二三尺，子作角如撮口袋，中有子如珠，熟则赤色。

《谭氏殊圣方》：

小儿心闷气频粗，喘息唇焦四体虚。
乳食朝朝饶呕吐，连脾胀满甚崎岖。
大都脾胃虫多扰，头热时时面似朱。
轻粉大黄寒水石，水银调吃永消除。

育神散

大黄末　马牙硝　水银各一分　腻粉半分　寒水石二分，研

上件研令水银星尽。每服一字，热水调下。一岁以下半钱。

《谭氏殊圣方》：

小儿虫咬痛攒心，昼夜连声忍不禁。
龙象胡连熊胆汁，当门子入胜千金。
牛黄生米汁为使，频服三字虫不浸。
六味若能丸一处，小儿得吃免疴沉。

胜丸子一名胜金丸

胡黄连末半钱　芦荟　脑麝各一字　牛黄半字。四味并研

上为末，以熊胆和丸如豆大。每服三、五丸，生米泔汁研下。忌一切毒物。

《谭氏殊圣》小儿九虫或虫咬心痛，口吐清水，面色青黄，手足逆冷，或吐利下虫及虫蚀下部，生疳䘌疮，或五痔。胜金散方

黑狗脊去毛　白芜荑去轮皮。各一两

上为末。每服一钱，煎淡肉汤调下，食前。如下部生疮、痔，以生油调涂疮上甚效。

茅先生小儿取疳虫槟榔散方

槟榔　雷丸汤浸，去皮　使君子肉　画粉各半两　腻粉一分

上件为末，每用一钱匕，炙牛肉掺吃，不久即便取下虫来。

《婴孺》治九虫贯众丸方：

---

[1] 雚芦 huán lú：为“雚菌”的别名。杀诸虫，温中，止腹痛，治白秃。

贯众五分，炒　藋芦十二分，炒　狼牙子　芜荑炒。各四分　石蚕　雷丸　蜀漆　僵蚕　厚朴炙。各三分

上为末，蜜丸梧子大。夜卧、晨起以苦酒浆服七丸，日进三服，以知为度。此方贯众主白虫，僵蚕主弱虫，芦主长虫，狼牙子主胃虫，芜荑主肉虫，石蚕主蛔虫，雷丸主赤虫，蜀漆主肉虫，厚朴主肺虫。夫九虫一曰伏虫，广一寸，长四寸；二曰长虫，名蛔虫，长一尺，贯心害人；三曰白虫，长一寸；四曰肉虫，如烂杏，令人烦满；五曰肺虫，如蚕形，令人咳逆；六曰胃虫，如蛤蟆，令人呕逆吐；七曰弱虫，如瓜瓣，令人多唾烦满；八曰赤虫，状如生肉，令人腹中鸣；九曰蛲虫，状如病虫，令人下部痒。悉主之，累试大验。

钱乙安虫散方：

胡粉炒黄　槟榔　川楝子去皮核，秤　鹤虱炒黄。各二两　白矾一分，铁器内火上熬枯，秤

上件为细末，每服一字，大者半钱，温米饮调下，痛时服。《博济》名鹤虱散方

钱乙安虫丸　治上中二焦虚，或胃寒虫动及痛。又名苦楝丸方。

干漆三分，杵碎，炒烟出尽　雄黄一分　巴豆霜一钱

上为细末，面糊丸黍米大。看儿大小与服，取枣引石榴根煎汤下。痛者煎苦楝根汤下，或芜荑汤下五、七丸至三、二十丸，发时服。

钱乙又方　芜荑散

白芜荑去扇，秤　干漆炒。各等分

上为细末。每服一字、半钱或一钱，米饮调下，发时服。古方杜壬《养生必用》方同，杜亦治胃寒虫上。

钱乙附方　治小儿虫咬，心痛欲绝。

五灵脂末二钱匕　白矾半钱，水飞

上同研，每服一二钱，水一盏，煎至五分温服，无时，当吐出虫。

张涣黄金散方　专治吐利后虫动。

干漆一两　白芜荑半两　肉豆蔻半两

以上捣，罗为细末，次用：

水磨精明雄黄三分，细研

上件都研令极细，拌匀，每服半钱，煎葱白汤，入生油一点同调下，须调令匀熟。药冷，即再温。动，乳煎。

张涣黑金散　每于虫烦以前服之。得眠睡为验。

干漆二两　肉桂一两　草豆蔻　石榴根　水磨精明雄黄各半两

上件于瓦器中烧存性，捣、罗为细末，乳钵内研极细。每服一字至半钱，研入麝香少许，煎粟米饮调下。量儿大小加减。

张涣补胃膏　治有虫心腹痛甚，不可忍者。

高良姜微炮　肉桂刮去皮。各一两　肉豆蔻　干漆烧存性　乌梅肉炒干。各半两

上件捣，罗为细末，炼蜜和丸如鸡头大。每服一粒至二粒，米饮化下，乳食前。

张涣乌梅丹　久痢虫动及伤寒蛔厥，并宜服之。

乌梅肉一百枚，炒焦　川黄连三两　当归洗，焙干　干姜各二两　附子炮制，去皮脐　细辛　桂心去皮　人参去芦头　蜀椒拣去闭目、双仁者，炒香熟出汗　黄柏各一两

上件捣，罗为细末，炼蜜和于石臼中，捣一二百下，如黍米大。每服十粒，米饮下。量儿大小加减。

张涣化虫丹方　治五六岁以上小儿食甘肥过多，虫动。

鹤虱拣净　槟榔　苦楝根各一两以上捣，罗为细末。次入：胡粉细研　白矾飞过。各半两

上件都为细末，拌匀，用白面糊和丸如黍米大。每服十粒，以温浆水入生油一两点同下，不拘时候。太医局化虫丸方同。仍云：小儿疾病多有诸虫，或因腑脏虚弱而动，或因食甘肥而动。其动则腹中疼痛发作，结聚往来上下，痛无休止，亦攻心痛，叫哭合眼，仰身扑手，心神闷乱，呕哕涎沫，或吐清水。四肢羸困，面色青黄，饮食虽进，不生肌肤，或寒或热，沉沉默默，不的知病之去处。其虫不疗，则子母相生，无有休止，长一尺则能害人。

张涣香雷散　治虫动啼叫不止。

雷丸　鹤虱　苦楝根　淡芜荑各半两

上件捣，罗为细末。每服一字半钱，用生精猪肉淡汤调下，不拘时候。

张涣夺命丹方　治小儿虫动不止，攻心危困。

狼牙草　萹竹　苦参各一两　雷丸　鹤虱　薏苡仁各半两

上件捣，罗为细末，糯米饭和丸如黍米大。每服十粒，取生地黄汁下。量儿大小加减。

张涣谷精丹方　治诸病，下虫如丝发，或如马尾，甚者便至夭伤。

谷精草三两，入瓶子内，盐泥固济，慢火煨、通赤为度，取出为末　瓜蒂　胡黄连　母丁香各半两，末　皂荚三寸烧灰，末　干蟾三枚，五月五日取者，用酥炙黄，末　芦荟研　粉霜　麝香各细研一分

上件都拌匀，用猪胆汁和如黍米大。每服十粒，温米泔下。量儿大小加减。

《刘氏家传》治惊风疳虫方。

蟾酥　杏仁　青黛　胡黄连　芦荟　坯子胭脂无油者。各半两　麝香一分　瓜蒂七个　天竺黄一字

上末之，獖猪胆丸小豆大。惊风疳虫一岁一丸，五岁五丸，奶汁下。

《庄氏家传》治虫动，叫哭不已，一服见效。七圣散方

筒子干漆杵碎，炒烟尽　五灵脂等分

上为末，每服一钱半。水八分，连根葱七茎，煎至六分，去滓温服。量儿大小加减。

《庄氏家传》小儿腹痛，额上有汗即有虫方。

上用使君子二十个，并壳捣，水煎作饮子，去滓温服。

《庄氏家传》治小儿退黄去块，杀虫。斧碪膏方

绿矾一斤　胆矾半两　京三棱二两　硇砂一两

上件药各捣为末，用铜石器内入好醋看多少与上件药一处熬，令醋尽，后用枣瓤，亦看多少入药内，以斧于净石上涂油少许，捶令可丸，得所乃成膏。每服绿豆大，旋丸一丸，温米饮下。不计时候，日三服。

《孔氏家传》小儿疳痢久服药不效或渴者，是虫证，宜芜荑散方。

白芜荑半两　干漆一两，油炒　雄黄一分

上入油一二点，水调下，入麝香少许。

《孔氏家传》小儿杀虫定痛抵圣散方

苦楝肉二两　白芜荑半两

上为末。水一盏，末一钱，煎服二分，放冷，待发时服之。

《赵氏家传》碧散子　治疗一切虫动方。

上用绿矾为末。

每服一剜耳子，浓煎猪肉汤下。

《赵氏家传》：医工李宾治一小儿忽

患昏塞，不省人事，叫唤身向上踊。《素问》谓之虫厥，盖胃寒则虫结聚而上抢心。方

麝香　木香各一钱

上为末，分两服，暖酒服之。一服稍定，再服遂醒，更两服平愈。谓麝香安虫去秽，木香温胃故也。

《吉氏家传》取虫槟榔散方

槟榔　使君子　腻粉

上件等分为末，肉汁调下，量虚实多少用之。

长沙医者丁时发传治小儿诸虫，化虫者。

芜荑　鹤虱各一分，炒　槟榔一枚，重二钱

上件为末，猪胆为丸。每服七粒至十粒，陈米饮下。大小加减。

长沙医者郑愈传治小儿诸般虫芦荟丸方

芦荟二钱　轻粉五合　硫黄末一钱　密陀僧一两，金色者　丁香三钱半

上用水一碗，同于银石器内煮干为度，只取密陀僧碾为末。如恶瘦，先用炙肉少许，后用药一字或二字，使饭饮汤下。如下黑粪是虫化也。

蛔虫第二

《巢氏病源》小儿蛔虫候：蛔虫者，九虫内之一虫也。长一尺，亦有长五六寸者。或因腑脏虚弱而动，或因食甘肥而动。其动则腹中痛，发作肿聚，行来上下，痛有休止。亦攻心痛，口喜吐涎及清水，贯伤心者则死。诊其脉，腹中痛，其脉法当沉若弦，今反脉洪而大，则是蛔也。

《婴童宝鉴》：小儿蛔痛，为未五岁时食鸡肉而变为虫，虫咬心而痛也。来去不定，故发歇也。

《石壁经》三十六种内蛔虫咬心痛候歌：

只为从前吃食粗，虫生脾内瘦肌肤。

爱甜怕苦《凤髓经》云：怕食。多生痛，痛便高声病不除。

形容但看人中上，从鼻并唇口亦乌。

干漆去虫兼定痛，蛔虫尽取痛皆无。

此因脾热，食物太粗，是以物在脾内停，久不能化，感人血气而化作虫。其有数种形类不一：有如马尾者，有如钗条者，有如瓜子者。治当调气血，去积毒，生肌肉也；次当去其虫，定痛，行经脉，安五脏。

《凤髓经》歌括一同。有注云：宜与使君子散取虫。方见本门。《吉氏家传》方同。《小儿形证论》四十八候：蛔虫咬心痛候歌一同。后云：此候与正蛔虫候、吊病、盘肠、脾气病四候皆相切磋，只人中黑色便是蛔候。先调气正，后取下虫。又调气用调胃散方见积热门中，取虫用蛔疳散方见本门。

《颅囟经》治孩子蛔虫咬心痛，面伏地卧，口吐清痰涎方。

槟榔　苦楝根　鹤虱炒。各半两，为末

上空心，热茶下一钱，以意加减。忌黏食。

《颅囟经》治孩子或渴，此是蛔虫渴，宜服杏仁丸方

杏仁去皮尖　腻粉各一分

上为末，每用唾丸，空心，米饮、茶任下二丸。

《千金》治小儿蛔虫方。

上用楝术削上苍皮，以水煮取汁饮之。量大小多少，为此有小毒。

《千金》治小儿羸瘦，有蛔虫方。

上用藋芦二两，以水一升，米二合，

煮取米熟，去滓与服之。

《千金》又方

上用萹蓄三两，水一升，煮取四合，分服之。捣汁服亦佳。

《千金》又方

东引吴茱萸根白皮四两　桃白皮三两

上二味㕮咀，以酒一升二合，渍之一宿。渐与服，取差。

《千金》又方

上取猪膏服之。一云：治蛲虫。

《千金》又方

上捣槐子，内下部中，差为度。一云：治蛲虫。

《千金》又方

上用楝实一枚内孔中。一云：治蛲虫。

《千金》蘼芜丸　治少小有蛔虫结在腹中，数发腹痛，微下白汁，吐闷寒热，饮食不生肌肉，痿黄，四肢不相胜方。

蘼芜　贯众　雷丸　山茱萸　天门冬　狼牙各八分　藋芦　甘菊花各四分

上八味末之，蜜丸如大豆。三岁饮服五丸，五岁以上以意渐加至十丸。加藋芦六分，名藋芦丸，治老小及妇人等万病。腹内冷热不通，急满痛，胸膈坚满，手足烦热，上气不得饮食，身体气肿，腰脚不遂，腹内状举如水鸡鸣，妇人月经不调，无所不治。

《千金翼》治小儿羸瘦，有蛔虫方。

藋芦五两　黍米泔二升

上切，以内泔中，以水三升五合，煮取二升。五岁儿服五合，日三服。儿大者服一升。

《千金翼》治蛔虫方。

上用荚蒾煮枝汁，和作粥甚美，以饲小儿，杀蛔虫。

《外台》：《千金》疗小儿蛔虫方。

上用大麻子研取汁，与服之。

《外台》：《千金》又方

上用石榴根一把，水五升，煮一升，分二服。

姚和众治孩儿蛔虫方。

上用葶苈子一分，生为末、以水三合煎。取一合，一日服尽。

《兵部手集》治小儿蛔虫啮心腹痛方。

上用鹤虱细研，以肥猪肉汁下。五岁一服二分，虫出便止。余药以意增减。

陶隐居治小儿蛔虫方。

上用薏苡仁取根煮汁糜食之，甚香而去蛔虫，大效。

《图经》治蛔虫方。

上用鼹鼠肉，小儿炙食之，杀蛔虫。

《图经》治小儿疳蛔方。

上用鸬鹚屎，紫色如花。南人用治小儿疳蛔。干碾为末，炙猪肉点与啖。有奇功。

《图经》治小儿疳蛔咬心，心腹胀满，黄瘦，亦下寸白虫方。

上用醋林子单捣为末，酒调一钱匕，服之甚效。出邛州山野林沟中，其木高大，余枝条繁茂。三月间花色白，四出。九月、十月结子累累，数十枚成朵，生青熟赤，略类樱桃，而蒂短，味酸。土人多以盐醋收为果子。

《圣惠》治小儿蛔虫攒心，合眼扑手，心闷。贯众散方

贯众　狗脊　狼牙草　革薢锉。各一两

上件药捣，粗罗为散。每服一钱，以水一小盏，煎至五分，去滓，不计时候。量儿大小分减温服。

《圣惠》治小儿多吐蛔虫。鹤虱散方

鹤虱　川大黄锉碎，微炒。各一分　川朴硝半两

上药捣，粗罗为散。都以水一大盏，煎至七分，去滓。三岁儿温服半合，日

三服。量儿大小以意加减。

《圣惠》治小儿蛔虫咬心疼痛。槟榔散方

槟榔　酸石榴根各三分　狼牙草　赤芍药　川朴硝各半两

上件药捣，粗罗为散。每服一钱，以水一小盏，煎至五分，去滓，不计时候。量儿大小分减温服。

《圣惠》治小儿蛔虫发作，心痛多吐。青葙子散方

青葙子　苦参锉　黄连去须　萹竹　狼牙草各三两　雄黄半两，细研　雷丸　桃仁汤浸，去皮尖、双仁，麸炒微黄。各一两

上件药捣，细罗为散。一二岁儿不计时，以稀粥饮调下半钱。儿稍大，以意加之。若下部痒，绵裹少许内之，日二度。如不痒，即勿用。《婴孺》方同，名苦参散。

《圣惠》治小儿蛔虫咬心痛。生干地黄散方

生干地黄　鹤虱　酸石榴根锉　槟榔各半两　苦楝根一分，锉

上件药捣，细罗为散。三四岁儿空心，以热茶调下半钱。午后再服取虫下为度。量儿大小以意加减。

《圣惠》治小儿腹藏有蛔虫。苦楝根散方

苦楝根　鹤虱　薏苡根锉　槟榔　牵牛子微炒。各一两　糯米一分，微炒

上件药捣，细罗为散。三岁儿每服以粥饮调下半钱，日三服。看儿大小临时加减。

《圣惠》治小儿蛔虫咬心痛。桃仁散方

桃仁汤浸，去皮尖、双仁，麸炒　木香　狗脊　白芜荑　狼牙草　苦楝根皮锉　鹤虱　槟榔各半两

上件药捣，细罗为散。三岁儿每服煎苦楝根汤调下半钱，日三四服。量儿大小临时加减。

《圣惠》治小儿腹内有蛔虫，时时疞痛。胡粉丸方

胡粉三分　豮猪胆三枚　麝香　牛黄各一分

上件药都研为末，用胆汁浸，蒸饼和丸如绿豆大。五岁儿每服以温水下七丸。看儿大小以意加减。

《圣惠》治小儿蛔虫咬心疞痛，四肢逆冷，干呕不吐，面色青，宜服化虫干漆丸方

干漆二钱　胆子矾一钱

上件药捣，罗为末，用葱白汤煮面糊和丸如麻子大。二三岁儿以石榴皮汤下二丸，日三服。三四岁儿三丸。《万全方》同，但二物等分。

《圣惠》又方

胡粉一分　腻粉半两

上件药细研令匀。五岁每服以粥饮调下半钱。量儿大小以意加减。若用羊子肝一具，煮熟细切，以药末拌和与儿食之更佳。

《圣惠》治小儿蛔虫动作，多吐清水。芜荑仁散方

芜荑仁三分　狼牙草半两　白蔹一分

上件药捣，细罗为散。每服空腹，以温酒调下半钱。量儿大小加减服之。

《圣惠》治小儿蛔虫咬心痛，或吐清水。麝香散方

麝香一钱，研入　草薢　苦楝根各一两，锉

上件药捣，细罗为散。以豮猪胆三枚，取汁和令匀。曝干后，却研为末。每服以芜荑汤调下半钱。看儿大小以意增减。

《圣惠》治小儿蛔虫攻脏腑疞痛，下虫槟榔散方

槟榔　苦楝根皮锉　东引石榴根皮锉，各半两　麝香一钱，细研

上件药捣，细罗为散，入研了药令匀。五岁儿每服以热茶调下半钱。量儿大小以意加减。

《圣惠》又方

醋石榴根半两，入土五寸，东引者　槟榔一枚

上件药切碎，以水一大盏，煎取七分，去滓。入粟米半合煮稀粥，空心与食，虫下快利，立差。量儿大小加减服之。

《圣惠》治小儿蛔虫咬心痛神效方。

上用干漆一两捣碎，炒令烟出，细罗为散。每服以新汲水一合，生油一橡斗子，空心调下一字。不过三服，当取下虫即差。

《圣惠》又方

上用薏苡根二两去土，锉。以水一大盏，煎取半盏，去滓。一二岁儿每服一合，三四岁至五六岁儿二合，空心服之。随儿大小以意加减。

《圣惠》又方

上用楝树根白皮半两，细锉。以水一中盏，煎至五分，去滓，为二服。

《婴孺》治小儿蛔虫方。

巴豆一个，去皮心，炒烟尽　桃仁二个

上杵丸之。先宿不食，以黍米泔浓汁半升下一丸，大人服尽，五岁儿服其半，小儿减药及泔汁。泔汁冷饮，热即发。

张涣木香桃仁丹方　治蛔虫攻心，痛不可忍。

木香　桃仁汤浸，去皮尖、双仁，麸炒香熟　黑狗脊　鹤虱拣净。各一两　槟榔一分　苦楝根皮半两

上件捣，罗为细末。豮猪胆汁和丸黍米大。每服十粒，点麝香汤下，不拘时候。

《万全》又方

鹤虱　使君子各一两

上为末。每服煎肥猪肉汁调下半钱，其虫便出。

《玉诀》葱汤丸　下蛔虫诸积方。

水银　白扁豆　巴豆霜　白附子

上各等分末，面糊丸如此○大。五丸，煨，姜葱汤吞下。

《三十六种》治蛔虫咬心痛干漆丸方

干漆　青黛　轻粉　甘遂各等分

上为末，面糊为丸绿豆大。每服五丸，薄荷汤调下。

《四十八候》蛔疳散方

使君子一分　槟榔一个　轻粉一字　定粉一钱　茴香　黄丹　苦楝根末炒。各半钱

上为末，每服一钱或二钱。临卧时煎肉汁汤调下。须进三二服，虫下再调气。

《赵氏家传》：凡小儿因热着后吐逆不止，或躁渴，饮水无度，入口即吐，至四五日不止。虽吐逆稍定，或发惊痫，或有用手向口探取之状，此盖蛔虫攻心所致。俗医不晓此，只取止吐、治惊药治之，必不验。又蛔虫三两日向上攻心，吐逆不止。五七日皆垂头向下，故令小儿疾病无处可晓，皆蛔所作也。据此形证，当须用安蛔药治之。未验仍取蛔药，无不愈者。小儿或患伤寒不能得汗，亦由此虫所攻，仲景所谓蛔厥者是也。凡有蛔者，眼多有赤脉。京师徐助教方安蛔寸金散

干漆一两半，炒烟尽，为细末　雄黄半两，研

上同研匀，以新汲水及油一两滴，调下一钱。若未验，服取蛔虫药。

《吉氏家传》使君子散　取小儿蛔

虫方。

上用使君子不计多少，火上炒干为细末。每服半钱，大者一钱，五更空心饭饮下。

长沙医者丁时发传治小儿蛔虫刺，心腹疼痛方。

上用石榴皮一两，以水一大盏，煎四分，去滓，分作二服。

长沙医者丁时发传治蛔疳方

孩儿蛔咬痛攒心，忽发来时面带青，唇黑儿如灰土色，使君四味可通灵。

使君子散

使君子七个　轻粉　芜荑　鹤虱各半钱

上件为末，每服半钱，五更米饮调下。

长沙医者郑愈传治小儿蛔虫攻腹痛，无时呕逆涎沫。取虫散方

使君子肉　东引石榴根皮　鹤虱各二钱　轻粉半钱

上为末。每服一钱或半钱，煮鸡肉汁下。五更早两服。

蛲虫第三

《巢氏病源》小儿蛲虫候：蛲虫者，九虫之内一虫也。形甚细小，如今之病虫状。亦因腑脏虚弱而致发，甚者则成痔瘘疒疥也。

《圣惠》治小儿蛲虫方。

上用炼了腊月猪脂，每日空心取如皂荚子大，服之甚良。

《圣惠》又方

上以槐实末，每用少许，内下部中。

《圣惠》又方

上以苦楝实末，每用少许，内下部中。

《圣惠》治小儿蛲虫，下部中痒。大枣膏方

蒸大枣二枚，取肉　水银半分

上件药都研，令水银星尽，捻为挺子，长一寸，以绵裹，宿内下部中，明旦虫出为效。

《圣惠》治小儿蛲虫蚀下部胡粉散方

胡粉　雄黄各一分上件药都研令细，每用少许，敷于下部中。

《圣惠》又方

上用杏仁一两，汤浸，去皮尖、双仁，麸炒微黄，研如膏，以绵裹，枣核大，内下部中。甚者不过三度差。

《圣惠》又方

槐根白皮锉　桃仁汤浸去皮、双仁，生研　苦楝子各一两

上件药捣，罗为末，以猪膏和丸如枣核大，内下部中。更以葱白两茎，去须，水煮浓汁，温饮半合。

《圣惠》治蛲虫芫花散方

巴豆一枚，去皮膜，研，压出油　桃仁四枚，汤浸，去皮尖、双仁，生用

上件药都研令烂，丸如绿豆大。大人平旦以温浆水下二丸，小儿服一丸。若不下，再服之。

《婴孺》治小儿蛲虫状如病虫，令人下部中痒方。

上用萹竹一把，以水三升煮熟，去滓，温先食。小儿服五合，立下。宿食不消，服亦佳。

《婴孺》治小儿蛲虫方。

茱萸根拣南行者大拇指大，刮去黑皮，用白皮　桃白皮三两

上以酒浸一宿，绞去滓。先食，顿服尽。不能顿服，为二服。一方，桃根白皮四两。

张涣胡粉丹方　治小儿蛲虫发动，甚者成痔瘘、疥。

青州大枣五十个，蒸熟取肉　水银二味

同研匀细，次用　雄黄各半两。水磨、飞、研　胡粉一两

上件与水银一处拌匀，用枣肉和丸黍米大。每服十粒，用苦楝根煎汤下。量儿大小加减。

寸白虫第四

《巢氏病源》小儿寸白候：寸白者，九虫内之一虫也。长一寸而色白，形小扁。因腑脏虚弱而能发动，或云饮白酒。一云以桑株枝贯串牛肉炙，并食生粟所作；或云食生鱼后即食乳酪亦令生之。其发动则损人精气，腰脚疼弱。又云：此虫生长一尺，则令人死者。

《圣惠》：夫小儿寸白者，多因甘肥不节，生冷过度之所致也。其虫发动伤人脏腑，饮食不成肌肤。子母相生，无有休止。若虫长一尺，则能害人也。

《千金》治寸白虫方。

上用东行石榴根一把，水一升，煮取三合，分服。

《千金》又方

上用桃叶捣，绞取汁服之。

《圣惠》治小儿寸白虫连年不除，面无颜色，体瘦少力。青黛散方

青黛　鹤虱各一分　槟榔一枚　苦楝根一两，微炙，锉

上件药捣，细罗为散。每服时先吃淡肉脯少许，后以粥饮调下半钱。量儿大小加减服之。日二三服。

《圣惠》又方

朱砂　麝香各一钱　苦楝子肉一两，糯米拌炒，以米熟为度

上件药都研令细，以水浸，蒸饼和丸如芥子大。每于空腹，春夏冷水、秋冬热水下七丸。量儿大小加减服之。

《圣惠》治小儿寸白虫久不愈。槟榔散方

槟榔二枚，为末　猪牙皂角三枚，烧　苦楝子五枚，为末

上件药同研为散。每服空心，煎苦楝根白皮汤调下半钱。三两服后虫皆自下。量儿大小加减服之。

《圣惠》又方

鹤虱　雷丸　使君子各三分　巴豆十枚，去皮心，研，纸裹压去油

上件药捣，罗为末，以糯米饭和丸如绿豆大。每服以砂糖水下三丸。量儿大小加减服之。

张涣碧金散方　治小儿大便虫下及生寸白虫。

苦楝根一两，微炙，锉　猪牙皂角三挺，烧灰　鹤虱　槟榔　使君子仁各半两，捣，罗为细末，次用　好青黛半两，细研　麝香一分，细研

上件同拌匀。每服一字，煎淡猪肉汤下，不拘时候。

《张氏家传》治大人、小儿腹中生虫，名寸白虫，如葫芦子大，令人瘦悴，久而不可者方。

密陀僧一钱，细研　轻粉少许

上每早晨未吃饮食且令稍饥，然后用生油调，猛吃三两口；候一两时辰，虫母取下，可长数尺，永除根本。

长沙医者丁时发传治小儿寸白虫久不差。槟榔丸方

槟榔二枚，为末　猪牙皂角三条，烧　苦楝子五个，为末　石榴根一握，二七茎，烧一碗

上件为末，每服半钱，苦楝根白皮汤调下，三两服，取虫。大小加减。

癞疝第五

《巢氏病源》小儿病癞候：癞者，阴

核气结肿大也。小儿患此者，多因啼怒，躯气不止，动于阴气；阴气下击，结聚不散所成也。

《婴童宝鉴》：小儿疝气阴囊大，为肾久冷，攻于膀胱，下入小腹，结聚不行，流于阴中，故阴囊肿也。

《小方脉》论小儿疝气四等：一盘疝气，其病元带白色，卧间奔脐下，坐时却在腹。如作天色，先喘粗，后脐下疼痛，名疝气也。二瘕气，其患似鸡子形，中间粗两头尖，碧色如作天气。先困后喘粗，脐下疼痛，瘕气渐作声，名瘕气也。三偏气，一偏肿无头，如作天色，先无力后脐下痛。四小肠气，其病元紧实不去，如发天色，脐下痛。此病皆因母月内啼泣，闭小肠气。

《婴童宝鉴》小儿阴疝歌：

阴疝因何得，邪风在肾经，
传流因血聚，如此渐成形。

《玉诀》小儿胎积疝气候歌：

小儿疝气每因啼，胎积膀胱不散之，
偏者气伤或左上，结实年深不可医。

此患先下小肠积热，调膀胱，气顺即妙。

《石壁经》三十六种内疝气候歌：

此病从来有两般，夜啼胎疝在详观，
要知胎气生红脉，啼哭黄昏青脉连。
中指只看交脉处，须识伊家病本源，
一枚搐上宜先理，两个双提妙药难。

治此当行心气，利小肠，去膀胱毒热。其有如李者，亦有稀软者，亦有并肾大者，亦有木硬者，其楚痛不可忍，只以证知。

《凤髓经》歌括同。有注云：夜啼与睡红散。方见夜啼门，吉氏方同。疝气与胜金丸。方见偏癞门，吉氏方同。

《小儿形证论》四十八候疝气多啼候歌：肾肿为疝。

小儿疝气有多般，日夜啼声意不欢，
或有胎中毒气在，伤寒一种亦难安。
请看指内相连处，识得医家病本源，
一脉红时须急整，莫教双脉恐难痊。

此候多因啼哭，得冷气冲膀胱为疝气。又伤寒与胎气冲下者，但手中心个指面上有红筋一条者是疝气，两条者是惊气。惊气宜蝉蜕丸方见一切痫门中，疝气服抽抱散方见本门。

《惠济》歌小儿疝候歌：与胜金丸方见偏癞门，吉氏方同。

气积膀胱入肾囊，疝癞两肿各分张，
喜怒呕啼因滞气，惊拨儿眠气亦伤，
幸有小肠通水气，莫教虚损病难将，
更有一般胎气病，人言独肾不成双。

《颅囟经》治孩子阴囊或疝肿胀。青木香散方

狐阴一双，炙　蒺藜炒　地肤子　昆布　枳壳炒　槐子炒。各一分

上为末。一岁二岁空心米饮下一钱。

《金匮要略》：卒疝，走马汤主之。方：

巴豆去皮心，熬　杏仁去皮尖。各二枚

上二味取绵缠，捶令碎。热汤二合，捻取白汁饮之，当下。老小量之。

《葛氏肘后》徐王神效方　小儿腹痛大汗出，名曰寒疝。

上浓煮梨叶汁，一服七合。以意消息，可作三四度饮之良。

《千金》治小儿卵肿方。

上取鸡翅六茎，烧作灰服之，随卵左上取翩。《古今录验》云：治阴大如斗。《圣惠》：《婴孺》通治偏癞阴肿。

《千金》治小儿癞方。

上用蜥蜴一枚，烧末，酒服之。

《千金》治小儿气癞方。

土瓜根　芍药　当归上三味各一两，㕮咀。

以水二升，煎取一升。服五合，

日二。

《千金》治小儿核肿，壮热有实方。

甘遂　青木香　石膏各十八铢　麝香三铢　大黄　前胡各一两　黄芩半两　甘草炙，十八铢。《千金翼》用半两

上八味㕮咀，以水七升煮取一升九合。每服三合，日四夜二。

《千金》治小儿狐疝伤损生㿗方。

桂心十八铢　地肤子二两半　白术炮，一两十八铢。《千金翼》用一两一分

上三味末之，以蜜和丸。白酒服如小豆七丸，日三。亦治大人。《圣惠》作散，酒服半钱。

《千金》又方

芍药　茯苓各十八铢　防葵一作防风　大黄各半两　半夏　桂心　蜀椒研。各六铢

上七味末之。蜜和服如大豆一丸。日五服。可加至三丸。《千金翼》方同，有干姜一分。《婴孺》以胡椒代蜀椒。

《仙人水鉴》：小儿患小腹气疾方。

冻青叶一握　防葵子　汉防己　雄黄　绿豆各一分　猪牙皂角一挺　水蛭三个，末，石衣水下者　当门子五个　黄盐六分。陶隐居云：北海黄盐草粒粗，以作鱼鲊及咸菹。

上并捣，研为散，蜜丸麻子大。煎小豆汤下三丸至十丸，差。

《外台》：《肘后》疗超跃举重卒得阴㿗方。

狐阴一具，炙　海藻　牡丹各三分　桂心二分

上四味捣，筛为散，蜜和为丸如梧子大。小儿服五丸，大人增之。忌胡荽、生葱。

《外台》：《古今录验》疗小儿阴㿗方。

狐阴一具，炙　飞生虫十四枚　桂心　附子炮　干姜　蒺藜　硝石一作滑石　细辛各二分　卷柏　桃仁去尖，熬。各六分

上十味捣散，蜜丸大豆许。以饮下五丸至七丸，再服差止。

《图经》主小儿差㿗方。差㿗，核大小也。

上取杜父鱼，擘开口，咬之七下。

《圣惠》治小儿阴㿗肿硬，或时疼闷。薏苡仁散方

薏苡仁　赤芍药　土瓜根　黄芩　蛇床子　地肤子　桔梗去芦头。各三分

上件药捣，细罗为散。一二岁每服空心，以温酒调下半钱。日午、晚后再服。量儿大小以意加减。

《圣惠》治小儿阴㿗，众药未效。魁蛤散方

魁蛤三分，细研　狗阴一具，炙令黄　白术半两　桂心一分上件药捣，细罗为散。一二岁儿每于空心以粥饮调下半钱。晚后再服，酒下。更量儿大小以意增减。

《圣惠》治小儿阴㿗不消。白蒺藜散方

白蒺藜微炒，去刺　香豉微炒，各半两　鼠妇　虫微炙　川大黄锉，微炒　桂心　细辛各一分

上件药捣，细罗为散。一二岁儿每服以温酒调下半钱，早晨、晚后各一服。量儿大小以意加减。

《圣惠》治小儿阴㿗肿胀。木香散方

木香　白蒺藜微炒，去刺　地肤子　昆布洗，去咸味　枳壳麸炒微黄，去瓤　槐子各一分　狐阴一具，用酥炙令焦黄。

上件药捣，细罗为散。一二岁儿空心以粥饮调下半钱，晚后再服。量儿大小以意加减。

《圣惠》治小儿阴㿗，日夜疼痛。桃仁丸方

桃仁三分，汤浸，去皮尖、双仁，微炒

川大黄锉，微炒　赤芍药　防葵　赤茯苓各半两　半夏汤浸七遍，去滑　桂心　川椒去目及闭口者，微炒，去汗。各一分

上件药捣，罗为末，炼蜜和丸如绿豆大。三岁儿每于食前以温酒下五丸。看儿大小以意加减。

《圣惠》治小儿阴㿗肿大不消方。

上用硼砂一分，以水研化，涂之立效。

《谭氏殊圣方》：

小儿疝气胎中积，渐大深疑救疗难。
往往却成肾㿗病，遍身瘦弱不堪观。
求取珍珠并石燕，自然铜共续随研。
蜗牛青黛滑石等，胶清和作黍黄元。
冷茴香汤下三粒，一朝两服心安痊。

青金丹

珍珠末二分　石燕末　自然铜末　青黛　滑石各三钱　续随子二百粒，去皮，研末用之　蜗牛二十七个，去壳用

上为末，以胶清和丸黍米大，茴香汤下三粒。

《谭氏殊圣》治小儿疝气方。

上用车前子根苗，令干，生为末。每服一钱，煎红扑儿酒下。

《婴孺》治小儿㿗。薏苡散方

薏苡仁　赤芍药　土瓜根　黄芩　蛇衔草　桔梗　蛇床子各三两上为末，先食，酒服方寸匕。十日差。

《婴孺》治㿗方。

上取柳枝如脚大指，三尺，二十枝。投水中煮令热。以故布毡掩肿处，取热柳枝更互柱之，如此取差乃止。

《婴孺》又方

狐阴一具，碎，干炙　蜚生虫十四个，炒　附子十三分，炮　桂心　干姜　细辛各二分　蒺藜　硝石各三分

上为末，蜜丸大豆大。四五岁儿饮服七丸，日进三服。

《婴孺》治少小阴㿗气疝，发作有时。芍药丸方

芍药　茯苓各三分　大黄二分　半夏一分，洗　桂心　胡椒汗。各半分

上为末，蜜丸。酒下大豆大十丸，日进三服。

《婴孺》治小儿狐疝、大人㿗。人参散方

人参　盐豉各三分　鼠妇　虫各一分。炙　大黄　细辛　桂心各半两

上为末，酒服，为四服，日三。新生儿量与之。一方云：有葶苈子，无桂心。

张锐《鸡峰方》治恶毒肿，或着阴卵，或偏着一边，疼痛挛急，牵引少腹不可忍方。

上用茴香叶与苗或根捣取汁，空心服一合许，其滓贴肿处。

《聚宝方》正气散　治小儿疝气及少阴受邪冷气滞方。

上用荆三棱一个紧小者，猛火内炮，令中心有三分性，一重纸裹，净土埋一宿，为末。每服一字，煨葱米饮调下，不拘时候服之。

《聚宝方》朱砂丸　治小儿疝气方。

朱砂半钱，研　硫黄一钱，研　没药　真珠各末，二钱

上四味细研，糯米饮丸如麻子大。每服二丸，空心煎茯蓉汤下，与马牙硝丸相间服。

《聚宝》又方　马牙硝丸

马牙硝　龙脑各一字　禹余粮石　朱砂各一分。研

上四味细研，糯米饮丸如麻子大。每服三粒，空心温酒下，日三。服后吃炙猪肝三两片，以助药力用。

《小方脉》论治小肠疝气方。

木鳖子　黄柏　吴茱萸等分

上件为末，看日数大小用药。每服二钱，津调涂在囊上。后用吃者。

朱砂　干漆　续随子各一分　棘冈子三七个　木鳖子五个　石燕一个

上件为末，蒸饼为丸如此○大。每服三丸，煎汤下五丸。七岁以上七丸，随岁数加多少。不过涂五，上吃二十丸必效。

《玉诀》治胎肿疝气。胜金丸方

龙骨　远志　牡蛎灰　川大黄

上等分为末，蜜丸麻子大。三五丸，米饮下，日三服。

《三十六种》治疝气。川楝散方

川楝子肉　马兰花　舶上茴香各一分

上同炒为末。每服半钱，葱汤调下，三日有效，一日三服。

《四十八候》抽抱散方

石燕一个二钱，火煅醋淬　淡豉少许　斑蝥麸炒，去翅足，取半钱　芸薹子半合　川楝子去核，取一钱　通草少许

上为末。每服半钱，木通汤下。天明取下毒物如鼻涕，后调气，未下再进一服。

《惠眼观证》金铃散　治小儿惊疝及五般疝气、阴肿，先服下涎宽气。

青橘皮去白　蓬莪术炮，陈皮去白　茴香　荆三棱　甘草炙　川楝子去皮核，用肉

上各等分为末。每服半钱，水一小盏，煎至半盏，入盐少许温服。

《张氏家传》治小儿疝气。木香丸方

木香　硇砂　茴香　金铃子各一分　丁香　沉香各二钱　青橘皮一钱

上件药七味同捣，罗为末，用白沙蜜为丸。每服三丸至五丸，空心盐汤服。

《庄氏家传》：小儿疝气连阴茎中痛。沙参散方

沙参炒　桂心各一两　桃仁四十九个，去皮尖，炒

上为末，空心温酒下二钱。

《王氏手集》治小儿寒疝肿痛方。

牡丹皮去心　防风　桃仁去尖，麸炒

上件三味等分为细末。每服一钱，空心食前白汤点服。

《赵氏家传》治大人、小儿诸疝偏气方。

金铃子一两，巴豆四十九个同炒，令金铃子焦色，去巴豆❶，用金铃子　丁香　茴香盐少许炒　青橘皮盐少许炒香。各一两

上为末。每服二钱，温酒调下，空心食前温服。

传治小儿疝气方。

石燕二个，酸醋浸，研为末　巴豆七粒，去壳　黑牵牛少许，同巴豆炒，令裂，只用牵牛

上件为末，每服半钱，用饭饮调下。

《千金》灸法：气癞灸足厥阴大敦，左灸右，右灸左，各十壮。

《千金》：男儿癞，先将儿至碓头祝之曰：坐汝令儿某甲阴囊，故灸汝三七二十一枚。灸讫，便牵小儿令雀头下向着囊缝，当阴头灸缝上七壮即消，已验。艾炷犹簪头许。

《千金》大凡男癞，当骑碓轴，以茎伸置轴上，齐阴茎头前，灸轴木上，随年壮。

《外台》刘氏疗小儿疝气，阴囊核肿痛灸法：如一岁儿患，向阴下缝子有穴，灸三壮，差；五岁以上即从阴上有穴，灸之即愈。

《婴童宝鉴》小儿疝气阴囊肿，灸囊从纵十字纹上，又灸昆仑在小踝下、阴陵在足大指侧曲纹头。

---

❶ 豆：此下原衍"不"。据文义删。

偏㿗第六亦名差㿗

《巢氏病源》小儿差㿗候：差㿗者，阴核偏肿大，亦由啼努躯气，击于下所致。其偏肿者，气偏乘虚而行，故偏结肿也。

《千金》治偏㿗方。

上三月上除日，取白头翁根捣之，随偏处敷之一宿，作疮二十日愈。

《千金》五等丸　治小儿阴偏大，又卵核坚㿗方。

黄柏　香豉　牡丹　防风　桂心各二两

上五味末之，蜜丸如大豆。儿三岁饮服五丸，加至十丸。儿小以意酌量，着乳头上服之。

《千金》治㿗疝卵偏大，气上上，一作胀。不能动方。

牡丹皮　防风各一两

上二味治下筛，酒服方寸匕，日三。《肘后方》云：《小品方》用桂心、豉、铁精等分为五味。小儿一刀圭，二十日愈；婴儿以乳汁和大豆许与之。《九籥卫生》以米饮调下半钱。

《外台》：张文仲《小品》牡丹散疗㿗偏大气胀方。

牡丹　桂心　防风　铁精　豉熬。各等分

上五味捣、筛，酒和方寸匕服之。小儿一刀圭，二十日愈；童儿以乳汁和大豆与之，大效。忌生葱、胡荽。

《外台》：《古今录验》牡丹五等散疗㿗疝阴卵偏大，有气上下，胀大，行走肿大，服此良验方。

牡丹皮　防风　黄柏炙　桂心各一分　桃仁一分，去皮尖、研

上五味捣为散。以酒服一刀圭，二十日愈，少小㿗疝最良。小儿以乳汁和如一大豆与之；二三岁人服方寸匕。忌生葱、胡荽。

《圣惠》治小儿骨疳攻注，连肾外囊肿胀，或疼，或偏坠等，宜服昆布丸方

昆布三分，洗去咸味　茠香子半两，微炒　木香　甘草炙微赤，锉　黄柏锉　丁香　烂牡蛎生用　铜青各一分

上件药捣，罗为末，用枣肉和丸如麻子大，一二岁儿空心以熟甘草煎汤下三丸。量儿大小以意加减。

《圣惠》治小儿阴偏大，卵核坚硬。防葵丸方

防葵　牡丹　桂心　黄柏锉　滑石各一两　豉半两，微炒

上件药捣，罗为末，炼蜜和丸如麻子大。三四岁儿每服以粥饮下五丸，早晨、晚后各一服。量儿大小以意加减。

《圣惠》治小儿偏坠，或气攻小腹疼痛。茠香子丸方

茠香子微炒，捣为末　古文钱青研　硇砂细研。各一分　桃仁四十九枚，汤浸去皮尖、双仁，生研

上件药都研令匀，以汤浸蒸饼和丸如麻子大。二三岁儿每服以橘皮汤下一丸。

《圣惠》又方

蛇床子末半两　马鞭草汁一合

上件药相和如膏，涂儿阴肿处效。

《圣惠》又方

上用枳壳三两微炒，捣，细罗为散。每用柏枝煎浓汁，调厚涂儿偏肿处妙。

《婴孺》治少小偏㿗。狗茎散方

狗茎一具，烧　白术三分　猪苓二分　桂心一分

上为末，米饮汁若酒服一刀圭，日再。灸其对足大指毛上，各二壮。

《婴孺》又方

上以蜘蛛一个烧灰作末，饮服之，愈。

张涣治小儿疝疾偏坠。海蛤散方

海蛤细研　茯香子炒香熟。各三分　薏苡仁　白术　槟榔面裹炮。各半两

上件药捣，罗为细散。每服半钱，以温酒调下，早晚乳食前。量儿大小加减。

张涣妙香丹方　治疝气偏坠。

薰陆香　青木香　昆布洗去咸味。各三分　藿香叶　牵牛子炒。各半两

上件药捣，罗为细末，用枣肉和如麻子大。每服十粒，空心以牡蛎汤下。量儿大小加减。

《九籥卫生》疗小儿癞偏大，气胀方。

雄黄一两，研　甘草一钱，细锉

上同煎汤淋渫。

《刘氏家传》小儿外肾偏坠熏洗法。

上用皂角一寸，煨去黑皮并子，以盏载烧烟熏。又槐叶五两，水二升，煎就一升，温，日一熏洗。

《吉氏家传》胜金丸　治小儿疝气偏坠方。

川楝子去核，取肉　续随子肉七十个，去皮　轻粉一钱

上为末，稀面糊为丸如此○大。每服七丸至十丸，葱白薄荷汤吞下。

《圣惠》灸法：小儿胎疝，卵偏重者，灸囊后缝十字纹当上三壮，不三月较，炷如小麦大。

阴肿第七

《巢氏病源》小儿阴肿候：足少阴为肾之经，其气下通于阴。小儿有少阴之经，虚而受风邪者，邪气冲于阴与血气相搏结，则阴肿也。

《千金》治小儿阴肿方。

上用狐茎，炙，捣末，酒服之。

《千金》又方

上捣芜菁敷上。《外台》捣芜菁菜叶根敷之。《婴孺》杵芜菁子敷之。

《千金》又方

上用猪屎五升，水煮沸，布裹安肿上。

《千金》又方

上捣垣衣敷之。

《千金》又方

上以衣中白鱼敷之。

《千金》又方

上桑株白汁涂之。

《圣惠》治小儿小肠虚冷，因多啼气下，致令阴肿。桃仁丸方

桃仁汤浸去皮尖、双仁，麸炒微黄　白蒺藜微炒，去刺　郁李仁汤浸，去皮，微炒。各三分　黄柏一分，微炙，锉　牡丹　桂心各半两

上件药捣，罗为末，炼蜜和丸如绿豆大。三岁儿每于食前以温酒下七丸。量儿大小以意加减。

《圣惠》治小儿阴肿，壮热。甘遂丸方

甘遂煨令微黄　麝香细研。各一分　川大黄锉，微炒　木香各一两　前胡二两，去芦头　黄芩半两

上件药捣，罗为末，炼蜜和丸如绿豆大。三岁儿每于食前以温水下三丸。量儿大小以意加减。

《圣惠》治小儿阴肿，为肠虚冷，多啼軀气下所为，宜服牡丹丸方

牡丹皮　桂心　郁李仁汤浸去皮，微炒。各半两　桃仁一分，汤浸去皮尖、双仁，麸炒微黄

上件药捣，罗为末，炼蜜为丸如麻

子大。一二岁儿每服以温水下五丸，早晨、晚后各一服。量儿大小以意加减。

《圣惠》治小儿阴肿。大黄散方

木通锉　羌活　川大黄锉、炒。各一分　桑根白皮半两，锉　川朴硝三分

上件药捣，粗罗为散。一二岁儿每服一钱，以水一小盏，煎至五分，去滓。量儿大小分减温服。

《圣惠》治小儿卒阴囊肿痒。蛇床仁汤熨方

蛇床仁　柳蚛屑各一两

上件药，以水一大碗，煎六七沸洗之，取其滓，以帛裹，熨儿肿处妙。

《圣惠》治小儿阴卒肿痛胀。牛蒡膏方

生牛蒡汁二大盏，煎令如膏　赤小豆末半两　肉桂末一分上件药相和如膏，涂儿肿处，立消。

《圣惠》又方

上取蔓菁子末，以猪脂调涂之。

《圣惠》又方

上以苋菜根捣汁，频频涂之。

《圣惠》又方

上以马鞭草烂捣，裹之，日二易之。

《圣惠》又方

上用桃仁汤浸，去皮尖、双仁，麸炒微黄，捣研如膏。三岁儿以温酒化豇豆大服之，日三服。量儿大小以意加减。

茅先生小儿阴茎赤肿方。

大黄　赤小豆

上等分为末，用鸡子清调涂之。

《婴孺》治阴卒肿痛如刺，汗出方。

小蒜　韭　杨柳根各一斤

上合烧，以酒灌之，及热，以气蒸之，差。

钱乙附方　治小儿外肾肿硬成疝。

上用干蚯蚓为细末，唾调涂，常避风冷湿地。

张涣治小儿足少阴之经虚而受风邪者，冲于下经则成阴肿。桃仁丹方

桃仁三分，汤浸去皮尖、双仁，麸炒微黄　郁李仁一分，汤浸去皮，微炒　牡丹　白蒺藜微炒，去刺　桂心各半两

上件捣，罗为细末，炼蜜和丸如黍米大。每服十粒，以温酒下，乳食前。量儿大小加减。

张涣胡连散方　治阴肿生疮。

胡黄连去须　胡粉各半两　白矾灰一分

上件捣，罗为细末。每用少许，以生油调涂患处。

《吉氏家传》：疝气，外肾大茎肿方。

牡丹皮　肉桂　豉心熬　铁粉等分

上件为末，炼蜜丸如绿豆大。空心温酒下二十丸，小儿乳汁下三、五丸。

《朱氏家传》治小儿外肾肿赤胀痛，如圣丸方

上石燕子二个，细研末，米醋调成膏子，涂在肾上。

长沙医者丁时发传治小儿阴肿壮热甘遂丸方

甘遂煨令黄　麝香各一分　木香　川大黄各一两，炒　前胡二两　子芩半两

上件为末，炼蜜为丸如绿豆大。三岁一丸，于温水下。量大小加减。

长沙医者丁时发传治小儿外肾赤肿吊痛方。

上用江中水螺壳细研为粉，冷水调，拂于肿处。

长沙医者丁时发传白丁香散　治小儿外肾浮肿吊痛方。

上白丁香半合，用道人头三十枚，同白丁香合子，取霜子半钱，小儿一字。葱五寸同药纸裹定，酒浸，火内煨香熟，细嚼，时时服。

《葛氏肘后》灸法：小儿阴疝，发

时肿痛，随左上灸足大指第二节下横纹理正中央五壮，佳。姚云：足大指本三壮。

《圣惠》灸法：阴肿灸内昆仑各三壮，在内踝后五分筋骨间陷中，炷如小麦大。又灸大敦七壮。

阴疮第八

《巢氏病源》小儿阴肿成疮候：小儿下焦热，热气冲阴，阴头忽肿合，不得小便，乃至生疮。俗云尿灰火所为也。

《千金》治小儿阴疮方。

上取狼牙，浓煮汁洗之。

《千金》又方黄连　胡粉等分

上以香脂油和敷之。

《千金》治小儿阴疮方。

上以人屎灰敷之。又狗屎灰敷之。又狗骨灰敷之。又马骨末敷之。《圣惠》烧马骨灰敷。

《千金》治小儿岐股间连阴囊生疮，汁出，先痒后痛。十日、五日自差，一月或半月复发，连年不差者方。上灸疮搔去痂，帛拭令干，以蜜敷。更搜面作烧饼，熟即以锡涂饼上，熨之，冷即止。再度差。

《外台》：《备急》治阴疮方。

上用猫儿骨烧作灰，敷之即差。《千金》云：狗骨灰敷之。

《圣惠》治阴疮方。

白矾灰　胡粉炒。各一分

冷即止。再度差。

《外台》：《备急》治阴疮方。

上用猫儿骨烧作灰，敷之即差。《千金》云：狗骨灰敷之。

《圣惠》治阴疮方。

白矾灰　胡粉炒。各一分

上件药同研令匀细，用槐枝煎汁，调涂儿阴囊上。

《圣惠》又方

上以狐阴茎，炙微黄捣，罗为末，以水调敷之。

《圣惠》又方

上取蔓菁根捣，研，敷之。

《圣惠》又方

上以雄雀粪，以陈酱汁和敷之。

茅先生治小儿阴茎生疮方。

地龙烧灰　黄柏为末。各半两　轻粉重一钱

上为末，干掺于茎上疮处。

《婴孺》治小儿核肿，壮热，腹中有实方。

大黄　前胡各五分　黄芩　甘草　青木香　石膏研，绵包。各三分　甘遂二分　麝香一分，别研

上以水七升，煮一升九合，一服三合，日四夜再。汤成入麝香末。

吊起外肾第九

茅先生：小儿于六十日内连哭，至一百日不止者，此惊疝之候。是以哭而吊起外肾，遇阴疼痛，四肢强直，哭至天明不已者，此候才见啼叫，急看外肾，或一个在，或一个不在，或两个俱不见。如一个不见，下两粒桃奴丸；两个不见，下四粒桃奴丸。后用铁掬散二方并见本门中贴外肾，常服朱砂膏方见惊积门中、匀气散方见胃气不和门中与服即愈。如面见黑色、气少、项软、鼻口燥黑，死候。女人看两脚下上，便此外肾也。

茅先生：小儿吊起外肾，桃奴丸方

桃奴二七个，枝上干桃不落者　桃胶　乳香别研。各二钱　苦瓠子　山蘗荔子各二七个

上为末，每服滴水为丸如○此大，若肾上至四更，用荆芥葱汤下五丸至七丸。

茅先生：小儿疝气贴脐，并治吊起外肾。铁掬散方

天南星　铁焰粉　甘菊　草乌各二钱

上为末。每服二大钱，用葱涎调涂阴上，以纸贴之。

《吉氏家传》治吊肾。桃奴散方

干桃一合，枝上自干者　舶上硫黄　木香各二钱

上件为末，木香汤下一钱。

《千金》灸法：失精筋挛，阴缩入腹相引痛，灸下满各五十壮，老人加之，小儿随年壮。

《千金翼》灸法：治失精筋挛，阴缩入腹相引痛，灸中封五十壮。又下满灸五十壮，两脚一百壮。此二穴亦主喉肿，厥逆，五脏所苦，鼓胀悉主之。老人加之，五十岁以下及小儿并随年壮。

卷第三十二

水痰鬼持　凡九门

痰饮第一

《婴童宝鉴》小儿痰饮候歌：

饮水并伤乳，为痰结在胸。

令儿不下乳，吐沫与痫同。

实即身多热，谵言入睡中。

早须医治取，久即变惊风。

《外台》：范汪：病痰饮者，当以温药和之。疗心腹虚冷，游痰气上，胸胁满，不下食，呕逆，胸中冷。　半夏汤方

半夏一升，洗　生姜一斤　橘皮四两

上三味切，以水一斗煮取三升，分三服。若心中急及心痛，肉桂心四两。若腹痛，内当归四两。羸瘦、老小者服之佳。忌羊肉、饧。儿小分减服。

《王氏手集》倍术丸　治脾胃受湿，心下停饮，烦渴呕吐，肠间沥沥有声，胸膈痞满，短气，腹胁胀痛，小便不利，身面虚浮，全不思食方。

官桂　干姜各一两　白术二两

上为末，炼蜜为丸绿豆大。每服十五、二十丸，米饮下。儿小减丸。

《王氏手集》丁香开胃丸　治脾胃不调，停积痰饮，呕吐吞酸，胸膈痞闷方。

半夏为粗末，用生姜汁浸，炒令黄色　甘草炙　京三棱炮，各一两　丁香三分　干木瓜半两　生姜十二两，切，研入青盐一两，炒润，焙干为末

上为细末，炼蜜为丸鸡头大。每服一丸，沸汤化下，不计时候。儿小分减。

肿满第二

《巢氏病源》小儿肿满候：小儿肿满者，由将养不调，肾脾二脏俱虚也。肾主水，其气下通于阴。脾主土，候肌肉而克水。肾虚不能传其水液，脾虚不能克制于水，故水气流溢于皮肤，故令肿满。其挟水肿者，即皮薄如熟李之状也。若皮肤受风，风搏而气致肿者，俱虚肿如吹，此风气肿也。

茅先生：小儿生下有中气肿候。遍身黄肿，肿满，腹肚不和，气喘急，此候因吃物不度，或因泻久而虚至此。所治者，先用匀气散方见胃气不和门中、醒脾散与调一日，有二方：一方见胃气不和门中，一方见慢脾风门中。后下甘遂散，通下黄水五升已来方见本门，即用匀气散夹醒脾散与服。五日后常下塌气散方见本门。仍要断盐醋一月日即愈。如见气大喘，不吃食，阴肿唇缩，死候不治。

汉东王先生《家宝》论：小儿头面、手脚浮肿，因疳积日久结风，此病或因久患用药不退，发渴喜饮水，变成虚浮二证。宜先用调胃气药补之，如观音散方见胃气不和门中。人参散方见失食伤寒门中之类，自然平愈。如服调胃药不退，宜进内消丸。又未退，进红粉散取了二方并见本门，再用药补之。

钱氏论：肿病，肾热传于膀胱，膀胱热盛逆于脾胃，脾胃虚而不能制肾，

水反克土，脾随水行。脾主四肢，故流走而身面皆肿也。若大喘者重也。何以然？肾大胜而克退脾土，上胜心火，心又胜肺，肺为心克，故喘。或问曰：心刑肺，肺本见虚，今何喘实？曰：此有二，一者肺大喘，此五脏逆；二[1]者肾水气上行，滂浸于肺，故令大喘，此皆难治。

张涣论：小儿诸病后下痢不瘥，或有体肿满。盖脾肾虚弱，肾主水，其气不通于阴；脾主土，候于肌肉而克水。脾肾俱虚，不能克制于水，故流溢皮肤，则令肿满。

翰林待诏杨大鄴问：小儿四肢浮肿，喘嗽者为何？答曰：小儿寒热亏盈本是常度。一食失节，百病来犊，何况过有热壅诸毒，是积小成多，壅塞遍于胃管，日月深远，积结转深。杂食未离于口，三焦之气不通，四肢渐渐浮肿，小便或即赤黄，大便或通或秘，致喘促，盈盈虚胀，每每从兹食减转至尪羸，先要安和脾胃，次须利小肠，免伤枉矣。

《婴童宝鉴》小儿气肿水肿候歌：

小儿肿满一如吹，只为风邪与气为。
若见皮肤熟李样，此名痟水定无疑。
脾虚土坏难禁水，肿满从来只在皮。
肿若赤时因热作，皆由气血各无归。
但见此般须早辨，莫令差失致倾危。

《外台》：刘氏疗小儿身体满，气急，卧不得方。

上用郁李仁一合捣末，和面搜作饼子，法与儿吃，微利即瘥。

《外台》刘氏又方　上用郁李仁末六分，以水七合和调，去滓，煮粥与儿吃之。

茅先生小儿气肿、水肿　甘遂散方

甘遂　大戟　黑牵牛　槟榔　陈橘皮去白　木香以上各半两

上为末。每岁一钱，五更初用葱酒调下。不食吃酒、用葱汤调下。天明通下黄水来，可依形证调理。

茅先生小儿肿后塌气散方

中庸[2]　赤小豆　橘皮红　萝卜子　槟榔　甘草以上各半两　木香一分

上为末。每服二钱，水一小盏，姜枣同煎至六分。通口服，进四服，看大小用。

《婴孺》治小儿面目肿，胸膈中有热方。

黄芩　芍药　知母各四分　虻虫三十个，炒　当归　大黄　甘草炙。各三分

上为末，蜜丸大豆大。饮下，二丸，日四夜一。若睡中涎膈上有水者，加细辛、白术各三分，令儿强健。

《婴孺》治小儿通体洪肿，腹满坚胀，气喘急。郁李仁汤方

郁李仁三合　大黄十二分　柴胡　泽泻各八分　赤茯苓十分　黄芩　麻黄各十二分　杏仁汤去皮尖　升麻各七分　芍药　猪苓各八分　鳖甲五分，炙

上以水二升半煮一升六合。七岁为三服，四五岁为四服，随小大加减。

《婴孺》治小儿肿满　黄芩汤方

黄芩　泽泻　通草各八分　柴胡　桑白皮各七分　杏仁汤去皮尖　猪苓去皮柴。各六分　泽漆叶四分

上以水五升煮一升半，四五岁儿为三服。一二岁服二合。

《婴孺》治小儿肿满　小豆饮子方

槲皮白切，七合　茯苓二分　小豆八分

上以七升水煮一升四合，去滓饮之，未效再合。

---

[1] 二：原作"土"。据《小儿药证直诀》卷上改。
[2] 中庸：即商陆。

《婴孺》治小儿肿满不消，服汤不退。葶苈煎方

葶苈子三分，炒　防己六分　柴胡八分　茯苓　泽泻　杏仁去皮尖，炒，研。各十二分　泽漆叶炒　郁李仁各五分　蜜一升

上以水一斗，煮二升半，去滓，内杏、蜜煎至二升。二岁儿一合。量大小服之。

《婴孺》治小儿肿满结实，诸治不效。甘遂丸方

甘遂炒　芍药　杏仁　车前子　黄芩　猪苓　葶苈子炒。各三分　鳖甲七分，醋炙

上为末，蜜为丸大豆大。竹叶饮下，二岁五六丸。日再量之。

《婴孺》治小儿肿满，头面、身体壮热似伤寒者方。痈瘥肿者，除大青用。

龙胆　葵子　葳蕤　大青　茯苓　前胡各一分

上以水二升，煮八合，服半合，日再。

《婴孺》治小儿头面及身体浮肿。卫矛丸方

卫矛羽鬼箭用羽也，鬼箭一名卫矛　松罗四分　防己　黄芪各三分　郁李仁一钱，别研入

上为末，蜜丸大豆大。百日儿食后一丸。日再，以腰中身体汗出尽为度。

《婴孺》治少小手足、身体肿方。

咸菹汁

上温浸之，汁味尽，易为度。

《婴孺》又方　上温人溺，令暖渍之。

汉东王先生《家宝》治小儿头面、手脚虚浮。内消丸方

青橘五个，汤浸去瓤　巴豆七个，去壳　木香二钱，炮　防己一钱半　丁香十四粒

上青橘同巴豆炒苍色，去巴豆不用，以其余药为末，蒸饼丸如大麻子大。每服二三岁三丸，四五岁七丸或十丸。男孩儿陈橘皮汤下，女孩儿煎艾叶汤下。一日三服。

汉东王先生《家宝》治小儿浑身虚肿，气喘，不思饮食。红粉散方

朱砂一分　槟榔一钱　轻粉半钱

上为末，每服一字及半钱，薄荷汤调下。吃一服则取下，仍用观音散方见胃气不和门中。人参散方见夹食伤寒门中调其胃气。忌生冷、粗硬等物。

张涣海蛤汤方　治肿满，大小便不利。

海蛤　桑根白皮各一两　汉防己　白术炮　赤茯苓各半两　甜葶苈隔纸炒紫色　川朴硝　木猪苓去黑皮，各一分

上件捣，罗为细末。每服一钱，水一盏煎至五分，去滓温服，乳食后。

张涣郁李仁丹方　应肿满，皆可服。

郁李仁汤浸去皮，微炒　槟榔各半两　牵牛子一分，炒

上件捣，罗为细末，滴水和丸黍米大。每十粒煎葱白汤下，不拘时候。量儿大小加减。

《惠眼观证》塌气散　大治虚肿胀满，虚烦，手足肿，宜服此方。

白术　木香　青橘皮去瓤　甘草炙　茴香各半两　巴豆三十粒

上将巴豆炒橘皮，候巴豆黑色，去巴豆，取橘皮，用诸药为末。每服一大钱，饭饮调下。

《吉氏家传》治小儿遍身肿塌气散方

汉防已　当归　芍药　紫菀　黑牵牛　杏仁去皮略炒，先研。以上各一钱　槟榔面煨，二钱　绵黄芪二钱，蜜炙

上件为末。每服一钱，水一盏，姜三片，枣子一个，煎至五分服。

《吉氏家传》治小儿遍身虚肿　枣肉丸方

石燕子一个，捶为末　大枣七个，去核　巴豆七粒，去油

上二味入枣肉内，烧存性，细研，以蟾酥丸麻子大。看原因甚物所伤，以原伤物汁下，甚妙。

《庄氏集》俞穴灸法：饮水不歇，面目黄者，灸阳纲各二壮。在第十椎下两旁各五寸陷中。

水气第三

《婴童宝鉴》：小儿水气，是积聚久不治，并频下而脾胃虚，积散而成水气，及通身虚肿，但如熟李，即是水也。有疳气虚肿而不亮也。

《惠眼观证》：水气浮肿，遍体如黄熟李色不能消。先调气，次日四更下中庸饮子，取下膜外浮水一两盆方见专门，即调气后用粥补一月，断盐醋一月外，又服调气散方未见，须安乐。若此候见脐凸肚肿，两肾如石，此死候不治。

《简要济众》治小儿水气腹肿，兼下痢脓血，小便涩方。

葶苈子半两，微炒，捣如面

上以枣肉和捣为丸，如绿豆大。每服五丸，枣汤下，空心晚后。量儿大小加减服之。

《圣惠》治小儿水气，肿满喘促，坐卧不安，宜服槟榔散方

槟榔　川大黄锉碎，炒　牵牛子微炒　甜葶苈隔纸炒令紫色。各半两

上件药捣，细罗为散。每服以温水调下半钱，日二三服。儿稍大增之，以利为效。

《圣惠》治小儿水气肿满，喘嗽不止。赤茯苓散方

赤茯苓　桑根白皮锉　贝母煨微黄。各半两　桔梗去芦头　甜葶苈隔纸炒，令紫色　川升麻　杏仁汤浸去皮尖、双仁，炒微黄。各一分

上件药捣，粗罗为散。每服一钱，以水一小盏，煎至五分，去滓温服，日三四服。更量儿大小加减服之。

《圣惠》治小儿水气肿满不消。楮皮汤方

楮树白皮锉　赤小豆各一合　赤茯苓二两，锉

上件药都和令匀。每取一分，以水一小盏，煎至五分，去滓，分为二服，日三四服。随儿大小以意加减。

《圣惠》治小儿水气肿满，小便涩。狸豆根汤方

狸豆根　桑根白皮　车前草各半两　葵子　赤小豆各半合

上件药细锉和匀。每取一分，以水一小盏，煎至五分，去滓，分为二服，日三四服。随儿大小以意加减。

《圣惠》治小儿水气肿满，小便不利，脐腹妨闷，喘促。猪苓散方

猪苓去黑皮　桑根白皮锉　赤茯苓　海蛤细研　甜葶苈隔纸炒令紫色。各一分

上件药捣，粗罗为散。每服一钱，以水一小盏，煎至五分，去滓温服，日三四服。更随儿大小以意加减。

《圣惠》治小儿水气，遍身肿满，喘促，小便不利。

桑根白皮散方

桑根白皮锉　射干　赤茯苓　黄芩　木通锉　泽漆　汉防己　泽泻各十两

上件药捣，细罗为散。每服以煮赤小豆汤调下半钱，日三四服。看儿大小加减服之。

《圣惠》治小儿水气，面目肿，小便涩，心腹胀满方。

赤茯苓　杏仁汤浸去皮尖、双仁，麸炒微黄　汉防已　陈橘皮汤浸去白瓤，焙　紫苏子微炒　甜葶苈隔纸炒令紫色。各半两

上件药捣，罗为末，炼蜜和丸如绿豆大。每服煎桑根白皮汤下十丸，日三服。五岁以下减丸服之。

《圣惠》治小儿水气，通身肿满，心腹妨闷，坐卧不安，宜服甜葶苈丸方

甜葶苈隔纸炒令紫色　牵牛子微炒　雄雀粪各半两　大戟一分　腻粉一钱，研入　巴豆十粒，去皮心，别纸装，压去油

上件药捣，罗为末，都研令匀，用枣瓤和丸如绿豆大。每服以温茶下一丸，日二服。五岁以上加丸服之。

《圣惠》治小儿水气，遍身肿满，大小便难，喘促不得睡卧，宜服甘遂散方

甘遂煨令微黄　槟榔　川大黄锉碎，微炒　甜葶苈隔纸炒令紫色。各一分　牵牛子半两，微炒

上件药捣，细罗为散。每服以温水调下一字，以利为效。随儿大小以意加减。

《圣惠》治小儿水气，四肢浮肿，腹胁妨闷，宜服木香散方

木香　赤茯苓各一分　牵牛子三分，微炒　鳖甲涂醋炙令黄，去裙襕　川大黄锉碎，微炒。各半两

上件药捣，细罗为散。每服以温水调下半钱，以利为度。随儿大小加减服之。

《圣惠》又方

槟榔一分　郁李仁半两，汤浸去皮，微炒

上件药捣，罗为末，以大麦面一两和作饼子，煻灰火内煨熟。量儿大小与吃，即得通利气下也，以温水下之。

《圣惠》治小儿水气，腹肚虚胀，头面浮肿，小便不利。郁李仁粥方

粟米一分　郁李仁汤浸去皮尖，微炒　桑根白皮锉。各一两

上件药捣碎，每服半两。以水一大盏，煎至七分，去滓，下米作粥，入少许生姜汁，任意食之。

《惠眼观证》治水气肿满，黄疸。中庸饮子方

海金砂　续随子各一分　生姜　中庸樟柳根是也，各一两　蜜二两

上五味细研，罨一宿，以次日五更时用绢帛滤汁，只作一服，温暖吃尽，食前。逼下黄水，乃服匀气药补，后用樟柳根煮粥吃。

《圣惠》灸法：小儿水气，四肢尽肿及腹大，灸脐上一寸，三壮，炷如小麦大，分水穴也。

中恶第四

《巢氏病源》小儿中恶候：小儿中恶者，是鬼邪之气卒中于人也。无问大小，若阴阳顺理，荣卫平调，神守强则邪不干正。若精气衰弱，则鬼毒恶气中之。其状先无他病，卒然心腹刺痛，闷乱欲死是也。凡中恶腹大而满，脉紧大而浮者死，紧细而微者生。余势不尽，停滞脏腑之间，更发后，变为疰也。

《葛氏肘后》救卒死，或先病痛，或常居寝卧奄忽而绝，皆是中恶，救之方。

上取葱黄心刺其鼻，男左女右，入七八寸。小儿量度之。若使目中血出佳。扁鹊法同。是后穴耳条中。葛言此云刺鼻，故别为一法。

《葛氏肘后》又方

上令二人以衣壅口，吹其两耳，极则易人。可以筒吹之，并捧其肩上，侧

身远之，莫临死人上。

《葛氏肘后》又方

上以葱叶刺耳、耳中、鼻中，血出者莫怪，无血难治，有血是候。时当捧两手忽放之，须臾，死人自当举手捞人，言痛乃止。又男刺左鼻，女刺右鼻中，令入七八寸余大效。小儿量度之。亦治自缢死。此与扁鹊方同。

《葛氏肘后》又方

上以绵渍好酒中，须臾置死人鼻中，手按令汁入鼻中，并持其手足，莫令惊。

《葛氏肘后》又方

上视其上唇里弦有儿如黍米大，以针决去之。

《葛氏肘后》又方

上以小便灌其面，数回即能语，此扁鹊法。

《葛氏肘后》又方

上末皂荚如大豆，吹其两鼻中，嚏则气通矣。

《葛氏肘后》又方

上割雄鸡头取血，以涂其面，干复途，并以灰营死人二周。

《葛氏肘后》又方

上以管吹下部，令数人互吹之，气通则活。

《葛氏肘后》又方

上破白犬以拓心上，无白犬小鸡亦佳。

《葛氏肘后》又方

上取雄鸡，就死人口断其头，以热血沥口中，并以竹筒吹其下部，极则易人，气通下则火。

《葛氏肘后》又方

上取牛马粪尚湿者，绞取汁，灌其口中令入喉。若口已噤者，以物强拨之。若不可强者，乃扣齿下。若无新者，以人溺解，干者绞取汁。此扁鹊法。

《千金》治卒忤方。此病即今人所谓中恶者与卒死，鬼击亦相类为治。皆参取而用之。

上盐八合，以水三升煮取一升半，二服得吐即愈。《备急方》云：治鬼击，若小便不通，笔头七枚烧作灰末和服之，即通。

《外台》：《古今录验》黄帝护命千金丸　疗羸瘦历年，胸满结疹，饮食变吐，宿食不下，中风鬼疰疾瘦方。

野葛七寸，炙　斑蝥二十枚去足、翅，熬　雄黄　雌黄　丹砂各研　瓜丁　鬼臼　矾石泥裹烧半日　沙参　莽草炙　椒去目汗。各一两　地胆十五枚，去足、翅，熬

上十二味捣、下筛，蜜和捣三十杵为丸如梧子大。服五丸，日二。卒中恶气绝不知人，服如小豆二丸，老小半之。牛马所抵践痈肿，若虫毒所啮，取一丸，着掌中唾和，涂疮中毒上，立愈。正月日，以酒率家中大小各一丸，一岁不病。若伤寒身热，服一丸。若欲视病，服一丸。病者共卧不恐。忌生血物。

《圣惠》治小儿中恶，腹心坚胀，疼痛，颜色青黑，大便不通。桃奴散方

桃奴五枚　甘草一分，炙微赤，锉　麝香一钱，细研　杏仁二十枚，汤浸去皮尖、双仁，麸炒微黄　桔梗去芦头　赤芍药　黄芩　柴胡去苗　川升麻　川大黄锉，微炒　鬼臼去毛。各半两

上件药捣，粗罗为散。每服一钱，以水一小盏，煎至五分去滓，不计时候温服，以利为度。量儿大小，以意加减。

《圣惠》治小儿中恶，心坚强，卒痛欲困。鬼箭羽散方

鬼箭羽　真珠末，各一分　羚羊角屑　桔梗去芦头　川朴硝　川升麻　赤芍药　柴胡去苗　黄芩各半两　桃仁十枚，汤浸去皮尖、双仁，麸炒微黄　川大黄一两，锉，

微炒

上件药捣，粗罗为散。每服一钱，以水一小盏，煎至五分去滓，不计时候温服。量儿大小，以意加减。

《圣惠》治小儿中恶，心痛，辟除邪气。雄黄丸方

雄黄细研　真珠末。各半两　麝香　牛黄各细研，一钱　巴豆二十枚，去皮心，研，纸裹压出油

上件药都研令匀，入枣瓤及炼蜜和丸如粟米大。每服以薄荷汤下三丸。量儿大小加减服之。

《婴孺》治小儿中恶，心腹坚强，卒痛欲困。鬼箭羽汤方

鬼箭羽二分　朱砂一分　羚羊角屑　桔梗　鬼臼　朴硝汤成下。各四分　升麻　芍药　柴胡各五分　黄芩六分　大黄八分　桃仁四十二个，碎，去皮尖

上以水四升，煮一升二合。二岁儿为四分。更量儿大小与服之。

《葛氏肘后》灸法：以绳围其死人肘腕，男左女右毕，伸绳从背上大椎度以下，又从此灸横行各半绳，此法三灸各三即起，又令爪其病人人中，不醒不起者，卷其手，灸下文头，随年壮。又灸鼻中三壮也。又灸颐下宛宛中，名承浆穴，十壮，大效。又灸两足大指、爪甲聚毛中七壮。此华佗法，一云三七壮。又灸脐中百壮也。

卒死第五

《巢氏病源》小儿卒死候：小儿卒死者，是三虚而遇贼风，故无病仓卒而死也。三虚者：乘年之衰一也，逢月之空二也，失时之和三也。有人因此三虚，复为贼风所伤。使阴气偏竭于内，阳气阻隔于外，而气壅闭，阴阳不通，故暴绝而死也。若腑脏未竭，良久乃苏，亦有兼挟鬼神气者，皆须邪退乃生也。此中客忤及中恶，卒死而邪气不尽，停滞心腹久乃发动，多变成疰也。

茅先生：卒死候，眼合呀齿，遍身如绵软，面青黑，口鼻冷。此候因本生下而遍身热，或因有驾患，医人一向退热，不曾下得惊积及奶积，遂积聚被邪气至此候。

上前件三个候都来，一般只是要辨元初受患根源。所治者，急下夺命散与吐下风涎方见急慢惊风门中，醒后便下匀气散方见胃气不和门中二服补。除后，下朱砂膏方见惊积门中、镇心丸与服方见一切惊门中。如有伏热来时，即下大附子散，与调理三、五日安乐方见慢惊风门中。前件三个形候，只是此一般调理。上件疾见鸦声上啼、偏搐、汗如珠、不得睡、眼障泪出，死候不治。

《婴童宝鉴》小儿三虚歌：

乘年之衰兮逢月之空，失时之和兮五虚之中。卒中贼风兮成卒死，兼挟鬼气兮候亦同。脏腑未绝兮须再活，急令医治兮莫忽忽

《金匮要略》救小儿卒死而吐利不知是何病方。

上以马屎一团绞取汁灌之。无湿者，水煮，干者取汁。

《葛氏肘后》救卒死而壮热者。

上用矾石半斤，水一升半煮消，以渍脚，令没踝。

《葛氏肘后》又方　救卒死而目闭者。

上用骑牛临面捣薤汁，灌之耳中。

《葛氏肘后》又方　救卒死而四肢不收，屎便者。

上取牛洞一升，温酒灌口中。洞者，稀粪也。

《千金》卒死，无脉、无他形候，阴

阳俱竭故也。治之方。

上用牵牛临鼻上二百息，牛舐必瘥。牛不肯舐，着盐汁涂面上，即牛肯舐。

《千金》又方

上灸,熨斗熨两胁下。《备急方》云：及治尸厥。

《千金》治魇死不自觉者方。

上用慎灯火，勿令人手动，牵牛临其上即觉。若卒不能语，取东门上鸡头末之，以酒服。

《千金》治卒魇死方。

上捣韭汁灌鼻孔中。剧者灌两耳张仲景云：灌口中。

《千金》治鬼魇不悟方。

上末伏龙肝吹鼻中。

《千金》又方

上末皂荚如大豆许,吹鼻中，嚏则气通，起死人。《集验方》治中恶。

《圣惠》治小儿卒死方。

上取女青末半钱，用牛乳汁调服之。

《圣惠》又方

上烧猪猪粪,水解取汁服之。

《圣惠》又方

上以苦参醋煮汁少许,内口中即苏。水煮亦得。又酒煮烂棺木板取汁，服少许。

《圣惠》又方

上煎盐汤令极咸,以物拗口开灌之，令入腹即活。

《圣惠》又方

上以热汤和灰,厚壅身上，逡巡即苏。

《婴孺》治小儿不知所病便所绝方。

上取雄鸡冠临儿口上割血，滴入口下即活。

《葛氏肘后》灸法:卒死而四肢不收、屎便者，灸心下一寸、脐上三寸、脐下四寸各一百壮。儿小者随年。

《千金》治卒死,针间使各百余息。

《千金》灸鼻下人中。一名鬼客厅。《肘后》方云：又治尸厥。

鬼持第六鬼气附

《巢氏病源》小儿为鬼所持候：小儿神气软弱，精爽微羸，而神魂被鬼所持录，其状不觉有余疾，直尔萎黄，多大啼唤，口气常臭是也。

《婴童宝鉴》小儿鬼持歌：

小儿气弱命中衰，魂魄多应被鬼持。

其候萎黄多哭地，不须用药可求师。

《婴童宝鉴》又小儿鬼气歌：

鬼气皮肤里，相传脏腑开。

肿虚如水病，瘦疢似惊痫。

热发浑身涩，心挛痛所攒。

小儿还有此，服药急医看。

《图经》治鬼持方。

上用虎睛、爪，并指、骨、毛以系小儿臂上，辟恶鬼。

《外台》：《深师》五邪丸　疗邪狂鬼魅妄言，狂走恍惚不识人，此为鬼忤，当得杀鬼丸方。

丹砂　雄黄各别研　龙骨　马目毒公　鬼箭各五两　鬼臼二两　赤小豆三两　芫青一枚　桃仁百枚，去皮尖，熬，别研

上九味捣、下筛，细绢筛，和诸药拌，令和调后内蜡和之，大如弹丸，绛囊盛之。系臂，男左女右，小儿系头。合药勿令妇人、鸡犬见之，所服蜜和丸如梧子，一服三丸，日三。忌五辛、生血物。

疰病第七

《巢氏病源》小儿疰候：疰之言住也，谓其风邪鬼气留人身内也。人无问

大小，若血气虚衰，则阴阳失守，风邪鬼气因而客之，留住肌肉之间，连滞脏腑之内。或皮肤掣动，游易无常；或心腹刺痛；或体热皮肿，沉滞至死。死又疰易旁人，故为疰也。小儿不能触冒风邪，多因乳母解脱之时，不避温凉暑湿，或抱持出入早晚，其神魂软弱而为鬼气所伤，故病也。

《千金》治小儿疰方。

上用灶中灰、盐等分相和，熬，熨之。

《千金》太一备急散　主卒中恶、客忤、五尸入腹、鬼刺、鬼痱及中蛊疰吐血、下血及心腹卒痛，腹满，伤寒，热毒病六七日方。

雄黄　芫花　桂心各二两　丹砂　蜀椒各一两　藜芦　巴豆各一分　附子五分，炮裂，去皮脐　野葛三分

上九味，巴豆别治如脂，余合治下筛，以巴豆合和，更捣之，合和调以铜器中，密贮之，勿泄。有急候，水服一字匕，可加至半钱匕，老小半之。病在头，当鼻衄；在膈上，吐；在膈下，利；在四肢，当汗出。此之所为如汤沃雪，手下皆愈。秘之，非医不传。

《千金》治疰病相染易，及霍乱中恶，小儿客忤，长病方。

獭肝一具　雄黄　莽草　丹砂　鬼臼　犀角　巴豆各一两　麝香二分　大黄　牛黄各一两　蜈蚣一枚

上十一味末之，蜜丸。空腹服如麻子大二丸，加至五丸，以知为度。

尸疰第八

《巢氏病源》小儿尸疰候：尸疰者，是五尸之中一尸疰也。人无问小大，腹内皆有尸虫，尸虫为性忌恶，多接引外邪，共为患害。小儿血气衰弱者，精神亦羸，故尸疰因而为病。其状沉嘿不的知病之处，或寒热淋沥，涉引岁月，遂至于死。死又疰易旁人，故名之为尸疰也。

张涣论：小儿亦有疰病，与大人所病无是，久后疰易旁人，传染骨肉，如尸疰蛊毒之类是也。

《外台》张仲景治大人、小儿飞尸。走马汤方

巴豆去心皮，熬　杏仁去皮尖。各二枚

上二味，取绵缠，槌令极碎，投热汤二合，捻取白汁服之，须臾瘥。未瘥，更一服。老小量之。通疗鬼击有尸疰者，常蓄此药用验。忌野猪肉、芦笋。《备急》同。

《圣惠》治小儿尸疰，心腹满胀，疼痛不可忍。木香散方

木香　鬼箭羽　桔梗去芦头　当归锉，微炒　紫苏茎叶各半两　槟榔三分

上件药捣，粗罗为散。每服一钱，以水一小盏，入生姜少许，煎至五分去滓，不计时候温服。更量儿大小，加减服之。

《圣惠》治小儿尸疰，及中恶诸病皆主之。犀角散方

犀角　川升麻　木香　槟榔　桑白皮锉　川大黄锉碎，微炒。各半两　麝香一钱，细研　桃仁二钱七枚，汤浸去皮尖、双仁，麸炒微黄

上件药捣，细罗为散。每服以温水调下半钱，日四五服。更量儿大小，加减服之。

《圣惠》治小儿尸疰鬼癖，心腹往来疼痛。或加寒热恍惚，形色多般。桃仁散方

桃仁三七枚，汤浸去皮尖、双仁，麸炒微黄　木香　人参去芦头　虎头骨涂酥炙

令黄　槟榔　京三棱微煨，锉　白芥子微炒　麝香细研　桂心各一分　款冬花　朱砂细研，水飞过　干桃柳叶各半两

上件药捣，细罗为散。不计时候，以温水调下半钱。量儿大小临时加减。

《圣惠》治小儿尸疰，鬼癖惊痫，魍魉三十六种，无辜天行急黄。并宜服保童丸方

牛黄　麝香各细研　真珠末　甘草炙微赤，锉。各一分　赤芍药　光明砂细研。水飞过　赤茯苓　杏仁汤浸去皮尖、双仁，麸炒微黄。各半两　甘遂七分，煨令微黄　虎睛一对，酒浸，炙令微黄　巴豆五枚，去皮心研，纸裹压出油

上件药捣，罗为末，都研令匀，炼蜜和丸如麻子大。三四岁儿，每服以荆芥汤下二丸。更量儿大小加减服之。

《圣惠》治小儿尸疰，及诸蛊魅。精气入心腹，使儿刺痛，黄瘦。雌黄丸方

雌黄　雄黄　朱砂各细研　川大黄锉碎，微炒　白头翁　徐长卿　羚羊角屑。各一分　麝香细研，半分

上件药捣，罗为末，都研令匀，以青羊脂和丸如麻子大。每服以粥饮下三丸，日三服。更量儿大小加减服之。

《圣惠》治小儿尸疰，邪气入腹，痛。立效方

雄黄（一分，细研）　栀子仁（十枚）赤芍药（半两）

上件药捣，细罗为散，研入雄黄令匀。每服以温水调下半钱。更量儿大小加减服之。

《圣惠》治小儿尸疰，劳瘦，或时寒热。鬼臼丸方

鬼臼半两，去毛　川升麻三分　麝香一钱，细研　柴胡一两，去苗

上件药捣，罗为末，都研令匀，炼蜜和丸如绿豆大。每服以暖酒下十丸，日三服。更量儿大小加减服之。

《圣惠》又方

上以桃仁二十枚，汤浸去皮尖，生研，用水一中盏煎至五分，去滓。量儿大小，分减与服，当吐为效。如不吐，即非是疰也。

《圣惠》又方

上用鳖头一枚，烧为灰，细研为散。每服以新汲水调下半钱。

《圣惠》又方

上以鸡子一枚打破，生吞之。已困者内入喉中，摇头令下即瘥。

张涣雌黄丹方　治尸疰病。

雌黄　雄黄各细研　川大黄慢火炮黑　鬼臼去毛，各一两　桃仁三十个，汤浸去皮尖，研　白头翁半两，以上并为细末，次用麝香一分，别研　巴豆十粒，去皮心膜，纸裹出油

上件都研匀，以羊脂五两熔和诸药成膏，如黍米大。每服三粒至五粒，荆芥汤冷下。量儿大小加减。

张涣又方立效方

川大黄炮，锉　干桃柳叶洗，焙干。各一两　栀子仁　赤芍药各半两

以上捣罗为细末，次用：朱砂细研，水飞，一两　麝香　雄黄各研一分

上件都拌匀，每服一钱，用蜜汤调下。量儿大小加减。

蛊疰第九

《巢氏病源》小儿蛊疰候：人聚虫蛇杂类，以器皿盛之，令相啖食，余一存者，即名为蛊。能变化或随饮食入腹，食人五脏。小儿有中者，病状与大人、老子无异，则心腹刺痛、懊闷。急者即死。缓者涉历岁月，渐深羸困。食心脏尽利血，心脏烂乃至死。死又疰易旁人，

故为蛊疰也。

《外台》：范汪：疗大人、小儿蛊疰百病，癥瘕积聚，酸削骨肉，大小便不利，卒忤，遇恶风胪胀腹满，淋水转相注，殚门尽户，延及男女外孙，医所不能疗，更生十七物紫参丸方

紫参　人参　半夏洗　藜芦　代赭　桔梗　白薇　肉苁蓉各三分　石膏　大黄　牡蛎熬　丹参各一分　虾蟆灰　乌头炮。各四分　狼毒七分　附子炮，三分　巴豆七十枚，去心皮，熬

上件药捣、筛，蜜和为丸，以饮下如小豆一丸，日三服。老小以意减之。蜂虿所螫，以涂其上，神神。忌猪羊肉、冷水。一方无虾蟆，有干姜四分。

《圣惠》治小儿中蛊毒，腹中坚如石，面目青黄，小便淋沥，变易无常。羚羊角散方

羚羊角屑　蘘荷各一两　栀子仁七枚　赤芍药　牡丹　黄连去须。各一两　犀角屑，半两

上件药捣，粗罗为散。每服一钱，以水一小盏，煎至五分，去滓温服，日三、四服。更量儿大小加减服之。

《圣惠》又方

败鼓皮三分，炙令黄　苦参锉　蘘荷根各一两

上件药捣，粗罗为散。每服一钱，以水一小盏，煎至五分，去滓温服，日三四服。更量儿大小加减服之。

《圣惠》治小儿初中蛊毒，宜服升麻散方

川升麻　桔梗去芦头　栝楼根各半两

上件药捣，粗罗为散。每服一钱，以水一小盏，前至五分，去滓温服，日四五服。量儿大小加减服之。

《圣惠》治小儿飞蛊，状如鬼气者，宜服雄黄散方

雄黄　麝香各细研　犀角末，各半两

上件药都研令匀，每服以温水调下半钱，日四五服。更量儿大小加减服之。

《圣惠》治小儿五种蛊毒，悉主之方。

上捣马兜苓根，细罗为散。每服一钱，以水一小盏，煎至五分，去滓，空腹顿服。当时随吐蛊出，未快吐，即再服。

《圣惠》又方

上用败鼓皮一片，烧为灰，细研为粉。空心以粥饮调服一钱。病人须臾当呼蛊三姓名，病便愈。

《圣惠》又方

上用荠苨一两，捣罗为末，以粥饮调下一钱，甚效。量儿大小加减服之。

《圣惠》治小儿畏忌，中蛊欲死方。

上用甘草半两，生锉，以水一中盏，煎至五分，去滓，分为二服，当吐蛊出。若平生预防蛊者，宜熟炙甘草，煮汁服之，即内消不吐，神效。

《圣惠》治小儿中蛊毒，令腹内坚痛，面目青黄，淋露骨立，病变无常方。

上用桃株、寄生二两捣，细罗为散，如茶点服之，日四五服。

《圣惠》又方

上用麝香半钱，细研，空腹以温水调服，即吐出蛊毒，未效再服。

《圣惠》治小儿中蛊，下血欲死方。

上取生赤雌鸡翅下血，服之立效。

《圣惠》又方

上捣青蓝汁，频频与半合服。

《圣惠》治小儿疰病、诸蛊魅，精气入心入腹，刺痛，黄瘦骨立。雄黄丸方

雄黄　雌黄各四分　丹砂　野丈人　徐长卿各三分　大黄五分　麝香三枣大　羚羊角屑，五分

上为末，以青羊脂和丸。百日儿酒服黍米大三丸，日进二服，或豆大亦可。

张涣雄麝散方　专治蛊毒病。

雄黄水磨者细研　麝香别研　羚羊角屑　赤芍药　败鼓皮炙黄。各一两　马兜铃根　荠苨　鬼臼去毛。各半两，以上除雄黄、麝香外捣，罗为细末

上件八味都一处拌匀，研细，每服半钱。浓煎甘草汤调下，食前。

张涣又方麝犀汤

犀角屑　鬼箭　安息香　水磨雄黄细研，各一两　苦参　牡丹皮各半两

以上捣，罗为细末。次用：麝香半两，细研

上件都拌匀，每服一钱，水一大盏，煎至五分，去滓放温，时时服。

卷第三十三

眼目耳鼻　凡二十四门

眼赤痛第一目肿附

《巢氏病源》小儿目赤痛候：肝气通于目，脏内有客热，与胸膈痰饮相搏，熏渍于肝，肝中热气冲发于目，故令目赤也，甚则生翳。

汉东王先生《家宝》治眼病证，婴孩小儿目赤者，因上焦壅热，痰饮相搏，熏渍于肝，以致眼昏涩疼痛，宜用金连散方见夹惊伤寒门中、轻青丹方见单伤寒门中。洗肝散、四顺散各二三服，相间与之。并用青凉膏贴两太阳穴三方并见本门。如依资次不退，腑脏痰壅渐加，热痛，其热气蕴积，则变生障翳。

《外台》五忌云：凡目疾，不问少长男女等，所忌有五：一、房室；二、面酒；三、目冲风冷霜雪，向日远视；四、哭泣嗔怒；五、终身不用吃生、五辛、荞麦、煮葵菜。若因疾犯者，则疾深难疗。幸细意将慎，百无一失，故其五忌也。儿小者虽不能皆犯此五忌，然其间有不可不忌者。

《颅囟经》治孩儿赤眼，并胎热及疳瘴多泪。茴香散

茴香　冬青胆阴干　生甘草各等分

上每洗眼时，取药一分，水一盏，煎十沸后温洗之。或孩儿长大，即加药并水。

《颅囟经》孩子用洗眼后，更服饮子方。

知母　黄芩　青葙子　地肤子　秦皮　车前草　山栀子　独活各等分

上件药以水五合，煎二合，去滓温服。忌食如常。

《千金》治目热眦赤，生赤脉侵睛，瘜肉，急痛闭不开，如芥在眼碜痛。大枣煎方

大枣七枚，去皮核　黄连二两，碎，绵裹　淡竹叶四，五合

上三味，以水二升，先煮竹叶取一升，澄清取八合。内枣肉、黄连煎取四合。去滓令净，细细以敷眦中。

《千金翼》治目赤痛方。

雄黄　细辛　干姜各一铢　黄连四铢

上四味细筛，绵裹，以唾濡头注药，内大眦，必闭目，目中泪出，须臾自止。勿手近，勿用冷水浇。

《千金翼》又方

雄黄　干姜　黄连　矾石烧半日。各一分

上四味合用之如前方，可加细辛一分。

《千金翼》治目赤，口干唇裂方。

石膏一斤，碎　生地黄汁　赤蜜各一升　淡竹叶切，一升

上四味，以水一斗二升，煮竹叶取七升，去滓，下地黄汁，两沸，下澄清；煮石膏取一升半，蜜取三升，细细服之。

《千金翼》治赤眼方。

上取杏仁四十九颗，末之。绢袋裹饭底蒸之，热绞取脂。以铜青、胡粉各如大豆，干姜、盐各如半大豆，熟研之。

以鸡毛沾取掠眼中眦头。日二，不过三差。

《千金翼》赤眼方。

杏仁脂一合　盐绿如枣核大　印成盐三颗

上三味，取杏仁脂法：先捣杏仁如脂，布袋盛，蒸熟绞取脂。置密器中，纳诸药，直坐着其中，密盖二、七日。夜卧注目四眦，不过七度差止。

《千金翼》治赤眼不问久近方。

上用硇砂三两一味，以醋浆埳器中浸，日中曝之三日。药着器四畔，干者取如粟米大，夜着两眦头，不过三四度永差。并石盐、石胆等尤佳。

《千金翼》治眼赤晕白膜翳方。

上用麻烛一尺，薄批猪脂裹使匝，燃烛，以铜器承取脂。内蕤仁三十枚，研胡粉少许，合和令熟，夜内两眦中。

《千金翼》又方

上用枸杞汁洗目，日五度良，煮用亦得。

《千金翼》治赤眼方。

石胆　蕤仁　盐绿　细辛各一两　生驴脂一合

上五味为末，以乳汁和，夜点两眦。

《外台》谢道人疗眼暴肿毒，痛不可忍欲生翳方。

决明子　栀子仁肥精者　地肤子　茺蔚子　干蓝菜切。各一升　石膏研　升麻切。各四两　苦竹叶切，二升　芒硝二两　春车前草汁一升二合　冬瓜子三升，为末

上十一味以水二斗，煮竹叶取七升二合，去滓，纳诸药煮取四升，分为四服。每服相去可两食间，再服为度。小儿减药，以意裁之。

《外台》：《古今录验》疗小儿眼痛方。

上用取淡竹沥拭之。

《外台》：《古今录验》又方

上取鲤鱼胆敷之。《婴孺》以鲤鱼胆点。

《外台》：《古今录验》又方

上取车前草汁，和竹沥敷之。《婴孺》以二物洗。

《外台》：《古今录验》又方

上以人乳浸黄连点之。

《外台》刘氏疗小儿赤眼方。

黄连三分　朴硝一分，烧令干

上二味，以妇人奶汁浸之，点眼良。《圣惠》云：浸半日。

《外台》：《小品》疗小儿蓐内赤眼方。

上生地黄薄切，冷水浸，以贴之妙。

《外台》：《小品》又方

上取羊子肝薄切，以井华水浸，以贴之妙。

《外台》：《小品》又方

上取黄柏，以乳浸点之。

《圣惠》治小儿肝脏风毒上冲，眼赤痛，开张不得，头额疼痛。羚羊角散方

羚羊角屑　甘草炙微赤，锉。各半两　葳蕤　防风去芦头　甘菊花　牛黄细研入　元参　赤芍药　黄芩　栀子仁各一分

上件药捣，粗罗为散。每服一钱，以水一小盏，煎至六分去滓。入牛黄一字，量儿大小分减温服。

《圣惠》治小儿眼风热、涩、赤痛。栀子仁散方

栀子仁　黄芩　犀角屑　龙胆去芦头　赤芍药　黄连去须　川大黄锉，微炒　甘草炙微赤，锉。各半两

上件药捣筛为散。每服一钱，以水一小盏，煎至五分，去滓温服。量儿大小以意加减。

《圣惠》治小儿赤眼，涩痛不开，

由膈中有热。宜服决明散方

决明子　子芩　柴胡去苗　川大黄锉，微炒　川升麻　栀子仁　甘草炙微赤，锉　羚羊角屑各半两　石膏一两

上件药捣，粗罗为散，每服一钱。以水一小盏，入竹叶七片，煎至五分，去滓。不计时候，随儿大小加减温服。

《圣惠》治小儿热毒，眼疼痛赤涩，热泪不止方。

元参　决明子　甘草炙微赤，锉　黄芩　栀子仁　犀角屑　牛黄细研。各半两　龙脑半钱，细研

上件药捣，细罗为散。都研令匀。每以食后以蜜水调下半钱，五岁以上增之。

《圣惠》治小儿肝脏壅热，两眼赤痛。龙脑散方

龙脑一钱，细研　栀子仁　黄芩　麦门冬去心，焙　地骨皮　川升麻　犀角屑各半两　川大黄一两，锉，微炒　甘草炙微赤，锉　牛黄细研。各一分

上件药捣，细罗为散。每于食后以温水调下半钱，五岁以下可服一字。

《圣惠》治小儿肝脏风热，上注眼目，赤肿疼痛。羚羊角散方

羚羊角屑　犀角屑　赤芍药各三分　黄连去须　马牙硝　朱砂细研。各一分　牛黄　天竺黄各细研　川升麻　川芎　甘草炙微赤，锉　当归锉，微炒。各半两

上件药捣，细罗为散。入研了药令匀。每服煎竹叶汤，放温调下一钱。量儿大小以意加减。

《圣惠》治小儿肝脏风热上攻，眼目赤痛。真珍散方

真珠末研入　青葙子各一分　牛黄细研　甘草炙微赤，锉　黄连去须。各半分　蔓菁子半两上件药捣，细罗为散，入研了药，都研令匀。每服以熟水调下半钱，量儿大小加减服之。

《圣惠》治小儿肝脏久积风热，毒上攻两眼，赤痛。宜服胡黄连散方

胡黄连　真珠末研入。各一分　栀子仁　甘草炙微赤，锉。各半两

上件药捣，罗为散，入真珠粉同研令匀。每服一字，浓煎竹叶汤温温调下，不计时候。量儿大小加减服之。

《圣惠》治小儿肝心壅热上冲，眼赤肿疼痛。牛黄丸方

牛黄　熊胆各细研，一分　朱砂细研，水飞过　黄连末各半两　龙脑细研　腻粉各一钱

上件药都研令匀，炼蜜和丸如麻子大。不计时候，以温水下五丸。量儿大小以意加减。

《圣惠》治小儿热毒，眼赤痛。黄连水药煎方。

黄连去须　蕤仁汤浸，去皮，研入　杏仁各四十九枚。汤浸，去皮尖、双仁，研入　黄柏锉　青盐各半两　腻粉　龙脑细研。各一钱

上件药捣，细罗为末，入研了药令匀。以生绢袋盛，用雪水二大盏，浸药一七日，取出药袋子，将药汁灌在竹筒内，密裹封，坐在重汤锅中，煮一伏时，掘地坑子深三尺，埋一宿取出，入龙脑搅令匀，以瓷瓶盛，旋取点之。

《圣惠》治小儿暴赤眼涩痛神效方。

龙脑半钱　秦皮锉　黄连去须　甘草生锉　马牙硝炼过，细研。各半两

上件药捣，罗为末。用水一大盏浸药一宿，以银铫子煎至五分，以新绵滤过，入龙脑搅令匀，用瓷器盛。日三度，以铜筯点之。

《圣惠》治小儿暴赤眼涩痛。点眼方。

黄连末　杏仁汤浸，去皮尖。各一分

腻粉半钱　蕤仁半分，汤浸，去皮

上件药先将杏仁、蕤仁烂研如膏，后入黄连、腻粉相和研了，以新绵厚裹却，以新汲水半小盏，于净器内浸药半日，捩取汁。日三四度点之。

《圣惠》又方

甘蔗汁三合　黄连末半两

上件药于铜器中以慢火熬养，令汁减半，以绵滤。每日三四度点之。

《圣惠》又方

龙脑一钱　川朴硝半两

上件药都研令细。每用如绿豆大，日三四度点之。

《圣惠》治小儿眼暴赤痛。点眼方。

鸡子一枚　黄连末半两

上取鸡子敲破头，作小窍子，出黄取清，调拌黄连末，却内鸡子壳中，蜡纸封裹，于青泥坑中浸三两日，不得令没。取出。日三四度点之。

《圣惠》又方

杏仁一分，汤浸，去皮尖　龙脑三豆许大

上件药先研杏仁，后入龙脑，同研如膏。频点少许目眦中，差。

《圣惠》治小儿目暴赤，热毒肿痛方。

蕤仁一分，去皮，研　黄连末半两

上件药同研，以绵裹，内鸡子白中，浸一宿后，和如膏。以半小豆大，点目两眦，良久，用热水洗之。

《圣惠》治小儿眼痛赤。洗眼方。

黄柏　秦艽去苗。各一两　蕤仁半两，汤浸，去皮　干枣一七枚，去核

上件药细锉。以水三大盏，煎至二盏，去滓。放温时时用洗之。

生地黄　黄芩　决明子各一两　竹叶切，一升　赤芍药半两

上件药细锉，以水二碗煮一二十沸，去滓，澄清。日三四度洗之。

《圣惠》治小儿眼赤痛，不能开方。

竹沥三合　人乳汁一合

上件药相和，以绵滤过，时时拭眼中。月内儿及三岁以下，并宜用之。

《圣惠》治小儿肝脏风热，上攻于目，疼痛不止。宜用牛黄膏方

牛黄一分　川大黄一两，细锉，生用

上先捣、罗大黄为末，与牛黄同研令匀，以生地黄汁调如稀膏。匀于纸上贴眼，候干，时时以冷水润之，如食顷间重换。

《圣惠》治小儿蓐内患赤眼方。

黄连去须　黄柏各一钱

上件药细锉，以奶汁浸半日，绵裹滤去滓，频点之。

太医局羚羊角散　治大人、小儿一切风热，毒气上冲，眼目暴发赤肿，或生疮疼痛，隐涩羞明方。

羚羊角镑　川升麻　黄芩　车前子　甘草微炙。各十两　决明子二十两　草龙胆去芦头　栀子仁各五两

上为细末。每服一钱，食后温熟水调下，日进三服。小儿可服半钱。

太医局秦皮散　治大人、小儿风毒赤眼，肿痛痒涩，眵泪昏暗方。

秦皮锉　桂府滑石槌碎　黄连去须。各十两

上为末。每用半钱，沸汤点，去滓，温热频洗。

《婴孺》治小儿赤眼方。

黄连半两，槌　丁香五个　枣一枚，去核

上以水半升，铜器中煎至一大合，勿令灰人，澄了。却入铜器中，纸封头避尘土，点眦中。

《婴孺》治小儿头眼热痛方。

木香　白檀香各三分

上为末，以水涂额上，干则易之。

《婴孺》又方

上取芭蕉汁涂额上，立愈。

《婴孺》治小儿肝热冲眼。决明汤方

决明子　大黄　子芩　栀子仁各七分　升麻　芍药　柴胡各六分　枳壳三分，炙　竹叶切，八合　石膏十分，碎，绵裹　杏仁去皮、碎　甘草炙。各二分

上以水四升，煮一升二合为四服。一二岁儿一合。若生障翳，加地肤子五分。

《婴孺》治小儿眼赤膜，膜不开，隔中有热。决明汤方。

决明子　子芩　淡竹叶切，五合　大黄各五分　升麻　栀子　石膏绵包，碎。各四分　柴胡　枳壳炙，各三分　甘草一分半

上以水二升七合，煮七合，二百日儿为三服。

《婴孺》治小儿眼赤痛，有脓壮热，已服汤自下不消。泽泻汤方

泽泻　升麻　知母　柴胡　栀子仁　芍药各八分　决明子五分　枳壳炙，四分　竹叶切，一升　杏仁去皮尖　寒水石碎。各六分

上以水五升，煮一升半，五六岁为三服。

《婴孺》治小儿眼痛方。

上取蓾杵汁，注目中佳。

汉东王先生《家宝》治小儿目赤肿痛等，洗肝散方。

芍药　防风各一分　羌活　大黄湿纸裹，煨　甘草炙。各半分

上为末。每服婴孩一字；二三岁半钱及一钱。水一药注或半银盏，灯心、黑豆各少许，同煎十数沸，食后服之。

汉东王先生《家宝》治小儿目赤，上焦壅热及退诸般潮热，大便不通。四顺散方

当归洗去土　芍药洗　大黄湿纸裹，煨　甘草炙

上等分为末。每服婴孩一字；二三岁半钱及一钱。水一药注或半银盏，于银、石、砂铫中煎十数沸，温服。

汉东王先生《家宝》治赤眼肿痛，贴太阳穴。清凉膏方

上芙蓉叶见秋了采，阴干为末。每用半钱或一钱，以井华水调贴之。

《四十八候》治风毒赤眼通顶散方

石膏煅　薄荷花各一钱　川芎二钱，炙　硼砂　牙硝各半钱　甘草二寸，炙

上为末，麝香、蜜水调。

《刘氏家传》小儿赤眼及斑疮入眼方。

龙脑　薄荷　川黄连各一两

上同末之，新汲水调涂顶上。

《张氏家传》治上焦壅热牛黄散子，偏疗诸眼疾及小儿诸疾方。

肉桂　郁金各一两　马牙硝四两　甘草半两

上四味并生用，捣罗为散。有患眼十五年二十年，只吃一二两便差。小小赤眼，凡吃十服已来便差。临卧用新汲水调一钱匕。

《庄氏家传》截赤目清神膏方。

上每用杏仁三四枚，去尖连皮，净漱口烂嚼，以腻粉少许相拌，青色得所用急热汤浸散。正卧用纸脚子去眼中时时点之，觉药力行且便睡一时已来，或临夜睡时用之，睡至晓神效，甚妙。

《王氏手集》大治小儿赤眼不可忍方。

上射干不许多少，细捣罗为末，每服一钱。用腊茶清调下，临卧服。

《吉氏家传》治目肿出血方。

甘草五寸，用猪胆汁浸炙尽

上为末，每服半钱。米泔调下。

《吉氏家传》治小儿赤眼方。

牛黄　决明子　蕤仁各等分

上为末，蜜为丸如麻子大。临卧乳汁下二丸，或猪胆丸妙。

《圣惠》灸法：小儿二三岁，忽发两眼大小眦俱赤。灸手大指、次指间后一寸五分，口陷者中各三壮，炷如小麦大。

《圣惠》又小儿热毒风盛，眼睛疼痛，灸手中指本节头三壮，名拳尖也。炷如小麦大。

胎赤眼第二 缘目有疮而赤者是

《巢氏病源》小儿缘目生疮候：风邪客于睑眦之间与血气相搏，挟热即生疮。浸渍缘目，赤而有汁，时差时发。世云小儿初生之时，洗浴儿不净，便秽露津液浸渍眼睑睫眦，后遇风邪，发即目赤烂生疮，喜难差，差后还发成疹，世人谓之胎赤。

《千金》治胎赤眼方。

上取槐木枝如马鞭大，长二尺齐头，油麻一匙置铜钵中，且使童子以木研之，至暝止。夜卧时洗目敷眦，日三良。

《仙人水鉴》孩子一月内忌赤眼，此为肝胎风方。

牙硝一分　雄黄少许

上二味研令细，点之立差。

《外台》：《近效》疗眼睛不疼亦不痛，上下睑赤、风痒生疮、泪多者，宜点此药方。

蕤仁四十九枚，去赤皮，研　胡粉如棋子许大，上火烧，看赤变如金色

上二味各别研，取好真酥如杏核许大，都一处和研令匀，入龙脑香如大豆许大三粒，报研令消，宜油帛裹或铜盒子盛之，勿泄气，伤风则不堪用。或有小儿胎赤，并宜用此方，且不疼痛，亦不损眼。大人久患赤痛烂疮者，宜先取盐花或好白盐一方寸匕，醋浆水不用，纯酢中者一大升，煎盐三五沸，则绵滤取汁。欲夜卧，先以清水洗眼，次以盐汤洗之，拭令眼干，次以爪甲挑取麻子许多药，涂眼大小眦，住眼开合，须臾少泪出，眼中凉冷状若人吹，不经三日内其赤便差，视物渐明。恐眼中忽有倒毛眯刺眼者，速令一人以镊子摘去之，否则令人眼赤泪多，磣痛，若不除之，涂药终无益耳。

《圣惠》治小儿眼胎赤，风毒所攻肿痛。升麻散方

川升麻　黄芪锉　甘草炙微赤，锉　元参各半两　犀角屑　防风去芦头　蕤仁汤浸，去皮。各二分

上件药捣，粗罗为散，每服一钱。以水一小盏，煎至五分，去滓。入竹沥半合，更煎一两沸。量儿大小分减温服，日三四服。

《圣惠》治小儿眼胎赤、肿痛，上焦壅热。麦门冬散方

麦门冬去心，焙　犀角屑　川芒硝　甘草炙微赤，锉　防风去芦头。各半两　旋覆花一分

上件药捣，粗罗为散。每服一钱，以水一小盏，煎至五分，去滓。量儿大小分减温服，日四五服。

《圣惠》治小儿眼胎赤，久不差。牛黄丸方

牛黄细研　蕤仁汤浸，去皮　决明子各一分　黄连去须　犀角屑各半两　龙脑一钱，细研

上件药捣罗为末，炼蜜和丸如麻子大。每服以温水下五丸，日三四服。更随儿大小以意加减。

《圣惠》治小儿胎赤眦烂。黄连丸方

黄连去须，一两 龙胆 防风各去芦头 川大黄锉，炒 细辛各半两

上件药捣罗为末，炼蜜和丸如绿豆大。每服以温水下七丸，日三服。量儿大小加减服之。

《圣惠》治小儿眼经年胎赤，兼有翳膜。杏仁膏方

杏仁一两，汤浸去皮尖，研如膏 腻粉一钱 盐绿细研 黄连末各一分

上件药同研令匀。以真酥调如膏，摊于铜碗内，以熟艾如鸡子大，掘小坑子，内烧艾烟出，便覆铜盌于上熏之，勿令泄气，候烟尽为度。更重研令匀，每取少许，以绵裹，用人乳汁浸一宿。日三四度点之。

《圣惠》治小儿眼胎赤，终年月深远者，宜点铜青散方

铜青 腻粉各一钱 龙脑半钱 干地龙一条，为末

上件药研令极细。每用半小豆许，点着目眦，日一两度用之。

《圣惠》治小儿眼胎赤。龙脑煎方

龙脑一钱 盐绿半两 蕤仁一分，汤浸，去皮

上件药都研令细，以蜜调似面脂。每日三两上点之。

《圣惠》治小儿眼胎风赤烂，不以年月，发歇频频，泪出，视物涩痛不可忍。黄连煎方

黄连一两，去须 芦荟一分 龙脑一钱，别研

上件药先将黄连、芦荟捣、罗为末。以新绵裹，用水一大盏于银器中，以重汤煮，候药汁三分减二，即去药绵入龙脑，以瓷瓶子内收，每日三两上点之。

《圣惠》治小儿眼胎赤及生疮，怕见风日方。

龙脑半钱，细研 蕤仁一分，汤浸，去皮，研 杏仁一两，汤浸，去皮尖、双仁，研

上件药滴少水，都细研如乳汁。每日三四度点之。

《圣惠》治小儿眼胎赤痒痛方。

龙脑半钱，细研 桑叶五两，烧作灰

上件药，以水一升半，先煎桑叶灰取半升，绵滤去滓，后入龙脑，搅令匀。日三四上少少点之。

《圣惠》治小儿胎赤眼，洗眼黄柏汤方。

黄柏锉 秦皮各一两 蕤仁一分，汤浸，去皮

上件药捣筛为散。每取五钱，以水一大盏，入枣五枚，煎一二十沸，去滓，适寒温洗之。

《圣惠》治小儿胎赤眼及风赤眼，玉箸煎方。

上蛔虫二条，小儿口中吐出者为上，将于瓷盒子中盛，用纸裹，向湿地埋五十日后取出，其虫化为水，以瓷瓶子盛。每日以铜箸点少许，着目眦头，及夜卧时再点之。

《圣惠》治小儿眼胎赤及生疮方。

上用马牙硝半两细研，取腊月猪胆三枚，内硝入胆中浸之，阴干后取硝出。以少许龙脑同研，点之。

《圣惠》治小儿肝热冲眼，缘目生疮。黄连散方

黄连半两，去须 赤芍药 蕤仁汤浸，去皮 木通锉 决明子 栀子仁 黄芩 甘草炙微赤、锉。各一分

上件药捣，粗罗为散。每服一钱，以水一小盏，入竹叶七片，煎至五分，去滓温服，日三四服。量儿大小以意加减。

《圣惠》治小儿赤眼疼痛，缘目生疮，难开涩痛，及有热泪。犀角散方

犀角屑　羚羊角屑　防风去芦头　元参　黄芩　黄芪锉。各一分　柴胡去苗　川大黄锉，微炒　马牙硝各半两

上件药捣，粗罗为散，每服一钱。以水一小盏，煎至五分，去滓温服。日三四服。量儿大小增减服之。

《圣惠》治小儿缘目生赤疮及生翳。细辛丸方

细辛　黄连去须　芦荟　桑根白皮锉　甜葶苈隔纸炒令紫色。各一分　蕤仁半两，汤浸，去皮　龙脑半钱，细研

上件药捣，罗为末，炼蜜和丸如绿豆大。每服以温水下七丸，日三。三岁以上即服五丸。

《圣惠》治小儿缘目及眦烂作疮。黄连丸方

黄连半两，去须　川大黄锉，微炒　龙胆　防风各去芦头　细辛　元参各一分

上件药捣，罗为末，炼蜜和丸如绿豆大。每服以熟水下五丸，日三服。量儿大小以意加减。

《圣惠》治小儿缘目及眦烂作疮，肿痛。白矾煎方

白矾一分，烧为灰　黄连半两，去须　青钱十文　防风去芦头　朴硝各三分　地黄汁一合　白蜜三合

上件药捣，细罗为散。用绵裹，内一青竹筒中，入地黄汁及蜜，以绢油罩[1]盖，紧系筒口，于炊饭内蒸之。候饭熟即泻出，以绵滤过。日三四度，取少许涂之。

《圣惠》治小儿眼赤痛，及缘目生疮。黄连煎方

黄连半两，去须　童子蛔虫五条，吐出者　龙脑半钱　蜜二两

上件药除龙脑外，入在瓷瓶中。于炊饭中蒸，候饭熟为度。以绵滤去滓，取汁，入龙脑令匀。日三四服点之。

《圣惠》治小儿风热，致缘目生疮赤痛。龙脑煎方

龙脑半钱　川芒硝　黄丹各一分　腻粉半分　蜜三两

上件药同入竹筒，以重汤煮一日，以绵滤过，于瓷瓶内盛。每日三四度点之。

《圣惠》治小儿热毒冲眼，缘目生疮，热疼不止。梨汁煎方。

右鹅梨一枚，去皮，核　黄连末二钱　龙脑一钱

上先将梨烂研，绞取汁，绵裹黄连末，于梨汁内浸半日，入龙脑令匀。日三四度点之。

《圣惠》治小儿缘目生疮肿痛方。

黄连半两，去须　杏仁一分，汤浸，去皮尖，细研　腻粉半钱

上件药以绵裹，冷水一小盏，浸一宿后，每日三五上点之。

《圣惠》治小儿缘目眦烂作疮方。

青钱二十文　青盐一两

上件药相和，先以湿纸数重包，又用泥裹候干，于猛火中烧令赤，放冷剥去泥纸后捣，细罗为散。每服一绿豆许，以津调涂疮上。

《圣惠》又方

黄柏　黄连去须　栀子仁各半两

上件药细锉，以水一大碗，青盐一分，煎十余沸，以绵滤过，温温洗之，日三、两度用之。

《婴孺》治小儿眼赤烂，眦痒痛，泪出可视风下，伤裂痛方。

黄连二钱　大青钱七文　矾石灰，半分

上以水三合，蜜三合，铜器内二斗米饭上蒸煎成，夹绢滤澄，点之。

---

[1] 罩：原作“單”。据日抄本改。

张涣治眼睑赤烂。二金散方

黄连去须　黄柏各一钱

上件药捣，罗为粗末，以奶汁浸一宿，焙干。每用少许，以新绵裹，用荆芥汤浸，放温热时时洗之。

《张氏家传》治小儿风赤及胎风眼，头尾有疮。百灵散药方。

青橘皮一两，去瓤　大芎一分　白牵牛　牛蒡子各二两，微炒　大黄湿纸裹，火内炮　粉草各半两

上件药，在春合用青橘皮，在夏秋合用黄橘皮；大黄在春即生用，在夏秋如前法制。并捣罗为末，每服一钱匕，以甜竹叶汤调下，食后临睡。

《张氏家传》小儿、孩儿赤眼，烂眼羞明方。

黄连半两，末　轻粉一钱　生鸡子壳一个，末之，又研极细

上再研令匀，安在大口瓶子内，用布盖，星月下露一宿。来日再研匀，用少许津调，敷眼唇上。

《庄氏家传》小儿眼唇赤烂方。

上用光粉少许，干擦之即平。

《吉氏家传》铜青散　治小儿斑疮雀目、烂眩泪多方。

铜青　五倍子末各抄半钱匕　山栀子仁末　白缮土　秦皮末各抄一钱匕

上都细匀为末，乳汁为丸如鸡头子。每用一丸，百沸汤半盏泡开，澄清温洗。

庄氏俞集穴灸法：小儿二三岁忽发两眼大小眦皆赤，灸手大指、次指间后一寸五分陷中，各三壮。

睛生障翳第三

《巢氏病源》眼障翳候：眼是腑脏之精华，肝之外候，而肝气通于眼也。小儿腑脏痰热，熏渍于肝，冲发于眼，初只热痛，热气蕴积，变生障翳。热气轻者，止生白翳结聚。小者如黍粟，大者如麻豆，随其轻重，轻者止生一翳，重者乃至两三翳也。若不生翳而生白障者，是疾重极，遍覆黑睛，满眼悉白则失明也。其障亦有轻重，轻者黑睛边微有白膜来侵黑睛，渐染散漫，若不急治，热势即重，满目并生白障也。

张涣：儿恣食甘酸，令目赤肿，甚即生翳，或青盲不见。宝童歌：

热气熏肝眼必昏，病存轻重事须分。
轻即赤疼多热泪，重生白翳色如银。
赤脉眦头成息肉，翳眬睛白似浮云。
洗肝散子频须服，障翳还收眼复明。

《千金翼》真珠散　主目翳覆瞳。

光明朱砂半两　贝子烧，五枚　白鱼炙，五枚　干姜半分

研如粉，熟帛筛。仰卧，指甲挑少许敷眼中。

七宝散　主翳久不愈。

琥珀　白真珠　珊瑚　马珂　紫贝　决明子　石胆各一分　朱砂　蕤仁各二分

筛极细，敷目中，日三。

《圣惠》车前子散　治肝热生翳或血轮胀。

车前子　防风　人参　甘草炙赤　甘菊花　菥蓂子　青葙子各一分　栀子仁　黄连各半两

粗罗。一钱，水小盏，淡竹叶七片，煎五分，温服，日三。

黄芩散　治目翳，体热、心烦。

黄芩　决明　防风　川大黄炒　甘草炙　川升麻各一分

粗罗。一钱，水小盏，淡竹叶七片，煎五分，温服，日三。

治白翳。羚羊角散

羚羊角　川大黄炒　桑皮　真珠　甘菊花各一分　甘草炙，半分

细罗。温水调半钱，日三四。更量。

旋覆花散　治儿生目即有赤膜漫睛。

旋覆花　桑皮　羚羊角　赤芍药　玄参各一分　甘草炙　黄连各半分

粗罗。一钱，水小盏，竹叶七片，煎五分，温服，日三。

兔肝丸　治赤。

兔肝微炙　栀子仁　黄连　蕤仁　羚羊角各半两　川升麻　决明子各三分　细辛一分

罗，炼蜜丸如绿豆。三岁下，汤研三丸。日三四，量加。

退翳青葙子丸

青葙子　马牙硝　蚺蛇胆　熊胆各半两　龙胆半钱

罗，炼蜜丸如绿豆。三岁下，汤研三丸。日三四。量加。

点眼翳胬肉。

龙脑　珊瑚　石决明　真珠

各一分，研如粉，白蜜一合，和。瓷器盛，不时点。

点眼黑翳覆瞳子。

空青　白矾各一分　贝齿一枚

研细。点翳上，日再。

洗方

露蜂房一两，水二钱，煮五七沸，温洗。

《圣惠》治小儿眼有障翳。珊瑚散方

珊瑚半两

上细研如粉，每点时，取如黍米大，内在翳上。日再点之。

又方

马脑半两

上细研如粉，每用时，取如黍米大，点在翳上。

又方

楸叶三两，嫩者

上烂捣，以纸裹，更将泥重包，著猛火烧之，候泥干即取出，去泥，入水少许绞取汁，以铜器盛，慢火渐渐熬之，令如稀饧即贮入瓷合中。每日一度，点一绿豆许。

《圣惠》又方

上用书中白鱼为末，点少许翳上，即愈。

《圣惠》又方

上用露蜂房一两，以水二盏，煮五七沸，去滓。温温洗之即差。

《博济方》治男子、妇人、小儿远年近日风毒气上攻，眼目昏暗、赤涩，瘀肉生疮，翳膜遮障不明，及久患偏正头疼，眼目渐细小及有夹脑风痛，多视黑花。但有此状，服药五日见效。羌活丸

羌活　川芎　天麻　旋覆花　青橘皮去瓤　天南星炮　藁本粗者藁本，细者威灵仙，碎不用使。各一两　牵牛子六两，杵，取二两末，余者不用，微焙干

上件七味一处为末，后入牵牛子末和匀，取生姜自然汁，煮面和丸如桐子大。食后温酒、盐汤、米饮任下二十丸，日三服。小儿小丸，量度与服。亦医内外障及暴赤眼。

《灵苑》治翳膜，立效。洗肝散方。

白蒺黎一两半，微炒，去角　羌活　防风去芦头。各半两　甘草一分，炙　马牙硝二两，细研

上同为细末，每服二钱，用温热水调下，食后临卧时服。小儿及年少气实者，只用牙硝一味为末，每服一钱。小儿一字，熟水调下。若是暴翳，不过两服便落。

汉东王先生《家宝》治小儿肝脏壅热及眼生浮翳。羌菊散方

羌活　山栀子仁炒　防风各一分　甘草一分半　白蒺藜炒，去尖　菊花各半两

上为末，每服半钱或一钱，蜜汤调下。一日三服，食后。

汉东王先生《家宝》治肝脏壅热，眼生翳障。决明丸方

决明子　车前子　菊花　川芎　宣连　当归各一分　大黄　子芩各半分

上为末，炼蜜丸如小绿豆大及麻子大。每服五岁七丸，七岁十丸，十岁十五丸，以意加减。并煎桑枝汤吞下，麦门冬熟水亦可。

汉东王先生《家宝》治小儿风热，疳气攻眼，赤痛、内外障眼。四仁丸方

桃仁　杏仁各四个，去皮尖　蕤仁　郁李仁各去皮尖　芜荑取肉，各五个　北亭如豌豆大一块　海螵蛸取末

上七味于乳钵内生研极细，将绵绢滤过，后入白蜜半两，龙脑一字，真麝香少许，轻粉一字，再研极匀，点之。

汉东王先生《家宝》治婴孩肝热眼赤痛，凉膈退热去翳。银白散方。

天花粉　连翘　甘草炙　川白药　白附子各等分

上为末。每服半钱，麦门冬、蜜、熟水调下，不拘时候。

钱乙附方地黄散　治小儿心肝壅热，目赤肿痛，生赤脉或白膜遍睛，四边散漫者犹易治；若暴遮黑睛，多致失明，宜速用此方。亦治疮疹入眼。

木通　甘草锉，炒。各一钱半　黄连去须　大黄去皮，取实者，锉，略炒　防风去芦头，焙　羌活　生犀末　蝉壳去土　木贼　谷精草　沙苑蒺藜　白蒺藜各一钱　生熟干地黄切，焙，秤　当归去芦头，切，焙、秤。各一分　元参半钱

上为细末。每服一字或半钱。量大小加减。煎羊肝汤食后调下，日三夜一。忌口将息，亦治大人。

张涣镇肝散　去痰热，退翳方。

胡黄连　栀子仁各一两　甘草微炙　马牙硝　青葙子各半两

以上捣，罗为细末。次用：

牛黄　真珠末各一分，研

上件都拌匀，细研。每服一钱，水八分一盏，入荆芥、薄荷各少许，煎四分，去滓。温服，食后。

《婴童宝鉴》治小儿眼中生翳，疼痛并暴赤眼方。

羌活　蝉壳　蛇蜕　防风　谷精草　菊花　木贼　甘草炙　大黄煨　山栀子仁　黄连　白蒺藜　沙苑蒺黎各等分

上件为末，每服半钱，熟水调下。

《刘氏家传》治大人、小儿远年近日内外障翳昏睛，并暴肿赤涩流泪，及胎风烂眩，退翳膜，消瘆肉。八仁丹方。

胆矾洗去尘，研　川黄连去毛，末。各三钱　乳香通明者　青盐洗去尘　黄丹烧通赤　真脑子各一钱。研　轻粉三竹筒　蝎梢连芒，用七个，末之

上都研极细匀，次用砂糖汁和丸梧桐子大。每一丸安瓷器中，百沸汤浸，以筯打散，澄取清水热洗眼，水冷则止。复以药水倾药滓器中，经一、二时再以汤底如前洗，凡一丸可五次用。忌一切动风、毒物并愁恼。此方乃广鉴禅师传方。若目睛全者用之，必平复，极神妙。不见物者，复如旧，此僧用此医其妹见效。

《吉氏家传》治风翳满瞳人及风眼。羊肝散方

牛菜子炒　木通　蒺藜炒，去角

上三味等分为末。每服三钱，用羊肝汁调下。大小加减。

《吉氏家传》治眼中有白膜，旬日不开。宜服此方。

夜明砂一两，炒烟出　蟾一个，分两处烧，半生半熟为度　杏仁一百粒，去皮尖，炒

上件为末，收之。临用即旋以饭丸，如绿豆大。每服三丸，米饮下。频以汤投之，看大小加减。

《吉氏家传》治热气盛，翳膜上睛，青盲兼恶眼疼痛方。

兔肝一具　栀子仁　黄芩各二钱　黄连　升麻　决明子各三钱　细辛一分　蕤仁六分，研

上件为末，蜜丸如绿豆大。一岁五丸，熟水下。

《吉氏家传》威灵仙散　治小儿斑疮、雀目、眼生翳障遮瞒方。

威灵仙　仙灵脾　甘草炙　茯苓　子芩　青葙子　大青　芍药　大黄蒸

上等分为末。每服半钱或一钱，豮猪胆二个，劈开掺药末在内，麻皮缠，米泔煮熟，放冷吃。

《吉氏家传》蕤仁膏　点小儿翳方。

蕤仁三十粒，去皮膜，出油　硼砂一块，如豆大　牙硝煅过，一钱　龙脑少许

上研匀细，乳汁调，瓷盒盛，逐时点眼。

长沙医者丁时发传治小儿眼及障膜方。

滑石半两　川百药煎一两　青盐　轻粉各一分

上为末，用白汤调半钱，热洗眼。又服楮实散方。

楮实子二两　荆芥一两　甘草半两，炙

上为末。每服一钱，好茶调下。

长沙医者郑愈传治翳障眼。决明散方

石决明火煅　谷精草各二钱　苍术三钱　蝉蜕七个

上为细末。每服半钱，用米泔水调下。

长沙医者郑愈传明目退翳方

蝉蜕　蝉花　防风　楮子　草决明炒　羌活　甘草炙　川芎各半两　蛇蜕　蚕纸烧灰　蒺藜子去尖　甘菊各三钱

上为细末。食后每服一钱，香熟水调下。

《圣惠》灸法：凡小儿至春秋忽生白翳，遮瞳子，疼痛者，灸第九椎节上一壮，炷如小麦大[1]。

眼痒第四

《婴童宝鉴》小儿眼烂歌：

小儿沿目生疮烂，发歇无时痒更疼。
毒热兼风冲眼睑，莫将胎赤一般攻。

《千金》治风眼烂眦痒痛方。

竹叶　黄连各一两　蘖白皮一两半

上三味㕮咀，以水二升煮取五合。稍用滴目两眦，日三四度。

《婴孺》治小儿伤风，眦间赤烂，赤痒经年不差。青钱散方

上用大青钱一百文，以好酒三升，煎钱令干燥，刮取屑，罗了，点眦中。

《吉氏家传》点眼蕤仁膏

治风热，肿赤痒痛方。

蕤仁压出油　青盐　脑子　腊月猪脂　熊胆各等分

上件研极细，如是外障入川乌头尖些小，不可多用。用乳汁化开，点之。

眼暗第五

《千金翼》决明丸　主眼风虚劳热，暗晕内起方。

石决明烧　石胆　光明砂　芒硝蒸　空青　黄连不用须　青葙子　决明子以苦酒渍，经三日，曝干　蕤仁　防风　鲤

---

[1] 炷如小麦大：原脱。据《圣惠》卷100补。

鱼胆　细辛

上一十二味等分捣，密绢筛，石研令极细，以鱼胆和丸如梧子，曝干却研碎，铜器贮之勿泄。每服取黄米粒大内眦中，日一夜一，稍稍加，以知为度。儿小极少注之。

《千金翼》补肝丸　主明目方。

地肤子　蓝子　蒺藜子　车前子　菟丝子　瓜子　茺蔚子　青葙子各二合　桂心五分　细辛　萤火虫　决明子各五合　大黄二两　黄连一两半

上一十四味捣、筛、炼蜜和。饮服如梧子十五丸，可至二十丸。慎热面食、生冷、酢滑，油、蒜、猪、鸡、鱼、荞面、黄米。小儿作小丸，量之。治眼暗神方也。

《千金翼》眼暗方

上用蔓菁子一斗，净淘，以水四斗煮，自旦至午，去汁易水又煮，至晚去汁，易水又煮，至旦曝干，以布袋贮之。一度捣三升，以粥汁服三方寸匕，日三服，美酒等任性所便。儿小量之。

《千金翼》补肝汤　主肝气不足方。

甘草炙　黄芩　人参　桂心各二两

上四味㕮咀，以水六升煮取二升，去滓。分三服。随小大分减。

《千金翼》泻肝汤　主脏中痰实热冲眼，漠漠暗方。

苦竹根八两　半夏四两，洗　杏仁去皮尖、双仁　干地黄各一两　细辛　甘草炙。各二两　干姜　茯苓　枳实炙　白术各三两

上一十味㕮咀，以水一斗三升，煮取二升七合，去滓，分三服。最儿大小分减服之。

《千余翼》泻肝汤　主眼漠漠无所见，或时痛赤，腹有痰饮，令人眼暗方。

大黄　白术各二两　甘草炙　芍药　当归　茯苓　黄芩　细辛　桂心　人参各一两半　生姜五两，切　半夏四两，洗上一十二味㕮咀，以水一斗煮取三升，分为四服。量儿大小分减服之。

《千金翼》治眼漠漠。决明洗眼方。

决明子二十五枚　蕤仁　秦皮　黄连宣州者佳。各半两　萤火虫七枚

上五味切，以水八合，微火煎取三合，冷，用绵注洗目，日二度。

《千金翼》治五脏客热上熏一作冲眼，外受风寒，令眼病不明方。

地肤子半两　柏子仁一合半　大黄二两　决明子五合　蓝子　蕤仁　瓜子仁　青葙子　蒺藜子　菟丝子　茺蔚子各二合　萤火一合　黄连一两半，宣州者　细辛五分　桂心七分

上一十五味，捣、筛，炼蜜和丸如梧子。每服五丸，日三服。儿小分减服。

《千金翼》治肝膈上大热，目暗不明方。

升麻　大青　黄柏各三两　射干　生元参　蔷薇根白皮各四两　蜜一升

上七味㕮咀，以水七升煮取一升半，去滓。下蜜两沸，细细含咽之。

《千金翼》治眼暮无所见方。

上猪肝一具，细切，以水一斗煮取熟，置小口器中。及热以目临上大开勿闭也，冷复温之，取差为度。

《千金翼》治热病差后，百日内食五辛目暗方。

上以鲫鱼作臛熏之，如前法良。

《千金翼》兔肝散　主失明方。

兔肝炙　石胆　贝齿　芒硝　蕤仁　黄连　矾石烧　松叶　萤火　菊花　地肤子　决明子各一分

上一十二味为散。食后服半钱匕，不知稍稍加服，药不可废。若三日停，则与不服，等愈后仍可常服之。量儿大

小分减服。

《千金翼》治风痰胸满，眼赤暗方。

决明子　竹叶　防风　枳实炙　泽泻　黄芩　杏仁去皮尖、双仁，熬。各三两　细辛　芒硝各二两　芍药　李子仁一方无　柴胡去苗。各四两

上一十二味㕮咀，以水九升，煮取二升半，去滓。分三服，儿小分减服。

张涣真珠膏方　专治眼久不差，茫茫不见物。

真珠末　甘菊花为末　香豉炒黄为末　井泉石细研。各一分

上件拌匀，用白蜜一合，鲤鱼胆一枚，同药慢火熬成膏，次入好龙脑一钱同拌匀。每用少许，时时点眼中。

《千金》灸法：治肝虚目不明。灸肝俞二百壮，小儿斟酌，可灸一、二、七壮。

《圣惠》灸法：治奶沥目不明。灸肩中俞二穴各一壮，在肩甲内廉，去脊二寸陷中。

睛高第六

《圣惠》治眼热毒所攻，目睛凸出。黄连丸方

黄连去须　犀角屑　地肤子　决明子　黄芩　苦参　元参　车前子各一两　朴硝　龙胆去芦头。各二两

上件药捣罗为末，炼蜜和丸，杵三五百下，丸如绿豆大。食后以熟水下一二十丸，临卧再服。

《圣惠》治眼睛无故突出一二寸者方。

上急以冷水灌注目上，数数易水，须臾，睛当自入，平复如故。

长沙医者丁时发传　治大小儿风毒气，眼睛悬出一二分，用此药服。

川芎　白芷　荆芥　薄荷　菊花　甘草各等分

上为细末。每服一钱或半钱，好茶调下。

青盲第七

《巢氏病源》小儿目盲候：眼无障翳而不见物，谓之盲。此由小儿脏内有停饮而无热，但有饮水积渍于肝也。目是五脏之精华，肝之外候也，肝气通于目，为停饮所渍，脏气不宣和，精华不明审，故不赤痛亦无障翳而不见物，故名青盲也。

《龙木论》治小儿青盲外障候，此眼初患时，于母胎中或受惊邪之气，致令生后五、七岁以来，便乃患眼。其初患之时，夜卧多惊，呕吐痰涎黄汁，渐渐失明。还从一眼先患，后乃相牵俱损，致使然也。宜服牛胆丸、犀角饮方，立效。二方并见本门。

《婴童宝鉴》小儿雀目青盲眼歌：

小儿饮水久停肝，翳障全无辨物难；

夜里不明为雀目，青盲昼夕一般看。

《千金翼》治青盲方。

黄牛胆　钩藤各半两　人参　羚羊角　藿香　广香各一两　琥珀少许

上为末，炼蜜为丸如梧桐子大。每服五丸，薄荷汤化下。

《龙木论》犀角饮子方

犀角　防风　黄芩　芍药各一两　羚羊角　知母各二两　人参一两半

上为末。每服一钱，水一盏煎至五分，食后，去滓温服之。

《圣惠》治小儿青盲不见物。羊子肝散方

蕤仁汤浸，去皮　防风去芦头　香豉炒黄色。各一分　井泉石半两，细研

上件药捣，细罗为散。用羊子肝一片，并药同研令烂。四、五岁儿分作二服，以新汲水下。甚者不过三四服，随儿大小以意加减。

《圣惠》治小儿青盲及雀目。菊花散方

甘菊花　寒水石各一分　牯牛胆　雌鸡肝各一枚。并阴干

上件药捣，细罗为散。取猪肝血调下半钱，不过三、五服验。兼退翳，自然见物。更量儿大小以意加减。

《圣惠》治小儿青盲不见物方。

鼠胆　鲤鱼胆各二枚，取汁

上件二味相和，点眼用之立效。

《圣惠》治小儿青盲脑痛方。

鲤鱼脑　鲤鱼胆各等分

上件药相和令匀。点眦中，日三四服，神效。

《圣惠》治小儿青盲，茫茫不见物方。

真珠半两，研如粉　白蜜一合　鲤鱼胆一枚

上件药相和，煎一两沸，候冷点眼中，当泪出，药歇即效。

《圣惠》又方

上用猪胆一枚，微火上煎之，良久，候冷，点如黍米大，效。

雀目第八

《巢氏病源》小儿雀目候：人有昼而精明，至暝便不见物，谓之雀目。言如鸟雀，暝便无所见也。

《圣惠》治小儿雀目，日晚无所见。夜明砂散方

夜明砂微炒　姜石捣碎，细研，水飞过。各半两　细辛　羌活各一分

上件药捣，细罗为散，都研令匀。每服一钱，用白羊子肝半枚，粟米二百粒，水一中盏，煮米熟去肝放冷，渐渐服之。儿稍大，并肝食之。

《圣惠》治小儿雀目及疳眼。宜服煮肝石决明散方

石决明细研　井泉石　蛤粉　谷精草各半两

上件药捣，细罗为散。每服一钱，取白羊子肝一枚。劈开入药末，以米泔一中盏，煮熟，空心与食。量儿大小以意加减。

《圣惠》治小儿雀目，至暮无所见。仙灵脾方

仙灵脾根　晚蚕蛾微炒。各半两　射干　甘草炙微赤，锉。各一分

上件药捣，细罗为散。用羊子肝一枚，切开，掺药二钱在内，以线系定，用黑豆一合，米泔一大盏，煮熟取出。分为三服，以汁下之。

《圣惠》又方

老柏白皮　地肤子各一两　车前子　细辛　乌梅肉微炒。各半两

上件药捣，细罗为散。每服以粥饮调下半钱。量儿大小以意增减。

《圣惠》又方

细辛　麦门冬去心，焙　甘草炙微赤，锉　秦皮　蕤仁汤浸，去皮，细研。各一分

上件药捣，罗为末，以白羊子肝一枚，去筋膜，烂研和丸如绿豆大。每于食后以冷水下五丸，五岁以上增之。

《圣惠》又方

乌梅　槐子各微炒　黄连去须　防风去芦头。各一两　黄牛胆一枚，取汁

上件药捣，罗为末。以牛胆汁拌合令匀，曝干，重捣为末，炼蜜和丸如绿豆大。三岁每日空心以温水下五丸，量儿大小以意加减。

《圣惠》又方

甘草炙微赤，锉　谷精草各半两　干姜锉，一分

上件药捣，罗为散。用面一两作烧饼子样，用药三钱入在中间，安慢火内，煨令熟。用好茶下之，每日早晨一服，至三日后见物。多时者不过五服见效，无问大人、小儿并治，小儿即量其大小加减。

《圣惠》又方

地肤子　决明子各半两

上件药捣，罗为末，以粟米饭和丸如绿豆大。每日空心以粥引下七丸，至夜再服。量儿大小以意加减。《圣惠》又作散饮，服一钱。

《圣惠》又方

夜明砂微炒　黄芩各半两

上件药捣，细罗为散。用米泔濯猪肝汁调下半钱，日三服。三岁以上增之。

《圣惠》又方

上用苍术一两，去皮，锉、微炒，捣细罗为散。每服一钱，用羊子肝一具，以米泔煮熟，分半具细切拌药与儿食之，至晚再服。五岁以上即顿服，未吃食儿不可与服。

《圣惠》治小儿雀目立见物方。

上用羊子肝一具，薄切作片子，郓州蛤粉一钱，匀掺在肝内，系定，以水煮熟服之。五岁以下分减与吃。

《圣惠》又方

上用牵牛子一两，捣细罗为散。用羊子肝一片，切，入末一钱拌肝，用白面作角子两个，炙令黄色，候冷服之，以粥饮下。量儿大小加减服之。

《圣惠》又方

上用夜明砂一两，微炒细研，猪胆和丸如绿豆大。不计食前后以粥饮下五丸，三岁以下三丸。

《圣惠》治雀目，不计大人、小儿久患不差方。

天南星一枚大者，炮制　防风去芦头　黄芩　黄连去须　谷精草各半两　甘草一分，炙微赤，锉

上件药捣，细罗为散。每服一钱半，用羊子肝一片，以竹刀子批开两处，入药末在内，于铫子中，用米泔一中盏，以盏子合。候煮尽泔为度，放温食之，忌猪肉、炙煿、热面。

《圣惠》又方

黄芩　谷精草　蛤粉　羚羊角屑各半两

上件药捣，细罗为散。每于食后以温水调下六钱。

《圣惠》又方

细辛　地肤子　决明子　松脂各二两

上件药捣，细罗为散。每于食后以竹叶汤调下一钱。

《婴孺》治小儿晚日眼茫茫不见物也。

上用鼠胆汁点目中良。

张涣复明散方

专治小儿每至日暮即不见物，乃雀目也。

地肤子　黄芩　决明子各半两　苍术二两，米泔浸，去皮，焙干　谷精草一两

上件药捣为细末。每服一钱，水八分一盏，入荆芥少许，煎五分，去滓，温服食后。

张涣家传治眼还睛散　风气、银花攀睛，努丝瘀肉，翳膜侵睛，小儿雀目并皆治之。

蔓菁子半升，煮一、蒸一、炒一　蓖麻子　旋覆花　真菊花各八铢　羌活　防风　甘草炙　蒺藜沙苑者，炒　青葙子炒　鼠粘子炒。以上各四铢　谷精草　石决明　蝉壳　地骨皮　木通草　牡蛎　乌鱼骨　淡竹叶　木贼　草龙胆　细辛　密蒙花

各十六铢　白花蛇半两　苍术三十二铢，米泔水浸，竹刀锉去粗皮

上件药捣，罗为末，除蔓菁子单捣细，拌和为散。每服二钱匕，丈夫生椒汤或茶汤下；妇人并小儿雀目并米泔调下。食后服。忌瓜、鱼、酱酒。或肾脏风攻眼，入桃仁四两，炒。

《吉氏家传》治雀目夜盲。瑞云散方

真珠　决明子　土瓜根　石膏慢火煨一宿，碗盖一宿

上各等分为末。三光俱不睹，昼夜瞑瞑，嗞睚不止，多痛刺，甘草煎汤调下半钱，日三服。

《圣惠》小儿雀目夜不见物，灸手大指甲后一寸，内廉、横纹头、白肉际各一壮，炷如小麦大。

疣目第九

《巢氏病源》小儿疣目候：人有附皮肉生，与肉色无异，如麦豆大，谓之疣子，即疣目也。亦有三数相聚生者，割破里状如筋而强，亦微有血，而续复生。此多由风邪客于皮肤，血气变化所生，故亦有药治之差者，亦有法术治之差者，而多生于手足也。

《龙木论》治小儿睑中生赘外障。此眼初患时，皆因脾胃壅毒上冲入眼睑眦之中，致令生肉。初时即小如麻米，后三五年间渐长大，摩隐瞳人，赤涩泪出，切宜钩、割散去瘀血，后乃熨烙即较宜。服搜胃散、补肝丸，点曾青膏即差。方并见本门。

《千金》治小儿疣目方。

上以针及小刀子决目四面，令似血出。取患疮人疮中黄脓敷之，莫近水，三日即脓溃，根动自脱落。

《龙木论》搜胃散方

大黄　桔梗　元参　防风　车前子　细辛　芒硝　黄芩各二两

上为末。水一盏，散一钱，煎五分，食后去滓服。

《龙木论》补肝丸方

川芎　藁本　五味子　细辛各一两　羌活　知母各一两半　茺蔚子二两

上为末，炼蜜为丸，梧桐子大。空心茶下十丸。

《龙木论》曾青膏方

曾青一两　龙脑　乳头香　朱砂　琥珀　真珠各半两

上为末，水三盏，银器内熬一盏，入蜜半两，再熬成膏。临睡点之。

《圣惠》治小儿疣目方。

桑柴灰四升，以汤淋取汁，入砂盆内，煎如饧入　附子二枚，去皮脐，生用　硇砂一分，研入　糯米五十粒

上件药捣，罗为末，入煎内调令匀。每取少许点目上即自落。兼治黑痣。

《圣惠》又方

桑皮灰　艾灰。各三升

上件药以水五升淋之，又重淋三遍，以五色帛纳汁中合煎令消。点少许于疣目上，则烂脱矣。

《圣惠》又方

上用糯米三十粒，于湿石灰里埋之，以烂为度。用针拨破疣目敷之，经宿自落。

《圣惠》又方

上硫黄细研，以醋调，涂疣目上六七度。

《圣惠》又方

上松脂、柏脂捣末，以石灰汁调，点少许于疣上自落。

《圣惠》又方

上七月七日以大豆一合拭疣上三遍。即令病人自种豆于南屋东头第二流中，

豆生四叶，以热汤沃之差。

《圣惠》又方

上石灰，以醋渍六七日，取汁点疣上。小作疮即落。

《圣惠》又方

上以蜘蛛丝缠疣目，即落。

《圣惠》又方

上以杏仁烧令黑，研膏涂之。

《圣惠》又方

上以牛涎数数涂疣上，自落。

目中有眯第十 目涩羞明附

《千金》治目中眯不出方。

上以蚕沙一粒，吞之即出。

《千金翼》治眯目不明方。

上槌羊粗筋擘之，如被筋法，内筋口中熟嚼，擘眼内着瞳子睑上，以手当睑上轻挼之。若有眯者，二七过挼便出之。视眯当着筋出来即止，未出者复为之。此法常以平旦日未出时为之，以差为度。出讫，当以好蜜注四眦头，鲤鱼胆亦佳。若数挼目痛，可间日挼之。

《圣惠》灸法：小儿目涩怕明，状如青盲。灸中渚二穴各一壮，在手小指次指本节后陷者中，炷如小麦大。

耳聋第十一

《巢氏病源》小儿耳聋候：小儿患耳聋，是风入头脑所为者。手太阳之经，入于耳内，头脑有风，风邪随气入乘其脉，与气相搏，风邪停积，即令耳聋。

《婴童宝鉴》小儿耳聋鸣，聤耳痛不痛歌：

太阳入耳损听聪，气滞时多耳必聋；
鸣是风并气相系，痛应脑户有邪风。
肾热郁蒸聤耳患，日深疼痛出稠脓；
不有稠脓非此患，只缘滴水入其中。

《千金》治耳聋，干耵聍不可出方。

上捣自死白项蚯蚓，安葱叶中，面封头蒸之令熟，并化为水。以汁滴入耳中，满即止，不过数度即挑易出，差后发裹盐塞之。《肘后》以疗蚰蜒入耳效。只以蚯蚓并盐一捻置葱筒中，须臾，亦化为水。

《千金》又方

上灌酢，三年者最良。绵塞之，半日许必有物出。

《千金翼》治耳聋方。

生地黄极粗大者，长一寸半　杏仁烧令黑　巴豆去皮，熬令紫色，各七枚　印成盐两颗　头发鸡子大，炙之

上五味捣作末，以发薄裹，内耳中一日一夜。若少损即抑之。直以发塞耳，耳中黄水及脓出渐渐有效，不得更着。若未损，一宿后更内一日一夜，还去药，一依前法。

《千金翼》又方

硫黄　雌黄一云雄黄

上二味等分末之。绵裹塞耳，数日闻声。

《千金翼》又方

上以童子尿灌耳中，三四度差。

《千金翼》赤膏　主耳聋、齿痛方。

丹参五两　蜀椒二升　大黄　白术　细辛　川芎各一两　干姜二两　桂心四寸　大附子炮去皮　巴豆去皮。各十枚

上一十味切，以淳苦酒渍一宿，内成煎猪膏三斤，着火上煎三上三下，药成去滓。可服可摩，耳聋者绵裹膏内耳中，齿冷痛着齿间，诸痛皆摩。若腹中有病，以酒和服如枣许，咽喉痛，吞如枣核一枚。

《千金翼》治久聋方

成煎鸡肪五两　桂心　野葛各二两

上二味切，膏中铜器内微火煎三沸，去滓，密贮勿泄。以苇筒盛如枣核大，火炙令热，仰倾耳灌之。如此十日耵聍自出，大如指长一寸，久聋不过三十日，以发裹膏深塞，勿使泄气，五日乃出之。

《千金翼》又方

上以器盛石盐，饭底蒸令消，以灌耳中验。

《圣惠》治小儿耳聋，或因脑热，或因水入，或因吹着，并宜用此。细辛膏方

细辛　防风去芦头　川大黄锉，微炒　黄芩各一分　川椒十粒，去目　蜡半两

上件药细锉，用清麻油三合，煎药紫色，滤过下蜡，候消为膏。每日三度，用一大豆大点于耳中。

《圣惠》治小儿风热，两耳聋鸣方。

远志去心　甘草炙微赤，锉　柴胡去苗　菖蒲各一分　磁石三分，捣碎，水淘去赤汁　麦门冬半两，去心，焙

上件药捣，细罗为散。每服以葱白汤调下半钱，日二服。量儿大小以意加减。

《圣惠》治小儿耳聋不差方。

甜葶苈　杏仁汤浸去皮　盐各等分

上件药研如膏，以少许猪脂和合，煎令稠。以绵裹如蕤核大塞耳中，日一易之。

《圣惠》又方

松脂　菖蒲末　乌油麻各半两

上件药相和捣熟，绵裹如一红豆大塞耳中，日一易之。

《圣惠》又方

菖蒲末一分　杏仁半两，汤浸，去皮尖、双仁，研如泥

上相和，研令乳入。每用少许，绵裹内于耳中，日一易之。

《圣惠》又方

上取葱白，于煻灰中煨令熟。以葱白头内耳中，日一易之。

《圣惠》又方

蓖麻子十枚，去皮　枣肉七枚

上件药同捣如膏。每取蕤核大，绵裹少许塞耳中，日一易之。

《圣惠》又方

上捣芥子令烂，以人乳和。绵裹少许塞耳中，日一易之。

张涣通鸣散方　治耳聋病。

菖蒲一寸，九节者　远志去心。各一两　柴胡去苗　麦门冬去心　防风各半两　细辛　甜葶苈各一分

以上捣罗，并为细末，次入：

磁石一分，捣碎，水淘去赤汁，研　杏仁二七粒，汤浸，去皮尖，研

上件都研匀。每服半钱，煎葱白汤调下，日二服。量儿大小加减，乳食后。

长沙医者郑愈传　治沉耳。麝香散方

麝香少许　白矾一钱，火煅　五倍子二钱

上件为末，纸捻子点入耳中少许。

耳鸣第十二

《巢氏病源》小儿耳鸣候：手太阳之经脉入于耳内，小儿头脑有风者，风入乘其脉，与气相击，故令耳鸣。则邪气与正气相搏，久即邪气停滞，皆成聋也。

《婴孺》治小儿耳目鸣日夜不止，菖乌散方

菖蒲　乌头炒。各四分

上为末，绵裹内耳中，日再。

耳中痛第十三

《巢氏病源》小儿耳中风掣痛候：

小儿耳鸣及风掣痛，皆起于头脑有风，其风入经脉，与气相动而作，故令掣痛。其风染而渐至，与正气击、轻者动作几微，故但鸣也；其风暴至，正气又盛，相击则甚，动作病急，故掣痛也。若不止则风不散，津液壅聚，热气加之则生黄汁，甚者即有薄脓也。

《千金翼》治耳痛方。

附子炮，去皮　菖蒲

上二味等分，裹塞之。

耳疮第十四

《巢氏病源》小儿耳疮候：疮生于小儿两耳，时差时发，亦有脓汁，此是风湿搏于血气所生，世亦呼之为月蚀疮也。

《千金》治小儿耳疮方。

上烧马骨灰敷之。

《圣惠》又方

上烧鸡屎白，筒中吹之。《外台》：《集验方》以鸡屎白敷之。

《圣惠》治小儿耳疮及头疮，口边肥疮、蜗疮，并宜用白矾散方。

白矾烧灰　蛇床子各一两

上件药同研细为散，干掺于疮上，立效。

《圣惠》治小儿耳内生疮汁出方。

白矾灰，一钱　麝香一字

上件药同研令细，少少掺于耳中。

《圣惠》治小儿因筑榼损耳，耳内有疮汁出不止方。

上取胡桃捣肉取油用，滴耳中即止。

《圣惠》又方

上取肉机上垢敷之，良。

《谭氏殊圣》治小儿耳上生疮方。

上柏子叶不以多少，瓦上焙干，碾成细末。用轻粉、麝香不拘多少，同和匀。如疮干时，用生油调涂，如疮湿时干掺。

张涣香矾散方　治耳疮。

白矾一两，烧灰　蛇床子一分

以上　捣罗为细末，次用：

麝香一钱，研令细

上件再一处拌匀，用一字掺疮上。

月蚀疮第十五

《巢氏病源》小儿月蚀疮候：小儿耳鼻口间生疮，世谓之月蚀疮，随月生死，因以为名也。世云：小儿见月初生，以手指指之，则令耳下生疮，故呼为月蚀疮也。

《千金》论曰：凡日月蚀时，忌食饮。腹中生䘌虫，及房室生子不具足，必患月蚀疮。亦不得与儿乳，日月生后乃不忌。令人口臭、齿断、宣露常有血出，舌上生疮者，皆由犯此所致耳。日月蚀时须救，不救出行逢暴雨。其救月杖须收，取治䘌之神药，预备患此者施之救疗。

《圣惠》论[1]月蚀疮：夫月蚀疮者，生于两耳及鼻面间，并下部诸孔窍侧。侵蚀乃至筋骨，月初则疮盛，月末则疮衰，以随月生，因名之为月蚀疮也。又小儿耳下生疮，亦名月蚀疮。世云：小儿见月以手指指之，则令病此疮也。其生诸孔窍中，则有虫矣，久不差则变成瘘也。

《葛氏肘后》小儿初得月蚀疮，多在两耳及七孔窍，随月生死，俗言小儿指月所为。方：

上烧蚯蚓屎令赤，膏和敷之，《千金》和以猪膏。

———

[1] 论：原作“轮”。据文义改。

《葛氏肘后》又方

上以五月蛤蟆屑，膏和涂之。《外台》和以猪脂。

《千金》治小儿月蚀疮，随月生死方。

上以胡粉和酥敷之，五日差。

《千金》治月蚀九窍皆有疮者方。

上水和粉敷之。

《千金》治月蚀恶疮息肉方。

硫黄　蔄茹　斑蝥各等分。《圣惠》硫黄、蔄茹各半两，斑蝥一分。仍以糯米炒斑蝥，微黄去足。

上三味，治下筛。敷疮上，干者以猪脂和敷之，日三夜一。

《千金》又方

吴茱萸根　蔷薇根　地榆根各三两

上三味治下筛。以盐汤洗疮上敷之，日三。《圣惠方》每用半两，投汤中，候温洗之。

《外台》：《集验》疗小儿头疮、月蚀、口边肥疮、蜗疮悉差。黄连胡粉膏方

黄连二两　胡粉　水银研入。各一两

上三味捣为散，相和水银研令相得，以敷疮上。纵黄汁引成疮，亦以粉之即差。一方有白矾一两、烧，蛇床子一两，末入，用亦甚妙。至耳边到项上并用。

《子母秘录》治小儿耳后月蚀疮方。

上末黄连敷之。

《圣惠》治小儿月蚀疮，生在两耳上，出脓水不止，宜敷水银膏方。

水银　黄连去头、捣为末。各二两　松脂　胡粉点少水，与水银同研，令星尽。各一两。

上件药入乳钵内，研令匀，以粉疮上。疮若干，用炼成猪脂和如膏。每用先以盐汤洗疮令净，拭干，然后涂之。

《圣惠》治小儿月蚀疮立效方。

败鼓皮一两，烧灰　蛤蟆一枚，烧灰

上件药细研为散。以炼成猪脂和如膏，涂之即差。

《圣惠》治小儿月蚀疮不差方。

干蟾一枚，五月五日者，烧灰　硫黄一两，细研　白矾二两，烧令斗尽，一本用一两。

上件药同研细为散，用敷疮上。

《圣惠》治小儿月蚀疮方。

母猪蹄甲　蜻蜓各一枚　救月杖三分

上件药烧灰，细研为散。以蜜水和涂之。

《圣惠》又方

上用虎头骨二两，捣细罗为散，以猪脂一升煎令黄色，膏成倾于不津器中，候冷即涂之。

《圣惠》又方

上以小麦蘖捣罗为末，敷之。

《圣惠》治月蚀疮腻粉散方。

腻粉　黄连去须，为末　胡粉炒令微黄　松脂各一两

上件药都研细，先以温盐浆水洗疮令净，拭干，以散敷之，如疮干用生油调涂以差也。

《圣惠》又方

自死青蛙　母猪蹄壳各一枚，烧灰　救月杖烧灰

上件药都研匀细，每用少许，蜜调涂之。

《圣惠》治小儿卒得月蚀疮方。

上于望月取兔粪，内蛤蟆腹中，合烧为灰，细研敷之。

《圣惠》又方

上用萝藦草捣取汁，涂之。

《圣惠》又方

上以救月蚀鼓皮手许大，醋渍一宿，取汁涂之。《万全方》烧为灰，细研，以面、脂和敷之。

张涣蔷薇散方　治月蚀疮病。

蔷薇根一两，细锉，焙干　地榆根细锉、焙　虎头骨各半两

上件药捣罗为细末。每服一字，先以温盐汤洗净，拭干敷之。

聤耳第十六

《巢氏病源》小儿聤耳候：耳，宗脉之所聚，肾气之所通。小儿肾脏盛而有热者，热气上冲于耳，津液壅结，即生脓汁。亦有因沐浴，水入耳内，而不倾沥令尽，水湿停积，搏于血气，蕴结成热，亦令脓汁出，皆为之聤耳，久不差即变成聋也。

《惠济》小儿聤耳候歌：

小儿聤耳肿兼疼，两耳常闻响有声；
脉息太阴传在耳，风聤脑后出脓腥。
或因洗浴水从入，又被君家肾毒蒸。
智者若能医此患，除脓便得两边轻。

《颅囟经》治孩子聤耳方。

白矾半两，烧过　龙骨　铅丹烧，各一分　麝香少许

上为末，以绵裹竹枝子净探脓水，以一小豆大敷之。别以绵裹塞填之，勿令见风。

《千金》治小儿聤耳方。

上末石硫黄，以粉耳中，日一夜一。

《千金》治小儿聤耳出脓汁方。

矾石　乌贼鱼骨　黄连　赤石脂

上四味等分末之。以绵裹如枣核，内耳中，日二。《千金翼》用龙骨，无赤石脂。

《千金》治聤耳，耳中痛，脓血出方。

上取釜月下灰薄耳中，日三易之。每换以篦子去之，再着，取差止。

《千金》聤耳方

上用桃仁熟捣，以故绯绢裹内耳中，日三易，以差为度。

孙真人方：小儿患聩耳，出脓水成疮污方。

上以蚯蚓粪碾末敷之，兼吹耳中立效。

《外台》:《古今录验》小儿聤耳方。

上青羊屎暴干，以绵裹塞耳中便差。

《圣惠》治小儿聤耳久不差。黄连散方

黄连去须　白蔹　赤石脂　龙骨　乌贼鱼骨以上各半两

上件药捣，细罗为散。以绵裹如枣核大，塞耳中，湿即更易之。

《圣惠》又方

桂心　青羊粪炒令转色。各一分

上件药同细研为散，取一字，以绵裹塞耳中，差。

《圣惠》治小儿聤耳，常出脓水久不止。花胭脂丸方。

花胭脂　白龙骨　白矾灰　白石脂以上各半两

上件药都研如粉，用枣瓤和丸，如枣核大。以绵裹一丸内耳中，日三换之。

《圣惠》又方

黄连去须　龙骨各三分　乌贼鱼骨半两

上件药捣，细罗为散。每服少许，以绵裹内于耳中，日三四度易之。

《圣惠》治小儿聤耳有脓血，疼痛不止。白矾灰散方

白矾灰　黄柏锉　乌贼鱼骨　龙骨以上各半两

上件药捣，细罗为散，以绵缠柳枝展去脓血尽，干掺药末于耳内，日二三用之。

《圣惠》治小儿聤耳出脓水。黄矾散方

黄矾半两　乌贼鱼骨　黄连去须。各一分

上件药捣，罗为末，绵裹如枣核大，塞耳中，日三易之。

《圣惠》又方

金箔七片　花胭脂　白矾灰。各半两

上件药同研为末，每日三四度掺少许于耳中。

《圣惠》小儿通耳方。

上用生姜汁滴耳中神验。

《圣惠》治小儿聤耳。密陀僧散方

密陀僧　夜明砂微炒　白矾灰。各一分

上件药都研令细，用少许干贴，日三上用之。

《圣惠》又方

上以桑上毒蜂房炙黄，捣罗为散。空腹以温酒调下半钱，大人服二钱。

《圣惠》又方

上以陈橘皮烧为灰，细研，取少许绵裹塞耳中。

《圣惠》又方

上取虫食荆子中白粉，以麻油调。滴于耳中，日再易之。

《圣惠》又方

上研韭汁点之，日二三度用之。

《圣惠》又方

上取鲞鱼枕烧为灰，细研如粉。每用一字，内在耳中，日二上用之。

《圣惠》又方

上取狼牙草捣，罗为末，以轻疏生绢裹塞耳中。

《圣惠》又方

上以杏仁烂研为膏。以乱发裹塞耳中，日三易之。

茅先生治小儿聤耳方。

蛀竹屑一钱　白矾煅、焙，半钱　坯子　麝香各少许

上为末。先将绵拭净耳内脓，后将药以鹅毛管吹药入耳内，一日三次，五次用之即愈。

《婴孺》治小儿聤耳方。

上以生地黄汁，绵缠杖头染汁，摩耳中，立差。

《婴孺》又方

上以胡粉粉耳中良，亦可烧，敷之。

《婴孺》又方

上用雀血沥耳中差。

《婴孺》治小儿耳聋、聤耳脓血出。甘草膏方

甘草　黄芩　黄连　川芎　白芷　藁本　当归各三两　附子一两

上取猪脂四斤煎为膏，内药煎三沸至白芷黄，去滓。用枣大涂耳，敷鸡骨粉。

汉东王先生《家宝》治小儿聤耳。麝香散方

蜘蛛一个　坯子半钱　真麝香半字

上同研，晒干为末。每用一镘头许，以鹅毛管吹入耳中即干。

钱乙附方　治小儿脓耳。

白矾火飞　坯子胭脂染胭脂也。各一钱　麝香一字

上同研匀。每用少许，先用绵裹杖子展净，掺之。

张涣红蓝散方　治聤耳病不差。

红蓝花洗、焙干　黄柏锉。各一两　乌鱼骨　黄芩各半两

以上捣罗为细末，次用：

雄黄水磨细研，半两　麝香一分，细研

上件药都研匀细。以绵缠揾药，塞耳中，日再换。

《惠眼观证》麝肝散　治聤耳方。

麝香少许研　猪肝一小片烧存性，三指大　白矾飞过，半钱

上三味同研令细，先用绵拭干后

掺之。

《惠眼观证》硼砂散　治风热上攻耳聋，或因聤耳，干后塞却，即可用之。

硼砂　硇砂　马牙硝　白矾

上等分，铫子内炒过，细研，入轻粉重研匀。临卧以鹅翎管子吹一字以上入耳。如此三交，当以乌犀膏服之。方未见。

《庄氏家传》治脓耳方。

上用大蛤蛹，以草火烧为灰，研细。先滴生油一点在耳内，干掺少许。

《庄氏家传》又方

竹蚛粪半钱　定粉一字　麝香少许

上为细末，掺耳内便干。

《庄氏家传》治脓耳方。

青州枣二个，炭火慢炒令焦　白矾枣许大，火飞　轻粉二两

上为细末。每用少许，用绵缠干掺耳内却以绵塞之。

《吉氏家传》坯子散　治小儿聤耳方。

坯子　龙骨各末，半钱匕　麝香少许

上为细末。每用少许，鹅毛管吹入耳中。

耳中有息肉第十七

《外台》治小儿聤耳有疮及恶肉耳中。雄黄散方

白麻楷[1]取油，一合　花胭脂十颗

上二味捣筛细研，敷耳令满，一两度，差止。方中无麻楷，未详其合。

《婴孺》治耳有恶疮，及小儿恶肉生耳中方。

雄黄六分　曾青二分　黄芩一分

上为末，绵裹塞耳中汁出良。

底耳第十八

《千金翼》治底耳方。

矾石　石盐末之

上二味先以纸绳纴之，展却汁令干。以盐末粉耳中令遍，次下矾石末粉上，须臾卧勿起，日再。

《庄氏家传》治底耳脓耳方。

寒水石火煅　麝香

上为细末，掺耳中。

百虫入耳第十九

《千金》蚰蜒入耳方。

上炒胡麻捣之，以葛袋盛，倾耳枕之即出。

《千金》又方

上以牛酪灌之，满耳即出，出当半消。若入腹中，空腹食好酪一二升，即化为黄水而出。不尽更服，数用神效。《千金翼》作牛乳，仍以和面烧饼，乘热坐上，须臾出。

《千金》治百虫入耳方。

上末蜀椒一撮，以半升酢调灌耳中，行二十步即出。

《千金》又方

上取桃叶火熨，卷之以塞耳立出。

《千金》又方

上以车釭脂敷耳孔，虫自出。《肘后》以疗聤耳脓血。

《千金》又方

上以葱涕灌耳中，虫即出。亦治耳聋。

《千金》治蜈蚣入耳方。

---

[1] 麻楷：疑即麻稭（秸）。《圣济总录》治聤耳出脓：白麻秸刮取一合，花胭脂一枚为末，绵裹塞耳中。

上炙猪肉令香，掩耳即出。《圣惠》亦以此治蚁子入耳。

《千金翼》治百虫入耳方。

上捣韭汁灌之耳中，立出。

《千金翼》又方

上以木叶裹盐炙令热，以掩耳，冷即易之，出。《圣惠》方同，他以桑叶裹。

《千金翼》又方

上以姜汁滴耳中。

《千金翼》治蚰蜒入耳方。

上以油灌之。

《千金翼》又方

上灌驴乳于耳中，即变成水，入腹，饮之即差。

《千金翼》又方

上以桃叶汁灌之。

《千金翼》又方

上打铜碗于耳边。日华子：敲铜铿；《圣惠》击铜器，其意皆一耳。

《胜金方》治小虫蚁入耳，不出者。

上以灯心浸油，钓出虫。

《圣惠》治儿百虫入耳方。

上用好米醋灌少许起行即出。

《圣惠》又方

上闭气，以芦管使人吹耳中即出。

《圣惠》又方

上捣蓝青汁灌之，良。

《圣惠》又方

上以铜钱二七文，以猪膏四两煎之。良久时，用灌耳即出。

《圣惠》又方

上以两刀于耳前相敲作声，虫即出。

《圣惠》治蚰蜒入耳方。

上以水银一大豆许，泻入耳中，欹卧空耳向下，击铜器，叩齿十下即出。蚰蜒呼为土蛄，似蜈蚣，黄色细长者是也。

张涣追毒膏方　治百虫入耳不出。

白矾　雄黄各半两。细研

上件用生油调和成膏。每用一皂子塞耳，虫出即止。

《聚宝方》治飞虫入耳。

上以金钗石斛去心如筒子，纴一边耳窍中。四畔以蜡闭塞，以火烧石斛，尽则更添。此虫从耳内生子，熏右耳即左耳内自出也；熏左亦然。

《聚宝方》备急散　治蚰蜒入耳内，虫入耳。

芫青　斑蝥各二十一个　金精石　银精石各一钱。研　柳絮矾二钱　川狼毒一钱　青黛半分，片者

上七味细研，每用一字。水一合调，入耳虫出。

齆鼻第二十

《巢氏病源》小儿齆鼻候：肺主气而通于鼻，而气为阳，诸阳之气上荣头面，若气虚受风冷，风冷客于头脑，即其气不和。冷气停滞，搏于津液，脓涕结聚，即鼻不闻香臭，谓之齆鼻。

《婴童宝鉴》小儿风伤囟，即鼻塞并齆。

《婴童宝鉴》小儿肺热加客风者鼻齆。

《千金翼》治鼻齆方。

通草　细辛　附子炮，去皮。各一分

上三味下筛，蜜和绵裹，内鼻中良。

《圣惠》治小儿鼻齆不闻香臭。龙脑散方

龙脑半钱，细研　瓜蒂十四枚　赤小豆三十粒　黄连三大茎，去须。

上件药捣，细罗为散，入龙脑研令匀。每夜临卧时以绿豆大吹入鼻中。每用有少许清水出为效。

《圣惠》又方

木通锉　细辛　附子去皮、脐，生用　甘草生用。各一分

上件药捣，罗为末，炼蜜和丸如梧桐子大。绵裹一丸内鼻中，日再用之。

张涣清肺膏方　治齆鼻病。

瓜蒂半两　附子一个，炮，去皮脐　赤小豆　细辛　甘草各一分。以上捣罗为细末

上件入龙脑一钱研匀，炼蜜和丸皂皂大，绵裹内鼻中。随鼻之大小

鼻塞第二十一

《巢氏病源》小儿鼻塞候：肺气通于鼻，气为阳，诸阳之气上荣头面。其气不和受风冷，风冷邪气入于脑，停滞鼻间，即气不宣和，结聚不通，故鼻塞也。

《千金》治小儿鼻塞不通，涕出方。

杏仁汤浸，去皮尖，半两　蜀椒　附子炮，去皮、脐　细辛各六铢

上四味㕮咀。以醋五合渍药一宿，明旦以猪脂五合煎，令附子色黄膏成，去滓，待冷以涂絮导鼻孔中，日再，兼摩顶。《千金翼》附子、细辛各一分半，《婴孺》以胡椒代蜀椒。

《千金翼》治鼻不利。香膏方

当归　薰草一方用木香　通草　细辛　蕤仁各三分　川芎　白芷各半两　羊髓四两

上八味切，合煎微火上，三上三下，以白芷色黄膏成，去滓。取如小豆大，内鼻中，日三。大热鼻中赤烂者，以黄芩、栀子代当归、细辛。

《千金翼》治鼻中窒塞。香膏方

白芷　川芎各半两　通草一分　当归　细辛　薰草各三分。《千金》作莽草　辛夷仁五分

上七味切，以苦酒渍一宿，以不中水猪肪一升，煎三上三下，以白芷色黄膏成，去滓。绵展取枣核大，内鼻中，日三。一方加桂心十八铢。

《外台》：《肘后》疗老小鼻塞，常有清涕出方。

杏仁　附子各二分　细辛一分

上三味切，以苦酒拌，用猪脂五两煎成膏，去滓。以点鼻中即通。又以摩囟上佳。

《外台》：《古今录验》疗小儿鼻塞不通。细辛膏方

细辛　通草各一分　辛夷仁一分半　杏仁二分，去皮

上四味切，以羊髓三合、猪脂三合缓火煎之，膏成绞去滓。取米粒许大，以内鼻孔中，频易佳。

《外台》：刘氏疗小儿鼻塞不通，吃乳不得方。

醍醐三合　青木香　零陵香各四分

上三味切，和煎成膏。取少许以膏和捻为丸。或以膏涂儿头上及塞鼻中，以通佳。

《圣惠》治小儿鼻塞、脑闷、吃奶不得。摩顶膏方

羊髓　野猪脂各三两　细辛　白芷　木通　当归锉、微炒。各三分

上件药锉碎。先下脂髓于铛中，入诸药，以慢火煎，候白芷色焦黄药成。以绵滤去滓，于瓷盒内盛令凝。每用以少许涂顶门上摩之，兼以少许入鼻内，立效。《婴孺》只用猪脂。

《圣惠》治小儿囟气虚肿，鼻塞不通。白芷膏方

白芷　细辛　木通　当归以上各半两

上件药细锉。以羊髓四两，与药同入铫子内，慢火上熬，候白芷赤黄色，膏成。绞去滓，贮于瓷器内，日三四度，敷儿囟上及内鼻中。

《圣惠》治小儿鼻塞不通、吃乳不得。木香膏方

木香　零陵香各半两　细辛三分

上件药捣，罗为末，用醍醐三合与药相和，入铫子内，慢火煎令极香，绞去滓，取瓷盒中。日三四度，取少许涂头上及鼻中。

《圣惠》治小儿头热，鼻塞不通方。

上取湿地龙粪，捻作饼子贴囟门上，日三易之。

《圣惠》又方

羊髓三两　薰草一两锉

上件药于铫中，慢火上熬成膏。去滓，入瓷器内贮之。日三四上，以膏摩背。

《圣惠》治小儿冷风拍着囟门，致鼻塞不通，宜以此方涂之。

麻油二合　细辛末一两

上件药以油煎令微黑色。入蜡半两，消后令凝。每日三度，薄薄涂于囟上。

《婴孺》治小儿鼻齆及塞不通方。

杏仁　韭　葶苈子各四分

上杵和，弹丸大。用摩足踵，干即易，尽三丸。右齆摩左踵，左齆摩右踵。

《婴孺》治小儿鼻塞不通方。

细辛　丹参　防风　桂心　芎各三两　当归半两　椒　干姜各半分

上以羊髓五两煎前件药，三上三下，去滓。取一豆内鼻中。

《婴孺》治小儿鼻塞不通。丹参膏方

丹参　细辛　芎　当归　桂心　防风各一两　胡椒　干姜　白芷各二分

上取猪脂、羊髓各五两，去膜。煎药三上三下，白芷黄去滓。内一豆鼻中，日夜五上愈。

《婴孺》治少小鼻塞不通方。

羊髓一两　薰陆香三两

上煎香黄止。摩背上，日三，鼻通止。

《婴孺》治小儿鼻塞，不得饮乳方。

通草一分　杏仁　白前各半分　橘皮一分

上麻油煎，三上三下成。爪甲沥鼻中。

张涣辛夷膏方　治鼻塞病。

辛夷叶一两，洗，焙干　细辛　木通　香白芷　木香各半两

以上捣、罗为细末，次用：

杏仁一分，汤浸，去皮、尖，研。

上件用羊髓猪脂各二两，同诸药相和于石器中，慢火熬成膏，赤黄色，放冷。入脑、麝各一钱，拌匀。每用少许涂鼻中，若乳下婴儿，奶母吹着儿囟，鼻塞者囟上涂。

张锐《鸡峰方》治囟开不合、鼻塞不通方。

上以天南星大者一枚，微炮为末。以淡醋调，涂绵帛上，以贴囟上，炙热手频熨之。

《庄氏家传》治小儿鼻塞方。

上以槐叶为末，用乳母唾调，厚涂囟上。

《吉氏家传》治生三五日鼻塞气急，饮乳之时啼叫不止。葱涎膏方

葱叶　猪牙皂角为末，去皮。各七条

上烂研，用皂角末成膏，贴在囟门上，差。

鼻流清涕第二十二

《圣惠》：夫肺气通于鼻，若其脏为风冷所伤，冷随气乘于鼻，故使液涕不收也。夫津液、涕、唾得热则干燥，得冷则流溢也。

《圣惠》治小儿肺脏伤冷，鼻流清涕。前胡散方

前胡去芦头　陈皮汤浸，去白瓤，烧。各半两　白茯苓　桂心　白术　人参去芦头　甘草炙微赤，锉　细辛各一分

上件药捣，罗为散。每服一钱，以水一小盏，煎至五分，去滓温服，日三四服。随儿大小以意加减。

《圣惠》治小儿脑户伤于风冷，鼻内多涕，精神昏闷。菊花散方

甘菊花　白术　细辛　白茯苓　甘草炙微赤，锉　防风　人参并去芦头。各一分

上件药捣，粗罗为散。每服一钱，以水一小盏，入生姜少许，煎至五分，去滓，不计时候。量儿大小以意分减，温服。

《圣惠》治小儿肺寒，鼻多清涕，精神不爽，少欲乳食。人参散方

人参　前胡各去芦头　细辛　杏仁汤浸，去皮、尖、双仁，麸炒微黄　桂心　甘草炙微赤，锉。以上各一分

上件药捣，粗罗为散。每服一钱，以水一小盏，入生姜少许，枣一枚，煎至五分，去滓，不计时候。量儿大小加减，温服。

张涣菊花散方　治鼻塞多涕等病。

甘菊　防风　前胡各一两　细辛　桂心各半两　甘草一分

上件药捣罗为细末。每服一钱，研入乳香少许。前荆芥汤调下，乳后。

《万全方》治小儿脑户伤于风冷，鼻内多涕，精神昏闷。川芎散方

川芎半两　甘菊花　白术　防风　人参　细辛　白茯苓　甘草炙。各一分

上件药捣，罗为散。每服一钱，以水一盏，生姜少许，煎至五分，去滓温服。

《圣惠》灸法：小儿多涕者，是脑门被冷风拍着及肺寒也。灸囟会一穴三壮，炷如小麦大，在上星上一寸，直鼻。

鼻干无涕第二十三

《圣惠》：夫小儿肺脏壅滞，有积热上攻于脑，则令脑热也。又肺气通于鼻，主于涕。若其脏有热，则津液干燥，故令无涕也。

《圣惠》治小儿脑热无涕，口干心躁，眠卧不安。宜服木通散方

木通锉　麦门冬焙，去心　川升麻各半两　知母　犀角屑　甘草炙、微赤，锉　杏仁汤浸，去皮尖、双仁，麸炒微黄。各一分　栀子仁三枚

上件药捣，粗罗为散。每服一钱，以水一小盏，煎至五分，去滓，不计时候。量儿大小，以意加减温服。

《圣惠》治小儿肺壅热，脑干无涕，时有烦躁。牛黄散方

牛黄细研　甘草炙微赤，锉。各一分　麦门冬一两，去心，焙　黄连去须　赤茯苓　犀角屑　铅霜　朱砂　龙脑各细研　川升麻　马牙硝　子芩各半两

上件药捣，细罗为散，入研了药，都研令匀。不计时候，用温蜜水调下半钱。量儿大小以意加减。

《圣惠》治小儿肺壅脑热，鼻干无涕，大肠秘涩，眠卧心躁。天门冬散方

天门冬去心，焙　川大黄锉，微炒。各半两　桑根白皮　川升麻　枳壳麸炒微黄，去瓤　甘草炙微赤，锉。各一分

上件药捣，粗罗为散。每服一钱，以水一小盏，煎至五分，去滓，不计时候。量儿大小分减，温服。

《圣惠》治小儿肺心壅热，鼻干无涕，咽喉不利，少欲乳食。射干散方

射干　川升麻　麦门冬去心，焙　柴胡去苗。各半两　黄连去须　犀角屑　子

苓　甘草炙微赤，锉。各一分

上件药捣，粗罗为散。每服一钱，以水一小盏，煎至五分，去滓。量儿大小，不计时候，加减温服。

《圣惠》治小儿肺气壅，脑热鼻干，心神烦躁，大小肠不利。犀角散方

犀角屑　麦门冬去心，焙　川大黄锉，微炒　黄芪锉。各半两　赤芍药　木通锉　枳壳麸炒微黄，去瓤　甘草炙微赤，锉。各一分

上件药捣，粗罗为散。每服一钱，以水一小盏，煎至五分，去滓。量儿大小，不计时候，加减温服。

《圣惠》治小儿脑热鼻干，宜用贴顶散方

芒硝　黄柏锉。各一分　地胆草　地龙粪各半两

上件药捣，细罗为散。以猪胆汁和，捏作饼子两枚，更互贴于囟门上。

《圣惠》治小儿脑热无涕。吹鼻散方

蟾酥一小豆大　消石　蚺蛇胆各一分

上细研如粉。每取少许，吹入鼻中尤良。

《婴孺》治小儿鼻干身热方。

上取韭根杵汁澄之，滴黑豆大内鼻中，立止。不可多用。

张涣犀角升麻散方　治脑热、肺壅鼻干病。

犀角末一两　川升麻　马牙硝　黄连各半两

以上捣、罗为细末。次用：

朱砂细研，水飞，半两　牛黄　龙脑各一分。细研

上件药捣，罗为细末。每服半钱，温蜜汤调下，乳食后。

《万全方》治小儿心肺壅热，脑干无涕，时有烦躁。麦门冬丸

麦门冬去心，焙，一两　龙脑细研，半分　甘草炙　犀角屑　粉霜　朱砂　马牙硝各研　生干地黄　子芩各半两　黄连　赤茯苓　牛黄研入。各一分

上件药捣，罗为末，入研了药都研令匀。每服半钱，以温蜜水调下。

鼻有息肉第二十四

《千金翼》论曰：凡人往往有鼻中肉塞，眠食皆不快利得鼻中出息，而俗方亦众，而用之皆无成效。惟见《本草》云：雄黄主鼻中息肉，此言不虚。但时人不知用雄黄之法，医者生用故致困毙。曾有一人患鼻不得喘息，余以成炼雄黄，日内一大枣许大，过十日，肉塞自出。当时即得喘息，更不重发。其炼雄黄法在《千金翼》仙丹方中具有之，宜寻求也，期有神验。

《千金》治小儿鼻塞生息肉方。

通草　细辛各一两

上二味捣末。取药如豆，着绵缠头内鼻中，日二。

《千金翼》治鼻中息肉。通草散方

通草半两　矾石一两，烧　真珠一铢

上三味下筛。展绵如枣核，取药如小豆，内绵头入鼻中，日三度。一方有桂心、细辛。各一两。

《千金翼》治齆鼻、鼻中息肉不得息方。

矾石烧　藜芦　附子炮。各半两　瓜蒂二七枚

上四味，各捣下筛合和。以小竹管取药如小豆大，内鼻孔中吹之，以绵絮塞鼻中，日再，以愈为度。一方加葶苈半两

《千金翼》治鼻中息肉塞鼻，不得喘息方。

上取细辛以口湿之，屈头内鼻中，

旁内四畔多着。日十易之，满二十日外，以：

葶苈一两　松萝半两

上二味捣筛。以绵裹薄如枣核大内鼻中，日五六易之。满二十日外，以吴白矾上上者二两，瓦坯裹相合令密，置窑中烧之，待瓦熟，取捣筛，以面脂和，如枣核大内鼻中，日五六易，尽更和，不得顿和，二十日外乃差。慎行作劳及热食并蒜面百日。

《千金翼》治齆鼻有息肉，不闻香臭方。

瓜蒂　细辛各半两

上二味为散。絮裹豆大，塞鼻中，须臾即通。

《千金翼》羊肝散　主鼻中息肉梁起方。

羊肝一具，干之　白术炮，四两　茯苓　通草　干姜炮　川芎各二两

上六味为散。食后以粥汁服五分匕，日二服，加至方寸匕。

卷第三十四

口唇喉齿　凡二十四门

口疮第一

《巢氏病源》口疮候：小儿口疮，由血气盛兼将养过温，心有客热，热熏上焦，故口生疮也。

《千金翼》曰：凡口疮忌食咸腻及热面、干枣等，宜纯食甜粥，勿食盐菜，三日即差。又口中面上生瘜肉，转大，以刀决溃去脓愈。

《婴童宝鉴》：小儿口疮是心脏积热，上发于口故也。

《葛氏肘后》小儿口疮方。

上烧葵，敷之良。

《葛氏肘后》支太医小儿口疮方。

上桑白汁、生地黄汁、赤蜜各半合相和，缓缓细敷儿口取差。

《葛氏肘后》口疮不得饮乳方。

上饮羊乳佳。《食疗》取羖羊生乳含。

《千金》治小儿口疮，不得吮乳方。

大青十八铢　黄连十二铢。《千金翼》用二两

上二味㕮咀，以水三升，煮取一升二合。一服一合，日再夜一。

《千金》又方

腊月猪脂一斤　蜜二升　甘草炙，如指大三寸

上三味合煎相得。含如枣大，稍稍咽之，日三。

《千金》又方

上用矾石如鸡子大，置醋中。涂儿足下，二七遍愈。

《千金》治小儿心热，口为生疮、重舌、鹅口方。

上用柘根锉五升，无根弓材亦佳。以水五升煮取二升，去滓，更煎。取五合，细细敷之，数数为之良。

《千金》治口疮白漫漫方。

上取桑汁，先以父发拭口，以桑汁涂之。

《千金翼》治口中疮，咽喉塞不利，口燥膏方。

猪膏　白蜜各一斤　黄连一两，切

上三味合煎，去滓，令相得。含如半枣，日四、五，夜二。

《千金翼》治积年口疮不差。蔷薇汤方

上用蔷薇根一升，以水七升，煮取三升，去滓。含之久久，极即吐之，定、更含。少少入咽亦佳。夜未睡已前亦含之。三日不差，更令含之，差为度。验秘不传也。

《千金翼》治口中疮，身体有热气痱瘰。蔷薇丸方

蔷薇根　黄芩　鼠李根　当归　葛根　白蔹　石龙芮　黄柏　黄芪　芍药　续断　黄连各一两　栝楼根二两

上一十三味末之，炼蜜和丸如梧子大。十丸，日三服。《千金》无黄连。

《外台》：《救急》疗小儿口疮方。

上以蛇蜕皮水渍令湿软，拭口内疮，一两遍即差。

《外台》刘氏疗小儿口疮方。

黄柏皮一两，切　乌豆一升

上二味，以水二升，煮取两合，去滓，重煎如锡，入少许龙脑研和，敷之甚良。

《宫气方》主小儿口疮通白及风疳疮蚀透者。

上以白僵蚕炒令黄色，拭去蚕上黄肉毛，为末，用蜜和，敷之立效。

《宫气方》治小儿口疮及风疳疮等。

上用晚蚕蛾细研，贴疮上妙。

《宫气方》治小儿口疮。

上用角蒿灰贴疮上。

《图经》主小儿口中热疮方。

上用故锦烧作灰，研为末，敷口疮上。

《圣惠》治小儿口疮，多睡，吐乳。龙胆丸方

龙胆去芦头　川大黄锉碎，微炒　茵陈各一分　人参去芦头　栀子仁　川朴硝　郁李仁汤浸，去皮，微炒。各半两

上件药捣，罗为末，炼蜜和丸如绿豆大。一二岁儿以温水研下三丸，看儿稍大，临时加之。

《圣惠》治小儿口疮，心热烦闷。黄连散方

黄连去须　大青　川升麻各三分　桑根白皮锉　甘草炙微赤，锉。各半两

上件药捣，粗罗为散。每服一钱，以水一小盏，煎至五分，去滓，放温。量儿大小分减服之。若与奶母服，即加栀子、黄芩各半两。每服三钱，以水一中盏，煎至六分，去滓，每于食后温服。

《圣惠》治小儿口疮烂痛，不问赤白，或生腮颔间，或生齿龈上。雄黄散方

雄黄　朱砂各细研　硝石　蚺蛇胆　黄连去须　石盐　苦参锉。各一分　鸡屎矾半分　麝香一钱，细研

上件药捣，细罗为散，都研令匀，日可三、五度涂之。

《圣惠》治小儿久患口疮不差，宜用此方。

蛤蟆涂酥，炙微黄　笋灰各半两　白矾灰　黄柏锉　黄连去须　晚蚕蛾微炒　川升麻各一分　蜗牛三七枚，去壳，微炒

上件药捣，细罗为散。每取少许，以白蜜和如膏，涂于疮上，日三用之。

《圣惠》治小儿口疮多时，气臭，生虫子。升麻散方

川升麻　黄芩　藁本　甘草生用　生干地黄　五倍子各一分　皂荚　诃梨勒皮　夏枯草以上三味烧灰。各半两

上件药捣，细罗为散。候儿睡时，即干掺于疮上，神效。

《圣惠》治小儿口疮。铅丹膏方

铅丹一分　铅霜半分　晚蚕蛾微炒　蛤粉各半钱　麝香一钱

上件药研令极细，用蜜二两熬成膏。每上取膏半钱，涂在口中。

《圣惠》又方

麝香　梧桐律　晚蚕蛾微炒　黄柏末各一分　朱砂半分

上件药都细研为散。每夜临卧时，于疮上薄贴之，不过三夜差。

《圣惠》治小儿一切口疮，止疼痛方。

没石子三分，微火炙令虚胀　甘草一分

上件药捣，细罗为散。每于疮上薄掺，盖令遍。

《圣惠》治小儿口疮肿痛方。

蟾酥　石胆各半钱　黄柏三钱，末

上件药细研令匀，炼蜜和丸如皂荚子大。每夜以水化一丸如饧相似，以篦子抹在口中。每夜一两上，不过两夜差。

《圣惠》又方

麝香半分，细研　蜜半两　黄丹一分　生地黄汁一合

上件药，先以蜜、地黄汁、黄丹同入铫子，以慢火熬令紫色，次下麝香，匀搅候冷。日三度涂于疮上。

《圣惠》又方

铜绿一钱，细研　白芷末，半两

上件药相合研匀，日三度掺贴于疮上。

《圣惠》治小儿百日以上，二三岁以来患口疮。宜服晚蚕蛾散方。

晚蚕蛾一分，微炒　麝香半分

上件药都细研为散。每用少许，掺于疮上，日再用之。

《圣惠》治小儿口疮赤烂。石胆散方

石胆半钱　蚺蛇胆　龙脑各一分

上件药同细研为散。每用少许涂于疮上，日三用之，以差为度。

《圣惠》又方

腻粉一钱　黄柏末半两

上件药相和令匀，薄薄掺涂之。

《博济方》治大人小儿口疮，紫金霜

黄柏如两指大二片，涂蜜，慢火炙令紫色　诃子一枚，烧过，盏子盖少时　麝香　腻粉各少许

上件药捣，罗为末。每服二字许，掺于舌上立差。

《博济方》治骨槽风，牙齿宣露，肿痒浮动，疼痛作时或龈烂生疮。兼治大人、小儿口疮。地骨皮散

地骨皮　麦蘖各一两　猪牙皂角半两❶　青盐一分

上件四味同杵令匀，粗入锅内炒过，再杵为末。每服看患大小用之，仍先以盐浆漱口了掺擦。

《谭氏殊圣方》：

小儿心脏不清凉，客壅伤神饶口疮。

钓引重舌言妨当，涎流不断似流浆。

待教食乳摇头怕，夜夜啼声哭断肠。

五胆三黄除客热，七香金箔甚为良。

保生丸

大黄　黄柏为末，别研　宣连各一分半　丁香一钱　麝香一字　金箔五片，以水银结砂子

上并细研，枣肉为丸如皂子大。温水化下一粒。

《谭氏殊圣》治小儿口疮方。

上用密陀僧，以文武火烧赤，地上以碗盖出火毒，为细末。临时干掺之。

茅先生治小儿口热生疮方。

黄柏用蜜涂，炙令紫色，秤半两　青黛炒，一分

上共为末。一日三、五次掺口内。常吃凉心药。

《婴孺》治小儿口疮如月蚀状，赤黑似瘤，有窍如有虫，吮之有血。黄连含汤方

黄连　矾石　细辛各二分　藜芦一分，炙

上以水三升煮二合。未食含满口，冬可暖之，儿大解语，可用含之，但以绵揾拭疮上。

《婴孺》治小儿口疮汤方。

水银一分　黄连六分

上二味，以水二升半煮五合。小儿不能含，以绵揾拭口中，日十遍。

《婴孺》治小儿口疮烂方。

羊乳汁　黄连

上以羊乳汁浸黄连，着口中，三上愈。

《婴孺》又方

上剋桑枝取汁，涂儿口疮上，日三。

《婴孺》又方

上用赤葵茎炙干为末，蜜和含之。

---

❶ 半两：原脱。据日抄本补。

《婴孺》又方

羊脂　薏苡根各二两

上煎熟，去滓，鸡翎涂疮上。

《婴孺》治小儿口疮方。

芍药　当归　黄连

上等分，乳汁浸，涂口中。

《婴孺》治口疮，白者肺噤，赤者心噤方。

上取鸡屎白枣大一块，绵裹，水一合煮二沸，分再服。

汉东王先生《家宝》治小儿、婴孺鹅口、重舌及口疮。青液散方。

青黛一钱　脑子少许

上研为末，每用少许敷舌上。

钱乙治小儿口疮方。

上用大天南星去皮，只取中心如龙眼大为细末，醋调涂足心。《谭氏殊圣》名必效散，仍用唾津调贴。

张涣桐律散方　治口疮、口吻病。

梧桐律　黄柏蜜炙　蛤粉各一分　晚蚕蛾一钱，微炒

以上捣、罗为细末。次用：朱砂半两，细研，水飞　麝香一钱，研　龙脑半钱，研

上件都研匀，每用少许掺贴患处。

《婴童宝鉴》治小儿口疮方。

黄丹一两　龙脑一字

上件用蜜调敷口中。

《惠眼观证》丹蜜膏　治嗽牙，儿口疮方。

上用黄丹一分，炒令紫黑色，蜜一分，同黄丹于饭上蒸两次，以竹篦子搅匀。以手点少许入口。

《惠眼观证》石胆散　治口疮方。

石胆不拘多少　龙脑少许

上为末掺之。

《刘氏家传》治口疮方。

上鸡内金细末，掺之立效。

《刘氏家传》金粉散　治小儿无故生口疮，不下乳食，只于脚心涂贴。

黄柏　天南星

上等分末。酽醋调，涂两足心；咳嗽，涂顶门。

《刘氏家传》治大人、小儿透舌口疮及疳疮。韩甲伏方。

上用柳木蛀蚛虫，不以多少，烧灰，烟尽为度。如无柳木，杂木虫亦得。为细末，入麝香少许，疮上无时干贴。

《刘氏家传》治小儿口疮　青黛散方

青黛　甘草生用　黄连　香白芷　密陀僧醋烧，别研。各等分

上为末，每用掺口内。

《张氏家传》治大人、小儿口疮方。

柴胡　吴茱萸

上件各等分为细末。每用一钱，好醋调涂脚心，男左女右。

《张氏家传》失笑散　治口疮，或唇裂破血出，及小儿赤白口疮，作热疼立效方。

元胡索　白僵蚕各三钱　黄连一钱　轻粉抄，二钱　麝香抄一分　铅白霜　硼砂　黄柏各半钱

上为细末。每用一捻，干贴舌上，出涎再贴，立效。

《庄氏家传》治未满月小儿口疮方。

上以没石子，细研少许置乳上，令儿吮之，乳入口即啼，取乳候少顷再用，不过三次愈。

《庄氏家传》治口疮方。

郁金　雄黄　甘草一半炙，一半生

上各一两为末，同和掺疮上，有涎吐之，每用少半钱许甚妙。又蛤粉水调涂脚心。

《王氏手集》治奶下儿子口疮方。

乌头尖七个　天南星一个

上二味为末，以地磨生姜汁调，于

男左女右脚心内涂之，不过三两次立愈。

《王氏手集》两蜜散　治小儿口疮方。

上用密陀僧不以多少末之。每用一字，蜜调涂唇上，儿舔之尽，口疮便安。

《吉氏家传》治口疮方。

密陀僧　黄丹等方

上为末，炼蜜和药，同熬成膏，鹅毛拂涂效。

善化陶宰传治小儿口疮　升麻散方

升麻　黄连各半两

上为末，干掺。

《朱氏家传》治小儿口疮方。

赤芍药　川大黄　宣连各等分

上件为末，以獖猪胆调涂囟门上，一日两次换。

长沙医者郑愈传治小儿口疮方。

青黛　黄连各二钱　甜硝　白僵蚕各三钱　马屁勃拳大

上件为末干掺。先用茱萸汤洗脚心，又醋面糊调茱萸末涂脚心。

长沙医者郑愈传治上焦热，口生白疮，膈中痞气。铅霜散方

铅白霜　粉霜各一钱　马牙硝　朱砂各二钱

上为末，每服使少许罨[1]于口内。

《婴童宝鉴》灸法：小儿口疮臭气，灸手心一壮。

口臭第二

《千金翼》治口臭方。

上浓煮细辛汁，含久乃吐却，三日当愈。

《千金翼》又方

上井华水三升嗽口，吐厕中。

《千金翼》又方

橘皮五分　木兰皮一两　桂心三分　大枣四十枚，去核，蒸之去皮

上四味末之，以枣肉丸如梧子大。服二十丸，日二服，稍稍至三十丸。一方有芎十八铢。

《千金翼》又方

桂心　甘草炙，等分

上二味细末，三指撮，酒服，二十日香。

《千金翼》又方

蜀椒汗　桂心各一两

上二味，服如前方。

《千金》灸法：灸劳宫。主大人、小儿口中肿，腥臭。

口干第三

《千金》治口干方。

上羊脂若猪脂鸡子大，擘之，内半升酢中渍一宿，绞取汁含之。

《千金》治口干，除热下气方。

石膏五合，研　蜜二升

上二味，以水三升，煮石膏取二升，内蜜，煮取二升，去滓。含如枣核大，咽汁尽，更含之。

《千金翼》治口干方。

上含一片梨即愈。夜睡，当时即定。

《千金翼》又方

羊脂鸡子大　酒半升　大枣七枚

上三味，合渍七日，取枣食之差。

《千金翼》又方

上遇夜勿食酸食及热面。

燕口疮第四

《巢氏病源》小儿燕口生疮候：此由脾胃有客热，热气熏发于口，两吻生

[1] 罨 yǎn：原作“菴”。罨有覆盖之义。

疮，其疮白色如燕子之吻，故名为燕口疮也。

《千金》治小儿燕口两吻生疮方。

上烧发灰，和猪脂敷之。

《千金》治燕口疮方。

上以白杨枯枝铁上烧，取湁[1]及热敷之。

《千金》又方

又以木履尾内煻灰中令热，取柱两吻，各二七遍。

《千金》治口吻疮方。

上以楸白皮湿贴之，三四度差。

《千金》又方

上取经年葵根，欲腐者弥佳，烧作灰及热敷之。

《千金》又方

上以新炊饭了甑及热，以唇口向甑唇上熨之，二七下三两上差止。

《仙人水鉴》治乳口疮，在口角上经月不差方。

桑叶捣汁　当门子末。各少许

上细研，涂之即差。

陈藏器治小儿吻疮方。

上以桑叶细锉，大釜中煎取如赤糖，涂之。

《圣惠》治小儿燕口生疮。胡粉散方

胡粉一分，炒令黄　黄连半两，末

上件药细研令匀，敷于疮上。

《圣惠》治小儿燕口及重舌，并生热疮方。

上以柘树根一握，洗去土，锉，水煎浓汁，去滓，更煎令稠，日三四上涂之。

《圣惠》又方

上鸡胵黄皮烧灰，研为末。以乳汁调半钱服之，日三服。

《圣惠》治小儿燕口及口内生疮方。

上羖羊髭烧灰，研为末。以腊月猪脂和，日三四上涂之效。

《圣惠》又方

上黄连一两，去须，捣、罗为末，用蜜调，蒸一炊久，旋旋与儿吃。

《婴孺》治小儿燕口，两吻有疮方。

上取鸡屎白三大豆，温酒和服，水下亦可。

唇口上生疮第五

《千金》治口傍恶疮方。

乱发灰　故絮灰　黄连　干姜炮

上四味等分为散，以粉疮上，不过三遍差。

《千金》治冬月唇干拆血出方。

上捣桃仁，以猪脂和，敷之。

《千金》治远行唇口面皴裂方。

上熟煎猪脂，将行夜常敷面。设行万里，野宿不损。

《千金》治唇边生疮久不差方。

上以八月兰叶十斤，绞取汁洗，不过三日差。

《圣惠》治小儿唇口吻生疮方。

上以新瓦捣，罗为末，以生油调涂之。

《圣惠》又方

上烧鸡屎白作末以敷之，有涎易之。

《圣惠》治小儿唇肿、生疮及口中生白疮欲烂方。

上于清旦，取桑根白皮中汁涂之效。

《圣惠》治小儿唇口卒生疮或痛痒方。

上用黄柏末，浓煎蔷薇根汁，调涂之立效。

---

[1] 湁 yì：原指烧松枝取汁。见《集韵》。

舌肿第六

《巢氏病源》小儿舌肿候：心候舌，脾之络脉出舌下，心脾俱热，气发于口，故舌肿也。

《千金》治舌肿强满方。

上满口含糖醋良。

《千金》又方

上饮羖羊乳即差。

《千金翼》治舌卒肿起如吹胞状，满口塞喉，气息欲不复，须臾不治杀人，治之方。

上以刀锋决两边第一大脉出血，勿使刺着舌下中央脉，血出不止杀人，血出数升，以烧铁令赤，熨疮数过，以绝血也。

《千金翼》又方

上含甘草汁佳。

《千金翼》治舌卒肿如吹胞，满口溢出，气息不得通，须臾不治杀人方。

上急以指刮破溃去汁即愈。亦可以铍刀于前决破之。《千金》云：两边破之。

《千金翼》又方

上以苦酒一升，煮半夏一十枚，令得八合，稍稍含漱吐之。半夏戟人咽，须熟，洗去滑尽用之，勿咽汁也。加生姜一两佳。

张锐《鸡峰方》治舌肿。

上以百草霜研细，醋调成膏。舌上下敷之，以针决出血汁敷之弥佳。

舌上疮第七

《巢氏病源》小儿舌上疮候：心候于舌，若心脏有热，则舌上生疮也。

《本草》治小儿舌上生疮，饮乳不得。

上以白矾和鸡子置醋中，涂足底二七即愈。

《千金》治小儿舌上疮方。

上以蜂房烧灰，屋间尘各等分，和匀敷之。

《千金》又方

又以桑白汁涂乳，与儿饮之。

《千金》又方

上以羊蹄骨中生髓，和胡粉敷之。

《千金》：舌主心脏，热即应舌生疮裂破，引唇揭赤，升麻煎泄热方。

蜀升麻　射干各三两　柏叶切，一升　大青二两　苦竹叶切　地黄汁各五合　生芦根　蔷薇根白皮各五两　生元参汁三合　赤蜜八合

上十味㕮咀，以水四升，煮取一升，去滓，下元参汁，令两沸，次下地黄汁，两沸，次下蜜，煎取一升七合，绵惹取汁安舌上含，细细咽之。

《外台》：《小品》小儿舌上疮方。

上以乌贼鱼骨烧末。以鸡子黄和涂之，至喉咽舌下遍敷，即差止。

《婴孺》治小儿舌疮方。

上烧葵根为灰，每用少许敷之。

张锐《鸡峰方》治口舌生疮久不差。

上野蔷薇根锉碎。每用一匙头，以水二盏同煎至六分，去滓，热含，冷即吐了。

《张氏家传》治大人、小儿口舌上生疮方。

龙脑半分　寒水石半两，烧，细研

上每掺于舌上少许。

《吉氏家传》治生下来三、五日烂舌上白疮，吃奶啼叫，敷涎膏方。

黄丹一分　轻粉一钱　蜜少许

上三味同匀，去饭上蒸一度，鹅毛扫入口舌上，一二次安。

舌上血出第八

《千金翼》治舌上黑，有数孔出血如涌泉，此心脏病也。方：

戎盐　黄芩　黄柏　大黄各三两　人参　桂心各二两　甘草一两，炙

上七味末之，炼蜜和丸。饮服十丸如梧子，日三服，仍烧铁烙之。

唇肿第九

《千金翼》治唇黑肿痛痒不可忍方。

上取四文大钱于磨石上，以腊月猪脂磨取汁涂之，不过数遍即愈。

《千金翼》又方

上以竹弓弹之，出其恶血立差。

《外台》：《小品》疗小儿唇肿及口中生白疮烂方。

上清旦斫桑木白皮取汁，以涂儿唇口即差。

紧唇第十

《圣惠》：夫脾与胃合为足阳明，其经脉起鼻环于唇，其支脉入络于脾，脾胃有热气则发于唇生疮，而重被风邪寒湿之气搏于疮，则微肿湿烂，或冷或热，乍差乍发，积月累年，谓之紧唇，亦名沉唇也。

《千金》治紧唇方。

上缠白布作大灯炷如指，安斧刃上，燃炷令刃汗出，拭取敷唇上，日二三度。故青布亦佳，并治沈唇。

《千金》又方

上用青布烧灰，以酒服之。亦可脂和涂。

《千金》治唇生核方。

上猪屎平量一升，以水投绞取汁，温服之。

《千金翼》治紧唇方。

上以乱发、蜂房及六畜毛烧作末，敷疮上。猪脂和亦佳。

《子母秘录》小儿紧唇方。

上以马芥子捣汁，先揩唇血出敷之，日七遍。马芥，即刺芥也。

《唐本草》注：治小儿紧唇方。

上捣赤苋取汁洗之。

《圣惠》治小儿紧唇，是五脏热，毒气上冲，唇肿反粗是也，宜用黄连散方。

黄连去须　甘草生，锉　寒水石　黄柏锉。各半两　槟榔一分

上件药捣，细罗为散。炼蜜调涂于唇上，一日两、三度换之。

《圣惠》又方

上捣刺蓟取汁，煎令浓。先以物揩唇上血，即涂之。

《圣惠》又方

上烂嚼泽兰心，安唇上良。

《圣惠》又方

上以葵根烧灰为末，以酥调封之。

《圣惠》又方

上烧自死蝼蛄灰，细研水调敷之。

《圣惠》又方

上炙松脂贴之。

《圣惠》又方

上烧乌蛇灰，细研，酥调敷之。

《圣惠》又方

上干蛴螬烧灰，细研，以猪脂和，临卧涂之差。

《圣惠》又方

上烧鳖甲令烟尽，细研，酥调敷之。

张涣葵根散方　治紧唇病。

葵根烧灰，一两　乌蛇烧灰　黄柏锉末　鳖甲烧灰，研。各半两

上件都研匀。每用半钱，以猪脂少许和，涂唇上，时时用。

唇青第十一

《巢氏病源》小儿唇青候：小儿脏气不和，血虚为冷所乘，即口唇青皖。亦有脏气热，唇生疮而风冷之气入。疮虽差之后，血色不复，故令唇青。

《仙人水鉴》小儿百日内，无故唇口青，不起饮乳。神仙方

大蓝采取，阴干　菱霄花　牙硝　蜀大黄各一分

上以上并捣为散，使羊髓丸之。将一丸研碎灌之，便吃乳也。余休官去后曾游湖湘三江，长忆云水修合此方，特行救悬危者千余人，皆表功，效殊妙。恐有热者可服，而寒者难用。

咽喉肿痛第十二喉中有疮附

茅先生：小儿生下中诈腮风壅候。浑身壮热，耳边连珠赤肿，喉中或结肉瘤起，有此为诈腮风壅。此候本固积，热甚即冲上乃如此。所治者，先微下夺命散，略与吐下风涎，方见急慢惊风门中。后用匀气散补，方见胃气不和门中。又用朱砂膏方见惊搐门中。夹天竺黄散与服，方见实热门中。又用葱涎膏贴腮肿处，方见囟风伤寒门中。如此调理三日即愈。如见恶候，恐传急惊。

《千金》治小儿卒毒肿着喉颈，壮热妨乳方。

升麻　射干　大黄各一两

上三味㕮咀，以水一升五合，煮取八合。一岁儿分三服，以滓薄肿处，冷更暖以薄。大儿以意加之。

《千金》升麻汤　治小儿喉痛，若毒气盛便咽塞，并主大人咽喉不利方。

升麻　生姜　射干各三两　橘皮一两

上四味㕮咀，以水六升，煮取二升，去滓，分三服。

《千金》治悬痈乘热暴肿长方。

干姜　半夏等分

上末，以少少着舌上。

《千金》又方

上盐末，以筯头张口柱之，日五。

《千金翼》治咽中肿，垂肉不得食方。

上先以竹筒内口中，热烧铁从竹中柱之，不过数度愈。

《千金翼》治热病口烂，咽喉生疮，水浆不得入膏方。

当归　射干　升麻各一两　附子半两，炮，去皮　白蜜四两

上五味切，以猪膏四两先煎之，令成膏下着地，勿令太热，内诸药，微火煎令附子色黄，药成，绞去滓，内蜜，复火上令相得，盛器中令凝。取如杏仁子大含之，日四五，辄咽之差。

《千金翼》治咽痛不得息。若毒气哽咽，毒攻咽喉方。

桂心半两　杏仁一两，去尖、皮，熬之

上二味为散，以绵裹如枣大，含咽其汁。

《千金翼》又方

上刺小指爪甲文中出血即差。左右刺出血，神秘立愈。

《千金翼》治喉卒肿不食方。

上用韭一把捣、熬，敷之，冷即易之佳。

《千金翼》又方

上含荆沥，稍稍咽之。

《千金翼》又方

上含上好酢，口舌疮亦佳。

《外台》：《古今录验》青木香汤

疗春夏忽喉咽痛而肿兼不利方。

青木香二两　黄连去毛　白头翁各一两

上三味切，以水五升，煮取一升半，分温三服。小儿一服一合。忌猪肉、冷水。

《外台》：《千金》疗小儿卒毒肿着喉颈，壮热妨乳方。

上煮桃皮汁三升服之。

《圣惠》治小儿咽喉肿痛塞闷方。

桑株上螳螂窠一两，烧灰　马勃半两

上件药同研令匀，炼蜜和丸如梧子大。三岁以下每服煎犀角汤，研下三丸，三岁以上渐渐加之。

《圣惠》治小儿卒毒肿着咽喉，壮热妨乳方。

上以马蔺子半两，水一中盏，煎至半盏，去滓，不计时候。量儿大小分减温服。

《圣惠》又方

上取牛蒡根细锉，捣汁，渐渐服之验。

《圣惠》又方

上以蛇蜕皮烧灰，细研为散。不计时候，用乳汁调下一字。

《圣惠》又方

上以露蜂房烧灰，细研为散。不计时候，用乳汁调下半钱。看儿大小以意加减。

《圣惠》治小儿脾肺壅热，咽喉肿痛。射干散方

射干　川升麻　百合　木通锉　甘草炙微赤，锉　桔梗去芦头，各一分　马牙硝半两

上件药捣，粗罗为散。每服一钱，以水一小盏，煎至五分，去滓，不计时候。量儿大小，以意加减温服。

《圣惠》治小儿咽喉肿塞疼痛，升麻散方

川升麻　木通锉　川大黄锉，微炒　络石叶　甘草炙微赤，锉　犀角屑以上各一分　石膏　川朴硝各三分

上件药捣，粗罗为散。每服一钱，以水一小盏，煎至五分，去滓，不计时候。量儿大小，以意加减温服。

《博济方》治小儿膈上壅热，唇口生疮，咽喉肿痛。玉芝饮子

甘草锉作半寸许，擘破，汤浸一日，微炒过　吴石膏研如粉。各四两　藿香三分　山栀子六两，去皮，炒令香

上件四味，同杵为细末。每服二钱，以新汲水调下。不以老幼，并加减服之。

《博济方》治小儿风热，咽喉肿痛，塞闷，生疮，摇头，燥闷及虫咬心痛。龙脑膏

龙脑半钱　白矾一分，铫子内炼过，煎却矾汁，候干为度　元明粉一钱　蝉壳三十个，去足，炒，研末　蛇蜕皮一条长二尺，用铁器上炼焦为度，旋除下黑色焦旨，再煿，须紧按实着铁器，焦后研为末　牛黄少许

上件六味一处烂研，入砂糖少许和为剂，丸如梧子大。冷水化破一丸服之。

《博济方》治大人、小儿咽喉肿疼，气息难通。绛雪散

硇砂为君，少许　白矾为臣，皂子大　马牙硝三分，三佐　硝石四两，四相　黄丹半两，五方　巴豆六两，六甲

上件用粗瓷罐子一个，先煨令热，后次第渐渐下药，巴豆逐个打破后有火焰尽，更入一个，续入蛇蜕皮一条，谓之七擒，以火养成汁，候结硬乃成也。每用少许，以竹筒子吹在患处。忌鸡、犬、妇人见，准腊月合之。

《养生必用》如圣汤　治喉闭，舌颊肿，咽喉有疮，咳嗽浓血方。

甘草炙，二两　桔梗一两

上为末。每服二钱，水一盏煎至七分，去滓，温服。急切不以时，日二三。张锐《鸡峰方》二味等分。

《养生必用》治咽中疮肿方。

蓖麻子去皮，一枚　朴硝一钱，研匀

上新汲水调作一服，未效再作。

《婴孺》治小儿咽喉病，不利乳哺。半夏汤方

半夏八个，洗　棘刺半升，西者　麦门冬半两　人参　甘草各一两

上切，以水三升煮一升，稍稍饮之。

张锐《鸡峰方》治咽喉肿痛闭塞。

白僵蚕生，去丝、嘴　马牙硝各二钱

上同为末。每服半钱，生姜汁调下，不以时。

韩枢密传大圣夺命玉雪无忧散方。

元参　管仲　白茯苓去皮　缩砂仁　甘草炙　滑石别研入　山豆根　川黄连去须　荆芥穗各半两　寒水石三两，火烧，细水中淬，别研入　硼砂三钱，别研入

上八味捣，罗为末，次入滑石等三味合和匀，每服半钱。此药理喉咽塞滞，口内生疮，心腹胀满，脾积癥块，解百药毒，如缠喉痹、风涎。主小儿虾嗽，奶瓣不消化，误咽下叫子、鱼骨、针刺、钱等。并药用半钱，先抄入口，次用新汲水一口咽之，任是百毒、硬物，可令除化，立有妙效。如要吃巴豆、针刺、麦糠、秇针、瓷瓦子等诸毒药、毒虫、硬物，只用药半钱与物相拌和吃之，用水一口下，并无防碍。但是心腹间有碍，亦如前法服之。润三焦，消五谷，除三尸，去八邪，辟九虫，趁瘟疫，专理渴病，除风涎，开牙关，神效不可具述，服者自当知之。

《张氏家传》治大人、小儿咽喉肿塞，疼痛，口舌生疮，上膈壅热毒。龙石散方

寒水石一斤，烧一两　朱砂一两一分，飞，研　生脑子一钱

上为细末。每用少许擦患处，咽津无妨。小儿疮疹，毒气攻口齿，先用五福化毒丹方见惊热门，太医局方同扫，次用此药擦之立愈。

《张氏家传》诸病无急于咽喉，死人最急。初觉咽喉肿痛，急宜此得效方。

上用白矾同白僵蚕二味等分为末，研生姜水调下一钱，不过两服即愈。如是禁定牙关，便用巴豆七粒剥去皮，擦巴豆油在四指大四方纸花子上，用红箸斜角卷之，却彻去红箸，男左女右，箸在鼻孔中，存一半在外，用灯点着外相纸花卷儿头，即时烟透喉中，牙关随手便开，以白矾少许吹在喉中，压下热涎即安。此病暴速，非其他病之可拟也。仓卒害人性命，不可不慎。

长沙医者丁时发传地龙散　治小儿风热，咽喉肿痛方。

郁金用皂角水煮干　甘草炙　白僵蚕　地龙各一两　蝎　牙硝各一分

上为细末。每服一钱，薄荷汤调下。儿小半钱。

长沙医者丁时发传治大人小儿风热，咽喉肿痛方。

白矾一两　巴豆二十一粒，饼内火煅

上为细末。每服一字，吹入口内或鼻内。

尸咽第十三

《千金翼》治尸咽语声不出方。

干姜十两，末之　酒　酥各一升

上三味，酒二合，酥一匙，姜末一钱匕和服之。日三，食后服。亦治肺病。

《千金翼》治尸咽，咽中痒痛，吐之不出，咽之不入，如中虫毒方。

上含生姜，五、十日差。

咽中噎第十四

《千金翼》治噎方。

上酥、蜜、生姜汁合一升，微火煎二沸。每服两枣许，内酒中温服。

《千金翼》又方

上以手巾布裹舂头糠，拭齿。

喉痹第十五

《巢氏病源》小儿喉痹候：候痹是风毒之气客于咽喉之间，与血气相搏而结肿塞。饮粥不下，乃成脓血。若毒入心，心即烦闷懊憹，不可堪忍，如此者死。

《婴童宝鉴》小儿候痹、马痹歌：

热毒喉中结作痈，名为喉痹食难通；
马痹颔间生肿痛，盛邪心烦命也终。

《玉诀》小儿咽肿喉闭候歌：

咽喉肿闭肺家殃，积热于中舌有伤；
风盛气攻丹肿毒，却愁生出脑疳疮。

此患，先解利宣泄脏腑，压热调气即安也。

《千金》治小儿喉痹肿方。

上用鱼胆二七枚，以和灶底土涂之，差止。《圣惠》用鲩鱼胆。

《千金》治小儿喉痹肿方。

桂心　杏仁各半两

上二味末之。绵裹如枣大，含咽汁。

《千金》：凡卒喉痹不得语，服小续命汤加杏仁一两。喉咙者，脾胃之候。若脏热喉则肿塞，神气不通，乌翣膏主之。

生乌翣十两　升麻三两　羚羊角　芍药　木通各二两　蔷薇根切，一升　艾叶六铢，生者尤佳　生地黄切，一五合　猪脂二斤

上九味㕮咀，绵裹，苦酒一升，淹浸一宿，内猪脂中，微火煎，取苦酒尽，不鸣为度，去滓。薄绵裹膏似大杏仁，内喉中，细细吞之。

《千金》治喉痹方。

上荆沥稍稍咽之。

《千金》又方

上以腊月猪尾烧末，水服之。

《千金》又方

上烧牛角末，酒服之。崔元亮云：凡小儿饮乳不快，觉似喉痹者，取此灰涂乳上，咽下即差。

《千金》又方

上熬杏仁令黑，含或末服之。

《千金》又方

上刺手小指爪文中，出三大豆许血，逐左右刺，皆须慎酒、面毒物。《千金翼》以绳缠手大指，刺出血一大豆以上差，云小指亦佳。

《千金》治喉痹卒不得语方。

上浓煮桂汁服一升，亦可末桂着舌下，渐咽之良。

《千金》又方

上煮大豆汁含之，无豆用豉亦佳。

《千金》又方

上以酒三合，和人乳半升，分二服。

《千金》又方

上烧炊帚作灰，三指撮，水服之。

《千金》又方

上用芥子末，水和薄之，干则易。

《千金》又方

上商陆、苦酒熬令浓，热敷之。

《千金》又方

上末桂心如枣核大，绵裹着舌下，须臾破。

《千金》治喉卒肿不下食方。

上以韭一把捣、熬，薄之，冷则易。

《千金》又方

上含上好醋。口舌有疮亦佳。

《千金翼》治喉痹咽唾不得方。

上半夏一味，细破如棋子十四枚，鸡子一枚，扣其头如粟大，出却黄白，内半夏于中，内酢令满，极微火上煎之。取半，小冷饮之即愈。

《千金翼》喉痹方。

上取附子一枚，去皮，蜜涂，火炙令干，复涂蜜炙。须臾含之，咽汁愈。

《千金翼》又方

上含蜀升麻一片立愈。

《外台》：《千金》升麻汤　主小儿喉痹痛。若毒气盛便咽塞，并大人喉咽不利方。

生姜　升麻　射干各二两　橘皮一两

上四味切，以水六升，煎取二升，分温三服。

《外台》刘氏疗小儿喉痹热塞方。

升麻五两，切　马蔺一合

上二味，以水一升，煎取二合。入少白蜜，与儿服之甚良。

《食医心鉴》小儿喉痹肿痛方。

上以蜂房烧灰，以乳汁和一钱匕服。

《食医心鉴》又方

上烧蛇蜕皮末，以乳汁服一钱匕。

《圣惠》治小儿喉痹肿塞不通，壮热烦闷，宜服犀角散方

犀角屑　桔梗去芦头　络石叶　栀子仁　甘草炙微赤，锉　川升麻各一分　马牙硝　射干各半两

上件药捣，粗罗为散。每服一钱，以水一小盏，煎至五分，去滓，不计时候。量儿大小，以意加减温服。

《圣惠》治小儿喉痹疼痛，水浆不入，马牙硝散方

马牙硝　马勃　牛黄细研　川大黄锉，微炒　甘草炙微赤，锉。以上各一分

上件药捣，细罗为散。不计时候，以新汲水调下半钱。更量儿大小以意加减。

张涣射干汤　治风热上搏于咽喉之间，血气相搏而结肿，乳食不下，名咽闭方。

射干　川升麻各一两　马牙硝　马勃各半两

上件捣，罗为细末。每服一钱，水一盏，煎至五分，去滓放温，带热服，食后。

《聚宝方》治急喉痹。

木贼用牛粪饼子火烧，每三两茎才匀着便取出，再取烧

上一味为末。每服一钱，冷水研，米汁清调下。小儿腊茶清调下半钱入口，肿破血出即安。三日内未得吃粟米粥饭。

《吉氏家传》治咽喉涎壅喉闭等疾方。

郁金大者，一个为末　轻粉抄一钱匕　巴豆七粒，四粒熟三粒生，熟者是去油，生者生用

上和合药，先左研四十九遍，然后一向顺研令匀，次入轻粉。每用一字，管子吹入喉中。

《吉氏家传》治喉闭。夺命散。与大人同治方。

朴硝　白矾　天南星各半两

上为末。小儿每服半钱，水一盏同煎二分；大人水一盏药三钱，煎七分，作一服。

长沙医者郑愈传治喉闭方。

上用马蔺子为末。每服半钱，麦门冬熟水调下。

《圣惠》灸法：喉痹，灸天突一壮，在项结喉下三寸两骨间，柱如小麦大。

马痹第十六

《巢氏病源》小儿马痹候：马痹与喉痹相似，亦是风热毒气客于咽喉颔颊之间，与血气相搏，结聚肿痛，其状从颔下肿连颊，应喉内痛肿塞，水浆不下，甚者脓溃。毒若攻心，则心烦懊闷至死。

《千金》凡喉痹深肿连颊，吐气数者，名马喉痹，治之方。

上以马衔一具，水二升，煮取一升，分三服。

《千金》又方

上以马鞭草根一握，勿中风，截去两头，捣取汁服。

《千金翼》治马喉痹方。

上烧马蔺根灰一方寸匕，烧桑枝，沥汁和服。

缠喉风第十七

太医局解毒雄黄丸　解毒，治缠喉风及急喉痹，卒然倒仆，失音不语，或牙关紧急，不省人事方。

雄黄飞　郁金各一钱　巴豆去皮，出油，二七个

上为末，醋煮，面糊为丸如绿豆大。用热茶清下七丸，吐出顽涎，立便苏省。未吐，再服。善治缠喉风及走马喉闭，卒死倒地，失音不语，以至牙关紧硬，不知人事。如至死者，心头犹热，灌药不下，即以刀尺铁匙斡开口灌之，但药下喉咙，无有不活，吐泄些小无妨。及上膈壅热，痰涎不利，咽喉肿痛，赤眼痈肿，一切毒热并宜服之。如小儿患喉咙赤肿及惊热痰涎壅塞，服二丸或三丸。量儿大小加减。

《养生必用》治缠喉风，咽中如束气不得通方。

蛇蜕炙　当归切，焙，等分

上为末，温酒一钱，得吐为良。未效再作，切忌针灸。

《张氏家传》异功散　治缠喉风，诈腮，喉闭及咽喉一切患方。

盆消一两　甘草炙，六钱　诃子肉　白僵蚕　贯众　马勃　蛇蜕皮点油、醋，慢火炒令黄色。各半两　硼砂　元精石各一两

上为细末。每服用一字，以芦筒子吹咽喉内。缠喉风，磨刀水调下半钱，寻常置舌根下用。

《张氏家传》治缠喉风，喉闭，牙宣，牙痈，走马疳，口疮等方。

上蚕蜕纸烧存性，少入龙脑，蜜丸如鸡头大。含化，小儿减少。如牙宣痈肿，揩贴龈上，如有走马牙疳加麝香擦贴立愈。

《庄氏家传》治小儿急喉闭及缠喉风方。

元参　鼠黏子半生半熟，炒，为末。各一两

上二味为末。新汲水调下立差。

安师传缠喉风药方。

上以火炊草一大把，舂烂，用水一钵，冲取汁漱，咽中渐宽，即下小续命汤加[1]蔓荆子、何首乌、薄荷、荆芥各少许，与小续命汤多少相等咽下，使一人守之，连数服，肿消乃退。

齿痛第十八

《千金翼》治齿痛方。

上，夜向北斗，手拓地，灸指头地。咒曰：蝎虫所作断木求，风虫所作灸便

---

[1] 加：原作“如”。据文义改。

休，疼痛疼痛北斗收，即差。

《千金翼》又方

上，人定后向北斗咒曰：北斗七星，三台尚书某甲患龈，若是风龈闭门户，若是虫龈尽收取。急急如律令，再拜三夜作。

《千金翼》治牙疼方。

上用苍耳子五升，以水一斗，煮取五升，热含之，疼则吐，吐复含，不过二剂愈。无子，茎叶皆得用之。

《千金翼》又方

上莽草五两切，以水一斗，煮水五升，含漱之，一日令尽。

《千金翼》又方

上内藜芦末于牙孔中，勿咽汁，神良。

《千金翼》又方

上取门下桃橛烧取湽汁，少少内孔中，以蜡固之。

《千金翼》针牙痛方。

针随左右边疼，手大指、次指、掌间，入一寸。得气，绝补三十九息。

《千金翼》灸牙痛方。

上取桑东南引枝，长一尺余，大如匙柄，齐两头，口中柱着痛牙上，以三姓火灸之。咒曰：南方赤帝子，教我治虫齿，三姓灸桑条，条断蝎虫死。急急如律令，大效。

《千金翼》含漱汤　主齿痛方。

独活　黄芩　川芎　当归各三两　细辛　荜茇　丁香各一两

上七味㕮咀，水五升，煮取二升半，含漱之，食顷乃吐，更含之。一方有甘草二两。

《千金翼》又方

上含白马尿，随左右含之，不过三口差。

张涣藁本散方　治卒痛病。

藁本　白附子　川芎　莽草各半两，并捣，罗为细末　青黛　芦荟　麝香各一钱。研细

上件都再研匀。每用一字，涂揩患处。

善化陶宰传小儿牙齿黑蛀，气息疼痛。雄黄丸方

雄黄二钱　麝香半钱

上为细末，较饭和为梃子，安在牙内。

齿龈宣露第十九

《巢氏病源》小儿齿根血出候：手阳明、足太阳之脉并入于齿。小儿风气入其经脉，与血相搏，血气虚热，即齿根血出。

《千金翼》治齿血出不止方。

上刮生竹茹二两酢渍之，令其人解衣坐，乃别令一人含噀其背上三过，并取竹茹浓煮取汁，勿与盐，适寒温含漱之，终日为度。

《外台》：《肘后》治齿龈宣露出血，所以日月蚀未平复时。特忌饮食，小儿亦然方。

上用蚯蚓粪，水和作稠泥团，以火烧之令极赤，末之如粉，以腊月猪脂和，敷齿龈上，日三，即差。

茅先生治小儿牙宣，齿缝出血方。

苦参末，一两　白矾灰，一钱

上为末。一日三次揩牙上，立验也。

张锐《鸡峰方》治齿间血出。

上以苦竹叶不以多少，水浓煎取汁，入盐少许，寒温得所含之，冷即吐了。

张锐《鸡峰》又方

上用童子小便半升，分为三两次含之，冷即吐了。

《庄氏家传》治小儿唇口臭烂，齿

龈宣露。麝香散方

麝香　雄黄　芦荟　白龙骨各一钱　密陀僧二钱　石胆半两，生　干蟾一个，重一两者入瓶，烧存性

上合研令极匀细，先用绵子缠筯头上，以盐、矾、浆水轻轻洗过，然后贴药。

齿根肿痛第二十

《千金翼》齿根肿痛方。

生地黄　独活各一两

上二味切，以酒渍一宿含之。

《千金翼》又方

上常以白盐末封齿龈上，日一夜二。

《千金翼》又方

上扣齿三百下，日一夜二，即终身不发，至老不病齿。

《千金翼》治齿牙根摇欲落方。

上以生地黄大者一寸，绵裹着牙上嚼，咽汁，汁尽去之，日三即愈。可十日含之，更不发也。

《千金翼》齿根肿方。

松叶一握　盐一合　好酒三升

上三味，煎取一升含之。

《千金翼》治齿根空肿痛，困毙无聊赖方。

独活四两　酒三升

上二味于器中渍之，煻火煨之令暖，稍稍沸，得半去滓，热含之，不过四五度。

《千金翼》又方

上取地黄如指大，长一寸，火炙令大热，着木椎之，以绵裹着齿上嚼之，咽汁尽即易，三易差止。

《千金翼》又方

上烧松、柏、槐枝令热，柱病齿孔，须臾虫缘枝出。

《千金翼》治牙龈疼痛方。

杏仁一十枚，去皮尖、两仁者　盐末方寸匕

上二味，以水一升煮令沫出，含之味尽吐却，更含，不过再三差。

《养生必用》治小儿牙方。

牛蒡子炒香，一分　乳香一钱

上为末。入白面少许，温水调涂。

《养生必用》又方

上用大硼砂研细，水化，鸡羽扫。

龋齿第二十一

《巢氏病源》小儿齿痛风龋候：手阳明、足太阳之脉并入牙齿。风气入其经脉，与血气相搏，齿即肿痛，浓汁出，谓之风龋。

《千金翼》治齿龋方。

上切白马悬蹄，可孔塞之，不过三度。《圣惠方》用夜眼。

《圣惠》治小儿齿痛风龋，连腮微肿。蛤蟆散方

干蛤蟆一枚，烧灰　青黛细研　柑子皮　细辛　白鸡粪　薰黄以上各一分　麝香细研　干姜炮制，锉。各半分

上件药捣，细罗为散，都研令匀。以薄绵裹少许，内龋孔中，日一易之。

《圣惠》又方

白附子　藁本　细辛　川芎　莽草以上各一分

上件药捣，细罗为散。以薄绵裹少许，着龋齿上。

《圣惠》治小儿风龋齿痛及虫蚀疼痛，黑烂方。

青黛细研　鸡粪白烧灰　藁本　细辛　雄黄细研。各一分　麝香少许，细研

上件药捣，罗令细，同研令匀。旋取少许，敷牙齿上。

《圣惠》又方

上以郁李根白皮五两，锉，以水一大盏半，煎取一盏热含，冷吐之，当吐出虫。

《圣惠》又方

上以皂荚炙去皮子，捣末。取少许着齿痛上差。

《圣惠》又方

上以松柏脂，捏锐如锥，柱齲孔内，须臾齲虫缘松脂出，即差。

《圣惠》又方

上以鸡舌香半两，细锉，以水一中盏，煎至六分，去滓热含，冷吐。

蚛齿第二十二裂齿附

《千金翼》治虫蚀齿疼痛方。

上闭气细书曰：南方赤头虫飞来，入某姓名裂齿裹。今得蝎虫孔，安置耐居止。急急如律令。小笺纸内着屋柱北边蝎虫孔中，取水一杯，禹步如禁法，还诵上文，以水沃孔，以净黄土泥之，勿令泄气，永愈。

《千金翼》治虫蚀齿根肉黑方。

上烧腐棘，取淄涂之十遍，雄黄末敷即愈。若齿黑者，以松木灰揩之，细末雄黄，涂龈百日，日再涂之。七日慎油、猪肉，神效。

《千金翼》治齿蚛方。

上以檜一枚，令病人蹲坐，横檜于膝上，引两手寻使极，住手伸中指，炙中指头檜上三壮，两头一时下火，病人口诵咒曰：啾牙虫，名字鹘，莫啾牙，莫啾骨。灸人亦念之。

《千金翼》治裂齿方。

上以腐棘针二百枚，以水二升，煮取一升，含嗽之，日四五差止。

《千金翼》又方

上取死曲蟮末，敷痛处即止。

日华子治小儿风蚛牙方。

上浓煎郁李仁水含之。

《聚宝方》黄龙散

治齿龈痟虫，有窍子不合者。

龙实龙骨中有之，深黄或淡黄，土褐色，紧探人舌者是　白矾　蜗牛壳　南粉　牛黄各一钱

上五味为末。每用少许贴窍子内，时时用之。

齿落久不生第二十三

《千金》治小儿齿落久不生方。

上以牛屎中大豆二七枚，小开豆头，以注齿根处，数度即生。

《千金》又方

上取雄鼠屎二七枚，以一屎拭一齿根处，尽此，上二十一日即生。雄鼠屎头尖。

《经验方》治小儿大人多年牙齿不生。

上用黑豆三十粒，牛粪火内烧令烟尽，细研，入麝香少许，一处研匀，先以针挑不生齿处令血出，用末少许揩，不得见风。忌酸咸物。

《圣惠》治齿落久不生方。

上取路傍遗却稻粒，于齿落处点三、七下，其齿自生，神效。

《灵苑》治大人、小儿生齿神验方。

上用雄雌鸡粪各十四颗，焙干，同研如粉，入麝香少许。仍先以针挑破损齿脚下出血，将散子敷之。年高者不过二十日生，年少者十日。不计伤损及少自退落，并再生。

颊车蹉闪第二十四*牙车急附*

《千金》治失欠颊车蹉闪不合方。

上用一人以手指牵其颐以渐推之，则复入矣，推当急出指，恐误齿伤人指也。

《千金》失欠颊车蹉方。

上消蜡和水敷之。

《千金翼》治牙车急，口眼相引，舌不转方。

牡蛎熬　伏龙肝　附子炮，去皮　矾石烧

上四味，等分末之。以白酒和为泥，敷其上，干则易之，取差止。

《千金》灸法：失欠颊车蹉，灸背第五椎，一日二七壮，满三日。未差。灸气冲二百壮，胸前喉下甲骨中是，亦名气堂。

《千金》又灸足内踝上三寸宛宛中，或三寸五分百壮，三报，此三阴交穴也。

卷第三十五

一切丹毒　凡三十八门

丹候第一

《巢氏病源》小儿丹候：风热毒气，客在腠理，热毒搏于血气，蒸发于外，其皮上热而赤，如丹之色，故谓之丹也。若久不差，即肌肉烂伤。《圣惠方》：若久不歇则肌肉坏烂，若毒气入腹则杀人也。

土虺丹：发两手指，作红丝，迤渐下行至关节，便杀人。已下丹无方者，可于一切丹门中求之。眼丹：眼卒然赤肿，生翳，至有十数翳者是也。五色丹：发而变改无常，或青、黄、白、黑、赤。茱萸丹：发初从背起，遍身如细缬。赤丹：丹之纯赤色者是也。白丹：初发痒痛，微虚肿，如吹奶起，不痛不赤，而白色者是也。黑丹：初发痒痛，或熛肿起，微黑色者是也。殃火丹：发两胁及腋下膀上。神火丹：发两膀，不过一日便赤黑。野火丹：发赤斑斑如梅子，遍背腹。骨火丹：初发在臂起，正赤若黑。家火丹：初发着两腋下，两膀上。火丹：往往如伤寒，赤着身而日渐大。丹火：其状发赤，如火之烧，须臾熛浆起者是也。朱田火丹：先发背起遍身，一日一夜而成疮。天灶火丹：发两膀里尻间，正赤流阴头，赤肿血出。赤流丹：身上或一片片赤色，如燕脂染及，渐引，俗谓之流。若因热而得者色赤，因风而得者色白，皆肿而壮热是也。赤游肿：其状皮肤赤而肿起，行游不定者是也。风火丹：初发肉黑，忽肿起。暴火丹之状带黑䏽色。游火丹：发两臂及背如火炙。石火丹：发通身，自突起如细粟大，色青黑。郁火丹：发从背起。赤黑丹：本是毒热折于血气，蕴蒸色赤而复有冷气乘之，冷热互交，更相积瘀令色赤黑。厉火丹：发初从髂下起，背赤能移走。飞火丹：着两臂及背膝。留火丹：发一日一夜便成疮，如枣大正赤色。

蓝注候：小儿为风冷乘其血脉，血得冷则结聚成核，其皮肉色如蓝，乃经久不歇，世谓之蓝注。方从一切丹门求。

《颅囟经》：黄帝问岐伯曰：后生少稚多被恶疾、丹毒，二品若分？岐伯曰：阳解百年一十以上为毒，一十以下为丹。丹毒一也，随其大小分别之。治之有毒至依方万无一差。喻人间男女皆遭丹毒之有毒至体，此枉死者复何限哉。良由信邪师之语，仍被恐之。过昧之人，勿与下手，请依方用之。今出此图形状如后。

伊火丹从两胁起。神灶丹从肚起。尿灶丹从踝起。胡吹灶丹从阴囊上起。天火丹从腹背遍身起。天雷丹从头项起。熛火丹从背甲起。胡漏灶丹从脐中起。废灶丹从曲臂起。神气丹从头背上起。土灶丹从阴踝起。朱黄丹赤豆色遍身上起。萤火丹从耳起。野龟丹从背脊起。鬼火丹从面上起。

《婴童宝鉴》小儿诸般丹毒歌：

丹火初成似火烧，天火浑身赤转饶。

伊火膀边青黑色，厉从额上起根苗。

臀并谷道熛丹毒，如带鷩红暴火调。

留火发时一日甚，变改无时五色摽。

家火频连双腋乳，天灶内肿到阴尻。

背并膝赤飞丹病，股内脐阴尿灶招。

一切丹第二

《本草》治小儿诸热丹毒。

上并以水银服，生银少许，功胜紫雪。

《千金》治小儿丹毒方。

上捣慎火草，绞取汁，涂之良。

《千金》治丹毒大赤肿，身壮热，百治不折方。

寒水石十六铢，《圣惠》用二十四铢　石膏十三铢，《圣惠》用二十四铢　蓝青十二铢，冬用干者，《圣惠》同　犀角八铢，《圣惠》用二十四铢　柴胡八铢，《圣惠》用二十铢　杏仁八铢，《圣惠》用二十四铢　知母十铢，《圣惠》用十二铢　甘草炙，用五铢，《圣惠》用十二铢　羚羊角镑屑，六铢，《圣惠》用三分　芍药七铢，《圣惠》用三分　栀子十二铢，《圣惠》同　黄芩七铢，《圣惠》用二十四铢　竹沥一升　生葛汁四合，澄清　蜜二升，《圣惠》同

上十五味㕮咀，以水三升，并竹沥，煮取一升三合，去滓，内杏仁脂、葛汁、蜜，微火煎取二升。一二岁儿服二合，大者量加之。《圣惠》蓝青散，药味同，分两不同。

《千金》治小儿丹肿及风毒、风疹。麻黄汤方

麻黄去根节，一两半　甘草炙　独活　射干　桂心　青木香　石膏　黄芩各一两

上八味㕮咀，以水四升，煮取一升。三岁儿分为四服，日再。

《千金》治小儿恶毒丹及风疹。麻黄汤方

麻黄　升麻　葛根各一两　射干　鸡舌香　甘草炙。各半两　石膏半合

上七味㕮咀，以水三升，煮取一升。三岁儿分三服。日三。

《千金》治小儿数十种丹。溻汤方

大黄　甘草炙　当归　川芎　白芷　独活　黄芩　芍药　升麻　沉香　青木香　木兰皮　芒硝各三两

上十三味㕮咀，以水一斗二升，煮取四升，去滓，内芒硝，以绵搵汤中，适寒温溻之，干则易之，取差止。

《千金》治小儿丹毒方。

上捣马齿苋一握，取汁饮之，以滓敷之。《圣惠》绞汁涂之。

《千金》又方

上捣赤小豆五合，水和取汁，饮之一合良，滓涂五心。

《千金》又方

上浓煮大豆汁涂之良。差亦无瘢痕。

《千金》又方

上用腊月猪脂和釜下土敷之，干则易。

《千金翼》治小儿丹肿方。

枣根　升麻　白蔹　黄柏　黄连　大黄　栀子　甘草生用。各二两　生地黄汁一升

上九味切，以水一斗四升，煮取七升去滓。内地黄汁煎三沸，以故帛两重内汤中，以溻丹上。小暖即易之，常令温。

《千金翼》泽兰汤　主丹疹入腹杀儿方。

泽兰　川芎　附子炮，去皮　莽草　藁本　细辛　茵芋各半两

上七味㕮咀，以水三升，煮取一升半，分四服。服此汤然后作余汤洗之。

《千金翼》溻汤　主丹、痈疽始发焮热，浸长进方。兼主小儿丹长。忌

近阴。

升麻　黄连　大黄　川芎　羚羊角　当归　甘草各二两　黄芩三两

上八味以水一斗，煮取五升去滓，又还铛中，内芒硝三两，火上令一沸，贴帛溻肿上数过，肿热便随手消尽。

《外台》刘氏疗小儿油丹赤肿方。

上用瓜蒌三大两，以酽醋捣药以敷之佳。

《外台》刘氏又方

上取荞麦面以醋和，涂之差。

《外台》：《救急》疗小儿赤丹，一名丹瘤方。

上取小豆捣末，以鸡子白和涂之、以差为度。先以针决丹上，然后敷之。《千金》亦疗火丹。

《外台》：《古今录验》疗月内儿发丹方。

升麻二分，《圣惠》用一分半　黄芩二分，《圣惠》用一分　犀角二分，《圣惠》用一分　甘草一分，炙，《圣惠》用半分　柴胡二分，《圣惠》用一分　大黄别浸二分，《圣惠》用一分　兰叶切，三合，《圣惠》用一两　栀子仁八分，《圣惠》用一分　石膏三分，《圣惠》用一分半

上九味切，以水一升二合，煮取八合，下竹沥四合，更煎取一半，去滓，分二服甚妙。

《外台》：《古今录验》又方

上捣蓝汁涂之。

《外台》：《广济》疗小儿丹毒方。

青蓝汁五合　竹沥七合

上二味相和，分为二三服。大小量之，一合至三合。

《简要济众》治小儿丹毒从脐中起方。

伏龙肝是年深灶下黄土，研为末

上以屋漏水和如糊，敷患处，干即再敷，以差为度。用新汲水调亦得。

《修真秘旨》治小儿丹瘤方。

上用蓖麻子五个去皮，研入面，一匙水调，涂之甚效。

陈藏器治小儿丹毒方。

上以淬铁水一合饮之，此打铁器时坚铁糟中水。

陈藏器治小儿丹毒寒热，腹内热结方。

上以积雪草捣，绞汁服之。东人呼为连钱草，叶团如钱，蔓生溪间边及阴湿地。

陈藏器治小儿丹毒方。

上用旋花根、苗捣，绞汁服之。俗呼鼓子花子也。

《子母秘录》治小儿丹烦方。

上用柳叶一斤，水一斗，煮取三升，去滓，溻洗赤处，日七八度。

《子母秘录》治痈疮、疽、痔瘘、恶疮，小儿丹方。

上用桐木皮水煎，敷。

《子母秘录》治痈疽、痔瘘、恶疮及小儿丹方。

上末蛴螬敷上。

《子母秘录》治小儿丹方。

上用鲫鱼肉细切五合，小豆捣屑三合，合和更杵如泥，和水敷上。

《食疗》治小儿丹方。

上以鲤鱼血涂之即差。

姚和众治小儿毒破作疮，黄水出方。

上焦炒豉令烟绝，为细末，油调敷之。

《圣惠》治小儿一切丹，遍身壮热，烦渴。升麻散方

升麻　川大黄锉碎，微炒　黄芩各一分　川朴硝　麦门冬去心　葛根锉。各三分

上件药捣，粗罗为散。每服一钱，以水一小盏，煎至五分，去滓放温，不

计时候。量儿大小分减服之。

《圣惠》治小儿一切丹遍身赤痛。大黄散方

川大黄锉碎，微炒　防风去芦头。各半两　川升麻　黄芩　麻黄去根节　秦艽去苗。各一分　川朴硝三分

上件药捣，粗罗为散。每服一钱，以水一小盏煎至五分，去滓放温，不计时候。量儿大小分减服之。

《圣惠》治小儿一切丹发无常处，体热如火烧，宜用升麻膏方。

川升麻　川大黄　景天草　蛇衔　栀子仁　寒水石　川芒硝　蓝叶　生地黄　芭蕉根　羚羊角屑　梧桐皮各半两

上件药细锉，以竹沥浸一宿，明日漉出，却入铛中，用腊月猪脂一斤，于慢火上熬一食久，承热以绵滤去滓。候冷成膏，以瓷合盛。旋取摩之，兼以膏如枣核大，以竹沥调服之。

《圣惠》治小儿一切丹，通用慎火草散方

慎火草　紫葛锉　硝石各半两

上件药捣，细罗为散，用冷水调涂之，干即再涂，以差为度。

《圣惠》治小儿一切丹，遍身体热。硝石散方

硝石一两　乳香一分

上件药细研为散，以鸡子白调涂之。

《圣惠》又方

太阴元精石一两　白矾一分

上件药细研为散，以水调涂之。

《圣惠》又方

上以浮萍草，研如泥敷之。

《圣惠》又方

上以蓝靛涂之，热即更涂。

《圣惠》又方

上取韭畦中土，以水调涂之。

《圣惠》又方

上取粟米，以水煮浓汁洗之。

《圣惠》又方

上取地龙粪，以水研如泥涂之。

《圣惠》治小儿一切丹及诸毒肿方。

上鼠黏草根洗去苗，捣，绞取汁，每服半合。量儿大小，分减服之。

《圣惠》治小儿一切丹方。

上用芭蕉根捣，绞取汁，涂之。

《圣惠》又方

上取蒴藋捣，绞取汁，涂之。

《圣惠》又方

上以景天花烂捣，敷之。

《圣惠》又方

上以川芒硝以水研，涂之。

《婴孺》：凡小儿病丹，此病发起暴卒，急者不治。凡人养小之家，当先察审病源初起端倪，寻方观图，视病形象随用别药。余少采之，救差者甚众，故复记之。治丹毒天下极验无及水中药。但有患热毒、丹肿百药不差者方。

上以水藻不拘多少，切烂捣熟，敷丹上，厚三分许，干则易之，则察则止。

《婴孺》治小儿丹方。

升麻　柴胡　石膏　栀子仁各五分　大黄　生葛各八分　子芩六分　犀角屑　杏仁　芍药各四分　甘草三分，炙　竹沥八合

上切，以水三升并沥煮一升，为三服，此是一岁儿服量之。

《婴孺》治小儿丹毒。溻方。

升麻　犀角屑　白蔹　黄芩　栀子各三两　蓝叶切，一升　石膏四合，碎　生地黄四两

上以水五升，竹沥二升煮二升半，去滓。沾帛溻之，干即易。

《婴孺》又方

葅菜切，一升　豉五合　芒硝五两

上杵，以水和如泥，封之。

《婴孺》又方

上以猪槽下泥，敷之立已。

《婴孺》又方

上黄龙汤服三合，并涂之。

《婴孺》又方

上取生麻油涂之。

《婴孺》治小儿恶毒、丹毒赤及风疹方。

上以甘草杵敷之。

《婴孺》又方

上以小豆屑五合，生麻油和如泥涂之。

《婴孺》又方

上杵蔓菁根敷之。

《婴孺》又方

上取妇人月水衣洗，敷毒处，不洗中央散广去。

《婴孺》又方

上以白鹅血敷之，干即易之。

《婴孺》治小儿半身皆红，渐渐长引者方。

牛膝　甘草等分

上切，以水五升煮之沸，去滓，和灶下黄土封之。

钱乙治热毒气客于腠理，搏于血气，发于外皮，上赤如丹。白玉散方

白土一钱五　寒水石半两

上末之，用米醋或新水调涂。

张锐《鸡峰方》治丹瘤。

上捣细，豆豉水和敷之。

张锐《鸡峰》又方

上栀子去皮，为末，水调涂之。

张锐《鸡峰》又方

上生地黄捣烂取汁，涂之。

张锐《鸡峰》又方

大黄末　芒硝等分

上合研匀，水调涂之。

《刘氏家传》小儿发丹方。

当得草子或叶小儿多摘搭额者　沙苋等分

上捣烂，绢裹磨患处，立效。

《庄氏家传》治丹瘤方。

上木鳖子新者去皮，细研醋调，以鸡翎敷，随手消。

《孔氏家传》治小儿丹瘤方。

赤小豆　蛤粉

上等分为末，用园荽汁调涂。

《吉氏家传》治小儿丹、疮遍赤方。

上末浮炭打铁者。细罗蜜调，敷之随手差。

《吉氏家传》发丹，遍身热，服前《圣惠》六味升麻散后，更宜涂此方。

滑石　乳头香各一分

上以鸡子清调涂之。

《吉氏家传》治小儿丹毒、瘾疹方。

上天麻末，每服半钱。或丈夫、妇人每服二钱，红酒调下。

土虺第三

《养生必用》治土虺丹，发两手指作红丝，迤渐下行至关节便杀人。恶疮、虫子咬并治方。

大赤足蜈蚣二条　白矾　胆矾各一钱　麝香半钱

上为细末，每用一剜耳许，先以针拨破疮口，安药在内，以醋面粉纸花子贴定，日一换，好肉生，脓血、恶肉尽去，即贴膏药。

眼丹第四

《集验方》治小儿眼卒然赤肿、生翳，至有十数翳者，名眼丹方。迟救之，必能损目。

上令患人仰卧，以红钱缠并剪刀刃，

却安在患人眼上，以三姓老妇人各拈艾炷一枚，在剪刀上灸之。仍人祝云：不灸病人，只灸眼丹。如此三遍，候烟断，将此剪刀弃之宅后，或无人行处路上，隔宿收之，神效。

五色丹第五

《巢氏病源》小儿五色丹候：五色丹发而变改无常，或青、黄、白、黑、赤，此由风毒之热，有盛有衰，或冷或热，故发为五色丹也。

《千金》治小儿五色丹方。

上捣蒴藋叶敷之。

《千金》又方

上以猪槽下烂泥敷之，干则易。《集验》治卒赤黑丹

《千金》又方

上服黄龙汤二合，并敷患上。

《圣惠》治小儿五色丹方。

川大黄　黄芩　川芒硝　栀子仁　干蓝叶　商陆各一两

上件药捣，细罗为散，以水调涂之，立效。

《圣惠》治小儿五色丹遍身，宜用洗浴。枣根汤方

枣根四两　丹参三两　菊花一两半

上件药细锉和匀，每用二两，以水五升，煎至三升，去滓，看冷热，避风洗浴，极效。

《圣惠》又方

苎根叶一斤，细锉　赤小豆三合

上件药以水五升，煎至三升，去滓，看冷热，避风洗浴。

《圣惠》治小儿丹，发恶毒五色无常，宜用此方。

上青粟球有刺者捣碎，以水煮洗之。

《圣惠》又方

上用赤小豆末，以鸡子白和如泥，频涂。

《圣惠》治小儿五色丹，遍身热如火烧，绕腰即损人，宜用此方。

上以芸薹子一两细研，酒一小盏，研取汁，涂之。

《孔氏家传》治小儿五色丹方。

上以小柴胡汤如法煎，饮清汁，滓敷丹上，良效。

伊火丹第六

《巢氏病源》小儿伊火丹候：丹发于膀骨，青黑色，谓之伊火丹也。

《颅囟经》伊火丹从两胁起。

上用猪粪烧灰，并铁槽中泥拌调涂之，日三。

熛火丹第七

《巢氏病源》小儿熛火丹候：丹发于臂、背、谷道者，谓之熛火丹也。

《颅囟经》熛火丹从背甲起。

上用生麻油合猪槽下泥，涂之。

《婴孺》治熛火丹发从背起，或走两足，赤如火方。

景天草十两　真珠一分

上和杵为泥，封丹上。

《婴孺》治丹入腹及下至卵者不治方。

麻黄炒　升麻各二分　硝石四分

上为末，以井华水服方寸匕，日三。一方用大黄半分。

茱萸丹第八

《巢氏病源》小儿茱萸火丹候：丹发初从背起，遍身如细缬，谓之茱萸火丹也。

《千金》治小儿茱萸丹，病初从背起，遍身如细缬，一宿成疮者方。

上用赤小豆作末以粉之，如未成疮者鸡子白和，敷之。

赤丹第九

《巢氏病源》小儿赤丹候：此谓丹之纯赤色者，则是热毒搏血气所为也。

《圣惠》：夫小儿赤丹者，由风毒之重，故使赤也。初发疹起，大如连钱，小者如麻豆，肉上生粟，色如鸡冠，故谓之赤丹，亦名茱萸丹也。

《千金》治小儿赤丹方。

上用芸薹叶汁，服三合，滓敷上良。《千金翼》云：末芸薹以鸡子白和，涂之。

《千金》治小儿赤丹斑驳方。

上唾和胡粉，从外向内敷之。

《千金》又方

上煅铁屎以猪脂和，敷之。

《千金》又方

上屋尘和腊月猪脂敷之。

《兵部手集》治孩子赤丹不止方。

上以土番黄米粉、鸡子白和，敷之。黄米粉，黄粱米粉也。

《兵部手集》又方

上以荞麦面醋和，敷之差。

《兵部手集》又方

上以胡荽汁，敷之差。谭氏方同。

《兵部手集》又方

上研粟米敷之。

《圣惠》治小儿赤丹毒肿。升麻膏方

川升麻　白蔹　漏芦　川芒硝各一两　黄芩　枳壳　连翘　蛇衔各一两半　栀子仁　蒴藋各二两

上件药细锉，以猪脂一斤半入于铛中。以慢火煎诸药令赤色，去滓放冷，以瓷合盛，旋取涂之。

《圣惠》治小儿面身卒得赤丹，或痒，或肿起，不速疗之即杀人，宜用此方。

上以羖羊角屑八两，水五升，煎至一升，绢滤去滓，入炼了猪脂五两和令匀，摩之。

《圣惠》又方

上以葛勒蔓轻磨破，以醋研诃梨勒，涂之妙。

《婴孺》治小儿赤丹斑驳方。

上以蓼子监汤洗了，挼蓼涂之。

《婴孺》又方

上车前子为末，粉之。

《婴孺》又方

上蚕砂以水二升煮汁，洗之。

张涣升麻膏方　治赤丹初发，肉色如朱色，如鸡冠，又名茱萸丹。

川升麻　白蔹　漏芦　川芒硝各一分　连翘　栀子仁各半两

上件药细锉，以猪脂半斤入铛中，用慢火煎诸药，令赤色，去滓放冷，以瓷合盛。旋取每用少许，涂患处。

《庄氏家传》治小儿丹，流如火焰红赤。水轮散方

上赤脚蜈蚣瓦上慢火焙干为末，入石硫末少许，新汲水调，鹅毛扫头焦即止。

白丹第十

《巢氏病源》小儿白丹候：丹初是热毒挟风热搏于血，积蒸发赤也。热轻而挟风多者，则其色微白也。

《圣惠》：夫小儿白丹者，由挟风冷之气，故使色白也。初发痒痛，微虚肿，如吹疹起，不痛不赤，而白色也。

《千金》治小儿白丹方。

上烧猪屎灰，鸡子白和，敷之良。

《圣惠》治小儿白丹方。

酸母草　五叶草各五两

上件药捣，绞取汁，涂之。

《圣惠》又方

上捣川大黄末，以马齿苋捣，绞取汁，调涂之。

《圣惠》又方

上以兰香叶捣烂，涂之。

《圣惠》又方

上以蓼叶捣烂，涂之。

《圣惠》又方

上以梁上尘，以醋和，涂之。

《圣惠》又方

上取鹿角烧灰，细研，以猪脂和，涂之。

《婴孺》五香汤　治小儿风热毒肿色白，或乃恶核瘰疬，附骨痈疽，节解下丹白色，游走遍身，白瘾疹方。

木香　薰陆香　海藻各一分　麝香半两　沉香　枳实麸炒　升麻　射干各二分　大黄八分　竹沥三合

上以水四升，下沥煮一升二合，分温服之。

张涣香豉散　治白丹，疰痛，虚肿如吹方。

香豉二两，炒令焦　伏龙肝一两，在灶里黑土是也

上件捣，罗为细末。每服半钱，以生油调涂患处。

黑丹第十一

《圣惠》：夫小儿黑丹者，由风毒伤于肌肉，故令色黑也。初发痒痛，或熛腫起微黑色也。

《圣惠》治小儿黑丹，宜溻升麻汤方。

川升麻　漏芦　川芒硝各二两　黄芩三两　栀子仁一两　蒴藋半两

上件药细锉，和匀。每用三两，以水五升，煎至三升，去滓微温。以软帛旋蘸溻病上，以消为度。

《圣惠》又方

风化石灰二两　屋四角茅草三两，烧灰

上件药细研为散，以鸡子白调涂之，日三五度，效。

《圣惠》又方

芜蔚子　蛇衔草　护火草各一两

上件药捣令烂，以鸡子白调涂之。

《圣惠》又方

上以青羊脂熟摩，日三、五度用之。

《圣惠》又方

上以猪槽下泥涂之。

《圣惠》又方

上以喂猪杓子炙令热，熨之。

张涣祛毒散方　治丹黑色痒痛肿处。

川升麻　漏芦　川芒硝各二两　黄芩　栀子仁各一两

上件捣为粗末。每用两匙头，以水三盏煎至两盏，去滓微热，以软帛旋蘸溻疮上，以消为度。

天雷丹第十二

《颅囟经》：天雷丹从头项起。

上用阴干葱、赤末拌脂涂。又用灶下土、鸡子白调涂。

天火丹第十三

《巢氏病源》小儿天火丹候：丹发遍身体，斑赤如火之烧，故谓之天火丹也。

《圣惠》：夫小儿丹发肉中，有赤如丹，赤色大者如手，剧者遍身赤痒，故号天火丹也。

《颅囟经》天火丹从腹背遍身起方。

上用桦皮白末和，生油调涂之。亦用赤石脂、羊脂调涂之。

《千金》治小儿天火丹，肉中有赤如丹色，大者如手，甚者遍身。或痛、或痒、或肿方。

上用赤小豆二升末之，鸡子白和如薄泥，敷之，干则易。一切丹并用此方皆便差。

《千金》又方

上生麻油涂之。

《圣惠》治小儿天火丹，发遍身，赤如绛色，宜用此方。

麻油五合　生鲫鱼半斤

上件药，捣如泥，涂在丹上，燥复涂之。

《圣惠》又方

虎脂二两　黄丹一两

上件药研为膏涂之即差。

《圣惠》又方

上以鬼目捣，绞取汁，涂赤处。

《圣惠》又方

上捣荏子汁涂之。

《圣惠》又方

上取小儿埋胞衣饼子中水一二合与儿服，及涂身上有毒处。

张涣丹参散方　治丹发遍身，赤如绛色，痒痛甚者乃名天火丹。

丹参　桑根白皮各二两❶　甘菊花　莽草各一两

上捣为粗末。每用药三匙头，以水三碗煎至两碗去滓，看冷暖，避风处浴儿。《圣惠》、《婴孺》皆同。《圣惠》以菊花为一两半

殃火丹第十四

《巢氏病源》小儿殃火丹候：丹发两胁及腋下、髈上，谓之殃火丹也。

《千金》治小儿殃火丹，每着两胁及腋下者方。

上伏龙肝末和油敷之，干则易。若入腹及阴，以慎火草取汁，服之。

《圣惠》治小儿殃火丹，生于胁、腋下方。

上川朴硝细研为散。每服以竹沥调下半钱。量儿大小，加减与服之。

《圣惠》又方

上以浮萍草捣，绞取汁，时时与儿服之。

张涣拔毒散方　治丹发生于两胁及腋下，乃名殃火丹。

川朴硝一两　栀子仁半两

上件捣，罗为细末，每用半钱。好醋调涂患处，次用山栀膏方。

山栀子仁四两　生鲫鱼半斤

上同捣如泥。每用少许，以醋化，看丹发患处涂之。

神气丹第十五

《颅囟经》：神气丹从头背上起。

上用牯牛骨烧灰，羊脂调涂之。

神火丹第十六

《巢氏病源》小儿神火丹候：丹发两髈，不过一日便赤黑，谓之神火丹也。

《圣惠》治小儿神火丹方。

上景天花捣，绞取汁，先微揩丹上，后涂之，以差为度。《婴孺》方同云：先刺丹上，令血出涂刺上。

《圣惠》又方

上以鲫鱼半斤，捣如泥，涂丹上，

❶　两：此下至“殃火丹第十四”中的“张涣拔毒散方……好醋调涂”原脱。据日抄本补。

唯数涂为良。

《圣惠》又方

上以栀子仁捣末，用醋和涂之。

神灶丹第十七

《颅囟经》：神灶丹从肚起。

上用土蜂窠、杏仁、腻粉、生油调涂，立差。

鬼火丹第十八

《巢氏病源》小儿鬼火丹候：丹发两臂，赤起如李子，谓之鬼火丹也。

《颅囟经》：鬼火丹从面上起。

上用灶下土，鸡子白调，涂之立差。

《圣惠》治小儿鬼火丹方。

戎盐一两　附子一枚，烧灰

上件药细研为散，以雄鸡血调涂之。

《圣惠》又方

景天草五两　蛇衔草三两

上件药捣如泥，以鸡血调涂之。

《婴孺》：鬼火丹，初发两臂起，赤如小豆及大豆，治之方。

上用苦桃皮煮汁，浴之。

《婴孺》又方

上用虎脂随病涂之。

张涣戎盐散方　治丹发两臂赤起如李子乃名鬼火丹。

戎盐一两　附子一枚　雄黄半两，细研，水飞

上件同研细。每用少许，以雄鸡血调涂患处。

野火丹第十九

《巢氏病源》小儿野火丹候：丹发赤斑斑如梅子，遍背腹，谓之野火丹也。

《千金》治小儿野火丹病，遍身皆赤者方。

上用油涂之。《婴孺》云：生麻油涂。

《圣惠》治小儿野火丹方。

雄黄　戎盐各半两

上件药细研为散，以鸡子白调，数数涂之，以差为度。

《圣惠》又方

灶中黄土一两　青竹叶二两，烧灰

上件药细研为散，以鸡子白和涂之。

《圣惠》又方

白僵蚕二七枚　慎火草一两

上件药捣令烂，涂之。

骨火丹第二十

《巢氏病源》小儿骨火丹候：丹发初在臂起，正赤若黑，谓之骨火丹也。

《千金》治小儿骨火丹，其疮见骨方。

上捣大小蒜，厚封之，着足踝者是。

《婴孺》治小儿骨火丹，刺肿上入二分。

上以黄末、牛胆汁和，涂之。

家火丹第二十一

《巢氏病源》小儿家火丹候：丹初发着两腋下，两膀上，名之家火丹也。

《婴孺》治家火丹发如大指，日长一寸，偏旁两颊方。

梓木白皮二两　蓼叶三两

上烧灰，鸡子白和如泥，敷丹上，日四五上。《圣惠》方同，但二味等分。

《婴孺》治家火丹攻喉，入腹大便不利方。

硝石　凝水石各二两

上研入铜器中熬令干，取研。服方

寸匕，未差加之。

《婴孺》又方

乌头一分　赤石脂三分

上为末，鸡子白和，涂丹上，日进三服，神良。

火丹第二十二丹火附

《巢氏病源》小儿火丹候：火丹之状往往如伤寒赤着身，而日渐大者，谓之火丹候。

《巢氏病源》小儿丹火候：丹火之状，发赤如火之烧，须臾熛浆起是也。

《婴孺》云：火丹者，往来如伤寒赤着身体，不从伤火而得名。赤如日出时，以从其处，又名日丹。宜同用

《千金》漏芦汤。治小儿热毒痈疽，赤白朱丹疮疖。漏芦汤方见痈门。

《千金》治小儿火丹赤如朱，走皮中方。

上以醋和豉研，敷之。

《千金》又方

上鲤鱼血敷之，良。

《千金》又方

上捣荏子敷之，良

《千金》又方

上猪屎水和，绞取汁，服少许良。

《仙人水鉴》治火丹疮方。

荞面　黄连各少许

上同研令细，涂之立差。切不得入油及盐。

《广利方》：小儿火丹，热如火绕腰即损。

上杵马齿菜敷之，日三。

《婴孺》治小儿火丹走皮中赤者方。

上栀子末以醋和，敷之。

《婴孺》又方

上鲤鱼杵烂，或片搨之。

《婴孺》治小儿天火丹者，凡小儿肉中有赤如丹色，大者如手极，遍身赤痒而微淫者方。

上小豆二升为末，鸡子白和，封之。遍身者合涂之令遍。

《婴孺》治小儿火丹方。

上取不犯水羊脂向火上炙，敷丹上，以白粉粉之，大良，无忌。

萤火丹第二十三

《巢氏病源》小儿萤火丹候：丹发如灼，在胁下正赤，初从额起而长上痛，是萤火丹也。《颅囟经》乃云从耳起。

《颅囟经》治萤火丹。

上用慎火草捣汁，和酒调涂之。《圣惠》以醋调涂。

《圣惠》治小儿萤火丹方。

赤小豆一合　硝石半两　寒水石一分

上件药捣，细罗为散。每服以冷水调下半钱，日三服。量儿大小加减服之。《婴孺》一料用硝石三钱一字。

《圣惠》又方

灶中黄土一合　生油二合

上件药研，和如泥，时用涂之，以差为度。若痛上阴，不治即杀人。

《婴孺》泽兰汤　治萤火丹走瘾疹入腹杀人方。

泽兰　芎各三分　附子炮　莽草　藁本　细辛　茵芋各二分

上以水三升煮一升半为四服，此汤外并用粉粉病上。

朱田火丹第二十四

《巢氏病源》小儿朱田火丹候：丹先发背起遍身，一日一夜而成疮，谓之朱田火丹也。

《颅囟经》朱田火丹赤豆色，遍身上起。

上用慎火草捣汁，和酒调涂之。

《千金》治小儿朱田火丹，病一日一夜即成疮。先从背起，渐至遍身如枣大，正赤色者方。

上浓煮棘根汁洗之。已成疮者赤小豆末敷之，未成疮者鸡子白和小豆末敷之。凡方中用鸡子者，皆取先破者用之，未破者无力。

《圣惠》治小儿朱田火丹方。

上以蓝靛涂之。

《圣惠》又方

上以鸡子白涂之。

胡吹灶丹第二十五

《颅囟经》胡吹灶丹从阴囊上起。

上以水茄窠下泥和苦酒涂之。

胡漏灶丹第二十六

《颅囟经》胡漏灶丹从脐中起。

上用屋漏水调灶中土涂之。

土灶丹第二十七

《颅囟经》土灶丹从阴踝起。

上用屋四角茅草、灶横麻及鸡子白调，涂之。

天灶火丹第二十八

《巢氏病源》小儿天灶火丹候：丹发两髈里尻间，正赤流阴头，赤肿血出，谓之天灶火丹也。

《千金》治小儿天灶火丹，病从脾间起，小儿未满百日，犯行路灶君，若热流下令阴头赤肿血出方。

上伏龙肝捣末，鸡子白和敷之，三日良。

《千金》又方

鲫鱼肉锉，五合　赤小豆末，三合

上二味和捣，少水和，敷之良。

《圣惠》治小儿天灶火丹方。

荠叶　青羊脂各三两　赤小豆一合　煅炉门上灰一两　葱白一茎，切

上件药相和，捣如膏。摩之。燥再摩之。

《圣惠》又方

细辛一两　糯米一合　景天草三两

上件药捣如泥涂丹上，差。

《圣惠》又方

上以车前子末水调涂之。

《圣惠》又方

上以蚕沙一升，水煮，去滓洗之。

《圣惠》又方

上以铁落末用饧和如膏，涂之。

《婴孺》治天灶火丹，初发着脚胫间方。

细辛二两　白生米二合　景天五两

上同杵如泥敷之。

《婴孺》又方

上桑根切二升，以水一升煮一沸，去滓，浴之，日三，不差更合。

《婴孺》又方

上取生浮萍杵为泥敷之。或取汁涂，惟多遍良。

张涣赤豆散方　治丹发两髈，里尻间正赤流至阴处，乃名天灶火丹。

赤小豆末　伏龙肝细研，灶中黑土是也。各一分

上件药再同研细，每用一钱，以鸡子白调涂患处。

废灶火丹第二十九

《巢氏病源》小儿废灶火丹候：丹发从足趺起，正赤者，谓之废灶火丹也。

《颅囟经》废灶丹从曲臂起。

上用屋四角茅草灰，鸡子白调，涂之。

《千金》治小儿废灶火丹，初从足趺起，正赤色者方。

上以枣根煮汁，沐浴五六度。

《圣惠》治小儿废灶火丹方。

赤小豆末，一两　牛角二两，烧灰

上件药细研为散。用鸡子白调如泥涂。《婴孺》云：牛角烧之作声，兼治青黑石丹。

《婴孺》治废灶丹初发之时，起两脚亦如火烧方。

上五加叶、根烧灰，以煅炉槽中水和，涂之，惟差止。

《婴孺》治废灶丹初起足趺正赤。

上桑根煮汁洗五遍。

张涣荞草散方　治丹发从足趺起正匀赤，乃名废灶火丹。

荞草　寒水石　硝石各半两

上件药捣，罗为细散。每用以新汲水调涂患处。

尿灶火丹第三十

《巢氏病源》小儿尿灶火丹候：丹发膝上，从两股起及脐间走入阴头，谓之尿灶火丹也。

《颅囟经》尿灶丹从踝起。

上用屋四角头茅草烧灰，以鸡子白调，涂之。

《千金》治小儿尿灶丹，初从两股起及脐间走入阴头皆赤色者方。

上以水二升、桑皮切二升，煮取汁，浴之良。《千金》一方用桑根皮煮。

《千金》又方

上烧李根为灰，以田中流水和，敷之良。

张涣二根汤方　治丹发膝上，从两股至脐间走入阴处，乃名尿灶火丹。

桑根白皮　李子根各四两

上件细锉。每用三匙头，以水两碗煎至一碗，去滓，看冷热避风淋患处。

野灶丹第三十一

《颅囟经》野灶丹从背脊起。

上用柔香茸、蒴藋、赤小豆末涂之立差。

大孕丹第三十二

长沙医者郑愈传治小儿大孕丹，诸般毒圣涂散方。

凌霄花　万州黄各一字　苎根半两，切，焙干用

上一处烂研，以酒调，和蜜同调，服少许，涂于丹上立消。

尔朱丹第三十三

《婴孺》治小儿尔朱丹及一切丹粉散方。

牡蛎煅赤　乌头烧　麻黄根各三分　石膏一分　真珠二分　麝香半分

上方六味为末，以粢米粉二升合和为散，火中小炒，须冷绢袋盛，以粉粉遍身大佳。夫丹治尔朱有疮，汁以粉粉之，无不立愈。以麻油涂病上，然后以粉粉之大验。

赤流丹第三十四

《圣惠》：夫小儿身上或一片片赤色如燕脂染，及热渐引，此名丹毒。俗谓之流。若因热而得者色赤，或因风而得者色白，皆肿而壮热也。可用一小铍刀散镰去恶血，毒未入腹者可疗也。

《图经》治小儿游瘤丹毒方。

上以冷水调剪刀草化如糊，以鸡翎扫之，肿便消退，其效殊佳。

《图经》又方

上以老鸦眼睛草叶入醋细研，治小儿火焰丹，消赤肿。即天茄子也。

《圣惠》治小儿心热，身上赤流色如燕脂，皮肤壮热。升麻散方

川升麻　川朴硝　川大黄锉碎，微炒　元参各半两　犀角屑　黄芩　栀子仁　甘草炙微赤，锉　木通锉。各一分

上件药捣，粗罗为散。每服一钱，以水一小盏煎至五分，去滓放温，不计时候。量儿大小分减服之。

《圣惠》治小儿赤流热如火，宜用此方。

护火草汁三合　赤地利末　腻粉各一钱

上件药相和，量儿大小分减服之。良久泻下血片为效。其滓敷在赤处亦佳。

《圣惠》治小儿赤流，半身色红，渐渐展引不止方。

牛膝一两，去苗　甘草半两，生用

上件药细锉，以水一大盏煎至五分，去滓，调伏龙肝末，涂之效。

《圣惠》又方

川大黄一两，生用　赤小豆半两，炒令紫色　川朴硝三分

上件药捣，罗为末，以鸡子清调涂之，干则易之。

《圣惠》又方

李子油三两　朱砂一分，末

上件药调如膏涂之。

《圣惠》又方

上以酱汁涂之。

《圣惠》又方

上以萝摩汁涂赤处，随手便差。

《圣惠》又方

上荞麦面，以醋调涂之，不过三两度差。

《圣惠》又方

上以胡荽汁涂之。

《圣惠》又方

上用白矾一两，以水煮，冷暖得所洗之。

《圣惠》又方

上取烧粉家洗瓮水涂之。

《圣惠》又方

上取红蓝花末，以醋调涂之。

《圣惠》又方

上以芸薹叶烂捣涂之。

《圣惠》又方

上砒霜不限多少细研，于砚中着水，入霜，以墨浓研，用笔点涂之，良久，以冷水洗后，更涂，以差为度。

《圣惠》又方

上栝楼根捣末，以醋调涂之，干即更涂。

《圣惠》又方

上糯米水研，稀粥涂之，干即更涂。

《圣惠》又方

上粟米粉炒令黑，以唾调涂之。

《谭氏殊圣方》：

五游忽发遍身形，恐悚令人怕怖惊。
乍肿刹那生满体，莫冤神鬼错看承。
甘泉消石苍龙骨，感摄消磨去痛疼。
更取铁槽连底水，调和频扫便身轻。

消肿散

清泉硝石　白龙骨各一两

上研细，净器内盛。若有患赤瘤丹及毒疮者，以铁槽水调一钱，扫涂立差。

张涣消毒散方　治诸丹赤流，初发甚者。

川升麻　黄芩各半两　麦门冬去心　川大黄锉碎，微炒　川朴硝各一分

上件药捣，粗罗为散。每服一钱，以水一小盏煎至五分，去滓，放温服，不计时候。量儿大小加减。

张涣枣根浴汤方　治丹发而变改无常。

枣木根四两　丹参三两　菊花二两

上件药细锉拌匀。每用两匙头，以水二碗煎三、五沸，看冷热避风处浴儿极佳。

张涣木通散方　治身体赤流，片片赤色如燕脂染，毒气渐引者。

木通一两　川升麻　川大黄锉碎，微炒　川朴硝各半两　甘草炙微赤，锉　栀子仁各一分

上件药为粗散。每服一钱，以水一小盏煎至五分，去滓，放温服，不计时候。量儿大小加减。

张涣截毒散方　治赤流热如火者。

川大黄生用　郁金　黄药　腻粉　猪牙皂角去皮子用。各半两

上件药捣罗极细，每用少许，看赤处以生油调涂患处。

赤游肿第三十五

《巢氏病源》小儿赤游肿候：小儿有肌肉虚者，为风毒热气所乘，热毒搏于血气，则皮肤赤而肿起，其风随气行游不定，故名赤游肿也。

《本草》治小儿患赤白游肿。

上用虾捣碎敷之。虾无须及煮之白色者皆不可食，生水田及沟渠中者有小毒，又鲊内者甚有毒尔。

《颅囟经》治孩子赤游肿或如丹，烦渴，浑身赤溜壮热方。

绿豆粉　铅白霜

上细研芸薹汁调涂之。

《颅囟经》取铅霜法：将铅来于石上，打令薄，掘地作坑，可铅片大，以杵捣坑实，满坑着醋，以铅盖定，经一宿去取，霜如珠子大，刮下药使之。如烦渴以后方解。

解热饮子方

麦门冬　小芦根　竹叶　干葛捣末　木漏芦　犀角屑各等分

上用水四合，药半两煎一合，无问食前后，徐徐与之服。

《千金》治小儿赤游肿，若遍身入心腹即杀人方。

上捣伏龙肝为末，以鸡子白和敷。干易之。

《千金》又方

上白豆末水和敷之，勿令干。

《子母秘录》治小儿赤游行于身上下至心即死方。

上以芒硝内汤中，取浓汁，以拭丹上。

《子母秘录》又方

上水中苔捣末，敷上良。

《子母秘录》又方

上蒴藋煎汁洗之。

《子母秘录》又方

上捣生景天敷疮上。

《子母秘录》又方

上捣芭蕉根汁煎，涂之。

《子母秘录》又方

上杵菘菜敷上。

陈藏器治小儿热毒游肿方。

上破草鞋和人乱发烧作灰，醋和，

敷之。

《兵部手集》治小儿游丹赤肿方。

上荞麦面醋和，敷之良。

《圣惠》治小儿赤游，皮肤作片赤肿，此是风热所致，宜服犀角散方

犀角屑　黄芩　黄芪锉　川升麻　栀子仁　汉防己　川朴硝各一分　牛黄半分，细研

上件药捣，细罗为散。不计时候，煎竹叶汤调下半钱。量儿大小加减服之。

《圣惠》治小儿头面及身体赤毒肿起作片，宜用升麻膏方

川升麻一两　生地黄二两　犀角屑　射干　赤芍药　黄芩　栀子仁　川大黄　大青　蓝子　元参　羚羊角屑各半两

上件药细锉，以猪脂一斤半，入于铛中，慢火上煎，不住手搅，候药色变，膏成，去滓，以瓷合盛，频用摩肿处。

《圣惠》又方

黄柏末　川朴硝细研　川大黄末，各半两　马勃水银手心内津研令星尽。各一分　鸡子三枚，去壳

上件药都研如膏。每用时先以铍针铍破，然后以膏涂之。

《圣惠》又方

鸡冠花　商陆　紫矿　川大黄各半两

上件药捣，细罗为散。以鸡子清入生油等分，调涂之，干即更涂。

《圣惠》又方

附子去皮脐　川椒去目。各半两　石盐三分

上件药捣，罗为末，以炼了猪脂四两相和，于慢火上熬成膏，以瓷合盛，候冷时用，涂之，以差为度。

《圣惠》又方

栝楼根二两，末　伏龙肝半两

上件药细研为散，以醋调涂之，干即再涂。

张涣防己散方　治风热邪毒搏于血气，则皮肤赤而肿起，游走不定，乃名赤游肿。

汉防己半两　川朴硝　犀角屑　黄芩　黄芪锉　川升麻各一分

上件药捣，罗为细末。每服半钱，煎竹叶汤调下。量儿大小加减服之。

《刘氏家传》治走马胎赤肿，走入心腹则不救方。

生槐叶一握　生瓜蒌去皮，合槐叶研烂　赤小豆末。各等分

上和涂患处立效，此药神效。

《庄氏家传》治小儿游丹赤肿方。

上瓜蒌三两，以酽醋捣，敷之。

身有赤处第三十六血疽附

《巢氏病源》小儿身有赤处候：小儿因汗为风邪热毒所伤，与血气相搏，热气蒸发于外，其肉色赤而壮热是也。

《葛氏肘后》治身上有赤肿处者。

上熬粉令黑，和唾涂之。

《千金》治小儿半身皆红赤，渐渐长引者方。

牛膝　甘草炙

上二味㕮咀，合得五升，以水八升煮三沸，去滓，和伏龙肝末敷之。

《千金》治小儿身赤肿起者方。

伏龙肝　乱发灰

上二味末之，以膏和，涂之。

《圣惠》治小儿身上有赤引于颊上或口傍、眼下，赤如燕脂，面上皮即皱剥，渐渐引多，此是心热血凝所为。其治法宜以小刀子锋头镰破，令血出后宜服丹参散方

丹参　黄芩　枳壳麸炒微黄，去瓤　葛根锉　犀角屑以上各一分　麻黄半两，去根节

上件药捣，粗罗为散。每服一钱，以水一小盏，入竹叶十片、竹茹半分煎至五分，去滓放温，不计时候。量儿大小分减服之。

《圣惠》治小儿身上有赤，烦热。麦门冬散方

麦门冬去心　芦根锉　葛根锉　犀角屑　甘草炙微赤，锉　漏芦各半两

上件药捣，粗罗为散。每服一钱，以水一小盏，入竹叶十片煎至五分，去滓放温、不计时候。量儿大小分减服之。

《圣惠》治小儿身上有赤，或瘀肿，或如火丹，烦渴，浑身赤引壮热。铅霜散方

铅霜　绿豆粉各半两

上件药细研为散，以芸薹菜汁调涂之。

《圣惠》又方

上桃仁汤浸去皮，研令烂，以面脂和涂。

《圣惠》又方

上黄蒿穗，以水浓煎汤，入盐少许，温温洗之。

《圣惠》又方

上白矾细研，以生油调涂之。

《圣惠》又方

上芭蕉根捣，绞汁涂之。

《圣惠》又方

上水中苔捣末，以水调涂之。

《圣惠》又方

上川芒硝以水研涂之。

《吉氏家传》治小儿腿上并座处血疽方。此疾但有赤色如燕脂，渐引阔如钱大，或手掌大，皮肤光紧，此名血疽。此因心热，心主血，血得热即凝聚不散，宜用此药。

上以石灰炒令极热即以水沃之，澄清三度，敷之。

赤白溜第三十七

《聚宝方》牛黄散　治小儿初生至二三岁一切风发赤白瘤走痒四肢方。

牛黄　朱砂　蜗牛肉　干蝎全者　白僵蚕直者　天麻　白附子　乳香　麝香各一分　生龙脑一钱　螳螂翅五对，七月中采

上十一味为细末。每服一字，薄荷水调下。初生儿洗了后，用乳少许调涂口中，胎疾永除。

卒腹皮青黑第三十八

《巢氏病源》小儿卒腹皮青黑候：小儿因汗腠理则开而为风冷所乘，冷搏于血，随肌肉虚处停之，则血气沉涩不能荣其皮肤，而风冷客于腹皮，故青黑也。

《婴童宝鉴》：小儿血凝为初生下时肌未成肉，以新绵及厚衣衣之，血被热而不结变为肌肉，故凝也。其候身上青黯，哭而无声，不乳是也。

《千金》治小儿卒腹皮青黑方。

上以醋和胡粉敷上，若不急治，须臾便死。

《子母秘录》治小儿卒腹皮青黑赤，不能喘息，即急用此方。

上用女青末内口中，酒服。亦治大人。

《圣惠》治小儿卒腹皮青黑不能喘息，宜急用此方。

上苦参一两锉捣，细罗为散，不计时候，以醋汤调下半钱。量儿大小以意加减。

《圣惠》又方

上取烂棺木半两，以醋一中盏煎至

六分，去滓，温服半合。量儿大小，以意加减服之。

《圣惠》又方

上取荆子捣，入少水绞取汁，暖服半合。量儿大小以意加减。

《千金》灸法：治小儿卒腹皮青黑，不急治须臾即死。灸脐上下左右，去脐半寸并鸠尾骨下一寸，凡五处各三壮。

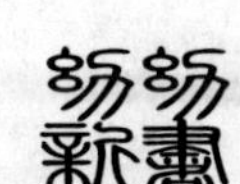

卷第三十六

痈疽瘰疬　凡十一门

痈第一

《巢氏病源》小儿痈疮候：六腑不和，寒气客于皮肤，寒搏于血，则壅遏不通，稽留于经络之间，结肿而成痈。其状肿上皮薄而泽是也。热气乘之，热胜于寒，则肉血腐败化为脓。脓溃之后，其疮不差，故曰：痈疮也。

《养生必用》论治痈疽等方谓：凡痈疽始作，皆须以大黄等药极转利。既利之后，病人当自知之，勿以困苦为念。若曰：与其腹背溃烂，脏腑焦枯，脓血流漓，孔穴穿空，备诸恶而死，不若利而死，况有生道哉！古圣贤立法，率用五香连翘、漏芦等汤。道路贫苦，恐不能及，即单煮大黄、甘草作汤以利之。须排日不废，直至脓溃、渐有生意，即服黄芪等药，排脓止痛，《千金》、《外台》备矣。世医不学，蔽以妄意，不达标本。皆曰：疮发于表，岂可转利，死者比比，良可悲夫！孙真人云：缓急单煮大黄一物，服取快利，此要法也。

张涣谨按：小儿痈疽、毒肿、疮疖、瘰疬、结核、瘿气、诸瘘、疳疮等，皆与大人无异。经云：五脏不和，则九窍不通，六腑不和，则流结为痈，皆由寒热结搏。浅则为痈，甚则为疽。毒肿者挟风，又肿及寸者为疖。邪热上冲于头面则生疮，结于皮肤间则成瘰疬。气结于颈下则成瘿，病久不差则成瘘，甚则成疳，本根一也。

《千金》漏芦汤　治小儿热毒痈疽赤白，诸丹毒疮疖方。

漏芦　连翘《肘后》用白薇　白蔹　芒硝《肘后》用芍药　甘草炙。各六铢　黄芩　升麻　枳实麸炒　麻黄去根节。各九铢　大黄一两

上十味，㕮咀，以水一升半，煎取五合。儿生一日至七日取一合，分三服。八日至十五日取一合半，分三服。十六日至二十日取二合，分三服。二十日至三十日取三合，分三服。三十日至四十日取五合，分三服。《肘后》治大人用漏芦、白蔹、黄芩、白薇、枳实、炙升麻、甘草炙、芍药、麻黄去节各二两，大黄三两，十物以水一斗，煮取三升。若无药，用大黄下之佳。其丹毒须针镵去血。《经心录》无连翘，有知母、芍药、犀角各等分。

《千金》五香连翘汤　治小儿风热毒肿，肿色白，或有恶核、瘰疬、附骨痈疽、节解不举，白丹走竟身中，白疹瘙不已方。

青木香　薰陆香　鸡舌香　沉香　麻黄去根节　黄芩各六铢　升麻　枳实麸炒　连翘　海藻　射干各半两　麝香三铢　大黄二两　竹沥三合

上十四味㕮咀，以水四升煮药，减半内竹沥，煮取一升二合。儿生百日至二百日，一服三合。二百日至期岁，一服五合。一方不用麻黄。

《千金》治大人小儿痈肿方。

上用生猪脑敷纸上贴之，干则易，日三四度。

《千金》又方

上用芥子末汤和，敷纸上贴。《千金翼》以猪胆和涂。

《千金》又方

上用白姜石末、蒜和捣，敷上差。

《千金》又方

上马鞭草捣，敷上即头出。

《千金翼》禁痈方。

咒曰：痈非痈，疖非疖，土块矢，痈即灭。三七遍，取一土块摩肿上，传与病人，男左女右。

《圣惠》治小儿痈肿成疮，脏腑壅滞。犀角散方

犀角屑　红雪　元参　赤芍药　荠苨　葳蕤　升麻各半两　甘草一分　麦门冬三分，去心焙

上件药捣，粗罗为散。每服一钱，以水一小盏，煎至五分，去滓，入竹沥半合，更煎一两沸，量儿大小，

不计时候，分减服之。

《圣惠》治小儿心肺热毒，攻于诸处，生痈疮及项腋下有结核，烦热疼痛，不得睡卧，宜服吴蓝叶散方。

吴蓝叶　犀角屑　元参　川升麻　栀子仁　甘草　黄芪锉　连翘子各半两　大青　黄芩各一分　川大黄三分，锉碎，微炒

上件药捣，粗罗为散。每服一钱，以水一小盏，煎至五分，去滓，量儿大小，不计时候，分减温服。

《圣惠》治小儿痈疮及丹毒疮疖。漏芦散方

漏芦　麻黄去根节　连翘　川升麻　黄芩　川芒硝　甘草各一分　白蔹三分　大黄一两，锉，微炒

上件药捣，粗罗为散。每服一钱，以水一小盏，煎至五分，去滓，量儿大小，不计时候，分减温服。

《圣惠》治小儿痈疮脓溃，数日不止，致体虚烦热，头痛昏闷，黄芪散方。

黄芪锉　防风去芦头　川升麻　羚羊角屑　白茯苓　甘草　地骨皮　人参去芦头，各半两　川芎一分　石膏一两

上件药捣，粗罗为散。每服一钱，以水一小盏，煎至五分去滓，量儿大小，不计时候，分减温服。

《圣惠》治小儿痈疮脓水出不尽，心中烦闷不已。麦门冬散方

麦门冬三分，去心，焙　紫葛锉　黄芪锉　川升麻　犀角屑　甘草炙微赤，锉　木通各半两

上件药捣，粗罗为散。每服一钱，以水一小盏，煎至五分去滓，量儿大小，不计时候，分减温服。

《圣惠》治小儿痈疮，脏腑壅热太过，心神烦闷，大小便不通。大黄散方

川大黄锉碎，微炒　川升麻　葵子　川朴硝各半两　栀子仁一分

上件药捣，粗罗为散。每服一钱，以水一小盏，煎至五分，去滓温服，以利为度，更量儿大小加减服之。

《圣惠》治小儿痈疮，脏腑涩滞。大麻仁丸方

大麻仁二两　枳实麸炒，微炒黄，去瓤　甘草炙微赤，锉　木香各半两　川大黄锉碎，微炒　牛蒡子微炒。各一两

上件药捣，罗为末，炼蜜和丸如绿豆大。每服以熟水下十丸，以利为度，更量儿大小加减服之。

《圣惠》治小儿痈疮肿毒，热赤疼痛。消肿散方

川大黄生锉　杏仁汤浸去皮，别研　盐花各三分

上件药捣，细罗为散。入杏仁，以新汲水和，稀稠得所，旋取涂疮肿上，干即易之，以效为度。

《圣惠》治小儿痈疮肿方。

上用益母草不限多少，锉碎，捣取汁，每服半合，量儿大小加减服之。更以滓敷痈疮上良。

《圣惠》又方

上用鸡羽毛七枚，烧灰细研，以水调服之即溃。

《圣惠》又方

上用伏龙肝末，以好醋调作膏，涂于故帛上贴之。

《圣惠》又方

上以地松烂捣敷之，干即易之。

《圣惠》又方

上以马齿苋烂捣敷之。

《圣惠》又方

上用赤小豆末，以鸡子白和，涂之。

《圣惠》又方

上用地龙粪以新汲水调涂之。

《圣惠》又方

上以龙葵菜烂捣敷之。

《圣惠》又方

上以鸡肠草烂捣敷之。

《圣惠》又方

上以芸薹叶烂捣敷之。

《圣惠》又方

上以景天叶烂捣敷之。

茅先生小儿身上发痈毒方。

黄丹　草乌　天南星末　白及各等分

上为末，冷水调如泥，用纸贴赤肿处，不久自破。

《婴孺》漏芦汤　治小儿热毒痈疽赤白丹、疮疖方。

漏芦　连翘　白蔹　芒硝　甘草炙。各一分　细辛　升麻　枳实炙　麻黄去节　黄芩各三分　大黄四分

上以水一升煮五合。儿生一日至七日，一合为三服。八日至十五日，一合半为三服。十六日至二十日，二合为三服。二十日至三十日，三合为三服。三十日至四十日，五合为三服。百日至二百日，一服三合。二百日及一岁，一服五合。此方比《千金》加细辛及分两不同尔。

张涣连翘散方　治痈疖等。

连翘一两　沉香　黄芪各半两　白蔹　川朴硝　川大黄炮　甘草

上件捣，罗为粗散，每服一钱，水一盏，抄入麝香一钱，煎至五分，去滓放温服，食后。

张涣益母散方　痈疖皆可用。

益母草烧灰，二两　盐花炒干，一两　伏龙肝半两

上件研为细末，每用一钱，新水调，稀稠得所，旋取涂上疮口。

《惠眼观证》白乳散　涂破痈毒方。

白丁香半两　乳香　黄丹　白及各一分

上为末，用水调涂在帛上贴之。

《惠眼观证》柏连散　合痈疮口方。

黄柏　黄连　白蔹　白及

上等分为末。每用二钱，以水调厚贴之。如汤火所伤，以鸡子清调涂，两上愈。

长沙医者郑愈传治痈疽身上热冷泻不止，郁金散方

郁金　青皮各二钱　白豆蔻一个，面裹煨

上件为末，少许点于奶上吃。

《千金》灸法：大人小儿痈肿，灸两足、大拇指奇中立差。仍随病左右。

疽第二

《巢氏病源》小儿疽候：五脏不调则生疽，亦是寒气客于皮肤，折于血气，血气痞涩不通，结聚所成。大体与痈相

似，所可为异者，其上如牛领之皮而硬是也。痈则浮浅，疽则深也。至于变败脓溃，重于痈也，伤骨烂筋，遂至于死。

《千金》治小儿疽痈方。

丹砂　大黄各三十铢　黄连三十六铢　雌黄　茼茹漆头者　雄黄各二十四铢　莽草　矾石马齿者。各十八铢

上八味㕮咀，以猪脂一升三合，微火煎三上三下，膏成去滓，下诸石末搅凝，敷之。

《千金》治小儿疽极，月初即生，常黄水出方。

上酢和油煎令如粥，及热敷之，二日一易，欲重敷，则以皂荚汤洗疮乃敷之。

《圣惠》治小儿热毒生疽，肿硬疼痛及赤白诸丹毒、疮疖，并宜服漏芦散方

漏芦　麻黄去根节　连翘　川芒硝各半两　川升麻　枳实麸炒微黄　黄芩　赤芍药　白蔹　甘草各三分　川大黄二两，锉碎，微炒

上件药捣，粗罗为散。每服一钱，以水一小盏煎至五分，去滓，量儿大小，不计时候，分减服之。

《圣惠》治小儿热毒疽肿及赤白诸丹毒肿，或生瘰疬、疮疖，身中风疹瘙痒。木香散方

木香　薰陆香　沉香　鸡骨香　黄芩　麻黄去根节，各一分　连翘　海藻洗去咸味　牛蒡子炒　枳实炒　射干　川升麻各半两　川大黄二两，锉碎炒

上件药捣，粗罗为散。每服一钱，以水一小盏煎至五分，去滓，入竹沥半合，更煎三两沸，放温，量儿大小，不计时候，分减温服。

《圣惠》治小儿疽肿及疮疖，身体壮热，口干心躁。黄芪散方

黄芪锉　连翘　川升麻　枳壳炒。各半两　丹参　露蜂房炙　甘草炙，锉　元参各一分

上件药捣，粗罗为散。每服一钱，以水一小盏煎至五分，去滓放温，量儿大小分减服之。

《圣惠》治小儿疽毒肿硬，壮热大渴。犀角散方

犀角屑三分　麦门冬一两，去心焙　葛根锉　川升麻　木香　黄芪锉　甘草炙　黄芩各半两

上件药捣，粗罗为散。每服一钱，以水一小盏煎至五分，去滓放温，量儿大小分减服之。

《圣惠》治小儿疽毒肿坚硬，疼痛攻冲，四畔焮赤，宜用抽热毒消肿气青膏方。

羊桃根锉　川大黄锉，生用。各一两　黄芩　绿豆粉　黄柏锉。各半两　赤小豆半分

上件药捣，细罗为散。用芸薹菜捣取自然汁，以蜜少许相和调药，令稀稠得所，看四畔肿赤处大小，剪生绢上匀摊，可厚一钱，贴之，干即换之。

《圣惠》治小儿疽肿穴后及恶疮肿，脓水虽较，肌肉不生，宜敷密陀僧散方

密陀僧一两　黄连去须　槟榔各三分

上件药捣，细罗为散，用掺疮上，日三敷之。

《圣惠》治小儿疽疮久不差，宜贴松脂饼子方

松脂　薰陆香各一两

上件药合捣，内少许盐为饼子，贴于疮上，汁出尽即差。

《圣惠》治小儿疽已溃。黄连散方

黄连去须　黄柏锉　地榆锉　白芷各半两

上件药捣，细罗为散。每用鸡子白

调涂于故细布上，贴之。

《圣惠》又方

白芷　黄连去须　地榆锉　白蔹各半两

上件药捣，细罗为散。每用鸡子白调涂于故细布上，贴疮上，日三四度换之。

《圣惠》治小儿疽肿结硬，已成脓，未成脓，贴熁方

鹿角屑二两，烧灰　白蔹一两　粗理黄石三两，烧赤，以醋淬九遍

上件药捣，细罗为散，以醋调，稀稠得所。厚涂之，干即更涂，五、七度即效。

《圣惠》又方

上用蛇蜕皮贴之，经宿自消。

《圣惠》又方

上以商陆烂捣敷之。

《圣惠》又方

上用芫花捣，罗为末，水和如膏涂之。

《圣惠》又方

上以蛴螬研，涂之。鳗鲡鱼胆汁及血，各用涂之，并效。

张涣鸡舌散方　治疽疮。

鸡舌香　木香　沉香各一两　麻黄去根节　海藻洗去咸味　大黄炮。各半两

上件捣，罗为粗末。每服一大钱，水一大盏，入竹沥三两点，煎五分，去滓温服，兼放温热，淋渫患处。

附骨疽第三

《千金》：凡附骨疽者，以其无破《外台》作故。附骨成脓，故名附骨疽。喜着大节解中，丈夫产妇喜着胜中，小儿亦着脊背。大人急着者，先觉痛不得动摇，按之应骨痛。经曰：便觉皮肉渐急洪肿如肥状是也。小儿才手近便大啼呼，即是肢节有痛候也。大人缓者，先觉肌烘烘然。经曰：便觉痛痹不随，小儿四肢不能动摇亦如不随状，看肢节解中若有肌烘烘处，不知是附骨疽，令遍身成肿不至溃，体皆有青黯。大人亦有不别，呼为贼风风肿，不知是疽也。凡人身体患热，当风取凉，风入骨解中，风热相搏，便成附骨疽，其候嗜眠沉重，忽忽耳鸣。又秋夏露卧，为冷所折，风热伏结而作此疾。急者热多风少，缓者风多热少，小儿未知取风冷何故而有此疾，由其血盛肌嫩，为风折之，即使凝结故也。儿初得附骨疽，即须急服漏芦汤下之，敷小豆散得消，可服五香连翘汤。漏芦汤、五香连翘汤方，并见痈门中。

《千金翼》治骨疽百方治不差方。

上可于疮上以艾灸之，三日三夜无不愈。

《千金翼》又方　久疮不愈，差而复发，骨从孔出者，名为骨疽。

上取一死乌雌鸡，净去肉，取骨熬成灰，取三家牛拘木刮取屑，三家炊单各一两，皆别熬成灰，合导疮中，碎骨当出数十片，愈。

《外台》：《千金》凡骨疽者，久疮不差，差而复发，骨从孔中出，名为骨疽方

上以猪胆和楸叶捣封之。

《外台》：《千金》又方

上捣白杨叶下筛敷之。

《外台》：《千金》又方

上穿地作坑，口小里大深三尺，取干鸡屎五升，以艾及荆叶和之，令可燃火，令烟出，内疽孔坑中，以衣拥坑口勿泄烟，半日许，当有虫出。

《外台》：《千金》痈疽败及骨疽方。

上末龙骨，粉疮四面，厚二分。

《外台》：《千金》又方

上用自死蛤蟆一枚，头发一把，以猪膏一斤半内二物煎之，消尽下之，欲冷，内盐一合搅和，以膏着疮中，日一易，虫出如发，虫尽愈。

《外台》：《备急》若骨疽积年，每一年一发，汁出不差方。

上取胶熬，捣末。粉勃疮上，及破用生鲤鱼以揄之，如食顷，刮视，其小虫出，更洗更敷，虫出尽止。《备急》、文仲同。

《外台》：《备急》疗疽疮骨出方。

黄连　牡蛎各二分，熬

上二味末，先以盐汤洗，以粉之。文仲同。

毒肿第四

《巢氏病源》小儿毒肿候：毒肿是风热湿气搏于皮肤，使血气涩而不行，蕴积成毒，其肿赤而热是也。

《圣惠》：夫小儿毒肿之候，与风肿不殊，时令人壮热，其邪毒盛者则入腹，令人赤色恶寒，心烦闷而呕逆，气急腹满，有如此状，宜速疗之，不尔，即杀人也。

《颅囟经》治孩子身上无故肿，但觉肉色赤热。硝石散方

硝石　大黄　绿豆各等分

上为末，每使时随肿大小取君达根研汁调涂肿上，如有恶物即看有点子，以膏贴之，四面以散子熔之，若无君达根，即用鸡子白或车前根叶亦得。

《千金》连翘丸　治小儿无辜寒热，强健如故，而身体颈项结核瘰疬，及心胁腹背里有坚核不痛，名为结风气肿方。

连翘　桑白皮　白头翁　牡丹　防风　黄柏　桂心　香豉　独活　秦艽各一分　海藻半两

上十一味末之，蜜丸如小豆，三岁儿饮服五丸，加至十丸，五岁以上者，以意加之。

《千金》治小儿手足及身体肿方。

上以小便温暖渍之良。

《千金》又方

上用巴豆五十枚去心皮，以水三升煮取一升，以绵内汤中，拭病上，随手消，并治瘾疹。

《千金翼》禁一切肿方。

上凡一切肿才觉阴，咒曰：上有大山，下有大海，内有大鱼，主食痈疽，四岳使者，于我所须，痈疽小鬼，随手消除，急急如律令七遍。

《千金翼》又方

上取紫檀细研，大醋和之涂，并治游肿。

《千金翼》疗身体手足卒肿方。

上取驴脂和盐末敷之。

《千金翼》又方

上取大醋和蚯蚓屎敷之。

《千金翼》又方

上捣苍耳敷之，冬用子，春用心。

《千金翼》又方

上取大醋和土消末敷之。

《圣惠》治小儿毒肿壮热烦闷。犀角散方

犀角屑　黄芪锉　麦门冬去心，焙　川升麻各半两　露蜂房炙　连翘　甘草炙，锉　牛蒡子炒　川朴硝各一分　枳壳三分，麸炒微黄，去瓤　川大黄一两，锉碎，微炒

上件药捣，粗罗为散。每服一钱，以水一小盏煎至五分，去滓。量儿大小，不计时候，分减温服。

《圣惠》治小儿壅热在脏，皮肤毒肿或生疮疖，心神烦躁，大小便不利。

漏芦散方

漏芦　白蔹　黄芩　麻黄去根节　知母　枳实麸炒微黄　川大黄锉碎，微炒　川升麻　犀角屑　赤芍药　川芒硝　甘草炙微赤，锉。各半两

上件药捣，粗罗为细散。每服一钱，以水一小盏煎至五分，去滓放温，量儿大小，不计时候，分减服之。

《圣惠》治小儿热毒肿，恐恶毒气入腹，取利以泄毒气。麝香散方

麝香半分，细研　木香　沉香　犀角屑　独活　甘草炙微赤，锉　射干各半两　川大黄锉碎，微炒　桑寄生各一两

上件药捣，粗罗为散。每服一钱，以水一小盏煎至五分，去滓放温。量儿大小，不计时候，分减服之。

《圣惠》治小儿诸毒肿升麻膏方

川升麻　白蔹　漏芦　黄芩　川芒硝各二分　川大黄锉碎，微炒　栀子仁各一两　蒴藋四两　蛇衔草三两

上件药都细锉，用酒浸一宿后，以猪脂一二斤煎诸药，色焦黄即膏成，以绵滤去滓，倾于不津器中，于毒肿处涂之即消。

《圣惠》治小儿热毒肿。贴熁木香散方

木香　紫葛锉　紫檀香　川朴硝各一两　赤小豆一合　川升麻　白蔹　白矾烧灰。各半两

上件药捣，细罗为散。用水调如稀面糊，可肿大小贴之，日二易之。

《圣惠》治小儿热毒肿，解风热，肿令内消。大黄散方

川大黄　槟榔　川芒硝　黄连去须　黄柏　雄黄细研　赤小豆各半两

上件药捣，罗为末。用蜜水调涂患处，日三上。

《圣惠》治小儿热毒肿忽发颈项胸背，发即封之，不成脓方。

生地黄切，一升　豆豉三两　川芒硝五两

上件药都捣，令热以敷肿上，厚二分，以来日六七度，敷之效。

《圣惠》治小儿一切毒肿方。

川朴硝　川大黄各一两

上件药捣，细罗为散。每用冷水调涂于肿处，干即更涂，以毒肿消散为度。

《圣惠》又方

蔓菁根　芸薹根各一两。干者

上件药捣，细罗为散。以鸡子清调涂之。

《圣惠》又方

商陆　芸薹叶各一两

上件药捣令烂熟，贴于肿处，频易之效。

太医局玉龙膏　摩风止痛，消肿化毒，治一。

蓝子　羚羊角屑　芍药各四分

上取猪脂切，二升，火煎药为膏，去滓摩肿上。

《婴孺》治小儿头面身体结核瘰疬及胸背里有坚不痛，又无寒热，强健如故，而有上病，名为结风气肿方。

连翘　桑白皮　白头翁　牡丹　防风　黄柏　桂心　盐豉　秦艽　独活各四分　海藻一分

上为末，蜜和丸大豆大。三岁儿饮服五丸至十五丸，量大小与之。

张涣寄生散方　治毒肿甚者。

桑寄生　独活　川大黄各一两　朴硝　甘草炙　犀角屑各半两

上件捣，罗为细末。每服一钱，水一盏煎五分，去滓放温服。量儿大小加减。

《惠眼观证》天乌散　退风毒疮肿方。

天南星　草乌头　赤小豆　黄柏

上等分为末，姜汁调入面少许贴之。

《巢氏家传》丹毒痈肿方。

上用蓝捣烂以汁涂，仍用蓝敷之良。如无生蓝，只用染青黛敷之。又鸡子清涂亦良。

长沙医者郑愈传治热毒风疬水澄膏方。

寒水石一钱　黄柏　硝石　雄黄　白及　草乌头　白蔹各三钱　赤小豆一分

上件为末，以水调涂。

长沙医者郑愈传治风毒胎热，痈疽肿痈等方。

黄丹一钱，火煅　白蔹　白及各二钱　轻粉少许

上件为末，以汤调，纸贴头上，开窍子贴之。

疖第五

《巢氏病源》小儿疖候：肿结长一寸至二寸，名之为疖，亦如痈，热痛，久则脓溃，捻脓血尽便差，亦是风寒之气客于皮肤，血气壅结所成。凡痈疖捻脓血不尽而疮口便合，其恶汁在里，虽差，终能更发，变成漏也。

《千金》治小儿头上恶毒肿痤疖诸疮方。

上用男子屎尖烧灰和腊月猪脂，先以酢泔清净洗，拭干敷之。

《千金翼》治疖肿方。

生椒末　曲末　釜月下土末

上三味研匀，以大醋和，敷上，干则易之。

《圣惠》治小儿初生疮疖五脏壅，宜热服大黄散方。

川大黄锉碎，微炒　川升麻　黄芩各半两　栀子仁　甘草生用。各一分

上件药捣，粗罗为散。每服一钱，以水一小盏煎至五分，去滓放温，量儿大小，分减服之，以利为度。

《圣惠》治小儿热毒气壅，外攻皮肤生疖，赤肿焮痛，或时烦热少得睡卧。犀角丸方

犀角屑　川升麻　黄芩　元参　黄芪锉　人参去芦头　坐拏各半两　皂荚去皮涂酥，炙令黄焦，去子用　川大黄锉碎，微炒。各一两

上件药捣，罗为末，炼蜜和捣三、五百杵，丸如麻子大。每服以生甘草汤下七丸。量儿大小加减服之。

《圣惠》治小儿虚热消疮疖地黄丸方

生干地黄　川大黄锉碎，微炒。各一两　桂心　王不留行　赤茯苓　赤芍药各半两　甘草一分，生用

上件药捣，罗为末，炼蜜和丸如绿豆大。每服以热水下七丸。量儿大小加减服之。

《圣惠》治小儿疮疖初生，热气始结，痛疼妨闷，涂之便令内消。硝石散方。

硝石　紫檀香锉　白蔹　川大黄各半两　白药　甜葶苈生用　莽草各一分

上件药捣，细罗为散。以浆水和，稀稠得所，用竹篦子涂于肿上，干即易之，以热退肿消为度。

《圣惠》治小儿疮疖焮热方。

上取半夏末以水调涂之，干即更涂。

《圣惠》又方

上以葛蔓烧灰细研封之。

《圣惠》治小儿疖无头者方。

上取鼠黏叶烂捣敷之。

《圣惠》又方

上取雀粪细研水调敷之。

《圣惠》又方

上以葵子一枚，以水下之即有头。

张涣乳香膏方　贴诸疮痈疖等。

乳香一两，研　腻粉　松脂　密陀僧各半两，研　生地黄取汁，半合

上件拌匀，用好油一两、黄腊二两，炼熟，下诸药熬成膏，入麝香一钱，取出阴一宿。每用看疮疖大小煎贴之，摊膏药贴之，日一两次换。

软疖第六

《圣惠》治小儿软疖。乳香膏方

乳香　黄蜡各半两　腻粉　密陀僧细研　松脂各一分　油一两

上件药先取油煎蜡，松脂、乳香烊后下粉密陀僧，调和成膏。看疖大小，摊膏于故帛上贴之。

《圣惠》治小儿软疖赤肿疼痛不可忍方。

天灵盖一枚，涂酥炙黄　麻鞋底一双，多年故者烧灰

上件药捣，细罗为散。每使以油调涂之。

《圣惠》治小儿软疖虽出脓水，热毒不止方。

赤小豆四十九粒　乳香半分　腻粉半两

上件药捣，细罗为散。先去脓水后，掺散药于疮上，立效。

《圣惠》又方

上以油麻子炒热烂嚼敷之。谭氏方云：焦炒乘热嚼敷之。

《圣惠》治小儿软疖有脓不空，宜用此方。

巴豆一粒　豆豉五十粒　葱白一寸

上件药同研令烂。涂在疖上，别以醋面糊封之。

《圣惠》治小儿软疖。立效方。

石灰　干姜生用。各半两

上件药捣，细罗为散。以生油和捏作碗子罨在疖上立差。

《圣惠》又方

百草霜　盐花　寒食面各半两　黄柏锉　乳香各一分

上件药捣，细罗为散。每以醋和涂于故帛上贴之。

《圣惠》又方

豆豉　盐各半两　葱白七茎，细切

上件药都捣作饼子。可疮贴之，如疮大，即以大艾炷灸之效。

《圣惠》又方

生椒　伏龙肝各等分

上件药细研为散。以醋和封之，干即易之效。

《圣惠》又方

狗头骨炙令黄　芸薹子等分

上件药捣，细罗为散。以醋调涂之。

茅先生治小儿软疖不生发及不穿破方。

上地骨皮不以多少烧灰，入轻粉，用生麻油调涂之。

《庄氏家传》小儿软疖方。

上用海螵蛸生碾为末，鸡子白调敷。海螵蛸，乌贼鱼骨也。

《庄氏家传》又方

上用白角屑烧灰油调敷之。

安师传小儿软疖经年不破方。

南行猪粪一块　盐罨褊黄鱼头一个，浙江鲞鱼中自有呼黄鱼者，边海处亦多有之

上二物于荒僻处，先生炭火少许，烧二物成炭，取研细末，凡此末二钱入轻粉一钱，生油调涂疖上，少顷脓汁自出，项上先以故帛缠定等待，再以药涂疖，使汁尽平复，疖须再出，只用此药涂，方痊可。

恶核第七

《巢氏病源》小儿恶核候：恶核者，是风热毒气与血气相搏结成核，生颈边，又遇风寒所折，遂不消不溃，名为恶核者也。

《圣惠》治小儿风热，项边生恶核，寒热肿痛。五香散方

木香　麝香细研　薰陆香　鸡舌香　麻黄去根节　海藻洗去咸味　射干各一分　沉香　黄芩　连翘　枳实麸炒微黄　川升麻各半两　川大黄一两，锉碎，微炒

上件药捣，罗为散。每服一钱，以水一小盏煎至五分，去滓，入竹沥半合，更煎一两沸，量儿大小分减温服。

《圣惠》治小儿风热，项腋下有恶核不消，大便多秘，心神烦热。丹参散方

丹参　川升麻　防风去芦头　牛蒡子微炒　甘草炙微赤，锉　川大黄锉碎，微炒　黄芪锉　连翘各半两　露蜂房一分，微炙　枳壳三分，麸炒微黄，去瓤

上件药捣，粗罗为散。每服一钱，以水一小盏煎至五分，去滓放温。量儿大小加减服之。

《圣惠》治小儿项生恶核，壮热不止。升麻散方

川升麻　射干　连翘　犀角屑　川大黄锉碎，微炒　川朴硝各半两

上捣，粗罗为散。每服一钱，水一小盏煎至五分，去滓放温，量儿大小分减服之。

《圣惠》治小儿忽寒热，项颈生恶核，肩背拘急。连翘散方

连翘三分　海藻洗去咸味　榆白皮锉　牡丹　桂心　白头翁　防风去芦头　黄柏锉　香豉　独活　秦艽去苗。各半两

上捣，罗为末，炼蜜和丸如麻子大。每服温水下五丸，日三服。量儿大小加减。

《圣惠》治小儿胸间积热毒风气不散，连项生恶核，烦热不已。元参丸方

元参　汉防已　羌活　木香　栀子仁　赤芍药　牛蒡子微炒　川升麻各半两　连翘三分　川大黄一两，锉碎，微炒

上捣，罗为末，炼蜜和丸如绿豆大。每服以米饮下五丸，日三服。量儿大小加减。

《圣惠》治小儿热毒风肿生恶核令内消，赤小豆散方

赤小豆　猪牙皂荚　硝石　黄药　木鳖子各半两　川大黄一两，锉碎，微炒

上件药捣，细罗为散。用鸡子清调涂，日三四用之。

《刘氏家传》连翘煎　治小儿无寒热，强健如故，身体结核瘰疬及心胁腹背内有坚核不通，名为结风气肿方。

连翘　白及　白头翁　牡丹皮　防风去芦　黄柏　羌活去芦　秦艽去土　豉炒，以上各秤四分　海藻洗净焙干　桂去皮。各秤二分

上炼蜜和丸如绿豆大。三岁儿米饮下五粒至十粒，五岁以上以意加之，熟水下。

恶疮第八

《巢氏病源》小儿恶疮候：夫人身体生疮，皆是脏热冲外，外有风湿相搏所生，而风湿之气有挟热毒者，其疮则痛痒肿焮久不差，故名恶疮也。

《葛氏肘后》治大人、小儿卒得恶疮不可名识者方。

上烧竹叶和鸡子中黄涂差。

《葛氏肘后》又方

上取蛇床子合黄连二两末，粉疮上，燥者猪脂和涂之。

《葛氏肘后》又方

上烧蛇皮末，以猪膏和涂之。

《葛氏肘后》又方

上煮柳叶若皮洗之，亦可内少盐，此又疗面上疮。

《葛氏肘后》又方

上腊月猪膏一升，乱发如鸡子大，生鲫鱼一头，合煎令消尽。又内雄黄、苦参末二两，大附子一枚末，绞，令凝，以敷诸疮，无不差。胡洽疗㿈疽疥大效。

《葛氏肘后》治小儿身中恶疮方。

上取笋汁自澡洗，以笋壳作散敷之效。

《葛氏肘后》治身有恶热气数起疮者方。

上熬豉令黄末敷之，兼数煮桃叶浴之。《千金》不浴，只熬豉敷。

《葛氏肘后》治身面卒生诸恶疮方。

上烧鸡子壳，猪膏和敷少许。

《葛氏肘后》又方

上以黄连、胡粉、水银末敷之，疮干则和猪膏敷之。

《外台》：《古今录验》疗小儿恶疮匝身，众药所不能疗之方。

上取父裩洗取汁以浴儿，勿使母知良。《婴孺》方同，云勿使父知之。

《圣惠》治小儿恶疮久不差并瘘疮，及疥癣等并宜涂雄黄膏方

雄黄细研　蔄茹　蛇床子　矾石别捣为末　黄连去须。各一两　水银半两，于手心内以津研为泥

上件药捣，罗为末，与水银相和，以腊月猪脂同研如膏，于瓷合中盛。每用先以泔清洗疮令净，拭干后涂于疮上，仍以黄柏末用绵揾扑之，令不污衣，日三、两度用之。

《圣惠》治小儿恶疮人不识者，宜敷雌黄散方

雌黄细研　赤小豆　胡粉研入　吴茱萸生用　腻粉研入　黄连去须　黄柏锉　干姜生用　蛇床子各半两

上件药捣，罗为末。以生油旋调如面脂涂于疮上，每用先以槐枝汤洗疮令净拭干，然后敷药。

《圣惠》治小儿恶疮久不差，蔄茹散方

蔄茹　桑螵蛸　地龙　乳香　黄丹　黄柏锉。各一两　麝香细研　糯米粉　腻粉各一分

上件药捣，细罗为散。每使不食井水和沙糖，调药敷之。

《圣惠》治小儿恶疮，一身如麻豆，带脓乍痛乍痒烦热，宜用此方。

甘草锉　赤芍药　白蔹　黄芩各三分　黄连去须　黄柏锉。各半两

上件药捣，细罗为散，用白蜜和如膏涂疮上，日再用，亦可作汤洗之佳。

《圣惠》治小儿恶疮。神水膏方

密陀僧细研　栝楼根　溅花　丁香　附子去皮脐　人参　防风　沙参各去芦头　朱砂　麝香各细研　川芎各半分　龙骨　槟榔　桂心各半分　皂荚一挺，去皮子　莨菪子半合，水淘浮者　土花硝一分　清麻油一斤　黄蜡二两

上件药捣，罗为末，先取油入铛中，下诸药末，以慢火煎三两沸，然后下黄蜡令消，次下麝香搅令匀，膏成以瓷合中盛。但小儿疮不识者，涂于故帛上贴之，不过三、五上，去除根本。

《圣惠》治小儿恶疮焮肿疼痛黄连膏方

黄连末　松脂各一两　硫黄细研　腻粉各一分　腊月猪脂二两

上件药先取猪脂入铫子内，以慢火

煎令化，去滓，次下松脂，候熔，次下黄连等末，以柳木篦子不住手搅令匀，候膏成以瓷合盛。涂于疮上，日三用之。

《圣惠》治小儿诸般恶疮及软疖未穴作脓，攻刺疼痛不可忍，走马膏方

坐拏　黄柏锉　绿豆　石榴皮各一两　甘草锉　木鳖子仁　白狗粪各半两

上件药捣，罗为末。每使取牛蒡根捣取自然汁调药末，涂于疮疖上，日三换之。如已破，即不用贴此药。

《圣惠》治小儿恶疮淋洗。大黄汤方

川大黄　黄连去须　黄芩　泽兰　白矾研　石南以上各一两　戎盐一分，研　蛇床子三合

上件药细锉合匀。每用三两，以水三大盏煮至二盏，去滓，适寒温淋洗患处，日三用之。

《圣惠》治小儿恶疮方。

腻粉　黄连去须　蛇床子各三分

上件药捣，细罗为散。每使时先以温盐汤洗疮令净，拭干，以生油调涂之，不过三、五上永差。

《圣惠》又方

楸叶一两，干者　干漆一分，捣碎，炒令烟尽

上件药捣，细罗为散。以大麻油调涂，日三用之。

《圣惠》又方

藜芦去芦头，烧为灰　虎头骨烧灰。各一两

上件药细研为散，以腊月猪脂调涂，日三用之。

《圣惠》治小儿恶疮及沙虱、水弩、甲疽，凡是恶疮并宜用此方。

上用蜣螂十枚，端午日收者佳，捣罗为末，以生油调敷之，立效。

《圣惠》治恶疮方。

上用马骨烧灰细研，以腊月猪脂和涂之。

《圣惠》又方

上头垢腻以腊月猪脂和涂之。

《养生必用》治恶疮及虫子咬方。

蛇灭门草端午日收，阴干为末，此草宿以来皆有人家种以辟蛇，形状如草决明，叶丸子作角　夜合花叶阴干，别为末，即合欢也　百合　茜根二物不以多少，别为末

上患一切恶疮，即以四药等分和匀，以生油调涂肿上，更以纸花子盖定，日一换。毒气聚未有头，即四面涂药，留疮口，如恶疮才觉便用从上三物共四钱，汞粉半钱匕和匀，酒调服，得吐为度。未吐再服药，及吐后急以水漱口，腻粉损齿故也。服药人忌过河及食鱼、酒、热面有毒物。

茅先生治小儿身上一切恶疮方。

黄连　黄柏　皂角灰　茱萸炒令黑烟起为度　白矾煅过　鸡子壳烧灰　独脚瓜　豆豉

上以上各等分，入轻粉为末。先以盐葱汤洗疮，后用药，使麻油调涂。

《婴孺》治小儿恶疮洗方。

茵芋一两　蕤仁二十个，去皮　甘草碎，三分　细辛　黄连各三分

上以水三升煮二升，作三日浴洗之。

《婴孺》又方

盐豉炒　黄连末

上等分为末敷之，三上差。

《婴孺》治小儿恶疮肉突出方。

上以乌梅肉为屑，敷肉上立除。

《婴孺》又方

胡粉五两，炒　黄连　黄柏各三两

上为末敷之，日再。

《婴孺》治小儿头恶肿、痤疖诸恶疮方。

上以男子屎尖烧灰，腊月猪脂和，先醋泔洗后涂之，日三。

《婴孺》治小儿卒生恶疮方。

黄连　芜荑各末

上和合敷之。

《吉氏家传》治大人、小儿一切人不识恶疮，净水膏方

密陀僧　栝楼根　麝香　皂角各二分　附子　防风　莨菪子　朱砂　土硝　紫参　川芎　槟榔　桂心　龙脑　黄蜡　芫花各半两　丁香少许　油五两

上件以油煎诸药，取出滤过，入蜡使熔，器中收。涂之立差。

安师傅治小儿一切恶疮，久不得差方。

上用胆矾烧灰同茶末等分研细，入生油调涂疮上愈。

瘘疮第九

《巢氏病源》小儿瘘疮候：寒热邪气客于经络，使血气否涩，初生作细瘰疬，或梅李核大，或如箭杆，或丸或长者，至五六分不过一寸，或一或两三相连，时发寒热，仍脓血不止，谓之瘘也。皆是五脏六腑之气不和，致血气不足而受寒热邪气。然瘘者有鼠瘘、蝼蛄瘘、蚯蚓瘘、蛴螬等瘘，今以一方疗之。

《千金》治小儿瘘疮方。

上取冢中石灰敷之，厚着良。

《千金》又方

上烧桑根灰敷之，并烧乌羊角灰相合敷之。

《千金翼》治瘘方。

上取鲤鱼肠切作五段，火上暖之。先洗疮拭干，以肠贴之，冷即易之，从旦至夜，觉痒开看，虫出即差。

《千金翼》又方

上取鸡子三颗，米下蒸半日出，取黄熬令黑。先拭疮汁令干，以药内疮孔中，不过三度。

《千金翼》又方

上以腊月猪脂，以纸絍沾取内疮孔中，日五度，夜三度。

《千金翼》蚁瘘方。

上取鲮鲤甲二七枚，烧为末，猪膏和，敷之。

《千金翼》又方

上取半夏一枚屑之，以鸭膏和，敷之。

《千金翼》瘘方。

锻铁屑　狗颊连齿骨　鹿角甲半取毛《千金》云：粗皮合毛　虎矢各二两

上四味捣，筛为散，以猪膏和，内疮孔中，须臾易之，日五六。

《千金翼》治鼠瘘方。

死鼠一枚，中形者　乱发一鸡子大

上二味，以腊月猪膏才得没之，微火煎之，鼠发消尽膏成，以涂疮上。又以酒服半钱许，鼠从疮中出。

《圣惠》治小儿一切瘘出脓水，项强头疼，四肢寒热，宜服赤小豆散方

赤小豆一合，炒熟　露蜂房烧灰　白蔹各一两　蛇蜕皮二尺，烧灰

上件药捣，细罗为散。每服以粥饮调下半钱，量儿大小加减服之。

《圣惠》治小儿久瘘，移易三数处，皆生疮孔者，宜敷夜明砂散方。

夜明砂一两　白僵蚕　乳香　腊面茶　雄蚕娥各半两

上件药捣，细罗为散。敷于疮上，以差效。

《圣惠》治小儿诸般瘘疮，久不差，宜敷乌蛇散方。

乌蛇肉烧令黄　马齿苋墙上者　蒺藜子各三分　曲头棘针　乱发烧灰　绯帛烧灰。各半两　雄黄一分，细研

上件药捣，细罗为散，以酒调，内

疮孔中，以差为度。

《圣惠》治小儿诸疮，久不差，作瘘孔。丹砂膏方

丹砂　白矾炒。各细研　莽草各半两　雄黄细研　苦参　川大黄　黄连去须　蔄茹各一两

上件药并细锉，用炼了猪脂二升于铛中煎药，候紫色，以绵滤去滓，入丹砂、白矾、雄黄以柳木篦搅，令匀，以瓷合盛。涂于疮上，每日换之。

《圣惠》治小儿诸瘘，穿穴成疮，痛不可忍方。

马齿苋八两　槲木白皮　杏仁汤浸去皮，炒令微黑，研如膏。各三两　麝香三钱，细研

上件药除麝香、杏仁外，细锉，以水五升，煎至一升，滤去滓，澄清入麝香、杏仁相和令匀，更煎，令稀稠得所，以瓷合盛。每使涂于故帛上贴之，日二换之。

《圣惠》又方

上以牛粪堆上赤菌，一名朝生暮落花，干者捣，罗为末，敷疮上效。

《圣惠》又方

上以干楸叶捣，细罗为末。以生油调，敷之。

《圣惠》又方

上以炼成松脂末，填疮孔令满，日三用之效。

《圣惠》又方

上以霜下瓠花曝干捣末，敷之。

《婴孺》治小儿瘘方。

烧菜根　犀角屑

上烧俱为灰合，敷之。

张涣马齿苋方　治诸疮久瘘不差。

马齿苋　乌蛇肉酒浸一宿焙干。各一两　蒺藜子　乱发烧灰　曲头棘针烧灰　绯帛烧灰。各半两

上件药捣，罗为细末。每用量疮大小，用白酒调，以帛子贴疮上。

《吉氏家传》治瘘疾方。

白及　白蔹　斑蝥虫各半两　巴豆一个，去皮心，研碎　蜗牛一个，天螺也。用麝香一钱入口中，隔露一夜，来日取化水

上件用天螺水搜众药丸如细绿豆大。先以纸捻探疮深浅，然后将津在纸捻头，点药入窍内，次用膏药封，不留口，须是三、二次，封可丸大如麻子尤妙。

瘰疬第十

《巢氏病源》小儿瘰疬候：小儿身生热疮，必生瘰疬，其状作结核在皮肉间，三两个相连累也。是风邪搏于血气，焮结所生也。

《婴童宝鉴》：小儿瘰疬，是肝之积热攻冲胸项，筋血结聚留停不去，作肿块于头项及腋下也。

《外台》：《必效》疗小儿项上瘰疬方。

上以榆白皮烂捣如泥封之，频易。

《经验方》大治大人、小儿瘰疬内消方

上以斑蝥一两去翅足，用粟米一升同斑蝥炒令焦黄，去米不用细研，入干薄荷末四两同研令匀，以乌鸡子清和丸如绿豆大。空心腊茶下一丸，加至五丸，每日减一丸，减至一丸后，每日服五丸。

《圣惠》治小儿瘰疬，焮肿疼痛，身体壮热，大肠壅滞，小便赤涩，心神烦躁，少得眠卧。犀角散方

犀角屑　牛蒡子微炒　连翘　丁香各半两　木通锉　元参各三分　麝香一分，细研　沉香　川朴硝各一两

上件药捣，粗罗为散。每服一钱，以水一小盏，煎至五分去滓，量儿大小

分减温服。

《圣惠》治小儿瘰疬发盛壮热，烦躁，坐卧不安。木通散方

木通锉　大麻仁　元参　川升麻　败酱　连翘　川大黄锉碎，微炒　川芒硝　犀角屑各半两

上件药捣，粗罗为散。每服一钱，以水一小盏，煎至五六分去滓，量儿大小，分减温服。当利下恶物、筋膜为效。

《圣惠》治小儿瘰疬，除根本。腻粉散方

腻粉　黄芪锉。各一分　糯米三七粒　斑蝥二七枚去翅足，以糯米拌，炒黄

上件药捣，细罗为散。每服空腹以温酒调下一字，良久，吃少许醋汤，病随小便中出，量儿大小加减服之。

《圣惠》治小儿瘰疬不消。麝香散方

麝香一分　鸽粪一两，炒

上件药细研为散。每服以温酒调下半钱，日二服。量儿大小加减服之。

《圣惠》治小儿瘰疬发寒热，项颈生结核，肿硬如石，腹胁背里有如坚急不通。连翘丸方

连翘　桑根白皮锉　犀角屑　白头翁　漏芦　黄柏锉　牛蒡子炒　秦艽去苗　川升麻各半两

上件药捣，罗为末，炼蜜和丸如绿豆大。每服以粥饮下五丸，日三服。量儿大小加减服之。

《圣惠》治小儿瘰疬难消。皂荚丸方

皂荚八两，不锉者水浸一宿，去黑皮涂酥，炙令黄焦　薄荷　荆芥各五两　雄黄半两，细研　麝香一分，细研

上件药捣，罗为末，都研令匀，用白羊肉四两去筋膜细切，以炼成蜜相和，捣三五百杵，丸如绿豆大。每服以薄荷汤下十丸。量儿大小加减服之。

《圣惠》治小儿肿结，久不消散，结成瘰疬，宜服麝香丸方

麝香　牛黄各细研。一分　蜗牛子炒令微黄　皂荚子炒微黄　皂荚针炙黄　薄荷干者　雄鸽粪微炒。各一两

上件药捣，罗为末，炼蜜和丸如绿豆大。每服以薄荷汤下七丸，日三服。量儿大小加减服之。

《圣惠》治小儿瘰疬不消，去除根本。连翘丸方

连翘　元参各一两　糯米　皂荚针炙　川大黄锉碎炒。各半两　斑蝥一分，炒去翅足

上件药捣，罗为末，炼蜜和丸如麻子大。每服于空心以生姜汤下二丸，当利下恶物为度，后吃粥一日补之。

《圣惠》治小儿瘰疬，内消。蜗牛丸方

蜗牛子一百二十枚，活者去壳　薄荷末，二两　丁香末半两

上件药入乳钵内，同研为丸如绿豆大。每日空心以薄荷汤下五丸，晚再服。量儿大小加减服之。

《圣惠》治小儿脑热结瘰疬，连两耳肿痛，身体寒热，坐卧不安，宜用元参膏方。

元参　紫葛锉　黄柏　川大黄　木香　卷柏　川芒硝　紫檀香各一两

上件药捣，罗为末，以鸡子白和，稀稠得所，涂于肿上。若疮肿破时，即去却芒硝涂之。

《圣惠》治小儿瘰疬已结成，外贴令自出方。

水银手心内用津研如泥　粉霜　砒霜　斑蝥用糯米同炒令黄，去翅足　燕子粪各一分

上件药细研令匀，用腊月猪脂和，稀稠得所，取一小豆大，安在疬子上，以消肿膏药封之，六七日当有穴脓水，

半月日，其疬子自出，后以生肌膏贴之取差。方在后。

《圣惠》治小儿瘰疬成疮有脓水。生肌散方

颗盐　白矾各一分　黄丹半两，以上三味以瓷瓶盛，大火烧令通赤，细研用　黄柏锉　白蔹　腻粉各一分

上件药捣，细罗为散。都研令匀，每贴时先用温盐浆水洗疮令净，拭干，看疮口大小贴，日二度用之。

《圣惠》治小儿瘰疬。五香膏方

沉香　薰陆香　木香　丁香各半两　熊胆　芦荟各一分　黄丹　黄蜡各二两　麝香半分，细研　乱发一两　油半斤

上件药细锉，先以慢火煎油令沸，下乱发煎令消，即下诸药煎三上三下，以筛滤去滓，下黄蜡，次下黄丹、麝香搅令匀，膏成以瓷合盛。每使先以米泔洗，拭干，以膏摊于故帛上贴之。

《圣惠》治小儿瘰疬穴后，宜用生肌膏方

黄丹　黄蜡各半两　杏仁汤浸去皮　乱发各一两　蛇蜕皮一条　菜子油六两　皂荚三寸，水浸去黑皮子

上件药先取杏仁、蛇皮、皂荚捣碎，又以菜油于铫子中煎乱发令消，次下杏仁等三味同煎三上三下，以绵滤去滓，下黄蜡，次下黄丹，以柳篦子不住手搅令匀，候膏成以瓷器收，与故帛上涂贴之。

《圣惠》治小儿瘰疬不穴，宜贴斑蝥膏方

斑蝥二枚，去翅足　松脂三两　雄雀粪一两，为末　巴豆十枚，去皮心，以浆水煮过，与斑蝥研令细

上件药先取松脂入内熔化，入斑蝥、巴豆熬成膏，捏作饼子，热贴在瘰疬上，候穴用生肌膏贴之，日再换，差为度。方在前。

《圣惠》治小儿瘰疬穿溃，脓水不止。密陀僧散方

密陀僧　胡粉各二两　熊胆　芦荟　白及　白蔹各一两

上件药捣，细罗为散。敷疮口内效。

《圣惠》治小儿瘰疬肿硬。皂荚刺散方

上用皂荚刺一斤于盆中烧，候火盛时，取牛蒡子半升撒于火中，与皂角刺都成灰为度，待冷取之，捣，细罗为散。每服以井华水调下一钱，日三服，三五日内必有恶物下，如胶饧状，下尽即永断根本。

《圣惠》治小儿瘰疬结硬，令内消方。

腻粉半两　鸡子三枚，取白用

上件药调如稀面糊，以文火炒之，用火箸急搅，勿令粘着铫子，候焦黑色即住，入上好朱砂半两同研如面。

每服以粥饮调下半钱，五更与服，良久，腹痛，便泻出病根，枣核之状。如未差，即隔日再服之。若已成疮者，宜用后散贴之。

《圣惠》又方

毒蛇皮三条　吴茱萸半合

上件药烧为灰细研，以生油和涂之，须用帛子遮药气，不得冲眼，切须忌之。

《圣惠》治小儿瘰疬结核肿硬，欲令穴。硇砂丸方

硇砂　砒黄各一分

上件药同研令细，以糯米饮和丸如小麦粒大。先烙破，内一丸，五日内其疬子当坏烂自出，后用生肌膏贴之。方在前。

《圣惠》治小儿瘰疬。蜗牛散方

蜗牛壳一两　真牛乳半升

上件药入铫子中，于慢火上熬，令

乳尽，取蜗牛壳研如粉，入大黄末一分，更研令细。每服以皂荚子仁汤调下半钱，大小便中利出恶物，即差。

《圣惠》又方

上以皂荚子四十九枚，用手指许大竹筒，安得皂荚子者，壘在竹筒中，紧塞竹筒口，投在溷坑中，浸四十九日，取出净洗曝干，捣，细罗为散。每服以粥饮调下半钱，日三服。量儿大小加减服之。

《圣惠》又方

上用白花蛇五两，以酥涂，炙令黄焦色，捣，细罗为散。每服以粥饮调下半钱，日三服。量儿大小以意加减。

《圣惠》又方

上用白僵蚕炒，捣，细罗为散。每服以温水调下半钱，日三服。量儿大小以意加减。

《圣惠》治瘰疬结成颗块疼肿，穿溃脓水不绝，不计远年日近皆差。薄荷丸方

薄荷一束如碗大，阴干　皂荚十挺，长一尺二寸，不蚛者，去黑皮涂酥炙令焦黄

上件药捣碎，以酒一斗，浸经三宿，取出曝干，更浸三宿，如此取酒尽为度，焙干捣，细罗为散，以烧饭丸如梧桐子大。每于食前以黄芪汤下二十丸，小儿减丸服之。

茅先生治小儿瘰疬、风疬、冷瘘已破者，用药放入方。

石灰二两，用好醋二升煮干如饧入　杏仁粉一两　腻粉半两

上拌合滴水为丸如○此大，放在窟内以纸贴之，其药自熔，其肉自生，一个窟只放一丸药。

张涣妙圣散方　治瘰疬不消。

绵黄芪　连翘各一两　川大黄炒　鸽粪烧灰　糯米用斑蝥七个同炒黄，不用斑蝥　犀角屑各半两

上件捣，罗为细末。每服一钱，水八分一盏，入酒三两滴，同煎五分，去滓，放温令时时呷之。

张涣紫檀散方　敷瘰疬瘿核。

紫檀香　木香　川芒硝研　卷柏各一两　川大黄　黄芍药各半两

上件捣，罗为细末。每用少许，用鸡子白调，稀稠得所，涂患处。

《王氏手集》治新旧瘰疬方。

不蚛皂角去皮，酥炙黄　威灵仙去土　仙灵脾用叶去枝梗

上等分为细末，炼蜜为丸如绿豆大。每服二十五丸，温米饮下，空心食前临卧，日三服。忌猪肉、油腻、热面、茶，疾已，饮食复旧。

《王氏手集》治项疬鼠瘘方。

硇砂研　腻粉各二钱。各一分亦得

上用鸡卵子一个，敲破一头，沥鸡清在净盏内，不用黄，将鸡清和前二药入在壳内和令匀，用面糊纸贴破处，更用面饼子裹鸡子入无油铛内，水煮近千沸，取出阴干，细研如粉。用时令患人先吃酒一盏，候少时用酒调药半钱，其疾随大便泻下如桃胶，是病下。如未，更服。重者须三两服。忌油腻、鱼鲊，动风气物。

《王氏手集》治瘰疬方。

上牛李子一名天茄子，入九月经霜采，去苗取根，用竹刀子割去皮撕开，新瓦上焨干为末。不犯铁器。每服二钱，用活鲫鱼一枚，持去鳞鳃内之肚中，用湿纸裹煨熟，细细嚼吃，以米饮送下，如未有疮则内消，已有疮只用末津唾调贴神效。

《王氏手集》治瘰疬未及疮。玉露丸方

斑蝥二十一个，去头　海金砂三钱

寒食面一钱

上件药一处为细末，滴水为丸如绿豆大。候药干，再以寒食面和做湿面复裹药，再丸药。吃时用浆水二盏，将一盏入药在内，煎沸煮动，药面漉在余一盏冷浆水，取出药，以浆水下。其瘰疬病随小便出了。十岁以下至三岁以上，每二岁吃一丸；是十岁吃五丸；自十岁以上至二十岁以上，每一岁一丸；自三十岁以上，每二岁一丸。量虚实加减。

瘿气第十一

《巢氏病源》小儿瘿气候：瘿气之状，颈下皮宽，内结突起膇膇然亦渐长大，气结所成也。小儿啼未止，因以乳饮之，令气息喘逆而不得消散，故结聚成瘿气也。

《圣惠》治小儿瘿气胸膈噎塞咽粗。商陆散方

商陆微炙　昆布洗去咸味。各一两　牛蒡子三分　射干　木通锉　海藻洗去咸味　羚羊角屑　杏仁汤浸去皮尖、双仁，麸炒微黄。各半两

上件药捣，粗罗为散。每服一钱，以水一小盏，入生姜少许，煎至五分去滓，不计时候。量儿大小分减温服。

《圣惠》治小儿瘿气，心胸壅闷，咽喉噎塞。木通散方

木通锉　海藻　昆布二味洗去咸味　松萝　桂心　白蔹以上各半两　蛤蚧一两，炙微黄　琥珀三分

上件药捣，细罗为散。每服以牛蒡子煎汤调下半钱，不计时候。量儿大小，以意加减服之。

《圣惠》治小儿瘿气肿闷，宜服昆布散方。

昆布洗去咸味　黄芪锉　麦门冬去心焙　川大黄锉微炒　陈橘皮汤浸去白瓤焙。以上各半两　甘草炙微赤，锉　杏仁汤浸去皮尖、双仁，麸炒微黄。各一两

上件药捣，粗罗为散。每服一钱，以水一小盏，煎至五分去滓。量儿大小，不计时候，加减温服。

《圣惠》治小儿瘿气肿结渐大。海藻散方

海藻　昆布各洗去咸味　海带　海蛤　木香以上各半两　金箔三十斤　猪羊靥各三枚。微炙

上件药捣，细罗为散。每服以温酒调下半钱。量儿大小以意加减，日三四度。

《圣惠》治小儿瘿气，心胸烦闷。半夏散方

半夏汤浸七遍，去滑　土瓜根　龙胆去芦头　射干　昆布　海藻二味洗去咸味　小麦面各一分

上件药捣，细罗为散。每服以生姜酒调下半钱，日三四服。量儿大小以意加减。

《圣惠》治小儿瘿气，咽喉肿塞妨闷。木通丸方

木通锉　昆布洗去咸味　干姜炮裂锉　甜葶苈隔纸炒紫色。各半两　人参去芦头　羚羊角屑　射干　槟榔　海藻洗去咸味。各一分

上件药捣，罗为末，炼蜜和丸如麻子大。不计时候，以温酒下十丸。量儿大小以意加减。

《圣惠》治小儿瘿气，咽喉噎塞。陈橘皮丸方

陈橘皮汤浸去白瓤焙　麦门冬去心焙　赤茯苓　连翘　海藻洗去咸味　商陆干者。各半两　杏仁一分，汤浸去皮尖、双仁，麸炒微黄　羊靥三枚、炙黄　槟榔三分

上件药捣，罗为末，炼蜜和丸如绿

豆大。二三岁以温水下七丸，儿大者绵裹一丸，如皂子大，不计时候，含咽津。

《圣惠》又方

羚羊角屑　昆布洗去咸味　桂心　木通锉。以上各半两　川大黄一两，锉，微炒

上件药捣，罗为末，炼蜜和丸如麻子大。不计时候，以粥饮下七丸。量儿大小临时加减。

《圣惠》又方

昆布　海藻各洗咸味　诃梨勒皮　川大黄锉微炒。以上各半两　枳壳麸炒微黄，去瓤　木香各一分

上件药捣，罗为末，炼蜜和丸如麻子大。不计时候，以温酒下七丸，量儿大小加减。

《圣惠》又方

槟榔一两　海藻　昆布各半两。洗去咸味

上件药捣，罗为末，炼蜜和丸如麻子大。不计时候，以温酒下七丸。量儿大小加减服之。

《圣惠》又方

羊靥炙令黄　青橘皮汤浸去白瓤焙　烧银　砂锅各半两

上件药捣，罗为末，用糯米饭和丸如绿豆大。不计时候，以温酒下五丸。量儿大小加减服之。

张涣昆布丹方　治瘿气不散。

昆布　海藻各洗去咸味　草龙胆　甜葶苈隔纸炒令紫色研。各一两　牵牛子炒　槟榔各半两

上件药捣，罗为细末，白面糊和如黍米大。每服十粒，煎人参汤下。量儿大小加减。

《刘氏家传》治童男童女风土瘿气及因气结所成者。昆布散

昆布　蓬莪术　川芎　槟榔　茴香　海藻　荆三棱　甘草炙。各半两　木香　丁香　青橘皮各一分

上件药为细末。每服二钱，水一中盏，先用猪靥三枚灯焰上用针串在尖上燎熟，入药内同煎至六七分，和滓温服，临卧每夜止进一服，久服日渐消也。

夔州医者邓俊民治小儿瘿气方。

杏仁汤浸去皮尖、双仁研　丁香用瘦小者为细末。各二十一粒　荆三棱三钱，湿纸裹炮，锉杵为细末

上件三味药拌匀，用猪靥一枚，切作四花，入药末一钱匕在内，用麻线系定于针上穿，于麻油灯焰上烧令香熟，去线细嚼咽下。去碗不得言语，睡及不得漱口。忌生冷鲜菜，咸醋等物一百日。

夔州医者邓俊民蓬莪术散　消小儿及丈夫、妇人项气磨宿滞积气方。

蓬莪术四钱，生温水洗过用　丁香母丁香不用　杏仁汤洗去皮尖。各七粒

上件捣，罗为细末，每用猪靥一枚，针穿去麻油灯焰上烧令香熟，破开入药末一字在内，含化咽津。忌油、盐、鸡、鱼，日三服，稍退，可徐徐服半月除根。

卷第三十七

疮㾦疥癣　凡十七门

一切疮第一

汉东王先生《家宝》论小儿诸疮疥：夫疮者，皆因脏腑不调，风邪失守而得。或有积毒，或是风化为虫，或则热气有盛，或是惊入皮肤。其大者，是滞于血脉而横出于皮肤之间，若节其气血则易破。若或风缠，则生其瘾疹。或是外邪所入，即多燥痒而不定，其食毒则滞死其血气，久则化为脓也。或作惊疮者，惊本无物，亦蹉其血气，在脏而为积，在腑故出皮肤为疮，发遍身而四肢难较。其积即是不化之食在脾。有积者，皆是脾得之。其脾胃主四肢，故有根本在脏，宜以取转耳。

风疮亦发遍身，其形甚小，世呼为疥。其风出入毛窍之间，久感外风，化为气也。

热毒疮发处不定，节滞其血，故作疮。

虫窠疮常发于胫后，作其窠，窠内有虫，如虮子，盖因腹中烧虫随气化。其疮即较而再发成片子，如癣相似，甚有死血，痒若以药敷较，只是归腹中，须是取却虫方差，及与杀虫药。

惊疮若发在四肢手足腕时，亦难差，宜服惊药。

头疮多因胎热，及肾上冲之所为也。

雁过疮是肺热也。其疮遇秋肺盛则发，遇春水旺必差。发在脚腿腊上，成片子也。

《婴童宝鉴》论小儿疮是脏腑有积热，并宿食停留胸中，毒气流十二经络而生疮也。

《千金》治小儿上下遍身生疮方。

芍药　黄连　黄芩各三两　苦参八两　大黄二两　蛇床子一升　黄柏　菝葜一斤

上八味㕮咀，以水二斗，煮取一斗，以浸❶浴儿。

《千金》苦参汤　治小儿身上下百疮不差方。

苦参八两　地榆　黄连　王不留行　独活　艾叶各五两　竹叶二升

上七味㕮咀，以水三斗，煮取一斗。以浴儿疮上，浴讫敷黄连散。

《养生必用》治疮肿退脏腑积热方。

黄芪切，焙　人参　甘草炙　白药子　栝楼根等分

上为末，煎柳枝汤放温，温调下一钱，日二三服。

《婴孺》治小儿、大人一切疮，医不识者神效方。

水银　甘草　黄柏　黄连　松脂黄明者　腻粉　土蜂窠以泥为着壁者。南方均❷有，自可采觅。以上等分。

上取水银放掌中，以唾杀为青泥，入埚碗中。以生麻油和研，生绢滤如稀饧，和药末再研如稠饧。先以温水洗疮，帛拭干涂之。治一切无名疮。此方不须

---

❶ 浸：此下原脱一叶。据日抄本补。

❷ 均：原作“汤”。据文义改。

付医人合和，令一细心子弟依方为之，涂一度即差。至如疮有黄水出，涂之随手便干。如疮痒不堪忍，涂之立止。如痛不撤者，涂之立差。比合此药，前后救人非一也。

《婴孺》治疮。飞乌膏方

轻粉烧朱砂作水银上黑烟也　矾石烧灰。各二两

上为末。甲煎和如脂，敷乳疮，日三。为末敷，不须和。有汁自淹定，为散敷。诸种疮黄烂一切悉效。

《婴孺》治疮又方

黄连三两，末　胡粉五分　水银一两

上和匀，以纸裹，熟挼匀，敷乳疮上及小儿头垢百疮，并悉大效。

《婴童宝鉴》洗小儿疮药。

剪刀草　防已　黄连　黄柏　甘草各一分

上件同杵，每用一匙，布裹入葱叶，以水同煎汤，候通手洗之。

《婴童宝鉴》治小儿大人疮方。

黄丹一两　腻粉一钱匕

上件研匀，嚼杏仁取汁，调药敷之。

《庄氏家传》治小儿诸般疮欲出、已出、变证、坏证神效二仙汤方

防风　甘草炙。各一两

上为粗末，先用杏仁一两去皮尖，茶盆内研令细烂后，入上件药末同更研，拌令匀。每用药五钱，入陈粳米一匙，须用水一碗，煎米熟为度，如熟水饮之。

《赵氏家传》治秃疮、疳疮、无辜疮方。

皂角三寸，不蚛者　鳖甲一两，烧存性）　豉一合，炒焦　腻粉五筒

上为末，后入粉一处研匀，生油调涂疮上，先用浆水洗去疮上不洁，然后上药。此累经大验，头上一切疮皆可治。

《吉氏家传》治诸般疮毒方。

黄柏　柏叶各一两　轻粉二钱

上件为末，用鸡子油调涂在疮上，未差，更上一次。

安师传疮口久不合者方。

狗头骨　空鸡子壳已抱出者　乳香没药　黄连

上五味，将狗头骨及鸡子壳各烧灰，乳香等各为细末，平取五者等分，以油蜡成膏，调涂搽疮上便干好。

若是曾水入后不合，即用皂子烧灰存性，入沙糖和贴疮口上。少顷水出肿退，却合前合疮口药。如肿水退，且用取水毒令肿退方合疮口。

蓐疮第二

《子母秘录》治小儿口疮，兼治小儿蓐疮方。

上取重五日蛤蟆炙杵末，敷疮上即差。

《子母秘录》治小儿蓐疮方。

上嚼泽兰心封上。

《子母秘录》小儿蓐疮方。

上烧葵根末敷之。

安师传治小儿蓐疮方。

上炒绿豆焦黑，研为细末，敷贴疮上。

风热疮第三

《千金》五香枳实汤　治小儿着风热，㾦坚如麻豆粒，疮痒搔之，皮剥汁出，或遍身头面年年常发者方。

青木香九铢　麝香六铢　鸡舌香　薰陆香　沉香　防风　秦艽　漏芦各半两　枳实一两半　麻黄　升麻　黄芩　白蔹各一两　大黄一两十八铢

上十四味㕮咀，以水五升，煮取一

升八合。儿五六岁者，一服四五合，七八岁者，一服六合；十岁至十四五者，加大黄半两，足水为一斗，煮取二升半，分三服。

《千金》枳实丸　治小儿病风瘙痒痛如疥，搔之汁出，遍身瘖瘟如麻豆粒，年年喜发，面目虚肥，手足干枯，毛发细黄，及肌肤不光泽，鼻气不利。此则小时热盛极，体当风，风热相搏所得也。不早治之，成大风疾。方：

枳实麸炒，一两半　菊花　蛇床子　防风　白薇　浮萍　蒺藜子各一两　天雄炮裂，去皮脐　麻黄去根节　漏芦各半两

上十味末之，蜜和丸如大豆许。五岁儿饮服十丸，加至二十丸，日二服。五岁以上者，随意加之。儿大者，可为散服。

日华子治游风、热毒、风疹、恶疮、疥癞，小儿壮热方。

上并煎楝皮汤浸洗，服食须是生子者名雌枝，皮一两可入五十粒糯米，煎煮杀毒。泻多以冷粥止，不泻者以热葱粥发之。无子者名雄枝，能吐泻杀人，不可误服。

《婴孺》枳实汤　治小儿着风热，瘖瘟坚如麻豆，抓之皮剥汁出，或竟身头面年年常发有时方。

枳实六分，炙　防风　秦艽　鸡舌香　薰陆香各二分　麝香一分　沉香　黄芩　白蔹　升麻各四分　大黄　木香各十分

上以水五升，煮一升八合，五六岁一服五合，七八岁六合。

《刘氏家传》摩风去毒神异膏　治男子、女人不问老幼，身上生一切风疮、肿毒、气疮、热毒、疮疖、生疮发背才觉便点药，擦热即消。头面风气攻注，如虫行攻掣，眼目瞤动，种种疮癣，久使自安。最治妇人黑斑、粉刺、粉瘤、落妆及治鼻面酒齇，脚上臁疮，并皆神效。使时一如面油涂，擦热为度。

绵黄芪半两　零陵香一分　赤芍药　防风　川芎　生干地黄　天麻各一钱　蜡二两半　清油十二两

上除黄蜡外，将众药捶擘细，以清油浸七日，文武火上煎至黄色，以新棉滤过去滓，方入蜡再煎，滤过入瓷器收之。

长沙医者丁时发传治胎中风热，后生疮满身，或如疥痨方。

侧柏　郁金　蝎　天南星　地龙　黄芩　大黄等分

上件为末，用温酒调下。

热毒疮第四

《圣惠》：夫小儿热疮者，是诸阳气在表。阳气盛则表热，小儿解脱腠理开，则为风邪所客，风热相搏，留于皮肤则生疮。初作瘭浆黄汁出，风多则痒，热多则痛，血气乘之则多脓血，故名热疮也。

《千金》治小儿热疮。水银膏方

水银　胡粉　松脂各三分

上三味，以猪脂四升煎松脂，水气尽，下二物，搅令匀，不见水银以敷之。

陈藏器治小儿赤白游疹，火焱热疮。

上捣马藻绞汁服，去暴热热痢，止渴。生水上，如马齿相连。

刘禹锡《传信方》乱发鸡子膏　主孩子热疮。

上以鸡子五枚，去白取黄，乱发如鸡子许大。二味相和于铁铫子中，炭火熬。初甚干，少顷即发焦，遂有液出，旋取置一瓷碗中，以液尽为度。取涂热疮上，即以苦参末粉之。顷在武陵生子蓐内便有热疮，因阅本草至发髲。《本

经》云：合鸡子黄煎之，消为水，疗小儿惊热下痢。注云：俗中妪母为小儿作鸡子煎，用发杂熬，良久得汁，与小儿服，去痰热，主百病。用发皆取久梳头乱者。

《圣惠》治小儿热疮生于身体。黄芩散方

黄芩三分　石膏　柴胡去苗　川大黄锉碎，炒　川升麻各一两　甘草炙微赤，锉　元参各半两

上件药捣，粗罗为散。每服一钱，以水一小盏煎至五分，去滓放温，量儿大小分减服之。

《圣惠》治小儿身上生热疮，心躁，皮肤焮疼。枳壳散方

枳壳麸炒微黄，去瓤　甘草炙，锉　黄连去须。各半两

上件药捣，细罗为散。每服以蜜水调下半钱，量儿加减服之。

《圣惠》治小儿热毒疮。栀子膏方

栀子仁　川升麻　蛇衔　黄芩各一两　犀角屑三分　蓝叶切，五合　生地黄二两

上件药细锉，以猪脂一斤半同入铛内，于微火上煎十余沸，滤去滓膏成，于瓷盒中盛，涂于故帛上贴之。

《圣惠》治小儿热疮黄脓出。黄芩膏方

黄芩一两半　水银入少水与胡粉同研，令星尽矣　川大黄各一两　黄柏　栀子仁　黄连去须　胡粉各三分　竹叶二两　生地黄二两半

上件药除水银、胡粉外，并锉如豆大，以新绵裹，用猪脂一斤半入铛内，于慢火上煎十余沸，候药色紫去绵，以布绞取汁候凝，下水银、胡粉。以柳木篦搅令匀，膏成以瓷盒盛，日夜三四度涂之。

《圣惠》又方

黄柏　白矾烧令汁尽。各一两

上件药捣，细罗为散，敷于疮上，日三用之。

《圣惠》又方

黄连半两，去须为末　腻粉一分

上件药研令匀，以诸菜汁和，涂于疮上，日三用之。

《圣惠》又方

上以豆豉炒干，捣末敷之。《婴孺》仍先数煮桃叶浴之。

《圣惠》又方

上以伏龙肝捣末，用鸡子白和涂之。

张涣青砂散方　治身体头面热毒疮。

青黛研　朱砂细研。各一两　硫黄研　水银以枣瓤研令星尽。各半两　胡粉研　赤小豆各一两

上件拌匀研细，每用少许，用生油、腻粉调涂患处。

《惠眼观证》芭蕉散　涂退丹毒热疮方。

寒水石煅过　蚌粉

上为末，用芭蕉汁调涂，鹅翎扫之。

《张氏家传》治小儿生大血泡疮。黑圣丸云和尚方

草乌三十二两米泔浸三宿，洗去皮尖，簿切晒干　甘草切，焙　零陵香　藿香各洗，锉，晒　茅香　五灵脂洗去沙土，晒，各四两　荆芥三两、锉，日晒　没药入白瓦盏内　川芎　石膏入伏龙肝五两，乃灶下红土，加些不假，细末。各一两　血竭如无，用乳香钵内研细，研时口中念元胡索字并是，用二两

上件前药，各有过度，为末，用好酒糊为丸如大梧桐子，阴干，磨第一等墨染过，入些乳香在墨内，亦阴干甚佳，都干了，用葛布袋盛之，当风处。非但治头风疼，伤寒进饮食，大小儿生大血泡疮，并治肿处，醋磨贴之。治牙痛，

更治血风。有妊妇人不可服。

《庄氏家传》治身生大疮方。

黄丹一两　腻粉一钱匕

上研匀，嚼仁取汁，调药敷之。

《王氏手集》治小儿疳热诸疮不差方。鲁直

上取驴前蹄一只，自沥水之下烧过为末，入少麝香，湿敷，干油涂。

《吉氏家传》治生下一百二十日内，身上或头上遍身痈疖赤光肿，先用镇心散，后用贴肿药方见急惊风门中，吉氏方用同。

上用蓖麻子不拘多少，去壳烂研成膏，贴在肿处内自消，赤肿结成者，贴得破。

安师传治小儿热毒疮方。

生硫黄一钱　槟榔一两

上同为细末，油调敷之立效。凡欲用药，先烂捣丝瓜儿罨一宿，次日敷贴。

头面身体生疮第五

《巢氏病源》小儿头面身体诸疮候：脏腑热盛，热气冲发皮肤，而外有风热折之，与血气相搏则生疮。其状初赤起瘖瘰，后乃生脓汁，随差随发。或生身体，或出头面，或身体头面皆有也。

《千金》治二百日小儿头面疮起，身体大热方。

升麻　柴胡　石膏各六铢。《千金翼》各用一两　甘草炙　当归各十二铢　大黄十八铢。《千金翼》用三两　黄芩十八铢

上七味㕮咀，以水四升，煮取二升分服，日三夜一。量儿大小用之。《千金翼》同服外，仍多煮此药洗疮佳。

《千金》治小儿头面身体悉生疮方。

上用榆白皮随多少，曝令燥，下筛，醋和涂绵以敷疮上，虫自出。亦可以猪脂和涂之。

《千金翼》苦参汤　主小儿头面热疮方。

苦参八两　大黄　芍药　黄连各三两　蛇床子一升　黄芩二两　黄柏五两　菝葜一斤

上八味切，以水三斗，煮取一斗半，洗之，日三度大良。《千金》云：治上下遍身生疮。

《千金翼》又方

大黄　黄芩　黄柏　泽兰　矾石　石南各一两　戎盐二两　蛇床子三合

上八味切，以水七升，煮取三升，以絮内汤中洗拭之，日三度。

《千金翼》又方

上熬豉令黄，末之，以敷疮上，不过三愈。

《圣惠》以此方治小儿头面身体有恶气，数起生疮，仍每用先煮桃叶汤，洗净拭干敷之。

《外台》：《古今录验》疗小儿面及身上生疮如火烧方。

上取黄米一斗，末，以蜜水和涂之，差为度。

《外台》:《古今录验》又方

上以赤地利捣末，以粉之佳。《圣惠》以水浸栀子，脓汁调赤地利涂疮。

《外台》：《广济》疗小儿头面生热疮方。

黄连八分，《圣惠》用四分　蛇床子　黄柏各八分　胡粉四合。《圣惠》用半两。炒令黄色

上四味捣散，麻油和涂疮，遍敷之佳。《圣惠》黄连散方同，兼治身体生热疮，若面上疮，以猪脂和涂。

《子母秘录》治小儿面上忽生疮黄水出。

上以鲫鱼头烧末，和酱清汁敷，日

易之。

《子母秘录》治小儿头面身上生诸疮。

上烧蛇蜕末，和猪脂敷上。

《圣惠》治小儿头面身体生赤疮，湿痒、黄水不止，宜敷漏芦散方

漏芦　当归锉、炒　黄柏锉　黄连去须　麝香别研。各一分　腻粉二分，研入　五倍子一两，烧令烟尽

上件药捣，细罗为散，入研了药，更研令匀。每用时先暖盐浆水洗疮令净，拭干，以生油调，稀稠得所，涂于疮上。如已干处，即不再涂。余湿赤处即更涂之，以干差为度，涂药后未得洗之。

《圣惠》治小儿头面风疮，及身上或如麻豆多痒，吴茱萸散方

吴茱萸　鸽粪各微炒　赤小豆　薰黄研入　白矾飞。各半两　葶苈子微炒　皂角烧灰　藜芦各一两

上件药捣，细罗为散，以生油旋调涂疮上，以差为度。

《圣惠》治小儿头面身体卒生恶疮。胡粉散方

胡粉炒，令黄色　黄连末，各一两　水银一分，入少水并胡粉研，令星尽

上件药都研令匀，以猪脂调涂之。

《圣惠》治小儿头面身体生疮热痛。黄柏散方

黄柏锉　黄连去须。各一两　水银半两　苦参三两，锉

上件药捣，细罗为散，以猪脂和，搅乳入，研水银星尽。每使先用泔清洗疮令净，拭干敷之，日三上效。

《圣惠》治小儿头面身体生疮，累医未效，宜用此方贴之。

吴茱萸半两，微炒　川大黄　龙胆去芦头。各一两　腻粉　麝香细研。各一分

上件药捣，细罗为散，以生油调可疮涂，日二用之。

《圣惠》治小儿头面及身体生疮，久不差，瘙痒。杀虫芜荑散方

芜荑三分　葶苈各炒　白矾烧令汁尽。各一两　吴茱萸半两，微炒

上件药捣，细罗为散，以生油调可疮涂，日二用之。

《圣惠》治小儿头面身体生疮，皮肤赤焮瘙痒。雄黄散方

雄黄三分，细研　白矾烧令汁尽　莽草各半两　井盐一分

上件药捣，细罗为散，以生油调可疮涂，日三用之。

《圣惠》治小儿头面身体生疮，久不差。胡粉膏方

胡粉　水银与胡粉相和，点少许水，研星尽　白松脂各一两　猪脂二两

上件药先将松脂、猪脂入铛中，煎成膏，以绵滤过，入水银、胡粉搅令匀，日二涂之差。

《圣惠》治小儿头面身体皆生热疮。黄连散方

黄连去须　黄柏锉　胡粉　水银与胡粉拌和，点水少许，研令星尽。各一两　苦参二两，锉

上件药捣，细罗为散，入水银、胡粉研匀。如疮在面上，以面脂和涂之；如在头及身上，以生油和涂之。

《圣惠》治小儿头面身体生疮，久不差，宜用洗浴苦参汤方

苦参　王不留行各三两　地榆　独活　艾叶　黄连去须。各半两　竹叶二两

上件药细锉和匀，每用三两，以水五升，煮取三升，去滓，看冷暖洗浴疮上。

《圣惠》治小儿头面身体生疮出黄脓水。宜用洗浴黄连汤方

黄连去须　甘草各二两　苦参五两

柳枝并叶一握

上件药细锉和匀，每用三两，以水五升，煮至三升，去滓，看冷热洗浴即愈。

《圣惠》治小儿头面身体生疮黄水出。黄连散方

黄连一两，去须　胡粉　甘草锉。各三分

上件药捣，细罗为散，以腊月猪脂和如膏，涂于故帛上贴，日二换之。

《圣惠》又方

豆豉一合，炒令焦　黄柏一两，锉

上件药捣，细罗为散，每用先以热灰汁洗疮令净，拭干敷之。

《圣惠》治小儿头面身体生疮。黑豆散方

黑豆　大麻仁各二两

上件药捣，粗罗为散，着竹筒内，横插热灰火中，以铜器承受，当有汁出，收之，令汁尽，便涂疮即愈。

《圣惠》又方

上用腻粉，以葱汁和涂之。

《圣惠》又方

上以菟丝子二两，捣令碎，水五升煎取三升，去滓，看冷暖洗。

《圣惠》治小儿头面身体生疮赤肿焮痛，宜用此洗浴方。

上以地榆八两细锉，水一斗煮至五升，去滓，适寒温洗浴疮，日三上效。

《圣惠》治小儿头面身体生疮肉突出方。

上取乌梅肉微炒，捣、罗为末，敷疮上效。

《婴孺》治小儿身上恶疮方。

上以马骨屑烧灰敷之，若猪脂和敷之。

《婴孺》治小儿面疮方。

上用茱萸叶，以东流水煮，浴儿。

《婴孺》治小儿身面卒生恶疮方。

上用蜣螂烧灰，猪脂和敷之。

《婴孺》又方

上以鸡子壳烧灰，猪脂和敷之。

《婴孺》又方

上以苏枋末研匀敷之，燥则猪脂和涂之。

《婴孺》又方

上取笋汁洗。

《婴孺》治小儿身头悉生疮方。

上以地榆白皮炒燥为末，酒调涂，绵覆疮上，虫出愈。

《婴孺》治小儿胃气不调，面目身体发疮，大便难。乳胃丸方

大黄十分　细辛一分　皂角炙　桂心　厚朴炙　秦椒　杏仁去皮　黄芩　葶苈炒。各二分　当归三分

上为末，蜜丸小豆大，饮下二丸，不知加之。

《婴孺》治小儿逆呕胃痹，胸胁下满，不思食，面目身体有疮，大便难。大黄乳胃丸方

大黄十分　细辛六分　蜀椒　皂角炙　干姜　厚朴炙　桂心　秦椒　吴茱萸　杏仁去皮炒，别研入。各二分

上为末，蜜丸小豆大，先食饮下三丸，不知加之。

《婴孺》治少小胃气不和，身体面目生疮。调气丸方

枳实炙　大黄　黄连　木蘭皮各五分

上为末，蜜丸小豆大，三岁儿饮下三丸，量大小加之。

《惠眼观证》三白散　治头面生疮方。

南粉　滑石　白药子等分

上为末，用生油调涂之。

《刘氏家传》小儿面疮方。

上取羊胫骨髓调腻粉，涂立效，屡

用极验。

《刘氏家传》小儿头面生疮方

淡豆豉一两，烧存性，末之　腻粉挑，二钱

上先以地灰汁洗疮，后用此药掺。如疮干，却用生油调，贴三、五次效。

《庄氏家传》小儿头面身上生赤肥疮，并或如鱼子等，抓破后清水出方。

上桑白皮烧灰如炭，灰干擦之，自较。

《庄氏家传》治小儿头面热疮并疥癣方。

黄连　寒水石　定粉各一两　黄柏二两

上四物捣为末，用生油调涂之。

《吉氏家传》治五年十年面上疮方。

豉心　白矾　腻粉等分

上件为末，油调涂差。

《吉氏家传》豆豉散　治小儿头面生疮，肥黄不干，疮脓及别肉赤，成疮者方。

豆豉　肥珠和子。各半两

上二味，瓦上烧存性，为末，黄丹一钱，轻粉半钱研匀，先用葱汤洗疮，绢帛拭干，次生油调敷。

《吉氏家传》又方

梧桐叶焙干为末　轻粉少许

上研匀，先用葱汤洗疮，拭干，生油调敷。

风瘙瘾疹第六

《巢氏病源》小儿风疹瘾疹候：小儿因汗解脱衣裳，风入腠理，与血气相搏，结聚起，相连成瘾疹。风气止在腠理浮浅，其热微，故不肿不痛，但成瘾疹瘙痒耳。

《颅囟经》治孩子胎中受风，长后或满身生疮，痱痒如疥瘙，或如饥饱痒疮方。

葱白　硝　臭黄　硫黄各等分

上用油半两，烧令热，下少许蜡，先剥葱白三茎细切，待油热即泼葱上，细研，续下硫黄、臭黄、硝，更研之旋涂。

《千金》治小儿风瘙瘾疹方。

蒴藋　防风　羊桃　石南　秦椒　升麻　苦参　茵芋　芫花　蒺藜　蛇床子　枳实炒　矾石各一两

上十三味㕮咀，以浆水三斗，煮取一斗，去滓，内矾，令小沸浴之。

《千金》又方

上以牛膝末酒服方寸匕，漏疮多年不差，捣末敷之。亦主骨疽、癫疾、瘰疬绝妙。

《千金》泽兰汤　主丹及瘾疹入腹杀人方。

泽兰　川芎　附子炮，去皮脐　茵芋　藁本　莽草　细辛各十二铢

上七味㕮咀，以水三升，煮取一升半，分四服，先服此汤，然后作余治。

《千金》治小儿患瘾疹入腹，体肿强而舌干方。

上以芜菁子末，酒服方寸匕，日三。

《千金》又方

上以车前子作末，粉之良。

《千金》又方

上以蚕沙二升，水二升煮，去滓，洗之良。

《千金》又方

上以盐汤洗了，以蓼子挼敷之。

《千金翼》治小儿瘾疹方。

上用巴豆五七枚，去心皮，以水三升，煮取一升，以绵内汤中，拭病上，随手灭，神良。

《千金翼》治小儿风疹瘾疹方。

蒴藋　防风　羊桃根　石南　茵芋　茺蔚　矾石　蒺藜各一两

上八味切，以酢浆水一斗，煮取五升，去滓，内矾石煎令小沸，温浴之。《千金》有秦椒、苦参、蛇床、枳实、升麻为十三味。

《千金翼》又方

上用吴茱萸一升，以酒五升，煮取一升半，拭上。

《外台》：《广济》疗小儿壮热瘾疹，已服汤丸不消，宜服竹沥汤方：

淡竹沥一升二合　葛根汁五合　牛黄三颗，豆粒大，研

上三味相和与儿服，一岁至五六岁一合至三合、五合，再服以意增减之。

《子母秘录》治小儿风疹不止方。

上以白矾十二分，暖热酒投化，用马尾揾酒涂之。

《子母秘录》小儿风疮久不差方。

上烧菰蒲节末，以敷上。

《圣惠》治小儿风瘙瘾疹。麻黄散方

麻黄去根节　川升麻　葛根锉。各一两　射干　鸡舌香　甘草炙，锉。各半两　石膏三分

上件药捣，粗罗为散。每服一钱，以水一小盏煎至五分，去滓放温。量儿大小分减服之。

《圣惠》治小儿风瘙瘾疹，壮热心躁。犀角散方

犀角屑　川升麻　麦门冬去心　白蒺藜炒去刺　甘草炙微赤，锉。各三分

上件药捣，粗罗为散。每服一钱，以水一小盏煎至五分，去滓放温，量儿大小分减服之。

《圣惠》治小儿风瘙瘾疹。黄芪散方

黄芪锉　黄芩各三分　白鲜皮　甘草炙微赤，锉。各半两　防风去芦头　枳壳麸炒微黄。各一分

上件药捣，粗罗为散。每服一钱，以水一小盏煎至五分，去滓放温，量儿大小分减服之。

《圣惠》治小儿风瘙瘾疹，痒痛不止。枳实丸方

枳实三分，麸炒微黄　甘菊花　防风去芦头　麻黄去根节　白蒺藜微炒，去刺　浮萍干者。各半两　蛇床子　天雄炮裂，去皮脐　漏芦　白薇各一分

上件药捣，罗为末，炼蜜和丸如绿豆大。每服以温水下七丸。量儿大小加减服之。

《圣惠》治小儿风瘙瘾疹，心膈烦闷。茵芋汤方

茵芋　防风　附子　牡蛎　莽草各半两

上件药细锉和丸，以水一斗，煮取六升，去滓，看冷暖洗浴，避风。

《圣惠》又方

盐二合　黄芦　蒴藋各三两　柳树空中屑二分

上件药细锉和匀，每用三两，以水一斗，煮取五升，去滓，看冷暖洗浴，避风。

《圣惠》治小儿风瘙瘾疹，皮肤肿，宜用此方。

石南叶二两　川椒半两

上件药以水一大盏，煎至五分，去滓，入硝石、白矾末各半两，搅令匀，以绵浸涂肿处，干即更涂之。

《圣惠》又方

景天草三两　蓝叶五两

上件药捣，绞取汁涂于肿处，以热手摩之，日三、两度用之。

《圣惠》治小儿风瘙瘾疹，心中闷乱方。

上以川芒硝二两，清酒三大盏，煎至二盏放温，洗儿痒处后，燥复洗之，

痒差乃止，避风。

《圣惠》治小儿风瘙瘾疹方。

上以虎脂摩之即愈。《婴孺》云：无虎脂，虎肉亦佳。

《婴孺》治小儿诸风及热气，浑身瘾疹。赤膏子方

白蔹一分　黄连　芍药　黄柏各二分

上为末，以猪脂和如泥，日三上。若得病三日涂三日，五日涂五日，多亦然。

《婴孺》治小儿瘾疹。浴汤方。

莽草　防风　附子　牡蛎煅赤，各二两

上以水五升，煮三沸，浴儿愈。量儿加水药。

《婴孺》治小儿体起风疹及肿。枳实膏方

枳实四分，炙　茺蔚子　防己各五分　升麻六分　竹叶切，七合　石膏二两，末　芒硝十二分

上以麻油一升四合，煎四五沸，去滓，敷疮上。

张涣防风汤方　瘾疹、疮疥皆宜服之。

防风　鼠黏子　荆芥穗　人参去芦头。各一两　甘草炙　天麻各半两

上件药捣，罗为细末。每服一钱，水八分一盏，入生姜、薄荷各少许，煎五分，去滓温服。

张涣麝香犀角丹方　瘾疹不差，甚者如癞，服之神验。

天麻　白附子　白僵蚕炒　乌蛇肉酒浸去皮骨，焙干。各半两　犀角屑一两

以上捣，罗为细末。次入：

朱砂一两，细研水飞　脑麝各一钱。细研

上件都拌匀，炼蜜为丸如黍米大，每服十粒，煎金银、薄荷下。

张涣二圣散方　治瘾疹、肌肉青黑。

胡粉　苦参各一两

每件捣，罗为细末。每服一钱，温酒调下，兼涂患处。

《婴童宝鉴》治小儿身上生小疮痒药方。

宣连　防已各一两　芜荑半两　腻粉一分

上件研匀，先浴疮子，拭干，生油调敷。

《吉氏家传》风疮：治小儿身上如麻子，或如豆大，乱生多痒，是风疮也，宜此方。

乌蛇去鳞，炙　黄芪　麻黄去节　防风以上各一分　枳壳一片，炙　朴硝三分　桂心半分

上以水五合，煎二合，方下朴硝，一岁儿渐渐与服尽。

长沙医者王兑千金散　治小儿、大人脾肺风血妄行腠理，发为瘾疹，积久不差，时发心腹疼痛，浑身顽麻，手足拘挛，或心膈痒闷，痰唠呕逆，吃食减少，头疼目晕，一发遍身，搔之随手瘾起，烦躁燥痒，万治不效者，宜服此方。

成块赤土一名羊肝石，取腻者细研如面，其有砂石者不可用。

上一味，每用冷酒调下一钱，一日三服，无有不差，发盛烦躁者，更用后药涂之。

又敷药方

护火草景天是大叶，有人家盆种以慎火　生姜和皮不洗泥土

上等分烂研，量多少旋入盐，合研和匀涂之。如遍身患，只拣瘾疹大处涂之，应手消散，余处自没，若能遍涂尤妙。

长沙医者刘之才传治小儿风瘙瘾疹。芒硝散方

土朱二两　朴硝一两

上为细末，每服一平钱，用生薄荷细研，次用冷水调，蜜水下，不拘时候。

《千金》灸法：小儿、大人举体痛痒如虫齧，痒而搔之，皮便脱落作疮，灸曲池二穴，随手壮发即灸之，神良。

疥第七

《巢氏病源》小儿疥候：疥疮多生手足间，渐染生至于身体，痒有脓汁。按《九虫论》云：蛲虫多所变化，亦变作疥。其疮里有细虫，甚难见。小儿多因乳养之人病疥而染着小儿也。

《本草》传一切疮疥癣、杀一切虫方。

油一合　鸡子　芒硝一两

上搅服之，少时即泻，治热毒甚良。

《千金》治小儿头面疮疥方。

上以麻子五升末之，以水和，绞取汁，与蜜和敷之，若有白犬胆敷之大佳。

《千金》治小儿疥方。

上烧竹叶为灰，鸡子白和敷之，日三。亦治疕[1]

《千金》又方

上烧乱发灰，和腊月猪脂敷之。

《千金》又方

上以臭酥和胡粉敷之。

《外台》：《救急》疗疥疮及小儿身上热疮并主之方。

黄连　黄柏　赤小豆　臭黄各一两　水银半两，研相和

上五味为散，以麻油和，先净洗疮，然后涂之，甚佳。

《外台》：《救急》又疗小儿疮疥神验方。

黄连　糯米粉各十三分　水银用八分，研　胡粉六分　吴茱萸　赤小豆各一两

上六味捣散，水银手中和唾、研如泥，以猪脂并水银成膏。先洗疮干拭令净，以药涂三两度差。忌猪、鸡、鱼肉。

《圣惠》治小儿疥，瘙痒不止。蛇床子散方

蛇床子　吴茱萸　硫黄细研　芜荑以上各一分　腻粉一钱

上件药捣，细罗为散，入硫黄研匀，用油一合，葱一茎切，入油内，煎葱黄黑色，去葱，候油冷，调散涂之。

《圣惠》治小儿疥，遍身皆有痛痒不止。黄连散方

黄连去须　胡粉　水银与胡粉点少水同研星尽。各二两　吴茱萸一两　赤小豆一百粒

上件药，除胡粉、水银外，捣、罗为末，入胡粉、水银同研令匀，以腊月猪脂和涂之。亦治㾮疮。

《圣惠》治小儿疥及身上热疮并治之。黄柏散方

黄柏锉　黄连去须　赤小豆　臭黄各一两　水银半两　硫黄一分，与水银结作砂子

上件药捣，罗为末，与臭黄、水银砂子同研令细，用生油调，日三涂之。

《圣惠》治小儿胎中受风，长后或身体生疥，瘙痒不止。臭黄膏方

臭黄　硫黄各一分　葱白一茎，细切

上件药研令细，用清油一两入铫子内，熬令熟，下少许蜡及葱白，次下硫黄、臭黄搅令匀。膏成以瓷盒中盛，旋旋涂之。

《圣惠》治小儿疥及诸般疮，洗浴苦参汤方

苦参　丹参　苦楝根　防风去芦头，

---

[1] 疕疮：二字原倒。据《千金》卷五下乙正。疕，即瘑。见《集韵》。

各半两　蒴藋根三两

上件药细锉和匀，以水一斗，煎至五升，滤去滓，于密室中洗浴儿，以故帛拭干，即涂前膏。

《圣惠》治小儿疥，痒不止方。

硫黄二两　白矾灰四两

上件药细研为散，以乌麻油调如稀面糊，炙疥令热，薄涂摩之。

《圣惠》治小儿疥，痒痛不可忍方。

上用硝石一两细研，以生油调如膏。每用时，先以泔清洗之，拭干涂之。

《圣惠》又方

上取羊蹄草根捣末，以猪脂和涂之。

《圣惠》又方

上用硫黄细研，以醋调涂之。

《圣惠》又方

上捣蛇床子末，以猪脂和涂之。

《博济方》治小儿疮疥及三十六种风疾，服之必愈。灵宝丸

天麻郓州者，洗　天南星　白附子新罗者　独活　白僵蚕　川乌头炮　羌活洗　干蝎全者。各一两　牛黄　龙脑各一分，细研旋入　麝香半两，细研旋入

上件十一味，各要上好药净洗，日内晒干，不用近火，杵为细末，炼蜜为丸如豌豆大。诸色风疾，薄荷温酒下五丸。女人血风，更入少当归末，温酒下。如瘫痪风下床不得，先用白矾半两为末，葱十茎，煎汤温浴，后用薄荷汁温酒下三十丸，衣被盖出汗，别服补药。如是男子、妇人疥癣瘰疬，并须依前法澡浴，服三十丸，出汗，当日必差。小儿疮疥，亦须如常浴，每一岁一丸，并须出汗，永差。忌热面、猪肉、鱼、毒物等。

《养生必用》治疥不以久新方。

白芜荑一两　槟榔　吴茱萸各半两　硫黄二钱，别研

上为末，油调抓破擦。

张涣治小儿疥癣遍身，或头面生疮如粟大，浸淫痒痛，搔之脓汁出。雄黄膏方

雄黄　雌黄并细研。各一两　川乌头一枚，去皮脐，为末　松脂　乱发烧灰。各一分

上件除雄黄、雌黄外，以猪脂六两于铛中煎炼成油，下乌头、松脂、乱发等。乌头色黑，乱发消尽，膏成。绵滤去滓，入雄黄、雌黄，搅令匀，盛于瓷器中候冷，每用少许涂疮上，日三两次用。

《惠眼观证》乌粉散　治头上疥疮方。

漆笼二片　赤豆一小勺

上将豆卷在笼内，火煅过，取为末，入轻粉少许，以生姜汁调涂之。

《惠眼观证》如圣散　治疥癣，他药治之无验者用此药，如圣立效方。

细辛　芜荑鱼盐者　剪刀草　藜芦　白矾研，旋入　硫黄研、旋入

上六味各等分为末，用面油调匀，更入猪筒骨髓一条，再研匀和，揩擦疮上，甚妙。

《惠眼观证》乳香膏　治小儿疥癣并小儿头疮等亦治痱子方。

雄黄一钱　乳香　腻粉各半钱，研细

上用巴豆二十粒，清麻油四两，慢火煠令焦黄，不用巴豆，入前三味再煎数沸，以黄蜡半两，候熔化入净器内。每用先以温水洗疮拭干，用药涂之甚验。

《刘氏家传》小儿身痒欲生疮方。

何首乌　艾

上件等分，煮水与浴，永不生疮。

长沙医者郑愈传治脏腑热，毒壅热滞、疮疥等。人参饮子方

人参　大黄　荆芥　天竺黄　甘草炙。各二钱　白芷　灯心各一钱　钩藤钩

子二七个　栀子仁五个

上粗杵为末，以水一碗，煎至半碗，去滓时时服。

长沙医者丁时发传治大人、小儿诸般热毒气疮，疥痨疮方。

海螵蛸　硫黄　青矾各一钱　蛇床　黄连各半钱

上同为细末，油调涂疮上或干用得亦，此药太妙。

癣第八奶癣附

《巢氏病源》小儿癣候：癣病由风邪与血气相搏于皮肤之间，不散变生瘾疹，疹上如粟粒大，作形郭或邪或丸，浸淫长大，痒痛，搔之有汁，名之为癣。小儿面上癣，皮如甲错，起干燥，谓之乳癣。言儿乳饮，乳汁渍污儿面变生之，仍以乳汁洗之便差也。

《婴童宝鉴》：小儿癣是母于风中浴后，拭之未干，和水饮乳及夏月汗出而不粉，其疮细星星者是也。

《千金》治小儿湿癣方。

上以枸杞根捣作末，和腊月猪膏敷之。

《千金》又方

上以桃青皮捣末，和醋敷之，日二。

《千金》又方

上揩破，以牛鼻上津敷之。

《千金》又方

上煎马尿洗之。

《千金》又方

上烧狗屎灰，和猪脂涂之。

《千金》治小儿癣方。

上以蛇床实捣末，和猪脂以敷之。

《千金翼》治湿癣方。

上取东壁土，摩干湿癣极有效。

《圣惠》治小儿癣，痒痛不止。白矾膏方

白矾灰　硫黄　腻粉各一钱　绿矾半钱　川大黄一分，末

上件药同研为末，以米醋一升，熬如黑饧，收于瓷器中，旋取涂之。

《圣惠》治小儿湿癣。附子散方

附子半两，去皮　雄黄细研　白矾各一分　吴茱萸半分　米粉半分

上件药捣细为散，每日三度，以绵揾扑。

《圣惠》治小儿癣久不差。雄黄膏方

雄黄细研　多年薤根　白矾　藜芦去芦头　瓜蒂　胡粉各一分　水银三分，与胡粉点少水同研，令星子尽

上件药捣罗为末，入胡粉、水银同研令匀，用猪脂调为膏。轻拭涂之。

《圣惠》治小儿癣不计干湿，瘙痒不绝。雌黄膏方

雌黄研　黄连去须　蛇床子　黄柏锉　硝石　芫荑　莽草　藜芦去芦头　苦参锉，各半两　松脂三两　杏仁一两，汤浸去皮，别研如膏

上件药捣，细罗为散，以腊月猪脂半斤和松脂煎令熔。先下杏仁，次下诸药，搅令匀，煎成膏。收于不津器中，用时先以泔清净洗疮，拭干，涂于故帛上贴，日二换之。

《圣惠》又方

羊蹄根　干笋烧灰，各一两

上件药捣，罗为末，以麻油调涂之。

《圣惠》治小儿久癣方。

独蓄根去土，一把　附子二枚，去皮脐，生用

上件药捣令烂，以好酒和涂之。每涂药时先以皂角汤净洗，拭干后用药，日二涂之。

《圣惠》治小儿干癣方。

水银　胡粉各两

上件药点少水同研，令星尽，以鸡冠血和涂之。

《圣惠》治小儿干湿癣方。

雄黄一分　麝香一钱

上件药细研，用甲煎油调涂之。

《圣惠》又方

上取干蟾烧灰细研，以猪脂和涂之。

《圣惠》治小儿癣久不差方。

上用黄矾一两，烧灰细研，每用先以水净洗，拭干涂之。

《圣惠》又方

上以薤根捣，醋和涂之。

《圣惠》又方

上以酱瓣、雀粪相和研涂之。

《圣惠》又方

上取羊蹄草根烂捣，以蜜和，绞取汁，先揩破涂之。

《圣惠》又方

上以楮株白汁涂之。

《圣惠》又方

上取乱发烧灰细研，以猪脂和涂之。

《谭氏殊圣方》

小儿乳癣遍身形，眼睫连眉退不生。
此是毋名伤五泄，发儿损体病还成。
野油花共天麻杵，赤箭除风四体轻。
天竺乌犀悬剑子，蟾雄龙脑最多灵。

赤芝饮子

野油花名油覆花　天麻苗亦名天箭苗　防风等分

上为末，洗癣了，次以油调涂之，后服乌犀丸。

《谭氏殊圣》乌犀丸方

犀末，一钱　黑豆二钱　干蟾末，三钱　龙脑少许

上为末，以熊胆汁为丸如绿豆大，温水化一丸。

《养生必用》治小儿、大人湿癣方。

甘草二分　芦荟四分，别研

上为末，温浆水先洗疮，后贴药。

茅先生小儿周岁以上儿生细沙丹，谓之奶癣方。

地龙去土，炒黑为末　黄连末　豆豉

上三味等分为末，入轻粉，油调涂。

《婴孺》治小儿头面疮癣方。

上用大麻子五升为末，以水和绞汁，和蜜涂之。白狗胆汁涂之亦效。

张锐《鸡峰方》治干湿癣久不差者。

上以新楮叶将有芒刺处于疮上贴，以手拍之，候黄水出尽，干即差。

《惠眼观证》防风饮子　治风虚疮癣方。

防风　甘草炙　连翘各一两　山栀子半两

上为末，每服二钱，水五分煎三、五沸，去滓服。

《张氏家传》治小儿头面生炼银疮癣方。

黄连末　黄檗厚者，取各一钱　轻粉二钱匕　乳香少许，杵细　白胶香为细末　白矾如痒生使，不痒煅过。各半钱

上为细末，先将熔下白胶香，次下黄连、黄檗，令温下粉、乳，已却成块，再研令极细，敷疮上。

《张氏家传》治大人、小儿湿癣药方。

桔梗　灶底黄土　豆豉各半两　麝香　腻粉各少许

上件三味为末，后入麝香、腻粉，用暗芝麻油调涂，先用温水洗过，后用药涂之，一上一洗。

《庄氏家传》治小儿癣及大人恶疮方。

石灰　黄丹

上二味等分，同炒紫色为末，干敷妙。

《王氏手集》治小儿奶癣方。

上以苦楝子不计多少，烧灰存性，研细入腻粉，生油调搽极妙。

《吉氏家传》干癣方。

巴豆　斑蝥各一枚

上件研为极细末，使不见星，取腊燕脂调涂之，日三上。

㾦疮第九

《巢氏病源》小儿㾦疮候：㾦者，风湿搏于血气所成，多着手足节腕间匝匝然，搔之痒痛，浸淫生长，呼为之㾦，以其疮有细虫如㾦虫故也。

《圣惠》治小儿㾦疮及湿癣。蛇床子散方

蛇床子　附子　雄黄细研　吴茱萸　白矾　苦参各一分

上件药捣，细罗为散，敷疮上，日三服之。

《圣惠》治小儿㾦疮痒痛。螺壳散方

螺壳一两，烂者　乱发烧灰　龙胆末　胡粉各半两

上件药细研为散，以油脚调涂之。

《圣惠》治小儿㾦疮及疥癣、恶疮。水银膏方

水银　白矾　蛇床子　黄连去须。各一两

上件药除水银外，捣、罗为末，以腊月猪脂七两入水银和研，以不见水银星膏成，敷疮神效。

《圣惠》治小儿湿㾦疮方。

上以胡燕窠一枚，取大宽抱子处，余处不用，捣，细罗为散，每使时先以水煎甘草，入盐少许作汤，温温净洗疮，拭干以散敷之，三两上便差。若患恶刺，以醋和，用帛裹之，日二易当愈。

《圣惠》治小儿㾦疮及疥癣方。

上用苦参三两捣，罗为末，以蜜和涂之。

《圣惠》治小儿干㾦、湿㾦、疥癣方。

上取楝根皮、葱白捣如膏，以猪脂和涂。

《圣惠》治小儿久㾦疮及疥疮内黄水汁出方。

上取羊蹄草根烂捣，以白蜜相和，绞取汁涂之。

《圣惠》治小儿㾦疮方。

上取桃叶烂捣，以醋和敷之。

《庄氏家传》大人小儿尾间骨生疮，痒不可忍者。

猪拦门泥但是猪擦臀处泥土取用，或门上木削皮烧灰　麝香少许

上为末，湿则干贴，干则油涂。

熛疮第十

《巢氏病源》小儿熛疮候：小儿为风热毒气所伤，客于皮肤，主生熛浆，而溃成疮，名为疮也。

《葛氏肘后》治大人、小儿卒得熛疮，一名烂疮，初起作熛浆方。

上烧牛屎末，以粉和敷之。姚氏同。

《葛氏肘后》又方

上熬秫米令黄黑，然后捣以敷之。

《葛氏肘后》又方

上末黄连和粉涂之。

《葛氏肘后》又方

上烧铁令赤，二七度注水中，浴儿，日二三度。

《葛氏肘后》徐王神效方　儿三岁初患头上起熛浆如钉盖，一二日面及胸背皆生，仍成疮。

水银　朱砂　胡粉　硫黄各半两

上为末，猪膏和涂。禁见狗并青衣

小儿、妇女。先浓煮桑汁以洗之，帛子拭净敷膏，日三夜再，每一洗一易膏。

《千金》治小儿疮初起熛浆似火疮，名曰熛疮，亦名烂疮方。

上以桃仁熟捣，以面脂和敷之。亦治遍身赤肿起。

《千金》又方

上以马骨烧灰敷之。

《外台》：《备急》疗小儿三岁患颈上起熛浆，如钉盖，一二日及胸背皆生，仍成疮方。

水银　朱砂各半两，碎研相得　石硫黄一两，研　腊月猪脂和研如膏

上四味煮桑叶汤洗以敷之。勿令猪、犬、妇人、小儿等见之无效。

《圣惠》治小儿熛疮。　栀子膏方

栀子仁　川升麻　犀角屑　黄芩各半两　蛇衔三分　蓝叶　生地黄　川大黄各一两

上件药细锉，以猪脂一斤同于锅内，以微火煎令药色变，滤去滓，以瓷盒盛，候冷涂之。

《圣惠》又方

水银　松脂　土蜂房　黄檗　川大黄生用，各一两　腻粉一分，与水银于手掌上，以拌研如泥

上件药捣，罗为末，以炼成猪脂一斤与药末同入铛内，慢火熬令稀稠得所，将水银、腻粉入膏中，搅令匀，膏成以瓷盒盛，候冷涂之，不过三五上差。

《圣惠》治小儿卒得熛疮赤烂方。

上取牛粪烧灰，细研敷疮上，日三用之。

《婴孺》治小儿熛毒疮。　栀子膏方

栀子　蛇衔草　蓝青各五分　犀角屑三分　升麻　黄芩各四分　生地黄八分

上以猪脂切一升三合，煎药三上三下，去滓敷疮。

张涣生地黄膏方　治熛浆疮，毒气发于遍体者。

生地黄　川升麻　蓝叶　栀子仁　川大黄以上各一两

上件药细锉，以猪脂八两同于锅内，以慢火煎令药色变，滤去滓，以瓷盒盛，候冷，每用少许涂患处。

张涣朱砂膏方　治熛浆起如钉盖，才发遍体生疮。

朱砂　胡粉　水银各半两

上件药点少水都研，令水银星尽，以腊月猪脂四两入铫子内，慢火上熔化，搅成膏，以瓷盒盛候冷，每用少许涂患处。

尿灰疮第十一

《子母秘录》治小儿尿灰疮方。

上末伏龙肝和鸡子白涂之。

《子母秘录》又方

上以黑豆皮熟嚼敷之。

酢疮第十二

陈藏器治小儿酢疮方。

上以产死妇人冢上草取之，勿回顾，作浴汤洗之，不过三度佳。

陈藏器又方

上以仙人草煮汤浴，亦捣敷之。酢疮头小大硬，小者，此疮或有不因药而自差者。当丹毒入腹必危，可预饮冷药以防之。兼用此草洗疮，亦明目，去肤翳，挼汁滴目中。生阶庭间，高二、三寸，叶细有雁齿，似离隔草，北地不生也。

鱼脐疮第十三

《圣惠》：夫小儿鱼脐疮者，此疮头黑，深破之黄水出，四畔浮浆起，狭长如鱼脐，故谓之鱼脐疮也。

《圣惠》治小儿鱼脐疮方。

蛇蜕皮一两，炙微黄　鸡子一枚，打破取清

上件药以水一大盏煎蛇皮至五分，去滓入鸡子清，搅令匀，更煎三两沸，放温，量儿大小分减服之。

《圣惠》又方

芫花根二两，细锉　猪牙皂角五挺　黑豆三合　白矾三两，烧令汁尽，细研

上件药用醋七升，先浸芫花根及皂角、黑豆三日于釜中，以文火煎至二升。去[1]滓后却于别铛中煎至一升，入白矾灰，搅令匀，膏成以瓷盒盛，摊于故帛上贴。

《圣惠》又方

上腊月猪脂并髓，以鸡子清调令匀涂。

《圣惠》又方

上以寒食干饧烧灰，细研敷之。

《圣惠》又方

上以白苘苣捣，绞取汁，先以针刺疮上及四伴，滴汁于疮中即差。

《圣惠》又方

上当疮上切大蒜片子贴定，以艾灸二七壮，逐壮换蒜，灸毕，研豆豉厚罨，定效。

张涣鸡清散方　治身体生疮出黄水，四畔熛浆起，狭长似鱼脐

上以蛇蜕皮一两，烧灰细研，每用少许，鸡子清调涂疮上。

王灼疮第十四

《巢氏病源》小儿王灼恶疮候：腑脏有热，热熏皮肤，外为湿气所乘，则变生疮。其热偏盛者，其疮发势亦盛，初生如麻子，须臾王大，汁流溃烂，如汤火所灼，故名王灼疮，亦名王烂疮，又语讹为黄烂疮。

《本草》治小儿黄烂疮方。

上以罗勒根烧灰，敷之佳。

《药性论》主小儿急黄烂疮方。

上取赤小豆汁，冷洗之，不过三度差，能令人美食。

《千金》治小儿黄烂疮方。

四交道中土、灶下土

上二味各等分，末之以敷疮，亦治夜啼。

《千金》又方

上烧艾灰敷之。《圣惠》方，疮干即用生油调艾灰涂。

《千金》又方

上烧牛屎敷之，亦灭瘢。

《圣惠》治小儿王烂疮一身尽有如麻子，有脓汁，乍痛乍痒，或时壮热。赤芍药散方

赤芍药　甘草　白蔹各三分　黄芩　黄连去须　黄檗炙，各半两

上件药捣，细罗为散，以蜜水调涂之，日三四上差。

《圣惠》治小儿王烂疮及恶疮。秫米散方

秫米　竹茹等分

上件药烧灰，细研为散，以田中禾下水调涂之，立效。

《圣惠》治小儿王烂疮初患，一日

---

[1] 去：此下原脱一叶。计271字。据日抄本补。

内色变，二日疱浆出，或四畔时赤、渐长。若疱浆匝身，即不可疗。其状如汤火烧，宜速用黄连散方

黄连末　胡粉各一两

上件药细研令匀，以生油调涂之。

《圣惠》治小儿王烂疮初起，疱浆似火烧疮，宜用此方。

上用桃仁，汤浸去皮，捣令烂，以面脂和涂之。

《圣惠》又方

上以吴茱萸，酒煎汁涂之。

《圣惠》又方

上以赤地利捣末，用酥和涂之。出华山，春夏生，苗作蔓绕草大，上茎赤，叶青似荞麦叶，七月开白花，亦如荞麦，根如菝葜，亦如山荞麦。《本草》云：所在山谷有之。

《婴孺》治小儿王灼恶疮，一身如麻豆者，戴脓汁，乍痛乍热乍痒方。

甘草　芍药　白蔹　黄芩各二分　黄连　黄檗各四分

上为末，蜜和涂之，日再。亦可作汤洗之良。乃《圣惠》治王烂疮药，但《圣惠》以甘草、芍药、白蔹各三分，以黄芩、黄檗、黄连各半两。

《婴孺》治小儿王灼疮方。

上烧古屋柱作炭，杵末敷之。

火灼疮第十五

《千金》治小儿火灼疮，一身尽有如麻豆，或有脓汁，乍痛乍痒方。

甘草炙　芍药　白蔹　黄芩　黄连　黄檗　苦参各半两

上七味末之，以蜜和敷之，日二夜一。亦可作汤洗之。《千金翼》除苦参，只六味，余皆同。

《千金翼》治小儿火疮方。

上熟煮大豆浓汁温浴之，亦令无瘢。

《千金翼》又方

上以蜜涂之，日十遍。

《兵部手集》小儿火灼疮，一名熛浆疮，一名火烂疮。

上用酒煎茱萸，拭上。

黄肥疮第十六

《巢氏病源》小儿口下黄肥疮候：小儿有涎唾多者，其汁流溢浸渍于颐，生疮黄汁出，浸淫肥烂。挟热者，疮汁则多也。

《千金》治小儿口下黄肥疮方。

上取羖羊髭烧作灰，和腊月猪脂敷之，角亦可用。

《千金》治口下肥疮方。

上熬灶上饭令焦，末敷之。

浸淫疮第十七

《巢氏病源》小儿浸淫疮候：小儿五脏有热，熏发皮肤，外为风湿所折，湿热相搏，身体发疮，初出甚小，后有脓汁，浸淫渐大，故谓之浸淫疮也。

《千金》治小儿浸淫疮方。

灶中黄土　发灰

上二味各等分末之，以猪脂和敷之。

《外台》：《备急》疗小儿浸淫疮方。

上烧艾作灰敷之。《千金》同。

《外台》：《备急》又方

上以牛屎烧作灰敷之。《千金》同。

《简要济众》治小儿浸淫疮，疼痛不可忍，发寒热方。

上刺蓟末，新水调敷疮上，干即易之。

《圣惠》治小儿浸淫疮，渐展不止方。

鲫鱼一枚，长三寸者　豆豉一盒

上件药捣如膏涂之。亦疗马鞍疮。若或先起四肢，渐向头面者，难治也。

《圣惠》又方

上以鸡冠血涂之。

《圣惠》又方

上煎鲫鱼膏涂之。

《圣惠》又方

上以生鲫鱼薄切大片，和盐贴之。

《婴孺》治浸淫疮方。

上取胡燕窠烧灰，水和敷之。

张涣苦瓠散方　治身体风湿发疮，脓汁浸淫渐大。

干苦瓠一两　蛇蜕皮烧灰　露蜂房炙。各半两　梁上尘半合

上件药捣，罗为细末，每用半钱，以生油调涂疮上。

卷第三十八

头疮冻痱　凡十八门

头疮第一

《巢氏病源》小儿头疮候：有腑脏有热，热气上冲于头，而复有风湿乘之，湿热相搏折血气而变生疮也。

《婴童宝鉴》：小儿头疮，是六阳受热而为之，六阳之脉会在于头，故热乘于阳不流而为之也。

《千金》治小儿一切头疮久即疽，痒不生痂。藜芦膏方

藜芦　黄连　雄黄　黄芩　松脂各二两　猪脂半斤　矾石五两

上七味末之，煎令调和，先以赤龙皮、天麻汤洗讫，敷之。赤龙皮槲木皮是也。

《千金》治小儿头疮经年不差方。

松脂　苦参　黄连各一两半　大黄　胡粉各一两　黄芩　水银各一两六铢　矾石半两　蛇床子十八铢

上九味末之，以腊月猪脂和研水银不见星敷之。

《千金》又方

上取大虫脂敷之，亦治白秃。

《千金翼》治小儿头疮方。

胡粉一两　黄连二两

上二味捣为末，洗疮去痂，拭干敷之即愈，发即如前再敷。亦治阴疮。

《千金翼》又方

胡粉　白松脂各二两　水银一两　猪脂肪四两

上四味合煎去滓，内水银、胡粉搅令和调涂之，大人亦同。《圣惠》方同，仍先以胡粉入少水，与水银同研令星尽用。

《千金翼》治小儿热疮，身头热烦。蚀疮方

上以梓白皮汤洗之，并封敷嫩叶，主烂疮。

《外台》范汪疗伤寒白膏　摩体中手当千遍，药力乃行，并疗恶疮、小儿头疮、牛领马鞍皆疗之。先以盐汤洗恶疮，布拭之，着膏疮肿上摩，向火千遍，日再，自消方。

天雄　乌头炮　莽草　羊踯躅各三两

上四味各切，以苦酒三升渍一宿，作东向露灶，又作十二聚湿土各一升许成。煎猪脂三斤，着铜器中，加灶上炊，以苇薪为火令膏释，内所渍药，炊令沸，下，着土聚上，沸定顷上火煎，如此十二过，令土聚尽遍，药成绞去滓。伤寒头痛酒服如杏核一枚，温覆取汗；咽痛，含如枣核，日三咽之。不可近目。《千金》同。忌猪肉等。

《外台》：《集验》治小儿头疮。天麻草汤方

天麻草切五升，以水一升半煎取一升，随寒温分洗小儿头疮，洗毕敷飞乌膏散方

细粉烧朱砂作水银上，黑烟是也，熬令焦燥　矾石烧粉，三两

上二味以绢筛了，以甲煎和之，令如脂，以敷头疮，日三。作散者不须和，

有汁自着，可用散。亦敷诸热疮，黄烂浸淫汁疮，蜜疮，丈夫阴蚀痒湿，诸小儿头疮疳蚀，口边肥疮，蜗疮等，并以此敷之。天麻草叶如麻，冬生夏着花，亦如鼠尾花。

《外台》：《救急》疗小儿头疮，经年不差，差而复发方。

雄黄　雌黄各研　大黄　黄檗　黄芩　姜黄　白芷　当归　青木香各四分

上九味切，咀，以苦酒浸一宿，以猪脂一大升煎，候白芷色黄膏成，去滓，入水银一两，以唾于手中研令消，入膏搅和得，于瓷器中收。每以皂角汤洗疮，干拭，以膏涂之，日夜再换，以差为度。

《外台》：《古今录验》疗小儿头疮，面上亦有，日月益甚者方。

黄连　赤小豆各等分

上二味捣末，以腊月猪脂和涂之，即差止。

《子母秘录》治小儿头疮及女人面疮方。

上以菟丝汤洗。

《子母秘录》治儿头上疮，发不生方。

上以楸叶捣汁，涂疮上发即生，兼治白秃。

《子母秘录》小儿头疮，耳上生疮方。

上以竹叶烧末，和猪脂涂上，又以鸡子白敷之亦妙。

《子母秘录》小儿头上疮，及白秃发不生，汁出者方。

上以鸡子七个去白皮，于铜器中熬和油敷之。

陈藏器主小儿头疮，吻疮，耳后月蚀疮方。

上甲煎敷之。

陈藏器治小儿头疮，痈肿阴㿗方。

上蒺藜子可作摩粉，其叶主风痒，可煮以浴之。

陈藏器本草主小儿头疮方。

上取猪羊胆汁敷之。

胜金右治小儿头上生恶疮方。

上以黄泥聚豉煨熟，冷后取出豆豉，为末，以纯菜油敷之差。

《食疗》治小儿患头疮方。

上烧马骨作灰和醋敷之。亦治身上疮，白秃疮，以驳马不乏者尿，数数暖洗之，十遍差。

《唐本草注》治小儿头疮方。

上生嚼胡麻涂之，又嚼白油麻涂之。胡麻角作八棱者为巨，胜四棱者为胡麻，都以乌者为良，白者为劣。

《药性论》治小儿头疮方。

上以龟甲烧灰敷之。

《药性论》治小儿头疮方。

上捣蓼叶末，和白蜜一云和鸡子白涂上，虫出不作瘢。

《圣惠》治小儿头上生恶疮方。

人粪灰　狗粪灰　猪粪灰　皂角灰　香豉炒令微焦　白矾灰以上各半两

上件药捣，细罗为散，每使可疮以生油调涂之，日一易，以差为度。

《圣惠》治小儿头疮，久不差，恶汁出不断方。

黄连去须　黄檗锉　白矾烧灰。各一两　蛇床子半两　胡粉三分

上件药捣，细罗为散，以熬成猪脂调如膏，日二涂之效。

《圣惠》治小儿头疮及恶疮方。

香豉　麻油各二合　臭黄半两　葱白四两细切

上件药，先煎油令熟，入香豉等，熬令烟出，熟捣贴于疮上，以物密裹之效。

《圣惠》又方

黄连一两，去须　吴茱萸生用　腻粉　杏仁汤浸去皮。各半两　麻油一合

上件药捣，罗为末，入麻油杏仁同研如膏，每涂药时先以盐浆水洗了，拭干，涂于疮上，日二用之。

《圣惠》治小儿头疮久不差。青砂散方

水银以少枣肉研令星尽　硫黄　川椒去目　腻粉　缩砂去皮。各一分　竹叶　狗头骨各半两，烧灰

上件药捣，细罗为散，研入水银令匀，以生油调涂之立效。

《圣惠》治小儿头上生恶疮，及疳疮，软疖，并宜敷胡粉散方

胡粉　黄连去须　水银点少水入胡粉研令星尽。各一两　糯米二十一粒　赤小豆十四粒　吴茱萸半分

上件药捣，罗为末，即以麻油和诸药，调匀涂之。

《圣惠》治小儿赤疮，浑头面及胸上作片，人不识者，宜用水银膏方

水银　松脂各一两　黄檗锉　土蜂窠　川大黄各一两半　腻粉一分

上件药除水银、腻粉外捣，罗为末，以炼成猪脂半斤，煎成膏似稀面糊，放冷，取水银、腻粉于掌中，以唾调如青泥，然后可入膏中相和，搅令匀，涂于疮上，不过三两上差。

《圣惠》治小儿头疮经年不差、差而复发，宜用雄黄膏方

雄黄　雌黄各细研　黄檗　黄芩　姜黄　白芷　当归　木香各一两

上件药除雄、雌黄外，并细锉，用头醋浸一宿，以猪脂一斤煎，候白芷色赤黄，膏成，去滓，入水银一两，以唾于掌中研令星尽，入膏内，搅令匀，次入雄黄、雌黄等末，又搅之，用瓷盒盛，每使先以盐浆水洗疮令净，拭干，以膏涂之。

《圣惠》治小儿头疮。紫草膏方

紫草二两，去无色枝干，捣末　马肠根捣末　杏仁汤浸，去皮，研。各一两　雄黄细研　吴茱萸捣碎。各一分　清麻油八两

上件药先以麻油于一净铛内煎，下杏仁、茱萸入于铛中，徐徐煎三两沸，即去火，以生绢滤去滓，次入紫草、马肠草等末，又煎五七沸，再滤去滓，看膏稀稠得所，入雄黄末，搅令匀，用瓷盒盛，每使先以盐浆水洗疮令净，拭干，以膏涂立效。

《圣惠》治小儿头疮，及白秃疮。鸡子膏方

新鸡子七枚，去壳　腻粉半两　麝香一分，细研　妇人油头发一团如鸡子大

上件药先将鸡子入铫子内熬，次下发令消，以绵滤过，入腻粉、麝香搅令匀，以瓷盒盛，每用先洗净、拭干涂之。

《圣惠》治小儿头疮出脓水，差而复发方。

豆豉炒微焦　鳖甲烧灰。各一两　腻粉一分　皂角一挺，长三寸许，烧为灰

上件药捣，细罗为散。每使以生油调涂上，立效。

《圣惠》又方

杏核一百粒烧灰　腻粉一分

上件药细研为散。每使以生油调涂之。

《圣惠》又方

水银　胡粉各半两　黄连末，一两

上件药相和，入少水，研水银星尽，以生油调涂之。

《圣惠》治小儿头疮久不差方。

梁上尘五合　青矾半分

上件药细研为散，每使以生油调涂之。

《圣惠》治小儿头疮，积年不差方。

上取槟榔，水磨，以纸衬，晒干，以生油调涂之。

《圣惠》又方

上以鸡子壳烧灰细研，以腊月猪脂和，涂之效。鸡粪炒为末，敷之亦佳。

《圣惠》又方

上取乌梅肉，烧灰细研，以生油调涂之。

《圣惠》又方

上以吴茱萸，炒令焦，细研，入腻粉，以猪脂调涂之。

《圣惠》又方

上以菖蒲末，生油调涂之。

《圣惠》治小儿头疮及恶疮，及浸淫疮，并宜此方。

上取生油麻嚼，敷之效。

《圣惠》治疥癣疮，经年不差。水银膏方

水银　白矾　蛇床子末　雄黄　蔄茹末各一两

上件药入炼了猪脂半斤都研，候水银星尽便用敷之，日三、两上。兼治小儿头疮，甚良。

《圣惠》治头疮经年月不差。松脂膏方

黄连四两，去须　蔄茹　胡粉　黄檗锉。各一两

上件药捣，罗为末，以乌麻油调如膏，若小儿先以泔清洗之，大人即以泔清、皂角洗之，然后涂药，不过三上即差。

茅先生治小儿远年头疮方。

苦楝子十四个　杏仁七个

上都烧令成灰，为末，入腻粉，生油调，涂疮上。

《婴孺》治小儿头疮方。

巴豆十四个　胡粉一枣大　水银四大豆许

上取汞粉、巴豆研如青脂至赤，涂疮，勿近阴及目。

《婴孺》治小儿头疮苦参汤洗方

苦参　黄连　甘草　大黄　当归　川芎　黄芩各一两　蒺藜子四两

上以水六升，煮三升，沾帛洗疮上，日三。

《婴孺》治小儿头疮，经年不差方。

松脂六分　大黄四分　苦参五分

上为末，腊月猪脂研如膏，敷之。亦和少水为效。

《婴孺》治小儿头疮，经年不差。松脂子母膏方

松脂　黄连各六分　大黄　胡粉各四分　苦参　屋尘　水银　蛇床子　黄芩各五分　矾石二分，烧汁尽

上为末，猪脂研匀敷之。

《婴濡》治小儿遍头疮方。

水银　松脂　胡粉各二两　腊月猪脂半斤，炼成油

上都入铜器中，煻火上熟，研候汞消尽膏成，用敷之，更以散子敷。

黄连末，五两　水银一两　乌贼鱼骨三两，炙

上研汞尽为末敷膏上，亦有用白蔹研汞令消者，洗疮用桃叶煮汤，或桃皮、狼牙悉佳。

《婴童宝鉴》治小儿头疮方。

头发　灶上土各弹丸大　鯿鱼头　巴豆各一个

上件诸药入鱼肚内，以一寸甘草塞口中，煅过为末，更入腻粉，油调敷之。

《保生信效》治一切风热疮，尤治小儿头疮方。

沥青　黄蜡各半两　脂麻油一两　巴豆十四粒

上先将沥青、黄蜡熬成汁，次入油，次入巴豆，不住搅，候巴豆焦黑即去巴

豆不用，次入腻粉，秤二钱再搅极匀，放冷，敷疮上。政和改元夏，予以干至颍昌，驿吏合此药治其子，目睹随手即愈。

《惠眼观证》茱萸膏　治遍身疥疮及头疮方。

茱萸炒　黄连各一两　黄蜡　松糖各半两

上将上二味为末，将油煎黄蜡、松糖，入葱头一寸共煎，候葱头赤色取出葱头，以前二味调匀，倾出收之，如患者先以葱汤洗过，然后使之，不过三五上愈。

《张氏家传》诸小儿多害头疮，若不治长大遂成秃疮，或有终身无发者方。

上以肥珠子一两个，独子者最佳，无即不拘，存性烧灰，用油瓶底浓油脚调涂之，不过三两上，永除根本。

《庄氏家传》小儿头上肥疮方。

上以蛇床子炒焦色为末，油调敷。

《庄氏家传》小儿头疮方。

绿豆生为末　黄连　水银粉少许

上为末，生麻油调敷。

《庄氏家传》又方

上以鸡子壳烧灰为末，入腻粉油调敷。

《庄氏家传》又方

上用狼牙草汁洗敷妙。

《庄氏家传》又方

燕窠一个，炭火煅黑色　腻粉少许

上研细生麻油调敷。

《庄氏家传》又方

蚯蚓粪炭火煅　腻粉各少许

上研细，先用甘草温水洗疮，揩干，生油调涂神妙。

《孔氏家传》小儿头疮方。

黄丹　腻粉　白胶香等分

上为末，先洗了，用油调涂患处。

《孔氏家传》又方

上以寒水石烧过，研如粉，每约寒水石半两，入腻粉三钱，水银一小块，研无星，色变青，则油调敷之妙。

《王氏手集》治小儿头疮，奶癣方。

上以马兜铃一两烧灰为末，油调，入腻粉少许同敷。

《赵氏家传》治小儿头疮方。

马兜铃　五倍子等分

上为末，用生油调涂之。

《吉氏家传》治小儿头疮，恶疮，久不愈者方。

臭橘叶一握，取自然汁不计多少　黄檗末　五灵脂各二钱　轻粉炒，一钱匕

上件为末，同橘油汁调涂疮上一时之间，用黑纸一张，掺在头上待一时取下，便有细白虫在黑纸上。

《吉氏家传》治小儿头上疮，及疳肥秃疮方。

豆豉一合，炒焦色　白矾半两，煅　轻粉一钱

上件为末，先净洗疮，削去发，用小便一盆，将秤锤烧令赤，淬入小便中令热，将洗疮及去疮上皮，血出尤妙，用软物拭干，生油调药涂之。

朱司理传治小儿经年头疮神效方。

凤尾草　猪牙皂角　穿山甲各等分

上同入火煅存性，细研，每用一钱，入轻粉一钱和匀，麻油调，先用温盐汤洗疮令净，然后涂之。

《朱氏家传》治小儿头疮方。

上用白矾一块，坯子少许，细研，带赤色，入烧绵絮一大指大，即用少许油调涂立效。

秃疮第二

《千金》治小儿秃头疮方。

上取雄鸡屎，陈酱汁，苦酒和，以洗疮了敷之《千金翼》不用苦酒。

《千金》又方

上用不中水芜菁叶，烧作灰，和猪脂敷之。

陈藏器治小儿秃疮方。

上以蓝淀滓敷之。

《圣惠》治秃疮及浸淫疮方。

上以苦楝枝并皮，烧为灰，细研，如疮湿即干敷之，如疮干以猪脂调涂之。兼治小儿浸淫疮等。

《庄氏家传》：小儿秃疮方。

上以薜荔球烧灰油调敷。

《庄氏家传》又方

上用蚕蛾烧灰，油调敷之妙。

《庄氏家传》大人，小儿秃疮方。

上用黄米，不计多少，用白布作小袋一个，盛贮紧实，于火内烧为灰，然后细研，用生油、腻粉调涂。

《孔氏家传》治头秃疮方。

守宫一枚　蛇蜕同守宫等

上以清油煎，去二物了，以蜡收涂之绝妙。

白秃疮第三

《巢氏病源》小儿白秃候：白秃之候，头上白点斑剥，初似癣而上有白皮屑，久则生痂又成疮，遂至遍头。洗刮除其痂，头皮疮孔如箸头大，里有脓汁出，不痛而有微痒时，其里有虫，甚细微难见。九虫论亦云：是蛲虫动作而成此疮，乃至自小及长大不差，头发秃落，故谓之白秃也。

《唐本草注》：小儿白秃疮方。

鸡窠中草　白头翁花

上等分烧灰，以蜡月猪脂调涂之，仍先以酸泔洗，然后涂。

《葛氏肘后》白秃方。

上以葶苈捣末，以汤洗讫涂上。

《子母秘录》小儿白秃疮，头上疮，团团白色方。

上以牛屎敷之。

《子母秘录》小儿白秃发不生，汁出惨痛方。

上浓煮陈香薷汁少许，脂和胡粉敷上。

《子母秘录》小儿白秃疮，凡头上团团然白色者方。

上以蒜揩白处，早朝使之。

《圣惠》治小儿白秃疮，差而复生。皂角散方

皂角二挺，烧灰　白及半分　黄芩　朱砂　麝香二味细研　黄丹微炒　槟榔　干姜烧灰。各一分

上件药捣，罗为末，以浓醋脚调涂之，甚者不过三上差。

《圣惠》治小儿白秃疮及诸癣。松脂膏

松脂半两　清油二两　天南星　川乌头去皮脐　腻粉各一分　黄蜡　杏仁汤浸，去皮，别研如膏。各一两

上件药捣，罗为末，先取油蜡入于瓷器内，以慢火容镕之，后下诸药末，和搅令匀，熬三、五沸，膏成候冷，涂疮上，日再用之。

《圣惠》又方

芜荑　豆豉各一分　川椒二十粒，去目

上件药捣如泥，以陈酱汁调涂之。

《圣惠》小儿白秃疮，痛痒不差方。

桃花三月三日收，未开者阴干　赤桑根各一两

上件药捣，细罗为散，以腊月猪脂和如膏，每使时先以桑柴灰汁净洗，拭干涂之即差。

《圣惠》又方

细柳枝一握　水银半两，以津研令星尽　皂角一挺，去皮子

上件药细锉，以醋一升，煎令浓，去滓，再熬成膏，下水银，搅令匀，以瓷盒盛，日二涂之。

《圣惠》治小儿白秃疮，无发苦痒。野葛膏方

野葛末　猪脂　羊脂各一两

上件药同煎三五沸，搅令匀，滤去滓，盛于瓷器中候冷涂之，不过三上差。

《圣惠》治小儿白秃疮及痟，头发连根作穗脱落，发不生者，宜涂黑豆沥方

黑豆　巨[1]藤子各三合　诃黎勒皮一两

上件药捣，罗为末，以油水各半，拌令匀，内在竹筒中，用乱发塞口，以塘火烧，沥取膏，贮于不津器中。每使时，先以米泔、皂角净洗，然后涂之，日二用，十日内发生矣。

《圣惠》又方

巴豆十枚，去皮、心，用纸裹压去油　盐一块如栗子大　麻油一合

上件药，都入乳钵内，研如膏，日三度涂之差。

《圣惠》治小儿白秃疮，发落苦痒。黄檗散方

黄檗末　薰陆香各一两

上件药细研，以生麻油调稀稠得所，涂之，干即更涂，不过四五度差。

《圣惠》治小儿白秃疮，发不生方。

上取蔓菁子、川乌头等分，烧灰细研，以生油和涂之。

《圣惠》治小儿白秃疮，久不差方。

上取鲫鱼一头重四两者，去肚肠，实填乱发，以湿纸裹烧为灰，细研，入雄黄末二钱，更研令匀。每用时以泔清净洗疮，拭干，以腊月猪脂调涂之，生油调亦得。

《圣惠》治小儿白秃疮方。

上取东引楝木枝，锉碎，捣罗为末，以猪脂和涂之。

《圣惠》又方

马兰根一两，锉，微炒　藜芦半两，去芦头，锉，炒令焦

上捣、罗为末。每用时先以泔清净洗疮，拭干敷之。

《圣惠》又方

上以梁上尘五两，细研，每用时先以皂角汤温温净洗疮，拭干敷之。

《圣惠》又方

上以雄鸡粪白细研，以陈酱汁调涂之。《婴孺》先以苦酒洗了涂之。

《圣惠》又方

上以熊脂五两，熔令消，涂之。

《圣惠》又方

上取瓦青衣细研，以生油调涂之。

《圣惠》又方

上以醋泔洗头，后淋荞麦灰汁再洗之。

《圣惠》又方

上以葵根烧灰，细研敷之。

《圣惠》又方

上以蛇蜕皮烧灰，细研敷之。

茅先生治小儿白秃疮及头疮方。

漆萻　豆豉　白矾等分

上都入埳[2]器内，泥裹烧过，研细入轻粉，油调涂之。

长沙医者丁时发传治小儿累年不效白头烂方。

石炭以童子小便浸七日，又换小便浸之　蛇胞子叶阴干。等分

---

[1] 巨：原脱。据日本内阁文库藏宋本补。

[2] 埳jì：陶器。见《说文》。

上为细末。先用白纱子头上裹定，次用鸭卵饼一个在头上，又用白绢裹定，良久，虫在纱子上，却去纱绢卵，次用药涂之，不过三、五上差。

赤秃疮第四

《千金》治赤秃方。

上捣黑椹，取三升服之，日三。

《千金》又方

上以桑皮汁洗头，捣椹封之，日中曝头睡。

《千金》又方

上烧牛角灰，和猪脂敷。

《千金》又方

上以马蹄灰末，腊月猪脂和敷之。

《子母秘录》疗小儿鬼舐赤秃方。

上以狸屎烧灰，和腊月猪脂涂上。

漏头疮第五

《圣惠》治小儿头疮，昼开出脓，夜即复合者，宜用此方。

大附子去皮脐，捣、罗为末　鲫鱼长四寸者。各一枚。《葛氏肘后方》用鲤鱼

上件药将附子末入鱼肚中，于炭火上炙令焦，细研敷疮上，更烂捣蒜，于上封之，甚良。

《圣惠》又方

乱发一团如梨大　鸡子黄五枚

上件药相和，入铫子中，以炭火熬令发消，以棉滤过，用瓷盒盛，涂于疮上。《万全方》更用腻粉少许，外入通前三味

《圣惠》又方

上以马蹄烧灰细研，以生油调涂之。

《圣惠》又方

上以露蜂房烧灰细研，以腊月猪脂调涂之。

《圣惠》又方

上以黑豆一合炒令存性，捣罗为末，以水调涂之。

蠼螋尿疮第六

《巢氏病源》小儿蠼螋绕腰腹候：蠼螋虫长一寸许，身有毛如毫毛，长五六分，脚多而甚细，居处屋壁之间。云其游走遇人，则尿人影，随所尿着影处，人身即应之生疮，世病之者，多着腰胁。初生之状匝匝起，初结瘖瘰，小者如黍粟，大者如麻豆，染渐生长阔大，绕腰生脓汁成疮也。

《千金》论曰：凡蠼螋虫尿人影着处，便令人病疮，其状身中忽有处惨痛如芒刺，亦如刺虫所[1]螫后起细瘖瘰，作聚如茱萸子状也。四边赤，中央有白脓如黍粟，亦令人皮肉急，举身恶寒壮热，剧者连起，竟腰胁胸也。治之法，初得之摩犀角涂之，止其毒，治如火丹法。余以武德中六月得此疾，经五六日觉心闷不佳，以他法治不愈。又有人教画地作蠼螋形，刀子细细画取蠼螋腹中土，就中以唾和成泥涂之，再涂即愈，将知天下万物相感，莫晓其由矣。

《千金》治小儿蠼螋咬绕腹匝即死方。

上捣蒺藜叶敷之，无叶子亦可。

《千金》又方

上取燕窠中土，猪脂和敷之，干即易之。

《千金》治蠼螋尿方。

上以羖羊发烧灰，腊月猪脂和封之。

《千金》又方

[1] 所：此下“螫后……又有人”93 字原脱。据日本内阁文库藏宋本补。

上捣豉封之。

《千金》又方

上酢和胡粉涂之。

《千金》治蠼螋尿疮方。

上烧鹿角末，以苦酒和敷疮上。《圣惠》以酒和涂已，有汁者，烧道旁弊蒲席敷之。

《千金》又方

上以槐白皮半斤切，以苦酒二升渍半日，刮去疮处以洗，日五、六遍。末赤小豆，以苦酒和敷之，燥复易之，小儿以水和。

《千金》又方

上嚼大麦以敷之，日三。

《千金》又方

上熟嚼梨叶，以水和涂，燥复易之。

《千金》又方

上以马鞭草熟捣以敷之，燥则易之。

《千金》又方

上取茱萸东行根下土，酢和涂之。

《圣惠》治小儿蠼螋疮方。

上取败蒲扇，以水煮浓汁涂之。

《圣惠》又方

上以扁豆叶捣烂涂之。

《圣惠》又方

上以生甘草捣末敷之。

《圣惠》又方

上以梨子嚼汁涂之，干则再涂之。

《圣惠》又方

上以粟子烂嚼涂之。

《圣惠》又方

上以扁竹汁涂之。

《圣惠》又方

上生白矾细研，以生葱汁调，厚涂之。

自悬疮第七

《王氏手集》：顷见应天有一小儿，项下生疮，常痒痛不干，渐绕项滋长，经年不愈。有一道人云：此名自悬疮，是自缢鬼为祟，将绕项周匝，能使人头断，甚可怪也，只求自缢人墓上土数合细研，随疮敷之，初用药不可胜计，用此，果不累敷而愈。

代指第八

《圣惠》：夫小儿代指者，其指先肿，焮焮热痛，其色不黯，然后方始爪甲结脓，剧者爪甲脱也，亦名代甲，亦名糟指，亦名土灶火。爪、筋之余也，由筋骨热盛，气涩不通，故结肿生脓，而爪甲脱也。

《圣惠》治小儿代指肿痛方。

上用麻黄三两捣碎，以水二碗，煎至一碗，乘热略蘸指在其中，日十余遍即愈。

《圣惠》治小儿代指逆肿方。

上以杂毛和黄土作泥，泥指上，令厚五分，内煻灰中暖之，令微热可忍，候泥渐渐干，即易，不过二三度即差。

《圣惠》又方

上以猪脂和曲蟮研敷之，数易之。

《圣惠》又方

上取梅核中仁熟捣，以醇苦酒和敷之，以差即止。

《圣惠》又方

上取粱米粉，铁铛中熬令赤，以众人唾和之，涂上令厚一寸，即消。

《圣惠》又方

上以小便和盐作泥，厚裹之，数易即差，更用镵针刺血出，最妙。

手足皲裂第九

《圣惠》：夫小儿肌肤软弱，冬时解

脱，触冒风寒，手足脱肉破，故谓之皲裂也。

《千金翼》治手足皴裂血出疼痛方。

上取猪胒着热酒中，以洗之即差。

《圣惠》治小儿入水手足皴裂肿痛血出方。

上用生胡麻，烂捣涂之。

《圣惠》又方

上以枣煮取肉，研细敷之，一宿后，用甘草汤洗即差。

脚瘃第十

《圣惠》：夫小儿脚瘃者，是小儿肉嫩，外风冷中于足掌中涌泉穴也。是儿脚上皮肉间血气与风邪相感，便肉硬血气不通，阳气不达，致使然也。

《圣惠》治小儿脚瘃肿硬疼痛，宜用沸蘸方。

川椒二两　盐一两

上以清酒五升，煎取三升，频频蘸之，候冷即住，其药重暖三、五、七度用之。

《圣惠》又方

附子一两　干姜二两

上件药捣，罗为末。入于绵中、装袜与儿着之。

《圣惠》又方

上用猪脂，日三、二度涂之。《吉氏家传方》浓煎腊脂涂之。

冻疮第十一

《巢氏病源》小儿冻烂疮候：小儿冬月，为寒气伤于肌肤，寒气搏于血气，血气壅滞，因即生疮，其疮亦焮肿而难差，乃至皮肉烂，谓之为冻烂疮。

《千金》治冻烂疮方。

上以猪后悬蹄，以夜半时烧之，研细，筛，以猪脂和敷。亦治小儿。

《千金翼》治冬月冒涉冻凌，面目手足瘃坏及始热疼痛故瘃方。

上取麦窠，煮取浓汁，热渍手足兼洗之，三、五度即差。

《千金翼》治手足皴冻欲脱方。

椒　川芎各半两　白芷　防风　姜一秤盐。各一分

上五味，以水四升，煎令浓，涂洗之三数遍即差。

《千金翼》治冻伤十指欲堕方。

上取马屎三升，煮令麻沸，渍冷易之，半日愈。

《子母秘录》治小儿冻疮方。

上用雀儿脑髓涂之立差。

孟诜治冻疮方

上取腊日新死者牡鼠一枚，油一大升煎之使烂，绞去滓，重煎成膏，涂冻疮及折破疮。

《圣惠》治小儿冻耳成疮，或痒或痛。黄檗散方

黄檗　白蔹各半两

上件药捣，细罗为散。先用汤洗疮，后以生油调涂之。

《圣惠》治小儿冻脚成疮，或痒或痛，宜用此方。

小麦半升　穰草三握

上件药用醋一升，水二升，同煮至二升，去滓。温如人体，洗两脚，夜间频洗之效。

《圣惠》治小儿冻手，皴裂成疮。白蔹散方

白蔹末，三分　白及末，半两　生油麻二合，生捣

上件药同研令匀，更用蒸萝卜一个，烂研一处，以酒调似稀膏。先以童子小便洗，后便涂之效。

《养生必用》冻疮久不愈方。

上以马兰花子为末，煎汤带热淋洗。

张涣治小儿冬月乳母不慎调适，为寒气伤于皮肤，搏于血气，令焮肿生疮，难差，俗呼为冻疮，或偏发耳上手足。黄檗膏方

黄檗　白蔹各末一两　白及末，半两　生油麻二合，生捣取汁

上件药同研令匀，更用蒸萝卜一个，一处以好酒一盏烂捣成膏。每用少许，先以童子小便洗，后用药，看患处涂之。

痱子第十二

《圣惠》：夫盛夏之月，小儿肤腠开，易伤风热，风热毒气搏于皮肤，则生痱疮，其状如汤之泼，轻者匝匝如粟粒，重者热浸渍成疮，因以为名，世呼为痱子也。

陶隐居疗小儿热痱方。

上以菟丝子，取茎挼汁，以浴小儿。

《圣惠》治小儿痱子，磨破成疮疼痛。宜用止痛生肌赤石脂散方

赤石脂　黄檗末　腊面茶末。各半两　白面二两　龙脑一分

上件药同研令匀，每用绵揾扑于疮上，以差为度。

《圣惠》治小儿夏月痱疮，及热疮。葛粉散方

葛粉三两　甘草生锉　石灰炒。各一两

上件药捣，罗为末。以绵揾扑于疮上，以差为度。

《圣惠》治小儿体热痱疮。滑石散方

滑石末，三两　白矾灰，一两　枣叶四两

上件药捣，罗为末。先以温浆洗疮，后取药敷之，即差。

《圣惠》又方

英粉五两　白龙脑一钱

上件药细研。先用枣叶汤洗，后以散扑之。

《圣惠》治小儿痱疮热破，痛不止方。

干藕节末二两　生油麻二合

上件药先捣油麻如膏，后下藕节末和，别入生蜜，调稀稠得所，涂于疮上，不过三、五度差。

张涣治小儿盛夏之月，因汗腠理开疏，风热毒气客之，则生痱疮，其状如汤泼，或纷纷如粟粒，俗呼为痱子，甚者磨破。宜龙脑散方

龙脑别研　黄檗末。各半两　白面　腊面茶末。各二两

上件药同研匀细。每用新绵揾药扑于疮上，破者敷之，以差为度。

赤疵第十三黑疵附

《巢氏病源》小儿赤疵候：小儿有血气不和，肌肉变生赤色，染渐长大无定，或如钱大，或阔三数寸是也。

《千金》治小儿身上生赤疵方。

上取马尿洗之，日四五度。

《千金》治小儿身上有赤黑疵方。

上针父脚中，取血贴疵上，即消。

《千金》又方

上取狗热屎敷之，皮自卷落。

《千金翼》凡人身有赤疵方。

上常以银揩令热，不久渐渐消灭瘢痕。

《婴孺》治赤疵方。上取生漆点之差。

白驳第十四

《千金翼》治白癜、白驳、浸淫、疬疡着颈及胸前方。

上以大醋于瓯底磨硫黄，令如泥，又以八角附子截一头使平，就瓯底重磨硫黄使熟。夜卧先布拭病上令热，

乃以药敷之，重者三度。

《千金翼》又方

硫黄　水银　矾石　灶墨

上四味等分，捣下筛，以葱涕和研之。临卧以敷病上。

《千金翼》又方

石硫黄三两　附子去皮　铁精各一两

上三味并研捣，以三年醋和，内瓷器中，密封七日。以醋泔净洗，上拭干涂之即愈，一两日慎风。

《千金翼》治头项及面上白驳浸淫渐长，有似于癣，但无疮方。

上以干鳗鲡鱼灸脂涂之，先拭驳上，外把刮之令小惨痛，拭燥，然后以鱼脂涂之，一涂便愈，难者不过三涂之，佳。

《千金翼》又方

上取生木空中水，洗之，食顷止。

《千金翼》又方

上以桂心末，唾和敷驳上，日三止。

《千金翼》又方

白及　当归　附子　天雄　黄芩各一两　干姜四两　踯躅一升

上七味，捣筛为散，酒服五分匕，日三服。

《千金翼》灸法：五月五日午时，灸膝外屈脚当纹头，随年壮两处，灸一时下火，不得转动。

漆疮第十五

《巢氏病源》小儿漆疮候：人无问男女大小，有禀性不耐漆者，见漆及新漆器，便着漆毒，令头面身体肿，起隐疹色赤，生疮痒痛是也。

《千金》漆疮方。

上以生柳叶三斤，以水一斗五升细切煮，得七升，适寒温洗之，日三。《肘后方》云老柳皮尤妙。

《千金》又方

上以磨石下滓泥涂之，取差止，大验。

《千金》又方

上取莲叶燥者一斤，以水一斗煮取五升，洗疮上，日再。

《千金》又方

上以贯众冶末以涂上，干以油和涂之，即愈。

《千金》又方

上以羊乳汁涂之。

《千金》又方

上以芒硝五两，汤浸洗之。《千金翼》涂之。

《千金》又方

上以矾石着汤中令消，洗之。

《千金》又方

上取七姑草捣，封之。《救急方》及《圣惠》皆捣七姑草和芒硝涂之。

《千金》又方

上取猪膏涂之。

《千金》又方

上宜啖猪肉嚼穄谷涂之。

《千金》又方

上浓煮鼠查叶以洗漆上，亦可捣叶取汁以涂之。

《外台》：《必效》疗漆疮方。

上浓煮杉木汁洗之，数数用即除，小儿尤佳。

《圣惠》治小儿漆疮，四肢壮热。蓝叶散方

蓝叶　麦门冬去心　川升麻　木通锉　甘草炙微赤，锉　茯神各半两　犀角　马牙硝各三分

上件药捣，粗罗为散。每服一钱以水一小盏，煎至五分，去滓放温。量儿大小分减服之。《圣惠》又方

木通锉　川升麻　木防己各一分　川大黄锉碎，微炒　川朴硝各一分　桑根白皮半两，锉

上件药捣，粗罗为散。每服一钱，以水一小盏，煎至五分，去滓放温。量儿大小分减服之。

《圣惠》又方

垂柳枝五两　苦参二两　黄连一两，去须

上件药细锉，以水三升煎至半升，去滓，入墨末一合搅令匀，熬成膏以瓷合盛。候冷，涂于疮上。

《圣惠》又方

上浓煎蔓青汤，看冷热洗之。

《圣惠》又方

上取蟹二枚生者烂捣，以水二合，同绞取汁涂之。《鸡峰方》末自死蟹，水煎洗之。

《圣惠》又方

上以糯米嚼令烂涂之。

《圣惠》又方

上以茅香，渍汁频洗之。

《圣惠》又方

上用小麦曲捣末，以鸡子白和涂之。

《圣惠》又方

上用马屎洗之。

《圣惠》又方

上以薤白生捣如泥涂之，煮汁洗之亦佳。

《圣惠》又方

上浓煎黄栌汤，看冷热洗之。

《圣惠》又方

上以菜子油涂之。

《圣惠》又方

上浓煎新糜帚汤，看冷热洗之。

《圣惠》又方

上捣韭汁涂之。

张涣化毒散方　治男女有禀性不耐漆者，见生漆及漆器便着毒生疮痒痛。

木通锉，一两　麦门冬去心　蓝叶各半两　犀角屑　甘草炙微赤，锉　马牙硝各一分

上件药捣，罗为粗散。每服一钱，以水一小盏，煎至五分，去滓，放温服。量儿大小加减。

张涣又方　柳枝膏

垂柳枝五两　苦参二两　黄芩一两

上件药，细锉为粗末。每用三匙头，以水二碗煎至一碗，滤去滓，研入好墨半匙头，搅令匀，再熬成膏，以瓷合盛，候冷，每用少许涂于疮上。

张锐《鸡峰方》治漆疮。

上以蓬莪术为细末，每一两以水五盏煎至二盏，去滓洗之。

张锐《鸡峰》又方

上以桂去皮油调涂之。

金疮第十六

《巢氏病源》小儿金疮候：小儿为金刃所伤，谓之金疮。若伤于经脉，则血出不止，乃至闷顿；若伤于诸脏俞募，亦不可治。自余腹破肠出，头碎脑露，并不难治。其伤于肌肉，浅则成疮，终不虑死，而金疮得风则变痉。

《千金翼》疗金疮方。

上以石灰止血大效。若五月五日采蘩蒌、葛叶、鹿活草、槲叶、芍药、地黄叶、苍耳、青蒿叶、令捣石灰为团如鸡卵，曝干末，以疗疮生肌，大神验。鹿活草天名精也。

《千金翼》桃仁汤　主金疮瘀血方。

桃仁五十枚，去皮尖及双仁　虻虫去翅足，熬　水蛭熬。各三十枚　大黄五两　桂心半两

上五味，切以水酒各五升，煮取二升，服一合，日三服，明日五更一服。

《千金翼》金疮内漏方。

上还自取疮中血，着盃中水和，尽服愈。

《千金翼》金疮腹中有瘀血。二物汤方

大麻仁三升　葱白二七茎

上药使数人各捣令熟，着九升水中，煮取半，顿服之。若血去不尽，腹中有脓血，更令服之，当吐脓血耳。

《千金翼》金疮内漏血不出方。

上以牡丹为散，服三指撮，五日尿出血。

《千金翼》金疮方。

上取马鞭草，捣筛薄疮一宿，都差。冬用干叶末。

《千金翼》治金疮出血，多虚竭。内补散方

苁蓉　芍药　当归　川芎　干姜　人参　黄芩　厚朴炙　桑白皮　吴茱萸　黄芪　桂心　甘草炙。各一两　蜀椒三分，去目及闭口者

上十四味，捣筛为散，饮服方寸匕，日三。

《千金翼》治金疮烦满方。

上用赤小豆一升，以苦酒浸之，熬燥复渍之，满三度，色黑，治服方寸匕，日三。

《千金翼》治金疮苦不差方。

上用白杨木白皮，熬令燥，末服方寸匕，日三服。又以末敷疮中，即愈。

《千金翼》治金疮刺痛不可忍，百方不差方。

上以葱一把，水三升，煮数沸，渍疮即止。

《千金翼》治金疮烦痛，大便不利方。

大黄　黄芩等分

上二味，捣筛为末，炼蜜和丸。先食饮服，如梧子七丸，日三。

《千金翼》金疮方

上以桑白皮裹，令汁入疮中，或石灰封并妙。

《千金翼》凡金疮出血必渴，当忍啖燥食，不得饮粥及浆，犯即血出杀人。凡白血不止方。

上粉龙骨末于疮上，立止。

《千金翼》又方

上割取人见着鞋上有断乳十枚，布疮上立止。

《千金翼》又方

上末雄黄，敷疮，当沸汁出即差。

《千金翼》又方

上刮具子末，服一钱匕。

《千金翼》又方

上煮葛根食之，如食法，勿令多。

《千金翼》凡金疮深，不用早合方。

上若合则以滑石末，粉则不合。

《千金翼》金疮止血散方。

钓樟根三两　当归　川芎　干地黄　续断各一两　鹿茸半两，炙　龙骨二两

上七味，捣筛为散以敷，血即止。酒服一钱匕，日五夜三。

《千金翼》金疮肠出令入方。

磁石烧　滑石各三两

上二味，捣细筛为散，白饮服方寸

匕，日五夜二，三日当人。

《千金翼》治刀斧所伤，及冷疮、牛领马鞍疮方。

续断　松脂各一两　鹿角　牛骨腐者　乱发烧。各二两

上五味捣，筛细为散，以猪脂半斤，并松脂合煎令和，下铛于地上，搅令冷凝用之，疮有汁，散敷之。

《千金翼》金疮烦闷方。

白芷　川芎　甘草炙。各二两

上三味，熬令变色，捣筛为散，水服方寸匕，日五夜二。

《千金翼》续断散　主金疮筋骨续绝方。

续断三两半　苁蓉薄切，酒浸一首，令干　川芎　当归各一两半　细辛半两　附子炮，去皮　干姜　蜀椒汗，去目闭口者　桂心各三分　蛇衔草　干地黄各二两　芍药　人参　甘草炙。各一两

上十四味，捣筛为散，酒服方寸匕，日三夜一。《千金》有地榆，《古今录验》又有杜蘅。

《千金翼》泽兰散　主金疮内塞方。

泽兰　防风　蜀椒去目闭口者，汗　石膏　干姜　附子炮去皮　细辛　辛夷　川芎　当归各半两　甘草一两，炙

上十一味捣筛为散，酒服方寸匕，日三夜一。脓多倍甘草；渴加瓜蒌半两；烦热加黄芩半两；腹满短气加厚朴三分；疮中瘀血，更加辛夷半两。

《宝童方》治诸般伤损。

花蕊石一斤　硫黄一两

上件用瓷合盛，白及粉水调固缝，然后以盐泥固济，火内烧一日一夜取，出火气，研细。用治疮，凡猫犬所伤及有损，用掺之。

《吉氏家传》金铁伤血不止方。

石灰一两　鸡子一个，打破和黄

上二味拌和作饼子烧之令烟绝，再研细，每日掺之。

汤烫火烧第十七

《圣惠》：凡小儿被汤泼火烧者，初时慎勿以冷物，及井下泥、及尿泥并蜜涂塌之，其热气得冷，即却深搏，至入筋骨烂也。所以人中汤火后，筋喜挛缩者，良由此也。

《千金》治火烧疮方。

上以死鼠头一枚，腊月猪膏煎令消尽，以敷，干即敷差，不作瘢，神效。亦治大人火疮。

《千金》又方

上用丹参无多少，以羊脂、猪髓脑煎，涂之无瘢，神良。

《千金》治汤沃人肉烂坏方。

杏仁　附子各二两　甘草一两　羊脂五两　松脂鸡子大

上五味，㕮咀，以不中水猪膏五两煎，涂之。

《千金翼》火烧疮方。

上取新牛屎承热涂之。

《千金翼》又方

上烧桃叶，盐和煮作汤洗之。

《千金翼》又方

上以酱汁涂立愈。

《千金翼》又方

上以桑皮灰敷，干则易。

《千金翼》又方

上以井底清泥涂之佳。

《千金翼》又方

上以青羊髓涂之佳。无青羊，白、黑羊亦得。

《千金翼》治灸疮及汤火所损，昼夜啼呼不止，兼灭瘢方。

羊脂　松脂各半两　猪脂　蜡各一分

上四味于松明上，以小铫火烧猪脂等皆消，以杯承取汁敷之。松明是松木节也。

《千金翼》治火疮方。柏白皮半两　竹叶一两　甘草二两

上三味以猪膏一斤，煎三沸，三上三下，药成去滓，待冷涂之。《集验》有地黄四两。

《图经》治汤温火烧方。

上以侧柏叶入臼中，湿捣令极烂如泥，冷水调作膏，以治大人及小儿汤汤火烧，涂敷于伤处，用帛子系定，三两日疮当敛，仍灭瘢。

《北梦琐言》孙光宪家婢抱小儿不觉，落炭火上方。

上便以醋泥敷之，无痕。《良方》亦载此说。

《子母秘录》治小儿汤火疮方。

上水煮大豆汁，冷涂上，数易差，无斑。

《圣惠》治小儿卒被汤泼火烧，苦剧。大麻子膏方

大麻子一合　柏白皮　白芷　甘草　栀子仁各一两

上件药细锉，以猪脂一斤，煎白芷色黄为度，以绵滤去滓，盛于瓷器中，候冷。涂于疮上，日三、四度用之。

《圣惠》治小儿被汤泼火烧，赤痛。生地黄膏方

生地黄　甘草　苦竹叶各一两　柏白皮二两

上件药细锉，以猪脂一斤，煎令地黄色黑，以绵滤去滓，盛于不津器中，候冷，日三度涂之。

《圣惠》治小儿火烧疮败坏，宜用羊髓膏方

羊髓一斤　柏白皮　生地黄　蛇衔草　黄芩　栀子仁　苦竹叶各一两

上件药细锉，先以铛中炼羊髓令沸，次下诸药同煎，候地黄色黑为度，以绵滤去滓，倾于瓷器中，候冷，涂于疮上，日三度用之。

《圣惠》治小儿汤火疮。白膏方。

白松脂　白蔹　白及　定粉各半两　乳香一分　清油二合　黄蜡一两

上件药捣，罗为末，先以油入瓷锅内，用慢火熬令香，下蜡令熔，次下诸药末，不住手搅熬成膏，以瓷盒盛，候冷，日三四度涂之。

《圣惠》又方

柏叶　栀子仁各一两　胡粉半两

上件药捣，罗为末，以羊髓五合入铛中，于微火上化之，后下诸药末，不住手搅熬成膏，盛于不津器中。候冷涂之，以差为度。

《圣惠》又方

白矾二两烧灰　栀子三七枚，烧令烟尽为度

上件药细研为散，以鸡子白调涂之。

《圣惠》又方

上用檗白皮半斤细锉，以猪脂五两，入铫子内，与檗白皮同煎焦黄色取下，绵滤去滓，内入瓷合中，候冷涂之。

《圣惠》又方

上用丹参捣末，以羊脂和敷之。

《圣惠》又方

上用死鼠一枚，以清油一升煎令黑焦，去滓，日三度涂之。

《圣惠》又方

上以榆白皮，嚼热涂之。

《圣惠》又方

上用栀子仁以水浸汁，日五六度涂之。

《圣惠》又方

上用菰蒋根去土烧灰细研，以鸡子白和涂之。

《圣惠》又方

上用柳白皮细锉半斤，以猪脂一斤相和，煎候柳皮黑，去滓放冷，日三涂之。

《圣惠》又方

上用雄黄末，以醋调涂之。

《圣惠》又方

上用浮萍草捣末，以温水调涂之。

《圣惠》又方

上初被汤火所伤，便取狗毛碎剪，消胶和之，遍涂于疮上，以帛封之。一封以至痂落，更不易之，亦之不痛，甚良。

《圣惠》又方

上以粟米熬令焦，投水中却漉出，烂研，敷之效。

《圣惠》又方

上用黍米煮粥，以鸡子白和敷之。

《圣惠》又方

上以乳头香水研，薄薄涂之。

《圣惠》治小儿卒被汤泼方。

上用牛皮胶以浆水同入瓷器内，慢火煨令化，厚涂之立差。

《养生必用》汤火伤妙方。

上以蛤蜊壳火烧令通赤，放冷研为末，生油调涂，药至如冰，不作瘢。一方云：无蛤蜊壳，细蛤粉亦可。

《养生必用》又方

上以水调白面扫上。

《养生必用》又方

蓖麻子去皮　蛤粉等分

上研如膏，汤伤用油调涂，火伤用水调涂。

《婴孺》治小儿汤火疮。柏皮膏方

生柏皮　生槐白皮各切。三合　生地黄汁　生蛇衔各八分　栀子仁六分　甘草　黄柏各四分

上切，以猪脂一升半小火上煎为膏，去滓敷之。

《婴孺》又方

上以柏叶火烧为末，冷水和敷之。乳母忌口无瘢。

《婴孺》又方

上以蜜涂之五七。

张涣治小儿偶被汤泼火烧。麻子膏方

大麻子　柏木白皮　香白芷　甘草　生地黄各一两

上件捣为粗末，以猪脂八两熔，熬药色黄成膏，以绵滤去滓，盛于瓷器中。候冷，每用少许涂患处。

张锐《鸡峰方》治汤火烧。

上以风化石灰，清油调涂之。

张锐《鸡峰》又方

上以荞麦面炒焦，冰水调涂之，或入油少许尤妙。

《聚宝方》治火烧疮。

上以干牛粪烧灰细研，生油调涂之，仍无瘢痕。

《王氏手集》治小儿汤汤火烧方。

鸡子白一个　葱一条，煨熟去皮　蛤粉一枣大

上研极细，涂烧汤处，便不成疮，有疮者亦无瘢。

《吴氏家传》：凡汤火伤人小儿痛苦之方出多门，如醋磨大黄等方，具载与册。谓出神授，用辄不验，自得此方，常试甚妙。人有自顶至踵为热油所中者，急以涂敷，随手无纤恙，其间有点星涂敷遗漏处，辄起红泡糜烂，经月不差，可知涂敷所及一何妙也。汤火方

上以一熔银或金败锅子推出火，次数绝多者为上。才被伤，即以冷水急于石上磨汁，重重涂敷，不见赤痕即止，次日任其自干，脱剥是验。

长沙医者郑愈传治小儿汤汤火烧方。

寒水石煅　干山药　螺儿青各等分

上件药为末，如烧汤着，用蜜调涂疮上，即时见效。

疮中风中水第十八

《千金》治疮因风致肿方。

上以栎木根皮一斤，浓煮，内盐一把渍之。

《千金》治破伤风肿方。

上厚涂杏仁膏，燃麻烛遥灸之。

《千金》凡因疮而肿痛者，皆中水及中风寒所作，其肿入腹则杀人。治之方。

上以温桑灰汁渍，冷复温之，常令热，神秘。

《千金》治疮中水肿方。

上以炭白灰、胡粉等分，脂和涂疮孔上，水出则痛止。

卷第三十九

鳗刺虫毒　凡十七门

恶刺第一*竹木刺、狐尿刺、并刺中风水附*

《千金》治恶刺方

上苦瓠开口，内小儿尿，煮两三沸，浸病上。

《千金》又方

上莨菪根火煮浸之，冷复易，神效。

《千金》又方

上浓煮大豆汁渍，取差。

《千金》又方

上以李叶、枣叶捣，绞取汁，点之即效。

《千金》治恶刺并狐尿刺方

上以乌父驴尿渍之，又白马尿温渍之。

《千金》因疮而肿痛剧者数日死。或中风寒，或中水，或中狐尿刺治之方。

上烧黍穰若牛马屎，若生桑条，取得多烟之物烧熏，汁出愈。

《千金》又方

上以热蜡内疮中，新疮亦差。

《千金》又方

上以蒲公英摘取根茎白汁涂之，惟多涂为佳，差止。余以正观五年七月十五日夜，左手中指背触着庭下木，至晓，遂患痛不可忍，经十日痛日深，疮日高大，色如熟小豆色。尝闻长者之论有此治方，试复为之，手下则愈，痛亦即除，疮亦即差，不过十日，寻得平复，此大神效，故疏之。蜀人名耳瘢菜，关中名苟乳奴切。又《千金翼》云：凡诸螳螂之类，盛暑之时，多有孕育着诸物上，必有精汁，其汁干久则有毒，人手触之，不王相之间则成其疾，名日狐尿刺。日夜碜痛，不识眠睡，百方治之不差。但取蒲公英茎叶，根中断之，取白汁涂之，令厚一分即差，神验。

《千金》治刺伤中风水方

上刮箭羽下屑，调涂之。

《千金》又方

上烧鱼目灰敷之。

《千金》又方

上服黑牛热尿，一服二升，三服即止。

《千金》又方

上煮韭熟拓之。

《千金》又方

上以蜡一两，热炙熨敷裹上，令水出愈。

《千金》凡八月、九月中刺手足犯恶露肿杀人不可轻也，治之方。

上用生桑枝三枚，内塘灰中推引之，令极热斫断，正以头柱疮口上，热尽即易之，尽三枚则疮自烂，仍取薤白捣，绵裹着热灰中使极热，去绵取薤白敷疮上，以布帛急裹之。若有肿者便作之，用薤白第一佳。

《千金》治竹木刺在皮不出方。

上以羊屎燥者烧作灰，和猪脂，涂刺上，若不出，重涂，乃言不觉刺出时。一云用干羊屎末。

《千金》治久刺不出方。

上服王不留行即出，兼取根末贴之。

《千金》治刺人肉中不出方。

上煮山瞿麦汁饮之，日三，差止。

《千金》又方

上用牛膝根、茎生者，并捣以敷之即出。疮虽已合犹出也。

《千金》又方

上温小便渍之。

《千金》又方

上嚼豉涂之。

《千金》又方

上嚼白梅以涂之。《肘后方》用乌梅。

《千金》又方

上以白茅根烧末，以膏和涂之。亦治疮因风致肿。

《千金》又方

上烧鹿角末，以水和涂之立出，久者不过一夕。

《千金》治竹木刺不出方。

上以蔷薇灰水服方寸匕，日三，十日刺出。

《千金》又方

上烧凿柄灰，酒服二寸匕。

《千金》又方

上以酸枣核烧末服之。

《千金》又方

上以头垢涂之即出。

《千金》治卒刺手足中水毒方。

上捣韭及蓝青置上，以火炙热彻即愈。

《千金翼》治因风水肿方。

上卒刺涉水成肿，取韭并盐捣置上，以火炙药上，热彻即愈。

《千金翼》恶刺方。

上以五月蔓菁子捣末和乌牛乳封之；无，即凡牛乳亦得。

《千金翼》又方

上取野狐屎烧灰，腊月猪膏和，封孔上。

《千金翼》又方

上取桑灰汁热渍，冷即易。

《千金翼》又方

上以针砂和胶清，涂之。

《千金翼》又方

上取故鞋网如枣大，妇人中衣有血者如手掌大，倒钩棘针二七枚，三味合烧作灰，以腊月猪膏和，涂之，虫出。

《千金翼》又方

上蔓菁子五升，微熬末研，童儿尿一升合，内疮口中，周回厚二寸，以塘火烧一升，投内疮于中，渍之即愈。

《千金翼》又方

上煮槐白皮，取汤渍之。

《千金翼》又方

上以苦瓠煮作汤渍之。

《千金翼》又方

上取五月五日蛇皮烧灰，腊月猪膏和，敷之。

《千金翼》又方

上取故鞍鞯旃烧灰，腊月猪膏和，封之虫出。

《千金翼》又方

上取樗根白皮，切一升，泔渍煮三沸，内孔中，亦可渍之。

《千金翼》肉刺方。

上割头令血出，内铅丹如米许，曝之。

《千金翼》又方

上以刀割，却以好墨涂便差。

《简要济众》主小儿误为诸骨及鱼骨刺入肉不出方。

上以水煮白梅肉烂，研后调象牙末，厚敷骨刺处自软。

《胜金方》治小儿、大人一切骨鲠或竹木签刺喉中不下。

上于腊月中，取鳜鱼胆悬北檐下令干，每有鱼鲠便取一皂子许，以酒煎化，温温呷，若得逆便吐，骨即随顽涎出。若未吐，更吃温酒，但以吐为妙，酒即随性量力也。若更未出，煎一块子，无不出者。此药应是鲠在脏腑中，日久痛黄瘦甚者，服之皆出。若卒求鳜鱼不得，鲤鱼、鲩鱼、鲫鱼俱可。腊月收之甚佳。

陈藏器敷狐刺疮方。

上以蓼叶捣，敷之。

陈藏器又方

上以胡瓜根捣敷之。胡瓜即黄瓜也。

张锐《鸡峰方》治鱼骨鲠。

上取饴糖如鸡子黄大，含化。

张锐《鸡峰》又方

上用象牙为细末，每服一钱，蜜水调下。

《聚宝方》治恶刺入肉不出。

上以肉桂去皮为末，熔黄蜡为丸，看疮大小，任磨，内三、五重湿纸盖，以火熁[1]，候药丸熔入肉，其刺出。

骨鲠第二　发绕喉附[2]

《千金》治鱼鲠方。

上以鸬鹚屎服方寸匕。

《千金》又方

上口称颅鹚，鸬鹚则下。

《千金》又方

上服橘皮汤即下。

《千金》又方

上服沙糖水即下。

《千金》又方

上烧鱼网灰，服方寸匕。《必效方》云：取鱼网覆头立下。

《千金》治骨鲠在喉，众治不出。

上取饴糖丸如鸡子黄吞之，不去更吞，渐大作，可至十止。

《千金》又方

上烧虎狼屎服之。

《千金》又方

上吞猪膏如鸡子，不差更吞，差止。

《千金》治食中吞发咽不去绕喉方。

上取乱发烧末，酒服一钱匕。

食土第三

《千金》治小儿食土方。

上取肉六斤，绳系曳行数里，勿洗，火炙与吃之。姚和众候合时买市中羊肉一斤，一法以水洗炒炙，依料与儿，未吃食者，即煮法食之。

《经验方》治小儿吃泥。

上以腻粉一分，用沙糖搜和丸如麻子大，空心米饮下一丸，良久泻出泥土差。

姚和众治小儿食土方。

上取好土，浓煎黄连汁搜之日干与服。

落水第四

《千金》治落水死方。

上以灶中灰布地令厚五寸，以甑侧着灰上，令死人伏于甑上，使头小垂下，抄盐二方寸匕内竹管中，吹下孔中，即当吐水，水下因去甑，下死人着灰中壅身，使出鼻口，即活。

《千金》又方

上掘地作坑，熬数斛灰内坑中，下死人，覆灰，湿辄即易之，勿令大热煿人，灰冷更易，半日即活。

《千金》又方

[1] 熁：火迫也。见《集韵》。
[2] 发绕喉附：据目录补。

上但埋死人灰守，头足俱没，惟开七孔。

《千金》又方

上倒悬死人，以好酒灌鼻中，又灌下部。又酢灌鼻亦得。

《千金》又方

上绵裹皂荚内下部中，须臾水出。

《千金》又方

上裹石灰内下部中，水出尽则活。

《千金》.又方

上倒悬解去衣，去脐中垢，极吹两耳，起乃止。

《千金》又方

上熬沙，覆死人面上下，但出鼻口耳，沙冷湿即易。

《千金》又方

上灶中灰三石，埋死人从头至足，出七孔，即活。

《千金》又方

上屈两脚着生人两肩上，死人背向生人背，即负持走行，吐出水便活。

《千金》又方

上解死人衣，灸脐中，凡落水经一宿犹可活。

《千金》治冬月落水，冻四肢直，口噤尚有微气者方。

上以大器中熬灰使暖，盛以囊，敷其心上，冷即易，心暖气通，目得转，口乃开，可温尿粥，稍稍吞之即活。若不先温其心，便持火炙身，冷气与火争即死。

遗尿第五

《巢氏病源》小儿遗尿候：遗尿者，此由膀胱有冷不能约于水故也。足太阴为膀胱之经，足少阴为肾之经，此二经为表里。肾主水，肾气下通于阴。小便者，水液之余也。膀胱为津液之腑，既冷气衰弱不能约水，故遗尿也。

《千金》治小儿遗尿方。

瞿麦　龙胆　皂荚　桂心　石韦各半两　鸡肠草　人参各一两　车前子一两六铢

上八味末之，蜜丸，每食后服如小豆大五丸，日三，加至六七丸。

《千金》又方

上以小豆叶捣汁服。

《千金》又方

上烧鸡肠末之，浆水服方寸匕，日三。一云面北斗服。

《外台》:《千金》疗失禁不觉尿出方。

上以豆酱和灶突墨，如大豆许，内尿孔中佳。

《圣惠》治小儿遗尿不可禁止。鸡肶胵散方

鸡肶胵六具，炙令黄　桑螵蛸三分微炒　甘草一分，炙微赤，锉　黄芪　牡蛎烧为粉。各半两

上件药捣，粗罗为散。每服二钱，以水二小盏，煎至六分去滓，量儿大小分减温服。

《圣惠》治小儿遗尿、体瘦、心烦不欲食。牡蛎散方

牡蛎粉　桑螵蛸微炒　龙骨各三分　甘草七分，炙微赤，锉　麦门冬去心焙　鸡肠草　黄芪　白茯苓各半两

上件药捣，粗罗为散。每服一钱，以水一小盏，入生姜少许，枣二枚，煎至六分去滓，量儿大小分减温服。

《圣惠》治小儿遗尿足寒，宜服白术散方

白术　土瓜根各半两　牡蛎粉三分

上件药捣，粗罗为散。每服一钱，以水一小盏，入生姜少许，枣二枚，煎

至六分去滓，量儿大小分减温服。

《婴孺》治小儿遗尿方。

上杵小豆末，取乳汁调服之。

《婴孺》又方

瞿麦　龙胆　石韦　皂荚炙　桂心各二分　鸡肠草　人参各三分　车前子五分　桑螵蛸炙，十分　肉鸡肠自死者，十二分

上为末，蜜丸如小豆大。服五丸，日三，至六七丸，食前。

《千金》灸法：遗尿灸脐下二寸半，随年壮。又灸大敦三壮亦治。

尿床第六

《千金》治尿床方。

上取羊肚盛水令满，线缚两头熟煮，即开取中水顿服之，立差。

《千金》又方

上取鸡肶胵一具并肠烧末，酒服，男雌女雄。

《千金》又方

上取羊胞盛水满中，炭火烧之尽肉，空腹食之，不过四五顿差。

《千金》又方

上以新炊热饭一盏，写尿床处拌之，收与食之，勿令知，良。

《千金》灸法：尿床垂两手两髀上，尽指头上有陷处，灸七壮。又灸脐下横纹七壮。

狐臭第七

《巢氏病源》小儿狐臭候：人有血气不和，腋下有如野狐之气，谓之狐臭。而此气能染易着于人，小儿多是乳养之，人先有此病染着小儿。

《千金》论曰：有臭，有为人所染臭者，天生臭者。为人所染者易治，然须三年醋敷矾石为散勿止，并服五香丸乃可得差。勿言一度敷药即差，止可敷药时暂得一差耳。忌食芸薹、五辛，治之终身不差。

《千金》五香丸　治口及身臭，令香止烦散气方。

豆蔻　丁香　藿香　零陵香　青木香　白芷　桂心各一两　香附子二两　甘松香　当归各半两　槟榔二枚

上十一味末之，蜜和丸，常含一丸如大豆，咽汁，下三夜一。亦可常含咽汁。五日口香，十日体香，二七日衣被香，三七日下风人闻香，四七日洗手水落地香，五七日把他人手亦香。慎五辛，下气去臭。

《千金》治狐臭方

辛荑　川芎　细辛　杜蘅　藁本各二分

上五味，㕮咀，以酒渍之一宿，煎取汁敷之，欲敷取临卧时，以差为度。

《千金》石灰散

石灰一升半　青木香　枫香　薰陆香　丁香各二两　橘皮　阳起石各三两　矾石四两

上八味治下筛，以绵作篆干，粗如指长四寸，展取药使着篆上，以绢袋盛，着腋下，先以布揩令痛，然后夹之。

《千金》又方

青木香　附子　白灰各二两　矾石半两

上四味，为散着粉中，常粉之。《肘后》无矾石。

《千金》又方

上赤铜屑以酢和银器中，炒极热，以布裹熨腋下，冷复易。

《千金》又方

上槲叶切三升，水五升，煮取一升，

洗腋下，即以白苦瓠烧令烟出熏之数数作。

《千金》又方

辛荑　细辛　川芎　青木香各四分

上四味治下筛，熏竟粉之。

《千金》又方

上用马齿菜一束，捣碎以蜜和作丸，以绢袋盛之，以泥纸裹厚半寸曝干，以火烧熟破取，更以少许蜜和，使热勿令冷，先以生布揩之，夹药腋下，药痛久忍之不能，然后以手巾勒两臂。

《千金》又方《肘后方》云：合椒涂之。

牛脂　胡粉各等分

上二味煎令可丸，涂腋下一宿即愈。

《千金》又方

上以伏龙肝作泥敷之。

《千金》又方

上以三年苦酢和石灰敷之。

《千金翼》治诸腋臭方。

石灰五合　马齿草二两　矾石三两，烧　甘松香一两

上四味合捣筛，先以生布揩病上，令黄汁出，拭干以散敷之，三日差永除。

《千金翼》又方

上二月社日，盗取社家糜馈一团猥地，摩腋下三七遍，掷着五道头，勿令人知永差，人知即不效。

诸虫咬第八

《千金》治蛇蝎螫方。

上服小蒜汁，滓敷上。《肘后方》云：治蝮蛇螫。

《千金》又方

上熟捣葵，取汁服之。

《千金》治蛇啮方。

上人屎厚涂，帛裹即消。

《千金》治蛇毒方。

上消蜡注疮上，不差，更消注之。

《千金》又方

上以母猪耳中垢敷之。《肘后方》云：牛耳中垢亦可用。

《千金》治蝎毒方。

上凡蝎有雌雄，雄者痛止在一处，雌者痛牵诸处痛。若是雄者，用井底泥涂之，温则易。雌者用当瓦屋沟下泥敷之。若值无雨，可用新汲水从屋上淋下取泥。

《千金》又方

上取齿中残饭敷之；又猪脂封之；又射罔封之；又硇砂和水涂立愈。

《千金》治蝎螫方。

上若着手足，以冷水渍之，水微暖则易之。着余处者，冷水浸，故布搶之，小暖则易。

《千金》又方

上用生乌头末唾和敷之。

《千金》治蜂螫毒方。

上取瓦子摩其上，唾二七遍，置瓦子故处。

《千金》治蜂螫方。

蜜　猪脂各五合　蜡二两

上三味，和煎如膏，候冷以涂之。

《千金》又方

上烧牛屎灰，苦酒和，涂之。

《千金》又方

上烧蜂房末，膏和涂之。《肘后方》云：先煮蜂房，洗之，又烧涂之。

《千金》又方

上以酥脂涂之立愈。

《千金》又方

上以淳酢沃地，取起泥涂之。

《千金》又方

上取齿垢涂之。

《千金》又方

上嚼盐涂之。

《千金》又方

上以尿泥涂之。

《千金》又方

上以人尿新者洗之。

《千金》又方

上及手捻地上土敷之。

《千金》又蜘蛛咬人方。

上以人尿敷；又油淀敷；又炮姜贴之；又猢狲尿敷之。

《千金》又方

上以乌麻油和胡粉如泥涂上，干则易之。

《千金》治凡犬啮人方

上熬杏仁五合令黑，碎研成膏，敷之。

《千金》又方

上取灶中热灰，以粉疮中，帛裹系之。

《千金》又方

上以沸汤和灰壅疮上。

《千金》又方

上烧犬尾末敷疮，日三。

《千金》又方

上烧自死蛇一枚，令焦末内疮孔中。

《千金》又方

上以头垢少少内疮中。

《千金》又方

上用鼠屎腊月猪膏和，敷之。《外台》方大用鼠一枚，猪膏煎敷之。

《千金》又方

上饮生姜汁一升治狂犬咬，韭汁亦佳。《外台》方云：亦治已差后复发者。

《千金》又方

上以热牛屎涂之佳。

《千金》又方

上以苦酒和灰，涂疮中。

《千金》又方

上以水洗疮，任血出，勿止之，水洗不住，取血自止，以绵裹之差。

《千金》又方

上以火炙蜡，以灌疮中。

《千金》治小儿狗啮方。

上于月一日以水一升灌之，勿令狗主打狗，若月尽，日三升灌之。

《千金》治猪啮方。

上用松脂炼作饼子贴上。

《千金》又方

上以屋溜中泥涂之。

《千金翼》主狂犬伤人方。

上以葛根末或饮其汁，或烧葛灰，水服方寸匕。

《谭氏小儿方》治蜘蛛咬，遍身疮子方。

上以葱一枚去尖头作孔，将蚯蚓入葱叶中，紧埋两头，勿泄气，频摇头即化为水，点咬处差。

《圣惠》治小儿蛇咬方。

白矾　甘草等分

上件药捣罗为末。如蛇咬着，心神热躁，眼前暗黑，用新汲水调下半钱；如有肿赤，用白矾盐浆水，蒚苣根等分，煎三五沸淋洗，即肿气自消。如大段蛇咬着，未及修合药，用耳塞少许，入在咬着处疮口内，以酽醋一滴，滴在疮内上即止。

《圣惠》又方

合口椒　苍耳苗各一两

上件药和捣敷之。

《圣惠》又方

生椒三两，去目　豆豉三合，炒黑焦

上件药捣，罗为末，以津调，看多少敷之立定。

《圣惠》又方

上远志嚼令烂，敷之并内疮孔中。

《圣惠》治小儿蝎螫方。

上以半夏水研涂之，立效。

《圣惠》又方

上以桂心水磨涂之。

《圣惠》又方

上干姜嚼烂敷之。

《圣惠》又方

上大蒜研令烂涂之。

《圣惠》治小儿蜈蚣咬方。

头垢　苦参末。各一分

上件药研令匀，以酒和涂之。

《圣惠》又方

上以桑白皮汁涂之。

《圣惠》又方

上以蜗牛活者生研，厚涂之。

《圣惠》又方

上以生姜自然汁煎作浓膏，入白矾末少许调，厚涂之。

《圣惠》治小儿蜘蛛咬方。

枣叶　柏叶五月五日收　生铁衣等分重

上件药捣，细罗为散，以生油和如膏，先火炙疮，然后涂咬处，神效。

《圣惠》又方

雄黄二分　麝香半分

上件药细研，以蓝汁一大盏搅令匀，点咬处立效。

《圣惠》又方

五加皮一两　半夏四两

上件药烧灰，细研，以醋和涂之。

《圣惠》又方

上生铁上衣，醋研浓汁涂之。

《圣惠》又方

上以菝葜苗一握捣如泥，封之。

《圣惠》又方

上白僵蚕末以津和涂之。若有丝，出尽差矣。

《圣惠》又方

上雄黄末以葱汁调，厚涂之。

《圣惠》又方

上生白矾末一两以醋熬成膏，厚涂。

《圣惠》治小儿卒被诸蜂虿螫方。

露蜂房　白矾各半两

上件药捣，罗为末，以水煎如膏，厚涂螫处效。

《圣惠》治小儿卒被狗咬方。

上干葛捣，罗为末，敷疮上。

《圣惠》又方

上以地龙粪封之，毛出即差。

《圣惠》治小儿卒被猫儿爪损及咬损痛方。

上取剪刀草捣，取汁涂之。

《聚宝方》治蜘蛛咬着。

上生油调豉末，涂掺之差。

张锐《鸡峰方》治蜘蛛咬。

上薤白嚼烂敷之。

头多生虱第九身有虱附

《巢氏病源》小儿头多虱生疮候：虱者，按九虫论云，蛲虫多所变化，亦变为虱，而小儿头栉沐不时，则虱生滋长偏多，啮头遂至生疮，疮处虱聚也，谓之虱巢。然人体性自有偏多虱者。

《婴孺》治小儿头中虱方

水银一黑豆大，油一枣大

上掌中唾和研，涂头皮，令敷遍，帛裹，半日虱除。

《王氏手集》治小儿头并身多有虱者方。

上以百部烂嚼于头上身边搽之，其虱自干死落地。或焙干，水调涂之。或干掺之皆妙。

颠扑损瘀第十

《巢氏病源》小儿落床损瘀候：血

之在身，随气而行，常无停积。若因堕落损伤，即血行失度，随伤损之处即停。若流入腹内，亦积聚不散，皆成瘀血。凡瘀血在内，颜色痿黄，气息微喘，涩涩小寒，嗡嗡微热，或时刺痛也。

《葛氏肘后》若堕落有血壮热，不食乳哺者方。

大黄　黄连　蒲黄各二分　芒硝一分半

上以水二升煮取一升去滓，内芒硝，分二服，大小便并即愈。

《千金》治小儿落床堕地，如有瘀血腹中阴阴寒热，不肯乳哺，但啼哭叫唤。蒲黄汤方

蒲黄　大黄　黄芩　麦门冬各十铢　甘草炙，八铢　芒硝七铢　黄连十二铢

上七味㕮咀，以水二升煮去一升去滓，内芒硝，分三服消息。视儿羸瘦半之，大小便血即愈，忌冷食。

《千金》当归散　主落马堕车诸伤，腕折臂脚痛不止方。

当归　桂心　蜀椒　附子炮，去皮脐。各二分　川芎六分　甘草五分，炙　泽兰一分

上七味并熬令香，治下筛，酒服方寸匕，日三。凡是伤损皆服之，十日愈。小儿亦同。《救急方》云：治堕马落车，被打伤腕折臂，叫痛唤声不绝，服此散，呼吸之间不复大痛，十三日筋骨相连。

《千金翼》马蹄散　主被打肠中瘀血方。

上白马蹄烧令烟尽，捣、筛为散，酒服方寸匕，日三夜一。亦主女人病，血消之为水。

《千金翼》蒲黄散　主被打腹中有瘀血方。

蒲黄一升　当归　桂心各二两

上三味捣，筛为散，酒服方寸匕，日三夜一。

《圣惠》治小儿落床堕地如有瘀血腹中痛。蒲黄散方

蒲黄　川大黄锉，微炒　当归炒　琥珀　生干地黄　赤芍药各半两　桂心一分

上件药捣，粗罗为散。每服一钱，以水一小盏，煎至五分，去滓，不计时候温服。量儿大小加减服之。

《圣惠》治小儿落床伤于肢节青瘀疼痛。地黄散方

生干地黄半两　川大黄　当归二味各锉炒　桂心　赤芍药　蒲黄　甜瓜子　桃仁汤浸，去皮尖、双仁，麸炒微黄，以上各一分

上件药捣，细罗为散。每服不计时候，用酒半合，生地黄汁半合相合暖，令温，调下半服。量儿大小加减服之。

《圣惠》治小儿落床体热疼痛。犀角散方

犀角屑　赤芍药　川芎　当归锉，微炒　甘草炙微赤，锉。各一分　川大黄半两，锉，微炒

上件药捣，粗罗为细散。每服一钱，以水一小盏，煎至五分，去滓，不计时候温服。量儿大小加减服之。

《圣惠》治小儿落床体热惊悸。茯神散方

茯神半两　龙胆　人参　子芩　犀角屑　麦门冬去心，焙　甘草炙微赤，锉。各一分

上件药捣，粗罗为散。每服一钱，以水一小盏，煎至五分，去滓，不计时候。量儿大小分减温服。

《婴孺》治小儿堕地有瘀血在腹中，天阴则翕翕寒热，不肯乳哺但呼啼方。

蒲黄　大黄　甘草各十铢　麦门冬十五铢　黄连十二铢

上以水二升煮一升，为三服。量儿

大小与之。忌生冷、菘菜、冷水。

张涣蒲黄汤方　治打扑或落床堕地至损吐气羸瘦痿黄，或时刺痛游走不定。

蒲黄　生干地黄　当归洗炒。各一两　赤芍药　琥珀　桂心各半两

上件药捣，罗为细末。每服一钱，水一小盏，煎至五分，去滓，温服。量儿大小加减。

张涣又方　茯神丹

茯神　麦门冬汤浸去心　当归洗焙干。各一两　人参去芦头　黄芩　龙胆草各半两

以上为细末，次用：

桃仁汤浸去皮尖，炒香熟，半两

上件同再细研，拌匀炼蜜和丸黍米大。每服十粒，用生地黄汁少许同酒下。量儿大小加减。

误吞铜铁等物第十一

《外台》：《小品》论疗小儿误吞铁珠子如狸豆大者，经年不以为害，后病瘦瘠，食不生肌肤，时下痢，或寒热，服诸药自疗来反剧不效。有师诊之云：是吞物不消作，法服众药所吞物不去，终不差。今其家中察之云：儿近岁常弄十六具铁珠，觉失一颗，虑是吞之，从来积岁实不以为疑。师出诊，乃信是故令病矣，为处汤药，所患即差。复与将疗，其儿肌肤充悦，而忘说其方，且记之。又有一家女子六七岁许，患腹痛，其母与摩按之，觉手下有一横物在儿肉里正平横尔，问儿曰：那得针在肉中。大惊怪，脱衣看之，肉全净无有刺处，按之儿亦不患针痛，惟觉腹里痛耳，其母即以爪用重重介之，乃横物折爪下两段，亦不偏痛。迎师诊之，共察。若吞铁刺物者，其婴儿不经鲠碍。惟恐养儿时，母常带针身抱儿体，针入儿肌肤中，儿纵觉痛啼呼，与乳卧息便止，遂成不觉，今因腹痛摩之知耳。铁得土木湿皆生屑易朽，针在人肉中，经数岁，因得血气，皆朽也，故介之即折，令患腹痛不安。但疗腹痛，服温中汤下，心腹痛差。后长大嫁，因产乳不闻道针处为患，故记之。

《千金》治小儿误吞针。

上取磁石如枣核大，吞之及含之，其针立出。《圣惠》磨磁石如枣核大钻窍，以丝线穿，令吞之吸出。

《千金》治小儿误吞铁等物方。

上用艾蒿一把锉，以水五升，煮取一升半，服之即下。

《千金》治吞钱方。

上以艾蒿五两，以水五升，煮取一升，顿服之即下。

《千金》又方

上末木炭，酒服方寸匕，水服亦得。

《千金》又方

上服蜜二升即出。

《千金》治吞金银环及钗方。

上以白糖二斤，一顿渐渐食之，多食益佳也。

《千金》又方

上吞水银一两，再服之。

《千金》误吞环及指驱方。

上烧雁毛二、七枚末服之。鹅羽亦得。《圣惠》用粥饮调服半钱。

《千金》误吞钗方。

上曝韭令萎，蒸熟勿切，食一束即出。或生麦叶筋缕如薤法皆可用，但立意多食自消。

《千金》误吞铜铁而哽者方。

上烧铜弩牙令赤，内酒中，饮之立愈。《婴孺》用水中淬饮之。

《千金》误吞钉针及箭镞等方。

上但多食脂肥肉令饱，自裹出。

《千金》治误吞针方。

上取悬针磁石末，饮服方寸匕即下。古本《录验》云：今吞针在喉中而服磁石末入腹，即含碎石口中或吸针出耳。

《外台》：《肘后》疗小儿误吞梅李方。

上以少水灌小儿，头盛其水与饮之即出，良。

《外台》：《近效》疗小儿误吞钱在喉中不出方。

上取麸炭末，以指弹入喉中，其儿当便咯出如。

日华子治小儿误吞针钱等方。

上末磁石同筋膜肉，莫令抹断，与磁石少许同下之。

《药性论》治恶疮小儿吞钱不出方。

上煮冬葵根饮之即出，神妙。

《圣惠》治小儿误吞咽铜铁物在喉内不下方。

上取南烛根，烧灰细研，以熟水调下一钱差。

《圣惠》又方

上用貘齿骨烧灰，细研如粉，每服以磨刀水调服一钱止。

《圣惠》治小儿误食发绕咽喉方。

上用梳头梳烧灰，细研如粉，以粥饮调下半钱。

《圣惠》治小儿误吞钩绳方。

上凡小儿若误吞钩绳，绳犹在手中者，莫引之，但以珠当若穿了薏苡子之辈就贯着绳，稍稍令推至钩处，小小引之则出。

《圣惠》又方

上以常思草头一把，水一大盏，捣绞取汁，分三四遍饮之即效。

《圣惠》治小儿误吞钩方。

上以琥珀珠穿贯钩绳上，推令前入至钩所，又复推以牵引出矣。

《灵苑》玉错散　治大人小儿一切骨鲠或竹木签刺喉中不下方。

蓖麻一两，去壳　寒水石细研如粉

上入蓖麻乳钵内，研如膏，旋入石末同研，但旋添入石末衮得干成粉即止，不拘分两也。有被鲠者，只取一捻致舌根深处，以冷水咽之，其鲠物自然不见，可用竹木片于舌深处用药试之，立验。

《婴孺》治小儿吞下钱方。

上取枭头一把，水二升，灌水中十余度，饮之立下。

《婴孺》治小儿吞针方。

上以炭末水服立出。

《婴孺》治小儿鲠若吞钱不下。半夏散方

半夏二分，洗　白蔹一分

上为末，酒或姜汁服方寸匕，再服立下。

《婴孺》治小儿食饮发绕咽喉方。

上取梳头发烧灰，服之一钱差。

张涣通气散方　治误吞铜钱物及钩绳之类在咽喉不下方。

象牙末，烧存性　鹅毛烧灰。各一钱　磁石一皂皂大，烧灰

上件捣，罗为细末。每服半钱，新汲水调下。

《庄氏家传》误吞钱方。

上用石灰为末，酒调服。

《庄氏家传》治小儿误吞钱。神应丸方

朱砂三钱，精研　半夏大者三枚，以浆水煮过，研　石脑油真者些小，但斟量稀稠抹和得朱砂❶、半夏二味为度，切勿令稀，旋旋滴少许在乳钵内，研拌二味药。

上三件同入乳钵内研令匀腻，丸如

❶ 朱砂：原作“太砂”。据文义改。

豌豆大。每服三丸，空心并食前以酒吞下，一日之间吃三服，不过一二日或三四日内自然随大便下来，此药大有神效。不取转，不搜觉，但趁逐钱下来。

《庄氏家传》又方此与次方吃了，令咽喉并胸中不噎闷，便吃得物。

上羊胫炭不计多少，捣、罗极细，再于乳钵内研令极匀腻。每服三满大钱，以砂糖温水调下，不计时候，日五服，临睡更一服。

《庄氏家传》又方

上以旧经穿钱者麻索子二十对须是元金者，逐旋讨得旋烧旋用。于熨斗内，以精炭火些小，吹去灰，烧麻索子作灰，乳钵内研令极细，只以砂糖温水调三大钱，不拘时，一日五服，钱索若带青色者为上。

《王氏手集》治小儿误吞钱在腹方。

上用榆白皮湿者，捣烂如泥，用新水调打半匙许，服之自下。或干者，捣、罗亦得。

耳中有物不可出第十二

《千金》治耳中有物不可出方。

上以弓弦，从一头令散，敷好胶柱，着耳中物上停之，令相着，徐徐引出。

《孔氏家传》治小儿皂子入耳鼻内方。

上取曲蟮一条活者，用萝卜看多少同捣，粘以麻钱贯三五寸，于剪断头边散开些，小点蟮膏在上，入耳鼻中，便粘出。

灭瘢痕第十三

《千金》灭瘢痕方。

上以猪脂三斤饲乌鸡一只，令三日使尽，后取白屎，内白芷、当归各一两煎，白芷色黄去滓，内以鹰屎白半两搅令调，敷之日三。

《千金》又方

上禹余粮、半夏等分末之，以鸡子黄和，先以新布拭瘢令赤，涂之，勿见风，日二，十日差。十年者亦灭。

《千金》又方

鹰屎白一合　辛荑一两　白附子　杜若　细辛各半两

上五味㕮咀，以酒五合，浸一宿，以羊髓五两微火煎，三上三下，去滓，小伤瘢上敷之，日三。

《千金》灭瘢痕无问新旧必除方。

上以人精和鹰屎白敷之，日二。白蜜亦得。

《千金》治瘢痕凸出方

上春夏以大麦麸，秋冬以小麦麸，好细绢下筛，以酥和封之。

《千金》又方

鹰屎白一两　衣白鱼二七枚

上二味末之，蜜和以敷之，日三、五度良。

《千金》又方

上以热瓦熨之。

《千金》又方

上以冻凌熨之。

《千金》又方

鹰屎白二两　白僵蚕一两半

上二味末之，以白蜜和，敷上，日三。慎五辛生菜。

《千金》又方

上以腊月猪脂四升，煎大鼠一枚，令消尽，以生布拭上皮令赤，涂之，不过四五上。

《谭氏殊圣方》疗豆疮瘢痕面黡。

上以密陀僧细研水调，夜涂之，明旦洗去，平复也。

中食毒第十四

《千金》治饮食中毒烦满方。

上苦参三两，㕮咀，以酒二升半，煮取一升，顿服之，取吐愈。

《千金》治食六畜肉中毒方。

上各取六畜干屎末水服之佳。若是自死六畜肉毒，水服黄柏末方寸匕，须臾复与佳。

《千金》又方

上烧小豆一升，末，服三方寸匕，神良。

《千金》又方

上服灶底黄土方寸匕。

《千金》治食生肉中毒方。

上掘地深三尺，取下土三升，以水五升煮土五六沸，取上清，饮一升立愈。

《千金》治食牛肉中毒方。

上取狼牙灰，水服方寸匕良一作猪牙。

《千金》又方

上以温汤服猪脂。

《千金》又方

上以水煮甘草汁饮之。

《千金》治食猪肉中毒方。

上烧猪屎，末，服方寸匕。犬屎亦佳。

《千金》治食百兽肝中毒方。

上顿服猪脂一斤佳。亦治陈肉毒。

《千金》治食野味、马肝肉、诸脯肉毒方。

上取头垢如枣核大，吞之，起死人。

《千金》又方

上烧狗屎灰，水和绞取汁，饮之立愈。

《千金》又方

上烧猪骨末之，水服方寸匕，日三服。

《千金》治漏脯毒方。张文仲云：茅水沾脯为漏脯。

上捣韭汁服之良。大豆汁亦得。

《千金》治郁肉湿脯毒方。张文仲云：肉闭在密器中，经宿者为郁肉。

上烧狗屎，末，水服方寸匕。凡生肉熟肉皆不用深藏密盖不泄气，皆杀人。又肉汁在器中密盖气不泄者亦杀人。

《千金》治脯在黍米中毒方。

上曲一两，以水一升，盐两撮煮，服之良。

《千金》又以雉肉作饼臛，因食皆吐下治之方。

上服犀角末方寸匕，得静甚良。

《千金》凡食鹅鸭肉成病，胃满面赤不下食者治之方。

上服秫米泔良。

《千金》治食鱼中毒方。

上煮橘皮，停极冷，饮之立验。《肘后方》云：治食鱼中毒面肿烦乱者。

《千金》食鱼中毒面肿烦乱及食鲈鱼中毒欲死者方。

上锉芦根，舂取汁，多饮食。并治蟹毒。亦可取芦苇茸汁饮之愈。

《千金》治食鱼鲙不消方。

大黄三两，切 朴硝二两

上二味以酒二升，煮取一升，顿服之。仲景方有橘皮一两。《肘后方》云：治食猪肉遇冷不消，必成癥，下之。方也无橘皮。

《千金》又方

上舂马鞭草，饮汁一升，即消去也。生姜亦良。《肘后方》云：亦宜服诸吐药。

《千金》又方

上烧鱼皮灰水服方寸匕。

《千金》又方

上烧鱼灰水服方寸匕。食诸鲍鱼中毒亦用之。

《千金》治食蟹中毒方。

上取冬瓜汁服二升。亦可食冬瓜。

《千金》治食诸菜中毒方。

甘草　贝齿　胡粉

上三种各等分，治下筛，以水和，服方寸匕。小儿尿、乳汁共服二升亦好。

《千金》治食山中木上菌毒方。

上取人屎汁，服一升良。

《千金》治食百物中毒方。

上掘厕傍地深一尺，以水满坑中，取厕筹七枚烧令烟以投坑中，乃取水汁饮四五升即愈。急者不可得，但掘地着水即取饮。

《千金》又方

上含贝子一枚，须臾吐食物差。

《千金》：黄帝云服大豆屑，忌食猪肉。炒豆不得与一岁以上十岁以下小儿食，食者啖猪肉，必拥气死。

《千金翼》：凡六畜五脏着草自动摇，得诸醋盐不变色及堕地不污，又与犬不食者，皆有毒杀人。

《千金翼》：凡食饮有毒者浇地，地坟起者杀人。

《千金翼》：凡脯肉、熟肉皆不用深藏，密不泄气杀人。若中此毒者，皆大粪灰水服方寸匕良。

《本草注》：栗实饲孩儿，令齿不生。

《本草注》：蕨，小儿食之脚弱不行。

《本草注》：越瓜白瓜也不益小儿，天行病后不可食。又不得与牛乳酪及鲊同餐及空心食，令人心痛。

《陶隐居俗传》：言食蕺不利人脚，恐由闭气故也。今小儿食之便觉脚痛。

陶隐居：小儿食鸡肉好生蛔虫。

陈藏器：食虾无须主五野鸡病，又煮熟色正赤，小儿及鸡狗食之，脚屈不行。又以热饭盛密器中，作鲊食之，毒人至死。

《食疗》：小儿夏月不可与越瓜食，又发诸疮，令人虚弱冷中，常令人脐下为症，痛不止。

《食疗》：鸡兔同食成泄痢，小儿五岁以下未断乳者勿与鸡肉食。

《杨氏产乳》：凡子不得与桑椹子食，令儿心寒。

孟诜：蕺戢者菜小儿食之，三岁不行。久食之，发虚弱，损阳气，消精髓，不可食。此物无似荞麦茎，紫赤色，蔓生湿地。且南方人好生食，关中谓之菹菜。

《婴童宝鉴》：凡小儿慎忌：不可多食栗，令肾气弱而行迟。不可食黍米饭，立无力。不可食蕨，亦立无力。不可食鸡肉，腹中有虫。不可食越瓜，发动故疾。不可食胡瓜黄瓜也，滑中生虫。不可食芡，令不能行。不可食荞麦，令发落。不可食蒠柴，令脐下痛。不可食鲟鱼，令腹有癥癖。

中药毒第十五

《巢氏病源》小儿服汤药中毒候：小儿有疹患服汤药，其肠胃脆嫩，不胜药气，便致烦毒也，故谓之中毒。

《千金》论曰：甘草解百毒，此实如汤沃雪，有同神效。有人中乌头、巴豆毒，甘草入腹即定；中藜芦毒，葱汤下咽便愈；中野葛毒，土浆饮讫即止。如此之事，其验如反掌，要使人皆知之。然人皆不肯学，诚可叹息。方称大豆汁解百药毒，余每试之，大悬绝不及甘草。又能加之为甘豆汤，其验尤奇。有人服玉壶丸治呕不能已，百药与之不止，蓝汁入口即定。如此之事皆须知之，此则成规，更不须试练也。解毒方中条例极多，若不指出一二，学者不可卒知，余方例尔。

《千金》百药毒：甘草　荠苨　大小豆汁　蓝汁及实汁根汁

《千金》食药毒：白鸭屎　人参汁

《千金》雄黄毒：防己

《千金》礜石毒：大豆汁　白鹅膏

《千金》金银毒：服水银数两即出。鸭血及屎汁；鸡子汁及屎白烧猪脂和服；水淋鸡屎汁煮葱汁。

《千金》铁粉毒：磁石

《千金》防葵毒：葵根汁

《千金》桔梗毒：白粥

《千金》甘遂毒：大豆汁

《千金》芫花毒：防己　防风　甘草　桂汁

《千金》大戟毒：菖蒲汁

《千金》野葛毒：

鸡子清《千金翼》：打破鸡子一枚并吞之，即吐野葛　葛根汁　甘草汁《千金翼》：煮甘草汁冷饮　鸭头热血　猪膏　人屎　鸡屎《千金翼》：服鸡屎汁

《千金》藜芦毒：雄黄　煮葱汁　温汤

《千金》乌头、天雄、附子毒：大豆汁　远志　防风　枣肉　饴糖

《千金》射罔毒：蓝汁　大小豆汁　竹沥　大麻子汁　六畜血　贝齿屑　蚯蚓屎　藕芰汁

《千金》半夏毒：生姜汁及煮干姜汁

《千金》踯躅毒：栀子汁

《千金》莨菪毒：荠苨　甘草　犀角　蟹汁　升麻

《千金》狼毒毒：杏仁　蓝汁　白蔹　盐汁　木占斯

《千金》巴豆毒：煮黄连汁　大豆汁　菖蒲汁　生藿汁《肘后》云：小豆藿　煮寒水石汁

《千金》蜀椒毒：葵子汁　桂汁　豉汁　人尿　冷水　土浆　蒜　鸡毛烧吸烟及水调服。

《千金》鸡子毒：淳醋

《千金》斑蝥芫青毒：猪膏　大豆汁　戎盐　蓝汁　巴豆　盐汤煮猪膏

《千金》马刀毒：清水

《千金》杏仁毒：蓝子汁

《千金》野芋毒：土浆　人粪汁

《千金》诸菌毒：

上掘地作坑，以水沃中，搅之令浊，澄清饮之，名地浆。

《千金》解一切毒药发，不问草石，始觉恶，即服此方。

生麦门冬　葱白各八两　豉二升

上三味，㕮咀，以水七升，煮取二升半，分三服。

《千金》解诸毒。鸡肠草散方

鸡肠草三分　荠苨　升麻各四分　芍药　当归　甘草炙。各二分　蓝汁一合　坌土一分

上八味治下筛，水服方寸匕，多饮水为佳。若为蜂蛇等众毒虫所螫，以针刺螫上，血出着药如小豆许于疮中，令湿差。为射罔箭所中，削竹如钗，股长一尺五寸，以绵缠绕，水沾令湿，取药内疮中，随疮深浅令至底止，有好血出即休。若服药有毒，水服方寸匕，毒解痛止愈。

《千金》解毒药散方。

荠苨一分　蓝并花二分

上二味，七月七日取蓝阴干，捣筛水和，服方寸匕，日三。

《千金》又方

上取秦燕毛二七枚，烧灰服。

《千金》解一切毒方。

上取母猪屎，水和服之。又水三升三合，和米粉饮之。

《千金》解鸩毒及一切毒药不止烦满方。

甘草四分　蜜四分，《千金翼》用八分　梁米粉一分，《千金翼》用半升。

上三味，以水五升《千金翼》以水三升煮甘草，取二升去滓，歇大热，内粉汤中，搅令匀调，内白蜜更煎，令热如薄粥，适寒温饮一升佳。

《千金》治食莨菪闷乱如卒中风，或似热盛狂病，服药即剧方。

上饮甘草汁、蓝青汁即愈。

《千金》治野葛毒已死、口噤者。

上取青竹去两节，柱两胁脐上，内冷水注之，暖即易之，须臾口开，开即服药立活，惟须数易水。《千金翼》云：忌酒。

《千金》治钩吻毒困欲死，面青口噤，逆冷身痹方。《肘后方》云，钩吻、茱萸、食芥相似，而所生之傍无他草，又茎有毛，误食之杀人。

上取荠苨八两，㕮咀，以水六升，煮取三升，冷如人体，服五合，日三夜二，凡煮荠苨惟令浓佳。

《千金》又方

上煮桂汁饮之。

《千金》又方

上啖葱涕，治诸毒。

《千金》治腹中有铁方。

上取自折炭，刮取末，井花水服三钱，不过再服。

《千金》服药过剂，闷乱者方。

吞鸡子黄，饮蓝汁，水和胡粉，地浆、蘘荷汁、粳米沈、豉汁、干姜、黄连、饴糖、水和葛粉。

《千金翼》治恶毒药方。

上狗舌草一把，去两头，以水五升，铜器中煮取汁，搜面作粥食之。

《千金翼》钩吻众毒困欲死，面青口噤逆冷身痹方。

上煮蓝汁饮之。

《养生必用》金虎碧霞丹施之小儿，为害弥大。盖小儿脏腑气血柔弱，不能支当有毒药，尤宜慎重。

中水毒第十六

《千金》论曰：凡山水有毒虫，人涉水中，觉似射工而无物。其诊法：初得之恶寒，微以头痛目痛，心中烦懊，四肢振焮，腰背百节皆强，两膝痛，或翕翕面热但欲睡，旦醒暮剧，手足逆冷至肘膝，二三日腹中生虫，食人下部，肛中有疮，不痛不痒，令人不觉。不急治，过六七日下部出脓溃，虫上食人五脏，热盛毒烦，下利不禁，八九日良医不能治矣。觉得之，急早视其下部，若有疮正赤如截肉者阳毒。最急。若疮如鲤鱼齿者为阴毒，犹小缓要，皆杀人，不过二十日也。欲知是中水与非者，当作五六升汤，以小蒜五升，㕮咀投汤中消息，勿令大热，去滓，以浴之。是水毒，身体当发赤斑。无异者非也，当以他病治也。

《千金》治中水毒方。

上取梅若桃叶捣，绞取汁三升许，或干以少水绞取汁饮之。小儿不能饮，以汁敷乳头与吃。

《千金翼》治水毒方。

上捣苍耳取汁，服一升，以绵沾汁滓导下部中，日三。

《千金翼》又方

上取蓼一把捣，取汁服一升，不过三服。

《千金翼》又方

上取蓝一把捣，水解以洗面目身令遍。

《千金翼》又方

上取大莓根末饮之，并导下部，生

虫者用汁。夏月常多将此药屑入水浴，以方寸匕投水上流，无所畏，又辟射工。凡洗浴以少许投水盆中。即无复毒也。

百病第十七

《巢氏病源》小儿百病候：小儿百病者，由将养乖节，或犯寒温，乳哺失时，乍伤饥饱，致令血气不理，肠胃不调。或欲发惊痫，或欲成伏热。小儿气血脆弱，病易动变，证候百端，若见其微证即便治之，不成众病，故谓之百病也。治之若晚，其病则成。凡诸病至于困者，汗出如珠，着身不流者死也。病如囟陷，口唇干目皮反，口中气出冷，足与头相柱卧不举，手足四肢垂，其卧正直如缚，其掌中冷，至十日必死，不可治也。

《千金》治小儿赤白下痢及狐臭、耳聋、鼻塞等病，此药以三丸为一剂，服药不过三剂，万病悉除，说无穷尽，故称万病丸。以其牛黄为主，故一名牛黄丸。以耆婆良医，故名耆婆丸方

牛黄　麝香　犀角一方云一铢，今各一分　朱砂　雄黄　黄连　禹余粮　大戟　芫花　人参　茯苓　干姜炮　桂心　当归　川芎　芍药　甘遂　黄芩　桑白皮　蜀椒　细辛　桔梗　巴豆去皮脐　前胡　紫菀　蒲黄纸上微炒　葶苈　防风各一分　芫青七枚　石蜥蜴一寸　蜈蚣三节

上三十一味崔氏无黄芩、桑白皮、桔梗、防风为二十七味并令精细。牛黄、麝香、犀角、朱砂、雄黄、禹余粮、巴豆别研，余者各捣，重绢下之，以白蜜和，更捣三千杵密封之。破除日平旦空腹，酒服三丸如梧子大，取微下三升恶水为良。若卒暴病，不要待平旦，无问早晚即服，以吐利为度：若不吐利，更加一丸或至三丸、五丸，须吐利为度。不得限以丸数。病强药少即不吐利，更非他故。若其发迟，以热饮汁投之。若吐利不止，即以醋饭两三口止之。服药忌陈臭生冷，酢、滑、黏食、大蒜、猪、鱼、鸡、狗、马、驴肉。若一岁以下小儿有疾者，令乳母服两小豆，亦以吐利为度。近病及卒病皆用多，积久疾病即少服，常取微溏利为度。小儿客忤服二丸如米，和乳汁敷乳头令嗍之。小儿惊痫服二丸如米，涂乳头令嗍之，看儿大小量之。小儿乳不消，必腹胀满，服二丸如米，涂乳头令嗍之，不差更服。

《千金翼》治百病、诸荒邪狂走、气痞冷病，历年黄黑，大腹水肿，小儿丁奚、疟疾，经年霍乱，中恶蜚尸及暴疾皆悉主之方。

巴豆去心皮　斑蝥去翅足，熬　芫青各三十枚　天雄炮，去皮　干姜各半两　乌头　附子各炮，去皮　细辛　蜀椒汗，去目闭口者　踯躅　黄芩　桂心各一两

上一十二味细切，以绢袋中盛酒一斗，渍十日，去滓，服半合，日三，以知为度。曝滓作散，酒服半钱上，日三，强人一钱。伤寒中温湿冷，头痛拘急，寒热疟，发头风皆须服一钱匕，厚覆取汗，初服当吐清汁三四升许。又主心疝，妇人无子。服之烦闷不堪者，饮冷水一升即解。

《外台》：深师镇心丸　疗老小心气不足，虚弱时若小语，劳则剧，风邪百病并主之方。

银屑一分半，研　牛黄九铢　丹砂研　甘草炙　麦门冬去心　远志去心。各五分　桂心　干姜各六分　菖蒲　紫菀各三分　防葵　人参　附子炮　紫石英研　防风　细辛　茯神　椒汗。各四分

上十八味捣，下筛，以白蜜和丸如

梧子。先食服三丸，日三。不知，稍增之。忌海藻、菘菜、生菜、猪肉、生葱、生血物、饧。丹砂一作丹参。

《外台》:《必效》七宣丸方

大黄十五两　枳实炙　青木香　诃黎勒皮　柴胡各五两　桃仁去尖皮，熬六两　甘草四两，炙

上七味捣、筛，蜜和丸如梧子大。以酒服二十丸，稍加至五十丸。病在下，空腹服，病在上，食后服之。以宣利为度，增减以意量之。若风气结聚，宿食不消兼砂石皮毛在腹中，服经七八日乃尽出，下似牛涎、鱼脑等。若病深痼，则须半月或一月专服之。不用五补丸五补丸三人所服，此更不毒。若积年腰膝疼痛，寒冷如水石，脚气冲心愦闷将死，头旋暗倒，肩背重闷，心腹胀满，胸膈闭塞，风毒肿气，连及头面及大小便，或利或涩，脾胃气不理，不能饮食，夜卧脚转筋，脉掣痛，恍恍然眠寝不安等疾，以饮服之尽差。此药功效不可尽说。如前十数种病攻击，则须服七宣丸令除。自外轻病下妨与五补丸兼服，循环不辍，补养无限，不问男女老小并可服饵，但须量气力细察候之，加减服。若是初生孩子可与三丸、五丸，稍稍加之，取通利。其二方当须经久，常服不限。春秋冬夏朝夕行止间，药性甚善，禁如常法。

《外台》仙人炼绛雪　疗一切病。肺气积聚，咳逆呕吐脓血；丹石毒发；天行时气，一切热病诸黄疸等；心风昏乱、心忪健忘：四肢烦热、头痛眼赤，大小便不通，烦闷不安，骨节疼痛，赤白痢、血痢、热毒痢，宿食不消化，心腹胀满，出气不得；下一切诸毒药，脚气等；饮酒多醉困，久痢不差：孩子惊痫等。以上和水服之。产后一切诸病堕胎和酒服之方。

朴硝十斤　升麻三两　大青　桑白皮　槐花各二两　犀角屑　羚羊角屑各一两　苏枋木六两　竹叶两握　诃黎勒皮　山栀子三十枚　槟榔二十颗　朱砂半两，细研

上十三味，以水二斗，渍一宿，煎取一斗，去滓，入锅内朴硝炼烊，搅勿住手，候欲凝，出于盆中，搅入朱砂、麝香讫雪成，后于埳器中密封。有疾，量取之，和水服之，以利病除，身轻目明，四肢调适，疗一切病，神验。老小量之。上云入朱砂、麝香未见分两。

《外台》仲景三物备急丸　司空裴秀为散，用疗心腹诸卒暴百病方。

大黄　干姜　巴豆去皮心熬，别捣如脂。各一两

上药各须精新好药，捣筛蜜和，更捣一千捣，丸如梧子或小豆。服三丸，老小量之。为散不及丸也。若中恶客忤，心腹胀满，卒痛如锥刀刺痛，气急口噤，停尸卒死者，以暖水若酒服之。或不下，捧头起灌令下咽，须臾更差。如未，更与三丸，以腹中当鸣转即吐下便愈。若口已噤，亦须折齿灌之令入，尤妙神验。忌芦笋、猪肉、冷水、肥腻。

《外台》:《必效》玉壶丸　主万病与麝香丸同效方。

雄黄　朱砂各研　巴豆去皮心熬　特生礜石烧半日研　附子炮，去皮　藜芦炙。各三两

上六味捣筛，蜜和丸如小豆。以饮服二丸，得利病差。小儿黍粟一丸，以意量之。

《外台》刘氏疗小儿百病，上冷下热，上热下冷难将息方。

犀角末　甘草　生地黄各六分　芍药五分　白术　茯苓　栀子各三分　柴胡　人参　大黄　生姜各四分　黄芩二分　桂心一分

上十三味切，以水三升，煮取一升，分温服之。

《仙经》治百病方。

上以朴硝制伏为元明粉。朴硝是太阴之精华，水之子也，阴中有阳之药。《太阴号》曰元明粉：小儿疳气阴毒，伤寒表里，疫疠等候并悉治之。此药久服，令人身轻目明，驻颜延寿，急解毒药、补益妙。唐明皇帝闻说终南山有道士刘元真服食此药，遂诏而问曰：朕闻卿寿约三百岁，服食何药得住世间，充悦如此？元真答曰：臣接《仙经》修炼朴硝，号元明粉，止服此药，遂无病长生。其药无滓，性温，能除众疾。生饵尚能救急难性命，何况修炼长服。益精壮气，助气正阴，不拘丈夫、妇人、幼稚襁褓，不问四时冷热，俱治。一两分为十二服，但临时酌量加减。似觉壅热，伤寒头痛鼻塞，四肢不举，饮食不下、烦闷气服，不论昼夜，急疾要宣泻求安。即看年纪高下，用药一分或至半两，酌量加减。用桃花汤下为使最上，次用葱汤下，食后随冷热服。

《经验方》：《备急》治一切疾患。山豆根方

上用山大豆根不拘多少，依下项治疗：一名解毒，二名黄结，三名中药。患虫毒，密遣人和水研已，禁声，服少许，不止再服。患秃疮，以水研敷疮上。患喉痛，含一片细咽津。患五种痔，水研服。患齿痛，含一片于痛处。患麸豆等疮，水研服少许。患头风，捣末，油调涂之。患赤白痢，捣末，蜜丸，空心煎水下二十丸，三服自止。患腹胀满喘闷，捣末少许，煎水调一盏差。患疮癣，捣末，腊月猪脂调涂之。患头上白雪屑，捣末，油浸涂。如是孩儿，即乳汁调半钱。患中宿冷、寸白虫，每朝空心，热酒调三钱，其虫自出。患五般急黄，空心以水调二钱。虫气，酒下二钱。霍乱，橘皮汤下三钱。热肿，热酒空心下三钱。卒腹痛，水研半盏。蜘蛛咬，唾和涂。狗咬、蚍蜉疮、蛇咬并水研敷。

《圣惠》治儿百病，变蒸、客忤、惊痫、壮热不解。龙胆草散。喘促痰结，胸中满闷。

虎睛仁炙，一对　犀角　吴蓝　赤芍药　牵牛子炒　牡蛎烧　鳖甲酥炙，净。各半两　巴豆霜半分　真珠　牛黄　桔梗　汉防已　杏仁麸炒。各一分

罗末，炼蜜和，捣五百杵，丸如绿豆，汤下二丸，量加。

《灵苑》万病散　一名无忧散。诸风疮肿疥癣，脏腑积冷壅滞，结为风劳；膀胱宿冷，脏腑衰败，面黄癥癖气块，疳、蛔攻心痛，中寒脑痛，状如山岚时疫：急服宣转，三五行差。或中风口喎语謇，睡后涎出，十日一服，三服永差。久患腰膝疼痛，拜跪艰难，坐食不安，进一两服。儿疳、痢、脱肛量与。男女久泄气痢，状似休息，一服搜出冷痰一、二升。此药并不困倦，不妨行步服药一两，日后便觉身轻目明，腰下减重，顿思饮食。妇人久患血痨，痿黄无力亦宜。孕妇或遇废晦勿服，服后疾未除，将息三四日再服。

黄芪　木通　桑白皮　陈皮　白术　木香　胡椒各半两，作一服，别研置　牵牛子微炒，勿周热，头末一两

黄芪散二钱，牵牛末二钱，天色晴明五更姜汤小半盏调药顿服，更以汤送。平明宣三两行，下多不妨，应脏腑百病悉出，转后吃一日白粥补。

养生神曲治儿诸疾，丙日作曲，丁日治药，名丙丁膏

天南星　乌蛇肉各三钱　麻黄去节

天麻各半两　大附子炮，净，一枚　蝎分半　白附子三钱半　白僵蚕四钱

末，水一升，浸三日，捩滓，寒食曲一斗和踏曲，楮叶罨七日，纸袋悬十四日。治儿吐泻后精神困顿，不乳多睡，入龙麝汤服。变痫鸦声，面青黄、瘛疭、咽中不利，朱砂、龙麝、曲服。又滑痢，曲末蜜丸鸡头大，汤化。又曲一两，入朱砂、雄黄少许，琥珀、甘草末各二钱，蜜丸鸡头大，名太一丹。

《婴孺》治八痞、积聚、留饮、伏热、宿食不化、里急腹痛、往来寒热、羸瘦骨立、饮食不为、气力多厌、翕翕短气、魂神不守、邪鬼往来、恍惚不定，医不能治，太乙决疑牛黄双丸

牛黄枣大　马目毒公二个　附子一枚　巴豆炒，四十枚　雄黄　丹砂　真珠　甘草　牡蛎煅　蜀椒汗　白蜜各一两　杏仁炒，净，五十粒

研末，杵杏仁千下次，入巴豆，次牛黄、真珠并杵，又铜器煎蜜热，灌臼中，下诸药，杵千下，丸如桐子饮服一丸，一宿当和。大便出勿复与药。儿一岁内寒热在胁结痛，哺乳吐下剧者，瘛疭及背不着席，手足皆举，目青呕沫，名风痫，为腹癖。以小豆大二丸，平旦服，日中、临卧各服二丸至十二丸。不去，服桐子大二丸。又不愈，难治。大病数年，此药决之破除。日合勿令妇人见。一无甘草、目毒，有甘遂一两，常山二两。

五参丸　治百病热毒。

人参　苦参　丹参　元参　沙参各二分　柴胡　茯苓各四分　巴豆净　䗪净。各十枚　黄芩三分　葶苈　杏仁净。各半合

末，蜜丸。饮下小豆大二丸，日再。不知，加。若心下食不消，用吐下。一无黄芩、柴胡、茯苓、杏仁，加干姜、炮附子各一分，防风半分，椒出汗半合。

治五痫吐痢，寒热不乳，百病。大黄汤

大黄五两　滑石　龙骨　当归　芍药　黄芩　桂心　甘草炙　人参　青石脂　牡蛎煅　石膏各二两

粗末囊盛。五岁，下枣五枚，水八合，煮五合，撮药汤中煮三沸，绞滓，先食尽服。有乳痰即吐，宿乳若下，宿乳当止，中风汗出，疠痛，服后安卧衣盖，儿大量加。

治百病惊痫。紫芝丸

紫芝　胡黄连　当归　羚羊角　赤石脂　人参　马齿炙，各一分　川椒　杏仁　蚱蝉　乌蛇　雀瓮并炒　蜂房　丹参　干姜　芍药　龙骨　细辛　黄连　芎各二分　丹砂熬十上下　牛黄各五分　东门上鸡头炙，一枚

末。一岁儿食前乳汁和丸如大豆，二丸，日三。不知，加。一有蜣螂、桂心各三分。主病甚多，常带令不病。

保童丸　治诸疾。一岁上无辜疳湿、闪癖、惊痫、魍魉、除天行、赤眼、面黄等。

牛黄　夜明砂　甘草炙　甘遂　牡蛎　真珠　巴豆净，煮五、七沸，霜，各一分　虎睛一分　芍药　黄芩　杏仁净。各四分

末，炼蜜和杵三千下，埳器密封。饮下三丸，褥中儿米大一丸，量儿加。利下觉虚，吃蒸饼煮生赤枣五六枚，葱薤作羹，大妙。觉吃冬瓜羹数次及裹头豉粥。奶母同。忌服药。后热服炙鳖甲末，饮下一钱。

张氏太乙金华散

木香　桂心　白姜　陈皮　白芜荑　当归　白术　吴茱萸各一分　大黄半分　槟榔二枚，一生一熟　黄连　巴豆水浸二

宿，逐日换净研。各半两　肉豆蔻一枚　大附子一枚　皂荚一挺，浸去黑皮，半炮半酥炙，无酥醋代

末，研五百转，倾药入铫盏，盖定、煻火灰上坐一茶久，开盏，拭汗，可五度逐转，以匙抄匀，七日后可服。霍乱，菖蒲汤。阴毒、伤寒发汗，麻黄汤。血气，当归酒。一切风，汉防己汤。难产胎横，益母汤。胎衣不下，酒调。腰脚痛，姜葱酒。产后血痢，萝卜子酒。儿疳气，葱汤。咳嗽，桑白皮汤或杏仁汤。食症，神曲汤。吐逆，生姜汤。泻痢，黄连汤。脾气茶下心痛，芫荑酒。打扑损暖酒下。儿蛔咬心，冷水。妊娠气冲心，安胎、酒下。儿肠头出，甑带灰水调。大小便不通，茶下、粥引。赤白带下，赤蜀葵汤。脚痛履地不得，酒下。败血不散，米饮；血刺，厚朴汤。血汗曾卧，竹篳灰汤。酒疾，酒下。肉疾，肉汁下。热面疾，面汤下。脚气，冷茶。五劳七伤，猪胆汤或柴胡汤。痃癖、准上口疮，枣汤。五疳，乳汁。肺气咳逆，杏仁汤。胃气，陈皮汤。一切疮肿，白蜀葵汤。眼昏，黑豆汤。头风发落，大黄汤。邪气中心，发灰汤。产后血冲心，酒下。胎动，川芎汤。怀胎心痛，芫荑汤。怀胎痢，艾汤。大人一字，儿量服。

治儿惊疳、变蒸、伤寒、泻痢、多嗽、口疮、雀目、疳虫咬心。至圣青金丹

青黛　雄黄　胡黄连各二分　朱砂　腻粉　熊胆水化入药　芦荟各一分　白附子二枚　麝半分　蟾酥　水银各皂子大　龙胆　铅白霜各少许

末，豮猪胆一枚，汁熬，浸蒸饼丸，青黛衣，丸如梧子或如豆，曝干，瓷器密封。常服，金银薄荷汤磨一二丸，三五日进一服。惊风天瘹、眼上搐搦，汤化滴鼻中、嚏喷二五遍即定，薄荷汤进二丸。五疳，粥饮下。变蒸，薄荷汤化下。寒热，薄荷汤化下。久患泻痢，米饮下。疳眼，乳汁化，涂眼鼻下。赤烂疳疮等，乳汁下。雀目，羊子肝一个，竹刀批开入药两丸，麻缕缠，米坩煮熟，空心吃。乳母忌食杂物，常隔一二日与之服，永无诸疾。别一方，前添入蝉壳二分，龙齿一分尤妙。又以麝香水和糯米粉一两匙，丸亦得。

《王氏手集》万安丸　治小儿百病神效方。

乳香明净者，二钱五分，研细　辰砂如石榴子者　木香捣罗为末。各半两　安息香如琥珀者，二铢　巴豆四十粒，去皮心膜，细研，纸压去油如霜方用

上先将辰砂研细，次入巴豆霜研与朱砂同色，又入木香末研匀，次入乳香、安息香，研匀，用软饭和成剂，以真酥润手，丸如绿豆大。每服三五粒，温汤送下。

卷第四十

论药叙方　凡十五门

玉石部第一

丹砂　一名真硃。

云母　杨损之云：黑者不任用，害人。

石钟乳　《本草》云：不炼服之令人淋

朴硝　《本草》云：色黄者伤人，赤白者杀人。

滑石　雷公云：色似冰白，青色画石上有白腻文者方使。余色者有毒，杀人。

石胆　一名胆矾。

绿青　一名石碌。

黄盐　陶隐居云：北海盐黄，草粒粗，以作鱼鲊及咸菹。

石亭脂　俗以生硫黄中拣出色赤黄者，以为石亭脂。

水银　一名汞。陶隐居云：烧时飞著釜上灰名汞粉。俗呼为水银粉。

凝水石　一名寒水石。色如云母，可折者良。

铁爇　陈藏器云：以竹木爇火、于刀斧刃上烧之，津出如漆者是也。方中云铁上烧取湽者，即此也。

铁华粉　一名铁衣。方中或云铁焰粉、铁印粉、铁精粉、铁粉，皆此粉也。

光明盐　一名石盐。

伏龙肝　一名灶心土。或云灶底黄土、釜下土、釜月下土，皆此土也。

矾石　《本草》云：不炼服则杀人。

铛墨　一名釜底煤。或名釜墨，或称为是百草霜。今锅底煤亦云。

粉锡　一名胡粉。一名定粉，又名光粉，或云南粉、英粉、韶粉。或用烧粉家洗瓮水，皆此粉也。

戎盐　《本草》云：西羌北地，酒泉福禄城东南角。北海青，南海赤。又陶隐居云：河南盐池，自有凝盐如石片，打破皆方，青黑色。故今言青盐者，亦或以为戎盐。

大盐　《唐本》注云：即河东印盐也。

白垩　一名白善。日华子云：入药烧用。方中或云白缮土、白土、画粉，皆此土也。

金牙　日华子云：入药并烧淬，去粗汁乃用。

井泉石　《本草》云：用之当细研为粉，不尔使人淋。

草部第二

茺蔚子　一名益母草。

独活　一名羌活。陶隐居云：羌活形细而多节软润，气息猛烈；独活色微白、形虚大。

薯蓣　一名山药。

泽泻　扁鹊云：多服病人眼昏。

远志　《本草》云：叶名小草。

赤箭　《唐本》注云：芝类也。故方中或云赤箭芝。

蘼芜　《本草》云：川芎苗也。

黄芪　一名蜀脂。

决明子　一名马蹄决明。又名草决明。

旋花　一名鼓子花。

兰草　一名都梁香。

蛇床子　日华子云：入服食药，即挼去皮、壳，取仁微炒，杀毒用。

地肤子　《唐本》注云：田野人名为地麦草。

景天　一名慎火。或名护火草。

茵陈蒿　一名山茵陈。

杜若　一名杜蘅。

葈耳实　一名常思。或名苍耳。俗呼为道人头。

当归　雷公云：破血使头节；止血、止痛用尾节。

麻黄　陶隐居云：根、节止汗，沫令人烦。

蠡实　一名马蔺子。

白芷　《本草》云：叶名蒚（音历）麻，可作浴汤。

淫羊藿　一名仙灵脾。

黄芩　丸者名子芩。

白鲜皮　一名白羊鲜。

石韦　《本草》云：用之去黄毛，微炙。

恶实　一名牛蒡子。又名鼠黏子。

王瓜根　一名土瓜根。陈藏器云：有小毒，宜少进之。

防己　《本草》云：文如车辐理解者良。《唐本》注云：其青白虚软者，名木防己。

蘹香子　一名茴香子。一名土茴香。

补骨脂　一名破故纸。俗以为蕃韭子也。

零陵香　一名薰草。

积雪草　一名连钱草。

乌头　一名乌喙。其汁煎之名射罔。

草蒿　一名青蒿。

钩吻　一名野葛。

射干　一名乌扇。一名乌翣。

蛇合（合音含）　一名蛇衔。

蜀漆　《本草》云：常山苗也。

雚菌　一名雚芦。

泽漆　《本草》云：大戟苗也。

贯众　一名管仲。

牙子　一名狼牙。

商陆　一名章陆。一名章柳。方中或名中庸。《唐本》注云：有赤白二种。白者入药：赤者见鬼神，甚有毒，但贴肿外，若服之伤人，乃至痢血不已而死。

菰根　一名菰蒋草。

萹蓄　一名萹竹。

豨莶　一名火杴草。

白头翁　一名野丈人。

鬼臼　一名马目毒公。陶隐居云：马目毒公如黄精，根臼处似马眼而柔润。鬼臼似射干木辈，有两种。然二药实一物也。

女青　《本草》云：蛇衔根也。

蛇莓　一名蛇胞子。

赤地利　一名山荞麦。

蚤休　一名紫河车。

乌蔹莓　一名五叶莓。

蒲公草　一名凫公英。或名仆公英。

昨叶荷草　一名瓦松。

屋游　一名瓦青衣，即瓦屋上青苔衣也。

草三棱　一名鸡爪三棱。

木部第三

牡桂　一名桂枝。桂枝者，桂条，非身干也。

松脂　松黄　松脂，一名松糖，或

名历青。松黄，即松香。

枸杞　一名地骨。一名西王母杖。

五加皮　一名豺漆。

枫香脂　一名白胶香。

鸡舌香　一名丁子香。

桑根白皮　桑耳　《本草》云：桑根白皮，出土上者杀人。桑耳，一名桑菌，又名桑黄。

栀子　一名越桃。皮薄而丸小者入药用。其大而长者不堪入药。

紫铧（音矿）　骐驎竭（一名血竭）《本草》云：二物大同小异。别本云：二物同条，功效全别。

紫葳　《本草》注云：即凌霄花也。

胡桐泪　一名胡桐律。（胡或作梧。）

白棘　一名棘针。《图经》云：有钩、直二种。直者入补药，钩者入痈肿药。

仙人杖　《本草》云：此是笋欲成竹时立死者，色黑如漆。

卫矛　一名鬼箭。

大腹　孙真人云：鸩鸟多栖此树上，宜先酒洗，仍以大豆汁洗，方可用。

伏牛刺　一名隔虎刺。

救月杖　《本草》云：此即月蚀时救月击物木也。

蜀椒　《本草》云：口闭者杀人。

楝实　一名金铃子。或名川楝子。

郁李仁　一名车下李。

莽草　《本草》云：用沐勿令入眼。

无石子　一名没石子。又名墨石子。

雷丸　《本草》云：赤者杀人。日华子云：入药炮用。

槲皮　葛洪谓之赤龙皮。

鼠李　一名牛李。

小蘗　一名山石榴。

赤瓜木　一名鼠查。

榼藤子　一名象豆。日华子云：入药炙用。

蔓椒　一名猪椒。

人部第四

黄龙汤　陶隐居云：别塞空罂口，内粪仓中，积年得汁，甚黑而苦，名黄龙汤。日华子云：腊月截淡竹去青皮，浸渗取之。

兽部第五

白胶　一名鹿角胶。

羚羊角　陶隐居云：真者，耳边听之集集鸣者良也。

犀角　《本草》注云：凡见成犀物，皆被蒸煮。又有牸犀，并不堪药用。牸犀，文理细腻，斑白分明。

虎骨　虎膏　虎胆　虎睛　陈藏器云：凡中毒自死者勿使，伤人。

狸骨　狸屎　唐本注云：家狸亦好，一名猫也。

震肉　《本草》云：此畜为天雷所霹雳者是。

腽肭脐　《图经》云：取置睡犬傍，其犬忽惊跳苦狂者真。

禽部第六

雄雀屎　一名白丁香。

燕屎　陈藏器云：慎勿入口，毒人。

伏翼　一名蝙蝠。又名仙鼠。

天鼠屎　一名夜明砂。

虫鱼部第七

龟甲　《本草》云：勿令中湿。日华子云：卜龟钻遍者名败龟。

桑螵蛸　《本草》云：螳螂子也。用当火炙，不尔，令人泄。以桑上者好。

海蛤　一名魁蛤，细如巨胜，润泽光净。又别有一种魁蛤，形似纺軖（音狂），小、狭长，外有综横文理，与此海蛤一名魁蛤者为异。

乌贼鱼骨　一名海螵蛸。

白僵蚕　《本草》云：直者佳。中暑即有毒。

石龙子　一名蜥蜴。一名蝎虎。一名守官。又名壁宫子。

蛤蟆　一名蟾蜍。或名蟾。又大者名田父。

白颈蚯蚓　一名地龙。

蚺蛇胆　《本草》注云：取如粟，着水中，浮游行走者真；其多着亦沉散。

蛇蜕　《药性论》云：白如银色者良。

蠮螉　一名土蜂。

蜈蚣　《本草》云：赤头足者良。日华子云：入药炙用。

水蛭　陈藏器云：此物虽加火炙，得水犹活。日华子云：修制须细，锉后用微火炒，令色黄乃熟，不尔，入腹生子为害。

斑猫（蝥）　日华子云：入药除足、羽，熟炒。用生即吐泻人。余修制见芫青条。

地胆　一名蚖青。一名青珪。修制见芫青条。

芫青　《图经》云：凡用斑猫、芫青、地胆，当以糯米同炒。看米色黄黑即为熟，便出之，去头、足、翅羽，更以乱发裹之，挂屋东荣一宿，然后用之，即去毒矣。

贝子　一名贝齿。

雀瓮　一名棘刚子。一名天浆子。或名雀儿饭瓮。

白花蛇　《图经》云：头尾一尺内有大毒尤甚，可不用。

蜣螂　《本草》云：临用当炙。勿置水中，令人吐。

蝎　《本草》云：紧小者名蚲螂，良。

蝼蛄　陶隐居云：腰以前甚涩，腰以后甚利。

鲮鲤甲　一名穿山甲。

鼠妇　一名湿生虫。陶隐居云：鼠在坎中，背则负之，故又名鼠负。

衣鱼　一名白鱼。又名衣中白鱼。今人亦呼为壁鱼。

果部第八

豆蔻　一名草豆蔻。俗亦呼为草果子。

枇杷叶　《药性论》云：用须火炙，拭去毛。

桃枭　一名桃奴。是实着枝不落实中者。

杏仁　《本草》云：双仁者杀人。

米部第九

胡麻　一名巨胜，叶名青蘘。

小麦奴　陈藏器云：麦苗上黑霉是也。

醋　一名苦酒。

腐婢　《本草》云：小豆花也。

罂子粟　一名御米。

菜部第十

芜菁　一名蔓菁。

石胡荽　一名鹅不食草。

香薷　一名香柔。或名香戎。

本草虽无而人可识者第十一

西壁土　西壁上土。取夕阳久照，受日气之多。

胞衣瓶中水　胞衣在瓶中，久年而化为水。

蝉蚷　蝉蜕前二足为蚷。

救月蚀鼓皮　月蚀之夜，挝鼓救月，其鼓皮可以为药。

釜月下灰　釜月，釜耳也。

劳水　再三扬之使力乏为劳水。如败车辐之为劳辛水也。

苦鳖鱼　今黄姑鱼中有头大而匾，生赤黑斑者。

减杖花　似红木香，生红花渐白而微香，其木有刺，人呼为野蔷微花。

独角仙　林木上多有之，似夹豉虫而独角，色黑而粗硬可畏。

鸱鸮　翩彼飞鸮集于泮林。鸱鸮，恶鸟也。俗呼作木兔，又呼为秃枭。

蘧蒢（籧篨）　苕帚也。

地尾　人以车前草为地尾草。

乌牛葹草　乌牛食草而葹之者。

土狗子　形似蝼蛄。

本草既无而人未识者第十二

皮巾子

托胎（或云是今羊托胎）

乳釜鱼

灶横麻

花消

海附子

龙骨草根

黄皮

菲子

鹿活草

山矍麦

大莓草

狗虫

穷贼子

石地松

独脚瓜

山槐

土消花

铃石

紫金粉

灵石

紫龙水

赤消

羊消花

鱼茗子

前代方书第十三

《黄帝内经素问》

黄帝与岐伯、鬼臾区辈问难之书。

《颅囟经》

世传为黄帝之书。至周穆王时，师巫得之于崆峒洞，今不可考。

《石壁经》

或传以为黄帝时书，疑未必然。得之湘阴士人朱中立不倚。

《金匮要略》

后汉张机作。机，字仲景。前此其书未出，至国朝，翰林学士王洙在馆阁日，于蠹简中得之。

《华佗九候》

后汉华佗撰。佗，字元化，沛国谯人。

《葛氏肘后》

晋葛洪撰。洪，字稚川，丹阳句容人。今书三卷。按《晋史》本传云：《肘后要急方》四卷。此论莫究其所从出，世言龙木王菩萨之书。

《玉诀》《三十六种》《四十八候》

《玉诀》，太元真人撰。《三十六种》、《四十八候》皆托以神仙所传，不知其果为何人。得之长沙诸医。

近世方书第十四

《圣惠方》

国朝太宗皇帝太平兴国中编。

《圣济经》

国朝徽宗皇帝御制。

《太医局方》

朝奉郎尚书库部郎中陈师文等编。

《证类本草》

唐慎微纂。传其书者失其邑里族氏。

《良方》

眉山苏子瞻、梦溪沈存中所论方书。

《活人书》

奉议郎致仕朱肱、字翼中撰。

《养生必用》

初虞世绍圣中编。

《婴童宝鉴》

太湖钓叟栖真子撰。

《茅先生方》

少室山无梦茅先生方。

《博济方》

太原王衮撰。

《灵苑方》

本方不载所作人姓名。

《汉东王先生方》

本方不载名字。

《万全方》

刘元宾撰。元宾，字子仪，号通真子，主邵州邵阳县簿。

《钱乙方》

太医丞钱乙之书。乙，字仲阳，汶上人。

《保生信效》

阎孝忠编。孝忠，字资钦，许昌人。

《伤寒证治》

信阳太守王寔编。

《张涣方》

张涣编。总方四百二十道，长沙小儿医立松年又得遗方数十首，分载诸门。

《全生集》

宋道方撰。道方，字义叔，拱州人。

《谭氏殊圣》

洪农谭永德撰。永德，沛国下邳人。

《旅舍备急方》《疮疹论》

二书皆隐士董汲撰。汲，字及之，东平人。

《丁左藏方》

西京左藏库使丁信臣。

《九籥卫生》

宗室右监门卫大将军忠州防御使士纡编。

《刘洙疮疹诀》

彭城刘洙撰。洙，字道源。

《鸡峰备急》

蜀医张锐编。锐，字子刚。

《杨大邺方》

翰林待诏杨大邺方。得之今湖北范运使家藏。

《惠眼观证》

宜黄戴师悯术翰林医学梁逢尧撰。得之前宗正丞葵卫子周家藏。

《婴孺方》

此方得之湖南抚干向澹。伯海云：相传出于秘阁，凡一十卷。近《崇文总目》求遗书有两《婴孺方》，卷目皆同，亦不载所作之人。

《脉法要略》《膏肓灸法》《庄氏家传》

三书皆前知筠州庄公手集。得之其子监潭州都作院念祖泉伯。

《凤髓经》《飞仙论》《宝童方》《联

珠论》《保信论》《惠济歌》《吉氏家传》

七书皆得之前岳州平江令吉撝之谦伯家藏。上六书并不载所作之人，内《吉氏家传》乃谦伯手集之方。

《聚宝方》

不载所作之人。得之长沙医工郑愈。

《五关贯真珠囊》

不载所作之人。得之长沙医工毛彬。

士大夫家藏第十五

《张氏家传》

知抚州张徽猷家藏方。

《孔氏家传》

孔参议家藏，号东家方。

《陈防御家传》

湖南陈路钤家藏方。

《吴氏家传》

湖南运干吴兖鲁山家藏方。

《赵氏家传》

江西运干趙栩季羽家藏方。

《睢阳王氏家传》

前潭州签判王昇伯阳家藏方。

《董氏家传》

知潭州醴陵县董瑛坚老家藏方。

《陶氏家传》

知潭州善化县陶定安世家藏方。

《朱氏家传》

潭州司理参军朱如山季高家藏方。

《班防御方》

京师医官。

《胡氏家传》

长沙士人胡晰然明家藏方。

《朱氏家传》

朱不倚家藏方。

《安师所传方》

建安僧惠安所传方。

相湡　易忠信　李刚中　丁时发　王兗　丁安中　刘之才　丘松年　毛彬　郑愈　萧景仁所传方

十一家皆长沙医工或医者之子所传方。

《刘氏家传》

旦先公太中所传并平日手抄之方。

后　序

议者曰：经籍，吾道之筌蹄；方论，医道之筌蹄。然则然矣。使经籍不存，学者无所折衷，安知夫道之渊源；使方论不著，医者无所夷考，安知夫医之精粗？世有卢、扁、华佗，则处剂意解，妙通于神，何假方论哉？奈何卢、扁、华佗不世，有求其不迂、不泥、不矜、不诬者盖鲜。士大夫与其委听于庸医之手，曷若因方论求古人用心，以之卫生济世耶？方论之于世，犹五谷之于日用乎，孰谓士君子耻言之。

揭阳[1]刘公帅荆湘，尝命编集古今医书中小儿方剂之说为一书，总四十卷，目曰《幼幼新书》，既成三十八卷而疾不起。

漕使四明楼公实继其政，乃曰：前之美不可不成。肆命亟迄其事。因合后二卷为一，复纂历代所述求子方论为一卷，冠其篇首，阅月而书成。噫！可谓尽矣。才孺窃尝闻诸夫子之言曰：父母生之，续莫大焉。嗣续之道，人伦之首。诗三百六篇，圣人所取。妇人乐有子，芣苢美之；子孙众多，螽斯美之，居然生子，生民美之；乃生男子，斯干美之。读诗至此，使人三致志焉。求子之论，古人所以著于方书者欤！今公会萃诸家之说，置诸方论之前，使成书流布家藏，人有真得，夫子与诗人之意者也。抑尝谓：昔宋莒公因暴雨至水侵蚁穴，公折竹为桥，以过群蚁。他日有僧谓公曰：公丰神顿异，如能活数百万命者。夫折竹为桥，一时戏事，蝼螘微生，何补于世，而阴为功惠如此。矧是书之传，利及天下后世，则公之第禄荣衍，取必于天，端可执左契也。

绍兴上章敦牂岁十一月哉生明左迪功郎新差江陵府司户参军石才孺谨序

---

[1] 揭阳：地名，在今广东省。

跋

庚午秋仲，潭帅刘方明以疾不起，仆摄帅事，问诸府人：公治潭久，凡所兴立，不为苟且计，得无有肇端，既闲偶未就者？于是以《幼幼新书》来告。索而观之，则古今医家之书，若方与论为婴孺设者，无不毕取包并、总统类聚而条分之。如适通衢，百货具在，如开藏室，群玉灿然。随所宜用，必厌其求。噫！昔好事人得一名方，椟藏谨守，虽父子誓以不传。方明于此，顾能穷探博取，萃为成书。锓版流通，与世共宝，则其用心亦仁矣哉！因命趣工以成其美，又集旧传宜子诸方，列系于下为第一通云。

十一月十六日右朝散大夫荆湖南路转
运判官权潭州军州事楼璹谨跋